필라테스 바이블
Pilates Bible

몸의 균형을 잡아주는 코어증진 프로그램
필라테스 바이블 Pilates Bible

지은이 (사)대한필라테스연맹 노수연 외 5명

초판 1쇄 발행 / 2015년 7월 30일
초판 4쇄 발행 / 2017년 4월 10일

발행처 / 도서출판 대한미디어
발행인 / 이광호
등록번호 / 제2-4035호
전화 / (02)2267-9731 팩스 / (02)2271-1469
홈페이지 / www.daehanmedia.com

기 획 | 양원석
편 집 | 이동순
디자인 | 명기원, 강희진
마케팅 | 김재호, 김태훈
모 델 | 김창성, 기수지, 오정하
사 진 촬 영 | 이현진
코디네이터 | 김송희

ISBN 978-89-5654-352-9   93690
정가   35,000원

※ 이 책의 저작권은 저자에게 있으며, 저작권법에 의하여 보호받는 저작물이므로 무단으로
　 전재하거나 복제하여 사용할 수 없습니다.
※ 잘못 만들어진 책은 구입처 및 대한미디어 본사에서 교환해 드립니다.

몸의 균형을 잡아주는 코어증진 프로그램

Pilates
Bible 필라테스 바이블

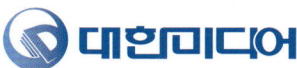

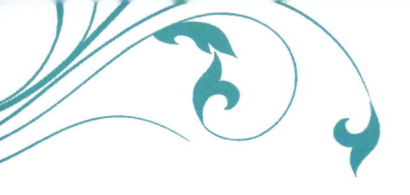

프롤로그 prologue

　평소 매너와 건강을 중시했던 부모님의 권유로 일곱 살 때부터 무용과 스포츠를 즐겨왔다. 어렸을 때부터 신체에 대한 재능이 있어서 대학을 거쳐 세종대학교 일반대학원에서 무용을 전공하였다. 대학원 과정 중 연극연출가로 유명한 밀양 연극촌의 대표 이윤택 단장님(현 동국대학교 연극학과 교수)과 인연이 닿았고 이 만남은 인생의 커다란 변곡점이 되었다.

　일반인도 건강을 위해 운동이 필요하지만 예술인들과 체육인들에게는 무엇보다도 재활운동이 필수적이라는 사실을 절감하게 되었다. 신체가 도구인 운동선수에게 재활운동은 부상을 예방할 수 있고 운동기술을 향상시킬 수 있게 해준다. 무용수나 연극인 같은 예술인들에게는 부상 예방뿐만이 아니라 신체의 움직임을 원활하게 하여 자연스럽게 표현력 향상에도 도움을 준다.

　재활운동에 대한 관심이 커져 박사졸업과 동시에 영국으로 유학을 떠나게 되었다. 유학 도중에 나는 운명과도 같이 재활요법의 하나인 필라테스를 만났다.

　필라테스는 빠른 시간 안에 신체를 바른 자세로 잡아주어 몸의 균형을 잡아주는 코어증진 프로그램이다. 이미 유럽을 포함한 미국 등에서는 운동재활로 널리 알려져 대중적인 요법으로 통용되고 있다.

　나는 이렇게 필라테스와 만난 뒤 영국유학을 성공적으로 마치고, 2004년 사단법인 대한필라테스연맹을 설립했다. 2005년부터 2010년까지 서강대학교 겸임교수로 재직하면서 필라테스를 보급하기 위해 책을 쓰고 논문을 계속 발표해왔다. 이후 차병원의 통증전문의 안강 박사, 정형외과 전문의 유승모 원장과 만나면서 필라테스를 더 깊이 있는 재활운동으로 개발하기에 이르렀다. 이렇게 나는 병원에서 활용 가능한 재활필라테스 프로그램 보급에 노력해왔고, 현재 가천대학교 운동재활복지학과 교수로 재직하면서 후학 양성으로 필라테스 대중화에 매진하고 있다.

　이 교재는 사단법인 대한필라테스연맹의 필라테스 전문지도자분들이 공동으로 기획하고 집필하였습니다. 집필에 참여해주신 모든 저자분들께 감사의 말씀 전합니다.

(사)대한필라테스연맹 회장 **노 수 연**

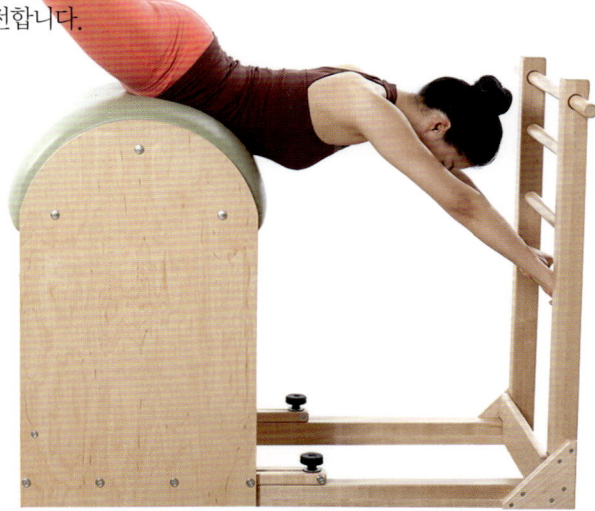

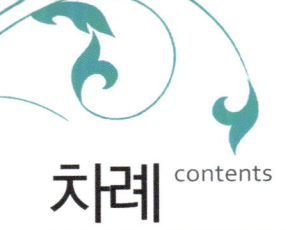

차례 contents

프롤로그 **5**

I 부. 필라테스 이론

1. 필라테스의 역사 **12**
2. 필라테스의 제자들 **14**
3. 필라테스 지도자의 역할 **18**
4. 필라테스의 핵심 요소 **19**
5. 필라테스 용어 **21**
6. 필라테스 기본 해부학 용어 **24**
7. 자세 분석 **26**
8. 필라테스 소도구와 기구 **29**

II 부. 필라테스 실전

1. 필라테스 매트 운동

1) 목 / 어깨 / 팔

01 어깨 유동성 향상 1 Rainbow **44**
02 어깨 유동성 향상 2 Windmill **46**
03 어깨 유동성 향상 3 Alternate Arms **48**
04 흉골 떨어뜨리기 Sternum Drop **50**
05 요추골반 안정화 - 기는 자세 Opposit Arm and Leg **52**
06 푸시업 Push Ups **54**
07 일어나며 몸 비틀기 Seated Twist **56**
08 옆으로 구부려 비틀기 Side Bend Twist **58**

2) 복부

09 헌드레드 Hundred **60**
10 롤 업 Roll Up **62**
11 싱글 레그 스트레칭 Single Leg Stretch **64**
12 더블 레그 스트레칭 Double Leg Stretch **66**
13 싱글 스트레이트 레그 스트레칭 Single Straight Leg Stretch **68**
14 더블 스트레이트 레그 스트레칭 Double Straight Leg Stretch **70**
15 크리스 크로스 Criss Cross **72**
16 티저 Teaser **74**

3) 등 / 허리

17 숄더 브리지 Shoulder Bridge **76**
18 롤 오버 Roll Over **78**
19 잭나이프 Jackknife **80**
20 콕스크루 Corkscrew **82**
21 스완 Swan **84**
22 스완 다이브 Swan Dive **86**
23 싱글 레그 킥 Single Leg Kick **88**
24 더블 레그 킥 Double Leg Kick **90**
25 스위밍 Swimming **92**
26 락킹 Rocking **94**
27 스파인 스트레칭 Spine Stretch **96**
28 스파인 트위스트 Spine Twist **98**
29 소우 Saw **100**
30 사이드 밴드 스트레칭 Side Bend Stretch **102**
31 롤링 라이커 볼 Rolling Like a Ball **104**
32 오픈 레그 로커 Open Leg Rocker **106**
33 실 Seal **108**

4) 다리 / 무릎 / 발 / 발목

34 발가락으로 피아노치기 Playing the Piano **110**
35 흙 파는 고양이 Cats Digging **112**
36 부채 펴고 접기 Fan Toes and Grab Toes **114**
37 싱글 레그 서클 Single Leg Circles **116**
38 시저 Scissors **118**
39 바이시클 Bicycle **120**
40 사이드 레그 시리즈 - 업다운 인 페럴 Side Lying Leg Series - Up/Down in Parallel **122**
41 사이드 레그 시리즈 - 프론트/백 Side Lying Leg Series - Front/Back **124**
42 사이드 레그 시리즈 - 바이시클 Side Lying Leg Series - Bicycle **126**
43 사이드 레그 시리즈 - 비트 Side Lying Leg Series - Beats **128**
44 사이드 레그 시리즈 - 로워 레그 리프트 Side Lying Leg Series - Lower Leg Lifts **130**
45 힙 서클 Hip Circle **132**
46 닐링 사이드 킥 Keeling Side Kick **134**
47 레그 풀 프론트 Leg Pull Front **136**
48 레그 풀 Leg Pull **138**

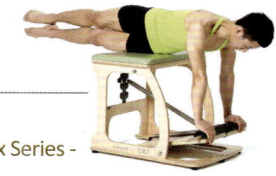

2. 필라테스 기구 운동

[리포머]

1) 목 / 어깨 / 팔

01 암 워크 – 누운 자세 Arm Work in Supine **142**
02 암 워크 – 라이저 방향 Arm Work in Seated Position - Facing Risers **144**
03 암 워크 – 플랫폼 방향 Arm Work in Seated Position - Facing Platform **148**
04 로잉 프론트 1 Rowing Front 1 - Sitting Tall **152**
05 로잉 프론트 2 Rowing Front 2 - Bending Down **154**
06 로잉 백 1 – 라운드 백 Rowing Back 1 - Round Back **156**
07 로잉 백 2 – 플랫 백 Rowing Back 2 - Flat Back **158**
08 롱박스 암 워크 Long Box - Pulling Straps **160**
09 가슴 펴기 Chest Expansion **162**
10 암 서클 – 닐링 자세 Reverse Chest Expansion - Arm Circle **164**
11 사이드 암 – 닐링 자세 Kneeling Side Arms **166**
12 엘리펀트 라운드 백 Elephant - Round Back **172**
13 엘리펀트 플랫 백 Elephant - Flat Back **174**
14 다운 스트레칭 Down Stretch **176**
15 롱 스트레칭 Long Stretch **178**
16 몸통 조절력 운동 1 Control Front **180**
17 몸통 조절력 운동 2 Control Back **182**
18 롱 백 스트레칭 Long Back Stretch **184**
19 트위스트 Twist **186**
20 스타 Star **188**

2) 복부

21 헌드레드 Hundred **190**
22 코디네이션 Coordination **192**
23 롤다운 Roll Down **194**
24 복부 강화 – 올포 자세 1 Kneeling Flat Back - Facing Risers **196**
25 복부 강화 – 올포 자세 2 Kneeling Flat Back - Facing Platform **198**
26 배 마사지 Stomach Massage **200**
27 쇼트박스 시리즈 – 라운드 백 Short Box Series - Round Back **202**
28 쇼트박스 시리즈 – 트위스트 Short Box Series - Twist **204**
29 쇼트박스 시리즈 – 어드밴스 Short Box Series - Advanced **206**
30 쇼트박스 시리즈 – 머메이드 Short Box Series - Mermaid **208**
31 롱박스 티저 Long Box - Teaser **210**

3) 등 / 허리

32 브리지 Bridge **212**
33 펠빅 리프트 Pelvic Lift **214**
34 세미 서클 Semi Circles **216**
35 쇼트 스파인 마사지 Short Spine Massage **218**
36 롱 스파인 마사지 Long Spine Massage **220**
37 잭나이프 Jackknife **222**
38 콕스크루 Corkscrew **224**
39 머메이드 Mermaid **226**
40 롱박스 시리즈 – 스완 Long Box Series - Swan **228**
41 롱박스 시리즈 – 브래스트스트록 Long Box Series - Breaststroke **230**
42 롱박스 시리즈 – 그래스호퍼 Long Box Series - Grasshopper **232**
43 롱박스 시리즈 – 락킹 Long Box Series - Rocking **234**

4) 다리 / 무릎

44 풋워크 Footwork **236**
45 싱글 레그 풋워크 Single Leg Footwork **238**
46 풋플레이트 – 풋워크 Footwork on Footplate **240**
47 풋플레이트 – 발바닥 점프 Footwork on Footplate - Hiccups **242**
48 풋플레이트 – 점프 Jumping on Footplate **244**
49 다리 내리기 Leg Pull **246**
50 시저 Scissors **248**
51 한쪽 무릎 스트레칭 Single Knee Stretch **250**
52 양쪽 무릎 스트레칭 Double Knee Stretch **252**
53 플랭크 – 니 오프 Plank - Knees Off **254**
54 아라베스크 Arabesque **256**
55 허벅지 스트레칭 Thigh Stretch **258**
56 롱박스 시리즈 – 승마 자세 Long Box Series - Horseback **260**
57 스플릿 – 사이드 Splits - Side **262**
58 스플릿 – 프론트 Splits - Front **264**
59 건 스트레칭 Tendon Stretch **266**

차례

[트라페즈 테이블]

1) 목 / 어깨 / 팔

- 60 두 팔 내리기 Double Arms Pull Down 268
- 61 한 팔 내리기 Single Arm Pull Down 270
- 62 견갑골 유동성 향상 Scapula Movement 272
- 63 암 서클 – 누운 자세 Arm Springs - Circles Supine 276
- 64 암 서클 – 엎드린 자세 Arm Springs - Circles Prone 278
- 65 로잉 백 1 Rowing Back 1 - Round Back 280
- 66 로잉 백 2 Rowing Back 2 - Flat Back 282
- 67 로잉 프론트 1 Rowing Front 1 - Sitting Tall 284
- 68 로잉 프론트 2 Rowing Front 2 - Bending Down 286
- 69 가슴 펴기 Chest Expansion 288
- 70 매달리기 Hanging Up 290
- 71 스탠딩 암 1 Standing Arms - Facing Out 292
- 72 스탠딩 암 2 Standing Arms - Facing in 296

2) 복부

- 73 어퍼 암 Upper Arm 298
- 74 티저 Teaser 300
- 75 트라페즈 바에서 호흡하기 1 Breathing with Trapeze Bar 1 302
- 76 싯업 – 초급 Assisted Sit Ups 304
- 77 싯업 – 고급 Advanced Sit Ups 306
- 78 롤다운 Roll Down 308
- 79 헌드레드 Hundred 312

3) 등 / 허리

- 80 앉아서 푸시스루 바 밀기 Push through Bar in Seated Position 314
- 81 푸시스루 바에서 서클하기 Circle with Push through Bar 316
- 82 시팅 캣 Sitting Cat 318
- 83 닐링 캣 Kneeling Cat 320
- 84 시팅 머메이드 Mermaid 322
- 85 어드밴스 브리지 Advanced Bridge 324
- 86 트라페즈 바에서 호흡하기 2 Breathing with Trapeze Bar 2 326
- 87 스완 – 타워 엔드 Swan - Tower End 328
- 88 스완 – 오픈 엔드 Swan - Open End 330
- 89 더블 레그 킥 Double Leg Kick 332
- 90 사이드 밴드 Side Bend 334

4) 다리 / 무릎

- 91 풋워크 – 밴드/스트레칭 Footwork - Bend and Stretch 336
- 92 원숭이 자세 Monkey 338
- 93 파라켓 Parakeet 340
- 94 다리 운동 – 롱 스프링 Leg Springs Supine 342
- 95 매지션 Magician 344
- 96 다리 운동 – 사이드 Leg Spring Sidelying - Adductor Pull 348
- 97 다리 운동 – 스탠딩 Leg Springs Standing - Hip Extension 350

[체어]

1) 목 / 어깨 / 팔

- 98 트라이셉 프레스 – 앉은 자세 Tricep Press Sit 352
- 99 체스트 프레스 Chest Press 354
- 100 견갑골 유동성 향상 Scapula Mobilization - Split Pedal 356
- 101 원 암 푸시업 One Arm Push-Ups 360
- 102 핸드 스탠드 Handstand 362
- 103 머메이드 Seated Mermaid 364

2) 복부

- 104 사이드 바디 트위스트 Side Body Twist 366
- 105 티저 온 플로어 Teaser on Floor 368
- 106 풀 업 Pull Up 370

3) 등 / 허리

- 107 스완 온 플로어 Swan on Floor 372
- 108 스완 온 시트 Swan on Seat 374
- 109 스탠딩 원 암 푸시업 One Arm Push Ups Standing 376
- 110 스파인 스트레칭 Spine Stretch 378
- 111 잭나이프 Jackknife 380
- 112 콕스크루 Corkscrew 382

4) 다리

- 113 햄스트링 스트레칭 1 Hamstring Stretch 1 384
- 114 햄스트링 스트레칭 2 Hamstring Stretch 2 386

115	스탠딩 레그 펌프 Standing Leg Pumps	388
116	더블 레그 펌프 Double Leg Pumps	390
117	레그 펌프 온 플로어 Leg Pumps on Floor	392
118	프로그 라잉 Frog Lying	394
119	플리에 Plie Front and Back	396
120	프로그 프론트 Frog Front	398
121	프로그 백 Frog Back	400
122	발목 강화 Achilles Stretch	402
123	런지 Lunge	404
124	스텝 다운 Step Downs	406

[배럴]

1) 복부

125	롤다운 Roll Down	408
126	사이드 싯업 Side Sit Up	410
127	사이드 싯업 - 고급 Side Sit Up - Advanced	412

2) 등

128	스완 다이브 Swan Dive	414
129	레그 리프트 Leg Lifts	416
130	클라임 어 트리 Climb a Tree	418

3) 다리

131	래더 배럴 스트레칭 Ledder Barrel Stretches	420
132	승마 자세 Horseback	422
133	시저 Scissors	424
134	헬리콥터 Helicoptor	426

부록

[소도구 응용 동작]

■ 폼롤러

01	목 이완 Neck Release	430
02	어깨 유동성 향상 – 누운 자세 Scapula Mobility Exercises	432
03	어깨 유동성 향상 – 엎드린 자세 Scapula Mobility Exercises	436
04	장경인대 이완 IT Band Release	440

■ 밴드

05	스탠딩 암 워크 – 사이드 Standing Arm Work - Side Lateral Raise	442
06	스탠딩 암 워크 – 프론트 Standing Arm Work - Front Raise	444
07	스탠딩 암 워크 – 백 Standing Arm Work - Bent Over Raise	446
08	회전근개 운동 Rotator Cuff Work External Rotation	448
09	스탠딩 암 워크 – 로테이션 Standing Arm Work - External Rotation	450
10	스탠딩 풀링 암 워크 Standing Arm Work - Partner Arm Work	452
11	로잉 프론트 1 Rowing Front 1 - Sitting Tall	454
12	로잉 프론트 2 Rowing Front 2 - Bending Down	456
13	로잉 백 1 Rowing Back 1 - Round Back	458
14	로잉 백 2 Rowing Back 2 - Flat Back	460
15	밴드를 이용한 발목 운동 Ankle Work with Band	462
16	대퇴사두근 운동 VMO Strengthen	466
17	햄스트링 강화 운동 Hamstrings Strengthen	468

■ 링

18	어깨 웜업 Shoulder Warm-Ups	470
19	목 운동 Standing Head Press	476
20	암 리치 Standing Arm Reach	478

찾아보기 **480**
저자 소개 **482**

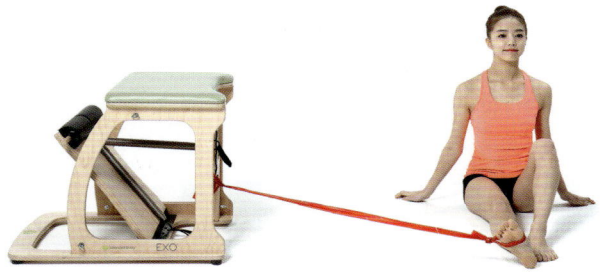

Pilates
Bible 필라테스 바이블

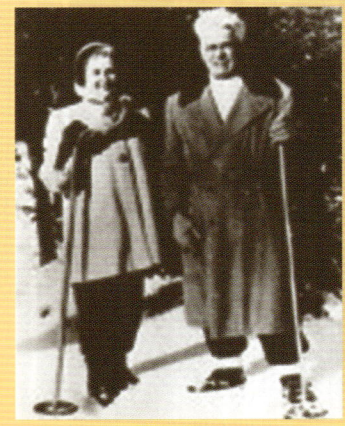

Joseph Hubertus Pilates

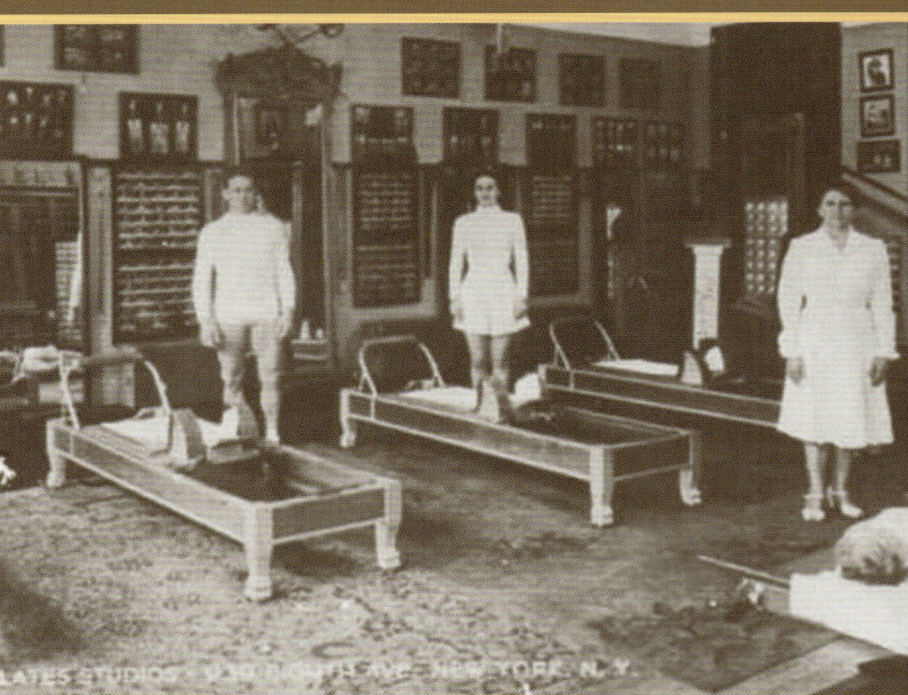

I부

필라테스 이론
Pilates Theory

필라테스는 조셉 필라테스가 개발한 재활운동이다. 200년의 역사를 가진 필라테스는 의학의 메카인 독일에서 시작되었다. 안전하면서도 체계적인 방식으로 신체의 깊고 작은 근육들을 사용하도록 필라테스의 기본적인 이해를 통해 보다 쉽고 안전하게 접근해보자.

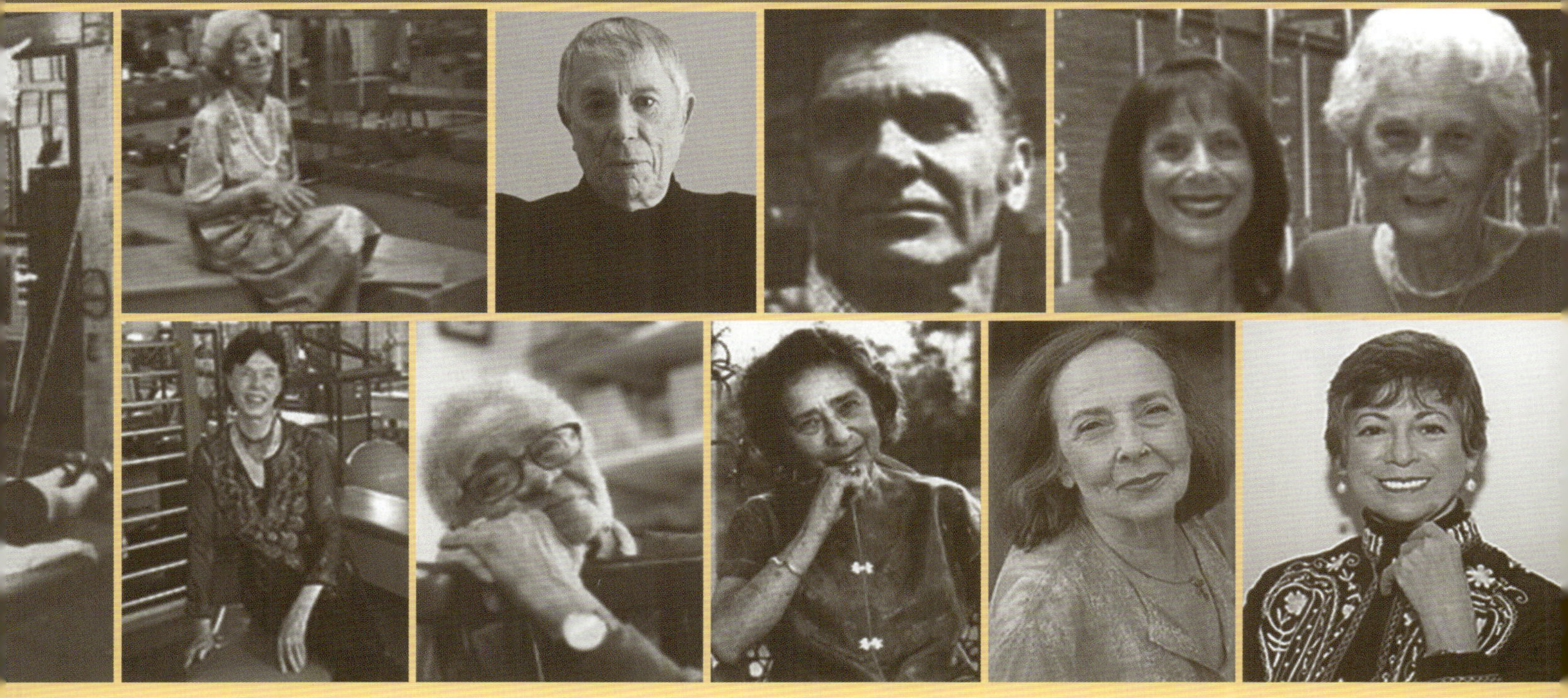

1. 필라테스의 역사

1883년 – 조셉의 유년기

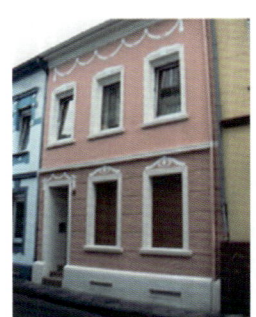

필라테스 출생신고서

조셉 후버투스 필라테스(Joseph Hubertus Pilates)는 1883년 12월 9일 독일에서 태어났다. 그의 아버지는 체조 선수였으며, 어머니는 자연요법 치료사였다.[1] 아버지 이름은 프레드리히(Friedrich, 1859년 4월 27일생)이며, 어머니는 한(Hhan, 1860년 5월 21일생)이었다. 조셉은 9명의 자녀 중 둘째로 태어났다.

그는 선천적으로 약하게 태어났다고 알려진다. 류머티스열과 천식 그리고 구루병을 앓았고 약한 호흡기로 많이 힘들어했다. 그는 부모의 영향으로 건강에 대한 중요성을 일찌감치 느꼈고 스스로를 위해 신체와 정신을 강하게 하기 위한 방법들을 탐구하기 시작했다.

권투, 펜싱, 레슬링, 요가 등 다양한 운동을 통해 동작을 만들어내고 신체와 정신의 통합으로 이상적인 몸을 만들기 위해 애썼다.

1914년 – 제1차 세계대전, '기구의 시초'

필라테스 생가가 있었던 자리

제1차 세계대전이 발발했을 때, 조셉은 한 권투선수와 함께 영국 여행 중이었다.[2] 그는 전쟁 기간 동안 맨 섬(Isle of Man)의 포로수용소에 외국인으로 수용되어 있었다. 수용소에 있는 동안 그는 수용자들을 데리고 매일같이 운동을 시켰다. 전해져 내려오는 이야기에 의하면, 1918년과 1919년에 대유행병이 돌았을 때, 그와 운동했던 사람들은 이 병에 걸리지 않았다고 한다.

수용소 감독자들의 주목을 받은 조셉은 병원에서 부상당한 환자들을 돌보는 일을 하게 되었다. 그는 30명의 환자들을 맡아, 그들이 움직일 수 있는 한도 내에서 매일 운동을 시켰다. 이 당시는 수술과 진통제가 전부였던 시절이었으나, 조셉은 운동으로 환자들이 더 빨리 회복하도록 도왔고 심지어 2차 감염을 예방하기도 했다.

그는 누워있는 환자들의 침대 스프링을 사용해 운동을 시켰다. 최초의 캐딜락이 탄생한 것인데, 이것이 기구의 시초다.

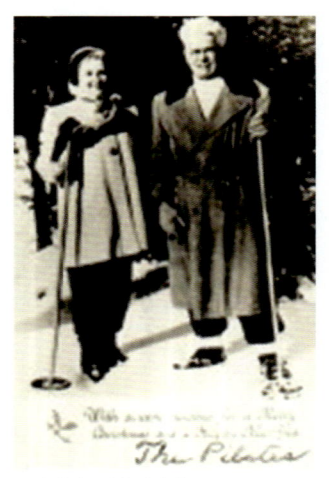

클라라와 조셉 필라테스

1926년 – 미국 운동의 혁명, 필라테스

수용소에서 풀려나 독일로 돌아온 후, 조셉은 일명 '브라운 셔츠 당원(나치당이 되기로 예정된 사람들)'에게 경찰대를 훈련시켜 달라는 요청을 받았다. 하지만 조셉은 정치적인 일에 관여하길 원하지 않았다. 그래서 독일을 떠나 미국으로 향하는 배를 탔고 운명적인 사랑을 만나게 된다. 그녀가 바로 영원한 그의 동반자 클라라이다.[3] 그녀는 평생 조셉의

---

1) 서류상 직업으로 아버지는 철물공 그리고 어머니는 가정주부라고 명시되어 있다.
2) 그가 영국으로 건너간 이유는 두 가지의 가설이 있다. 하나는 복싱을 하기 위해, 다른 하나는 동생과 서커스단에 합류하여 여행 중이었다는 설이다. 현재는 복싱을 위해 건너갔다는 설이 유력하다.
3) 첫 번째 아내는 마리아(Maria), 두 번째 아내는 엘프레드(Elfriede), 클라라는 필라테스의 세 번째 부인으로 알려져 있다.

진정한 파트너이자 조력자로서 그의 운동법 개발과 보급에 큰 역할을 하였다.

1926년 조셉과 클라라는 뉴욕 8번가에 뉴욕 시티 발레단(NYC Ballet)이 있던 건물에 작은 스튜디오를 임대했고, 그 당시 '컨트롤로지(Contrology)'라고 자신이 이름 붙인 그의 운동법을 가르치기 시작했다. 그는 특히 테드 숀(Ted Shawn), 루스 데니스(Ruth St. Denis), 조지 발란신(George Balanchine) 같은 유명한 무용안무가 혹은 지도자들과 교류하였고 그들이 보낸 무용수들의 재활을 위해 많은 노력을 기울였다. 이 당시 필라테스 기구를 고안했으며, 현재에도 그가 개발한 기구들은 유용하게 쓰이고 있다.

1967년 – 필라테스, 그의 죽음 이후

조셉 필라테스의 철학은 올바른 호흡과 함께 꾸준한 훈련을 통해 정신과 신체 그리고 영혼의 건강을 추구하며 소통하는 것이었다.

- 호흡(Breath)

  "무엇보다도 정확하게 호흡하는 것을 배운다."

  "들이마시고 내쉰다"

  "완전히 내쉰다"

  호흡은 전신 기능의 일부로 폐활량을 증가시키고 산소 공급과 생리적 변화를 가져온다.

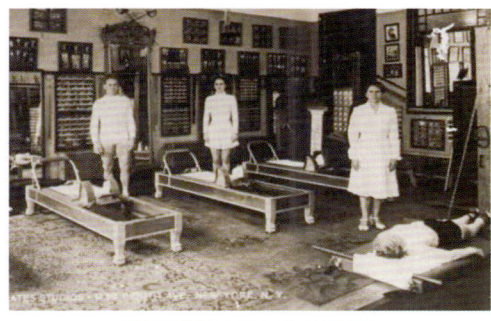

조셉 필라테스의 뉴욕 스튜디오

완전하고 지속적인 들숨과 날숨은 순환계가 모든 조직에 풍부한 산소가 함유된 혈류를 운반하여 공급하는 것을 돕고 불순물과 노폐물을 없앤다. 필라테스는 이러한 순환 메커니즘을 '인터널 샤워'라고 부르며 정신과 신체를 활성화하고 활기를 되찾게 한다고 했다.

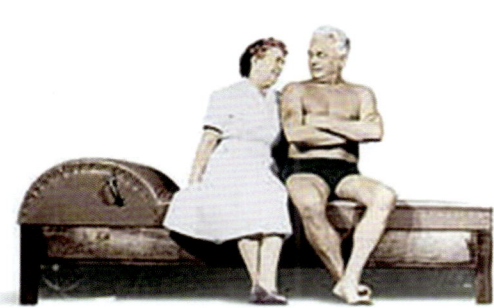

클라라와 조셉 필라테스(오리지널 리포머)

- 전신의 훈련(Whole Body Commitment)

  "일상에서 내 능력의 범위 내에 가장 높은 성과를 이루려면 반드시 지속적으로 강해지고 건강한 몸을 유지해야 하며 능력의 한계에 대한 정신을 발달시키는 것이다."

  "조절학 운동을 충실히 수행하는 것은 3개월 간 일주일에 4번이면 된다. … 당신은 이상적으로 몸을 발달시킬 수 있고 새로운 정신적 활력과 영혼의 상승을 새롭게 얻게 될 것이다."

전신의 훈련은 정신적 그리고 신체적 훈련법이다. 도덕의 하나이며, 어떤 사람에 대한 태도이며, 전신건강을 위해 반드시 필요한 생활습관이다.

- 전신의 건강(Whole Body Health)

  "신체적인 건강은 마음에서 우러나온 열정과 기쁨으로 많은 것들을 자연스럽고 쉽게 그리고 만족스럽게 구현한다. 또한 정신과 신체를 하나로 발달시키고 유지하는 것의 결과물이다."

  전신의 건강은 신체, 정신 그리고 영혼이 함께 완전히 조화를 이루

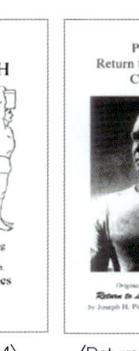

⟨Your Health, 1934⟩   ⟨Return to Life Through Contrology, 1945⟩

어 발달하는 것을 말한다. 필라테스는 전신 건강을 운동과 식이요법, 깨끗한 위생, 수면 습관, 충분한 일광욕 그리고 맑은 공기, 일과 여가, 휴식 같은 삶의 균형을 통해 얻을 수 있다고 했다.[4]

이러한 철학을 바탕으로 한 심신 통합, 강한 정신, 열정 등이 삶의 질을 높이는 것이다. 그의 스튜디오는 1967년에 화재로 붕괴되었고 그 후에 그는 화재 연기로 인한 합병증으로 사망했다고 알려진다. 그의 아내 클라라는 1977년에 사망할 때까지 조셉의 사명을 이어 나갔다. 조셉의 저서는 〈Your Health, 1934〉, 〈Return to Life Through Contrology, 1945〉 단 두 권만이 남아있다.

1983년 – 의학계의 인정을 받다

재활요법으로서 필라테스의 효과를 인정한 성 샌프란시스 병원의 정형외과 의사인 닥터 게릭은 스포츠의학센터와 무용재활센터에 필라테스 프로그램을 도입했다. 현재는 수많은 병원과 재활센터 그리고 학교에서도 조셉이 개발한 필라테스의 탁월한 효과를 인정하여 사용하고 있다.

2. 필라테스의 제자들

"first generation" or "the elders"

'1세대' 혹은 '엘더스'라고 불리는 필라테스 제자들이 있다. 대부분은 무용가였고 부상으로 인한 재활을 받으러 필라테스에게 갔다가 그의 탁월한 운동법의 효과를 보고 그와 함께 그의 운동법 보급에 힘을 써왔다. 그리고 조절학이라 불리던 운동법에 그의 이름을 따서 '필라테스'라는 이름으로 보급하기 시작하였다.

이브 젠트리

이브 젠트리(Eve Gentry)는 어려서부터 발레와 스페인 무용을 배웠다. 1929년에 무용공부를 위해 집을 떠났고, 앤 문스톡(Ann Munstock)과 함께 샌프란시스코에서 현대 무용을 배웠다. 그 후 뉴욕 시의 발레 아츠(Ballet Arts)와 조프리 발레단(Joffrey Ballet)에서 마사 그라함(Marta Graham), 도리스 험프리(Doris Humphrey), 헬렌 타미리스(Helen Tamiris)와 함께 현대 무용을 공부하였다.

또한 1936년부터 1942년까지 한야 홈 무용단(Hanya Holm Company)의 단원을 지냈으며, 미국에서 라반 기록법(Laban Notation)을 가르쳤다. 솔로 활동을 계속하면서, 1944년에서 1948년까지 자신의 무용단을 지도했으며, 1942년에서 1968년까지 뉴욕에서 무용 교사로 일하면서 조셉 필라테스에게 훈련을 받았다.

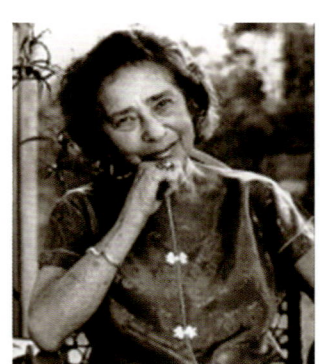

이브 젠트리(1910-1994)

---

4) 출처: Pilates Method Alliances Manual.

1968년 뉴멕시코 주의 산타페로 간 그녀는 무용 및 필라테스 스튜디오를 차렸다. 그녀는 산타페 오페라의 무용수 양성 프로그램에서 동작 기술 강사로 활동하였다. 이 밖에도 1969년과 1970년에 스트라빈스키의 라 로시뇰(La Rossignol)의 안무가로 활동하고 무용을 했으며, 63세 때에는 호세리몽(José Limon)이 안무한 빌리로보스 예르마(VillaLobos' Yerma)의 세계 초연 무대에 서기도 했다.

그녀는 수많은 무대와 영화 등에서 무용과 필라테스 지도자로 활동했다. 1979년 베닝턴 칼리지(Bennington College)로부터 현대무용 개척자 상을 수상하였으며, 1989년에는 '산타페의 살아있는 보물'로 선정되었다.

조셉은 이브가 유방절제술을 받은 후, 불편했던 그녀의 팔과 상체를 완전히 다시 쓸 수 있도록 재활을 도왔다. 그녀의 프로그램은 코어 다이내믹스(Core Dynamics)로 미셸 라슨(Michele Larsson)이 이어나가고 있다.

캐롤라 트리어

캐롤라 트리어(Carola Trier)는 조셉의 트레이닝을 받아서 뉴욕에 자신만의 스튜디오를 열었으며, 1990년대 후반까지 그곳에서 지도를 했다. 그녀의 작업은 LA의 질리안 헤셀(Jillian Hessel)과 뉴욕의 데보라 레센(Deborah Lessen) 같은 제자들이 이어나가고 있다. 질리안 헤셀에 의하면 캐롤라는 운동 지도뿐만 아니라 사업체를 운영할 만큼 운영자 자질도 뛰어났다고 한다.

캐롤라는 여성 사업가가 많지 않았던 시절에 사업체를 성공적으로 운영하였고, 실제로 그녀는 조셉 필라테스의 제자들 가운데 그의 운동 방법을 이용해 스튜디오를 연 최초의 학생이었다.

또한 그녀는 해부학에 대한 해박한 지식이 있었고 마사지 치료사 자격증도 가지고 있었다. 그녀의 저서로 〈Exercise-What It Is, What It Does〉가 있다.

캐롤라 트리어(1913-2000)

캐서린 그란트

캐서린 스탠포드 그란트(Kathleen Stanford Grant)는 무용수였고 무릎 부상 때문에 조셉에게 왔다. 그녀는 필라테스를 가르쳐도 좋다고 조셉이 인정했던 두 명의 지도자 중 한 명이었다.

캐서린은 무용을 계속하며 아더 미첼(Arthur Mitchell)이라는 사람의 소개로 캐롤라의 스튜디오에서 처음으로 필라테스 강사를 시작했다. 그리고 이후 로리타와 같이 직접 조셉 필라테스 스튜디오에서 배우게 되었다. 캐서린은 항상 조셉 필라테스를 치유자(healer)라고 설명했으며, 그녀가 사망할 때까지도 그렇게 불렸다고 한다.

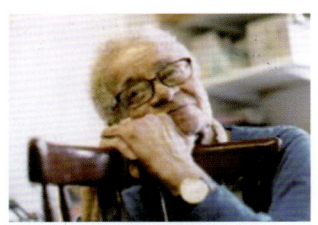

캐서린 그란트(1921-2010)

그녀의 학생 중 카라 리저(Cara Reeser)는 이렇게 말했다.

"필라테스에 대해 전혀 알지 못했을 뿐만 아니라 이 엄격하고, 자그마한 70세 할머니가 내 인생을 영원히 바꾸어 놓으리라고는 생각지도 못했다."

자전거를 타다 넘어져 척추 골절 부상으로 2년 동안 치료받은 카라를 위해 캐서린은 매일같이 따로 훈련을 시켰다. 그녀로 인해 필라테스에 대한 깊은 감명을 받고 계속해서 그녀와 함께 공부했다.

수년 동안 춤을 추고 안무를 담당한 후에, 그녀는 뉴욕대 티시 예술대학원(Tisch school of the Arts in New York City)에서 매트 수업을 가르치기 시작했으며, 2010년 사망할 때까지 그녀의 자그마한 스튜디오에서 필라테스의 전통 보급에 힘썼다.

론 플렛처

론 플렛처(Ron Fletcher) 역시 마사 그라함 무용단의 무용수였다.

조셉과 클라라의 인생 후반기에 함께 작업했던 인물이었다. 그는 클라라의 영감을 바탕으로 스텝 배럴과 척추 교정기에 자신의 아이디어를 더해 기구를 개발했다.

론은 LA 로데오 드라이브에 스튜디오를 열었고, 수많은 유명 배우들에게 필라테스를 최초로 소개했던 지도자이기도 하다. 그의 필라테스는 본래의 동작과 무용 기법을 통합하여 좀 더 복잡한 무용 같은 스타일로 이루어져 있으며, 그의 이름을 따서 론 플렛처 필라테스라는 프로그램으로 지속되고 있다.

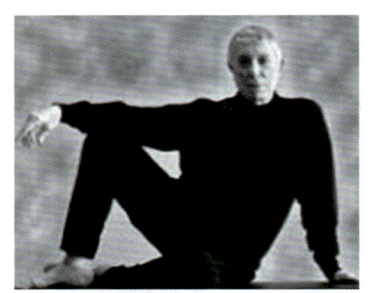
론 플렛처(1921-2011)

로마나 크리자노브스카

로마나 크리자노브스카(Romana Kryzanowska)는 1923년 6월 30일 미시간주 디트로이트에서 어머니가 화가인 예술가 집안에서 외동딸로 태어났다. 1935년 그녀가 12살 때, 아메리칸 발레학교(School of American Ballet(SAB))에 입학하였다. 1941년에 이 학교의 이사였던 조지 발란신(George Balanchine)이 발목 부상을 입은 그녀를 조셉 필라테스에게 소개했다. 전해지는 이야기에 의하면 필라테스는 그녀에게 '만약 내가 5번 만에 네 발목을 치료하지 못하면 수업료를 돌려주겠다'고 말했다고 한다. 하지만, 단 3번 만에 발목이 좋아진 것을 느낀 로마나는 필라테스 철학에 빠져 평생 필라테스 보급에 전념하였다.

그녀는 결혼 이후 그녀의 아이들에게 필라테스를 가르치면서 조셉과 클라라와 연락을 주고받았다. 조셉은 그녀의 아이들을 '필라테스 아이들'이라고 부르며 그 아이들을 위한 한 쌍의 작은 다리 스프링을 만들었다고도 한다.

1958년에 로마나는 뉴욕으로 돌아와 필라테스를 가르치기 시작했다. 1967년에 조셉이 사망한 후에 클라라는 그녀에게 필라테스 스튜디오의 운영을 맡겼다. 이 스튜디오는 두 번 이전했으나 로마나는 1989년 문을 닫을 때까지 계속 운영하였다. 이후 그녀는 뉴욕시에 자신의 스튜디오를 열어 은퇴할 때까지 필라테스를 가르쳤다.

그녀의 딸인 사리 파세 산토(Sari Pace Santo)와 손녀인 다리아 파세(Daria Pace)가 지금도 그 스튜디오를 운영하고 있다. 로마나는 조셉의 정통성을 유지하기 위해 애썼던 1세대로 알려져 있다.

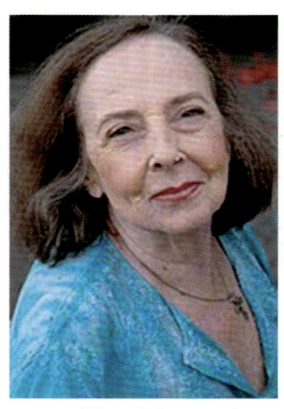
로마나 크리자노브스카
(1923-2013)

브루스 킹

브루스 킹(Bruce King)은 무용수, 안무가, 교사 그리고 저자로도 매우 유명한 인물이었다. 캘리포니아대학교 버클리 캠퍼스를 졸업한 후 뉴욕대에서 문학 석사 학위를 받은 그는 머스 커닝햄 무용단, 알윈 니콜라이스 무용단(Alwin Nikolais Company) 단원이었다. 뮤지컬과 텔레비전 프로그램에서 주연 무용수와 안무가로 활동하였으며 미국 전역에서 솔로 콘서트는 물론 단체 무용 공연을 하기도 하였다. 그는 어렸을 때 무용을 훈련했던 초심을 가지고 평생 동안 무용 동작을 연구하였으며 조셉 필라테스와 함께 수년 동안 동작 연구를 하였다.

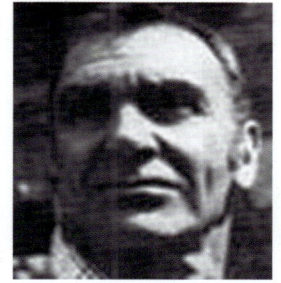
브루스 킹(1925-1993)

그는 미국의 여러 대학교와 벨기에 브루제에 있는 벨기에 체육 연맹이 개최한 워크숍 그리고 독일 소머아카데미 데스 탄제스(Sommerakademie des Tanzes)가 개최한 워크숍에서 수천 명의 학생들을 가르쳤으며, 미국국립예술기금위원회(National Endowment for the Arts), 알래스카예술위원회(Alaska State Council on the Arts) 그리고 링컨센터예술교육원(Lincon Center Institute)에서 주관하는 여러 프로젝트에 참여하였다. 30년 동안 그는 아델피대학교 아동 센터의 교수로 있었으며 미국연극예술학교(American Academy of the Dramatic Arts)에서 5년 동안 배우들을 가르쳤다.

메리 보웬

메리 보웬(Mary Bowen)은 뉴욕에서 공연을 하던 코미디언이었다. 유일하게 특이한 이력을 지닌 그녀는 현재 매사추세츠 노스햄튼 스튜디오와 코네티컷의 킬링워쓰에서 융(Jungian) 심리학자이자 필라테스 지도자로서 자신의 생활에 정신과 필라테스를 결합하고 있다.

그녀는 거의 50년 가까이 최소한 일주일에 한 번은 필라테스 시간을 갖고, 마음과 신체의 균형에 대한 이해력을 심화시키는데 노력을 기울이고 있다. 그녀는 'Pilates Plus Psyche', 즉 정신과 필라테스를 결합한 프로그램 개발에도 힘쓰고 있다.

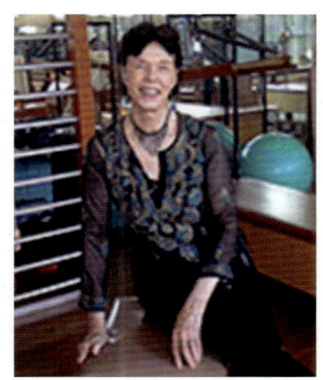
메리 보웬(1930-현재)

로리타 산 미구엘

로리타 산 미구엘(Lolita San Miguel)은 뉴욕에서 활동했던 무용수이다. 그녀는 조셉이 인정했던 또 한 명의 제자이다. 그녀는 푸에르토리코로 가서 발레 콘시에르토 드(Concierto de) 푸에토리코를 설립했다. 이것은 그 섬의 주요 댄스회사 중 하나이며, 그곳에서 그녀는 무용수들을 위한 훈련 프로그램에 필라테스를 결합시켰다. 또한 그녀는 무용수의 재활 및 보행에 관한 필라테스 프로그램을 지속해서 지도하고 있다. 로리타는 필라테스 워크숍을 전국적으로 그리고 세계적으로 개최해 가르치면서 다양한 DVD도 만들었다.

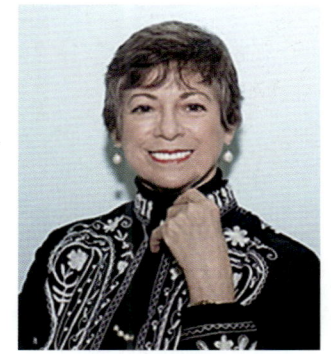
로리타 산 미구엘(1936-현재)

매리 필라테스

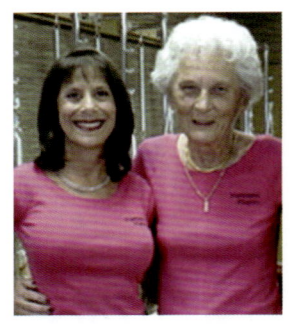

매리 필라테스(오른쪽)
(1921-현재)

매리 필라테스(Mary Pilates)는 유일하게 생존하고 있는 필라테스의 혈육으로 필라테스의 형제인 프레드 필라테스(Fred Pilates)의 딸이자 조셉 필라테스의 조카이다. 프레드는 필라테스 기구들을 설계하고 제조하는 데 많은 노력을 기울였다. 1900년 중반에 뉴욕 스튜디오에 필라테스 기구들을 들였고 매리는 필라테스를 하며 성장했다. 현재 파크랜드 오리지널 필라테스의 교육지도 이사로 재직하고 있다.

이 외에도 제이 그라임스(Jay Grimes)와 로버트 피츠제럴드(Robert Fitzgerald)라는 두 명의 제자가 있으며, 그들에 대한 정보는 지속적으로 연구 중이다.

3. 필라테스 지도자의 역할

필라테스 지도자는 수업의 환경을 이끄는 것뿐만 아니라 회원이나 학생들에게 영감을 주는 리더십, 인성, 친목 그리고 책임감이 필요하다. 또한 회원이나 학생들이 새로운 기술을 배우고 목표를 달성하며 스스로에 대한 자신감을 갖도록 최선을 다해 독려하고 동기부여를 해주어야 한다.

뿐만 아니라 유명하고 경험이 많은 필라테스 전문가들의 비디오, 세미나 등을 통해 지속적인 교육을 받을 필요도 있다. 지속적인 동작 연습, 참관 수업, 티칭 연습 등을 통해 자신의 스킬을 더욱 발전시켜 나가야 할 것이다.

- 완벽한 이해와 동작

필라테스 지도자는 동작을 확실하게 이해하고 되도록 완벽하게 동작을 시연하고 이것을 언어로 표현할 수 있어야 한다. 물론 시간이 걸리지만 지속해서 연습하며 동작을 편하게 구현할 수 있을 때까지 끊임없는 노력을 한다.

- 창의력과 프로그램 설계

창의력은 필라테스를 가르치는데 있어 필수적인 요소다. 새로운 신호, 새로운 순서 그리고 새로운 경험을 만드는 능력은 수업을 역동적으로 유지하고 배우는 과정을 신선하게 하는데 매우 중요하다. 또한 이러한 창의력은 오랜 경험을 통한 자신만의 노하우로 프로그램을 설계하는데 뒷받침이 된다.

- 적절한 큐잉과 이미지 사용

필라테스 동작을 지도할 때 다양한 이미지 기법을 사용하면 회원이나 학생들이 동작을 하는데 있어 훨씬 이해하기 쉽다. 전문 용어도 좋지만 그들이 동작을 빠르게 흡수할 수 있도록 적절한 큐잉(verbal, tactile)으로 동작을 더욱 원활하게 도와주며 이미지를 사용해 쉽

- 운동 감각과 목소리

지도를 하기 전에 자신의 운동 감각을 지속해서 발달시킨다. 목소리의 음색, 리듬 및 감성이 동작을 더 풍부하게 하고 리드미컬하게 하도록 도와준다.

- 리더십과 책임감

수업을 이끄는 사람으로서 편안한 환경과 분위기 조성을 하고 무엇보다 회원과 학생들의 안전을 살펴가며 책임감 있게 지도한다. 수업의 흐름을 이끄는 책임자로서 수업을 잘 계획하고 집중하도록 하며 시간에 맞게 수업을 해 나가야 한다.

- 동기 부여

동작의 전달만큼이나 중요한 것은 학생이나 회원들에게 필라테스의 영감을 주고 동기를 부여해 주는 것이다. 스스로가 역할 모델이 되어 그들과 소통하며 필라테스를 지속할 수 있도록 계속해서 동기를 심어준다.

- 기구의 안전한 세팅

가장 기본적인 요건이나 가장 중요한 사항이기도 하다. 필라테스는 무엇보다 안전한 운동을 추구하기 때문에 반드시 기구나 환경의 안전성을 지속해서 살펴봐야 한다. 또한 회원이나 학생들이 안전하게 동작하도록 안전 지도를 포함해야 한다.

4. 필라테스의 핵심 요소

(1) 호흡

대부분의 운동은 움직임을 하면서 호흡을 의식적으로 사용하지 않는다. 그러나 필라테스는 정신과 육체를 연결하기 위해 깊고 지속적인 호흡을 수행한다. 호흡은 우리가 태어날 때 시작해서 죽을 때까지 함께하는 것으로 필라테스에서 핵심적 요소다. 호흡은 집중력을 향상시키고 굳어있는 근육을 이완시켜 스트레칭 효과를 유도하며 폐활량을 증진시킨다. 또한 호흡은 우리 신체가 최적의 상태로 움직임을 준비하고 수행할 수 있도록 한다.

> **호흡근육 :** 횡격막, 늑간근, 복근, 골반저근, 전거근

(2) 집중

집중은 지금 하고 있는 일이나 대상에 관해서 정신과 주의를 최대한 기울이는 것이다. 집중하지 않는다면 모든 동작들이 형태와 목적을 잃어버린다. 조셉 필라테스는 "주의를 기울이지 않고 20번 하는 것보다 집중해서 5번 하는 게 더 낫다."라는 말을 자주 하였다.

(3) 조절

조절은 모든 동작을 취할 때 형태와 움직임을 이해하고 그 동작을 유지하는 상태이다. 필라테스 동작들은 지속적인 조절을 통해 이루어진다. 조셉이 살아있는 동안에는 필라테스를 '컨트롤로지(조절학)'라고 표현하기도 했다. 조절은 동작뿐만 아니라 동작과 동작 사이의 전환 단계, 도구의 사용 방법, 운동을 하는 동안 기울여야 할 전체적인 주의사항의 세부 내용에 이르기까지 모든 상황에 적용된다.

필라테스 동작들은 주근육뿐만 아니라 협력근을 사용하도록 유도하여 겉으로 드러나는 큰 근육들만이 아닌 작고 깊은 근육들을 단련시켜준다. 또한 신장성근육 수축을 유도하기 때문에 근육을 길고 유연하게 만들어 발레리나나 발레리노처럼 날씬한 몸을 만들어준다.

(4) 중심화

필라테스의 모든 움직임은 중심에서 바깥으로 향하는 방사선처럼 뻗는 움직임이다. 신체의 중심, 즉 배꼽을 척추 쪽으로 당겨 심복부를 사용하여 척추, 팔 그리고 다리를 움직인다.

(5) 정확성

필라테스 동작은 집중과 조절, 그리고 중심화가 잘 지켜졌을 때 더욱 정확해진다. 모든 필라테스 동작은 신체의 바른 정렬 상태를 유지하여 정확하게 움직여야 한다. 예를 들어, 다리 각도와 발 모양, 팔꿈치 위치와 손끝 모양, 머리와 척추 위치 등의 정확한 동작이 필요하다.

(6) 균형 잡힌 근육 발달

신체의 정렬과 형태를 이해하고 발달시키다 보면 자세가 개선되고 신체의 편안함은 증가하며 육체적 능력은 더욱 향상된다. 결국 전체적으로는 신체를 균형감 있게 골고루 발달시켜준다.

(7) 리듬/흐름

필라테스의 모든 움직임은 물 흐르는 듯한 느낌으로 리드미컬하게 이루어져야 한다. 필라테스 동작의 이 같은 흐름은 관절에 가해지는 압력의 양을 줄여 부드럽고 기능적인 움직임을 만든다. 이러한 움직임은 신체가 전체적으로 부드럽게 흐르도록 하여 움직임의 패턴을 발달시킨다.

(8) 전신의 움직임

필라테스는 부분적인 움직임의 운동이 아니라 전신 운동이다. 신체의 전반적인 흐름에 움직임을 통합하는 것이고, 정신과 신체를 통합해 명료함과 효과를 창출해내는 것이며, 신체와 영혼을 통합해 삶의 균형을 이루는 것이다.

(9) 이완

신체와 정신을 건강하게 하려면, 작용과 이완 사이의 균형을 이해하는 것이 중요하다. 필라테스에서 우리는 동작을 정확하게 완수하는데, 너무 과하거나 약하지도 않은 꼭 필요한 만큼의 힘을 사용하는 법을 배운다. 신체의 긴장을 풀어주는 방법을 배우면, 신체의 움직임은 물론 우리 삶의 나머지 부분과 움직임에 있어서도 쉽고 자연스러운 흐름을 찾도록 도와준다.

5. 필라테스 용어

(1) 몸의 움직임 명칭

- **분절(Articulation)** : 매트 위에서 구르는 동안 척추가 전체적으로 움직이지 않고 한 번에 하나씩 움직이는 것을 말한다.
- **신전(Extension)** : '늘이다', '신전하다'라는 말은 몸을 해부학적 자세로부터 뒤로 하는 것을 의미한다. '(자세를) 곧게 만들다', '길게 늘이거나 펴다'라는 의미로도 사용된다.
- **굴곡(Flexion)** : 신전과 반대로, 몸을 정상적인 해부학적 자세로부터 앞으로 하는 것을 의미한다. '굽힌다'라는 의미도 있다.
- **회전(Rotation)** : '좌우로 회전하는 상태'를 의미한다.
- **측면 굴곡(Lateral Flexion)** : '옆으로 굽히는 상태'를 의미한다.

(2) 기본자세 명칭

- **바르게 누운 자세(Supine)** : '등을 대고 바로 누운 자세'를 뜻한다.
- **엎드려 누운 자세(Prone)** : '배를 바닥에 대고 엎드려 누운 자세'를 뜻한다. 이때 배꼽은 바닥에서 떨어뜨린다.
- **옆으로 누운 자세(Side)** : '몸통의 측면을 바닥에 댄 상태'를 뜻한다.
- **플랭크 자세(Plank)** : '손바닥을 짚고 푸시업 자세'를 취한다. 이때 머리, 목, 척추가 일직선이어야 하고 복부가 아래로 떨어지지 않게 자세를 취하며, 등은 편 상태가 되어야 한다.
- **앉은 자세(Sitting)** : 좌골의 정점으로 앉고 허리가 뒤로 빠지지 않게 하며, 계속해서 앉은 키가 커지는 것처럼 유지한 상태를 가리킨다.
- **기는 자세(All Fours)** : '기어가는 자세'를 취하며, 이때에도 골반과 척추는 반드시 중립 상태를 유지해야 한다.
- **서 있는 자세(Standing)** : '몸의 정렬을 잘 유지하면서 서 있는 자세'를 말한다.

(3) 동작 움직임 명칭

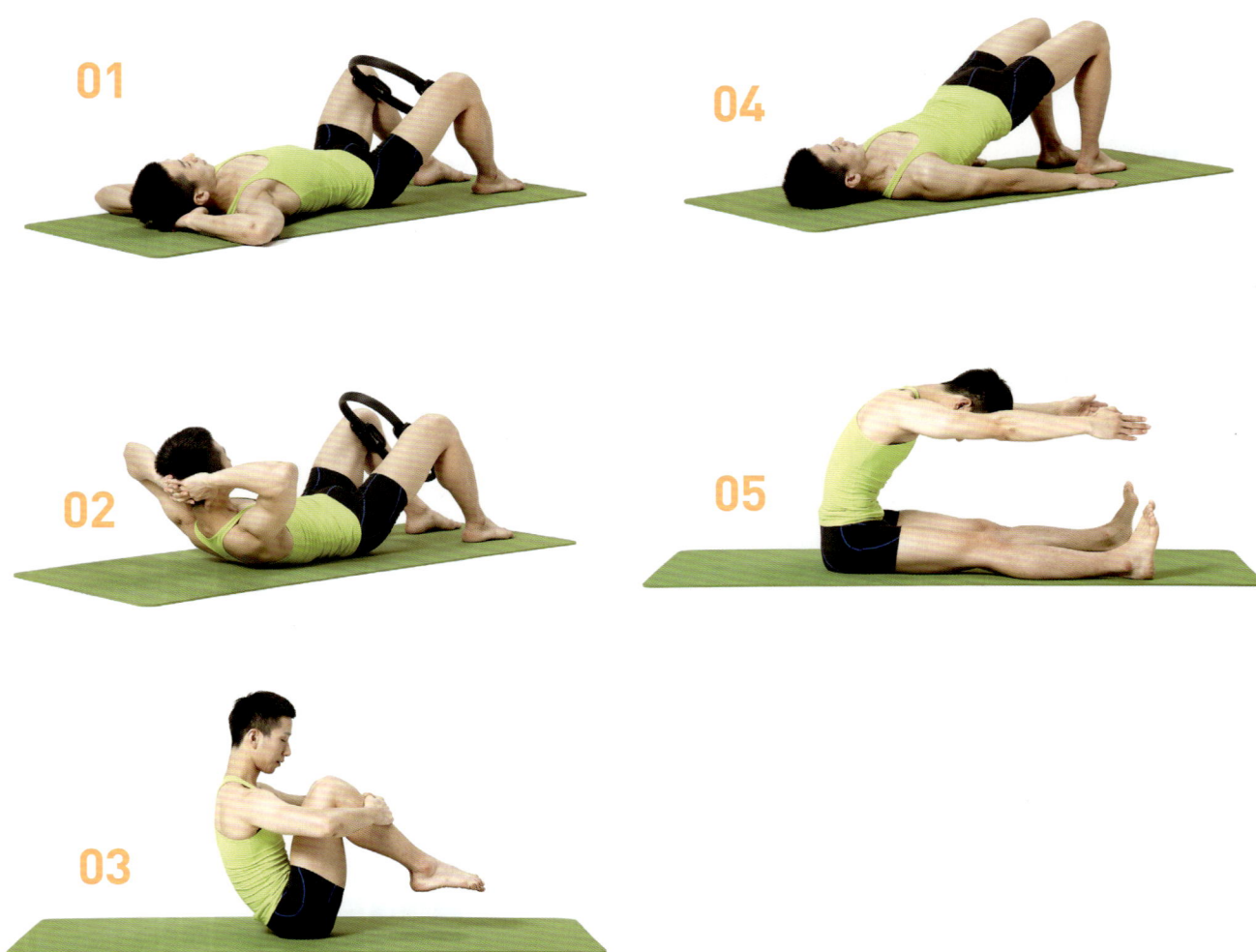

01 복부 수축 Abs scoop
배꼽을 척추 쪽으로 당기고 꼭 끼는 청바지를 입은 것처럼 혹은 코르셋으로 조이는 것처럼 힘을 준다. 해부학적으로 가장 깊은 복근과 내장 기능에 영향을 주고, 복벽 지름을 줄여준다. 복횡근, 내외복사근, 복직근의 안쪽을 자극하여 허리를 지지하는 역할을 한다.

02 상체 올리기 Upper Body Curl
등 상부에서 견갑골까지 들어 올리는 동작이다. 이때 복부의 힘은 풀지 않지만 목의 긴장은 푼다. 등 상부를 유연하게 해준다.

03 균형점 Balance Point
구르는 지점이나 티저의 정점에 도달하는 지점을 가리킨다. 코어가 강해야 이 지점에서 흔들림이 없다. 복부를 수축하고 허리를 약간 둥글게 만든 상태에서 균형점을 연습한다.

04 브리지 Bridge
필라테스의 기본자세로써 운동생리학에서는 이 동작을 둔부의 신전 상태로 지칭한다. 브리지 상태는 등 근육이 아닌, 둔부신근으로부터 이루어져야 하며, 척추를 중립 위치에 놓고 등을 굽히지 않아야 한다.

05 C 커브 C curve
C 커브는 등을 둥글게 하거나 수축할 때의 등 모양을 가리킨다. 이 동작은 심복근을 수축하면서 시작하여 척추를 부드럽게 스트레칭하는 방식이다. C 커브 개념을 처음으로 현대무용에 도입한 인물은 마사 그라함이다. 이전에는 무용수들이 발레를 하거나 이사도라 던컨의 기법을 이용하여 척추를 항상 수직으로 뻗으며 우아하고 초자연적으로 표현했으나 마사 그라함은 척추를 수축시키거나 이완시키는 혁명적인 표현 기법을 사용했다.

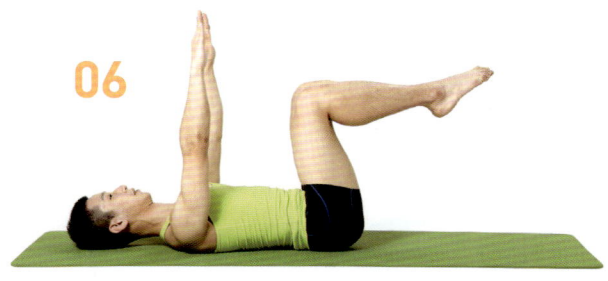
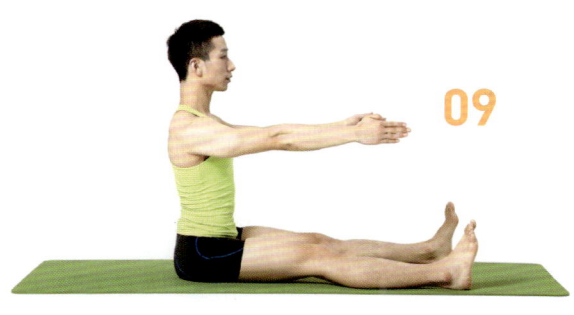
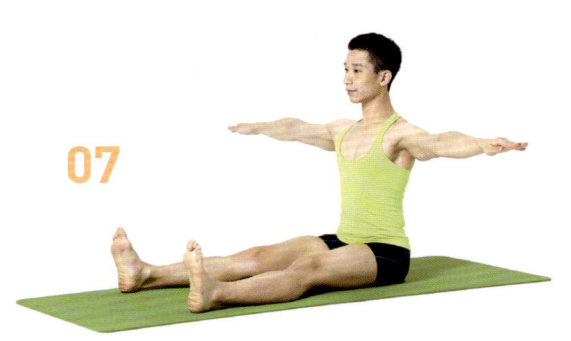
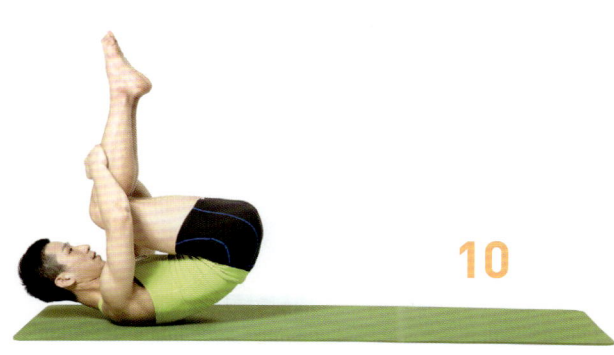
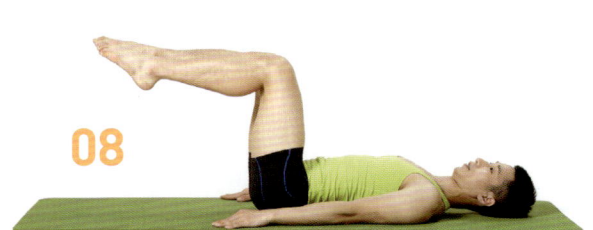
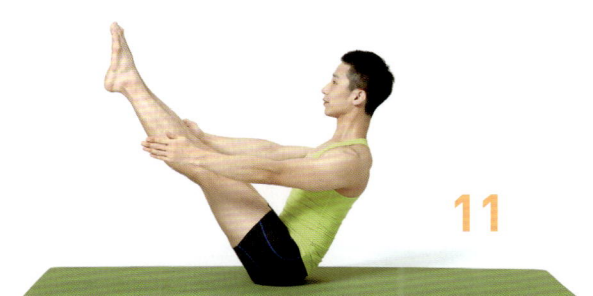

06 윈도우 프레임 Window frame arms
정면으로 팔을 뻗고 어깨를 넓게 하여 마치 창문의 사각형 틀 모양이 되도록 만드는 것이다.

07 길어지기 Elongation
필라테스의 전체적인 동작에 해당하는 명칭이다. 척추, 팔, 다리, 허리의 모든 부분이 길어지는 느낌으로 몸을 움직여야 한다.

08 체어 자세 Chair position
바르게 누운 자세에서 무릎과 발을 바닥에서 들어 올려 다리를 90°로 구부린다. 이 자세는 필라테스의 많은 동작의 시작자세이기도 하다.

09 척추 쌓기 Build up spine
꼬리뼈부터 머리까지 척추를 하나하나 쌓아 올리는 느낌으로 척추를 반듯하게 세우는 동작이다. 올바른 자세를 취하기 위한 필수 기본자세이다.

10 구르기 Rolling
등 마사지를 하듯 복부를 수축시켜 몸을 둥글게 말아 바닥을 구르는 동작이다.

11 티저 Teaser
'몸을 괴롭히다'라는 의미로, 매우 난이도 높은 자세이다. 허리를 곧게 펴서 상체와 다리가 V자 모양이 되도록 만든다. 이 동작은 코어가 충분히 강해야 하고 몸의 균형을 잘 잡아야 취할 수 있는 자세이다.

6. 필라테스 기본 해부학 용어

(1) 골격 해부학

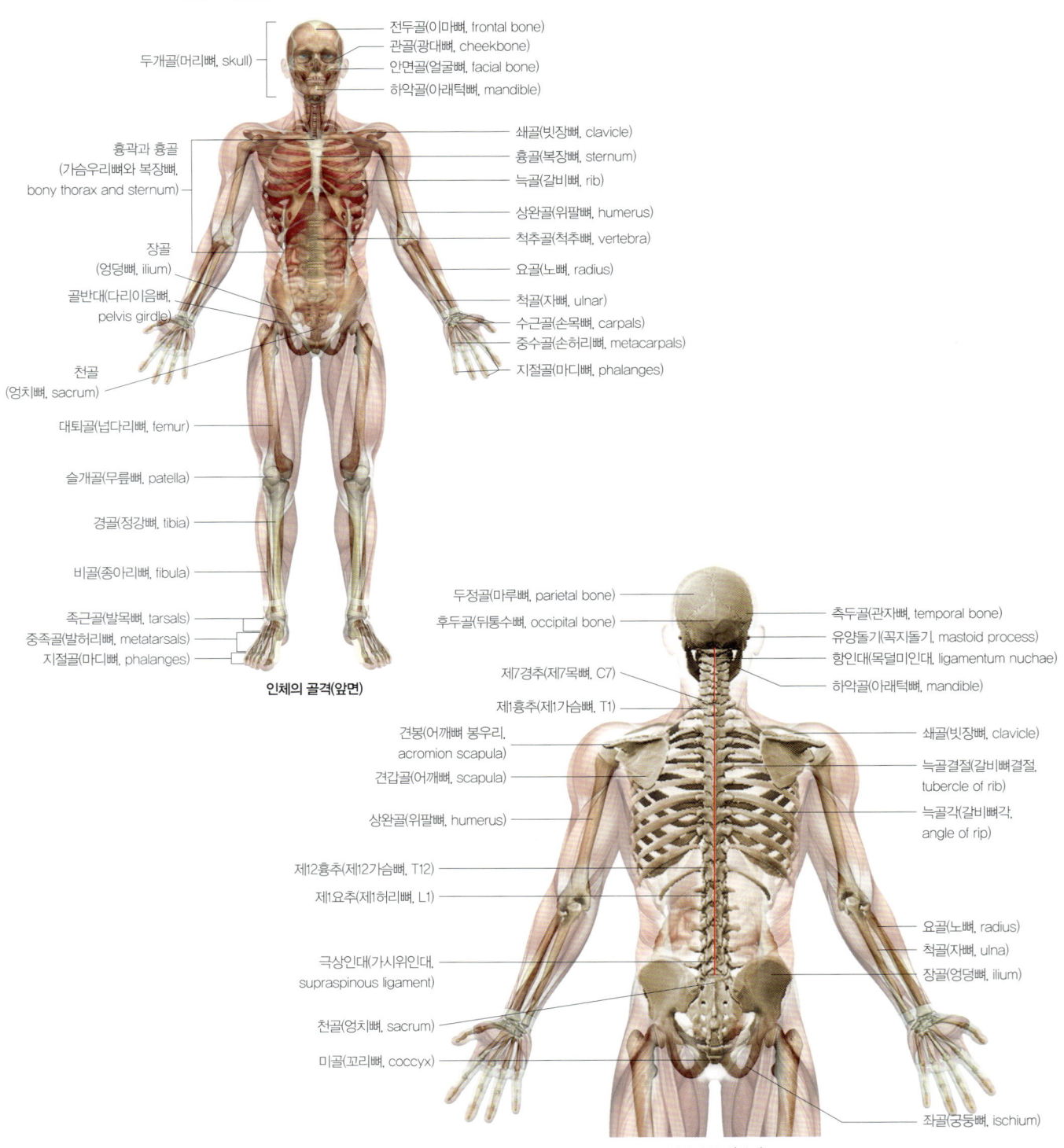

근육계(The Muscular System)

(2) 근육 해부학

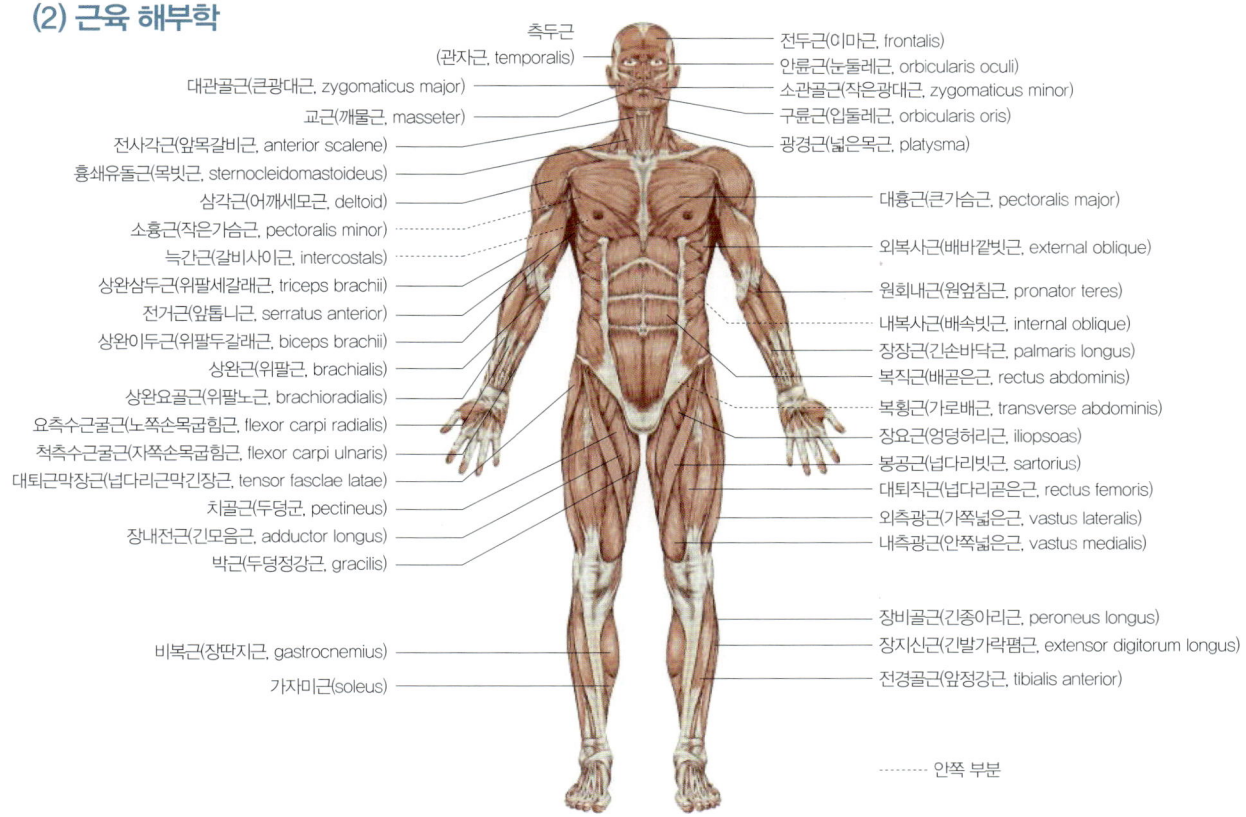

인체의 근육(앞면)

인체의 근육(뒷면)

(3) 운동 면(Planes of Motion)

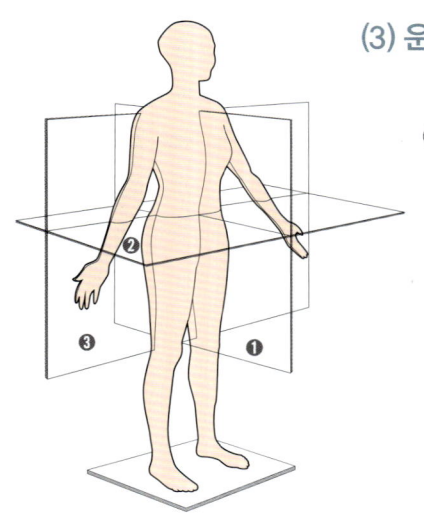

❶ **시상면(Sagittal plane), 정중면(Median plane)** 신체의 중간선을 통해 평행으로 생기는 면의 움직임 혹은 신체의 양옆쪽, 즉 좌우측면으로 나뉘는 면

❷ **수평면(Transverse plane), 횡단면(Horizontal plane)** 신체 상하부를 반으로 나누어 평행이 되는 면

❸ **전두면(Frontal plane), 관상면(Coronal plane)** 신체의 앞뒤쪽을 절반으로 나눈 면

방향 용어

Anterior(전부)	앞쪽
Posterior(후부)	뒤쪽
Superior(상부)	위쪽
Inferior(하부)	아래쪽
Medial(내측)	중간선과 가까워지는 쪽
Lateral(외측)	중간선과 멀어지는 쪽
Distal(원위)	심장에서 멀어지는 쪽
Proximal(근위)	심장에서 가까워지는 쪽
Caudal(미골부)	꼬리 끝 및 더 아래쪽에서 보는 쪽
Cranial(Cephalic, 두개부)	머리 끝 쪽 및 높은 쪽에서 보는 쪽
Dorsal(등쪽)	등과 관련된, 후부
Ventral(배쪽)	앞쪽과 관련된 전부
Prone	얼굴을 아래로 하고 누운 자세
Supine	얼굴을 위로 하고 누운 자세
Ipsilateral(동측)	'같은 면'을 말함
Contralateral(반대쪽)	'반대쪽 면'을 말함
Deep(심층)	다른 구조와 상대적으로 신체 표면에서 멀어지는 위치에 있는 것
Superficial(표층)	신체의 표면 쪽에 가까운 구조

움직임 용어

Flexion(굴곡)	굽힘
Extension(신전)	폄
Hyperextension(과신전)	정상 범위를 넘어선 신전
Rotation(회전)	돌림
Circumduction(회선)	휘돌림
Abduction(외전)	벌림
Adduction(내전)	모음
Pronation(회내)	엎침
Supination(회외)	뒤침
Plantar flextion(족저굴)	발바닥 쪽 굽힘
Dorsi falexion(족배굴)	발등 굽힘
Inversion(내번)	안쪽 들림
Eversion(외번)	가쪽 들림
Protraction(전인)	내밈
Retraction(후인)	당김
Elevation(거상)	올림
Depression(하강)	내림
Opposition(대립)	맞섬

7. 자세 분석

(1) 바른 정렬

자세 분석은 좋은 자세와 효율적인 동작 패턴을 만들기 위해 아주 중요한 요소다. 자세를 분석하기 위해서는 중요한 뼈의 위치 그리고 서 있는 자세에서 뼈의 정렬 상태를 파악함으로써 시작된다. 바르게 정렬된 신체는 스스로를 지탱하는데 에너지를 덜 사용한다. 다음의 지침을 통해 바른 정렬을 이해하고 모든 운동에 있어 바르지 못한 정렬을 바른 정렬로 이끌어 나가는데 기본을 두도록 한다.

❶ 옆모습

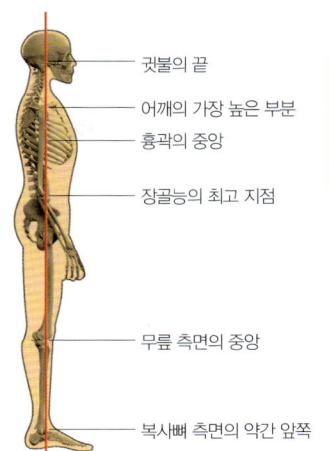

- 귓불의 끝
- 어깨의 가장 높은 부분
- 흉곽의 중앙
- 장골능의 최고 지점
- 무릎 측면의 중앙
- 복사뼈 측면의 약간 앞쪽

수직 정렬
옆에서 보았을 때 다음의 신체 부위들이 수직으로 정렬되어야 한다.

❷ 앞모습

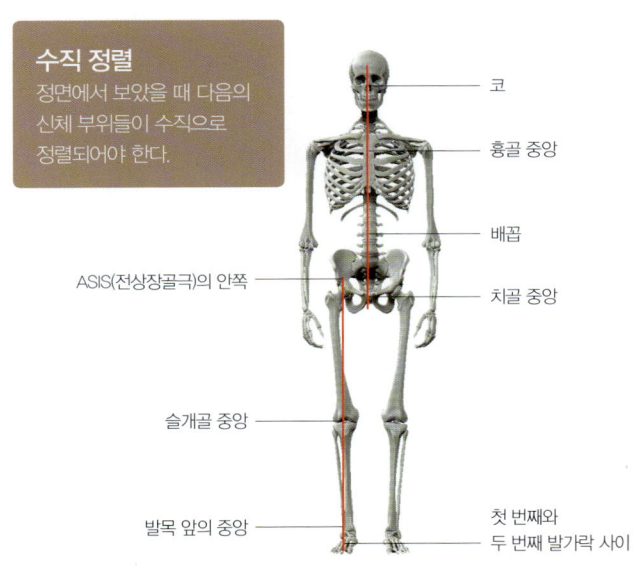

수직 정렬
정면에서 보았을 때 다음의 신체 부위들이 수직으로 정렬되어야 한다.

- 코
- 흉골 중앙
- 배꼽
- ASIS(전상장골극)의 안쪽
- 치골 중앙
- 슬개골 중앙
- 발목 앞의 중앙
- 첫 번째와 두 번째 발가락 사이

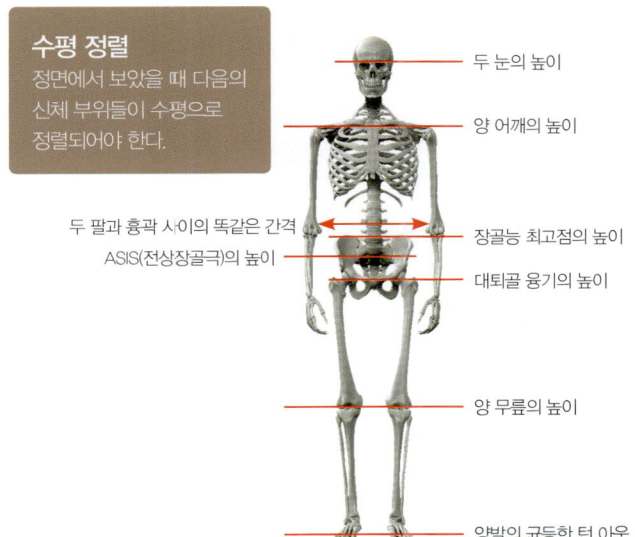

수평 정렬
정면에서 보았을 때 다음의 신체 부위들이 수평으로 정렬되어야 한다.

- 두 눈의 높이
- 양 어깨의 높이
- 두 팔과 흉곽 사이의 똑같은 간격
- 장골능 최고점의 높이
- ASIS(전상장골극)의 높이
- 대퇴골 융기의 높이
- 양 무릎의 높이
- 양발의 균등한 턴 아웃

❸ 뒷모습

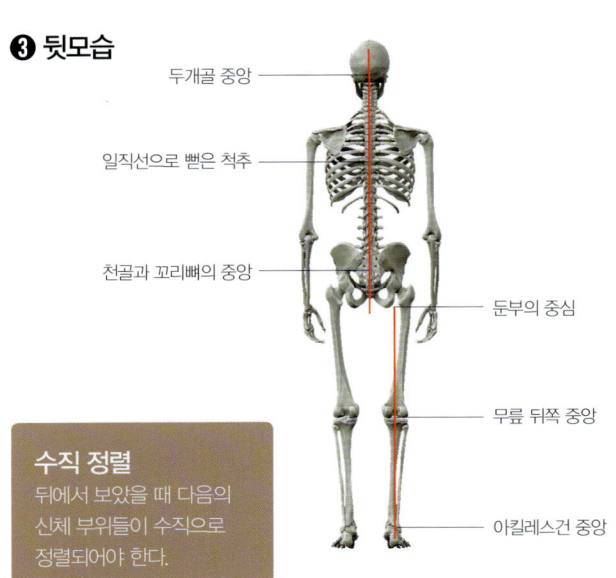

- 두개골 중앙
- 일직선으로 뻗은 척추
- 천골과 꼬리뼈의 중앙
- 둔부의 중심
- 무릎 뒤쪽 중앙
- 아킬레스건 중앙

수직 정렬
뒤에서 보았을 때 다음의 신체 부위들이 수직으로 정렬되어야 한다.

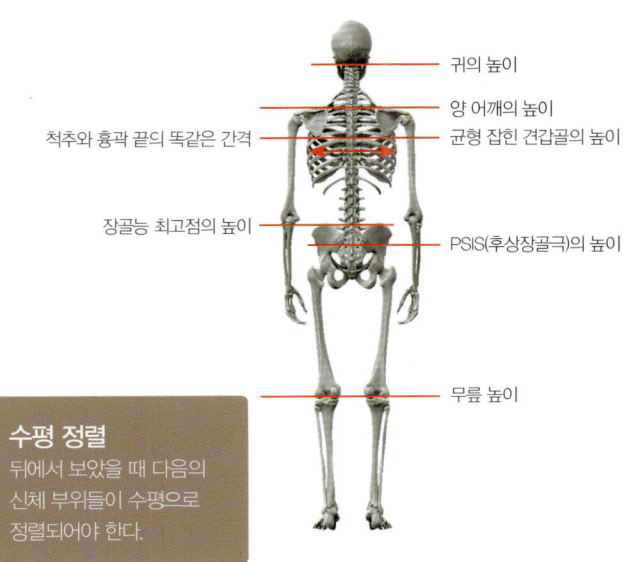

- 귀의 높이
- 양 어깨의 높이
- 척추와 흉곽 끝의 똑같은 간격
- 균형 잡힌 견갑골의 높이
- 장골능 최고점의 높이
- PSIS(후상장골극)의 높이
- 무릎 높이

수평 정렬
뒤에서 보았을 때 다음의 신체 부위들이 수평으로 정렬되어야 한다.

(2) 골반 중립

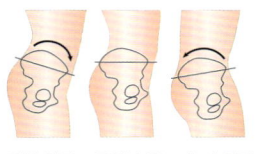
전방 회전   중립(수준)   후방 회전

생체역학에서의 많은 연구에 의하면 골반이 중립 위치에 있을 때 척추는 역할을 가장 잘 수행한다고 한다. 골반을 중립 자세로 유지하면 다양한 자세에서 중심 근육조직에 가해지는 중력이 척추의 앞뒤 근육을 균형 있게 연계해 준다. 모든 움직임에 있어 항상 최고의 자세는 아니지만 기능적인 활동을 위한 최적의 자세인 만큼 복부를 강화시키고 골반의 중립 자세를 유지하는 방법을 익힌다면 강한 코어와 바른 자세를 만들 수 있다.

아래의 지침을 통해 골반의 중립 자세를 이해하고 골반 중립 자세를 취할 수 없는 경우와 대체할 수 있는 방법도 숙지하도록 한다.

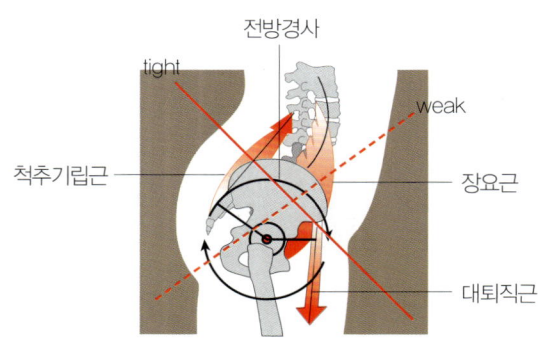
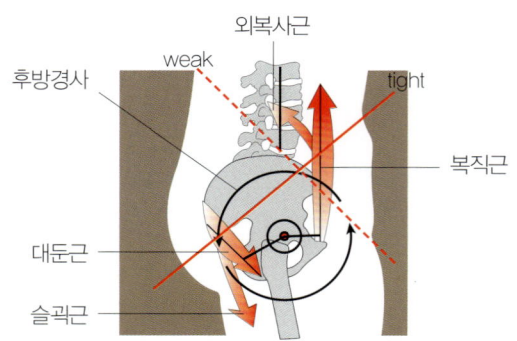

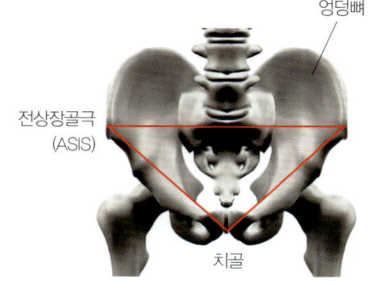

① **골반 중립의 기준이 되는 뼈 : ASIS(전상장골극)과 치골**
- **누운 자세** : 양쪽의 ASIS와 치골이 삼각형의 꼭짓점이라 생각하고 두 손을 하복부 위에 올려 수평이 되도록 한다.
- **서거나 앉은 자세** : ASIS와 치골의 꼭짓점이 바닥과 수직이 되도록 한다.
- **옆으로 누운 자세** : ASIS와 치골의 꼭짓점이 바닥과 수직이 되도록 한다.
- **네발짐승 자세** : ASIS와 치골의 꼭짓점이 바닥과 수평이 되도록 한다.
- **골반 중립 자세의 예외** : 골반 중립 자세를 취할 수 없는 경우 허리가 바닥에 닿도록 자연스러운 자세를 만들어준다. 통증이 심하지 않고 복부의 근육이 어느 정도 강화되었다면 허리와 매트 사이에 수건이나 쿠션감이 있는 패드를 넣어 중립 자세를 유지할 수 있도록 도와준다.

② **골반 중립 자세를 피해야 하는 경우**
- **척추염**
- **척추협착증**
- **일부 천장관절(SI Joint) 기능 장애**
- **일부 디스크 손상**

8. 필라테스 소도구와 기구

(1) 필라테스 소도구

① 폼롤러(Foam Roller)

■ **유래**

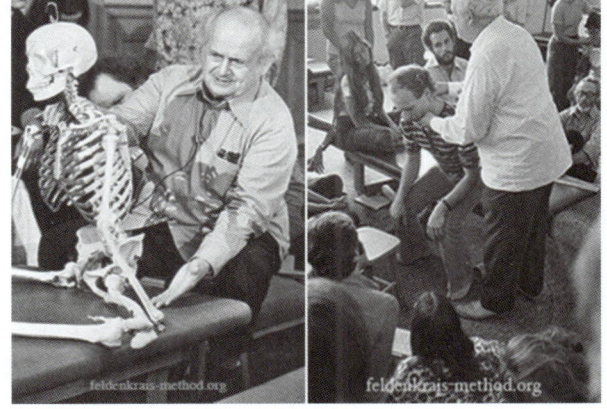

폼롤러는 모세 펠던크라이스(Moshé Feldenkrais, 1904-1984)의 아이디어에서 기원이 되었다. 펠던크라이스는 러시아에서 태어난 이스라엘 물리학자이며, 펠던크라이스요법의 창시자이다. 그의 요법은 크게 두 가지의 개념을 바탕으로 한다. 바로 '움직임을 통한 인지(Awareness through movement)'와 '기능적 통합(Functional integration)'이다. 결국 그의 요법은 움직임을 통해 자기 인지, 즉 자기 인식(self-awareness)을 증진시켜 신체 기능을 개선하는 것이다. 폼롤러는 그러한 원리의 일환으로 개발되었고 주로 자가 근막 이완을 위해 사용되는 도구이다. 여기서 근막이란 신체를 둘러싼 섬유성 결합조직이다. 통합, 지지 및 보호막을 유지하기 위해 신체의 모든 요소들을 둘러싸서 조직의 망 역할을 한다.

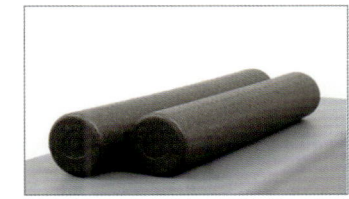

스티로폼 같은 에타폼으로 만들어 사용할수록 눌려지기 때문에 오래 사용하면 납작해질 수 있다. 둥근 형태이므로 더욱 강한 코어가 요구되는데, 롤러 위에서 움직임을 할 때 균형이 무너져 한쪽으로 치우치지 않도록 신체의 밸런스와 집중이 매우 필요한 도구이다. 물리치료사들이 많이 사용하고 근막 마사지를 통한 이완 동작을 다양하게 취할 수 있어서 운동 전후로 손쉽게 사용하는 일반 도구이다.

■ **주의점**
- **등이 민감한 경우** : 등이 너무 민감하다면 부드러운 롤러를 선택한다. 또는 롤러에 매트나 수건 등을 대서 사용한다. 피부가 민감한 경우에도 수건 등을 덧대어 사용한다.
- **근막 이완** : 혈전, 호흡순환기 계통의 이상 및 심각한 질환이 있는 경우는 피한다.
- **골다공증** : 동작에 따라 수정하거나 하지 않는다.
- **척추 부상** : 척추 관련 질환이 심하거나 부상이 있는 경우는 피한다.

■ **효과**
- 혈액 순환 증진
- 근육에 산소 공급
- 빠른 회복을 위한 영양소 운반 증진
- 운동 후 노폐물 제거 촉진
- 근육의 타이트한 부분을 전체적으로 감소
- 스트레칭 효과 최대화
- 자연스러운 정렬 유지에 도움
- 강화와 유연성 사이 균형 증진

② 밴드(Thera-band)

■ 유래

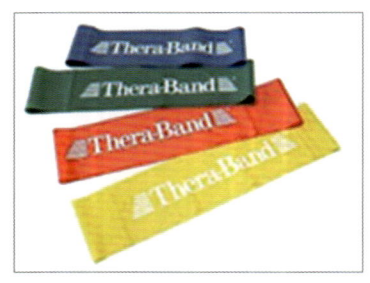

황갈색, 노란색 : 노인 및 어린이
빨간색 : 여성
녹색, 파란색 : 남성
은색, 금색 : 운동선수 및 더 강한 운동을 원하는 사람

밴드는 수년에 걸쳐 손쉽게 사용할 수 있는 소도구였다. 환자들이 손쉽게 사용할 수 있는 재활 운동 도구로 특별한 기구없이 가정에서도 사용할 수 있다는 것이 장점이다. 밴드가 없을 경우, 수건을 사용하여 간단한 동작들을 취할 수도 있다. 밴드는 운동에 저항을 주어서 특정 근육의 운동 난이도를 높여주기도 하고, 반대로 움직임에 도움을 주어 난이도를 낮춰주기도 한다.

밴드의 대명사로 알려진 테라밴드가 가장 많이 쓰이고 이에 대한 프로그램 동작도 많이 보유하고 있다. 특히, 테라밴드는 1975년 미국 하이제닉 회사가 개발한 제품인데, 처음 이 회사는 치과용 고무와 신발 쿠션을 생산하는 회사였다. 이 회사 사장의 후계자인 월터 케이스 주니어가 물리치료사의 권유로 테라밴드를 개발했다. '점진적 저항 운동 시스템(Systems of Progressive Exercise)을 바탕으로 만들어진 테라밴드는 원래 검은색만 있었으나 1978년 강도에 따른 색깔별 밴드가 나오게 되었다. 밴드로 할 수 있는 700여 가지의 동작이 있으며, 현재도 이 회사는 밴드아카데미를 운영해 더 많은 동작들을 지속해서 개발하고 있다.

저항성이 강한 순서대로 검정, 파랑, 녹색, 빨강, 노랑이 있다. 하지만 저항 색은 제조하는 회사마다 다를 수 있으므로 구매 전에 어떤 회사 제품인지 먼저 확인하고 저항도를 체크하는 습관이 필요하다. 중간 정도의 저항도를 많이 쓰기 때문에, 보통 빨간색과 파란색 밴드가 일반적으로 많이 쓰인다. 밴드의 길이는 길이가 긴 것을 구매하여 필요한 만큼 잘라서 쓴다. 처음부터 길이가 정해진 밴드도 있다. 전신 운동을 위한 가장 적당한 길이는 보통 2미터 정도이다. 팔이나 다리의 부분 운동을 할 때에는 2미터보다 짧아도 무난하다.

저항 강도는 잡는 위치의 너비에 따라 달라진다.

■ 주의점

- **손의 위치 및 조절** : 밴드를 손 주위로 돌려 잡는다. 운동할 때 옆 사람을 치지 않게 잘 잡는다.
- **피부가 민감한 경우** : 라텍스 프리나 튜빙을 사용한다.
- **교환 시기** : 1~3달 정도 사용 후 교환한다. 햇빛, 오염물질, 화학물질과 떨어진 곳에 보관한다.
- **관리** : 몸이나 손에 오일을 바르고 사용하지 않는다. 마른 수건으로 부드럽게 닦거나 밀가루를 사용해 청소한다.

■ 효과

- 움켜쥐는 힘을 증진
- 자세 개선
- 혈압 감소
- 심혈관계 피트니스 개선
- 보행 개선
- 기능 개선
- 균형 및 고유수용감각 개선
- 통증 감소
- 낙상 방지

③ 매직서클 또는 링(Magic Circle, Ring)

■ 유래

조셉 필라테스가 개발한 도구 링은 여러가지 설이 있다. 조셉은 술과 파티를 매우 좋아했는데, 어느 날 술집에서 맥주를 마시다가 '케그'라고 불리는 맥주통의 고리를 빼서 한쪽에 나무토막을 달았는데 이게 바로 링이 탄생하게 된 계기라고 전해진다. 어떤 사람은 와인통 또는 꼬냑 통의 케그라고도 주장한다. 이것은 현재 매직서클 혹은 필라테스 링이라고도 불린다.

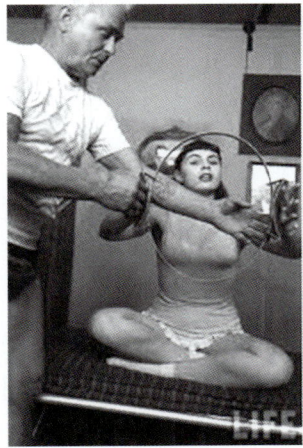 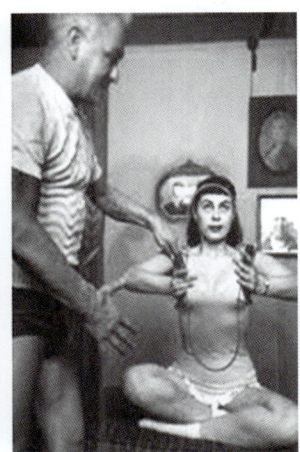

울트라 핏 서클(Ultra fit circle)	플렉스 링토너(Flex Ring toner)	스프링 서클(Spring circle)
저항도 : 3-band 지름 : 38cm 재질 : 패드핸들, 플라스틱 및 고무	저항도 : 3-band, 4-band 지름 및 무게 : 37cm, 1.5kg 재질 : 소프트, 논슬립 고무코팅	저항도 : 2-band, 3-band, 4-band 지름 및 무게: 42cm, 1.5kg 재질 : 나무 핸들로 된 스틸재질

■ 주의점
- **내전근 염좌, 서혜부 좌상, 불안정한 치골, 천장관절 이상** : 사용하지 않는다.
- **무릎 부상** : 주의해서 사용한다.
- **민감한 피부** : 패드를 덧대어 사용한다.
- **조절** : 옆 사람을 치지 않도록 잘 잡고 사용한다.

■ 효과
- 근력 강화 및 지구력을 위한 저항운동 제공
- 특정 근육군의 분리 및 활성화 보조
- 다양한 관절 각도에서 근력 강화 증진을 위한 등척성 트레이닝
- 발목, 손, 안쪽 허벅지 강화
- 고관절 및 어깨관절의 다이내믹한 안정성
- 가벼운 도구로 쉽게 보관하고 여행용으로 좋음

④ 볼(ball)

■ 유래

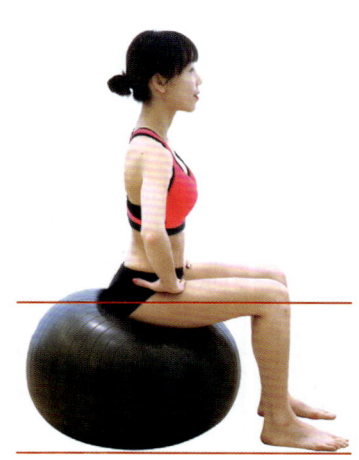

짐볼은 원래 필라테스 도구가 아니었다. 조셉이 사용하지도 않았다고 한다.

스위스볼(Swiss Ball)은 1963년에 아퀼리노 코사니(Aquilino Cosani)라는 이탈리아 플라스틱 제조업자가 개발했다. 그리고 피지볼(Pezzi balls)로 알려지며 스위스에서 일했던 영국 물리치료사 마리 퀸튼(Mary Quinton)이 치료 프로그램에 사용했다. 그리고 이후 스위스의 바젤에서 물리치료학교 이사인 닥터 수잔이 물리치료와 볼 운동을 결합해서 사용했다. 균형 훈련(Balance Training)이 주목적인 볼은 기능적 역학(Functional Kinetics)에 바탕을 두고 있다.

탄력성이 높은 볼은 운동의 흥미도 높이는 소도구일뿐만 아니라 코어의 안정성과 균형, 조절 능력을 향상시키는데 효과적인 도구이다. 짐볼은 키에 따라 사이즈를 선택해서 사용해야 한다. 짐볼에 앉았을 때 고관절과 무릎이 바닥과 평행이 되는 높이 정도가 적당한 사이즈이다(사진 참조). 짐볼에 앉으면 균형잡기가 힘들기 때문에 이 도구는 몸의 밸런스를 맞추는데 효과적이다.

*키에 따른 짐볼의 선택

키	볼 지름
165cm 이하	55cm
165cm – 180cm	65cm
180cm – 200cm	75cm
200cm 이상	85cm

*볼의 공기 주입 상태

볼의 공기 주입량에 따라 크기와 느슨함을 조절할 수 있다. 볼의 이상적인 상태는 손가락으로 눌렀을 때 약간 눌리는 탄력을 가진 정도이다. 너무 팽팽하면 신체의 균형잡기가 어렵고 너무 느슨하면 볼 운동을 수행하기가 적당하지 않다. 공기 주입은 휴대용 손펌프나 자전거 펌프, 발 펌프 등을 사용하면 된다.

⑤ 핑키볼(Pinky ball)

말 그대로 '분홍색의 딱딱한 공'인데, 야구공과도 같다. 이 공은 근육과 근막 이완에 많이 사용된다. 핑키볼은 특히, 우리 몸을 받치고 있는 지지대인 발 근육을 마사지해 줌으로써 걷기와 서 있는 자세를 개선하는데 효과가 크다. 볼이 매우 딱딱하므로 어린이들의 손이 쉽게 닿지 않는 곳에 보관한다.

피트니스 볼 혹은 짐볼(Fitness Ball or Gym Ball)	핑키볼(Pinky Ball)	토구 볼 및 프랭클린 볼(TOGU Ball & Franklin Ball)
지름 : 55cm (Red), 65cm (Purple) and 75cm (Blue) 용도 : 다이내믹한 안정화	지름 : 6.35cm 용도 : 근막 이완 및 자가 마사지	지름 : 25.4~30.48cm 용도 : 코어 동작 강화

■ **주의점**
- **근막 이완** : 급성감염, 혈전, 호흡순환기계 이상 및 기타 심각한 질환자는 피한다.
- **척추 부상** : 목과 허리 부상이 있으면 피한다.

■ **효과**
- 균형
- 코어근육계 활성화 극대화
- 코어 안정근 활성화 증진
- 신경계 각성
- 골반, 견갑대 및 상체 안정화 트레이닝
- 불필요한 긴장 완화
- 정렬 개선
- 재미있고 다양한 동작

⑥ **아크(Arc)**

■ **유래**

아크는 스텝 배럴(Step Barrel)과 스파인 코렉터(Spine Corrector)를 바탕으로 디자인된 도구이다. 코어 강화와 척추의 유연성을 위해 매우 유용한 도구이다. 스텝 배럴보다 가볍고 운반하기 쉬워 밸런스드 바디의 창의적인 도구로 알려져 있다. 매트 그룹 수업이나 리포머에 추가해 사용할 수 있는 매우 훌륭한 도구이다.

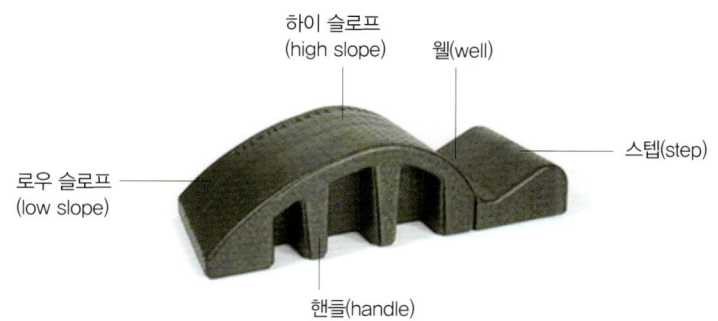

■ 주의점
- **앉을 때** : 스텝에 앉을 때 통증이 있으면 내려와 앉는다.
- **미끄러움** : 푸시업 동작을 할 때 균형이 매우 중요하다. 아크에서 떨어지지 않도록 조심한다.
- **위생** : 아크를 사용하고 표면을 잘 닦는다.

■ 효과
- 척추 분절
- 코어 강화
- 매트의 난이도 있는 동작을 연습
- 척추 이완과 스트레칭에 용이

(2) 필라테스 기구

① 리포머(Reformer)

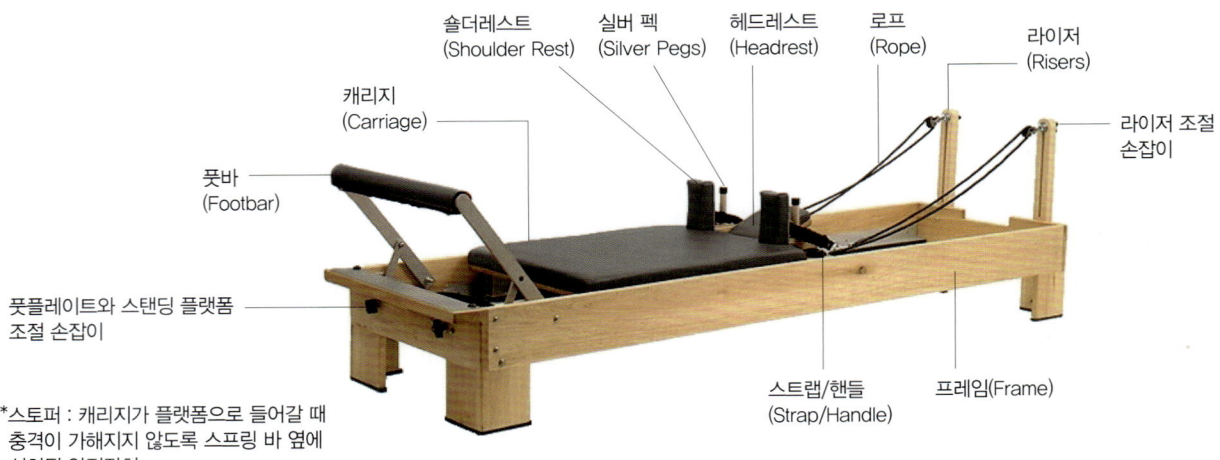

*스토퍼 : 캐리지가 플랫폼으로 들어갈 때 충격이 가해지지 않도록 스프링 바 옆에 설치된 안전장치

조셉이 개발한 매우 탁월한 재활 기구인 리포머는 처음 유니버셜 리포머로 알려져 있다. 몸의 모든 부분을 사용할 수 있는 동작에 적합한 리포머는 특히 가동성을 높이는데 매우 효과적이다.

- 스프링 무게 구분
  - **스프링 1개** : 가벼운 무게
  - **스프링 2개** : 적당히 가벼운 무게
  - **스프링 2~4개** : 적당히 무거운 무게
  - **스프링 모두를 걸 때** : 동작의 안정을 위할 때 사용
  - **스프링 모두를 뺄 때** : 스프링 없이 캐리지를 조절

- 스프링 강도
  - 스프링의 길이는 약 47cm이다.
  - Y : 노랑(Yellow) : Super Light
  - B : 파랑(Blue) : Light
  - R : 빨강(Red) : Medium
  - G : 녹색(Green) : Heavy

– 스프링 바 또는 스프링 연결 조절

리포머 스프링은 보통 두 개의 다른 위치에 걸 수 있다(A, 프리 로디드 또는 B, 뉴트럴 텐션). 지도자는 동작에 맞게 저항도를 조절할 수 있다.

'A' 위치 : 스프링이 약간의 텐션이 있어서 동작하는 동안 저항도를 더 제공한다. 리포머 프레임에 가까운 위치

'B' 위치 : 스프링에 텐션이 없기 때문에 동작하는 동안 저항도가 약하다. 캐리지에 가까운 위치

• 헤드레스트(Headrest)

헤드레스트는 3단계로 조절할 수 있다.

플랫 : 헤드레스트를 내려놓는다.
미들 또는 하프웨이 : 중간홈에 걸친다.
업 : 가장 높게 홈에 걸친다.

• 풋바(Footbar)

개인별로 또한 다양한 동작을 위해 수평과 수직으로 조절할 수 있다. 회원의 무릎과 힙의 굴곡도에 따라 조절한다.

High Footbar : 리포머 풋바에 가장 가까운 스프링 바 홈에 길게 걸쳐준다.
Low Footbar : 리포머 풋바에 가장 가까운 스프링 바 홈에 짧게 걸쳐준다.
No Footbar : 풋바를 완전히 내린다.

• 로프와 스트랩(Rope and Strap)

로프는 회원의 신체 사이즈와 특정한 운동에 따라 조절이 가능하다. 보통은 로프를 조절하기보다는 더블 스트랩을 사용한다.

Regular straps : 숄더레스트에 팽팽하게 걸리는 정도
Short straps : 실버 펙에 팽팽하게 걸리는 정도
Very short straps : 헤드레스트보다 13cm 정도 짧은 위치에서 잡는 정도
Long straps : 숄더레스트보다 길게 로프나 핸들을 잡을 수 있는 정도 혹은 스트랩의 D링이 숄더레스트 가운데에 닿는 정도.

• 풋플레이트 / 점프보드(Footplate / Jumpboard)

풋플레이트나 점프보드는 점핑 동작을 위해 덧대는 판이다. 서거나 걷는 것의 매커니즘을 바탕으로 근력과 순발력을 위한 점핑 동작을 위해 사용한다.

② 트라페즈 테이블(Trapeze Table)

트라페즈 테이블은 조셉 필라테스가 처음으로 설계한 기구이며, 캐딜락(Cadillac)으로도 불린다. 필라테스가 1차 세계대전 당시 누워있는 환자들을 운동시키기 위해 침대의 스프링을 매달아 만든 기구가 시초이다. 특히 유연성이 부족한 사람은 캐딜락에서 도움을 받아 운동할 수 있다.

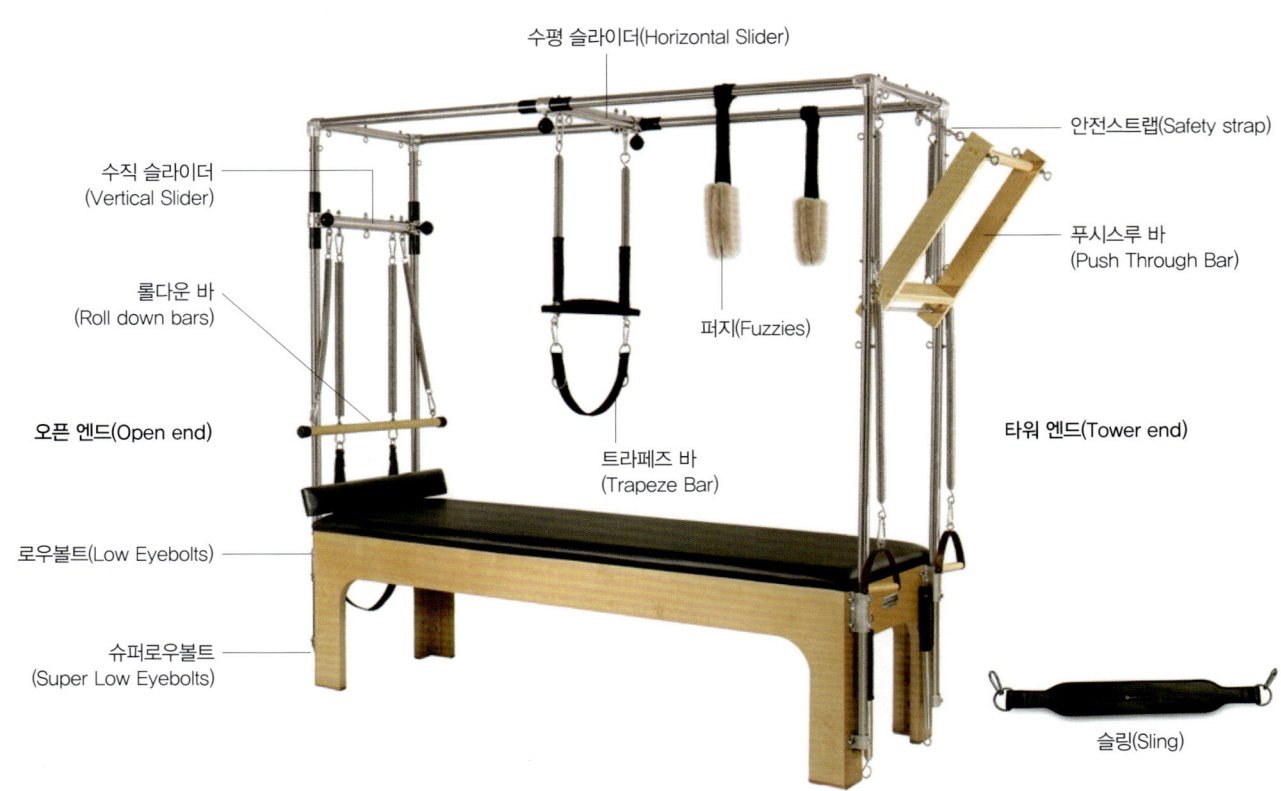

- 스프링 강도

Short spring
SY - Yellow, Light
SB - Blue, Medium
SR - Red, Heavy
ST - Black, Super heavy

Long spring
LY - Yellow, Light
LP - Purple, Medium

Low Position 혹은 #0 : 가장 낮은 포지션
Middle Position : 스프링 고리가 수직 슬라이더
High Position : 프레임의 꼭대기에 있는 고리 위치
Overhead Position - 트라페즈 테이블에 있는 수평 슬라이더의 스프링 고리 위치(단, 타워제품에는 없음)

- 스프링 위치

저항도 늘리기 : 스프링의 위치를 회원이 접촉하는 부분에서 더 멀어지게 건다.
저항도 줄이기 : 스프링의 위치를 회원이 접촉하는 부분에서 더 가깝게 건다.

- 푸시스루 바의 주의점

푸시스루 바의 높이는 조정이 가능하다. 푸시스루 바는 중간 위치를 권장한다. 조절은 T핸들에 있는 검은색 버튼을 누르고 핀을 뽑는다. 오른쪽 상단으로 핀을 당겨 바를 움직여 적절한 구멍에 끼우고 다시 핀을 꼽는다. 이때, 안전을 위해 푸시스루 바의 360° 원을 그린 범위 바깥으로 지도자와 회원의 머리가 있어야 한다. 안전을 위해 스티키랩이나 패드를 덧대어 놓는 것도 좋다. 또한 항상 운동을 시작하기 전에 회원의 머리 주위에 바가 없도록 확인해야 한다.

푸시스루 바가 로우포지션 즉, 낮은 위치에 있을 때, 발이나 손이 미끄러지는 것을 막기 위해 안전 스트랩을 사용해야 한다.

바에 발을 놓고 할 때는 미끄러지지 않도록 운동양말을 신거나 바에 테이핑 혹은 패드를 대준다.

③ 체어(Chair)

체어는 근력을 강화하는 데 유용하며, 상하체 강화, 코어 안정, 균형, 조화를 발달시키는 데에도 유용한 기구이다. 초보자에게 복근 강화 및 팔 운동을 위해서도 매우 탁월한 기구이다.

'운다(Wunda)' 라고 불리는 조셉 필라테스의 체어는 체력 증진을 위한 최고의 필라테스 기구로 알려져 있다. 그 명칭 및 모양 그대로 체어는 의자처럼 가구로도 사용가능하다.

- 체어 주의점

페달의 안정 : 페달을 천천히 눌러 시작한다. 스프링이 팽팽한 상태에서는 페달을 놓지 말아야 한다. 발이나 손으로 페달을 고정하고 조절한다.

체어의 안정성 : 미끄러지지 않도록 매트나 천을 놓고 체어를 둔다.

스프링 안전 : 운동을 하기 전에 스프링이 선인장 고리에 확실하게 걸렸는지 확인한다. 정기적으로 스프링을 교체한다.

④ 콤보(Combo)

스프링 : 블랙스프링 2개, 화이트스프링 2개
페달 형태 : 분리 가능한 페달
핸들 or 스트랩 : 핸들

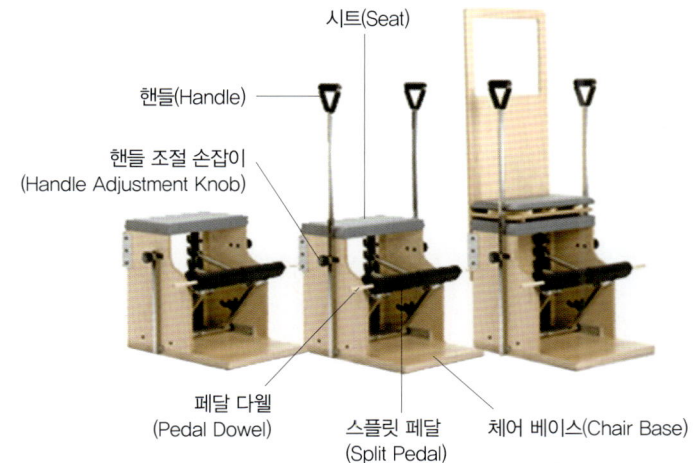

⑤ 운다(Wunda)

스프링 : 블랙스프링 2개
페달 형태 : 분리되지 않는 페달
핸들 or 스트랩 : 핸들

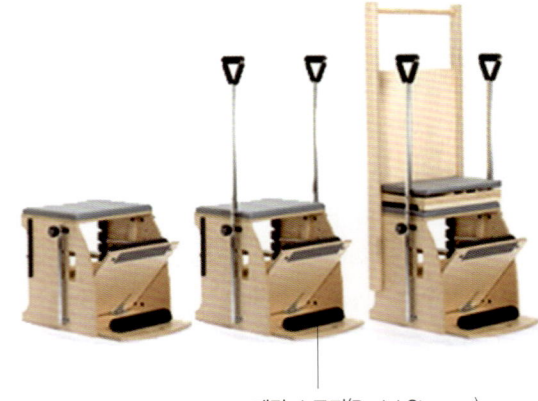

페달 스토퍼(Pedal Stopper)

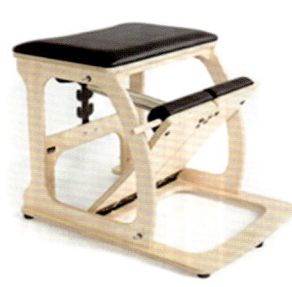

⑥ 엑소(EXO)

스프링 : 블랙스프링 2개
페달 형태 : 분리 가능한 페달
핸들 or 스트랩 : 스트랩

a. 스프링 레벨

숫자는 스프링의 수를 나타낸다. 무게는 색깔과 높이로 조절하는데, 검은색은 무거운 강도이며 하얀색은 가벼운 것이다. 선인장 고리의 위쪽에 걸수록 저항도가 높아지고 아래쪽에 걸수록 저항도가 낮아진다.

래더(Ladder)　배럴(Barrel)

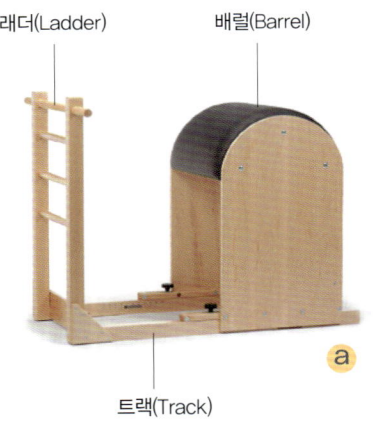

⑦ 배럴(Barrel)

a. 래더 배럴(Ladder Barrel)

척추 굴곡 및 신전 그리고 측면 굴곡의 안정과 강화를 발달시키는 기구다. 주로 척추의 이완에 특히나 좋은 기구이기도 하다.

트랙(Track)

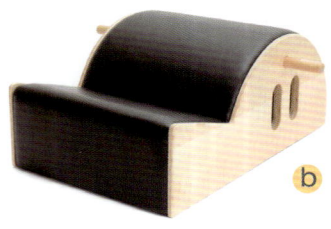

b. 스텝 배럴(Step Barrel)

스텝 배럴은 배럴이라고 불리는 둥근 표면과 배럴에 부착된 스텝으로 구성된다. 여러 가지 종류의 스텝 배럴이 있는데 앞서 소개한 아크(arc)로 대체할 수 있다.

c. 클라라 스텝 배럴(Clara Step Barrel)
조셉 필라테스가 와이프의 이름을 따서 만든 기구이다.

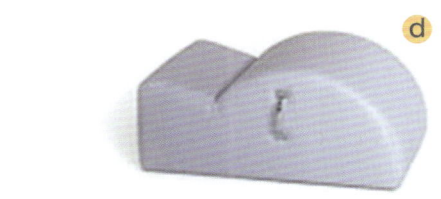

d. 이스트코스트 스텝 배럴(East Coast Step Barrel)
클라라 스텝 배럴보다 곡선과 경사가 더욱 완만하고 얕게 디자인된 기구이다.

e. 아발론 스텝 배럴(Avalon Step Barrel)
조셉 필라테스의 스파인 코렉터를 바탕으로 디자인된 기구이다.

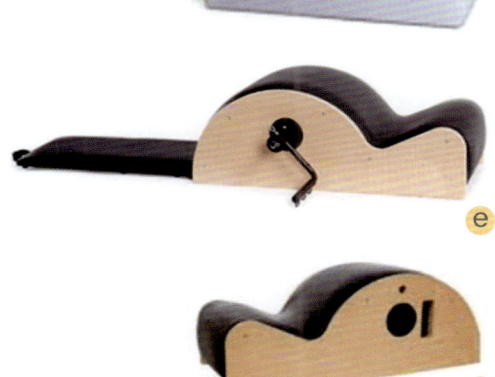

f. 콘투어 배럴(Contour Barrel)
새로운 스파인 코렉터로 불린다.

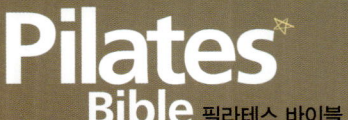

Pilates
Bible 필라테스 바이블

바쁘게 살아가는 현대인들에게 필라테스는 건강유지 및 증진에 필수적인 운동법이라고 할 수 있다. 필라테스 동작들은 집에서도 간단히 할 수 있는 매트 프로그램과 특별히 고안된 기구를 통해 보다 쉽고 안전하게, 그리고 빠른 효과를 느낄 수 있는 스튜디오 프로그램으로 실현된다. 2부에서는 필라테스를 처음 접하는 사람부터 전문지도자까지 알차게 정보를 얻을 수 있도록 다양한 정보들을 담았다. 각자 목적에 맞는 운동계획을 세워 최대한의 운동효과를 느낄수 있도록 하자.

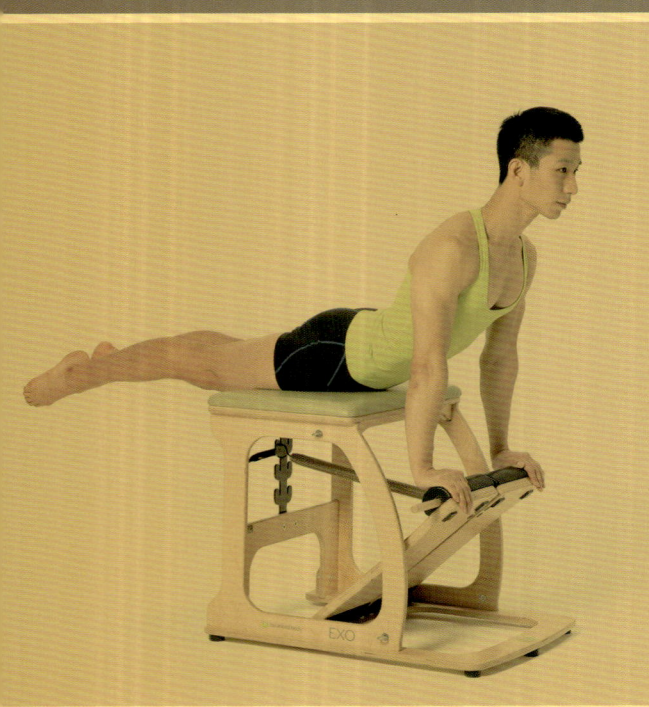
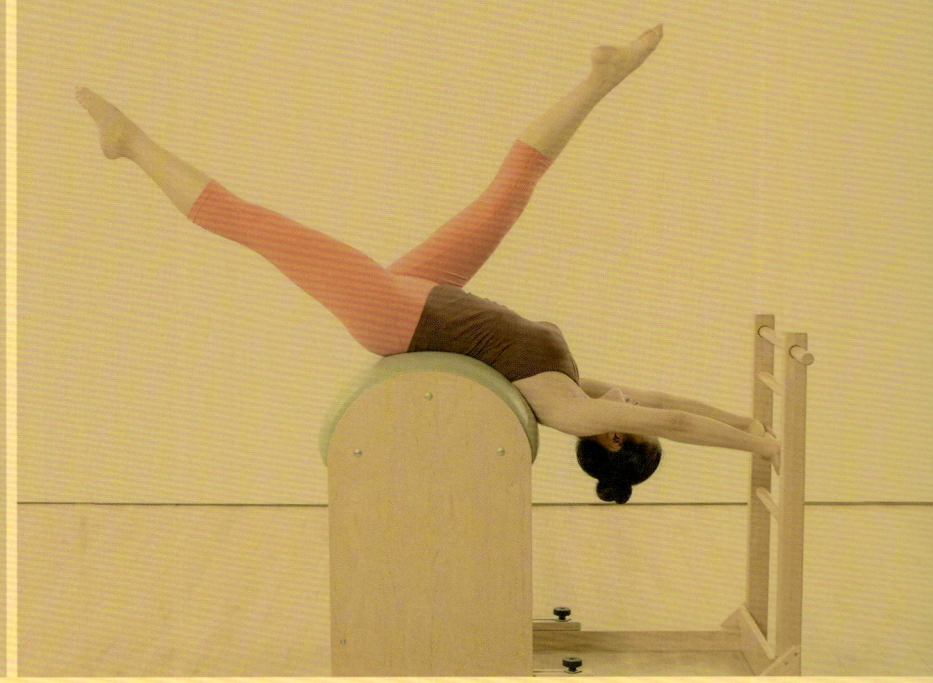

II부

필라테스 실전
Pilates Practice

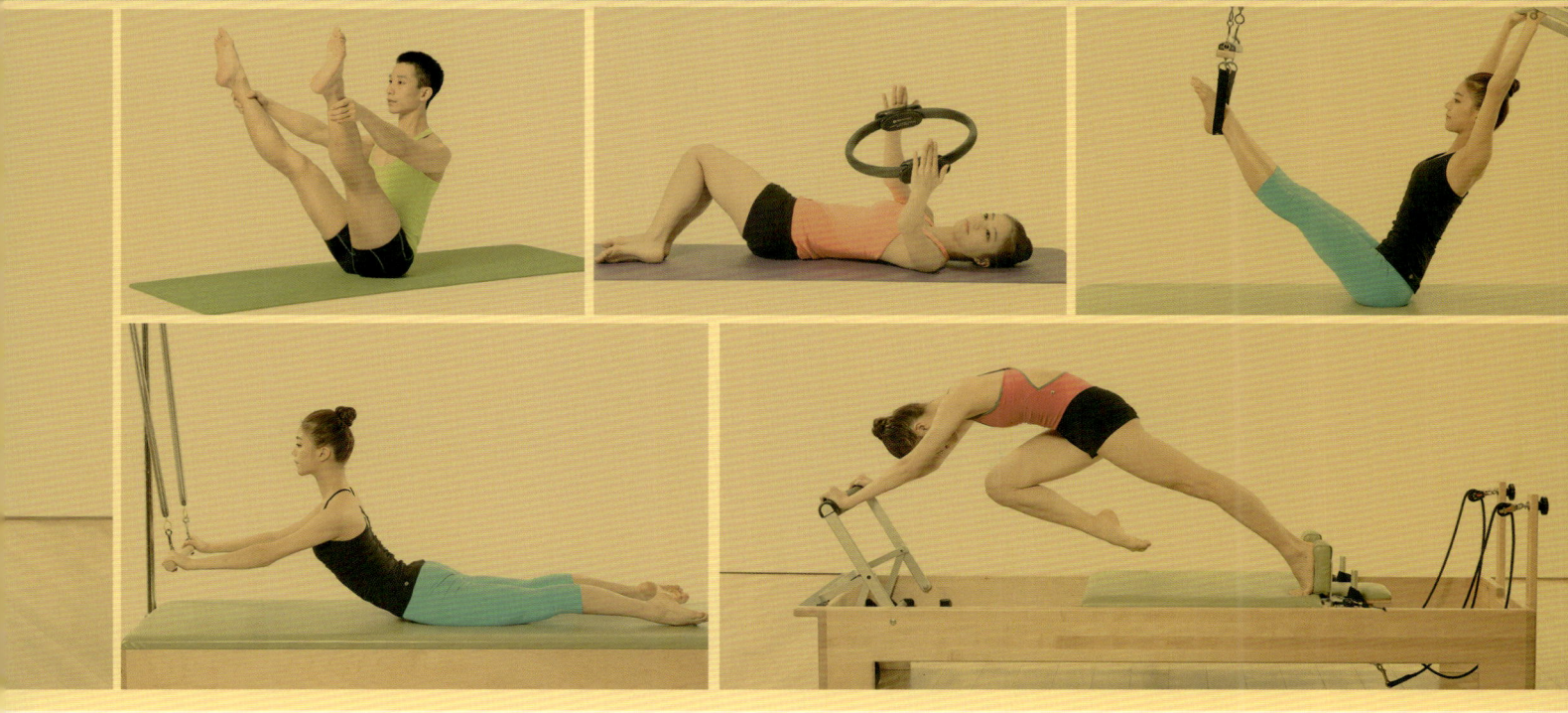

Chapter 1
필라테스 매트 운동

1장에서는 매트 필라테스 초급, 중급, 고급 및 소도구 활용법까지 매트에서 할 수 있는 최적화된 동작들로만 구성하였다. 필라테스를 처음 접하는 사람이라면 매트 필라테스의 준비 단계를 경험하게 될 것이고, 필라테스 지도자라면 자신의 스타일에 맞추어 매트 필라테스 프로그램을 만들어 낼 수 있을 것이다. 이완부터 강화까지 단계별로 동작을 경험해보고 가능하다면 필라테스 소도구를 사용하여 난이도를 조절하며 더욱 다양하게 경험해보자.

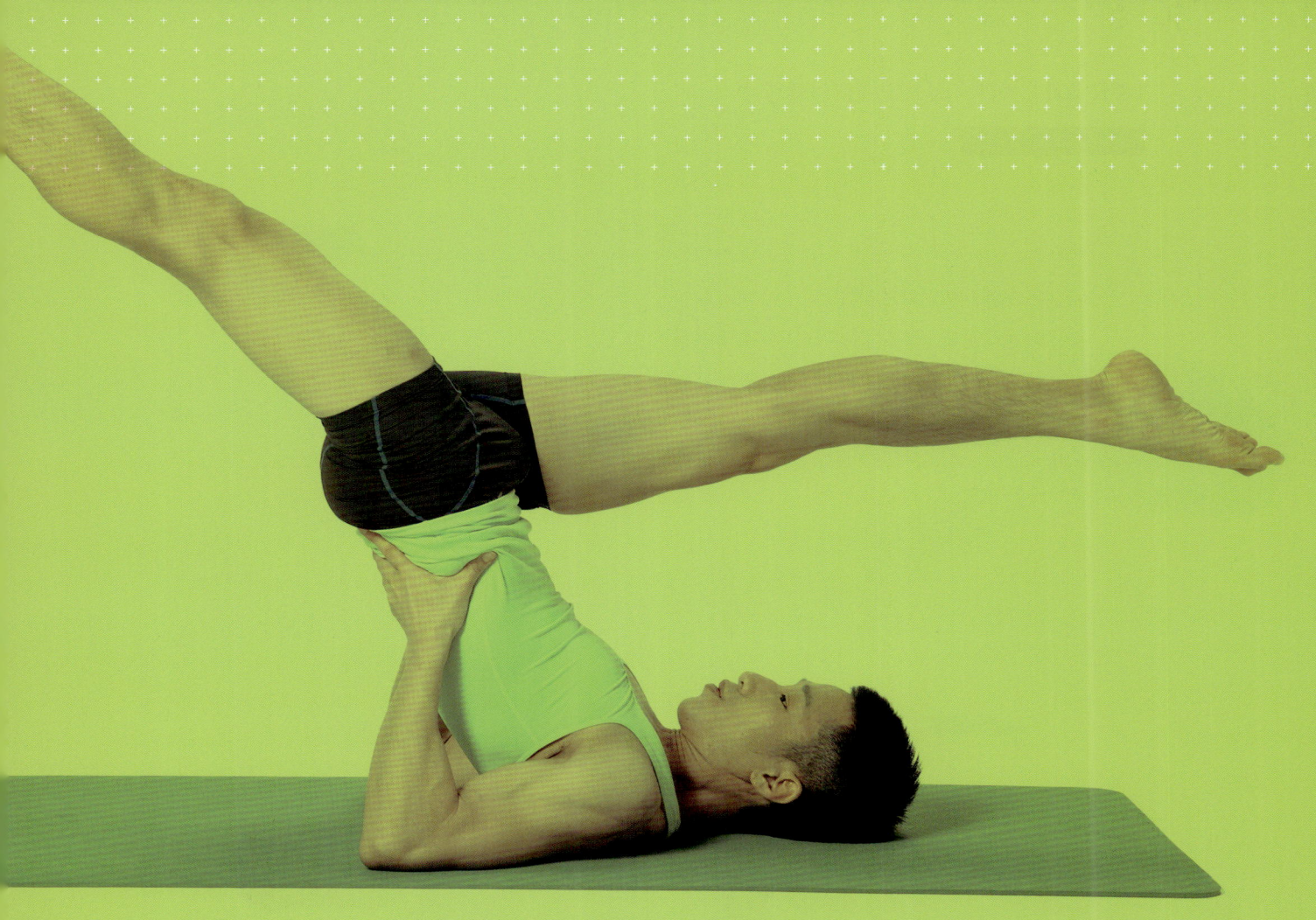

Pilates
Bible 필라테스 바이블

필라테스 매트 운동 ▶ 목/어깨/팔

01 어깨 유동성 향상 1
Rainbow

| 주요 효과 | **어깨 가동성 및 조절 능력 향상**

반복횟수 6~10회

지도방법

- 귀와 어깨가 멀어지게 한다.
- 팔이 움직일 때 골반이 따라가지 않도록 중립을 지킨다.
- 시선은 움직이는 손끝을 향한다.
- 견갑골의 움직임을 느끼며 부드럽게 실시한다.

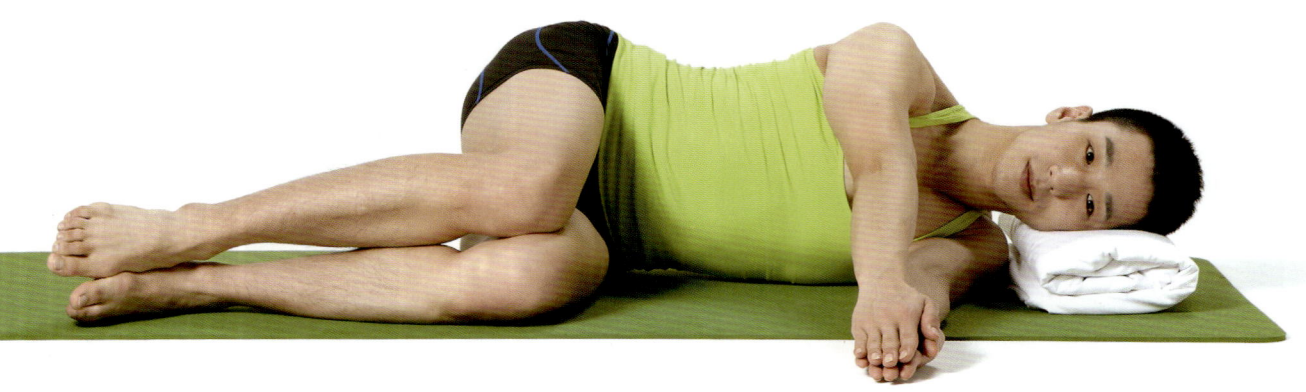

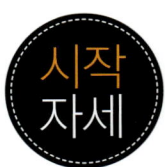

옆으로 누운 자세를 하고 무릎이 직각이 되도록 구부린다.
양팔은 가슴 앞으로 뻗어준다.

Step 01 위쪽 견갑골을 앞으로 최대한 밀어준다.

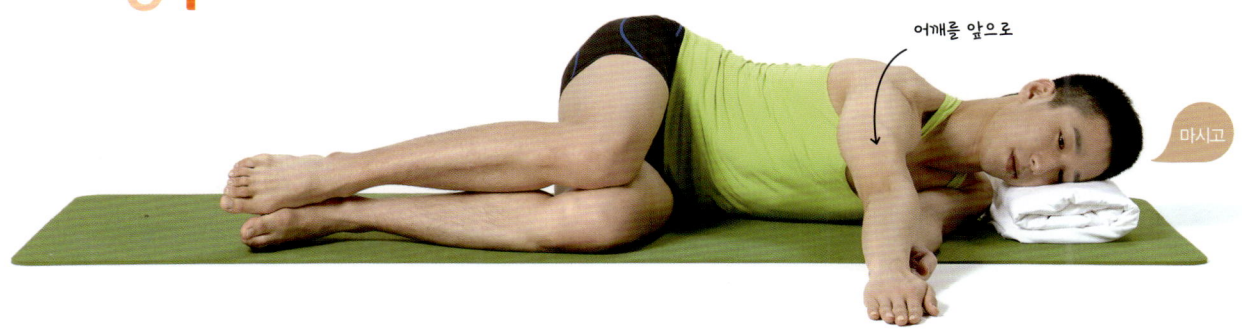

Step 02 손끝을 천장 방향으로 원을 그리며 등 뒤쪽으로 밀어준다.

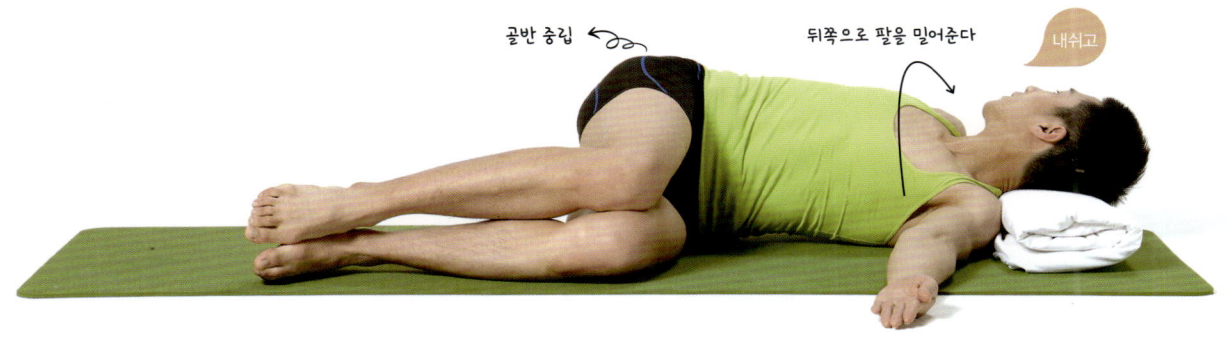

Step 03 숨을 들이마시고 가슴을 열어주면서 더 길게 늘린다.
숨을 내쉬며 시작자세로 돌아온다.

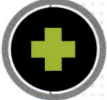

- 어깨에 통증이 있는 경우 가동범위를 줄이거나 통증이 심하면 동작을 피한다.
- 목에 통증이 있는 경우 머리를 반듯하게 기댈 수 있도록 블록이나 수건을 댄다.

필라테스 매트 운동 ▶ 목/어깨/팔

02 어깨 유동성 향상 2
Windmill

| 주요 효과 | 어깨 가동성 및 조절 능력 향상

반복횟수 6~10회

지도방법

- 바닥에 원을 그린다는 상상을 한다.
- 귀와 어깨가 멀어지게 한다.
- 골반이 따라가지 않도록 중립을 유지한다.
- 시선은 움직이는 손끝을 향한다.
- 견갑골의 움직임을 느끼며 부드럽게 실시한다.

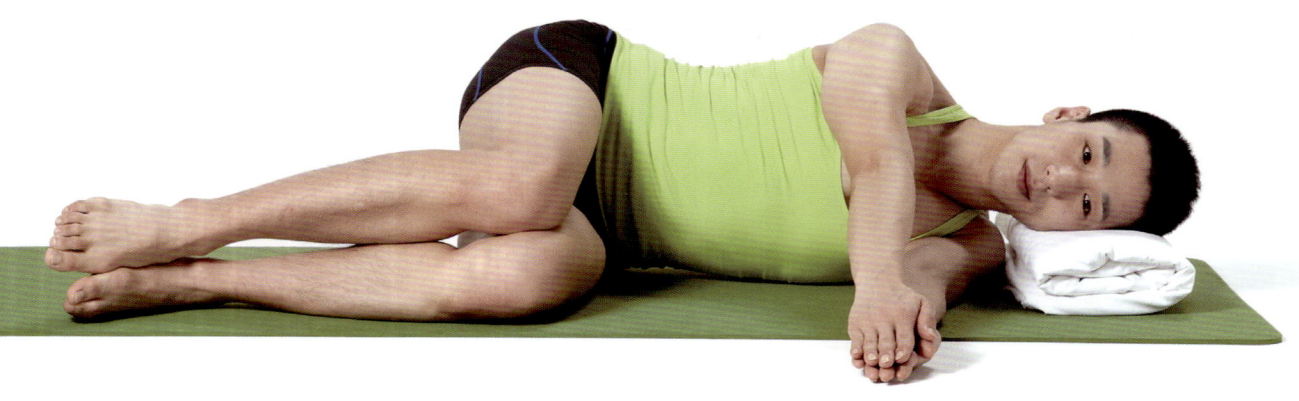

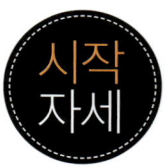

옆으로 누운 자세를 하고 무릎이 직각이 되도록 구부린다.
양팔은 가슴 앞으로 뻗어준다.

Step 01 위쪽 견갑골을 앞으로 최대한 밀어준다.

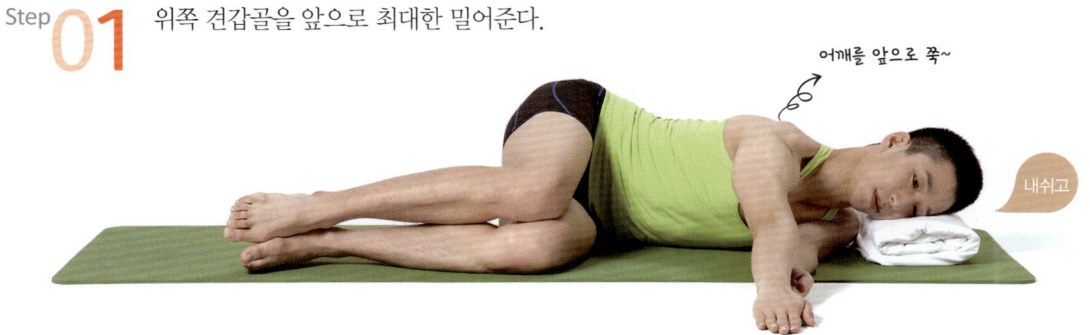

Step 02 손등은 바닥을 스치며 머리 위로 반원을 그린다.

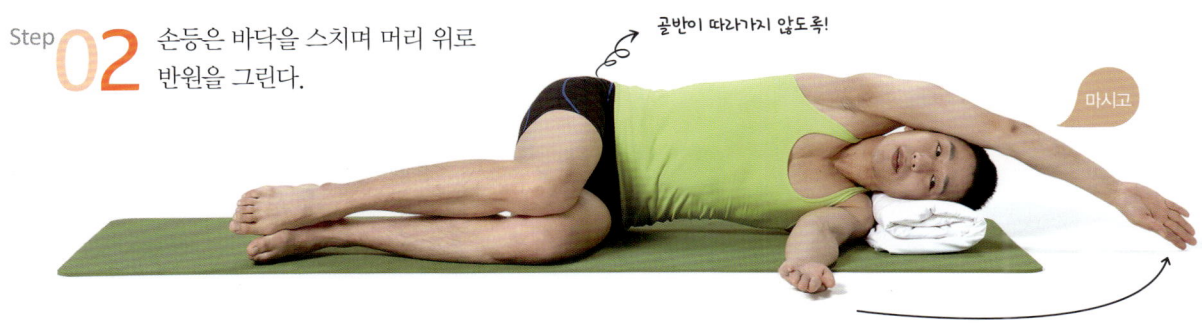

Step 03 나머지 반원을 그리며 시작자세로 돌아온다.

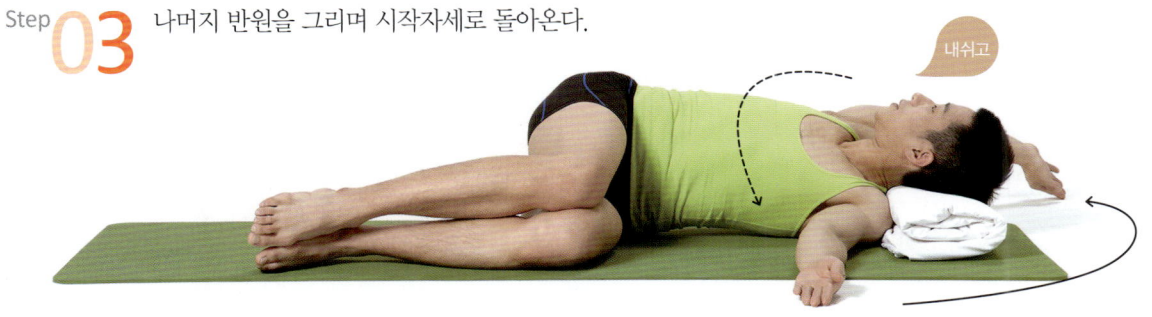

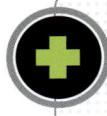
- 어깨에 통증이 있는 경우 가동범위를 줄이거나 통증이 심하면 동작을 피한다.
- 목에 통증이 있는 경우 머리를 반듯하게 기댈 수 있도록 블록이나 수건을 댄다.

필라테스 매트 운동 ▶ 목/어깨/팔

03 어깨 유동성 향상 3
Alternate Arms

| 주요 효과 | 어깨 가동성 및 조절 능력 향상

반복횟수 6~10회

지도방법
- 귀와 어깨가 멀어지게 한다.
- 팔을 부드럽게 움직인다.

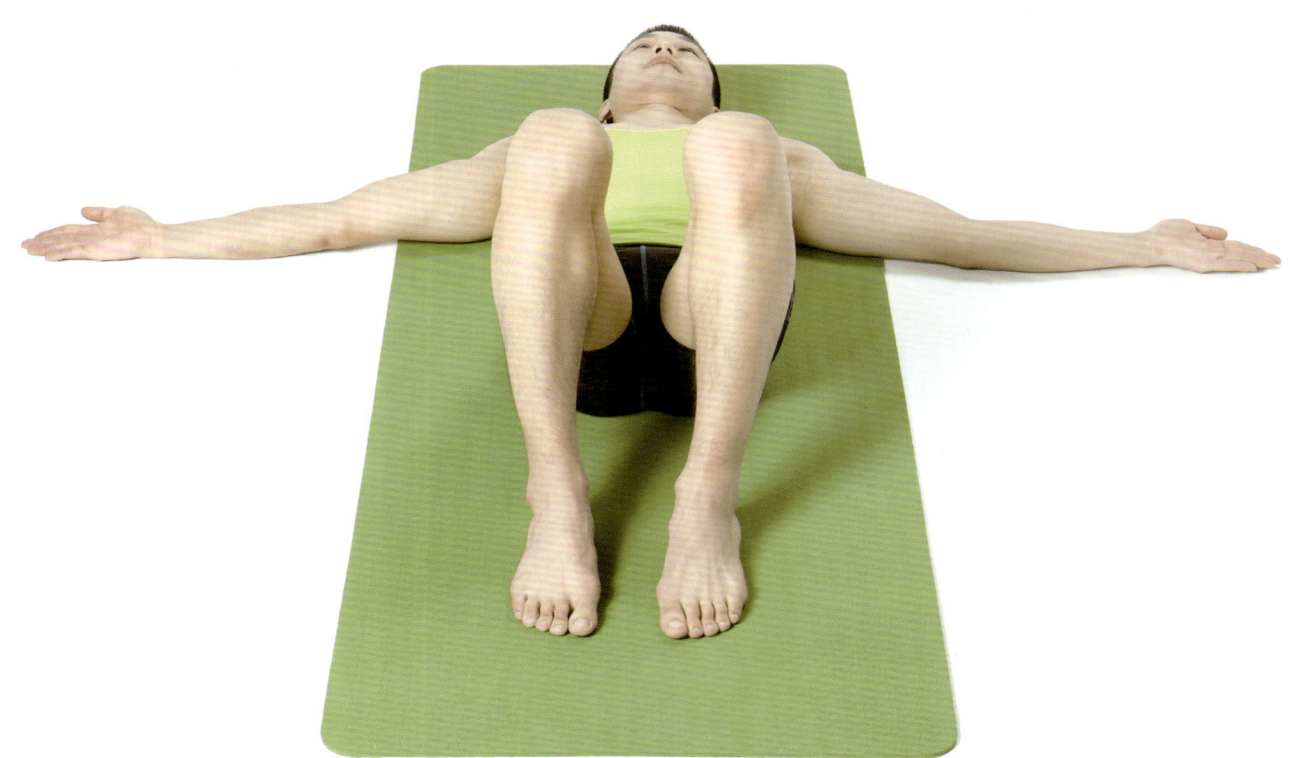

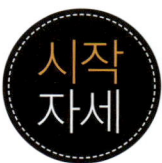

바르게 누워 무릎을 구부린다.
양팔은 어깨와 같은 위치에 두고 손바닥이 천장을 향하도록 한다.

Step 01 한쪽 팔은 손바닥이 천장으로 향하게 하여 귀 옆으로 움직이고,
반대쪽 팔은 손바닥이 매트를 향하도록 하여 골반 옆으로 움직인다.

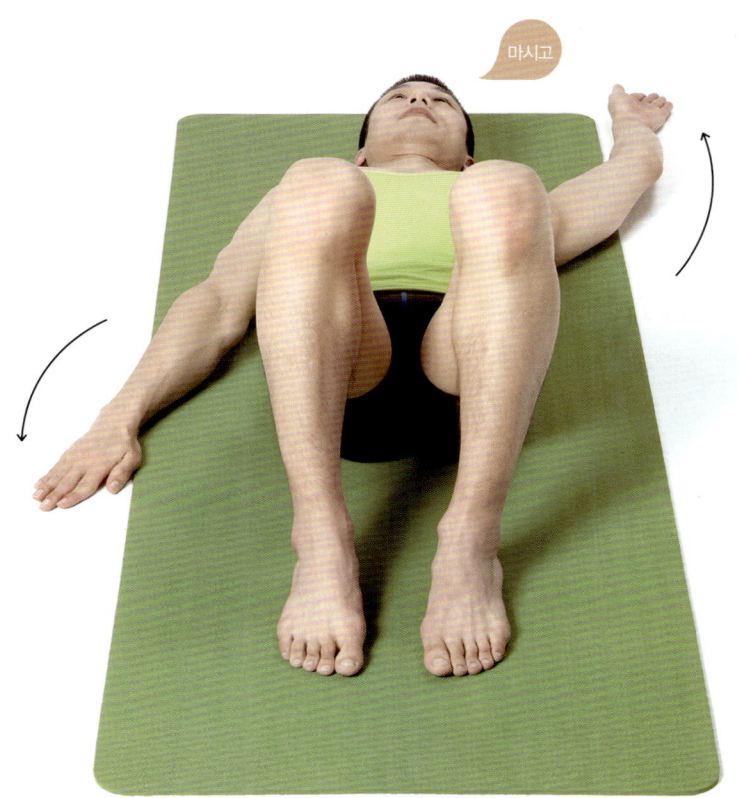

Step 02 반대쪽도 반복한다.

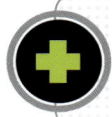

- 어깨에 통증이 있는 경우 가동범위를 줄이거나 통증이 심하면 동작을 피한다.

필라테스 매트 운동 ▶ 목/어깨/팔

04 흉골 떨어뜨리기
Sternum Drop

| 주요 효과 | **견갑골 안정화**

반복횟수 6~10회

지도방법
- 귀와 어깨가 멀어지게 한다.
- 견갑골의 움직임을 느끼며 부드럽게 실시한다.
- 손으로 바닥을 민다고 상상한다.

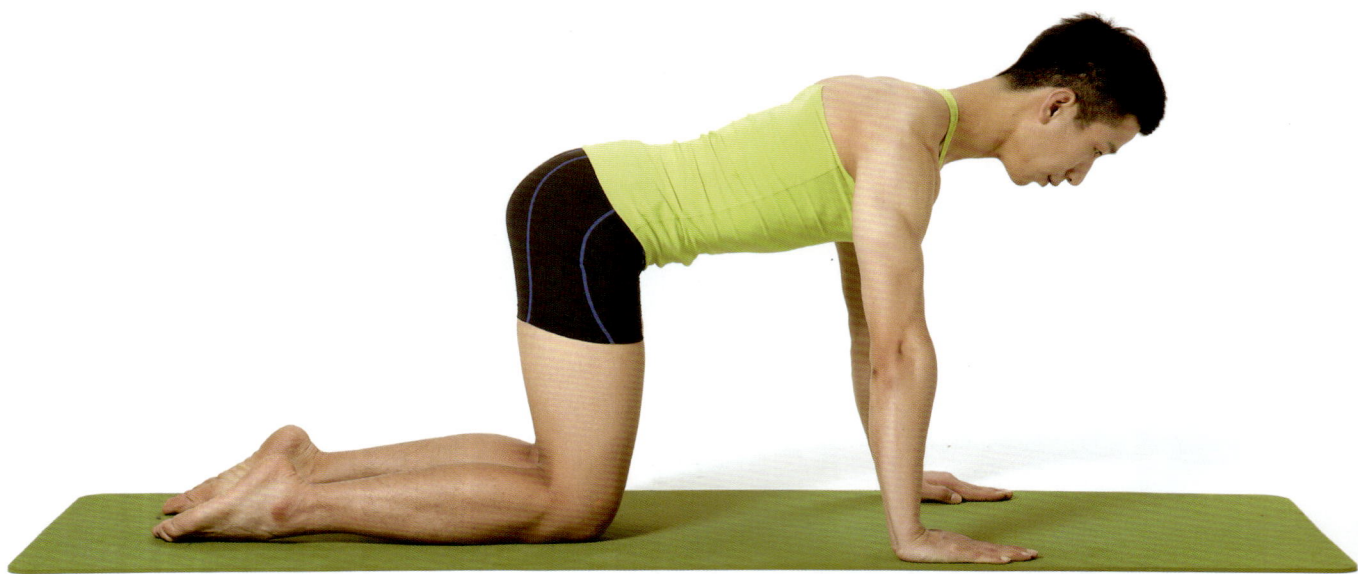

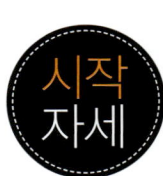
시작 자세 기는 자세를 한다.

Step **01** 흉골을 바닥쪽으로 내리며 견갑골 사이가 가까워지도록 한다.

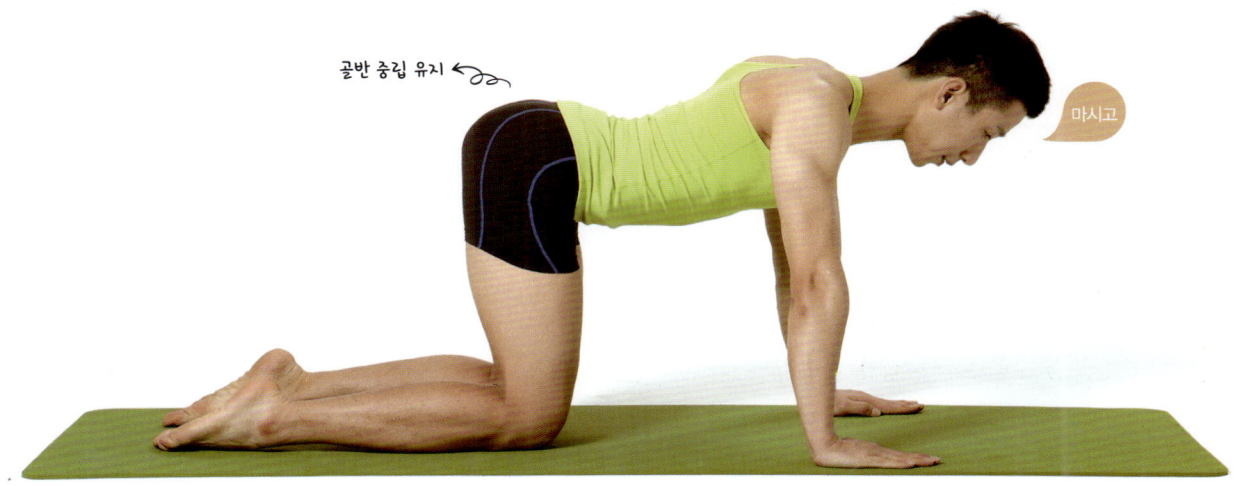

Step **02** 흉골을 들어 올려 시작자세로 돌아온다.

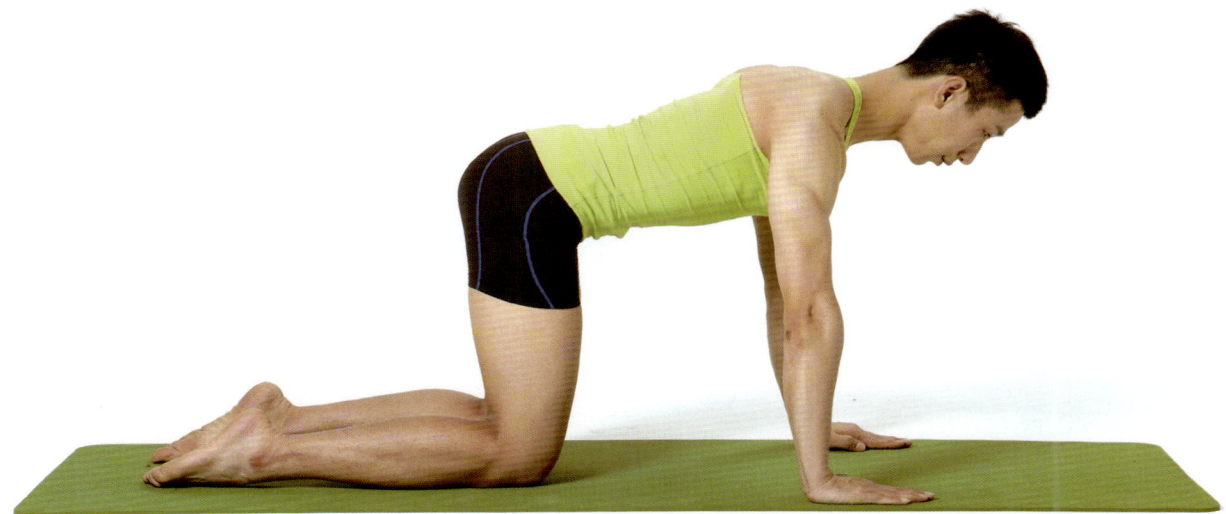

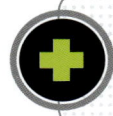
- 손목에 통증이 있는 경우 매트 앞부분을 접어 손목의 꺾임을 최소화한다.

필라테스 매트 운동 ▶ 목/어깨/팔

05 요추골반 안정화 - 기는 자세
Opposite Arm and Leg

| 주요 효과 | 후면 삼각근 · 대둔근 · 척추기립근 강화

반복횟수 4~6회

지도방법
- 몸의 흔들림을 최소화하며 실시한다.
- 호흡은 최대한 부드럽게 실시한다.(숨을 참지 말기)

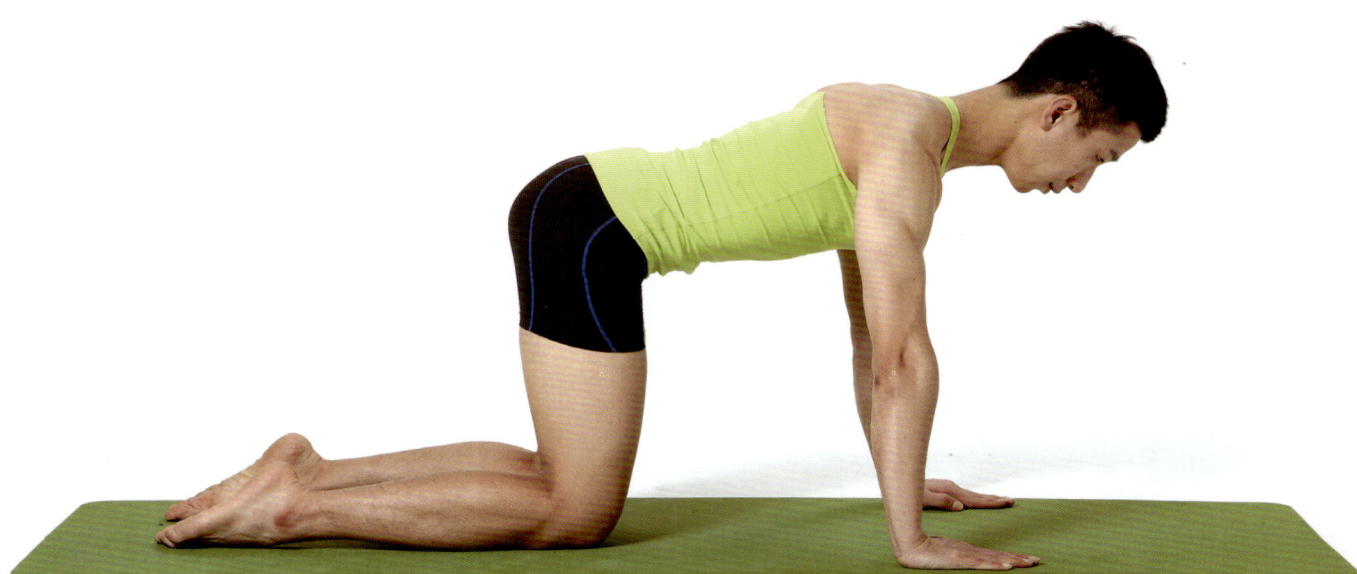

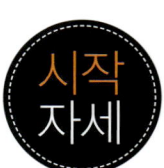 기는 자세를 한다.

Step **01** 오른팔과 왼다리를 바닥에 지지하고, 왼팔과 오른다리를 들어 올려 상체와 일직선으로 맞춘다.

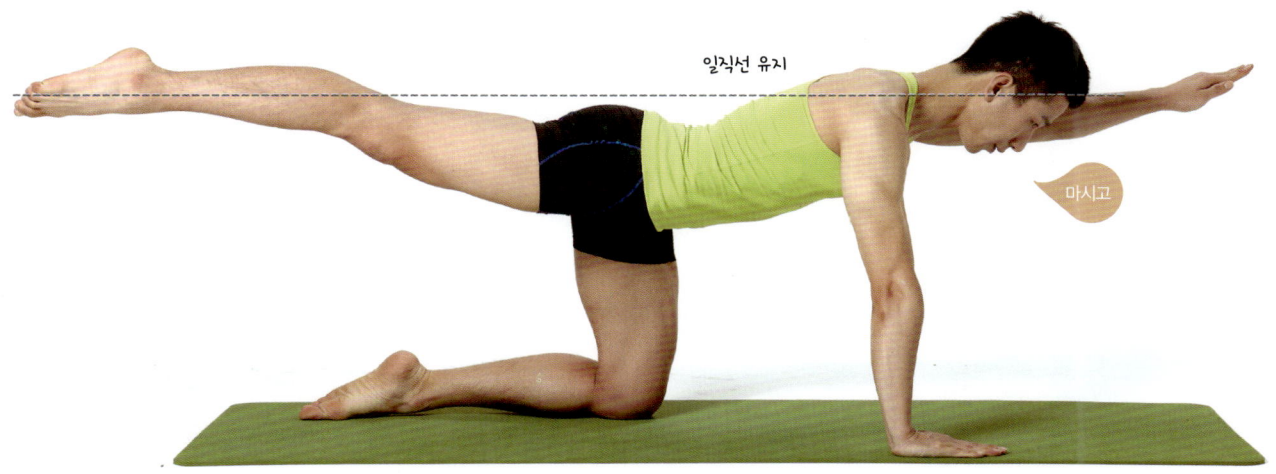

일직선 유지

마시고

Step **02** 시작자세로 돌아와서 반대쪽도 반복한다. 내쉬고

- 어깨에 통증이 있는 경우 팔을 올리는 가동범위를 줄인다.
- 손목이나 무릎에 통증이 있는 경우 동작을 피한다.

필라테스 매트 운동 ▶ 목/어깨/팔

06 푸시업
Push Ups

| 주요 효과 | 전신 · 가슴 · 어깨 · 이두근 강화

반복횟수 4~6회

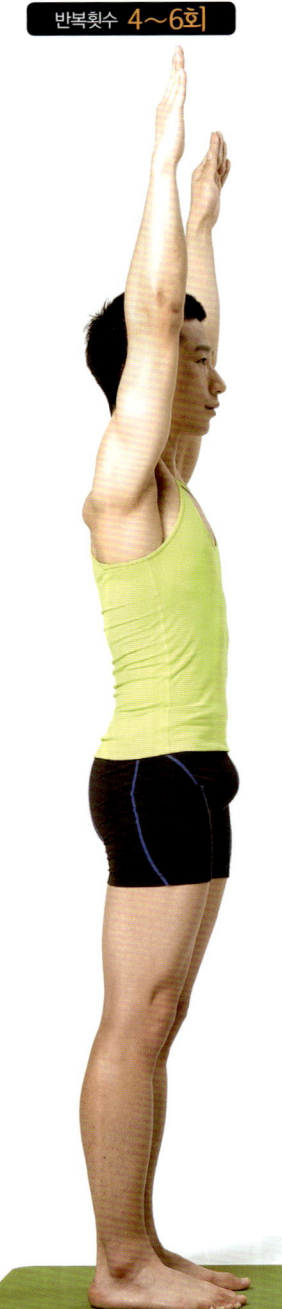

지도방법

- 머리에서 발끝까지 몸통을 일직선으로 유지한다.
- 골반이 바닥으로 떨어지지 않도록 한다.
- 어깨 아래 손목이 오도록 한다.
- 시선은 양손 손끝 사이의 중앙을 응시한다.

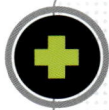
- 손목에 통증이 있는 경우 변형동작을 하거나 동작을 피한다.
- 팔꿈치와 어깨에 통증이 있는 경우 변형 동작을 하거나 동작을 피한다.

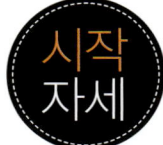 매트 끝에 서서 양팔을 천장 방향으로 든다.

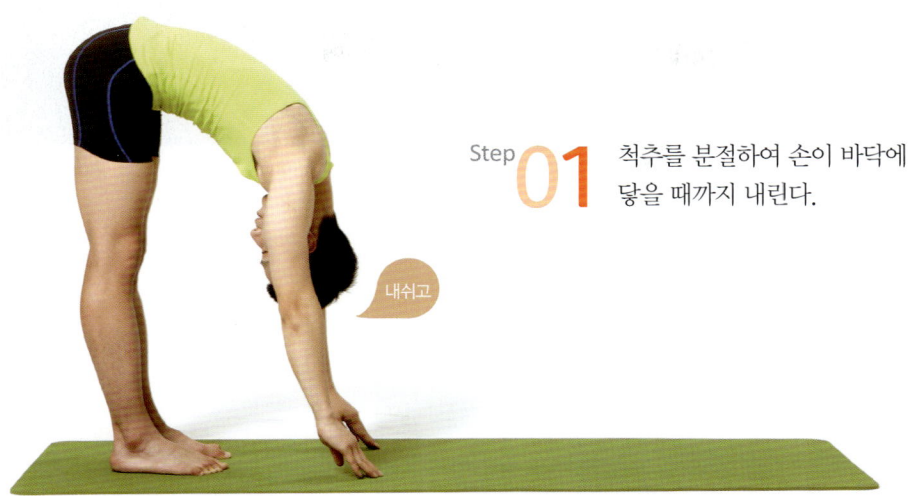

Step **01** 척추를 분절하여 손이 바닥에 닿을 때까지 내린다.

Step **02** 손목이 어깨 아래에 올 때까지 팔로 걸어간다.
이때 몸을 일직선으로 만들어 플랭크 자세를 만든다.

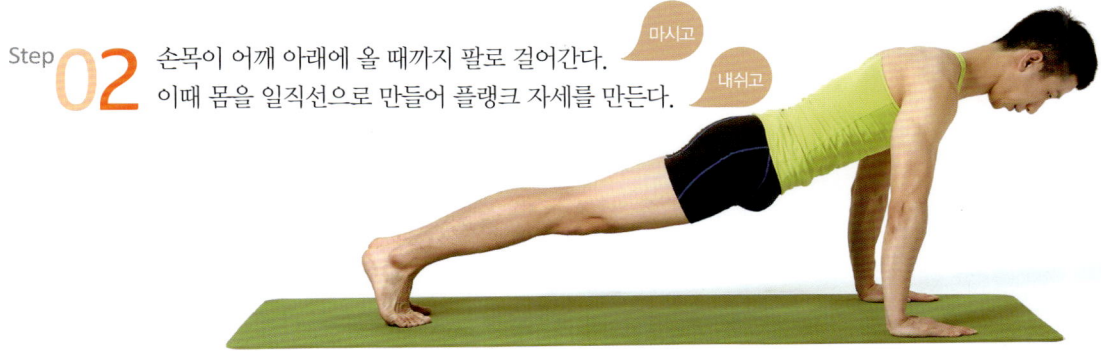

Step **03** 팔꿈치와 몸통이 일직선이 되도록 굽힌다.

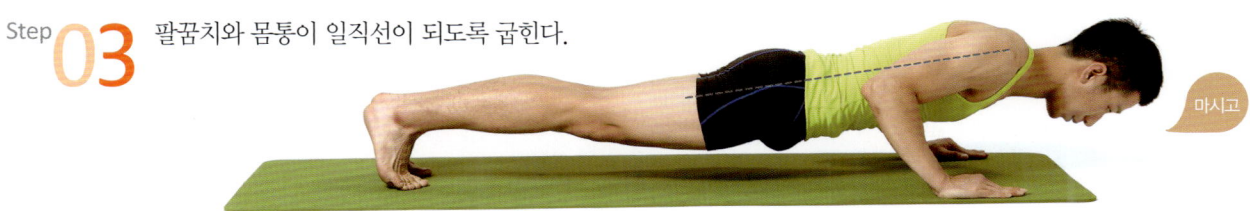

Step **04** 팔꿈치를 편다. 굽혔다 폈다를 4~10회 반복하고,
팔로 걸어 되돌아온다.

변형 동작
- 무릎을 구부려서 푸시업 자세를 한다.
- 매트 앞부분을 접어 손목의 꺾임을 최소화한다.

필라테스 매트 운동 ▶ 목/어깨/팔

07 일어나며 몸 비틀기
Seated Twist

| 주요 효과 | 전신 강화, 어깨와 요추골반 안정성, 복사근·광배근·요방형근을 포함한 측면근육 강화, 전거근·회전근개를 포함한 어깨 강화

반복횟수 4~6회

지도방법
- 복부를 수축하여 천장 방향으로 골반을 올린다.
- 지지하는 팔로 매트를 밀며 귀와 어깨를 멀어지게 한다.
- 지지하는 다리로 밸런스를 맞춘다.

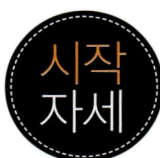

측면으로 앉아서 위쪽 발은 아래쪽 발 앞에 둔다.
손은 골반과 같은 라인에 두고 매트를 지지한다.

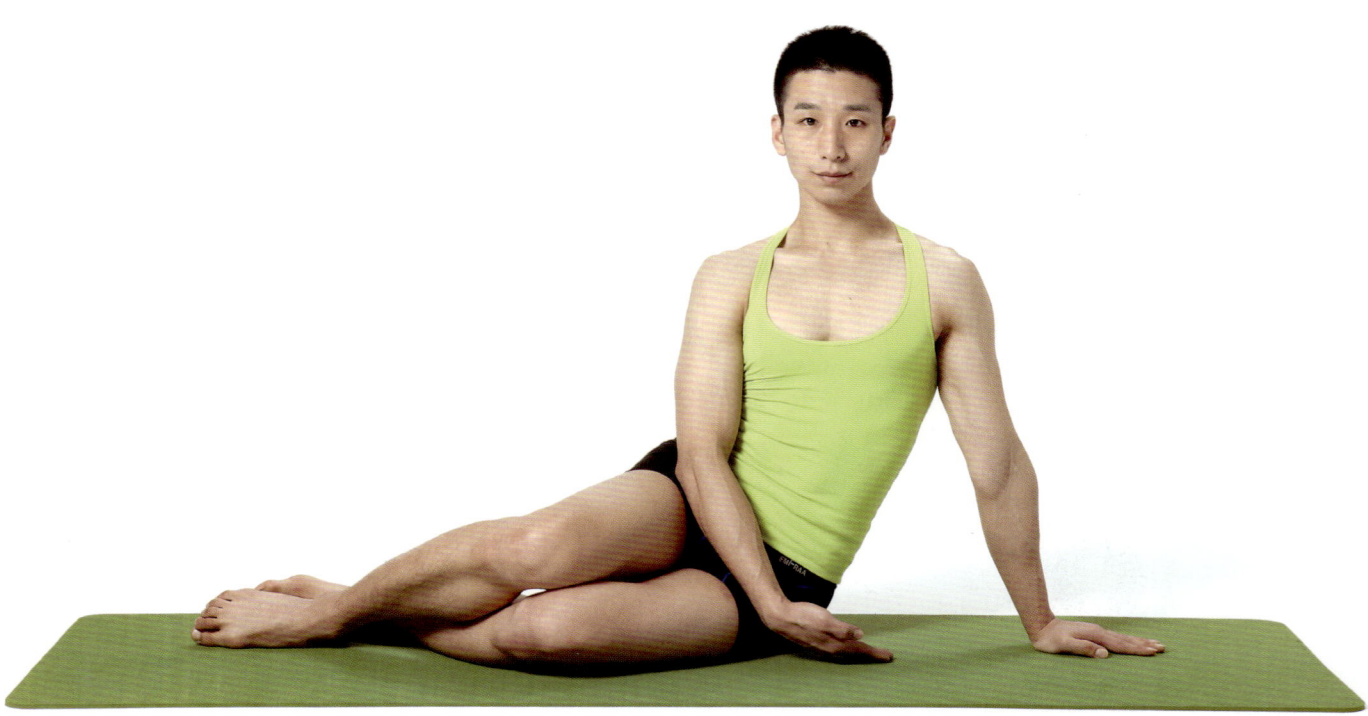

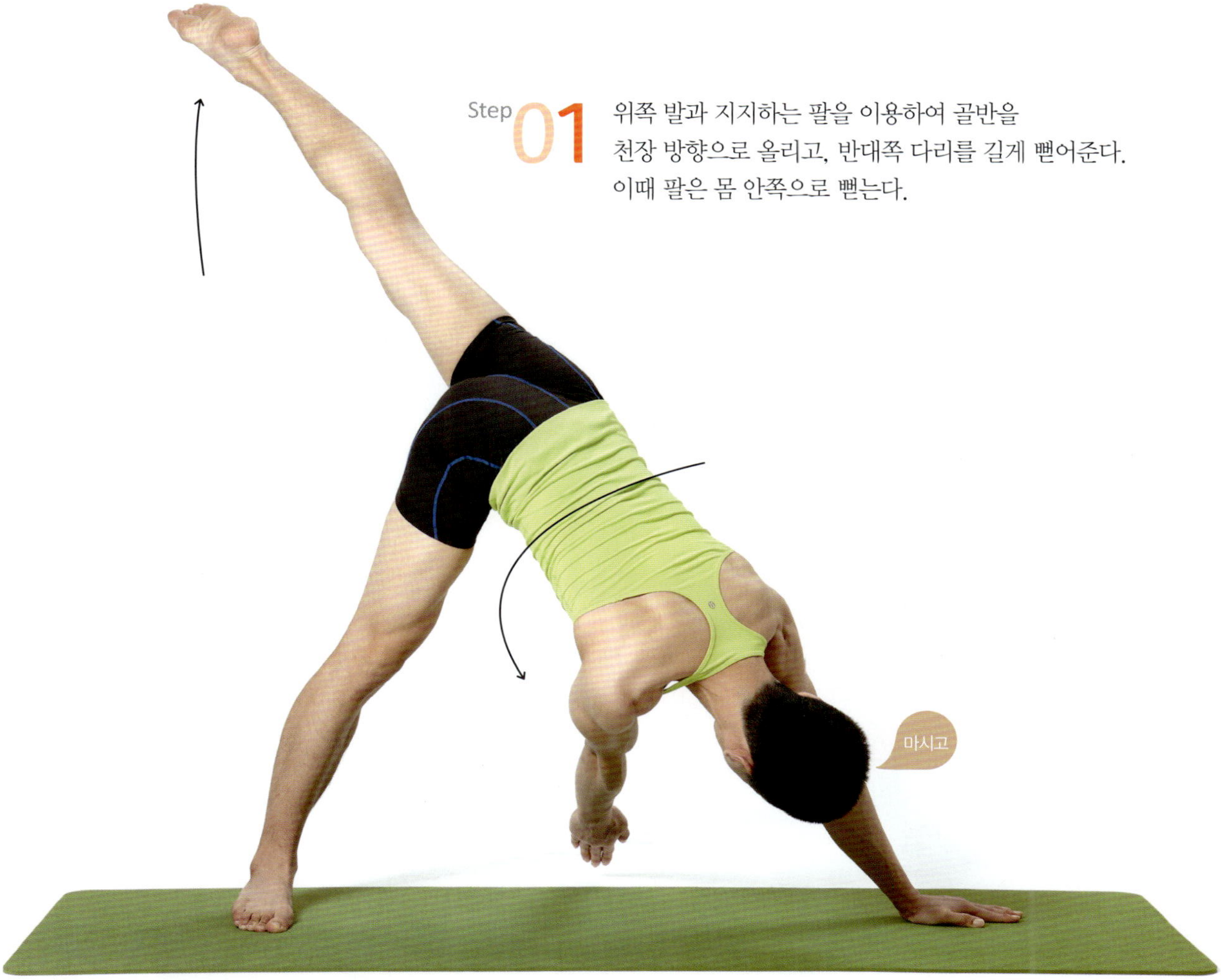

Step **01** 위쪽 발과 지지하는 팔을 이용하여 골반을
천장 방향으로 올리고, 반대쪽 다리를 길게 뻗어준다.
이때 팔은 몸 안쪽으로 뻗는다.

마시고

Step **02** 매트에 골반을 내려놓고 시작자세로 돌아온다. 내쉬고

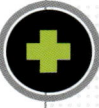
- 손목이 약한 경우 매트를 접어 손목의 꺾임을 최소화한다.
- 등, 어깨, 손목에 통증이 있는 경우 동작을 피한다.

필라테스 매트 운동 ▶ 목/어깨/팔

08 옆으로 구부려 비틀기
Side Bend Twist

| 주요 효과 | 복사근 · 광배근 · 요방형근을 포함한 측면 근육 강화, 전거근 · 회전근개를 포함한 어깨 강화

반복횟수 4~6회

지도방법

- 골반을 올렸을 때 머리에서 발끝까지 몸통을 일직선으로 유지한다.
- 지지하는 팔로 매트를 밀며 귀와 어깨를 멀어지게 한다.

＋
- 손목이 약한 경우 매트를 접어 손목의 꺾임을 최소화한다.
- 등, 어깨, 손목에 통증이 있는 경우 동작을 피한다.

시작 자세
위쪽 발과 지지하는 팔을 이용하여 골반을 천장 방향으로 올려 머리부터 발끝까지 일직선을 만들어준다. 이때 팔은 천장 방향으로 뻗어준다.

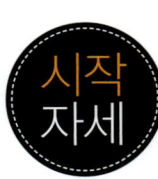

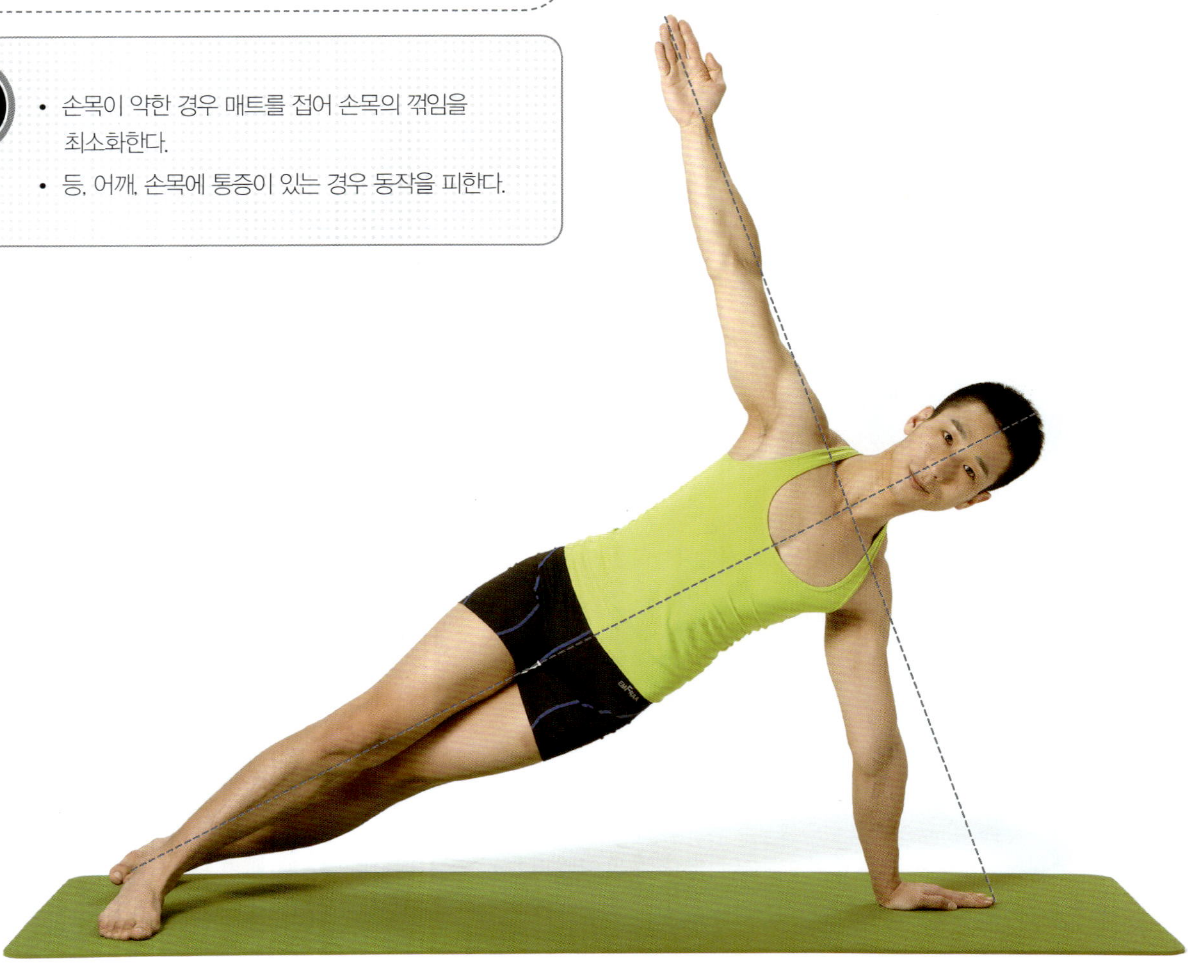

Step **01** 골반을 고정하고 위팔을 아래로 보내며 몸통을 회전한다.
이때 시선은 움직이는 팔을 바라본다.

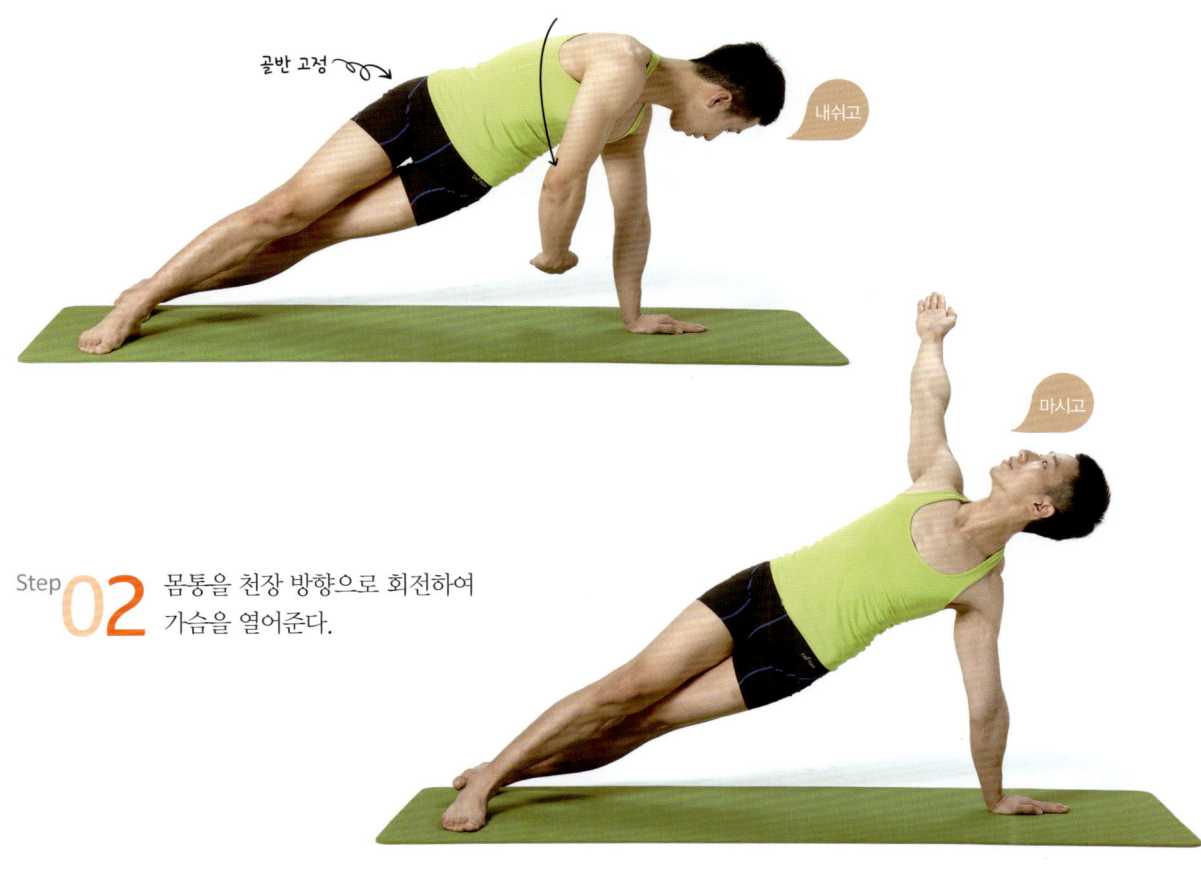

Step **02** 몸통을 천장 방향으로 회전하여 가슴을 열어준다.

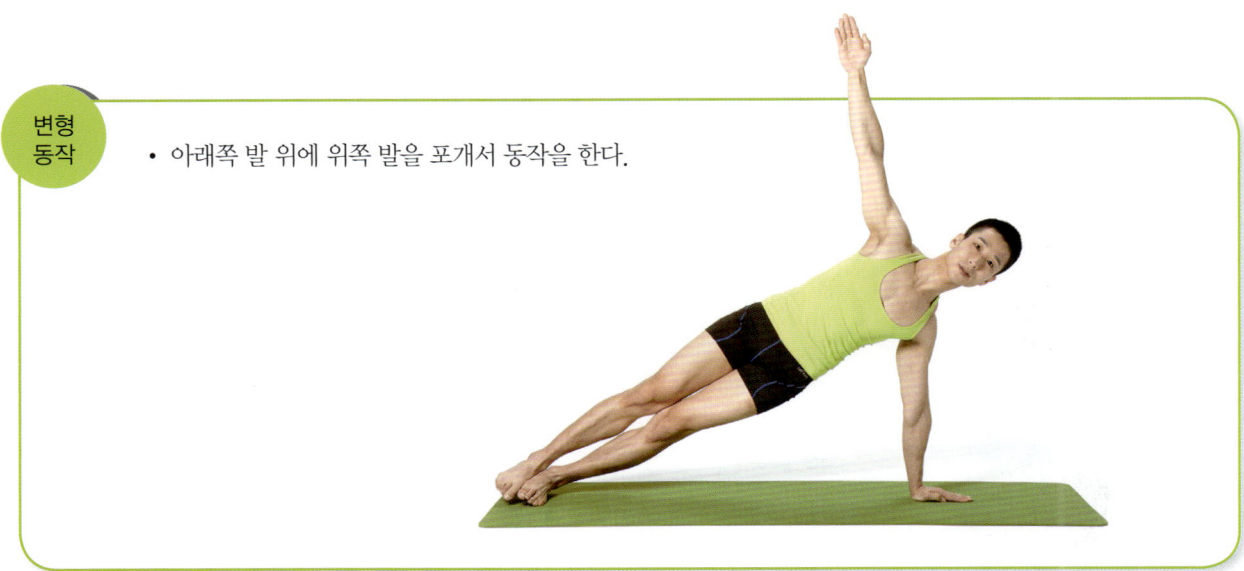

변형 동작
- 아래쪽 발 위에 위쪽 발을 포개서 동작을 한다.

필라테스 매트 운동 ▶ 복부

09 헌드레드
Hundred

| 주요 효과 | 복부 강화, 몸통과 허리 안정성, 워밍업 · 호흡법 인지

반복횟수 10회

지도방법

- 흉곽으로부터 상체를 든다.
- 복부를 수축하여 골반과 허리의 안정성을 유지한다.
- 귀와 어깨가 멀어지게 한다.
- 팔을 흔들 때 팔꿈치가 구부러지지 않도록 손끝까지 길게 뻗는다.

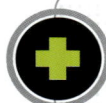
- 허리에 통증이 있는 경우 발바닥을 바닥에 고정하는 변형동작을 한다.
- 골다공증이 있는 경우 동작을 피한다.

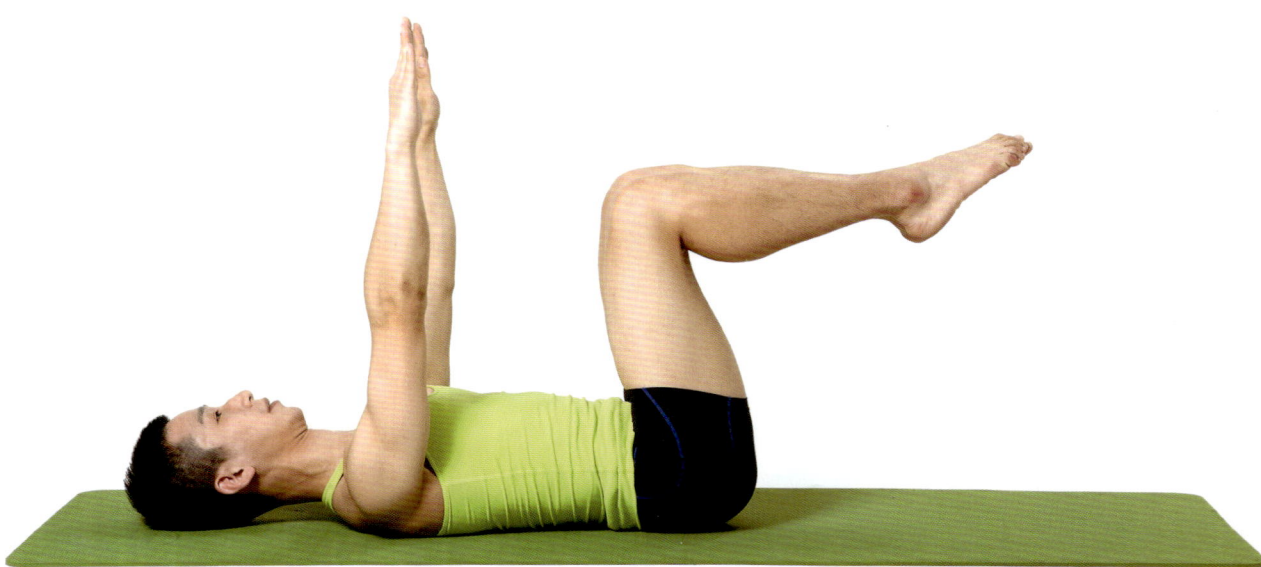

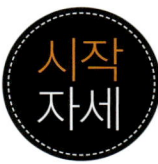
시작 자세
바르게 누워서 양팔은 윈도우 프레임 암을 하고 다리를 체어 자세로 한다. 골반과 허리를 안정된 자세를 유지한다.

Step **01** 숨을 들이마시며 준비한다. 마시고

Step **02** 복부를 수축하여 흉곽으로부터 상체를 들어 올린다. 내쉬고
양팔은 곧게 뻗어 몸통 옆에 두고 양다리는 45° 방향으로 곧게 뻗는다.

Step **03** 5까지 세는 동안 상체를 유지하면서 양팔을 곧게 편 상태로 흔든다.

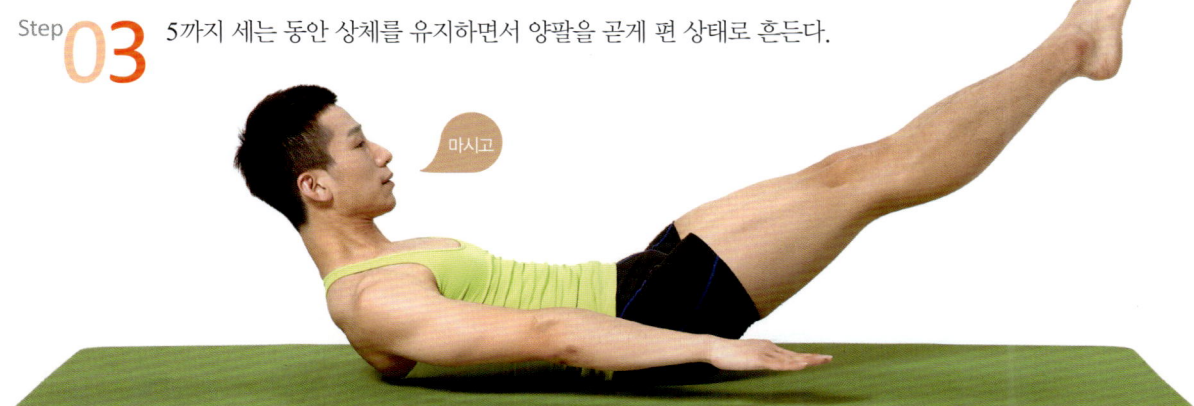

마시고

Step **04** 양팔을 5까지 세는 동안 흔든다. 10회 한다. (100회 호흡) 내쉬고

변형 동작
- 무릎을 구부려서 발뒤꿈치가 좌골과 같은 선상에서 발바닥을 매트에 고정한다.
- 다리를 천장 방향으로 곧게 뻗는다.

응용 동작

밴드 / 링 / 볼
- 밴드로 발을 감싸며 다리의 안쪽 방향/바깥 방향으로 밴드가 나오도록 하여, 양손으로 밴드를 잡고 흔든다.
- 링을 무릎 사이에 끼우고 체어 자세로 다리를 들어 동작을 한다.
- 링을 무릎 사이 또는 발목 사이에 끼우고 다리는 천장을 향해 뻗어 동작을 한다.
- 링을 발목 사이에 끼우고 다리를 양쪽으로 돌려주며 동작을 한다.
- 바람이 약간 빠진 볼을 견갑골 아래 두고 동작을 한다.
- 볼을 무릎이나 발 사이에 끼우고 한다.

필라테스 매트 운동 ▶ 복부

10 롤 업
Roll Up

| 주요 효과 | **복부 강화, 척추 분절**

반복횟수 3~6회

지도방법

- 고관절에 힘이 들어가지 않도록 부드럽게 유지한다.
- 귀와 어깨가 멀어지게 한다.
- 척추를 분절하여 말아 올리고 내린다.

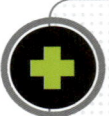

- 허리에 통증이 있는 경우 무릎 구부리기 변형동작을 하거나 증상이 심해지면 동작을 피한다.
- 골다공증이 있는 경우 동작을 피한다.

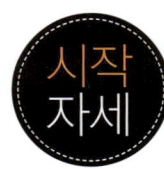 바르게 누워 양팔을 머리 위로 놓고 흉곽을 바닥으로 내린다. 두 다리는 좌골 넓이로 벌리고 무릎을 편다. 이때 발목은 플렉스를 한다.

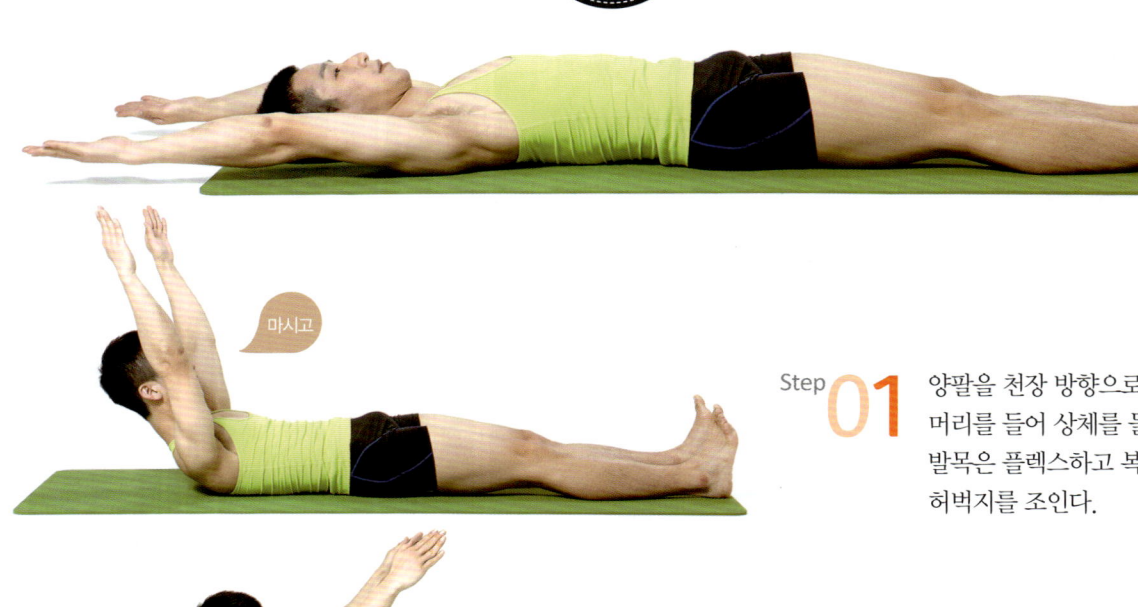

Step 01 양팔을 천장 방향으로 올리며 머리를 들어 상체를 들어 올린다. 발목은 플렉스하고 복부와 안쪽 허벅지를 조인다.

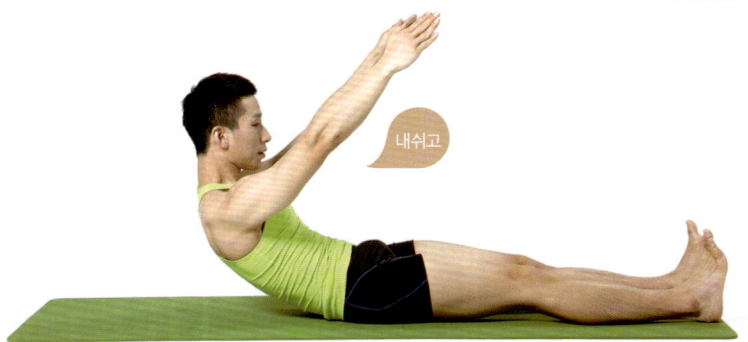

Step 02 복부 힘으로 척추를 말아 몸을 일으킨다.

Step 03 복부에 힘을 주고 둔부를 조여서 상체와 하체가
평행이 되도록 양팔을 앞으로 뻗는다.
이때 골반과 허리는 뒤로 밀리지 않도록 한다.

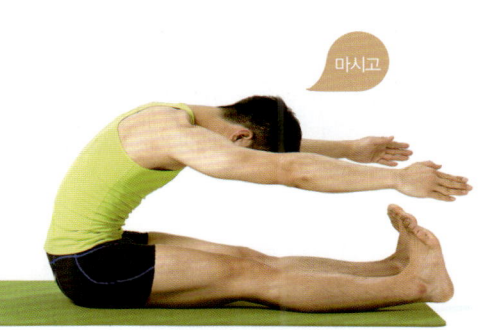

마시고

Step 04 척추를 말아서 내리고, 양팔을
머리 위로 들어 시작자세로 돌아온다.

내쉬고

변형 동작

- **롤다운**: 무릎을 구부리고 발을 바닥에 대고 바르게 앉아서 시작한다. 척추를 말아서 내리는 동작만 먼저 연습한다.
- **무릎 구부리기**: 무릎을 구부리고 발을 바닥에 대고 바르게 눕는다.
  상체를 말아서 올릴 때 다리를 점차적으로 펴주고 말아서 내릴 때 무릎을 구부린다.
- **부분적인 롤업**: 가장 힘든 부분에서 다시 척추를 말아 올린다.
- **허리 지탱하기**: 허리 뒤에 수건을 대고 누르면서 척추를 말아 올린다.
- **캐시 그랑트 버전**: 척추를 말아 올릴 때 가장 힘든 부분에서 2에서 10을 셀 때까지 호흡을 하며 복부를 수축시킨다.
- **액자 팔 모양**: 머리 위로 양팔을 들고 유지하며, 동작을 한다.

응용 동작

밴드 / 폼 롤러 / 링

- 밴드로 발을 감싸며 다리의 안쪽 방향/바깥 방향으로 밴드가 나오도록 하여 양손으로 밴드를 잡고 동작을 한다.
- 위와 같이 밴드로 발을 감싸고, 상체를 반 정도 들어 올린 상태에서 몸통을 회전하거나 팔 동작을 한다.
- 롤러의 양끝을 두 손으로 잡고 동작을 한다.
- 롤러를 발목 아래에 놓고 척추를 말아 올린다.
- 링을 양손으로 잡고 누르며 동작을 한다.
- 링의 한쪽 핸들에 발을 걸고 반대쪽 핸들을 양손으로 잡는다. 반대쪽 다리는 바닥에 붙여 곧게 뻗고 동작을 한다.

필라테스 매트 운동 ▶ 복부

11 싱글 레그 스트레칭
Single Leg Stretch

| 주요 효과 | 복부 강화, 골반 안정성, 중심부 조절

반복횟수 8~12회

지도방법

- 어깨는 내리고 팔꿈치는 넓게 유지한다.
- 복부를 수축하며 동작을 반복한다.
- 다리와 골반은 직각을 이룰 때까지만 다리를 당기며, 양손은 다리를 가볍게 잡는다.

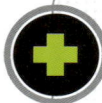
- 목과 어깨에 통증이 있는 경우 상체를 들지 않는 변형동작을 한다.
- 골다공증이 있는 경우 동작을 피한다.

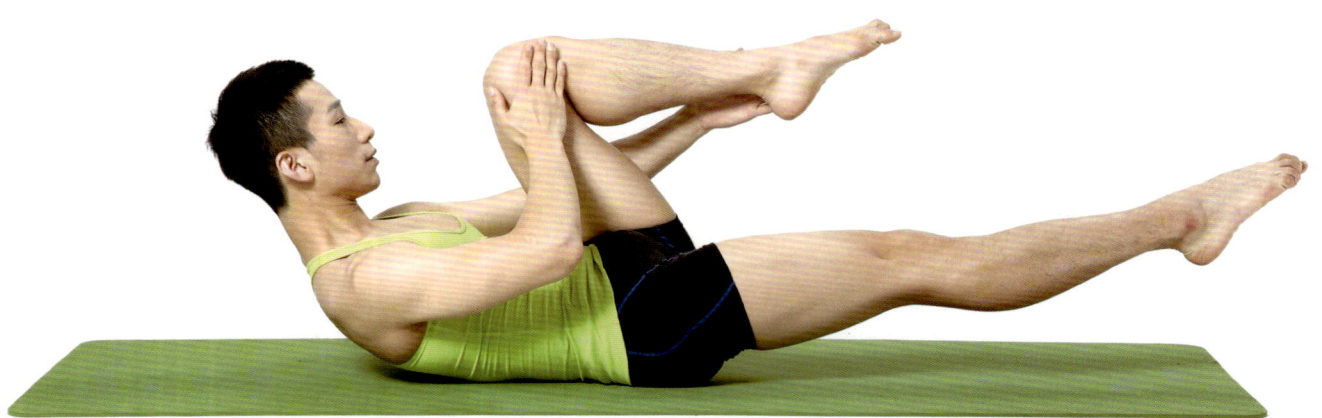

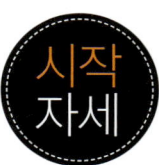
시작 자세 바르게 누운 자세에서 왼쪽 다리는 체어 자세를 하고 오른손은 무릎, 왼손은 발목을 잡는다. 복부를 수축해 상체를 들어 올리고 반대쪽 다리는 사선으로 곧게 뻗는다.

Step **01** 복부를 수축해 상체의 안정화를 유지한 상태에서 다리를 바꾼다.

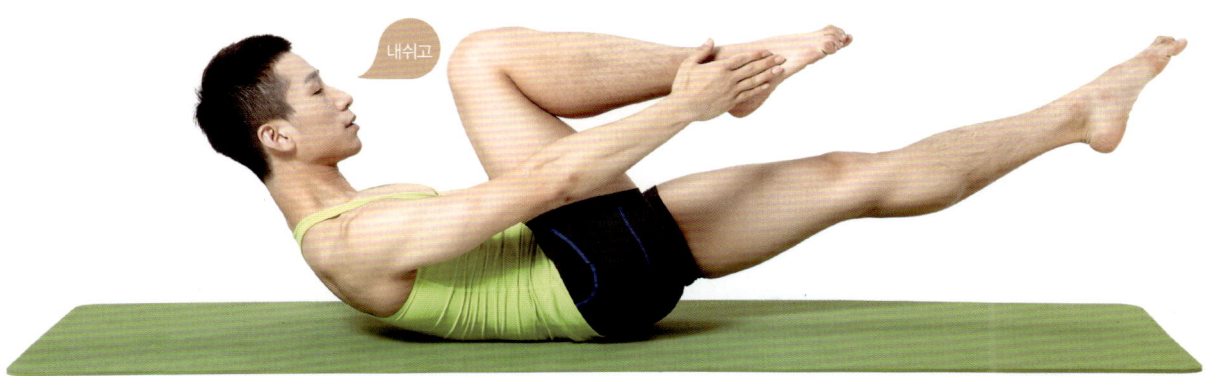

내쉬고

Step **02** 반복한다. 마시고

변형 동작
- 베개나 수건으로 머리와 목, 상체를 지탱하면서 하체만 움직인다.
- **균형점 자세:** 두 다리를 가슴 쪽으로 당긴 채 매트 위에 앉는다. 안쪽 손으로 무릎을 잡고 바깥쪽 손으로 발목을 잡아 반대쪽 다리를 펴면서 척추를 도장찍듯이 말아 내려간다. 머리는 들고 허리가 안정성을 유지할 정도의 높이로 다리를 들어 동작을 한다.

응용 동작

밴드 / 롤러 / 볼
- 밴드로 발바닥을 바깥쪽에서 안쪽 방향으로 감아 양손으로 잡고 롤다운하여 한쪽 다리씩 아래로 길게 뻗는다.
- 세로 방향으로 롤러를 놓고 누워서 체어 자세를 한다. 한쪽 다리씩 아래로 길게 뻗는다.
- 등 뒤에 볼을 넣어 상체를 누르면서 들어 올린 후 한쪽 다리씩 아래로 길게 뻗는다.

필라테스 매트 운동 ▶ 복부

12 더블 레그 스트레칭
Double Leg Stretch

| 주요 효과 | **복부 강화, 골반 안정성, 중심부 조절**

반복횟수 3~6회

지도방법

- 복부를 수축하며 동작을 반복한다.
- 팔 다리를 움직일 때 상체를 고정한다.
- 귀와 어깨가 멀어지게 한다.

- 목과 어깨에 통증이 있는 경우 다리 동작만 한다.
- 허리에 통증이 있는 경우 허리의 안정성을 유지할 수 있는 가동범위 내에서 다리를 내린다.
- 골다공증이 있는 경우 동작을 피한다.

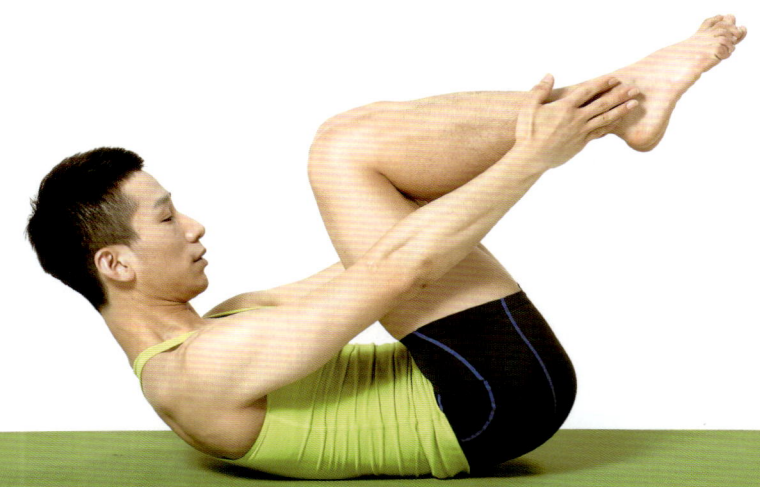

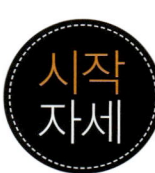

바르게 누워 머리와 상체를 올린다.
두 무릎을 가슴 쪽으로 가져와 양손으로 발목을 잡는다.

Step 01 다리는 아래로, 팔은 머리 위로 뻗는다.

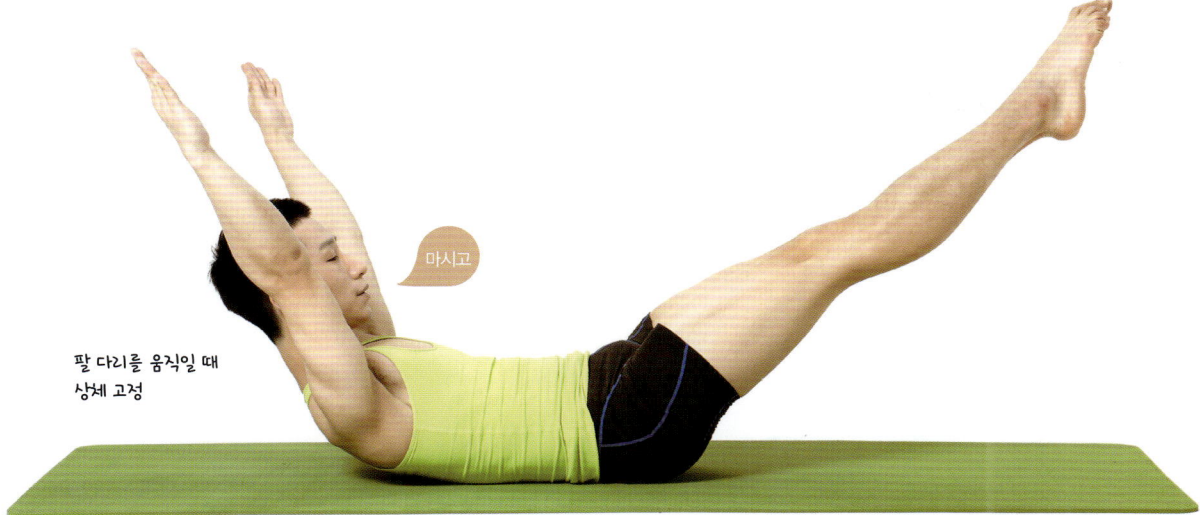

팔 다리를 움직일 때
상체 고정

마시고

Step 02 무릎을 가슴 쪽으로 당기고,
팔은 원을 그리며 시작자세로 돌아온다.   내쉬고

변형 동작
- 양손으로 머리를 받치고 팔꿈치를 앞으로 모으며, 상체를 들어 올린다. 팔꿈치를 옆으로 열면서 다리를 천장을 향해 뻗어준다.
- **Joe's 시작자세**: 양팔을 곧게 뻗어 옆에 두고 다리는 바닥에 대고 누워서 시작한다.
  숨을 마시며 양발을 바닥에서 들고 양팔을 발쪽으로 뻗으며 상체를 들어 올린다. 숨을 내쉬며 양손으로 무릎과 발목 사이를 잡아 무릎을 가슴 쪽으로 당긴다.

응용 동작

밴드 / 볼
- 밴드로 발을 감싸며 다리의 안쪽 방향/바깥 방향으로 밴드가 나오도록 하며 두 손으로 밴드를 잡고 무릎에 대고 시작한다. 두 다리는 붙이고 팔은 귀 옆까지 잡아당긴다.
- 볼을 견갑골 아래에 대고 두 무릎을 구부려 두 손을 발목에 대고 다리를 펼 때 팔을 귀 옆으로 든다.

필라테스 매트 운동 ▶ 복부

13 싱글 스트레이트 레그 스트레칭
Single Straight Leg Stretch

| 주요 효과 | 복부 강화, 골반 안정성, 중심부 조절, 햄스트링 유연성

반복횟수 8~12회

지도방법

- 어깨는 내리고 팔꿈치는 넓게 유지한다.
- 복부를 수축하여 몸통의 안정성을 유지한다.
- 복부를 수축하며 동작을 반복한다.
- 무릎은 잡지 않는다.

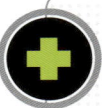
- 목과 어깨에 통증이 있는 경우 다리 동작만 한다.
- 골다공증이 있는 경우 동작을 피한다.

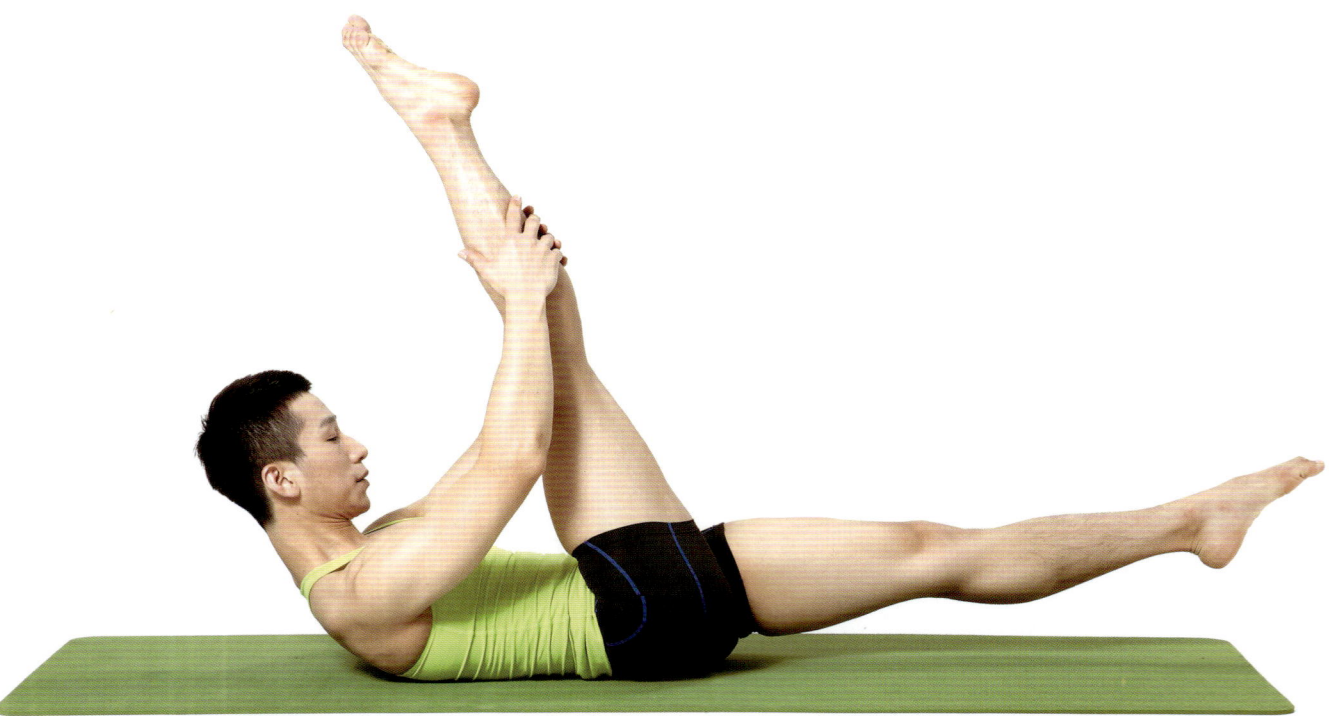

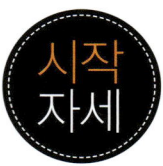
시작 자세
바르게 누워 상체를 올린다. 한쪽 다리를 천장으로 뻗고 다른쪽 다리는 아래로 뻗는다. 아래로 뻗은 다리는 골반의 안정성을 유지하며 최대한 낮춘다. 양손은 최대한 다리 위쪽을 잡는다.

Step 01 복부를 수축하며 다리를 최대한 가슴 쪽으로 당긴다.
코로 숨을 짧게 들이마시며 두 번씩 다리를 당긴다.

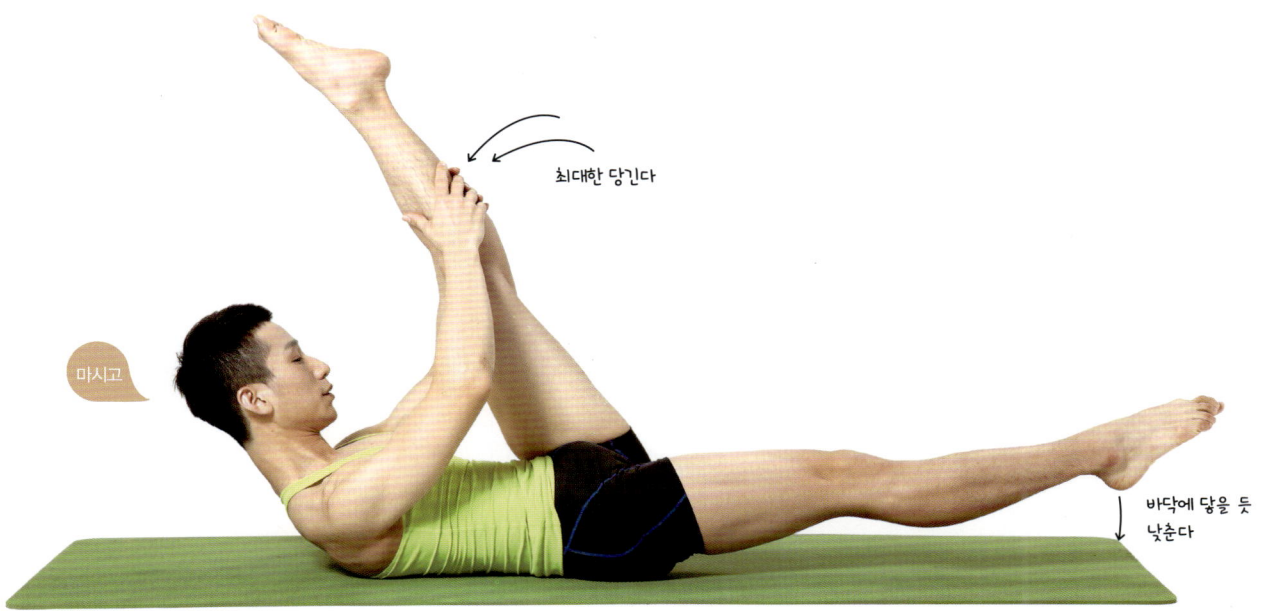

Step 02 다리를 바꾸어 숨을 짧게 내쉬며 두 번씩 다리를 당긴다.

변형 동작
- **다리만 사용**: 양손으로 머리를 받치고 다리를 교차한다.
- 팔을 몸통과 나란히 두고 다리를 교차한다.

응용 동작
볼
- 볼을 견갑골 사이에 두고 동작을 한다.

필라테스 매트 운동 ▶ 복부

14 더블 스트레이트 레그 스트레칭
Double Straight Leg Stretch

| 주요 효과 | 복부 강화, 골반 안정성, 중심부 조절

반복횟수 2~4회

지도방법

- 어깨는 내리고 팔꿈치는 넓게 유지한다.
- 복부를 수축하며 동작을 반복한다.
- 다리를 내릴 때 복부를 수축하여 골반과 허리의 안정성을 유지한다.

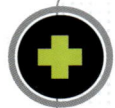

- 목과 어깨에 통증이 있는 경우 다리 동작만 한다.
- 허리에 통증이 있는 경우 허리의 안정성을 유지할 수 있는 가동범위 내에서 다리를 내린다.
- 골다공증이 있는 경우 동작을 피한다.

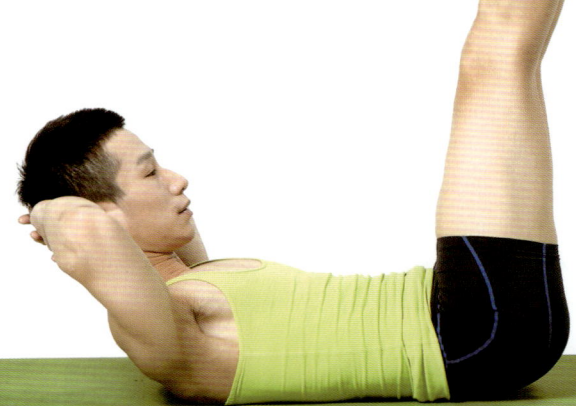

시작 자세 바르게 누운 자세에서 양손을 머리 뒤에 두고 체어 자세를 취한다. 상체를 올리고 다리는 천장을 향해 뻗는다.

Step 01 복부를 수축하여 다리를 바닥에 가깝게 최대한 낮춘다.
이때 등 허리는 안정적으로 유지한다.

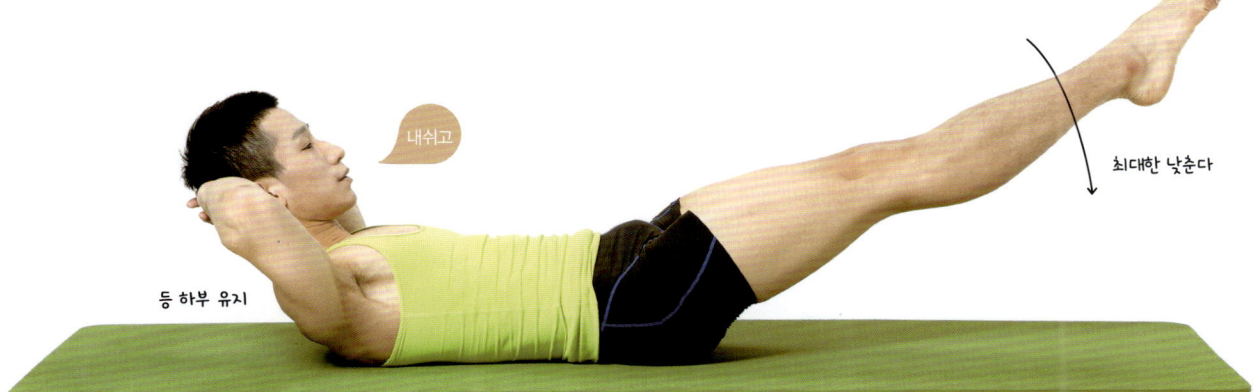

Step 02 복부를 수축하여 시작자세로 돌아온다.

응용 동작

밴드 / 링 / 볼
- 밴드로 발을 감싸며 다리의 안쪽 방향/바깥 방향으로 밴드가 나오도록 하며 양손으로 잡고 다리를 붙여 내린다.
- 링을 발목이나 허벅지 사이에 끼우고 양손은 깍지 껴서 머리 뒤에 두고 다리를 내린다.
- 볼을 견갑골 사이에 두고 상체를 들어 올린 상태에서 다리는 내리거나 원을 그리거나 교차시킨다.

필라테스 매트 운동 ▶ 복부

15 크리스 크로스
Criss Cross

| 주요 효과 | 복부 강화, 골반 안정성, 중심부 조절

반복횟수 8~12회

지도방법

- 어깨는 내리고 팔꿈치는 넓게 유지한다.
- 복부를 수축하며 동작을 반복한다.
- 겨드랑이가 반대쪽 무릎을 향하도록 한다.
- 동작을 하는 동안 복부를 수축하여 골반과 허리의 흔들림 없이 안정성을 유지한다.

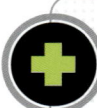
- 목과 어깨에 통증이 있는 경우 다리 동작만 한다.
- 골다공증이 있는 경우 동작을 피한다.

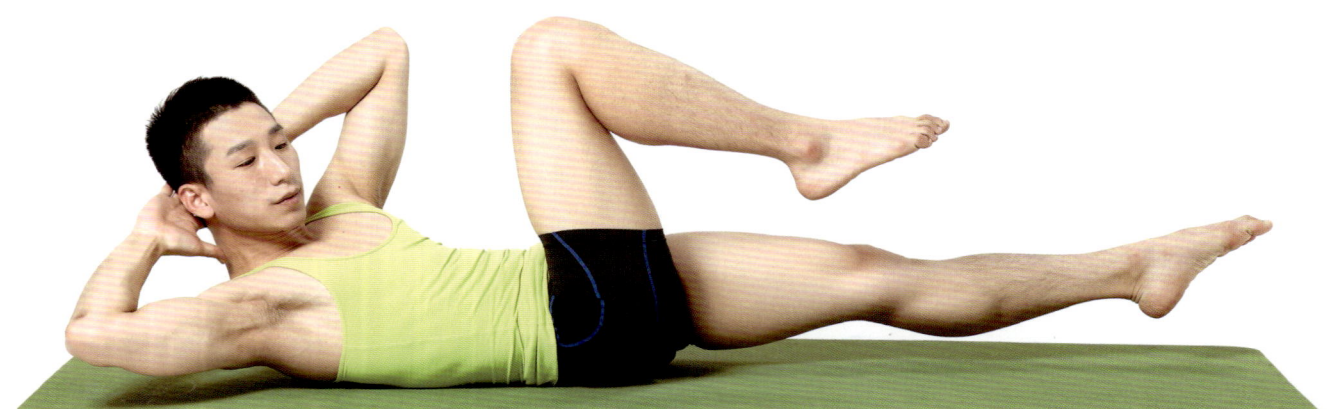

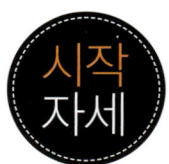
시작 자세
양손을 머리 뒤에 대고 누워 상체는 올린다.
한쪽 다리는 가슴을 향해 당기고 다른쪽 다리는 아래쪽으로 뻗는다.
복부를 수축하여 허리는 바닥에 붙인다.

Step 01 팔꿈치를 넓게 벌리고 복부를 수축한다.
몸통을 비틀어 반대편 무릎쪽으로 상체를 돌린다.

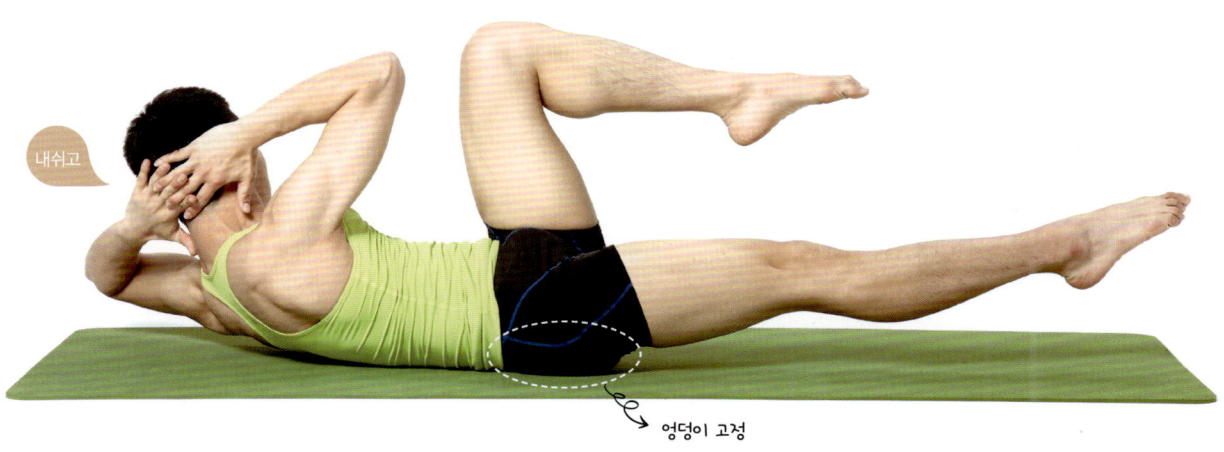

겨드랑이가 반대쪽 무릎을 향하게

내쉬고

엉덩이 고정

Step 02 방향을 바꾼다. 마시고

> **응용 동작**
>
> **볼**
> - 볼을 견갑골 사이에 두고 동작을 한다.

필라테스 매트 운동 ▶ 복부

16 티저
Teaser

| 주요 효과 | 복부·고관절 굴근 강화, 몸의 균형 발달

반복횟수 3~6회

지도방법

- 티저 자세로 몸을 세웠을 때 허리를 길어지게 하거나 살짝 굴곡시킨다.
- 다리를 같은 자세로 유지하면서 척추를 말아 내린다.
- 들어 올린 다리를 안정적으로 유지하기 위해 다리를 골반에 끼워 넣는다고 생각한다.
- 귀와 어깨가 멀어지게 한다.

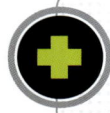

- 햄스트링이 타이트한 경우 티저 자세를 할 때 다리는 체어 자세를 유지한다.
- 허리, 고관절, 천장관절에 통증이 있는 경우 동작을 피한다.
- 골다공증이 있는 경우 동작을 피한다.

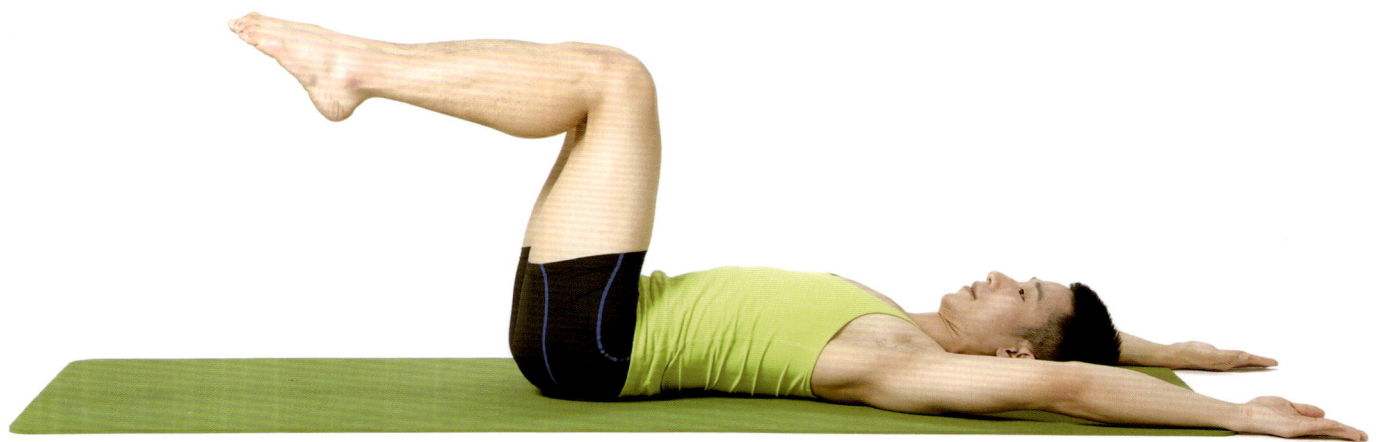

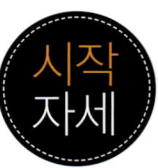

시작 자세   바르게 누운 자세에서 체어 자세를 한 뒤 양팔을 머리 위로 올린다.

Step 01 팔을 다리 쪽으로 곧게 뻗으면서 동시에 다리는 펴고 균형점 자세까지 등을 말아 올린다. 내쉬고

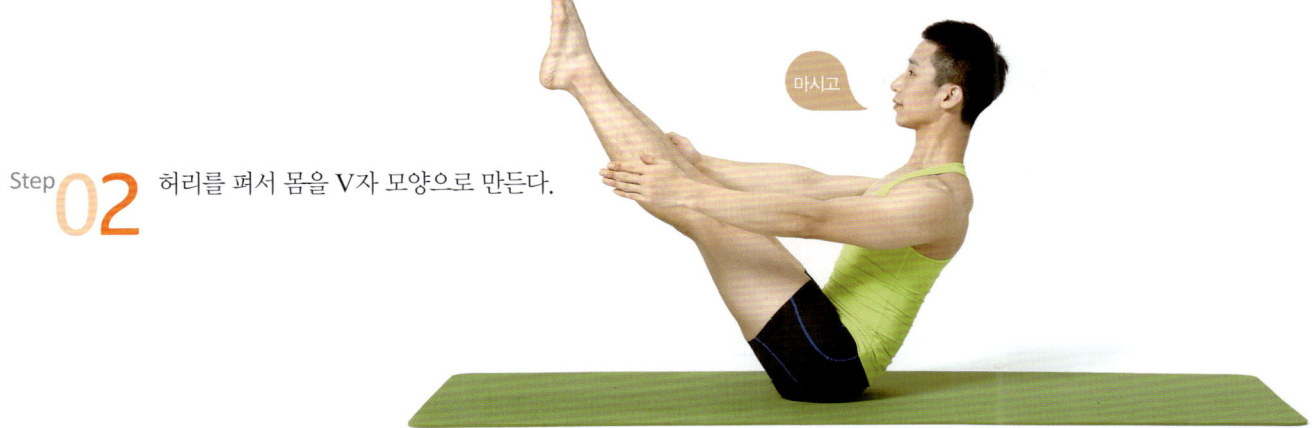

마시고

Step 02 허리를 펴서 몸을 V자 모양으로 만든다.

Step 03 척추를 말아 내리며 시작자세로 돌아온다. 내쉬고

변형 동작
- 바르게 누운 자세에서 한쪽 다리만 곧게 펴서 티저 자세를 한다.
- 체어 자세를 유지하면서 동작을 한다.
- 티저 자세에서 다리만 올렸다 내렸다 반복한다.
- 시작자세를 바르게 누운 자세에서 팔과 다리를 뻗어서 바닥에 두고 티저 자세로 올라온다.

응용 동작

밴드 / 링 / 볼
- 밴드로 발을 감싸며 다리의 안쪽 방향/바깥 방향으로 밴드가 나오도록 하고 양손은 밴드를 잡고 티저 자세를 취한다. 팔은 구부렸다 펴거나 팔을 벌려 밴드를 뒤로 잡아당기는 등 다양한 팔 동작을 할 수 있다.
- 링의 한쪽 핸들을 양손으로 잡고 반대쪽 핸들에 발을 걸어 티저 자세를 취한다. 복부를 수축하며 팔꿈치를 굽혔다 편다.
- 볼을 등에 두고 티저 자세를 하고 다리만 앞뒤로 교차한다.
- 볼을 등에 두고 티저 자세를 하고 두 다리는 구부려 외회전한 상태에서 올렸다 내렸다 반복한다.
- 볼을 잡고 티저 자세에서 다리와 팔을 좌우로 엇갈리게 회전한다.

필라테스 매트 운동 ▶ 등/허리

17 숄더 브리지
Shoulder Bridge

| 주요 효과 | 햄스트링 · 둔부 · 척추 기립근 · 중심부 강화

반복횟수 4~6회

지도방법

- 골반을 올릴 때 양쪽 골반의 위치를 일정하게 유지한다.
- 손목에 체중을 싣지 않는다.

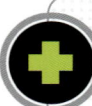

- 어깨, 팔꿈치, 팔목에 통증이 있는 경우 손으로 골반을 받치지 않는다.
- 허리 통증이나 골다공증이 있는 경우 동작을 피한다.

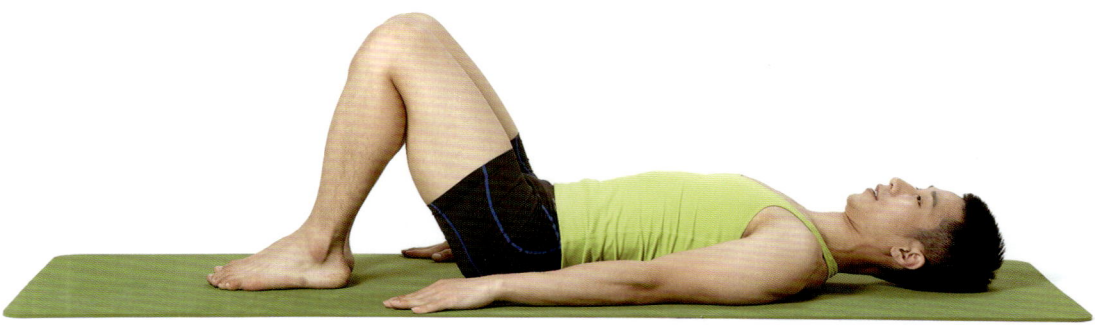

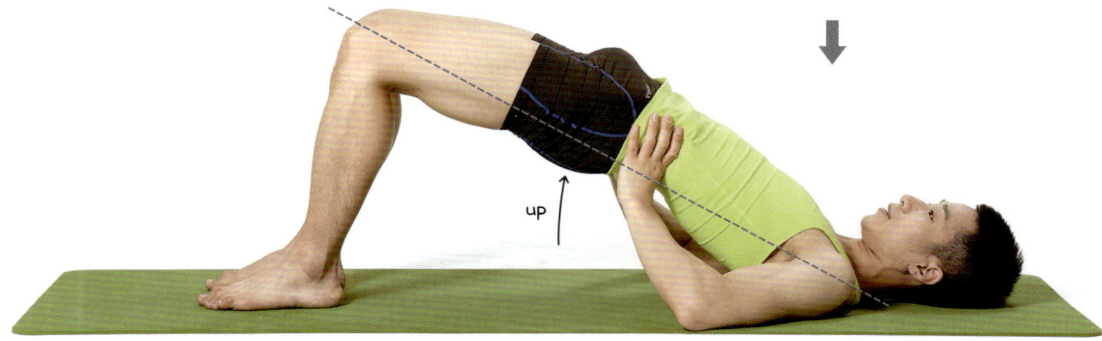

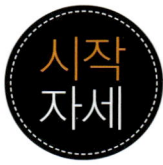

시작 자세 바르게 누운 자세에서 무릎을 구부려 발뒤꿈치는 좌골과 같은 선상에 둔다. 어깨에서 무릎까지 같은 라인이 되도록 둔부를 말아서 올린다. 양손으로 골반을 살짝 받쳐준다.

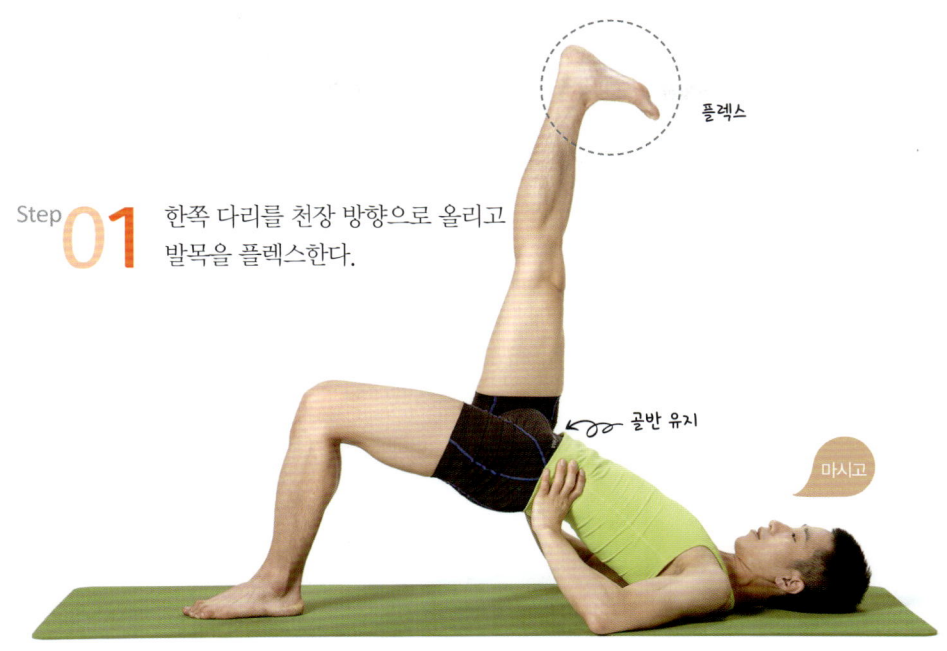

Step 01   한쪽 다리를 천장 방향으로 올리고 발목을 플렉스한다.

플렉스

골반 유지

마시고

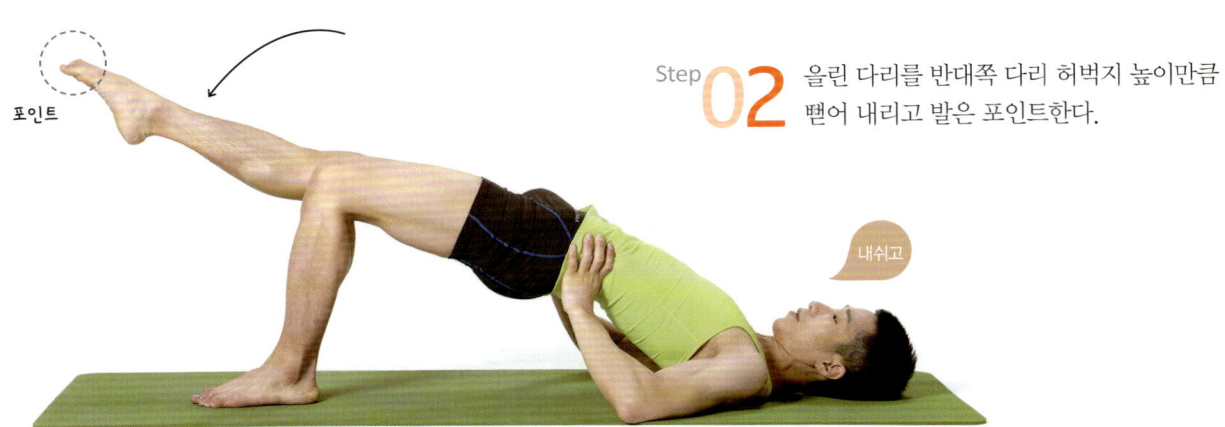

포인트

Step 02   올린 다리를 반대쪽 다리 허벅지 높이만큼 뻗어 내리고 발은 포인트한다.

내쉬고

Step 03   내린 다리를 다시 천장 방향으로 올리고 발목을 플렉스한다.

마시고

> **응용 동작**
>
> **롤러 / 링 / 볼**
> - 바르게 누워서 발 밑에 롤러를 가로로 놓고 동작을 한다.
> - 양손을 천장 방향으로 나란히 하여 링을 잡고 동작을 한다.
> - 무릎 사이에 볼을 끼워 브리지 자세를 만들고 한쪽 다리의 무릎을 폈다 구부린다.

필라테스 매트 운동 ▶ 등/허리

18 롤 오버
Roll Over

| 주요 효과 | 중심부 강화와 조절, 척추 분절

반복횟수 6~10회

지도방법

- 복부를 수축하여 동작한다.
- 양쪽 견갑골이 바닥에 닿아 있는 위치까지만 넘어간다.
- 목에 체중이 실리지 않도록 한다.
- 동작의 정점에서 몸통을 끌어 올린다.
- 다리를 머리 뒤로 넘길 때 다리를 바닥과 평행하게 유지한다.

➕
- 햄스트링이 타이트한 경우 다리를 천장 방향으로 올릴 때 무릎을 느슨하게 해준다.
- 목, 어깨, 허리 통증이 있는 경우 동작을 피한다.
- 골다공증이 있는 경우 동작을 피한다.

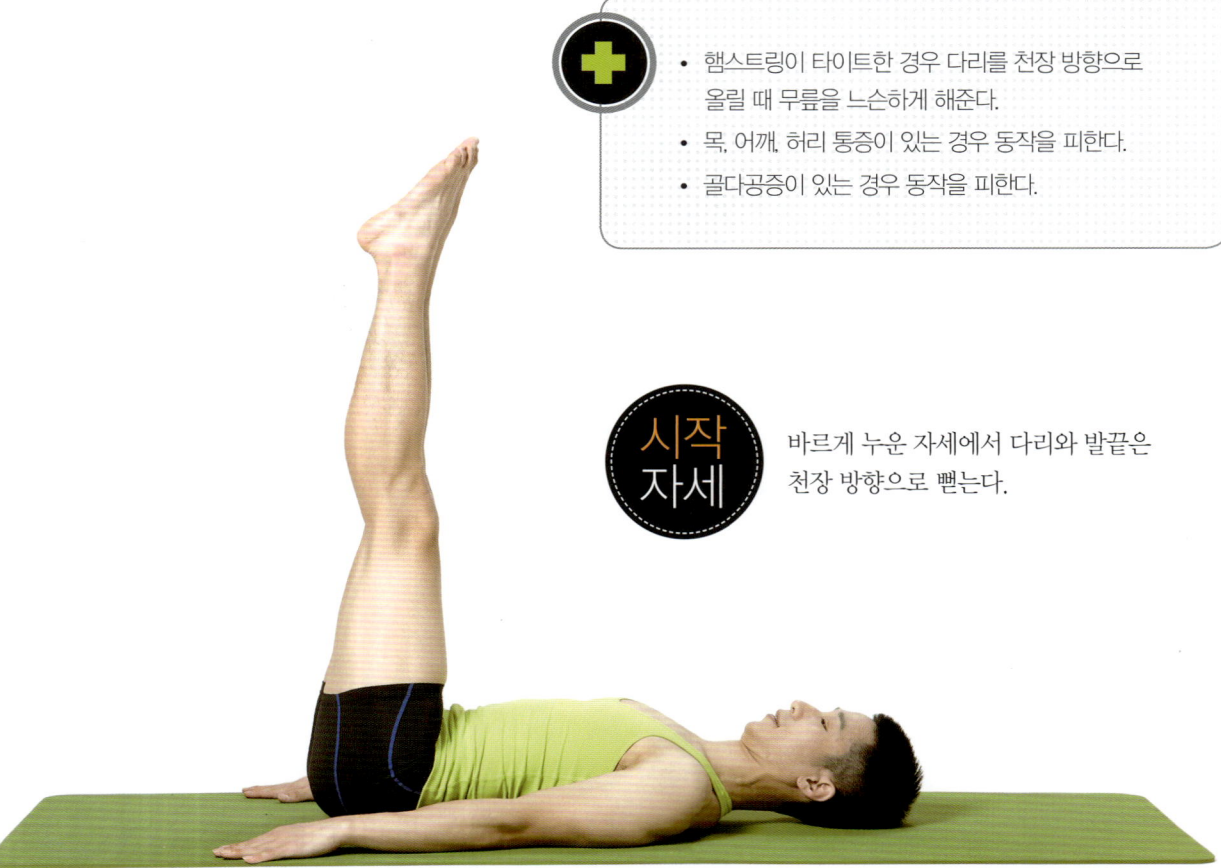

시작 자세 바르게 누운 자세에서 다리와 발끝은 천장 방향으로 뻗는다.

Step **01** 복부를 수축하여 다리로 포물선을 그리며 머리 뒤로 넘긴다.

Step **02** 다리를 바닥과 수평이 되도록 하고 어깨너비로 열어준다. 이때 팔은 바닥을 밀어 균형을 유지한다.

Step **03** 다리 넓이를 그대로 유지하며 복부를 수축하여 부드럽게 척추를 말아 내려오며 허리가 매트에서 떨어지지 않는 위치까지 다리를 내렸다가 모아준다.

Step **04** 시작자세로 돌아온다.

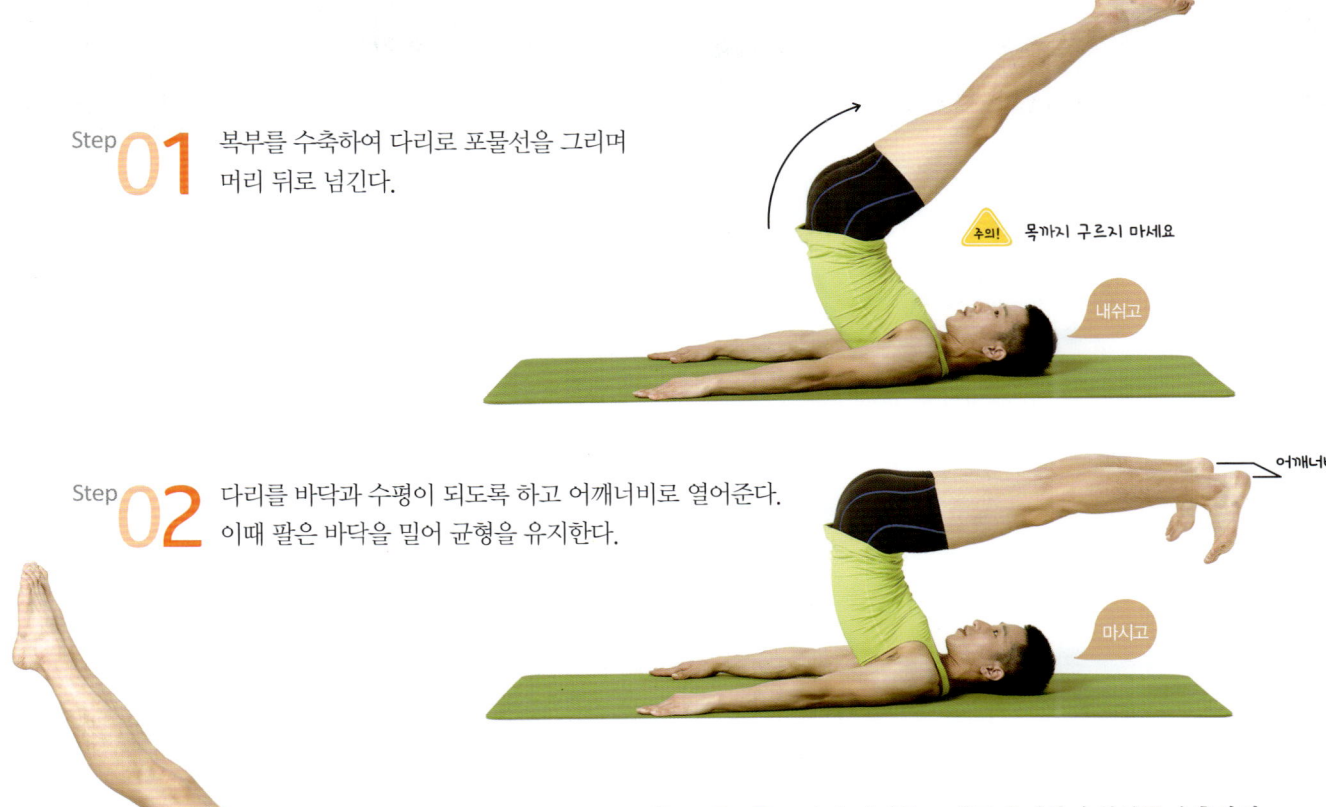

변형 동작
- **어깨로 지지하기:** 양손으로 등을 지지한다.
- **다리내리기:** 다리를 머리 뒤로 넘겼을 때 다리를 바닥으로 더 내렸다 되돌아온다.
- **스트레칭:** 효과를 높이기 위해 동작의 정점에서 천장 방향으로 끌어 올린다.

응용 동작

링 / 볼
- 링이나 볼을 발목 사이에 두고 동작한다.

필라테스 매트 운동 ▶ 등/허리

19 잭나이프
Jackknife

| 주요 효과 | 중심부 강화와 조절, 척추 분절

반복횟수 6회

지도방법

- 복부를 수축하여 동작한다.
- 양쪽 견갑골이 바닥에 닿아 있는 위치까지만 넘어간다.
- 목에 체중이 실리지 않도록 한다.
- 어깨와 양팔은 매트에서 떨어지지 않도록 고정한다.
- 동작의 정점에서 몸통을 끌어 올린다.

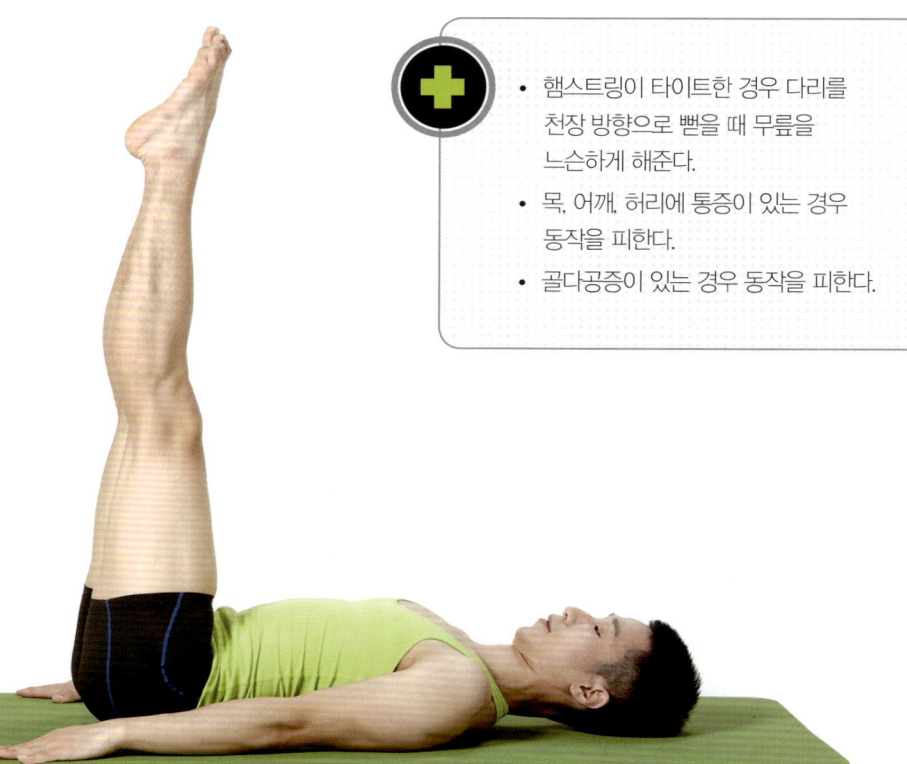

➕
- 햄스트링이 타이트한 경우 다리를 천장 방향으로 뻗을 때 무릎을 느슨하게 해준다.
- 목, 어깨, 허리에 통증이 있는 경우 동작을 피한다.
- 골다공증이 있는 경우 동작을 피한다.

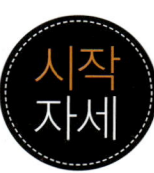

시작 자세 바르게 누운 자세에서 다리와 발끝을 천장 방향으로 뻗는다.
(양팔은 가지런히 바닥에 놓는다.)

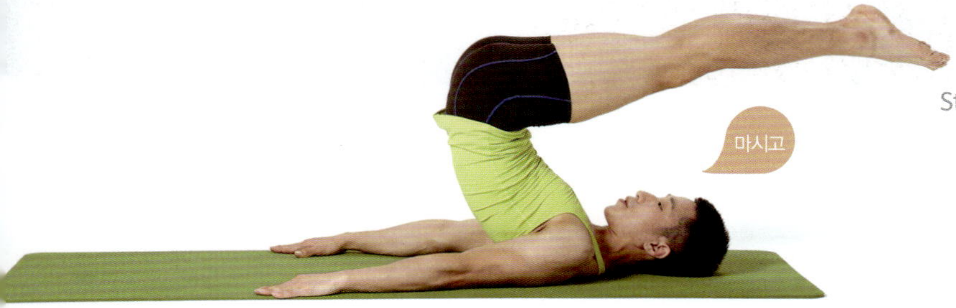

Step **01** 척추를 분절하여 다리를 머리 방향으로 넘겨 바닥과 수평이 되도록 한다.
견갑골 사이로 균형을 잡을 수 있도록 팔로 바닥을 지지한다.

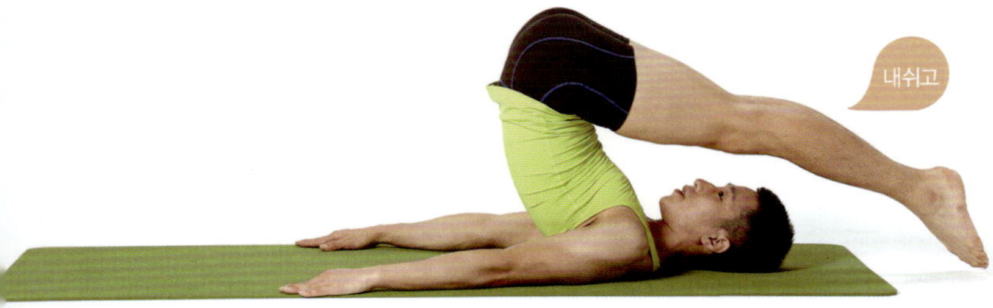

Step **02** 골반의 높이를 유지하면서 다리를 매트 방향으로 내린다.

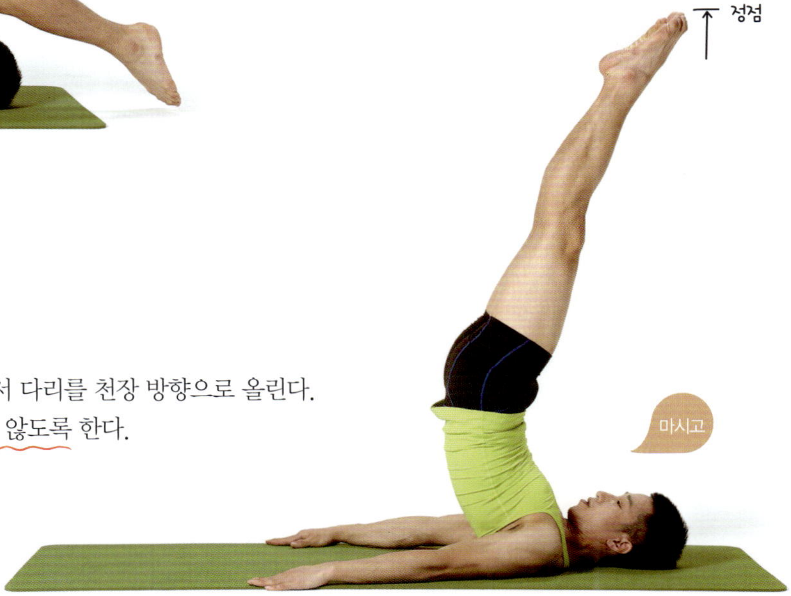

Step **03** 골반의 높이를 유지하면서 다리를 천장 방향으로 올린다. 이때 목에 체중이 실리지 않도록 한다.

Step **04** 등부터 척추를 말아서 내린다.
이때 다리는 천장 방향으로 올리고, 어깨와 팔로 매트를 지지하여 균형을 잡는다.

응용 동작

링 / 볼
- 링을 발목 사이에 두고 동작한다.
- 볼을 발목 사이에 두고 동작한다.

필라테스 매트 운동 ▶ 등/허리

20 콕스크루
Corkscrew

| 주요 효과 | 척추 회전 증가, 중심부 강화와 조절, 등 유연성 증가

반복횟수 4회

지도방법
- 양다리를 붙인 채 움직인다.
- 어깨와 양팔은 매트에서 떨어지지 않도록 고정한다.
- 부드럽게 움직인다.

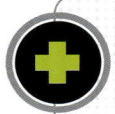
- 목, 어깨, 허리 통증이 있는 경우 동작을 피한다.
- 골다공증이 있는 경우 동작을 피한다.

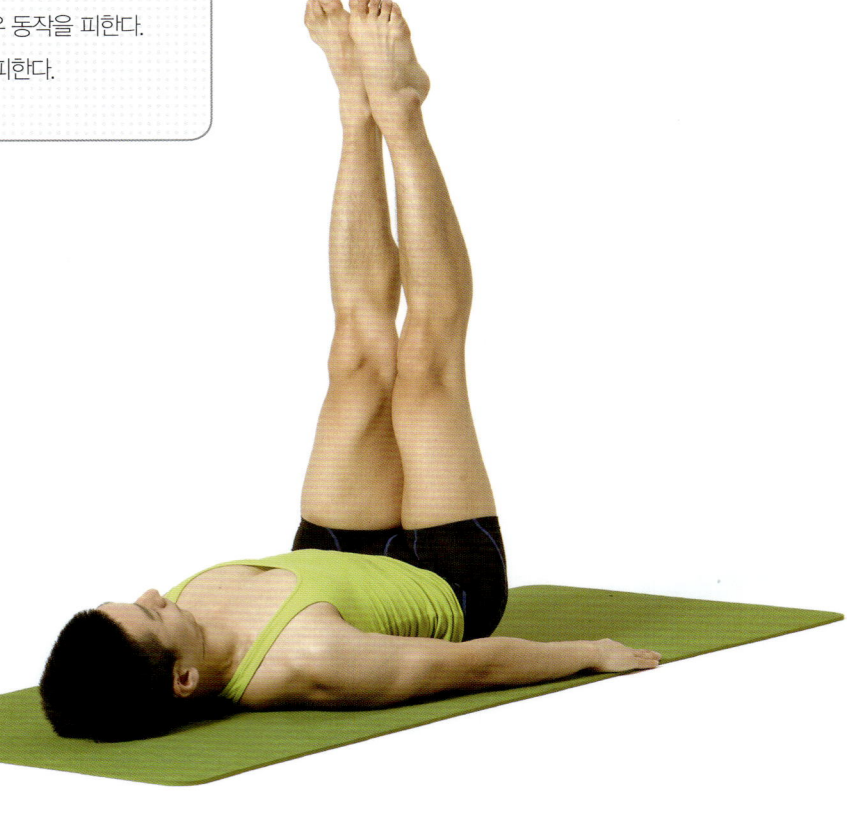

시작 자세 바르게 누운 자세에서 다리를 천장 방향으로 뻗는다.

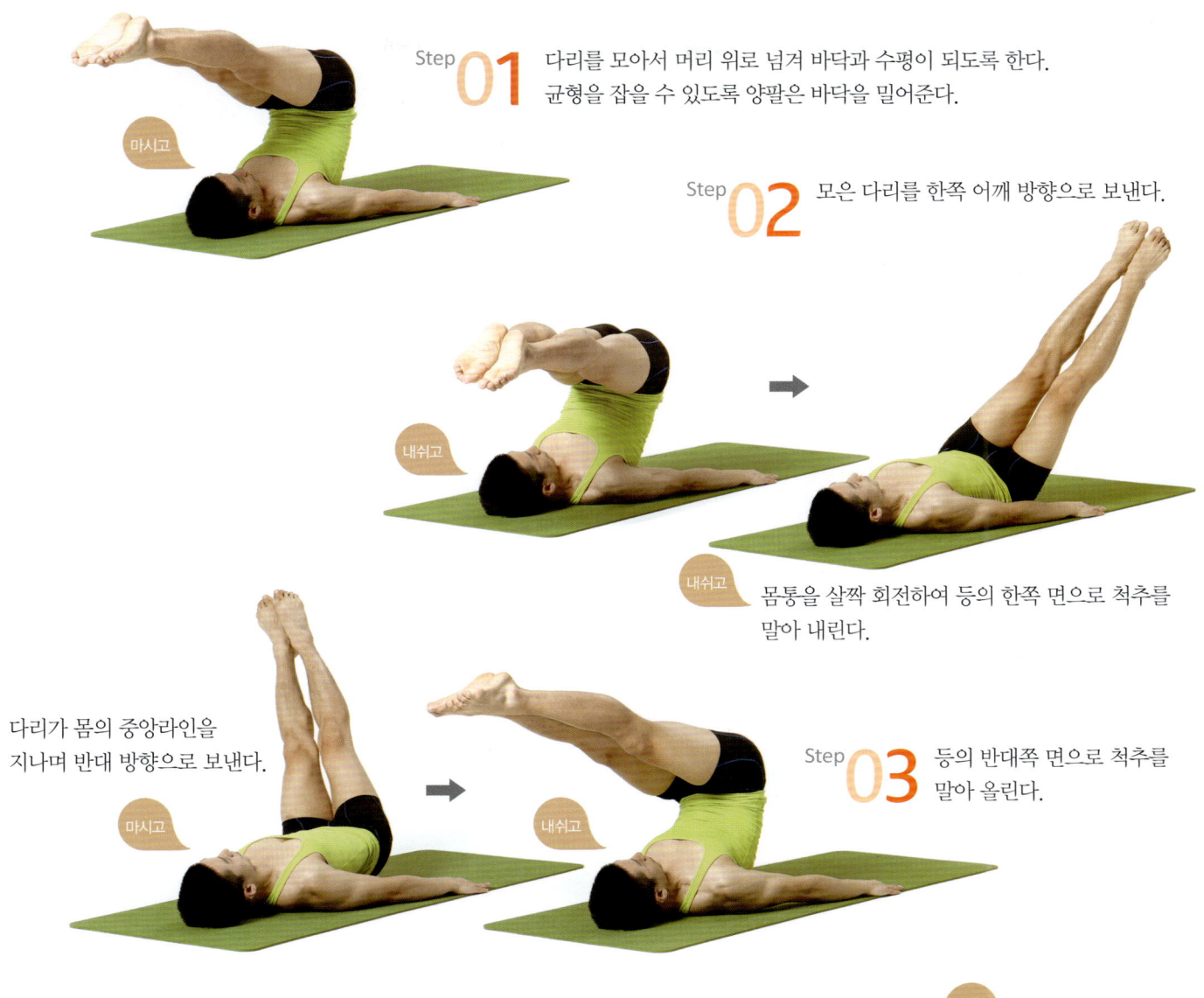

Step 01 다리를 모아서 머리 위로 넘겨 바닥과 수평이 되도록 한다.
균형을 잡을 수 있도록 양팔은 바닥을 밀어준다.

Step 02 모은 다리를 한쪽 어깨 방향으로 보낸다.

몸통을 살짝 회전하여 등의 한쪽 면으로 척추를 말아 내린다.

다리가 몸의 중앙라인을 지나며 반대 방향으로 보낸다.

Step 03 등의 반대쪽 면으로 척추를 말아 올린다.

Step 04 다리를 몸의 중앙라인으로 돌아와 척추를 말아 내리며 시작자세로 돌아온다.

변형 동작
- 시작자세로 내려오지 않고 바로 반대 방향으로 반복한다.

응용 동작

링 / 볼
- 링이나 볼을 발목 사이에 두고 동작한다.

필라테스 매트 운동 ▶ 등/허리

21 스완
Swan

| 주요 효과 | 등 신전근 · 둔근 · 햄스트링 강화, 견갑골 안정화

반복횟수 6회

지도방법

- 머리에서 발끝까지 몸통을 일직선으로 유지한다.
- 어깨는 내리고 팔꿈치는 넓게 유지한다.
- 복부를 수축하며 동작을 반복한다.
- 척추를 최대한 길게 늘인다.

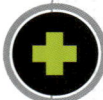

- 어깨, 팔꿈치, 손목 통증이 있는 경우 변형동작의 낮은 스완 자세를 하거나 동작을 피한다.
- 허리에 통증이 있는 경우 변형동작의 낮은 스완 자세를 하거나 가동범위를 제한한다.

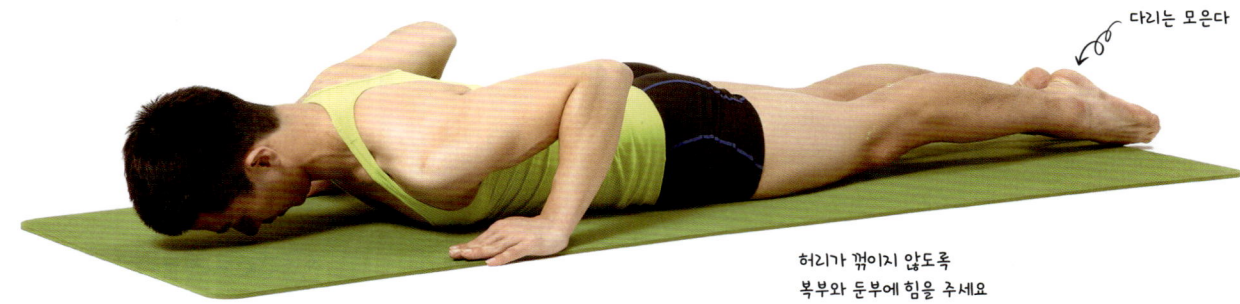

다리는 모은다

허리가 꺾이지 않도록 복부와 둔부에 힘을 주세요

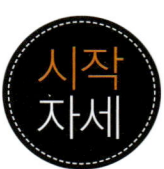

시작 자세 엎드린 자세에서 손끝을 어깨 라인에 두고 팔꿈치를 구부려 몸통에 붙인다.

Step **01** 복부에 힘을 주고 어깨를 내린 후
양손으로 바닥을 누르며 상체를 일으킨다.

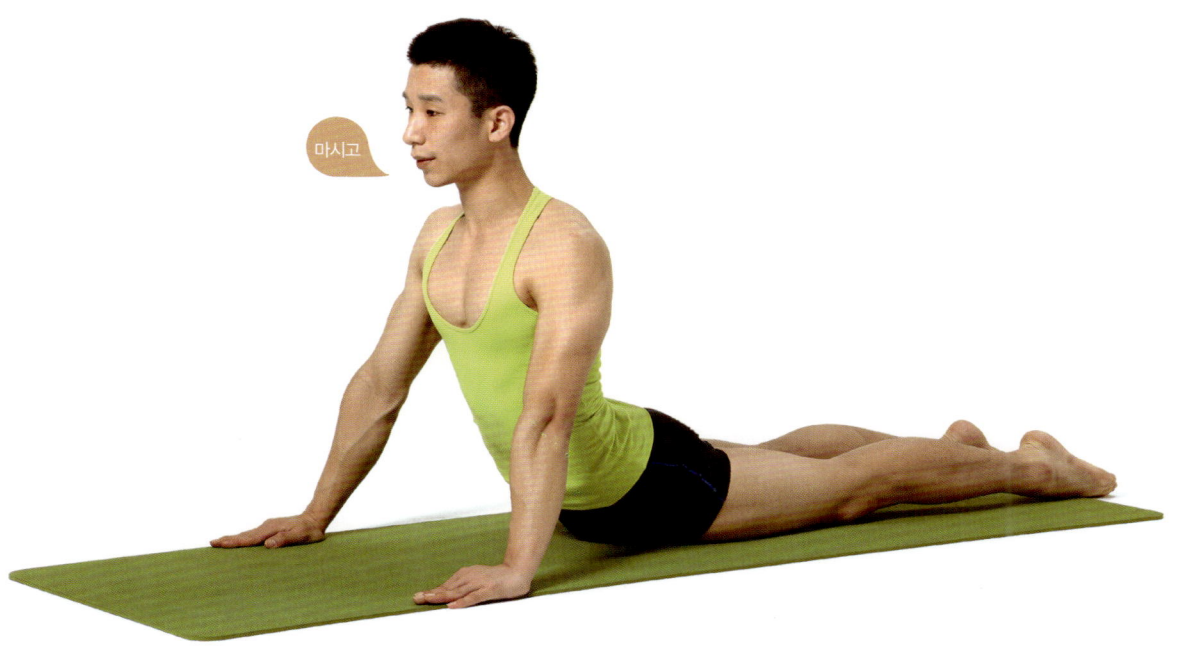

마시고

Step **02** 몸통을 제어하면서 시작자세로 돌아온다.   내쉬고

변형 동작
- 손을 양쪽 뺨과 같은 라인에 두고 낮은 스완 자세를 한다.
- 팔꿈치를 완전히 펴지 말고 매트를 밀어내며 낮은 스완 자세를 한다.
- 가장 높은 지점으로 올라와 스완 다이브 자세를 준비한다.

응용 동작

밴드 / 롤러 / 링 / 볼
- 밴드를 등상부에 감싼 후 양손으로 잡아 엎드린다. 양손으로 바닥을 누르며 낮은 스완 자세로 일어난다.
- 엎드려 누운 자세에서 팔꿈치와 손목 사이에 롤러를 둔다. 복부를 사용하여 롤러를 가슴 쪽으로 잡아 당기며 스완 자세로 일어난다.
- 양손을 모아 링 위에 올려놓는다. 링을 누르며 스완 자세로 일어난다.
- 가슴 밑에 볼을 두고 동작을 한다.

필라테스 매트 운동 ▶ 등/허리

22 스완 다이브
Swan Dive

| 주요 효과 | 등 신전근 · 둔근 · 햄스트링 강화

반복횟수 6~8회

지도방법

- 머리에서 발끝까지 몸통을 일직선으로 유지한다.
- 어깨는 내리고 팔꿈치는 넓게 유지한다.
- 복부를 수축하며 동작을 반복한다.
- 척추를 최대한 길게 늘인다.

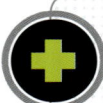
- 상체를 내릴 때 얼굴을 바닥에 부딪치지 않도록 한다.
- 허리에 통증이 있는 경우 동작을 피한다.

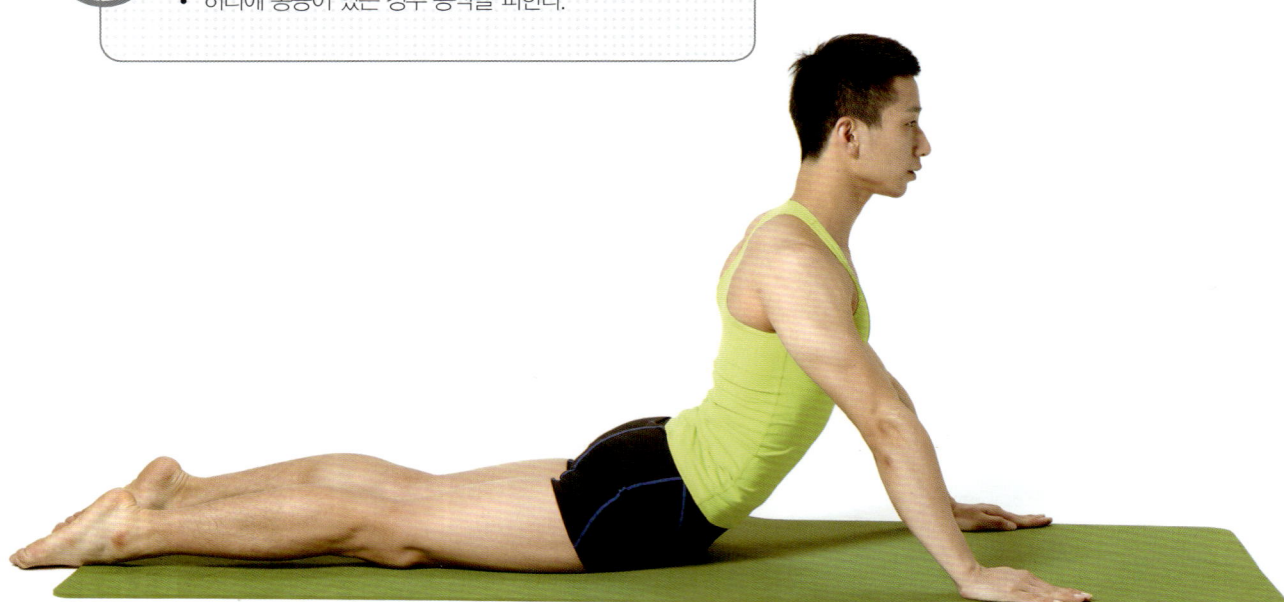

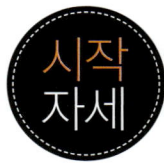 **시작 자세** 양손을 가슴 옆에 두고 바닥을 누르며 상체를 일으킨다. 이때 복부를 수축하여 허리가 꺾이지 않도록 한다.

Step 01 시작자세를 유지한 상태에서 다이빙하듯 팔을 머리 위로 뻗어주며, 다리는 최대한 높게 든다.

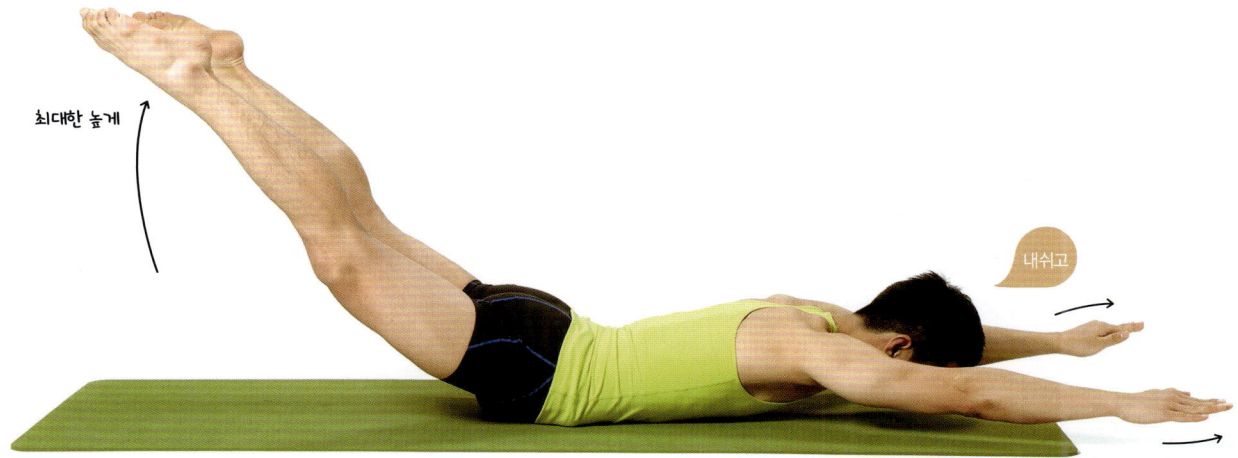

최대한 높게

내쉬고

Step 02 상체를 일으키며 시작자세로 돌아온다.

마시고

변형 동작
- 스완 다이브 동작시 팔을 머리 위로 뻗지 않고 손을 바닥에서 떨어뜨렸다가 붙이기만 먼저 해본다.
- **스완 락킹**: 스완 다이브 동작을 멈추지 않고 팔을 머리 위로 뻗은 상태에서 계속 반복한다.

응용 동작

밴드 / 롤러
- 밴드로 발바닥을 안쪽에서 바깥쪽으로 감아 양손으로 잡아 엎드린다. 스완 자세에서 준비하여 동작을 한다.
- 엎드려 누운 자세에서 팔꿈치와 손목 사이에 롤러를 둔다. 복부를 사용하여 롤러를 가슴 쪽으로 당기며 동작한다.

필라테스 매트 운동 ▶ 등/허리

23 싱글 레그 킥
Single Leg Kick

| 주요 효과 | 전거근 · 다리 · 둔부 · 등 신전근 강화, 견갑골 안정화

반복횟수 6~10회

지도방법

- 어깨를 내리고 목은 길게 유지한다.
- 머리에서 발끝까지 몸통을 일직선으로 유지한다.
- 복부를 수축하며 동작을 반복한다.
- 종아리와 허벅지가 같은 라인을 유지한다.

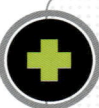
- 허리에 통증이 있는 경우 복부를 수축하여 치골을 매트에 누른다. 그래도 통증이 느껴지면 상체를 낮추거나 동작을 피한다.
- 무릎에 통증이 있는 경우 운동 전 대퇴사두근을 충분히 스트레칭해주고 무릎의 가동범위를 제한한다.

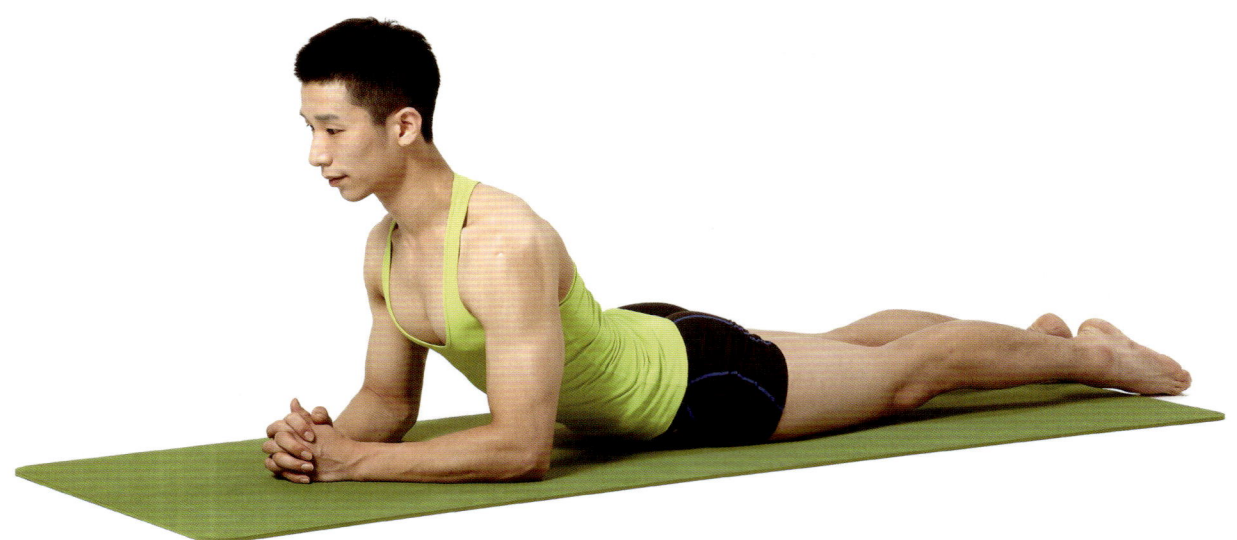

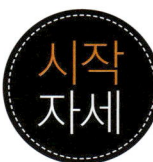 엎드린 자세에서 팔꿈치를 구부려 상체를 받친다.

Step 01 한쪽 다리의 무릎을 구부려 발목을 플렉스하여 엉덩이 방향으로 두 번 찬다.

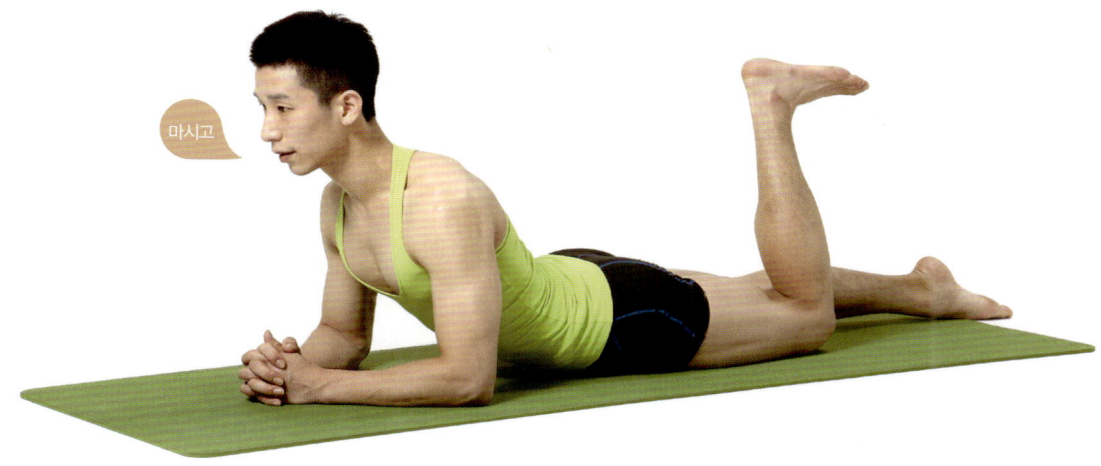

Step 02 다리를 뻗으면서 매트에 내려놓는다.
＊반대쪽 다리도 반복한다.

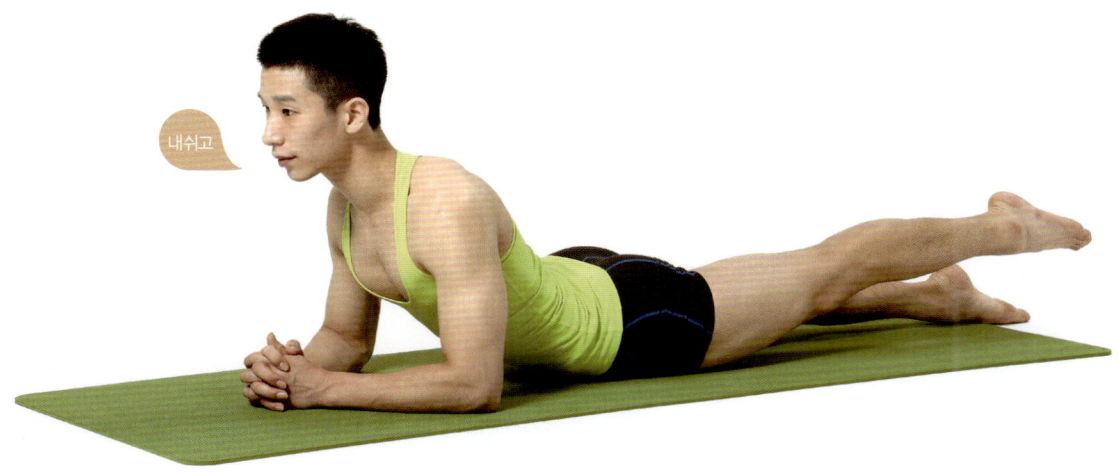

변형 동작
- 양손을 이마에 대고 엎드린 자세에서 다리 동작을 한다.
- 다리의 발목을 포인트/플렉스를 반복하며 두 번 찬다.

필라테스 매트 운동 ▶등/허리

24 더블 레그 킥
Double Leg Kick

| 주요 효과 | 등 신전근 · 다리 · 둔부 강화, 대퇴사두근 · 가슴 · 어깨 스트레칭

반복횟수 6~8회

지도방법

- 골반 앞부분이 매트에서 떨어지지 않도록 한다.
- 머리에서 발끝까지 몸통을 일직선으로 유지한다.
- 복부를 수축하며 동작을 반복한다.
- 양손은 발 쪽으로 길게 뻗고 가슴을 열어준다.
- 종아리와 허벅지가 같은 라인을 유지한다.

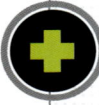

- 허리에 통증이 있는 경우 복부를 사용하도록 유도하거나 척추 신전의 가동범위를 제한한다.
- 무릎에 통증이 있는 경우 운동 전 대퇴사두근을 충분히 스트레칭해주고 무릎의 가동범위를 제한한다.

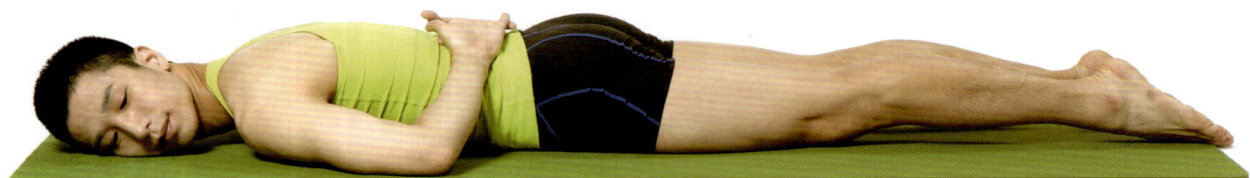

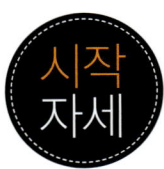

엎드린 자세에서 양손을 허리 뒤에서 깍지를 낀다.
한쪽 뺨을 매트에 댄다.

Step **01** 무릎을 구부리고 발을 플렉스하여 발뒤꿈치가 엉덩이 쪽을 향해 차듯이 세 번 구부린다.
이때 골반은 매트에 붙이며 복부를 수축하여 허리에 압력이 실리지 않도록 한다.

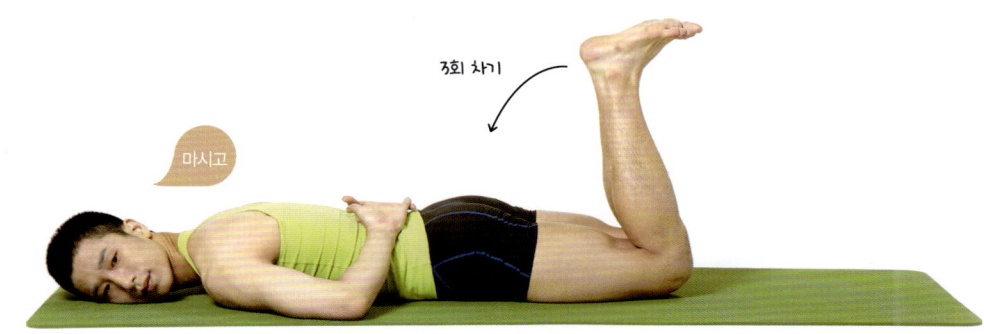

Step **02** 가슴을 열고 팔을 다리 쪽으로 뻗으며 복부를 이용하여 등을 신전하고,
둔부를 이용해 다리를 매트에서 들어 올려 길게 뻗는다.

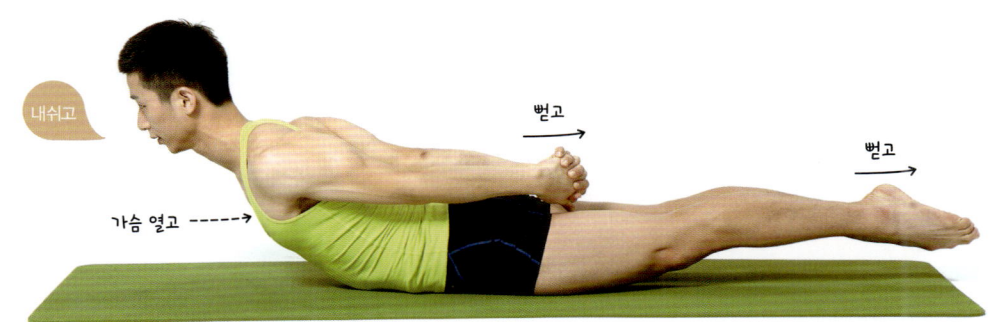

Step **03** 상체를 내리며 반대쪽 뺨을 매트에 댄다.
반대쪽도 반복한다.

응용 동작 발에 밴드를 걸어 양손으로 밴드를 잡고 동작한다.

필라테스 매트 운동 ▶ 등/허리

25 스위밍
Swimming

| 주요 효과 | 등 · 고관절 신근 · 척추 강화, 골반 안정화

반복횟수 10회

지도방법

- 팔 다리를 움직일 때 몸통이 흔들리지 않도록 한다.
- 복부를 수축하여 골반이 좌우로 흔들리지 않도록 한다.
- 다리를 길게 뻗어 위아래로 움직인다.

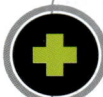
- 허리에 통증이 있는 경우 척추 신전의 가동범위를 제한하거나 동작을 피한다.
- 어깨에 통증이 있는 경우 다리만 움직인다.
- 골다공증이 있는 경우 동작을 피한다.

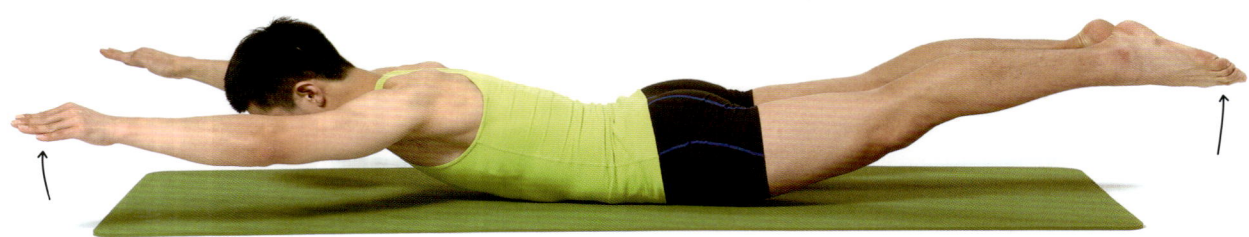

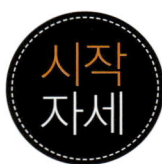 매트 위에 엎드려 양팔과 다리를 들어 올린다.

Step 01 한쪽 다리와 반대쪽 팔을 들어 올린다.
균형을 잡으며 반대쪽 팔 다리를 들어 올린다.
호흡은 수영을 하는 것처럼 리듬을 맞춘다.
(숨을 마시고 내쉬면서 두 번 또는 네 번씩 손발을 움직일 수 있다.)

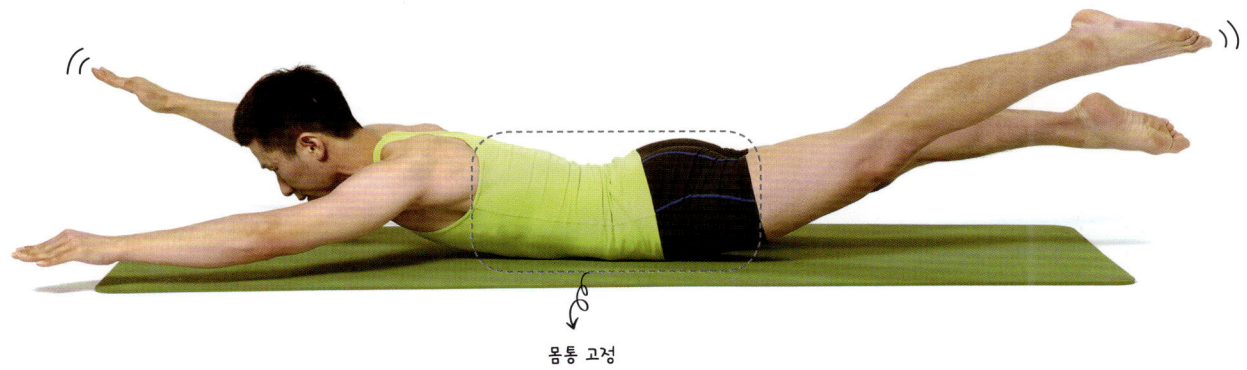

몸통 고정

변형 동작
- 팔 또는 다리만 움직인다.
- 엎드린 자세에서 호흡 연습을 해본다.
- 균형을 잃지 않는 한 최대한 빠르게 움직인다.

응용 동작

밴드 / 볼
- 밴드로 양쪽 발등을 바깥쪽에서 안쪽으로 감아 양손으로 밴드를 잡고 수영하듯 팔 다리를 움직이며 균형을 잡는다.
- 볼을 골반 아래에 놓고 엎드린 자세에서 팔과 다리를 일직선으로 뻗고, 한쪽 다리의 발가락을 세워 바닥을 누른 뒤 균형을 잡으며 반대쪽 다리로 바꾸어본다. 동작이 익숙해지면 팔과 다리를 함께 움직인다.

필라테스 매트 운동 ▶ 등/허리

26 락킹
Rocking

| 주요 효과 | 등 · 고관절 신근 · 척추 강화, 전방 몸통 스트레칭

반복횟수 8회

지도방법
- 부드럽고 균형 있게 앞뒤로 움직인다.
- 머리로 동작을 유도하지 않는다.
- 어깨를 내리고 가슴을 열어준다.

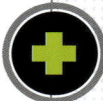
- 허리와 어깨에 통증이 있는 경우 동작을 피한다.
- 골다공증이 있는 경우 동작을 피한다.

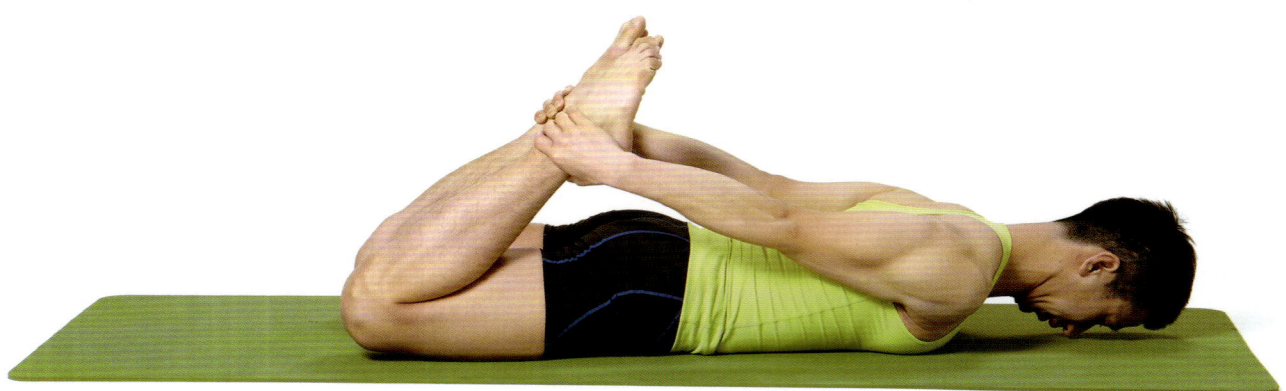

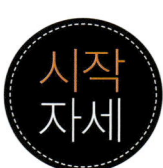 엎드려서 양손으로 발목을 잡는다.

Step **01** 상체와 다리를 천장 방향으로 올려 신전시킨다.

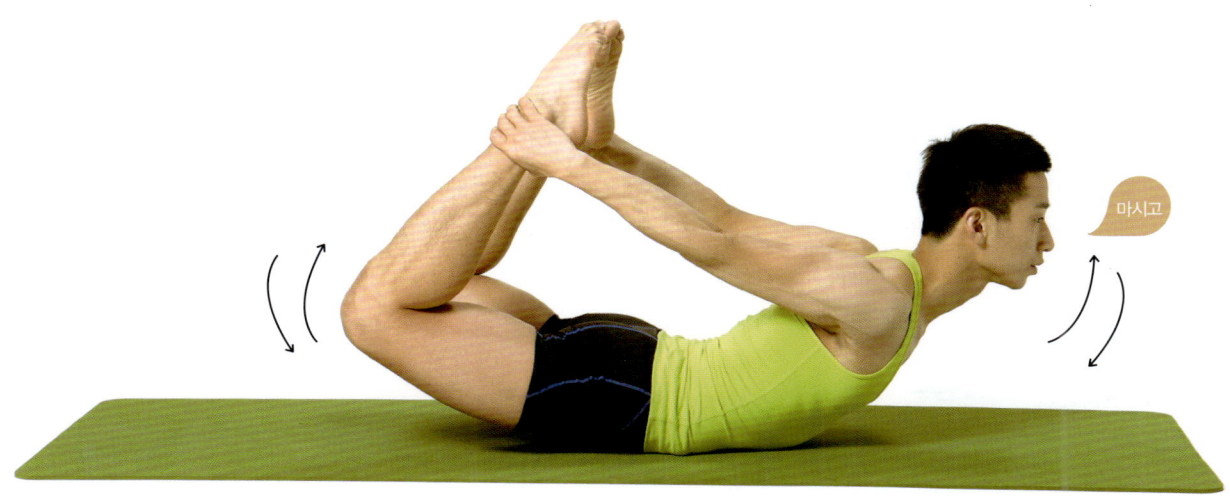

Step **02** 시작자세를 유지한 상태에서 복부와 허벅지를 사용해 앞뒤로 흔든다.

> **변형 동작**
> - 시작자세에서 상체와 다리를 천장 방향으로 신전시키고 락킹하지 않는다.

> **응용 동작**
> **밴드 / 링**
> - 양발에 밴드를 감싸고 양손으로 밴드를 잡고 동작한다.
> - 링 안에 발목을 넣고 양손으로 링을 잡고 동작한다.

필라테스 매트 운동 ▶ 등/허리

27 스파인 스트레칭
Spine Stretch

| 주요 효과 | 등 상부 · 중부 스트레칭, 척추 신전

반복횟수 4~8회

지도방법

- 좌골의 가장 정점에 앉는다.
- 복부를 수축하여 골반과 다리를 분리시킨다.
- 어깨를 내리고 가슴을 열어준다.
- 귀와 어깨가 멀어진다.

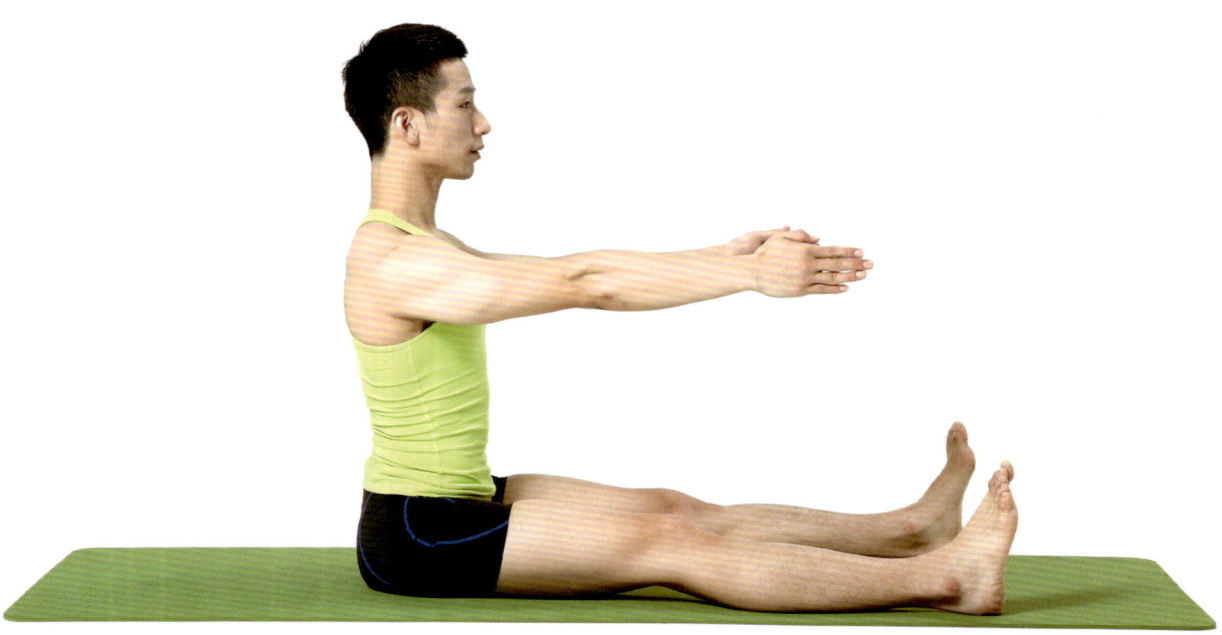

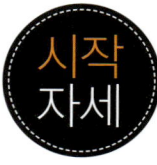

앉은 자세에서 다리를 어깨너비로 열고 발목을 플렉스한다.
팔은 윈도우 프레임 암을 한다. 다리에서 골반을 떼어내는 기분으로 척추를 길게 유지한다.

Step **01** 복부를 수축하여 시선이 바닥을 향할 때까지 팔을 앞으로 뻗으며 등 상부를 말아 준다.
이때 어깨가 귀 위쪽으로 올라가지 않도록 주의한다.
복부를 수축하여 허리가 앞으로 기울지 않도록 주의하며 엉덩이가 바닥에서 떨어지지 않도록 한다.

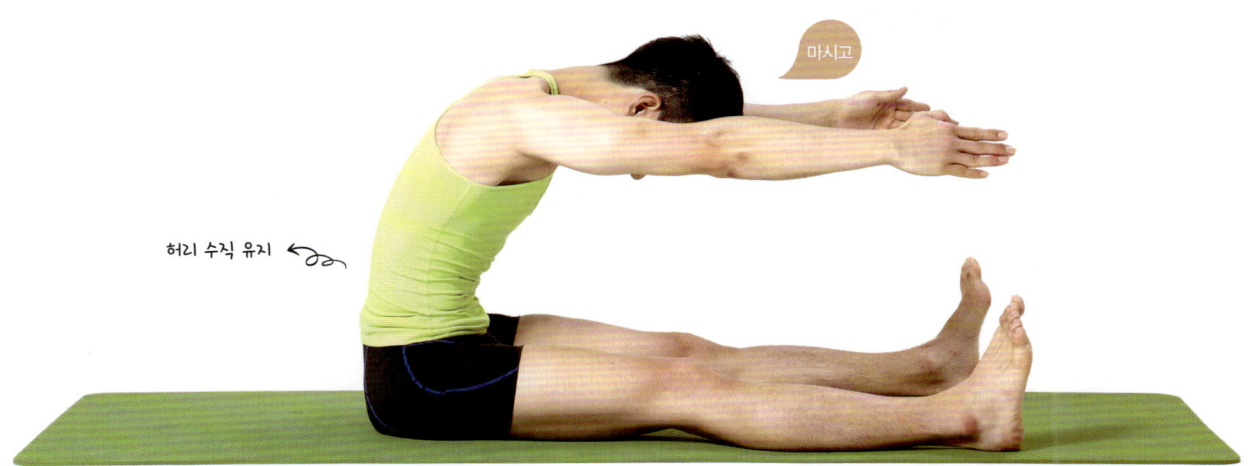

마시고

허리 수직 유지

Step **02** 어깨는 내리고 꼬리뼈부터 척추 탑쌓기 동작을 하며 시작자세로 돌아온다.

내쉬고

- 허리와 고관절에 통증이 있는 경우 무릎을 구부리거나 매트를 말아서 앉는다.
- 어깨 높이 만큼 들기 힘든 경우 손등을 매트 위에 내려놓고 상체만 움직인다.

응용 동작

밴드 / 링 / 볼
- 밴드를 견갑골 아래에 두고 양손으로 잡아 동작한다.
- 밴드로 발의 바깥방향을 싸서 양손으로 잡고 동작한다.
- 윈도우 프레임 암을 하여 링을 잡고 동작한다.
- 팔을 뻗어 양손으로 링을 누르며 동작한다.
- 볼을 다리 사이에 두고 손바닥을 공 위에 두고 동작한다.

필라테스 매트 운동 ▶ 등/허리

28 스파인 트위스트
Spine Twist

| 주요 효과 | 등 상부·중부 스트레칭, 척추 회전 증가, 골반 안정화

반복횟수 4~8회

지도방법
- 몸통을 회전할 때 하체의 움직임이 없도록 한다.
- 중심으로부터 부드럽게 움직인다.

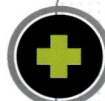
- 허리에 통증이 있는 경우 무릎을 구부리거나 가동범위를 줄인다.
- 햄스트링이 타이트한 경우 무릎을 살짝 구부리거나 엉덩이 밑에 패드나 매트를 말아 앉는다.

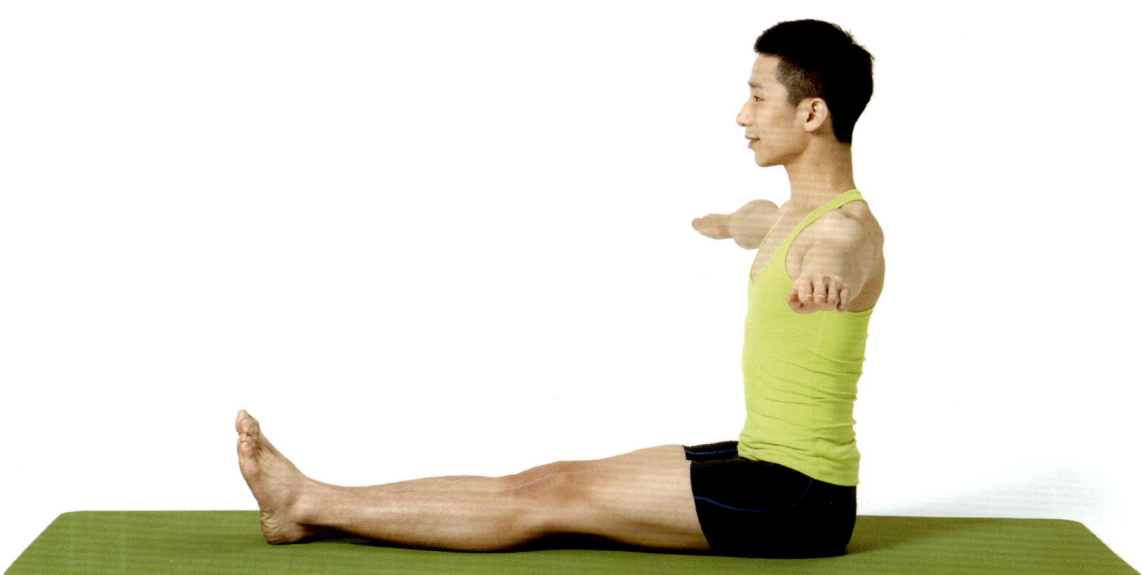

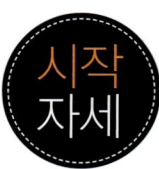 앉은 자세에서 다리를 붙인다. 팔은 어깨 높이에서 옆으로 뻗는다. 복부는 수축하여 골반이 뒤로 밀리지 않도록 유지한다.

Step **01** 한쪽 방향으로 몸통을 회전하고 숨을 짧게 두 번 마시며 반동을 준다. 이때 허벅지을 붙여 엉덩이가 움직이지 않도록 한다.

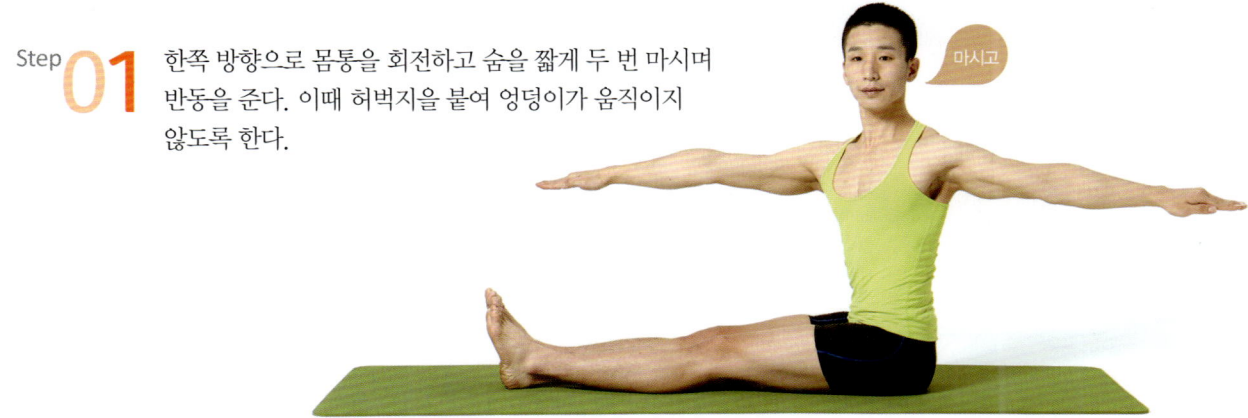

Step **02** 시작자세로 돌아온다.

Step **03** 몸통을 반대로 회전하며 숨을 짧게 두 번 마시며 반동을 준다.

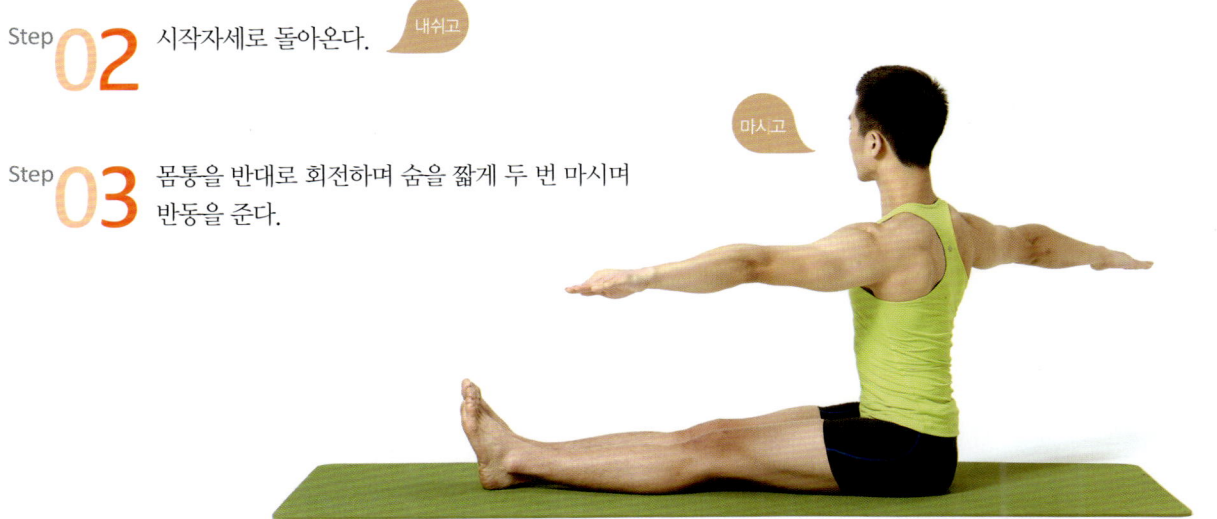

Step **04** 시작자세로 돌아온다.

응용 동작

밴드 / 링
- 밴드를 목에 걸고 팔 아래로 넘겨 등에서 교차해 잡는다. 양손으로 밴드를 당기며 동작한다.
- 윈도우 프레임 암으로 링을 양손으로 잡고 동작한다.
- 링의 핸들을 가슴골에 세로로 세워 양손을 포갠 후 동작한다.

필라테스 매트 운동 ▶ 등/허리

29 소우
Saw

| 주요 효과 | 등 상부·중부 스트레칭, 척추 회전 증가, 골반 안정화

반복횟수 4~6회

지도방법

- 좌골의 가장 정점에 앉는다.
- 복부를 수축하여 골반과 다리를 분리시킨다.
- 팔을 뻗을 때 어깨를 내리고 가슴을 열어준다.

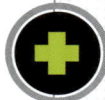
- 햄스트링이 타이트한 경우 무릎을 살짝 구부리거나 엉덩이 아래 패드나 매트를 말아 깔고 앉는다.
- 허리와 고관절에 통증이 있는 경우 무릎을 구부리거나 매트를 말아서 앉고 통증이 심하면 동작을 피한다.
- 팔을 들기 힘든 경우 매트에 내려놓는다.

시작 자세 앉은 자세에서 다리를 어깨너비로 벌리고 팔은 어깨 높이에서 옆으로 뻗는다. 다리에서 골반을 떼어내는 기분으로 척추를 길게 유지한다.

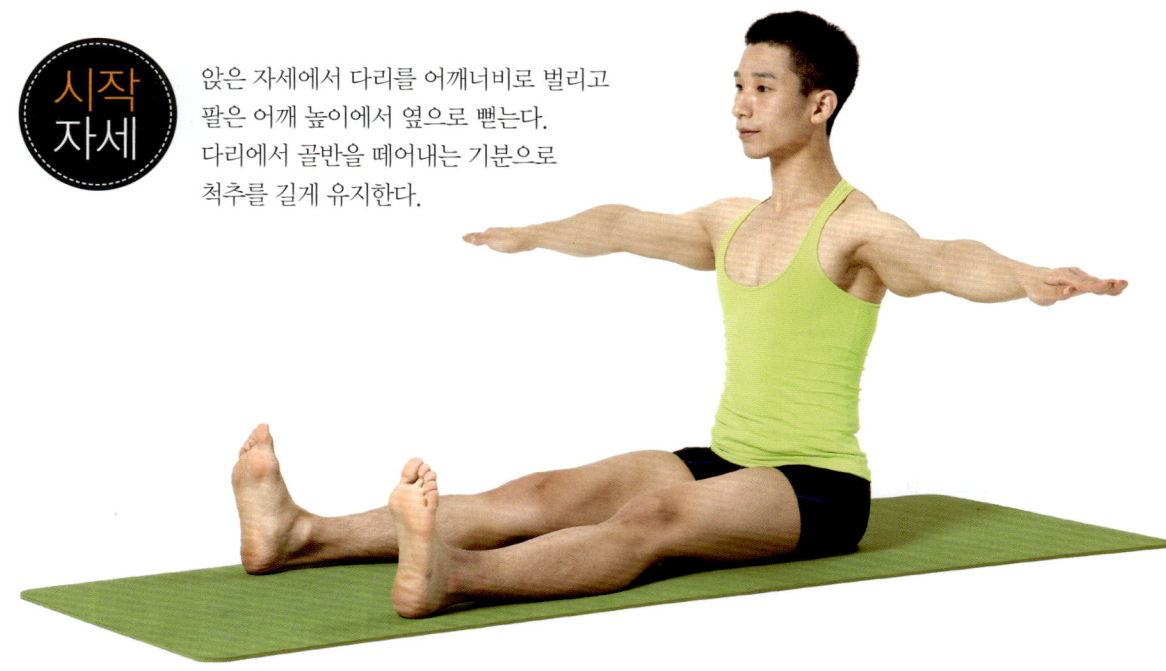

Step **01** 몸통을 왼쪽 방향으로 회전하면서 오른쪽 손등이 왼쪽 새끼발가락 방향을 향하게 밀어준다. 이때 왼팔은 사선 뒤로 뻗어 손바닥이 천장을 향하도록 회전시킨다.

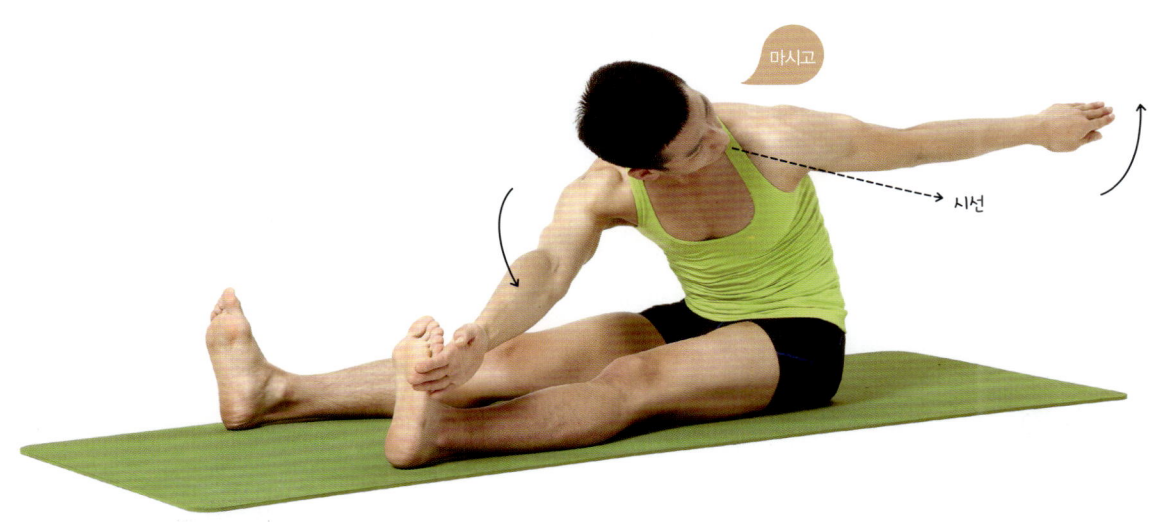

Step **02** 호흡을 짧게 세 번 내쉬며 복부를 수축하여 새끼발가락을 톱질하듯 반동을 준다. 이때 양팔은 반대 방향으로 길게 뻗어준다.

Step **03** 시작자세를 지나 반대 방향으로 반복한다.

응용 동작

밴드 / 링
- 밴드를 목에 걸고 팔 아래로 넘겨 등에서 교차해 잡는다. 양손으로 밴드를 당기며 동작한다.
- 윈도우 프레임 암으로 링을 잡는다. 한쪽 방향으로 몸통을 회전하면서 새끼발가락 방향으로 링을 밀어준다.

필라테스 매트 운동 ▶ 등/허리

30 사이드 밴드 스트레치
Side Bend Stretch

| 주요 효과 | 몸통 측면 스트레칭, 골반 안정화

반복횟수 4~6회

지도방법

- 좌골의 가장 정점에 앉는다.
- 엉덩이가 매트에서 떨어지지 않도록 한다.
- 복부를 수축하여 골반과 다리를 분리시킨다.
- 동작을 하기 전에 척추를 길게 늘린다.

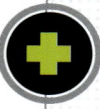

- 허리와 고관절에 통증이 있는 경우 무릎을 구부리거나 매트를 말아서 깔고 앉는다.
- 팔을 어깨 높이 만큼 들기 힘들면 한쪽 팔은 바닥에 두고 반대쪽 팔은 허리에 둔다.

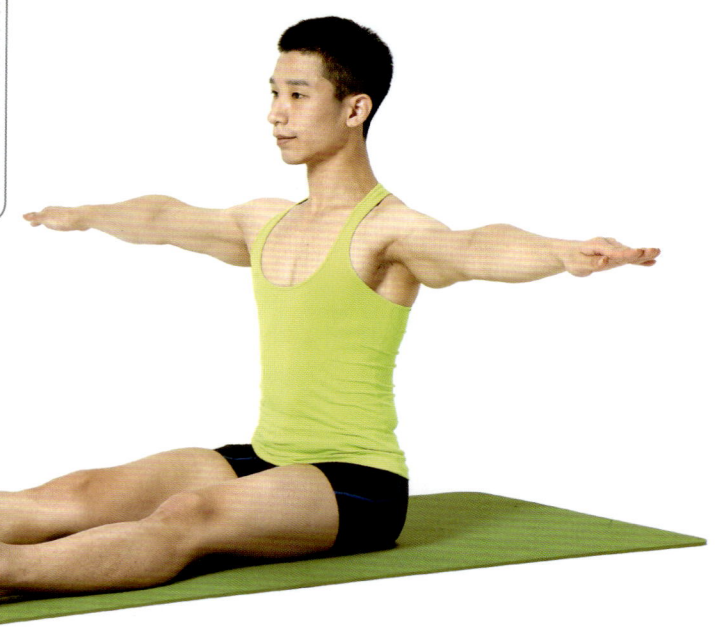

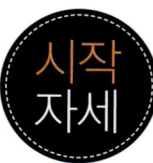

앉은 자세에서 다리를 어깨너비로 벌리고 팔은 어깨 높이에 맞춰 옆으로 뻗는다.
양쪽 좌골의 가장 높은 부분에 앉는다.

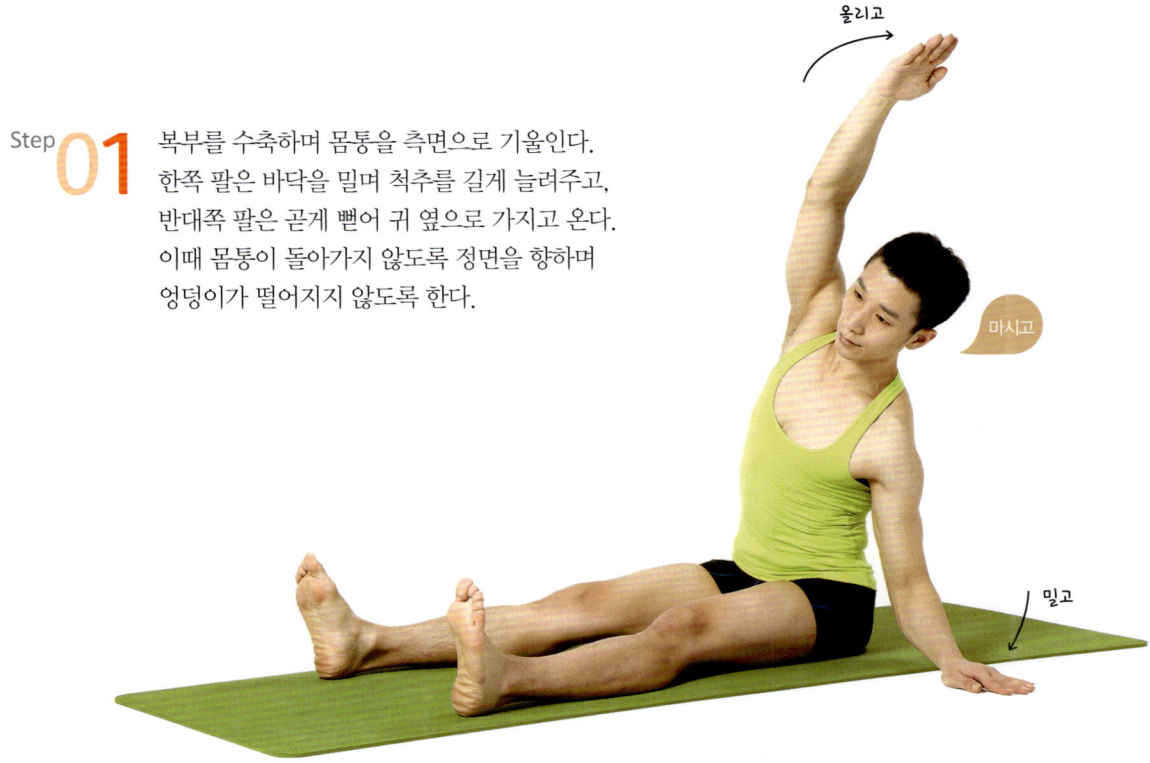

Step 01 복부를 수축하며 몸통을 측면으로 기울인다. 한쪽 팔은 바닥을 밀며 척추를 길게 늘려주고, 반대쪽 팔은 곧게 뻗어 귀 옆으로 가지고 온다. 이때 몸통이 돌아가지 않도록 정면을 향하며 엉덩이가 떨어지지 않도록 한다.

Step 02 복부를 수축하여 척추를 바로 세우며 시작자세로 돌아온다.
＊ 반대쪽도 반복한다.

응용동작

밴드 / 링 / 롤러 / 볼
- 양손으로 밴드를 잡고 몸을 기대며 손으로 바닥을 밀어준다. 반대쪽 팔은 천장을 향하여 팔꿈치를 4~6회 굽혔다 편다.
- 한쪽 손바닥에 링을 세워 누르고 반대쪽 팔은 옆으로 뻗는다. 링 쪽으로 몸을 기대며 링을 누르고 반대쪽 팔은 머리 위로 뻗는다.
- 한쪽 손바닥에 롤러를 두고 반대쪽 팔은 옆으로 뻗는다. 손으로 롤러를 굴리며 밀어주고 반대쪽 팔은 머리 위로 뻗는다.
- 한쪽 손바닥으로 볼을 누르고 반대쪽 팔은 옆으로 뻗는다. 손으로 볼을 굴리며 반대쪽 팔은 머리 위로 뻗는다.

필라테스 매트 운동 ▶ 등/허리

31 롤링 라이커 볼
Rolling Like a Ball

| 주요 효과 | 중심부 조절, 척추 분절, 몸의 균형 발달

반복횟수 6~10회

지도방법

- 어깨를 내리며 팔꿈치를 넓게 유지한다.
- 시선은 무릎을 향한다.
- 구를 때 다리로 차지 않는다.
- 뒤로 구를 때 견갑골이 매트에 닿는 지점까지 구른다.

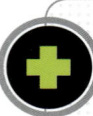
- 꼬리뼈에 통증이 있는 경우 꼬리뼈의 양쪽에 얇은 수건이나 패드를 댄다.
- 허리와 고관절, 천장관절에 통증이 있는 경우 동작을 피한다.
- 골다공증이 있는 경우 동작을 피한다.

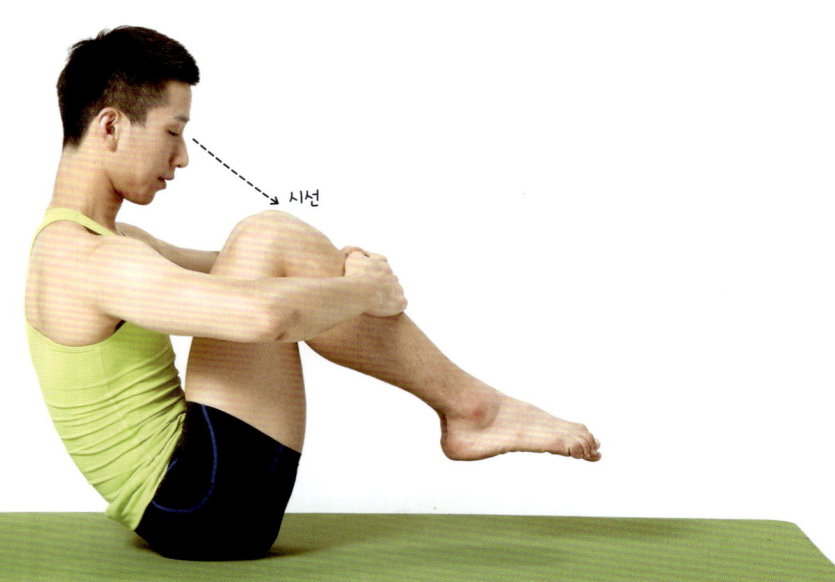

→ 시선

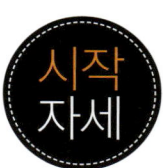

앉은 자세에서 무릎을 구부리며 발을 바닥에서 떨어뜨린 후 균형점 자세를 찾는다. 양손은 무릎을 잡는다.

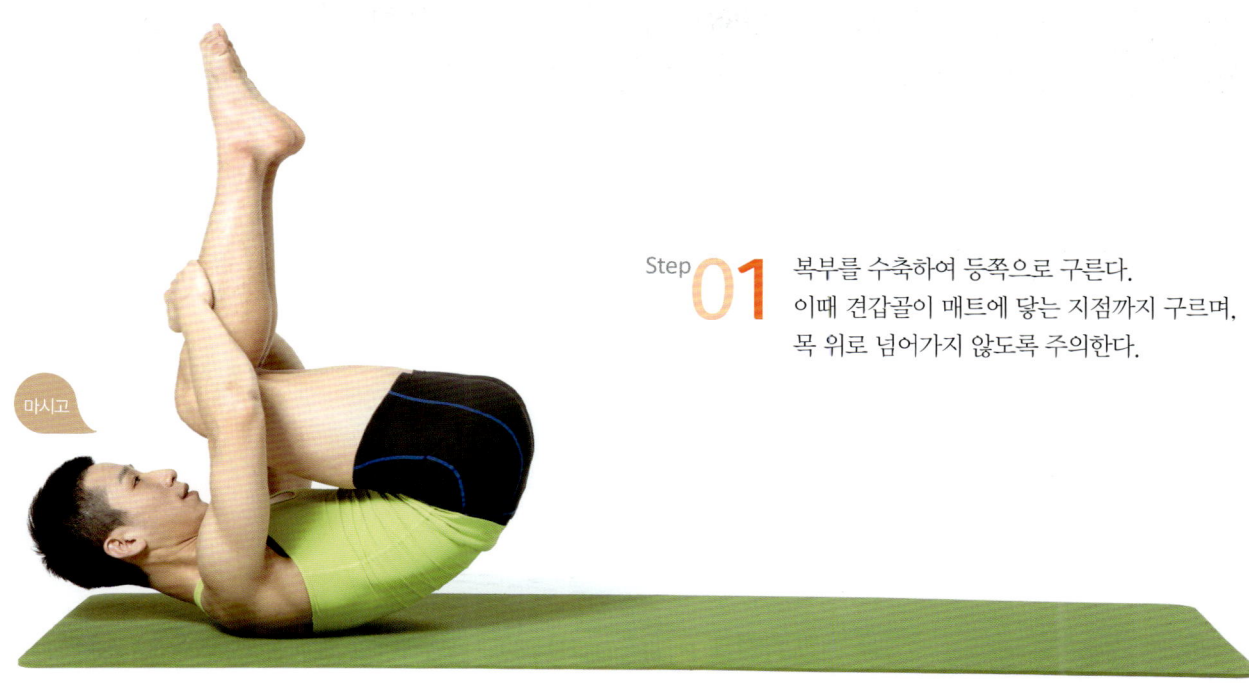

Step 01 복부를 수축하여 등쪽으로 구른다.
이때 견갑골이 매트에 닿는 지점까지 구르며,
목 위로 넘어가지 않도록 주의한다.

마시고

Step 02 복부를 수축하여 시작자세로 돌아온다.
잠시 동안 밸런스를 유지한다. 내쉬고

변형 동작
- 손을 허벅지에 둔다.
- 손을 발목에 둔다.
- 양손을 귀 옆에 두고 팔꿈치를 무릎에 붙여서 구른다.

응용 동작

밴드 / 링 / 볼
- 밴드로 발을 감싸며 다리의 바깥 방향/안쪽 방향으로 밴드가 나오도록 하며, 양손으로 밴드를 짧게 잡고 구른다.
- 링을 다리 바깥쪽으로 끼며 양손은 링과 발목 사이를 잡고 구른다.
- 링 혹은 볼을 발뒤꿈치와 허벅지 사이에 두며 양손은 무릎 아래를 잡고 구른다.
- 링 혹은 볼을 발목 사이에 두며 양손은 무릎 아래를 잡고 구른다.
- 볼을 복부와 허벅지 사이에 두며 양손은 무릎 아래를 잡고 구른다.

필라테스 매트 운동 ▶ 등/허리

32 오픈 레그 로커
Open Leg Rocker

| 주요 효과 | 중심부 조절, 몸의 균형 발달, 견갑골 안정화

반복횟수 4~6회

지도방법

- 척추를 말아 되돌아올 때 정확한 균형점 자세를 찾는다.
- 어깨를 내리며 팔꿈치를 넓게 유지한다.
- 척추의 C 커브를 유지하며 구를 때 다리는 차지 않는다.
- 뒤로 구를 때 견갑골이 매트에 닿는 지점까지만 구른다.

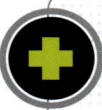

- 허리와 고관절에 통증이 있는 경우 가동범위를 제한한다.
- 햄스트링이 타이트하여 발목을 잡을 수 없으면 무릎을 구부려서 발목을 잡고 구른다.
- 골다공증이 있는 경우 동작을 피한다.

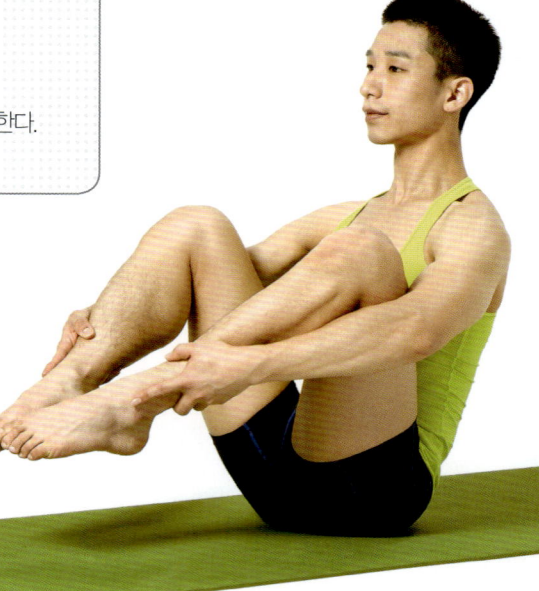

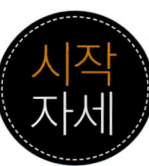

앉은 자세에서 무릎을 구부리며 발을 바닥에서 떨어뜨린 후 균형점 자세를 만든다. 양손으로 발목을 잡고 양쪽 엄지발가락을 붙인다.

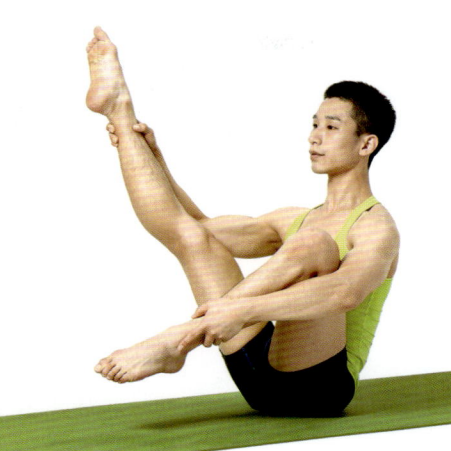

Step **01** 한쪽 다리를 천장 방향으로 뻗고 균형을 잡는다. 마시고

무릎을 굽혔다 편다. 내쉬고

Step **02** 반대쪽 다리를 천장 방향으로 뻗고 균형을 잡는다. 마시고

무릎을 굽혔다 편다. 내쉬고

Step **03** 척추를 곧게 세우며 균형을 잡는다.

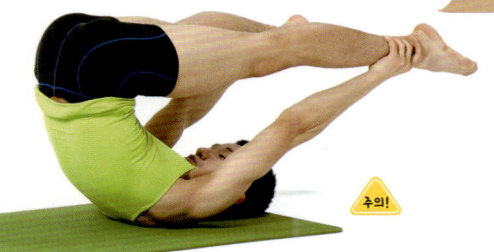

Step **04** 복부를 수축하여 척추를 말아 구른다.
이때 머리가 바닥에 닿지 않도록 주의한다.

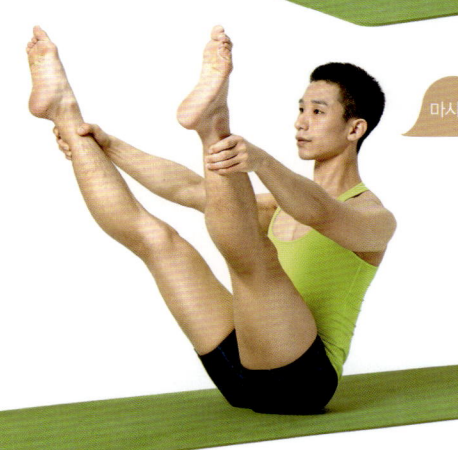

Step **05** 발끝을 천장 방향으로 밀면서 되돌아온다.

필라테스 매트 운동 ▶ 등/허리

33 실
Seal

| 주요 효과 | 중심부 조절, 골반 안정성, 척추 분절과 유연성, 몸의 균형 발달, 견갑골 안정화

반복횟수 **6회**

지도방법
- 척추를 말아서 구르고 올라올 때 발끝을 붙인다.
- 구르기의 정점에서 균형을 유지한다.
- 팔꿈치와 무릎은 서로 저항한다.

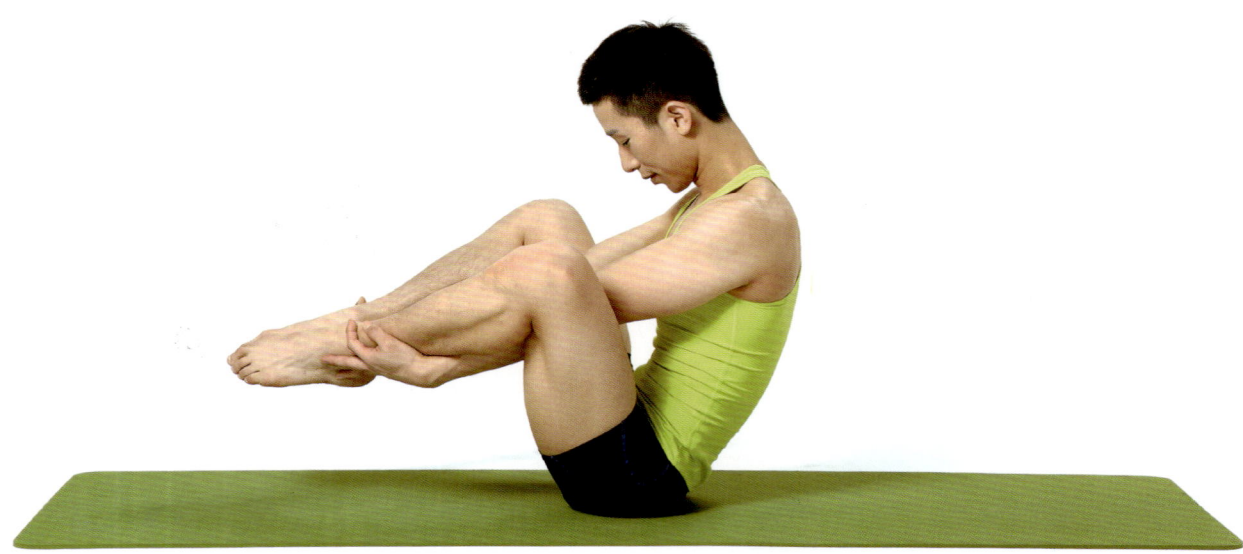

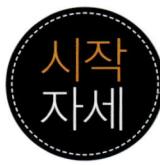
앉은 자세에서 균형점 자세를 찾고 무릎을 구부려 양쪽 엄지발가락을 붙인다.
양손으로 발목을 잡는다.

Step 01 발끝으로 박수를 3번 친다. 마시고
발끝을 붙이고 구른다. 내쉬고

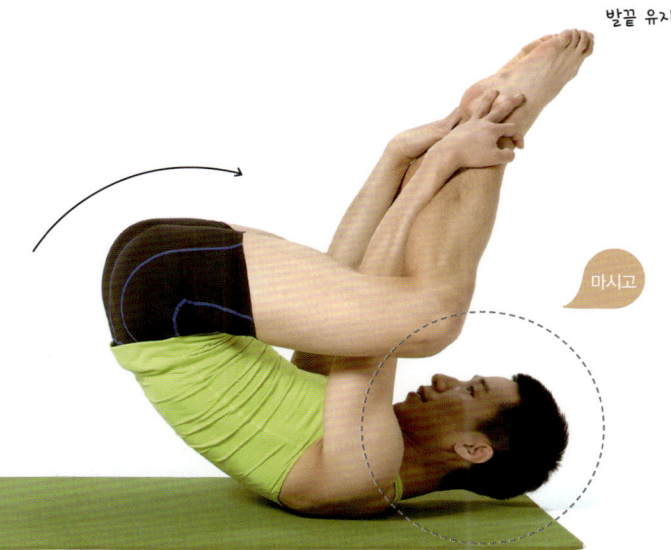

발끝 유지

Step 02 견갑골 사이로 균형을 잡으며
발끝으로 3번 박수친다.

마시고

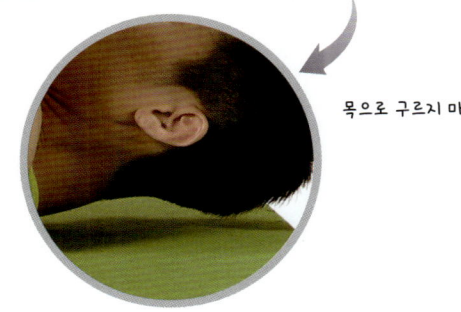

목으로 구르지 마세요

Step 03 발끝을 붙이고 시작자세로 돌아온다. 내쉬고

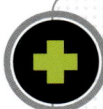

- 허리와 골반에 통증이 있는 경우 구르지 않고 균형점 자세에서 발 박수를 친다. 그래도 통증이 있다면 동작을 피한다.
- 골다공증이 있는 경우 동작을 피한다.

필라테스 매트 운동 ▶ 다리/무릎/발/발목

34 발가락으로 피아노치기
Playing the Piano

| 주요 효과 | 족근

반복횟수 8회

지도방법

- 발가락을 움직일 때 발목 관절은 고정한다.

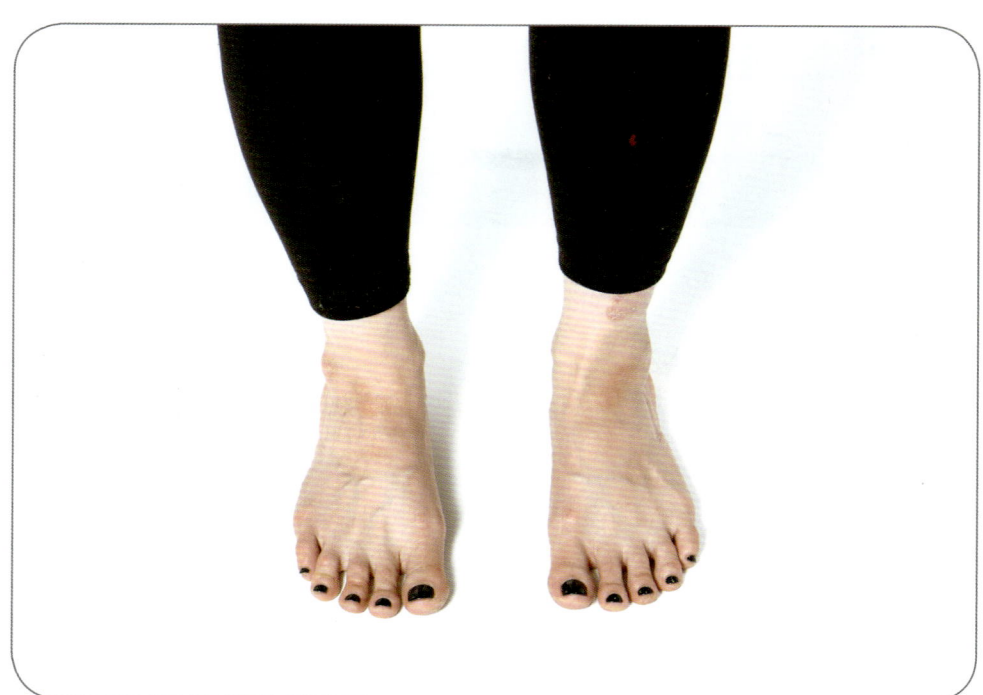

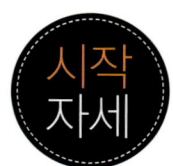 선 자세를 취한다.

Step **01** 엄지발가락만 들어 올린다.

시작자세로 돌아온다.

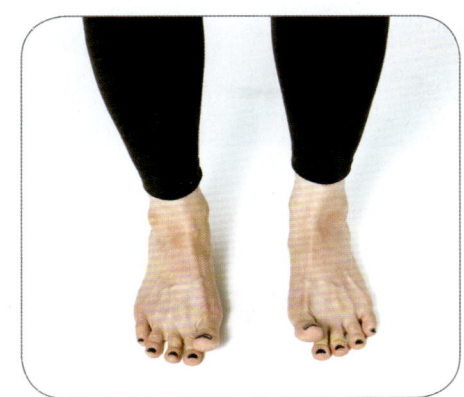

Step **02** 엄지발가락을 제외한 나머지 발가락을 들어 올린다.

시작자세로 돌아온다.

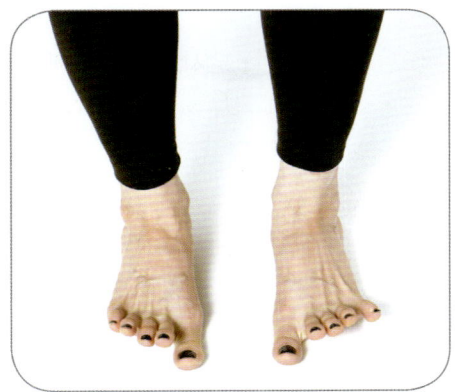

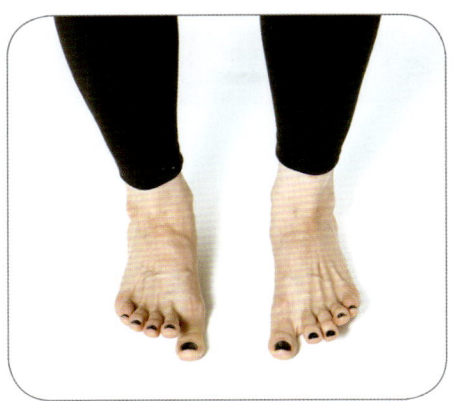

Step **03** 발가락을 전부 들어 올린다.

Step **04** 엄지발가락에서 새끼발가락까지 피아노를 치듯 차례로 바닥에 내린다.
 * 새끼발가락부터 피아노를 치듯이 움직이는 연습을 먼저한다.

필라테스 매트 운동 ▶ 다리/무릎/발/발목

35 흙 파는 고양이
Cats Digging

| 주요 효과 | 족근

반복횟수 10회

지도방법
- 엄지발가락부터 새끼발가락까지 균등하게 힘을 주며 동작한다.

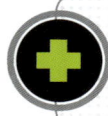
- 무릎에 불편한 느낌이 있을 때는 매트를 접거나 패드를 받치고 한다.

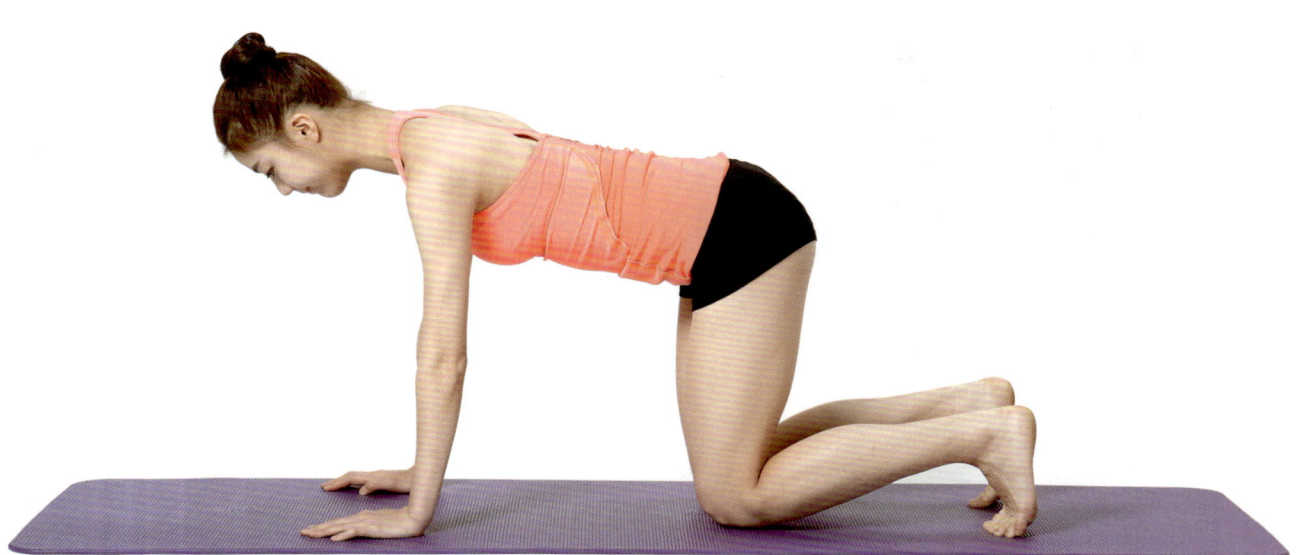

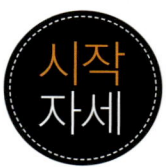 **시작 자세** 　발가락을 세워 기는 자세를 취한다.

Step **01** 흙을 판다고 상상하며 발가락을 튕긴다.

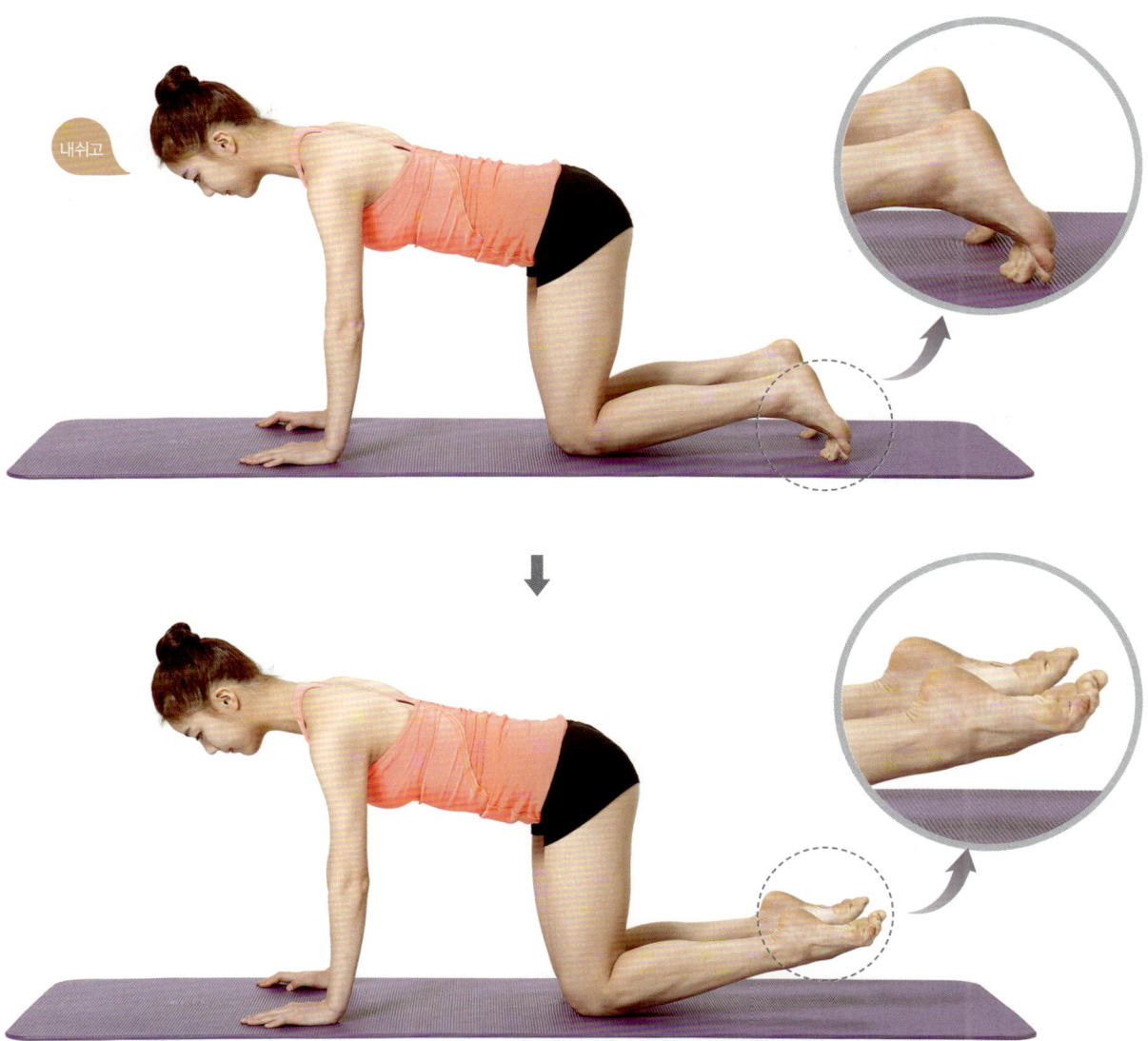

내쉬고

| 변형 동작 | 한쪽 발씩 번갈아가며 동작한다. |

필라테스 매트 운동 ▶ 다리/무릎/발/발목

36 부채 펴고 접기
Fan Toes and Grab Toes

| 주요 효과 | 족근

반복횟수 10회

지도방법
- 동작할 때 무릎관절은 고정한다.
- 천천히, 부드럽게 동작을 한다.

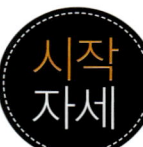 다리를 뻗어 앉은 자세를 취한다.

Step 01 발가락을 펴면서 바깥쪽으로 원을 그린다.

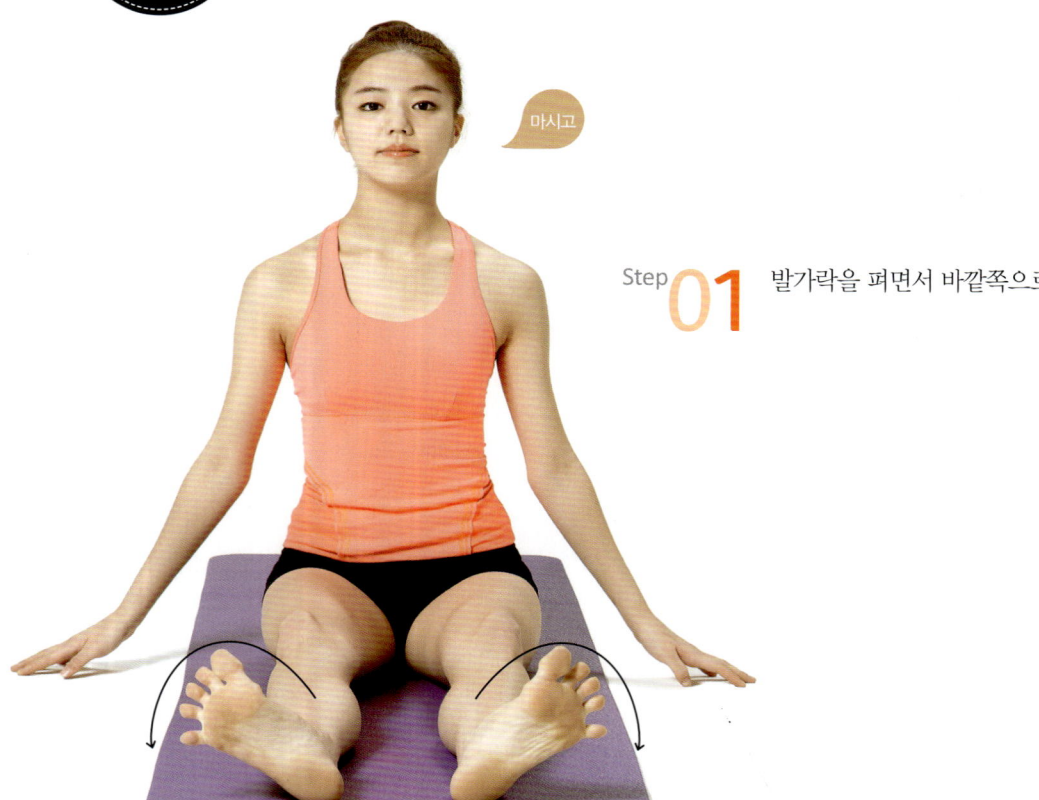

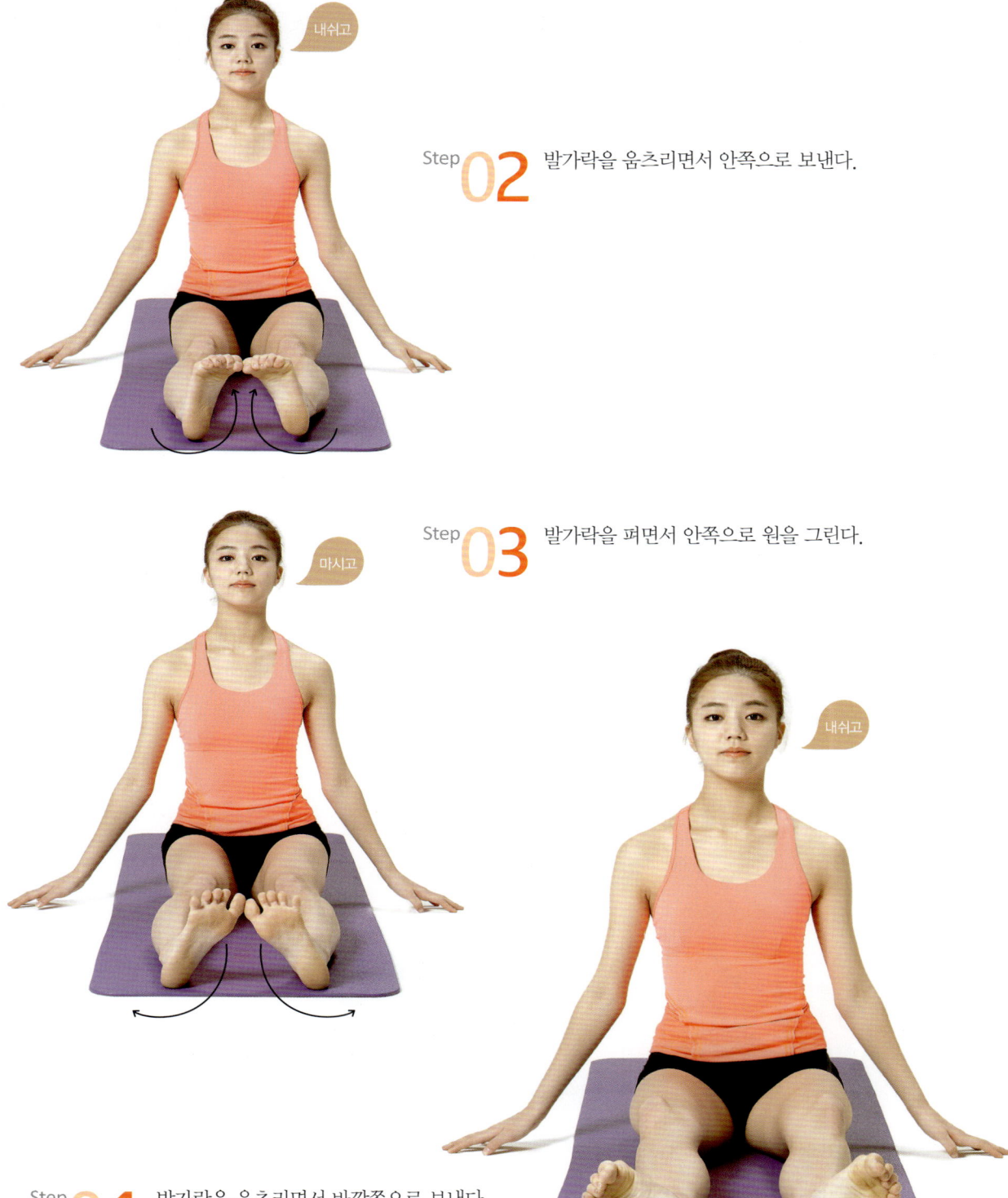

Step 02 발가락을 움츠리면서 안쪽으로 보낸다.

Step 03 발가락을 펴면서 안쪽으로 원을 그린다.

Step 04 발가락을 움츠리면서 바깥쪽으로 보낸다.

필라테스 매트 운동 ▶ 다리/무릎/발/발목

37 싱글 레그 서클
Single Leg Circles

| 주요 효과 | 골반 안정성, 중심부 조절, 힙의 유연성과 가동성, 견갑골 안정화

반복횟수 6~10회

지도방법
- 골반의 안정성을 유지하며 가능한 한 멀리 다리를 곧게 편다.
- 동작시 복부를 수축하여 허리와 골반의 안정성을 유지한다.
- 척추와 골반을 중립자세로 유지한다.
- 목과 어깨의 긴장을 푼다.

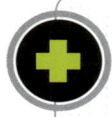
- 고관절과 허리에 통증이 있는 경우 가동범위를 제한하거나 아래로 뻗은 다리의 무릎을 구부린다.

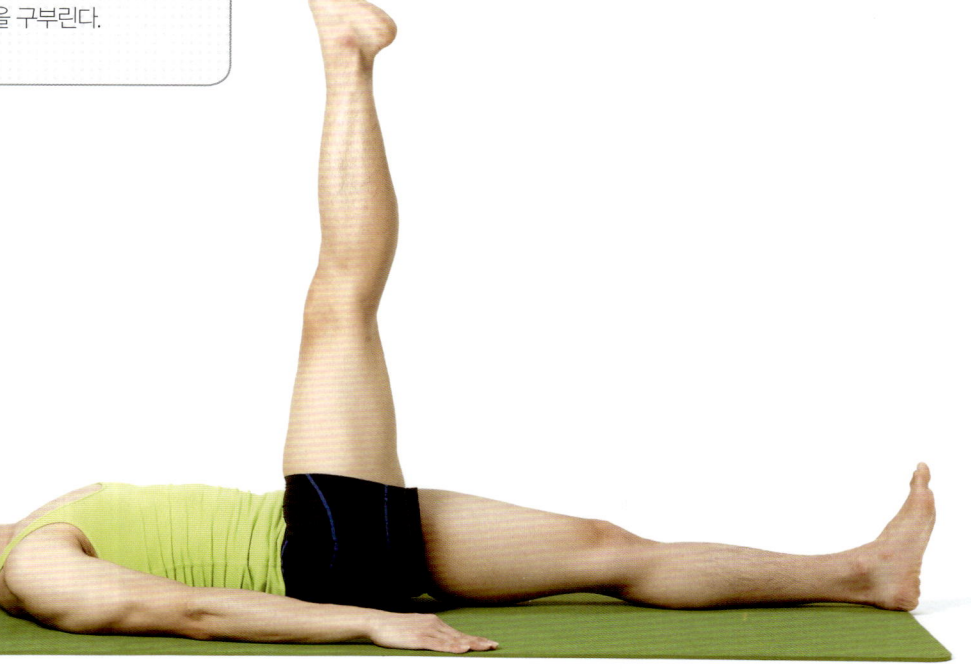

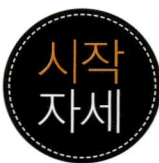 **시작 자세**
바르게 누운 자세에서 손을 골반 옆에 둔다.
한쪽 다리는 매트 방향으로 곧게 뻗어 발목을 플렉스하고,
반대쪽 다리는 천장 방향으로 곧게 뻗어 포인트한다.

Step **01** 천장으로 올린 다리는 몸 바깥 쪽으로 반원을 그린다.
이때 복부를 수축하여 골반을 고정시킨다.

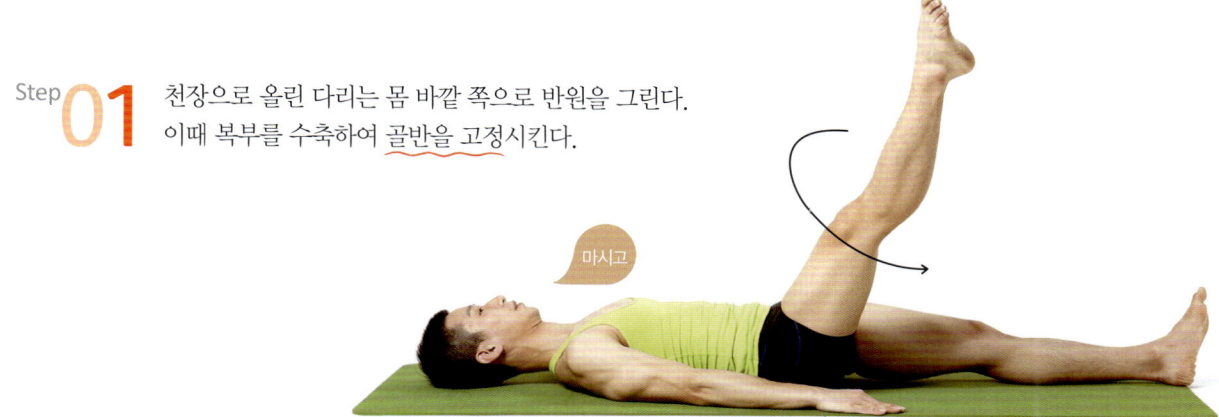

Step **02** 반원을 그리며 시작자세로 돌아온다.
6~10회 반복 후 반대쪽 발도 실시한다.

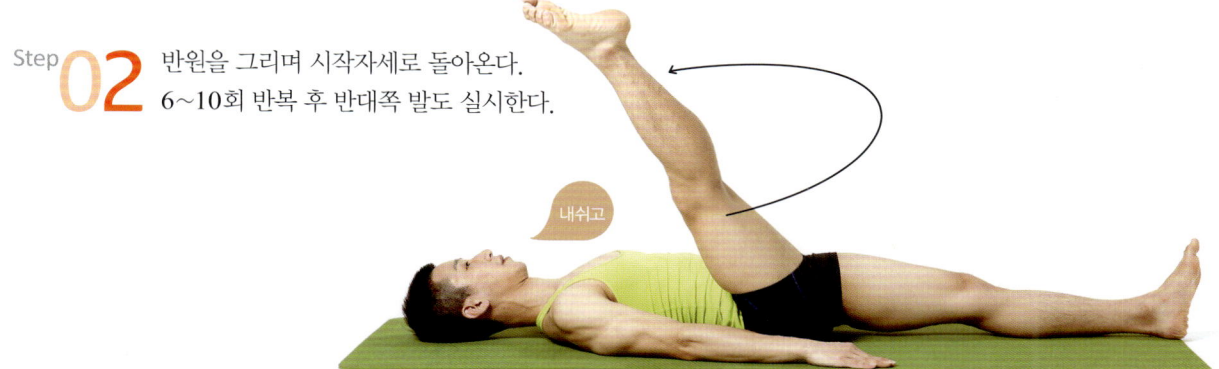

변형 동작
- 한쪽 무릎을 구부려 손으로 잡고 호흡하면서 다리로 원을 그린다.
- 햄스트링이 타이트한 경우 무릎을 구부려서 원을 그린다.
- 양 어깨를 고정시킨 상태로 다리가 큰 원을 그리고 이때 골반이 다리를 따라 움직인다.

응용 동작

밴드 / 롤러
- 밴드를 발바닥 중심부에 대고 양손으로 밴드의 양쪽 끝을 잡은 후 고정시키고 동작한다.
- 롤러를 가로 방향으로 놓고 그 위에 엉덩이를 대고 누워서 다리를 구부리거나 편다. 한쪽 다리를 천장으로 뻗어 원을 그린다.

필라테스 매트 운동 ▶ 다리/무릎/발/발목

38 시저
Scissors

| 주요 효과 | 햄스트링·고관절 굴근 스트레칭, 복부·등 강화

반복횟수 6~8회

지도방법

- 손목에 무게가 많이 실리지 않도록 한다.
- 복부를 수축하여 몸통을 끌어 올린다.
- 목에 체중이 실리지 않도록 한다.
- 다리는 곧게 뻗어서 길게 한다.

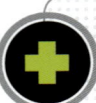

- 목, 어깨, 손목에 통증이 있는 경우 손으로 골반을 지지하지 않고 가동범위를 제한한다.
- 허리에 통증이 있는 경우 다리의 가동범위를 줄이거나 허리 지지하는 변형동작을 한다.
- 골다공증이 있는 경우 변형동작만 하거나 동작을 피한다.

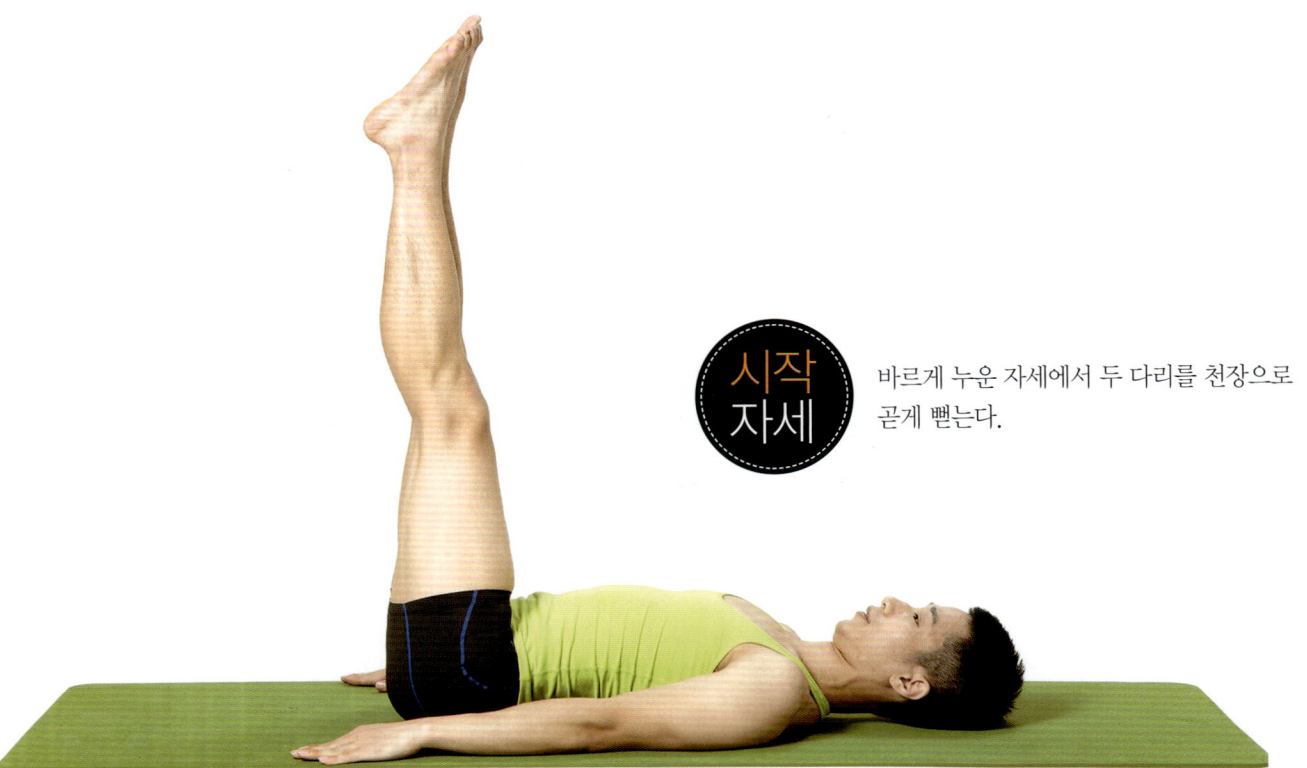

시작자세 바르게 누운 자세에서 두 다리를 천장으로 곧게 뻗는다.

Step **01** 척추를 분절하여 다리를 머리 방향으로 넘겨 바닥과 수평이 되도록 한다.

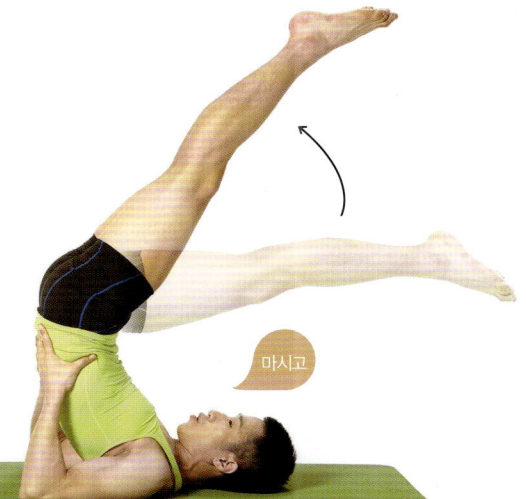

Step **02** 양손으로 허리를 지지하여 골반을 받쳐주고 복부를 수축하여 다리를 천장 방향으로 들어 올린다.

Step **03** 한쪽 다리는 몸 방향으로 반대쪽 다리는 매트 방향으로 열어준다. 이때 양쪽 다리는 대칭적으로 움직인다.

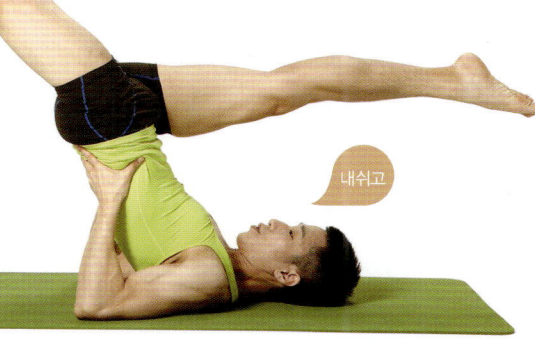

Step **04** 두 다리를 교차한다.

변형 동작
- **허리 지지하기 :** 폼롤러나 베이비 악으로 허리를 받쳐 골반을 지지한다.

필라테스 매트 운동 ▶ 다리/무릎/발/발목

39 바이시클
Bicycle

| 주요 효과 | 햄스트링·고관절 굴근 스트레칭, 복부·등 강화

반복횟수 6~8회

지도방법

- 복부를 수축하여 손목에 무게가 실리지 않도록 한다.
- 목에 체중이 실리지 않도록 한다.
- 다리는 곧게 뻗어서 길게 한다.

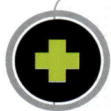

- 목, 어깨, 손목에 통증이 있는 경우 손으로 골반을 지지하지 않고 가동범위를 제한한다.
- 허리에 통증이 있는 경우 다리의 가동범위를 줄이거나 허리 지지하는 변형동작을 한다.
- 골다공증이 있는 경우 변형동작만 하거나 동작을 피한다.

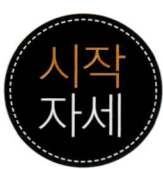

바르게 누운 자세에서 두 다리의 발끝은 천장 방향으로 뻗고 양손을 허리에 둔다. 팔꿈치를 몸통 방향으로 살짝 모은다.

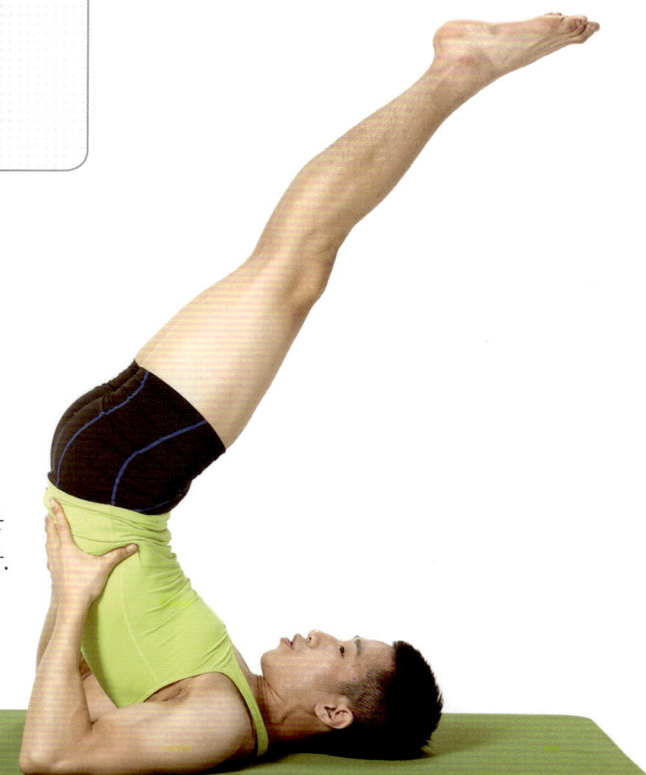

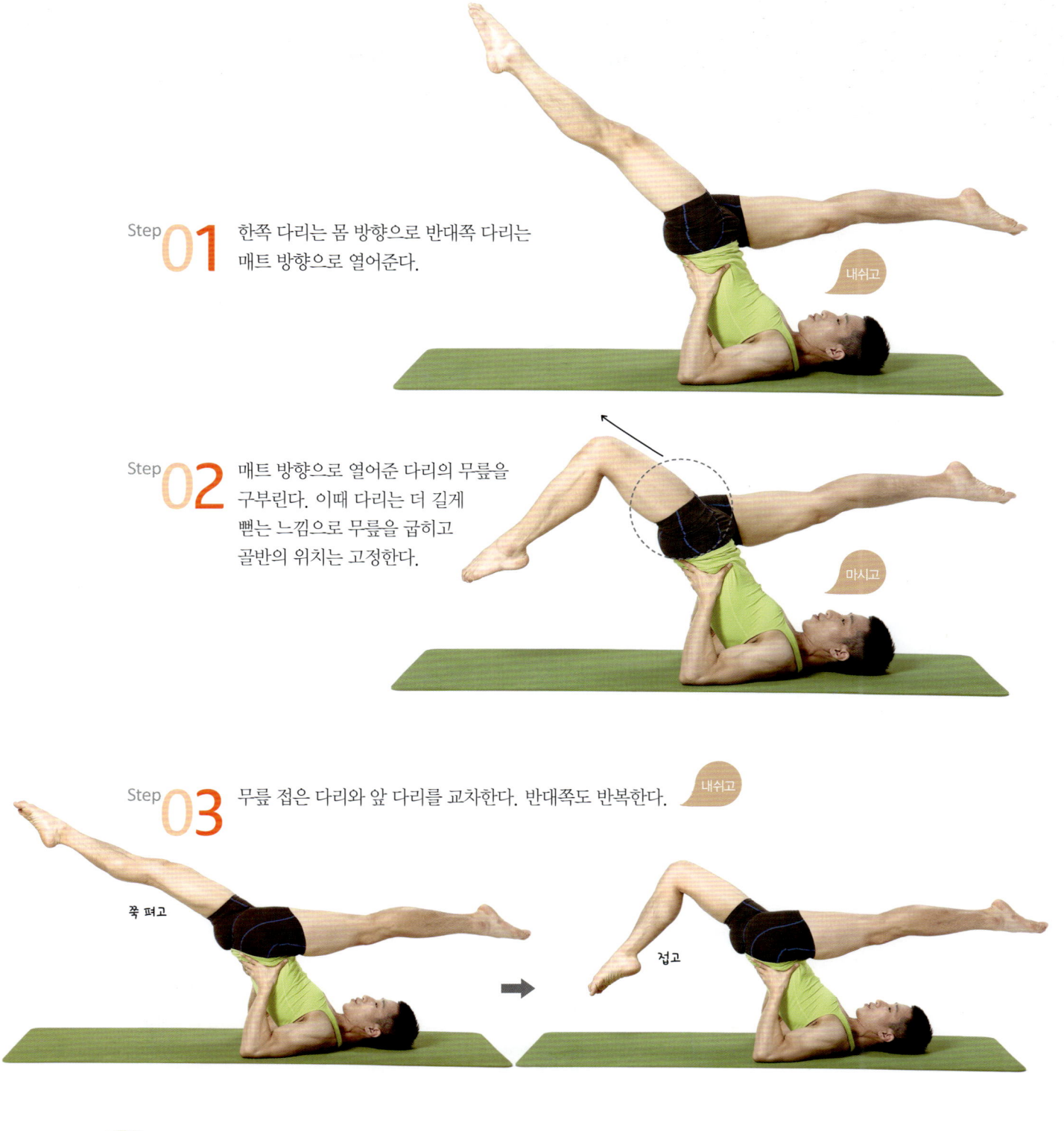

Step 01 한쪽 다리는 몸 방향으로 반대쪽 다리는 매트 방향으로 열어준다.

Step 02 매트 방향으로 열어준 다리의 무릎을 구부린다. 이때 다리는 더 길게 뻗는 느낌으로 무릎을 굽히고 골반의 위치는 고정한다.

Step 03 무릎 접은 다리와 앞 다리를 교차한다. 반대쪽도 반복한다.

변형 동작
- **허리 지지하기**: 폼롤러나 베이비 악으로 허리를 받쳐 골반을 지지한다.

필라테스 매트 운동 ▶ 다리/무릎/발/발목

40 사이드 레그 시리즈 – 업다운 인 페럴
Side Lying Leg Series - Up/Down in Parallel

| 주요 효과 | 고관절 외전근 · 외회전근 · 몸통 측면 강화

반복횟수 6~10회

지도방법

- 복부를 수축하여 골반이 흔들리지 않도록 중립을 유지한다.
- 양 어깨와 골반의 정렬을 유지한다.
- 다리를 들어 올릴 때 골반을 고정시킨 상태에서 다리만 움직인다.
- 다리는 최대한 길게 뻗는다.
- 아래쪽 외복사근을 사용하기 위해 팔로 매트를 눌러준다.
- 귀와 어깨가 멀어지도록 한다.

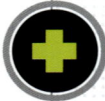

- 목, 어깨, 팔꿈치, 손목에 통증이 있는 경우 머리를 쿠션으로 받친다.
- 고관절에 통증이 있는 경우 가동범위와 반복 횟수를 줄이고 통증이 심해지면 동작을 피한다.
- 측면의 골반과 대퇴골 상부의 통증이 있는 경우 작은 수건으로 허리를 지탱하거나 대퇴골 상부 주변을 수건으로 대고 아래쪽 다리를 살짝 구부린다.

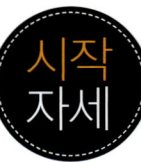 옆으로 누운 자세에서 어깨와 골반을 나란히 하며
한 손으로 머리를 받치고 한 손은 가슴 앞에 매트를 짚으며
발목도 플렉스하여 포갠다.

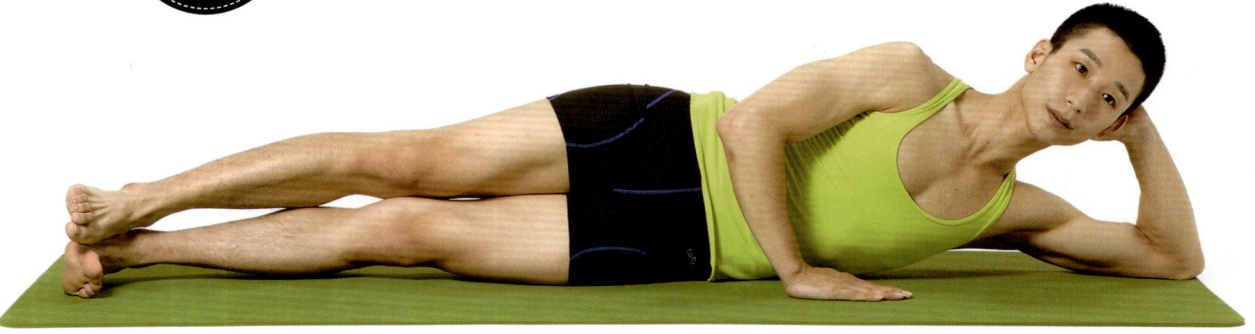

Step **01** 위쪽 다리를 골반 높이만큼 들고 발을 포인트한다.

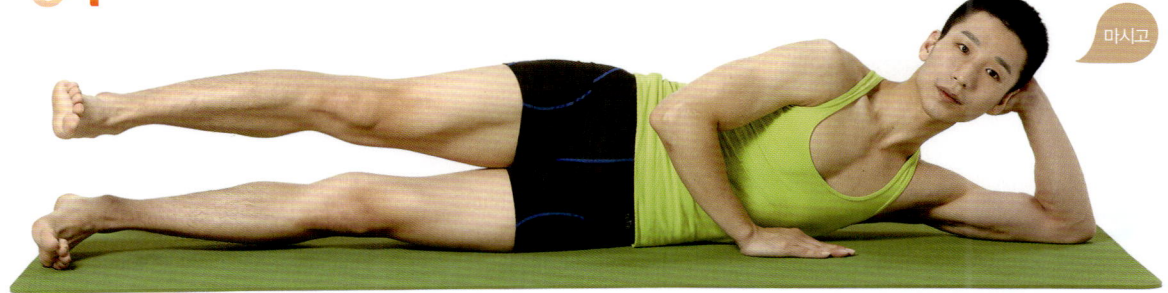

Step **02** 발끝은 포인트 상태를 유지하며 시작자세로 돌아온다.

Step **03** 위쪽 다리를 골반 높이만큼 들고 발을 플렉스한다.

Step **04** 시작자세로 돌아온다.

변형 동작
- 아래쪽 팔을 쭉 뻗어 머리를 대거나, 쿠션을 머리 밑에 받친 뒤 동작을 한다.
- 다리를 턴아웃하여 아래 발가락을 세우고 위에 다리를 천장 방향으로 든다.

응용 동작

밴드 / 볼
- 밴드를 위쪽 다리 발바닥에 감아 아래쪽 무릎으로 고정을 시킨다. 밴드를 잡은 손이 가슴 앞에서 바닥으로 누르고 위쪽 다리를 들어 올린다.
- 볼을 갈비뼈 아래쪽에 넣어 누른다. 한쪽 팔은 팔꿈치를 내려놓고 한쪽 팔은 머리 뒤를 받치거나 양손을 머리 뒤에 고정시킨 뒤 다리를 든다.

필라테스 매트 운동 ▶ 다리/무릎/발/발목

41 사이드 레그 시리즈 – 프론트/백
Side Lying Leg Series - Front/Back

| 주요 효과 | 고관절 외전근 · 외회전근 · 몸통 측면 · 고관절 신근 · 굴근 강화

반복횟수 6~8회

지도방법

- 복부를 수축하여 골반이 흔들리지 않도록 중립을 유지한다.
- 양 어깨와 골반의 정렬을 유지한다.
- 다리를 들어 올릴 때 골반을 고정시킨 상태에서 다리만 움직인다.
- 다리는 최대한 길게 뻗는다.
- 아래쪽 외복사근을 사용하기 위해 팔로 매트를 눌러준다.
- 귀와 어깨가 멀어지도록 한다.

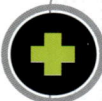

- 목, 어깨, 팔꿈치, 손목에 통증이 있는 경우 머리를 쿠션으로 받친다.
- 고관절에 통증이 있는 경우 가동범위와 반복 횟수를 줄이고 통증이 심해지면 동작을 피한다.
- 측면의 골반과 대퇴골 상부의 통증이 있는 경우 작은 수건으로 허리를 지탱하거나 대퇴골 상부 주변을 수건으로 대고 아래쪽 다리를 살짝 구부린다.

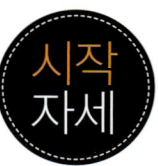 옆으로 누운 자세에서 어깨와 골반을 나란히 하며
한 손으로 머리를 받치고 한 손은 가슴 앞에 매트를 짚으며
발목도 플렉스하여 포갠다.

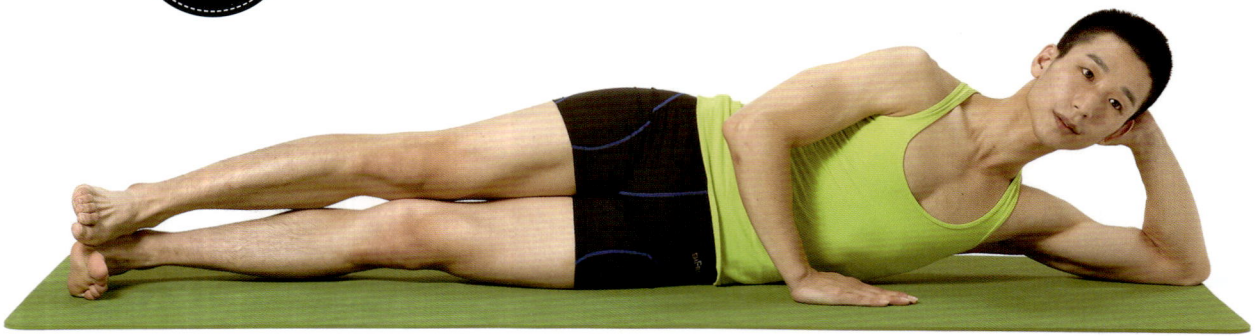

Step 01 복부를 수축시켜 골반이 흔들리거나 허리가 뒤로 말리지 않도록 하며, 위쪽 다리를 골반 높이만큼 들어 올린다.
호흡을 짧게 두 번 마시며 앞으로 두 번 찬다.

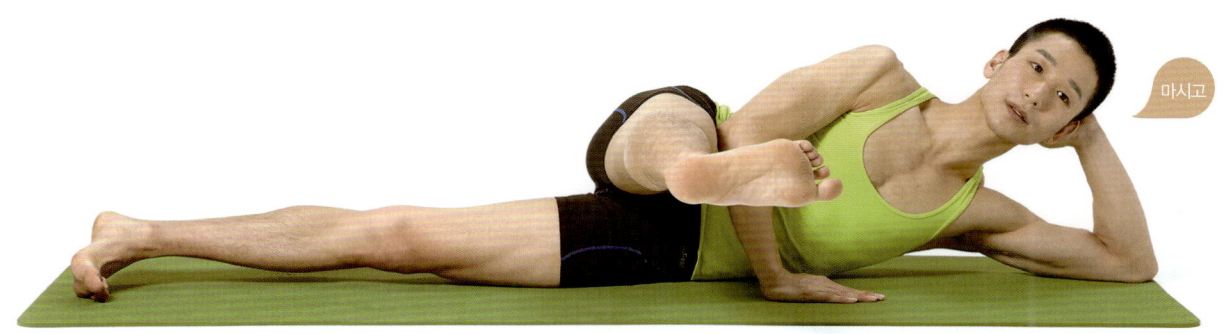

마시고

Step 02 골반 높이를 그대로 유지하며 뒤로 뻗어준다. 이때 발은 포인트를 한다.

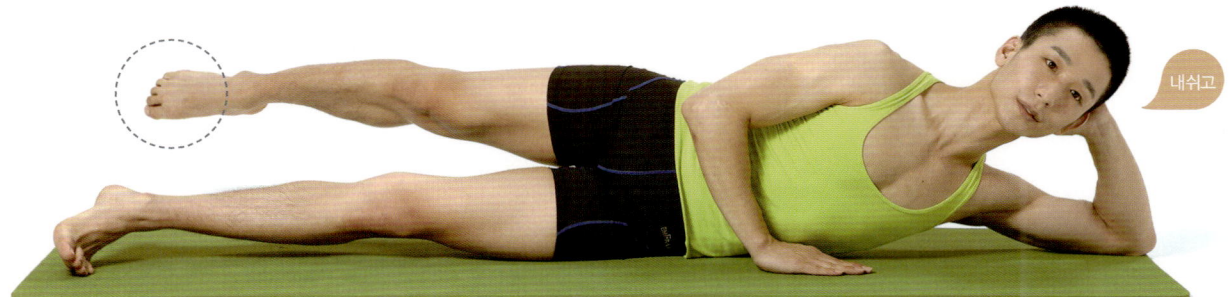

내쉬고

응용 동작

밴드
- 밴드를 위쪽 다리 발바닥에 감아 아래쪽 무릎으로 고정시킨다.
  밴드를 잡은 손이 가슴 앞에서 바닥으로 누르고 위쪽 다리로 동작을 한다.

필라테스 매트 운동 ▶ 다리/무릎/발/발목

42 사이드 레그 시리즈 – 바이시클
Side Lying Leg Series - Bicycle

| 주요 효과 | 고관절 외전근 · 외회전근 · 몸통 측면 · 고관절 신근 · 굴근 강화

반복횟수 6~10회

지도방법

- 복부를 수축하여 골반이 흔들리지 않도록 중립을 유지한다.
- 양 어깨와 골반의 정렬을 유지한다.
- 다리를 들어 올릴 때 골반을 고정시킨 상태에서 다리만 움직인다.
- 다리는 최대한 길게 뻗는다.
- 아래쪽 외복사근을 사용하기 위해 팔로 매트를 눌러준다.
- 귀와 어깨가 멀어지도록 한다.

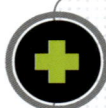

- 목, 어깨, 팔꿈치, 손목에 통증이 있는 경우 머리를 쿠션으로 받친다.
- 고관절에 통증이 있는 경우 가동범위와 반복 횟수를 줄이고 통증이 심해지면 동작을 피한다.
- 측면의 골반과 대퇴골 상부의 통증이 있는 경우 작은 수건으로 허리를 지탱하거나 대퇴골 상부 주변을 수건으로 대고 아래쪽 다리를 살짝 구부린다.

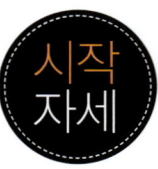

옆으로 누운 자세에서 어깨와 골반을 나란히 하며
한 손으로 머리를 받치고 한 손은 가슴 앞에 매트를 짚으며
발목도 플렉스하여 포갠다.

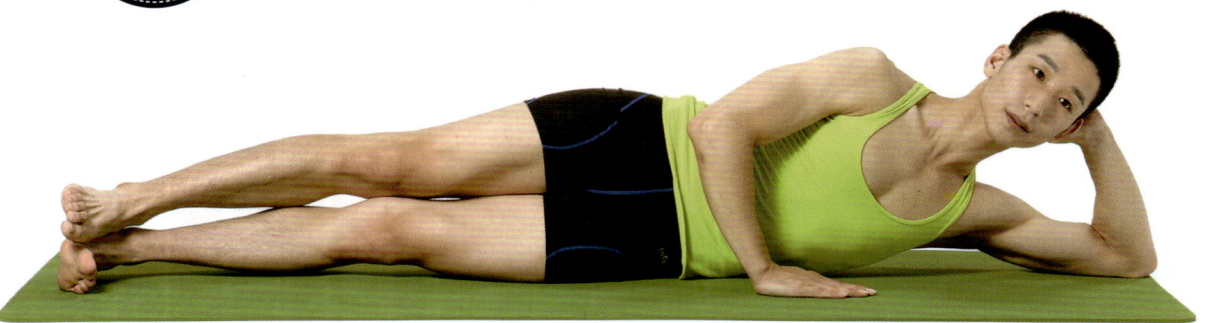

Step 01 복부를 수축시켜 골반이 흔들리거나 허리가 뒤로 밀리지 않도록 하며, 위쪽 다리를 골반 높이만큼 들어 올린다.

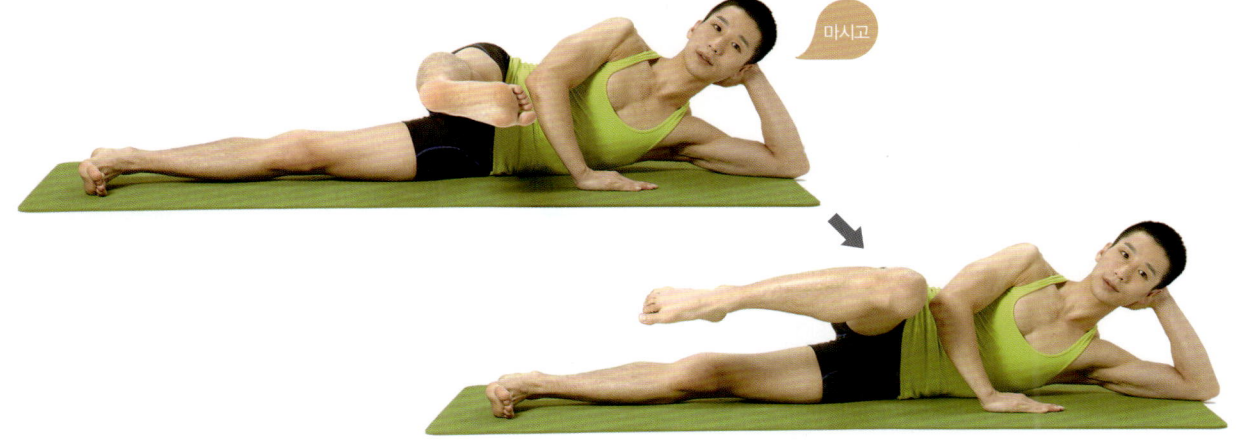

발은 포인팅하며 자전거 페달을 밟듯이 무릎을 구부린다.
다리는 바닥과 평행하고 골반은 정렬을 유지한다.

Step 02 위쪽 다리를 뒤로 보내면서 반복한다.
골반 높이를 그대로 유지하며 뒤로 뻗어준다.

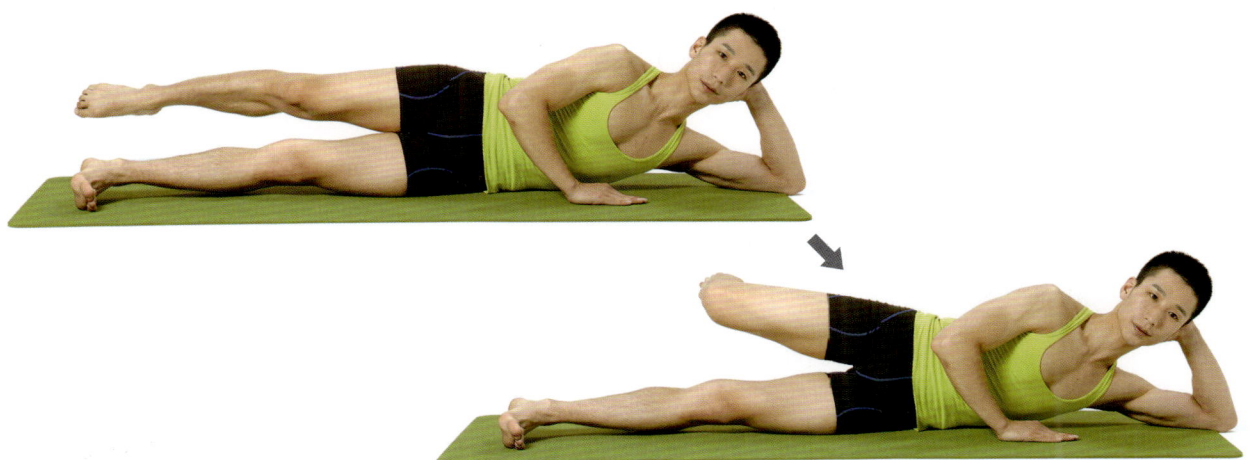

골반과 다리를 고정한 상태에서 무릎을 구부린다.
* 골반 높이를 유지하며 동작을 반복한다. 반대로도 할 수 있다.

변형 동작
- 위쪽 다리가 뒤로 갈때 위쪽 팔을 앞으로 뻗어준다.

필라테스 매트 운동 ▶ 다리/무릎/발/발목

43 사이드 레그 시리즈 – 비트
Side Lying Leg Series - Beats

| 주요 효과 | 고관절 외전근 · 내전근 · 무릎 신전근 · 몸통 측면 강화

반복횟수 6~8회

지도방법

- 복부를 수축하여 골반이 흔들리지 않도록 중립을 유지한다.
- 양 어깨와 골반의 정렬을 유지한다.
- 다리를 들어 올릴 때 골반을 고정시킨 상태에서 다리만 움직인다.
- 다리는 최대한 길게 뻗는다.
- 아래쪽 외복사근을 사용하기 위해 팔로 매트를 눌러준다.
- 귀와 어깨가 멀어지도록 한다.

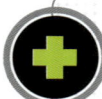

- 목, 어깨, 팔꿈치, 손목에 통증이 있는 경우 머리를 쿠션으로 받친다.
- 고관절에 통증이 있는 경우 가동범위와 반복 횟수를 줄이고 통증이 심해지면 동작을 피한다.
- 측면의 골반과 대퇴골 상부의 통증이 있는 경우 작은 수건으로 허리를 지탱하거나 대퇴골 상부 주변을 수건으로 대고 아래쪽 다리를 살짝 구부린다.

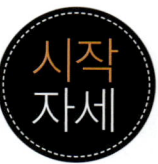 옆으로 누운 자세에서 어깨와 골반을 나란히 하며 한 손으로 머리를 받치고 한 손은 가슴 앞에 매트를 짚으며 발목도 플렉스하여 포갠다.

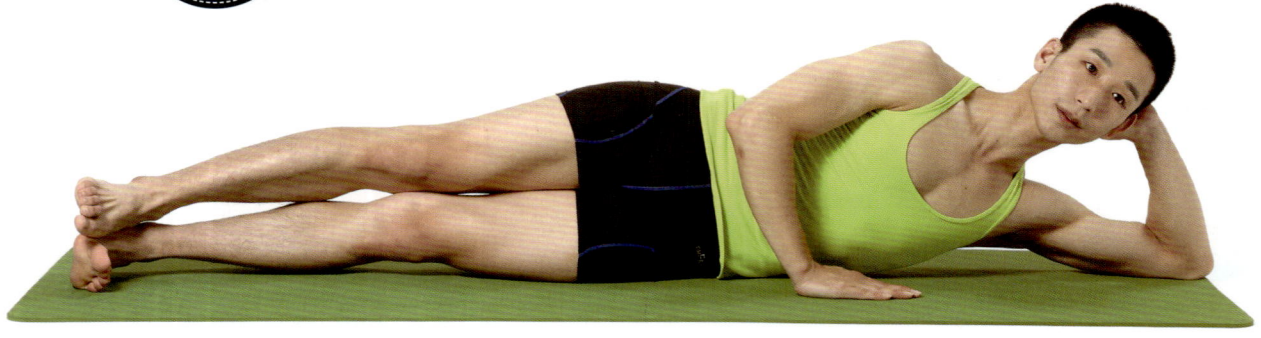

Step 01 위쪽 다리를 골반 높이만큼 든다.

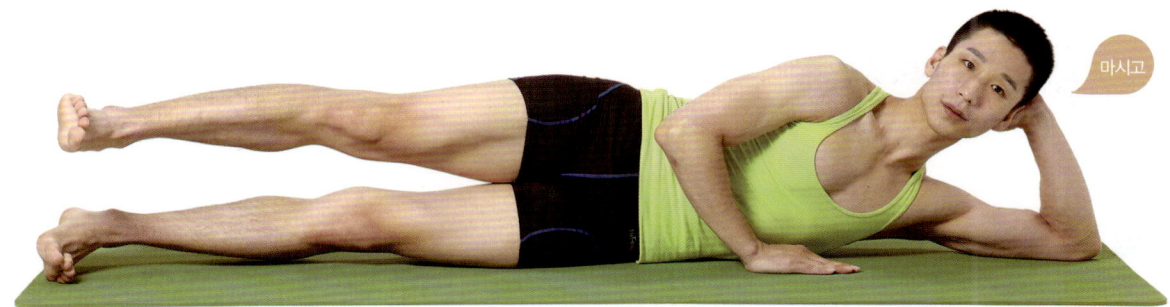

Step 02 위쪽 다리를 유지한 상태에서 아래쪽 다리를 위쪽 다리에 붙였다 내리기를 반복한다.

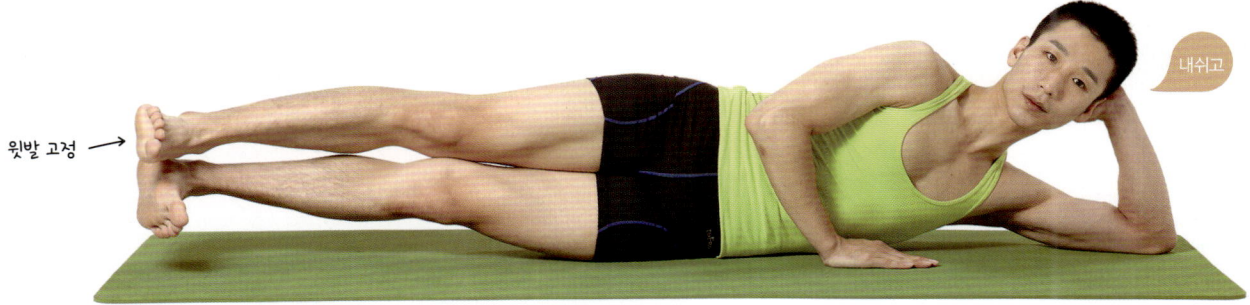

변형 동작
- 옆으로 누운 자세에서 아래쪽 팔을 쭉 펴거나, 쿠션을 머리 밑에 받친 뒤, 다리를 든다.

응용 동작
링
- 시작자세에서 위쪽 다리는 링을 눌러 고정시키고 아래쪽 다리는 링 안에 두며, 위아래로 움직인다.

필라테스 매트 운동 ▶ 다리/무릎/발/발목

44 사이드 레그 시리즈 – 로워 레그 리프트
Side Lying Leg Series - Lower Leg Lifts

| 주요 효과 | 고관절 내전근 · 무릎 신전근 · 몸통 측면 강화

반복횟수 10회

지도방법

- 복부를 수축하여 골반이 흔들리지 않도록 중립을 유지한다.
- 양 어깨와 골반의 정렬을 유지한다.
- 다리를 들어 올릴 때 골반을 고정시킨 상태에서 다리만 움직인다.
- 다리는 최대한 길게 뻗는다.
- 아래쪽 외복사근을 사용하기 위해 팔로 매트를 눌러준다.
- 귀와 어깨가 멀어지도록 한다.

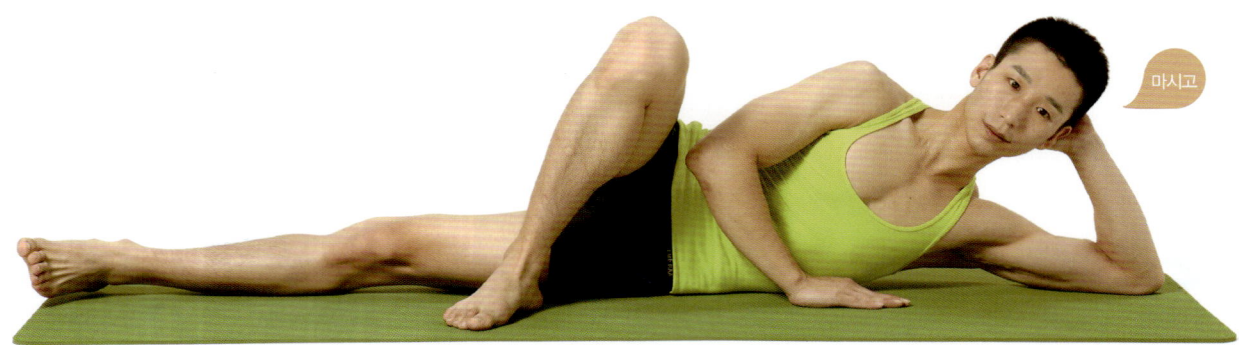

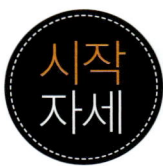

시작 자세 옆으로 누운 자세에서 어깨와 골반을 나란히 하며 위쪽 무릎을 구부려 앞에 둔다. 한 손으로 머리를 받치고 한 손은 가슴 앞에 매트를 짚으며 아래쪽 다리의 발목은 플렉스한다.

- 목, 어깨, 팔꿈치, 손목에 통증이 있는 경우 머리를 쿠션으로 받친다.
- 고관절에 통증이 있는 경우 가동범위와 반복 횟수를 줄이고 통증이 심해지면 동작을 피한다.
- 측면의 골반과 대퇴골 상부의 통증이 있는 경우 작은 수건으로 허리를 지탱하거나 대퇴골 상부 주변을 수건으로 대고 아래쪽 다리를 살짝 구부린다.

Step 01 준비를 한다. 마시고

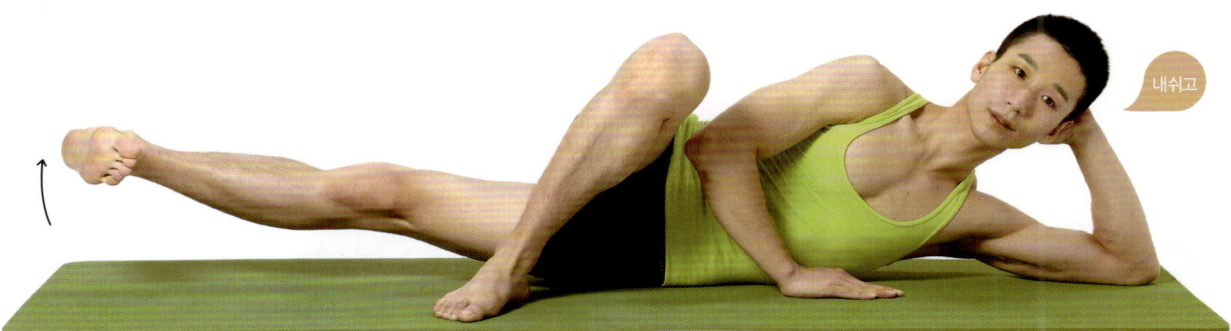 내쉬고

Step 02 아래쪽 다리를 허벅지 안쪽 힘으로 든다.

변형 동작
- 아래쪽 다리를 내회전/외회전하여 든다.
- 아래쪽 다리를 들어 올려 작은 원을 그린다.

응용 동작

밴드
- 아래쪽 발바닥에 밴드를 감아 위에 손으로 밴드를 잡아 바닥을 누르고 다리 동작을 한다.

필라테스 매트 운동 ▶ 다리/무릎/발/발목

45 힙 서클
Hip Circle

| 주요 효과 | 복부 · 고관절 굴근 강화, 견갑골 안정화

반복횟수 6회

지도방법

- 골반과 다리를 움직일 때 어깨와 상체는 고정한다.
- 운동하는 동안에 요추는 중립이 되도록 유지한다.
- 어깨를 내리고 가슴을 열어준다.
- 부드럽게 원을 그리며 대칭적으로 움직인다.

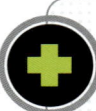
- 허리, 고관절 굴근, 천장관절에 통증이 있는 경우 동작을 피한다.
- 골다공증이 있는 경우 동작을 피한다.

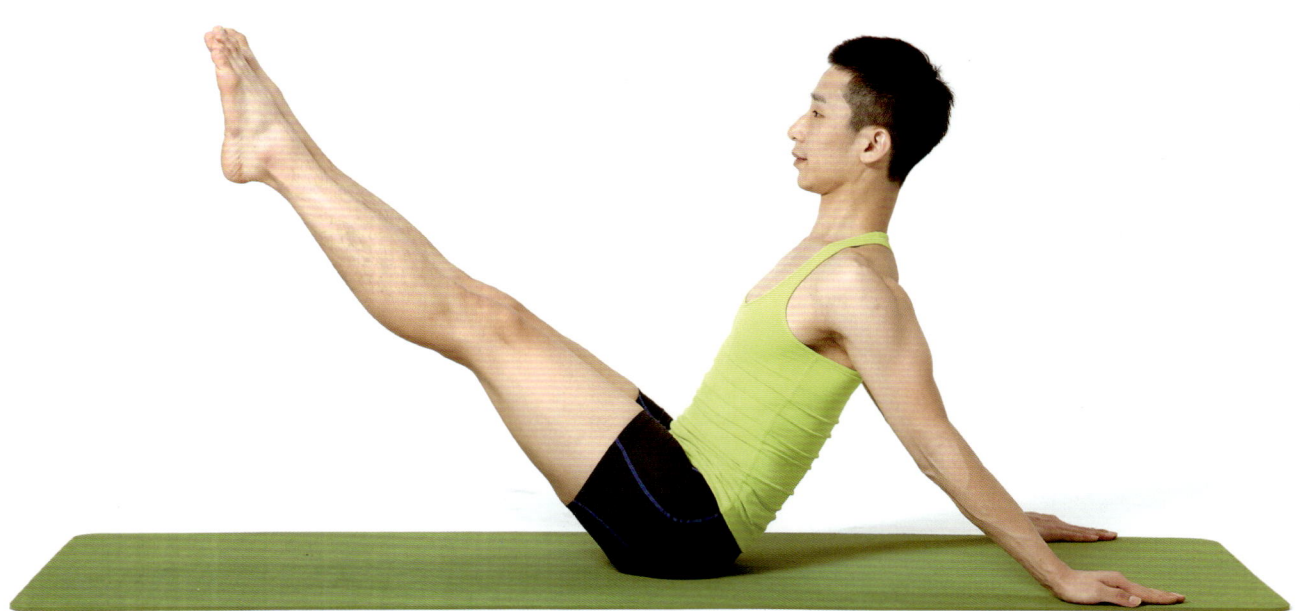

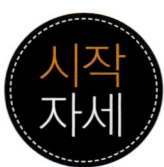 앉은 자세에서 손을 뒤로 뻗고 다리를 티저 자세처럼 올린다.

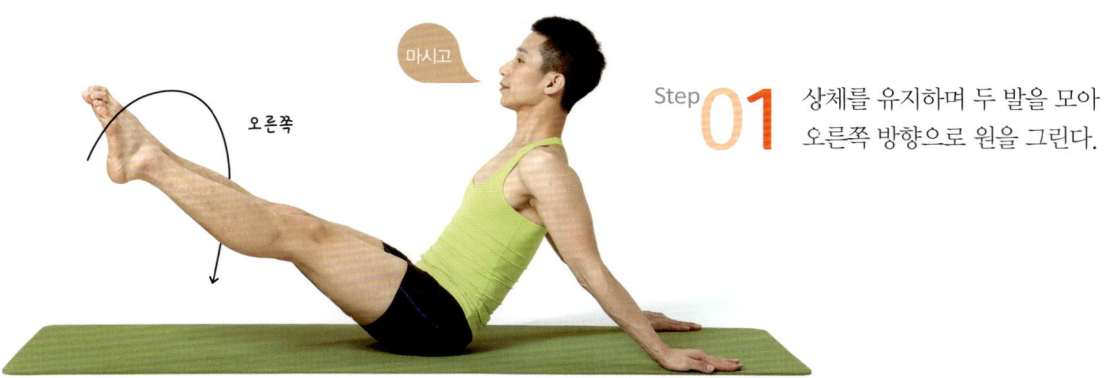

Step 01 상체를 유지하며 두 발을 모아 오른쪽 방향으로 원을 그린다.

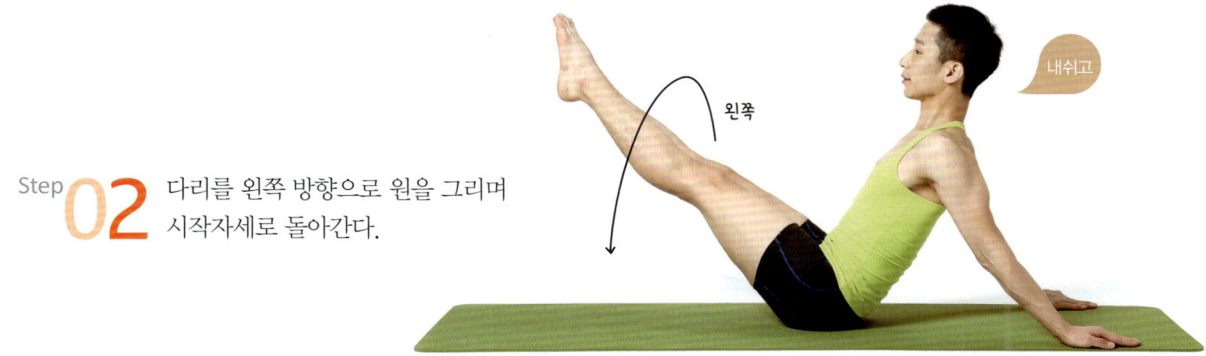

Step 02 다리를 왼쪽 방향으로 원을 그리며 시작자세로 돌아간다.

변형 동작
- 두 무릎을 조금 구부린 상태로 원을 그린다.
- 팔꿈치를 구부린 후 몸통을 지지하며 원을 그린다.
- 원을 점차적으로 크게 그려본다.

응용 동작

롤러 / 링 / 볼
- 바르게 누운 자세로 롤러를 엉덩이 밑에 가로로 놓고 두 다리는 체어 자세로 들어 올린 후 좌우로 엉덩이를 눌러 이동한다.
- 바르게 누운 자세로 롤러를 엉덩이 밑에 가로로 놓고 두 다리를 들어 올려 원을 그린다.
- 바르게 누운 자세로 다리 사이에 링을 끼워 조이며 천장으로 뻗은 다리로 원을 그린다.
- 팔로 몸통을 지지하여 들어 올린 상체를 고정한 뒤 다리 사이에 링 혹은 볼을 끼워 조이며 원을 그린다.

필라테스 매트 운동 ▶ 다리/무릎/발/발목

46 닐링 사이드 킥
Keeling Side Kick

| 주요 효과 | 둔근 · 어깨 강화, 골반 안정화, 몸의 균형 발달

반복횟수 6~8회

지도방법

- 지탱하고 있는 골반을 앞으로 밀고 동작을 할 때 그대로 유지한다.
- 복부와 둔부를 수축하여 골반이 뒤로 밀리지 않도록 한다.

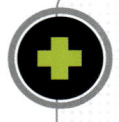
- 힙과 어깨, 팔꿈치, 팔목 통증이 있는 경우 동작을 피한다.
- 몸통의 유연성이 부족하면 손 아래에 박스나 요가블록을 사용한다.

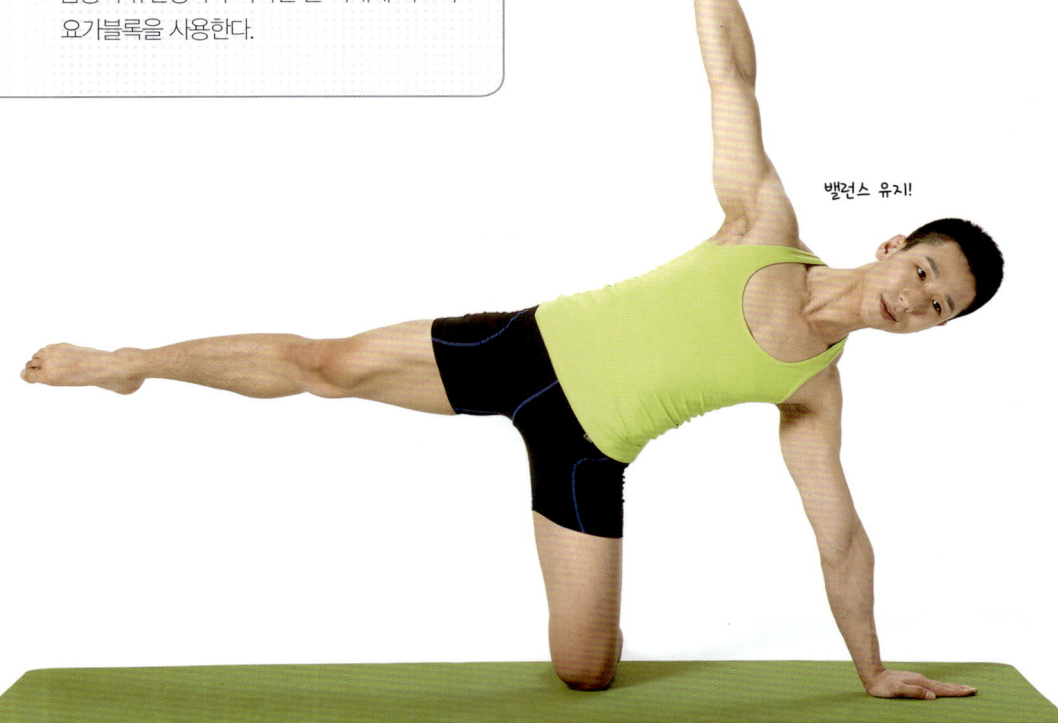

밸런스 유지!

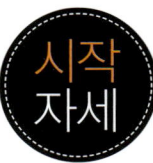 **시작 자세** 무릎을 세워 몸을 한쪽으로 기울이면서 한 손은 바닥을 지지한다. 반대쪽 팔은 천장 방향으로 뻗고 다리를 골반 높이 만큼 올린다.

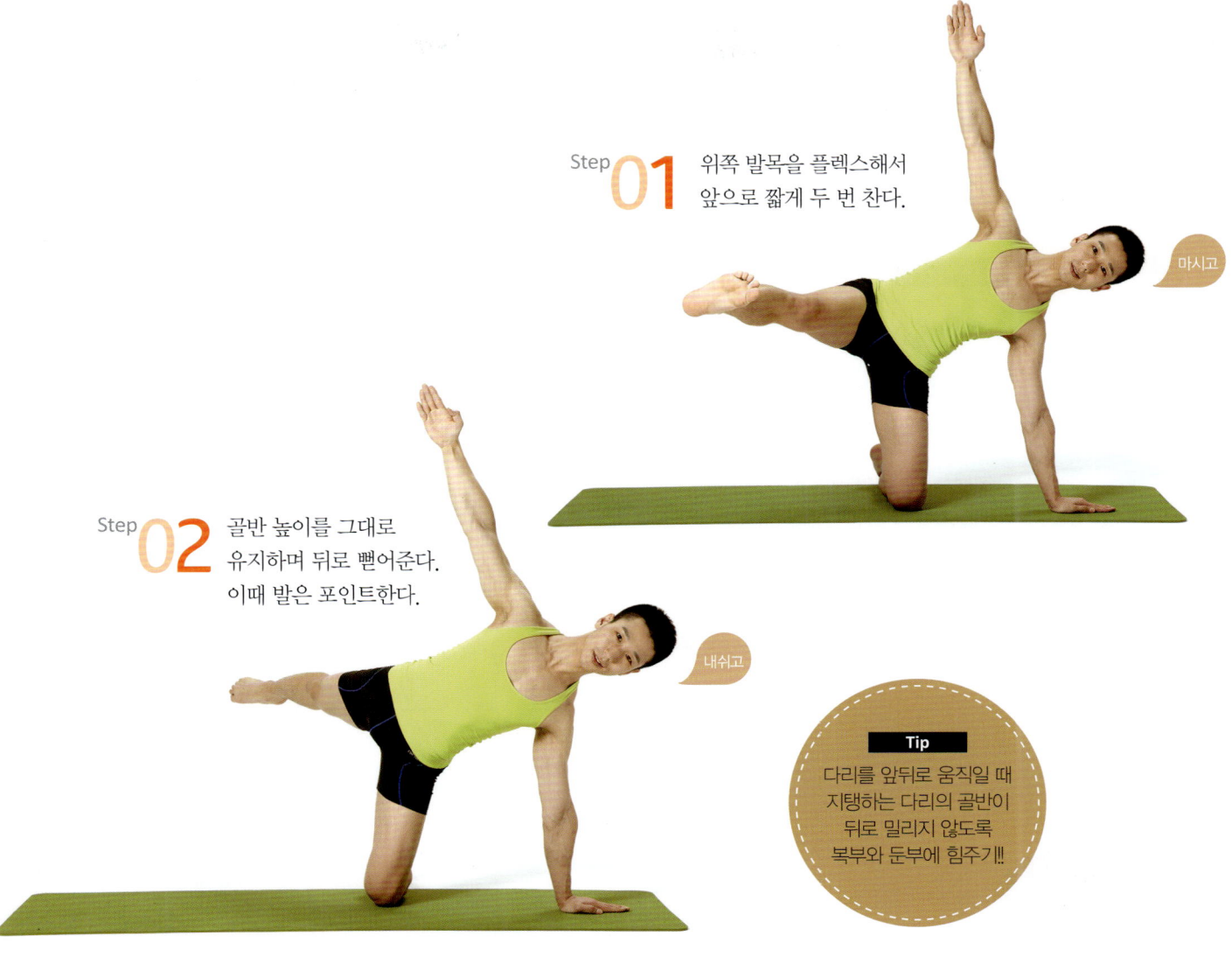

Step 01 위쪽 발목을 플렉스해서 앞으로 짧게 두 번 찬다.

마시고

Step 02 골반 높이를 그대로 유지하며 뒤로 뻗어준다. 이때 발은 포인트한다.

내쉬고

Tip
다리를 앞뒤로 움직일 때 지탱하는 다리의 골반이 뒤로 밀리지 않도록 복부와 둔부에 힘주기!!!

변형 동작
- 시작자세에서 위쪽 다리로 작은 원을 그린다.
- 시작자세에서 위쪽 다리를 천장 방향으로 들어 올린다.

응용 동작

밴드 / 롤러
- 아래쪽 다리로 밴드를 누르고 위쪽 다리 발바닥에 밴드를 감아 발을 앞뒤로 움직인다.
- 옆으로 누운 자세에서 발목 밑에 롤러를 놓고 팔꿈치를 세워 수평을 맞추고 몸통을 들어 올린다. 위쪽 다리를 들어 앞뒤로 움직이거나, 팔과 다리를 교차시키며 움직여본다.

필라테스 매트 운동 ▶ 다리/무릎/발/발목

47 레그 풀 프론트
Leg Pull Front

| 주요 효과 | 요추골반 견갑골 몸통 안정화를 포함한 몸 전체 · 고관절 신근 강화

반복횟수 6~10회

지도방법

- 몸통이 일직선이 되도록 유지하며 골반이 떨어지지 않도록 한다.
- 어깨가 손목 위쪽에 오도록 유지한다.
- 시선은 양손 바로 앞을 바라본다.

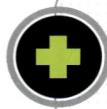
- 손목에 통증이 있는 경우 팔꿈치를 굽히거나 매트를 접어 손목의 꺾임을 최소화한다.

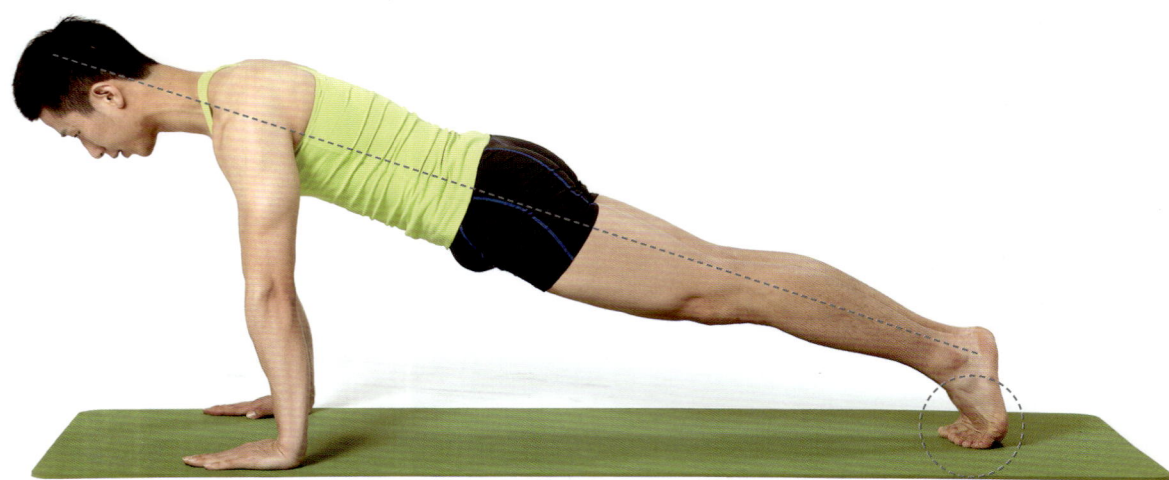

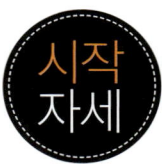
플랭크 자세를 취하며 머리부터 발끝까지 일직선이 되도록 한다.

Step 01 한쪽 다리를 위로 들어 올린다.

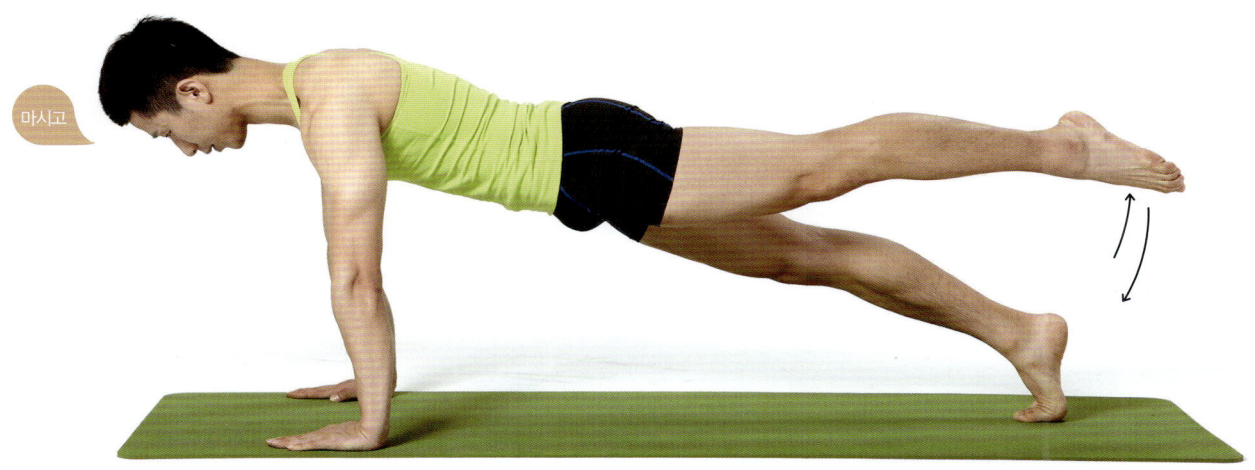

마시고

Step 02 시작자세로 돌아온다. 반대쪽 다리로 반복한다.   내쉬고

변형 동작
- 기는 자세에서 시작하고 그 자세에서 다리를 들어 올린다.
- 플랭크 자세에서 다리를 올릴 때와 내릴 때 발을 포인트, 플렉스 반복한다.

응용 동작

밴드 / 롤러 / 볼
- 등 상부에 밴드를 평평하게 펴 양손으로 매트 쪽으로 누른 후 다리를 들어 올렸다 내렸다 반복한다.
- 발바닥에 밴드를 감싸고 양손으로 누른 뒤 다리를 들어 올린다.
- 발등 밑에 롤러를 가로로 놓은 뒤 플랭크 자세로 다리를 들어 올린다.
- 손바닥 밑에 롤러를 가로로 놓은 뒤 플랭크 자세로 다리를 들어 올린다.

필라테스 매트 운동 ▶ 다리/무릎/발/발목

48 레그 풀
Leg Pull

| 주요 효과 | 요추골반 · 견갑골 · 몸통 안정화를 포함한 몸 전체 · 고관절 신근 강화

반복횟수 6~10회

지도방법

- 다리를 들어 올릴 때 골반 위치를 유지한다.
- 어깨가 손목 위쪽에 오도록 유지한다.
- 어깨를 내리고 가슴을 열어준다.
- 턱을 당겨 머리가 바르고 안정적인 각도로 유지한다.

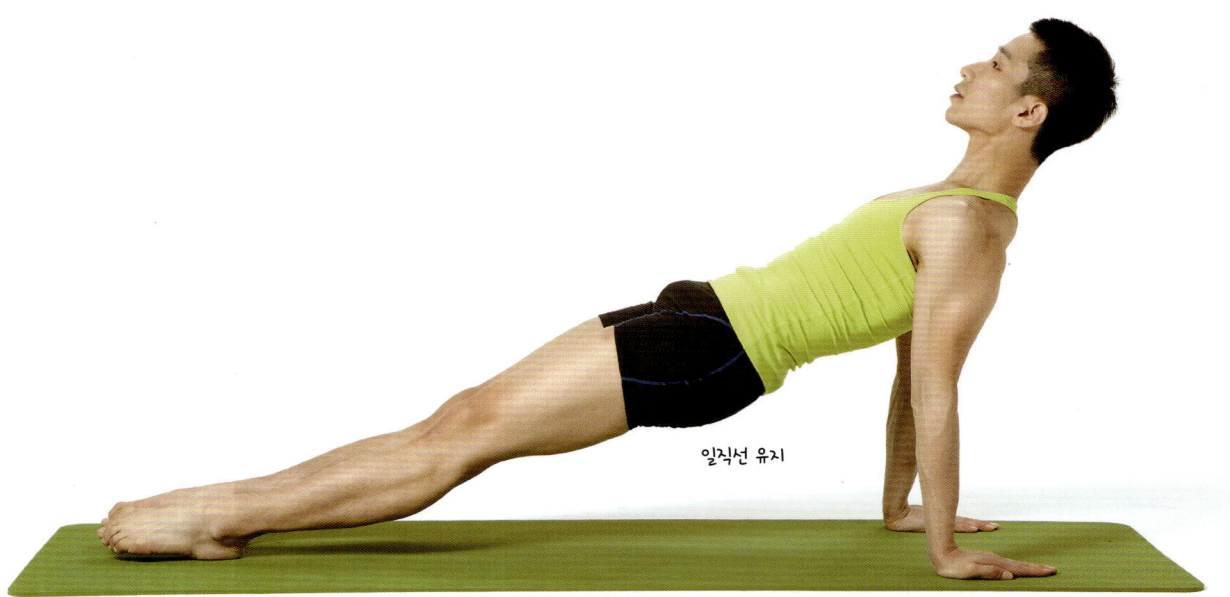

일직선 유지

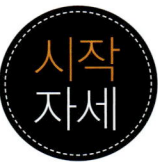

플랭크 자세의 반대로 손목 위에 어깨가 오도록 유지하고
골반을 높이 들어 올린다.

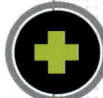
- 어깨나 손목부상, 목에 통증이 있는 경우 동작을 피한다.
- 무릎에 통증이 있는 경우 지지하는 다리의 무릎을 굽히거나 통증이 심할 경우 동작을 피한다.

Step 01 한쪽 다리를 천장 방향으로 들어 올린다.

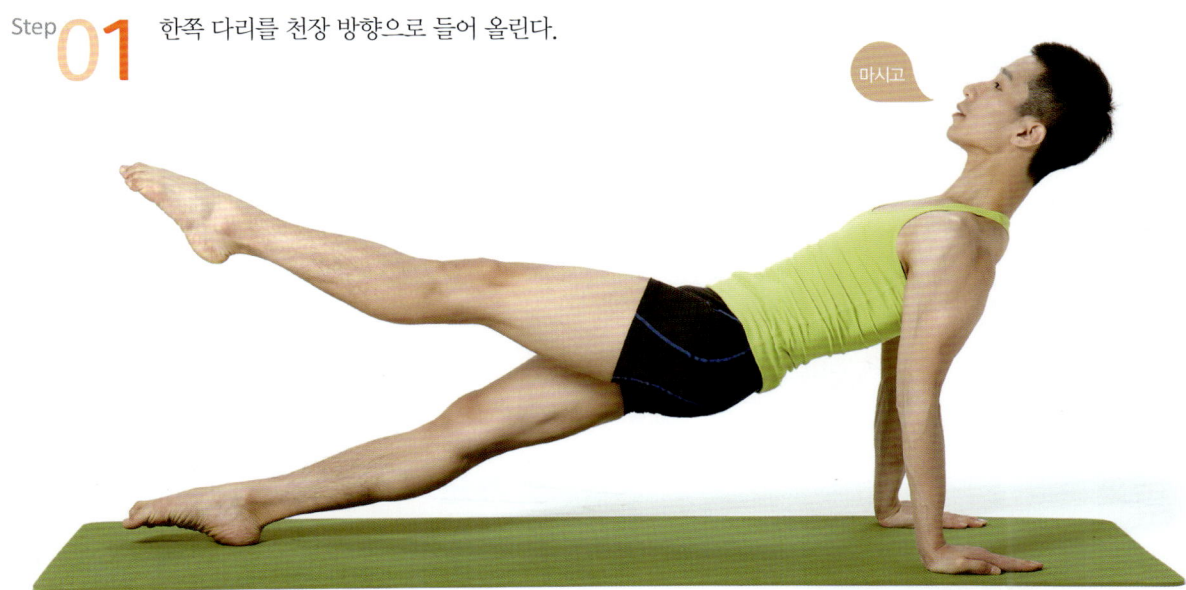

마시고

Step 02 시작자세로 돌아온다.

변형 동작
- 엉덩이를 바닥에 내려놓고 한쪽 다리를 들어 올린다.
- 박스에 팔꿈치를 대고 동작을 한다.

Chapter 2
필라테스 기구 운동

2장에서는 필라테스 기구를 이용한 다양한 동작들을 소개한다. 조셉 필라테스가 고안한 오리지널 동작부터 다양한 응용, 변형동작까지 280여 가지의 동작들로 구성하였다. 초급, 중급, 고급 및 집중 부위별 운동까지 세부적으로 구분하여 필라테스를 즐기는 일반인부터 전문인까지 모두 목적에 맞게, 그리고 쉽고 안전하게 따라 할 수 있을 것이다. 각 기구마다의 특성과 안전을 위한 주의사항을 충분히 숙지한 후 다양한 동작들로 난이도를 조절하며 최대의 운동 효과를 경험해보자.

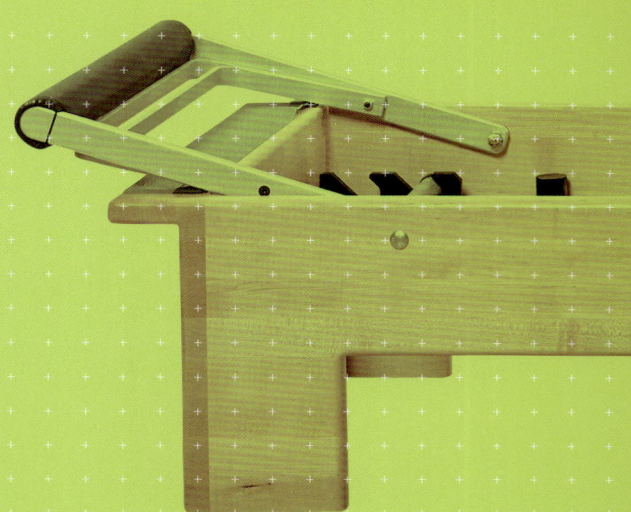

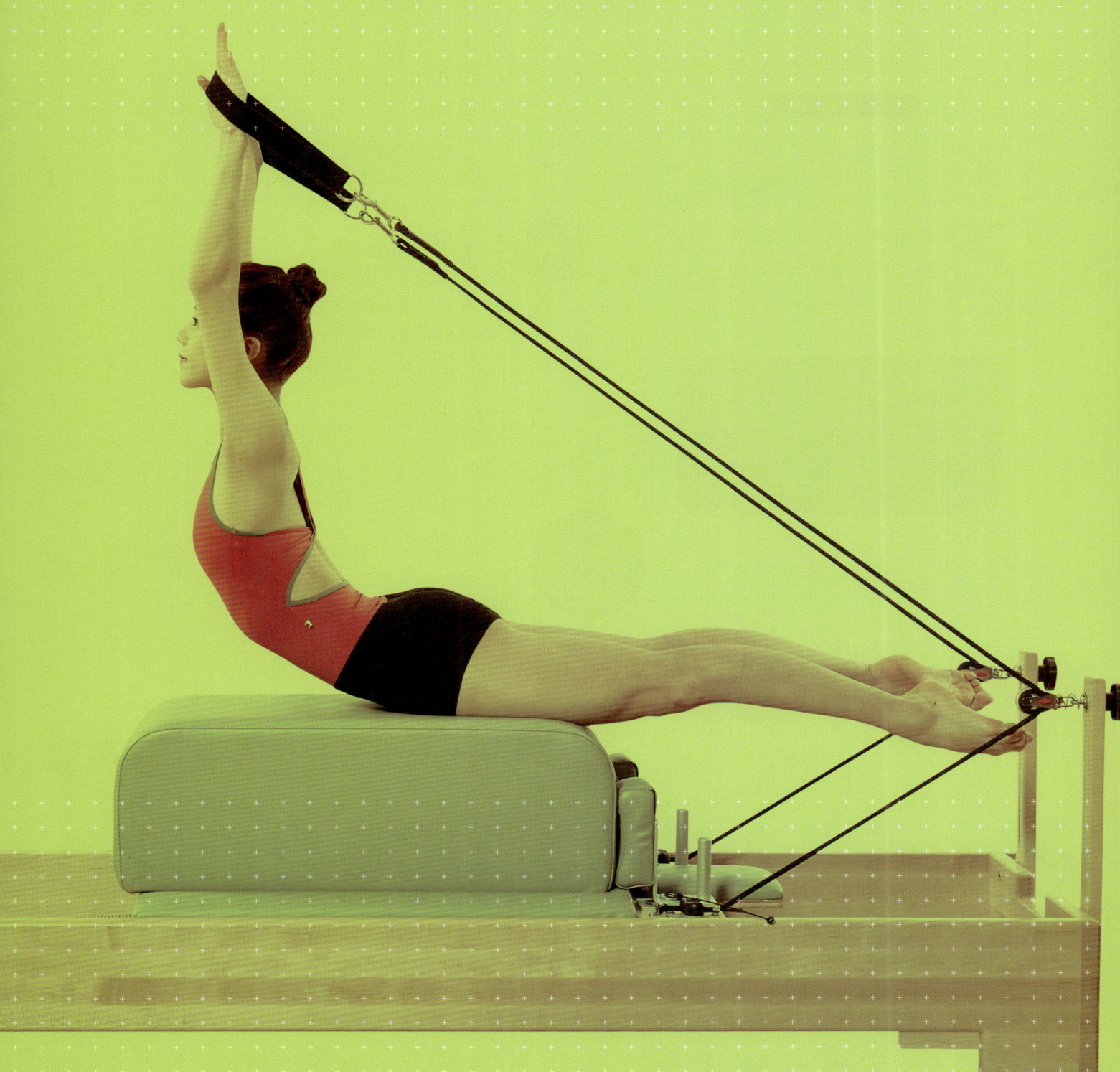

Pilates
Bible 필라테스 바이블

필라테스 기구 운동 ▶ 리포머 ▶ 목/어깨/팔

01 암 워크 - 누운 자세
Arm Work in Supine

| 주요 효과 | 삼두근 · 광배근 · 승모근 · 능형근 · 대흉근 · 복부 강화

반복횟수 10회

지도방법

- 동작시 손목이 꺾이지 않게 한다.
- 귀와 어깨가 멀어지게 한다.
- 복부를 수축하여 동작을 한다.

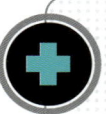

- 허리에 통증이 있는 경우 무릎을 가슴 쪽으로 당겨준다.
- 목이나 어깨, 팔꿈치에 통증이 있는 경우 가동범위를 줄여준다.

- 스프링 : B~2R
- 스트랩 : Regular
- 풋바 : No
- 헤드레스트 : 필요시 조절

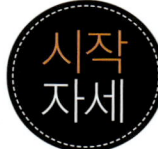

시작 자세

바르게 누워 머리는 헤드레스트에 두고 체어 자세를 한다. 손으로 스트랩을 잡고 팔꿈치는 구부려 손바닥이 발쪽을 향하게 한다.

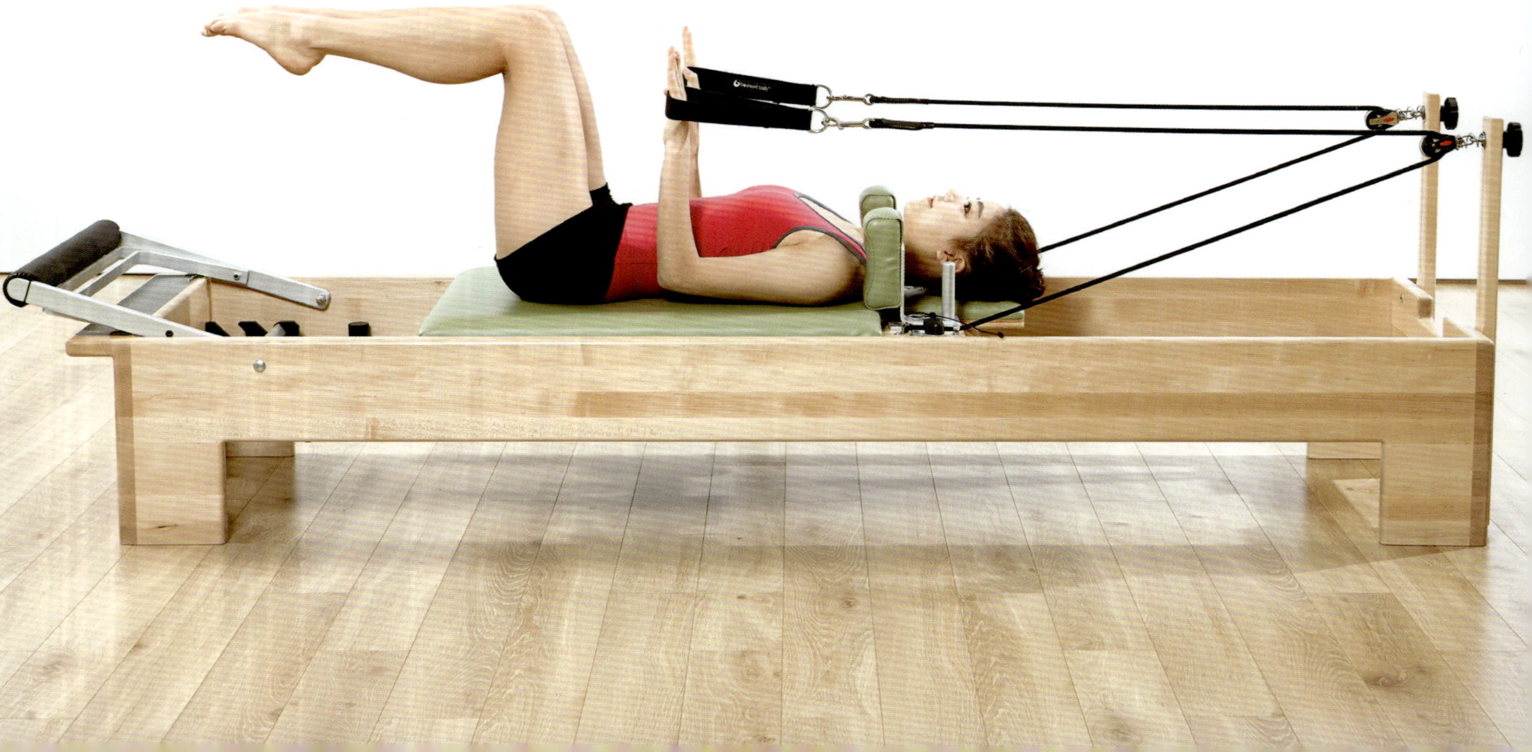

Step 01 팔을 엉덩이 쪽으로 뻗으면서 복부를 가라앉힌다.   **Step 02** 시작자세로 돌아온다.

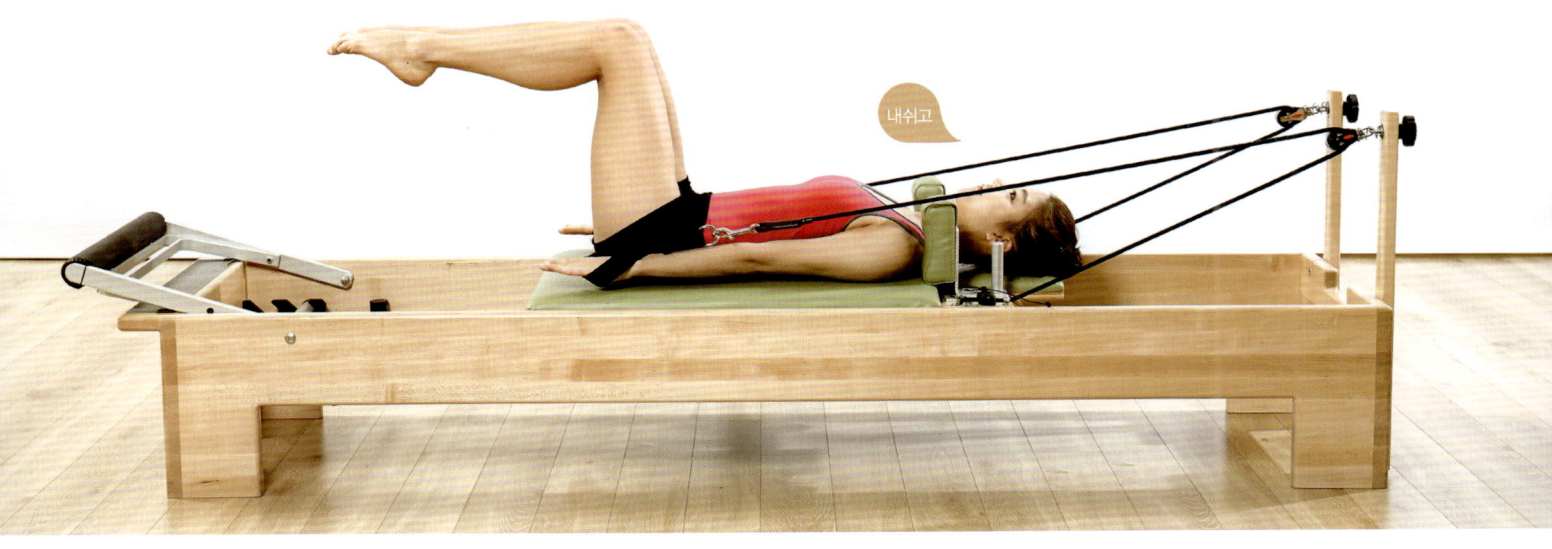

- **삼각근 운동**: 팔꿈치를 펴고 손끝이 천장을 향하게 한다. 스트랩을 엉덩이 쪽으로 당긴다.

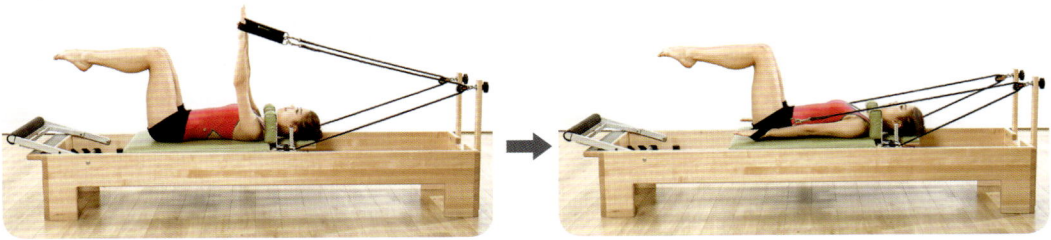

- **광배근 운동**: 양팔을 옆으로 나란히 벌린다. 스트랩을 엉덩이 쪽으로 당긴다.

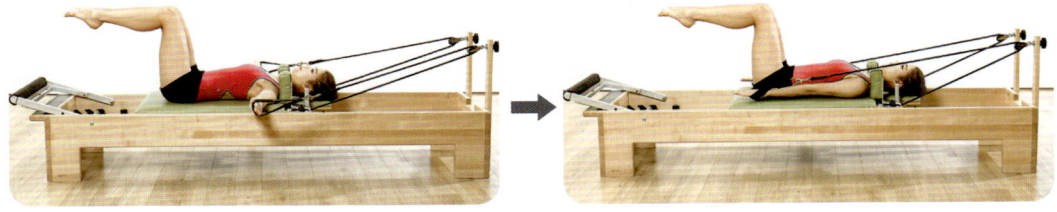

필라테스 기구 운동 ▶ 리포머 ▶ 목/어깨/팔

02 암 워크 – 라이저 방향
Arm Work in Seated Position - Facing Risers

| 주요 효과 | 회전근개 · 이두근 · 삼두근 · 대흉근 · 광배근 · 삼각근 강화

반복횟수 4~10회

지도방법

- 팔을 움직이기 전에 복부를 수축한다.
- 동작을 하는 동안 좌골의 가장 정점에 앉는다.
- 동작시 손목이 꺾이지 않게 한다.
- 귀와 어깨가 멀어지게 한다.

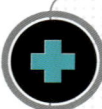
- 허리에 통증이 있는 경우 앉는 자세 중에서 가장 편한 자세를 선택한다.

- 스프링 : B~2R
- 스트랩 : Regular or Short or Very short
- 풋바 : No
- 헤드레스트 : 플랫

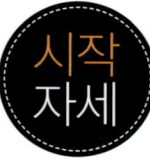
시작 자세

레벨 1

롱박스에 앉기–스트랩은 Very short
캐리지에 양반다리로 앉기–스트랩은 short
캐리지에 두 다리를 길게 뻗고 앉기–스트랩은 short
무릎꿇고 앉기–스트랩은 short

레벨 2

엉덩이를 들어 무릎 위에 엉덩이가 오게 하기–스트랩은 very short

위의 앉는 자세 5가지 중 하나를 택해서 스트랩을 보고 앉는다.

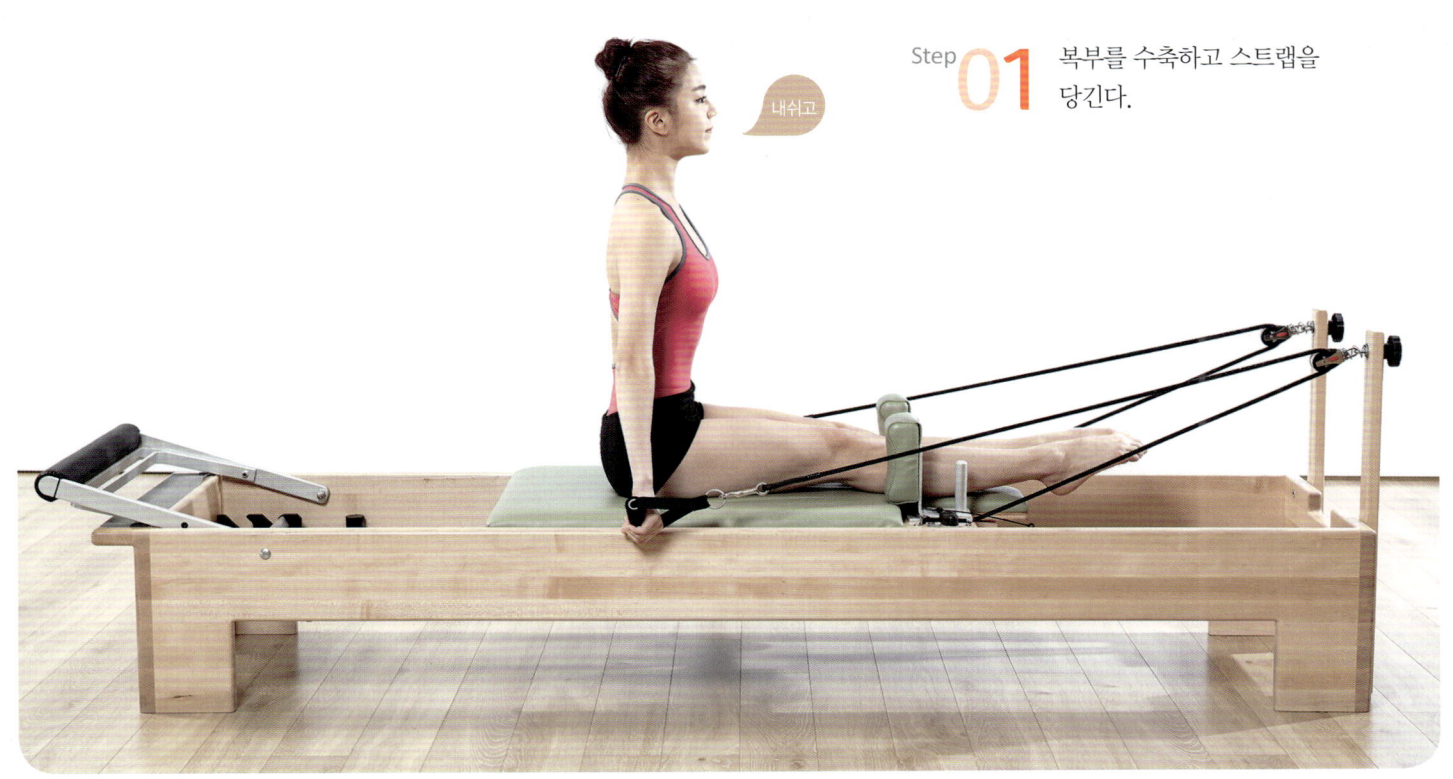

Step **01** 복부를 수축하고 스트랩을 당긴다.

내쉬고

Step **02** 조절을 하면서 시작자세로 돌아온다.

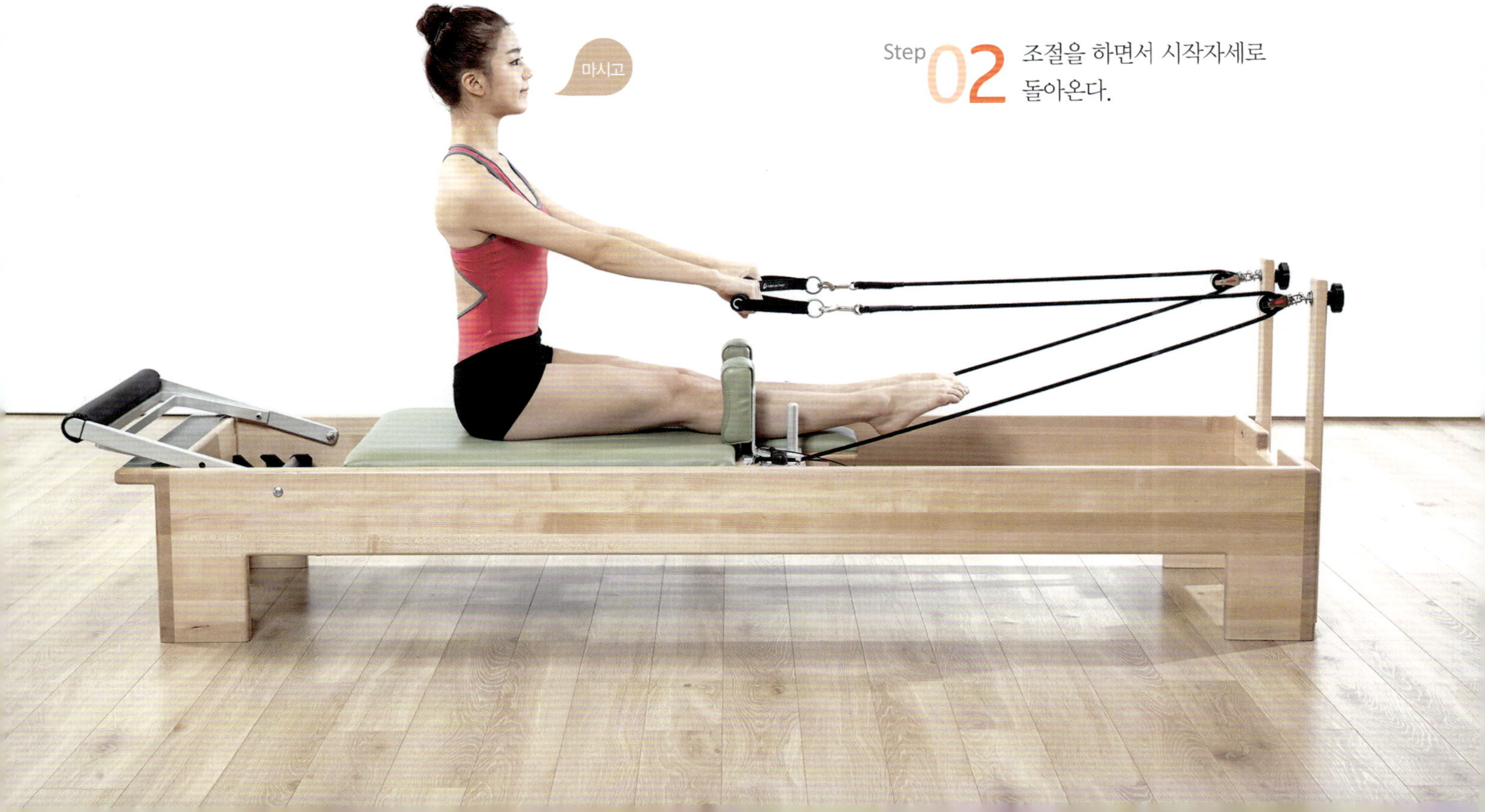

마시고

필라테스 기구 운동 ▶ 리포머 ▶ 목/어깨/팔

응용동작

- **이두근 운동:** 팔꿈치를 구부려 손바닥이 어깨 쪽을 향하게 한다.

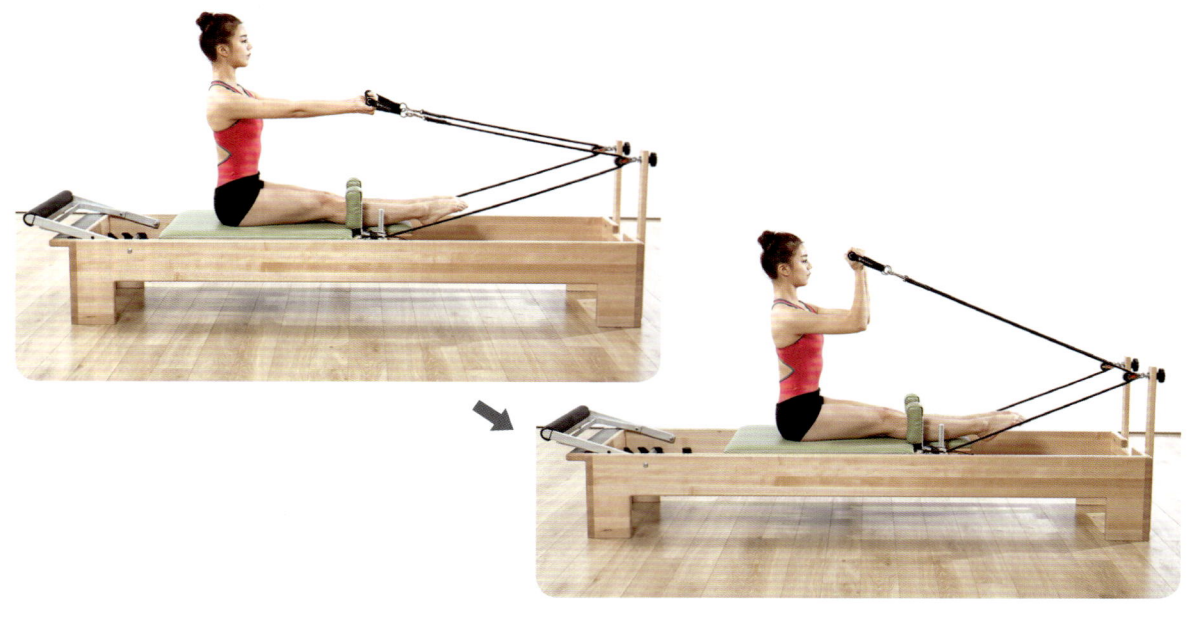

- **두 팔을 번갈아 가면서 당기기:** 팔은 앞으로 뻗은 상태에서 오른팔을 먼저 당기면서 몸통도 오른쪽으로 돌린다. 이때 오른쪽 팔꿈치는 구부리면서 당기고 왼팔은 더 앞으로 뻗어 몸통의 회전을 도와준다. 다른 팔도 해본다.

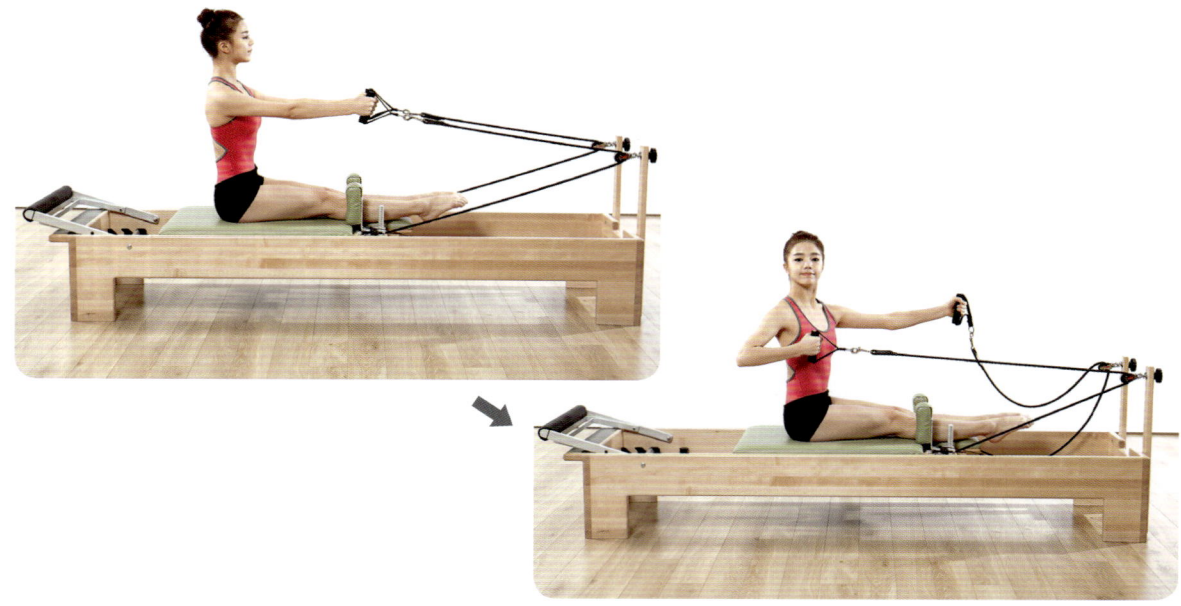

- **한 팔 당기기:** 스트랩 하나를 반대 방향 손으로 잡고 몸통을 돌리면서 당긴다. 4회 반복 후 반대쪽도 한다.

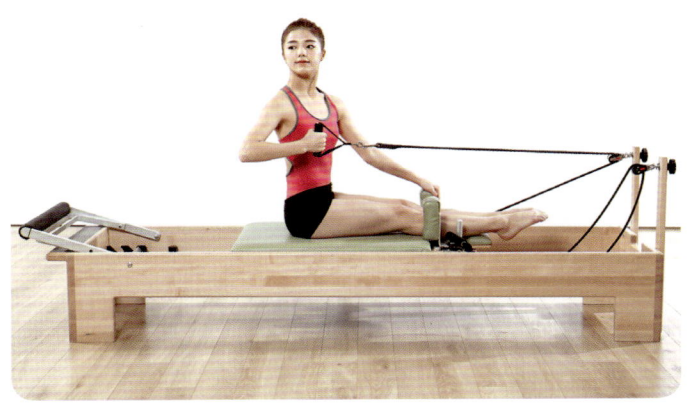

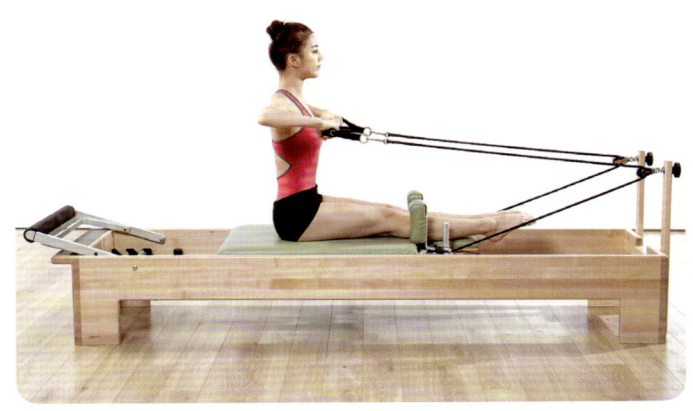

- **노 젓기:** 스트랩을 교차시켜 잡고 팔꿈치를 어깨 높이로 구부린다.

- **밖으로 회전:** 양손에 스트랩을 잡고 팔꿈치는 허리 쪽으로 당긴다. 바깥으로 어깨를 돌려 스트랩을 당긴다.
  ＊ 스트랩을 교차시켜 잡고 동작을 해본다.

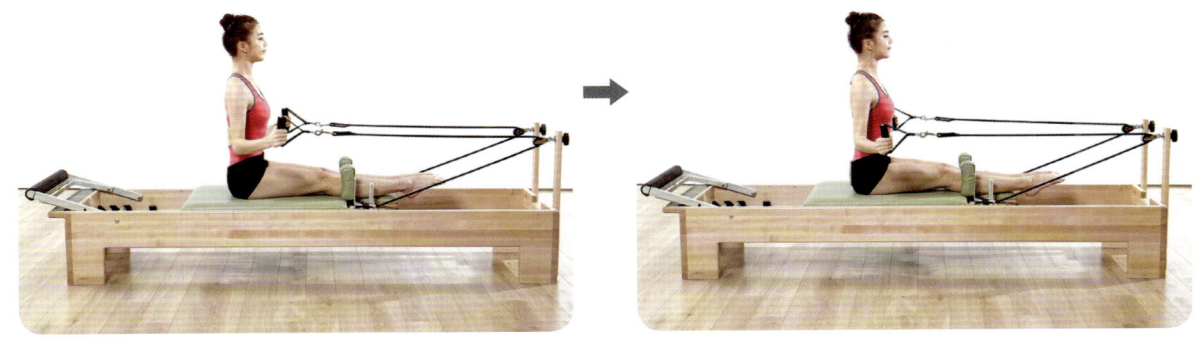

필라테스 기구 운동 ▶ 리포머 ▶ 목/어깨/팔

03 암 워크 – 플랫폼 방향
Arm Work in Seated Position - Facing Platform

| 주요 효과 | 이두근 · 삼두근 · 대흉근 · 광배근 · 회전근개 · 삼각근 · 전거근 · 승모근 · 능형근 강화

반복횟수 4~10회

지도방법
- 팔을 움직이기 전에 복부를 수축한다.
- 동작을 하는 동안 좌골의 가장 정점에 앉는다.
- 귀와 어깨가 멀어지게 한다.
- 동작시 손목이 꺾이지 않게 한다.

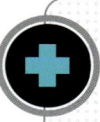
- 허리에 통증이 있는 경우 앉는 자세 중에서 가장 편한 자세를 선택한다.

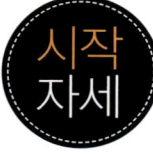
시작 자세

레벨 1
쇼트박스에 앉기
캐리지에 양반다리로 앉기
캐리지에 두 다리를 길게 뻗고 앉기
무릎 꿇고 앉기

레벨 2
엉덩이를 들어 무릎 위에 엉덩이가 오게 하기

위에 있는 앉는 자세 5가지 중 하나를 택해서 풋바 쪽을 보고 앉는다.
몸통은 좌골 바로 위에 올 수 있게 바르게 앉고 핸들을 하나씩 잡는다.

Step 01 복부에 힘을 주고 스트랩을 앞으로 민다.

- 스프링 : B~RB
- 스트랩 : Regular
- 풋바 : No
- 헤드레스트 : 플랫

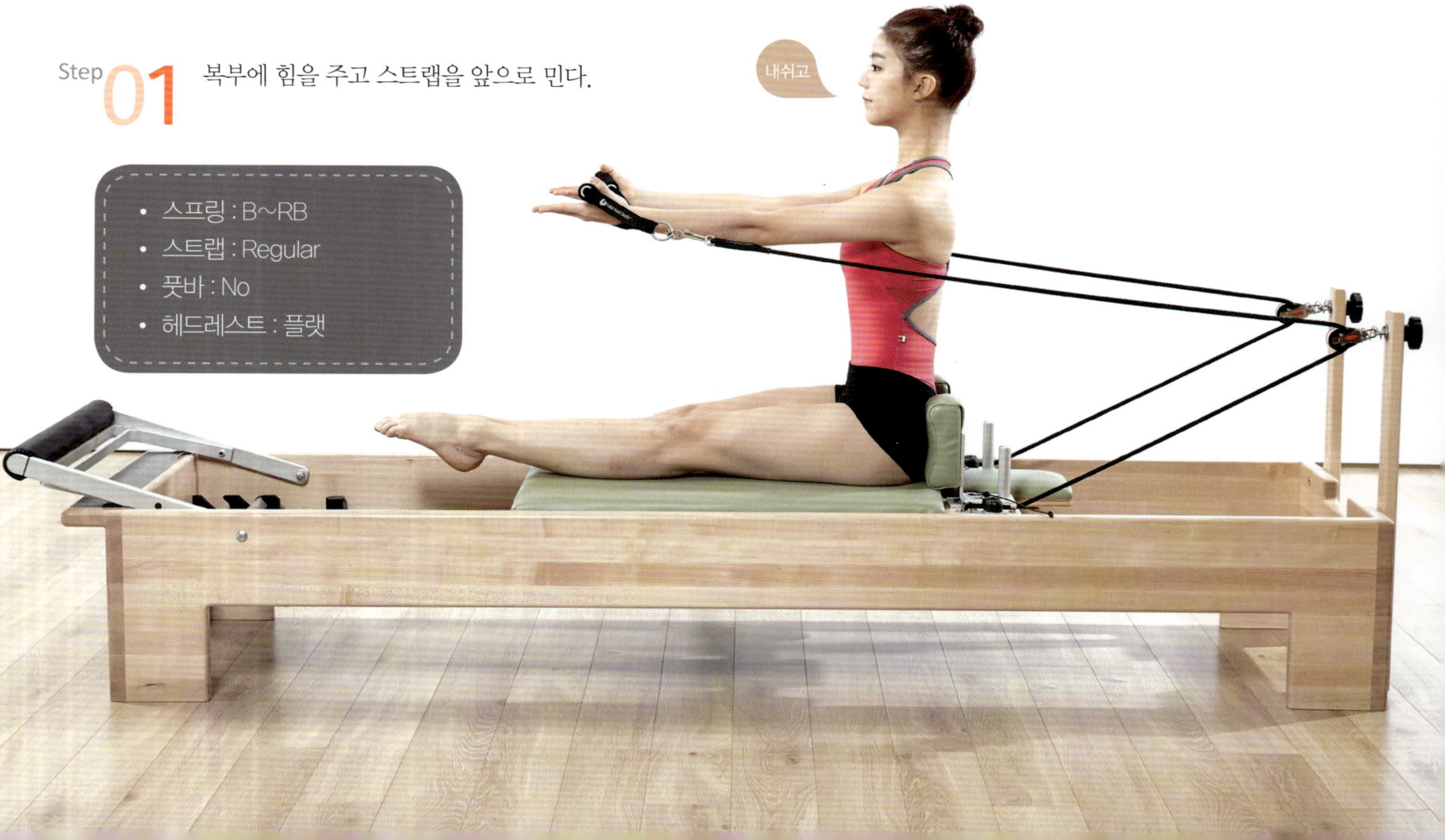

내쉬고

Step 02 조절하면서 시작자세로 돌아온다.

마시고

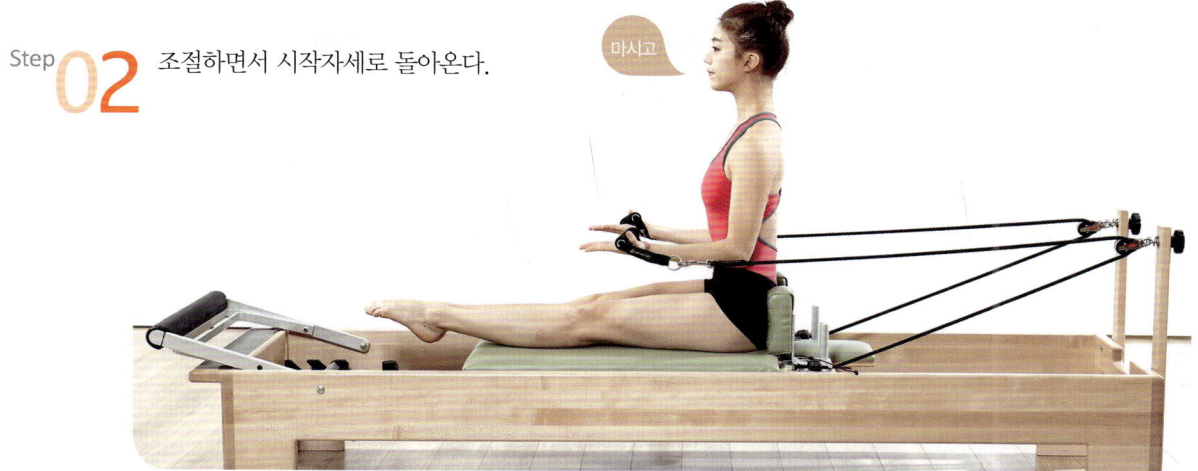

> **변형 동작**
>
> - **쟁반 나르기(Serve a tray) :**
>
>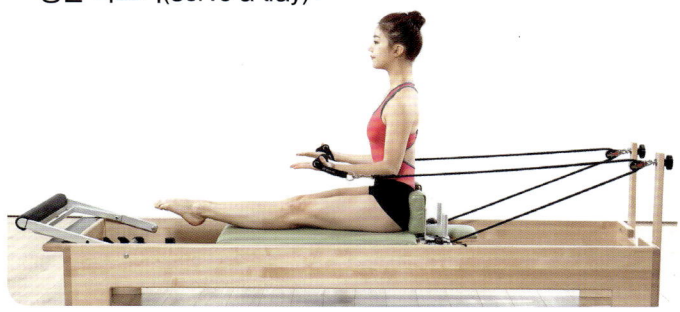
>
> 팔꿈치는 구부리고 손바닥이 천장을 향하게 한다. 팔꿈치를 허리에 붙인 상태에서 시작한다.
>
>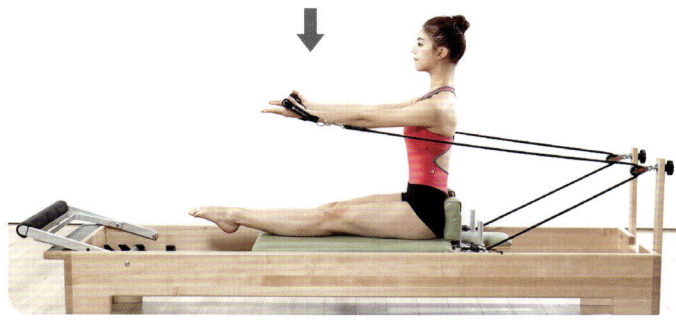
>
> 팔을 앞으로 뻗으며 스트랩을 민다. 이때 팔은 어깨 높이를 유지한다.
>
>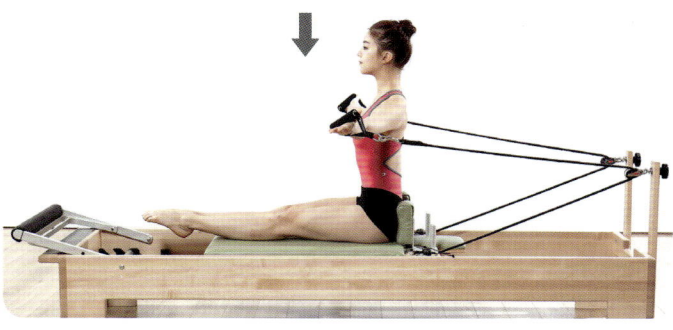
>
> 팔을 양옆으로 나란히 벌려 손바닥이 천장을 향하게 한다. 다시 팔을 가슴 앞으로 가져와 팔꿈치를 구부려 시작자세로 돌아온다.

필라테스 기구 운동 ▶ 리포머 ▶ 목/어깨/팔

변형 동작

- **나무 안기(Hug a tree)** : 팔을 양옆으로 벌리고 손바닥이 서로 마주 보게 한다.

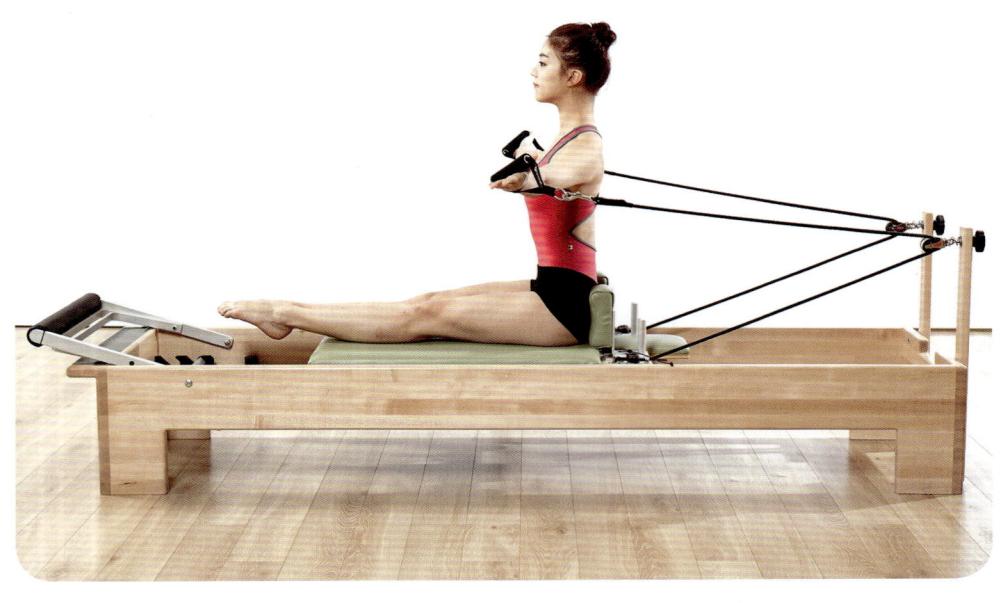

팔꿈치를 약간 구부려 느슨하게 만들고 손가락 끝이 서로 향하게 나무를 안듯이 한다.
팔을 벌리고 시작자세로 돌아온다.

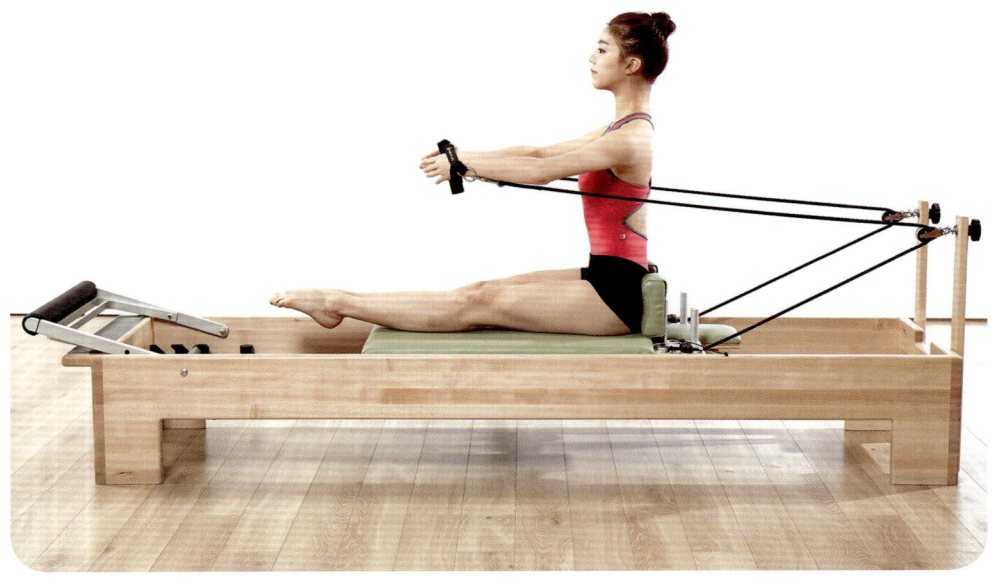

- **경례(Salute) :**

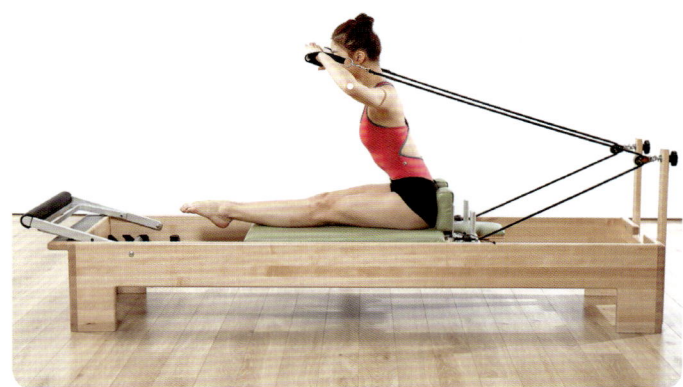

팔꿈치를 구부려 두 손등이 이마에 오게 한다.

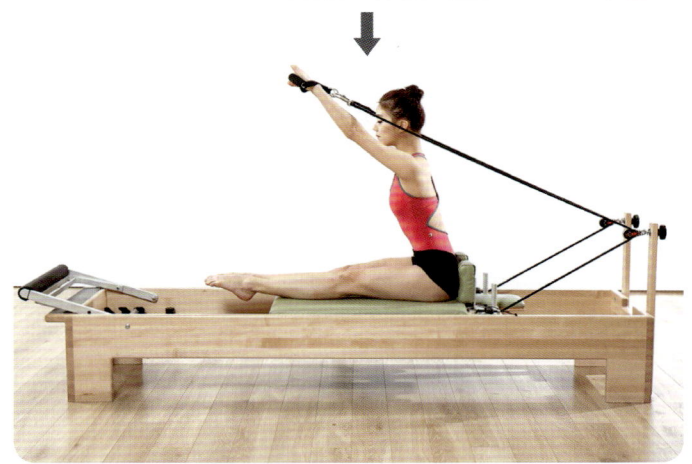

스트랩을 사선 앞쪽으로 민다. 팔꿈치를 구부려 시작자세로 돌아온다.

- **펀칭 :** 몸통을 회전하면서 한 팔씩 번갈아 앞으로 뻗는다.

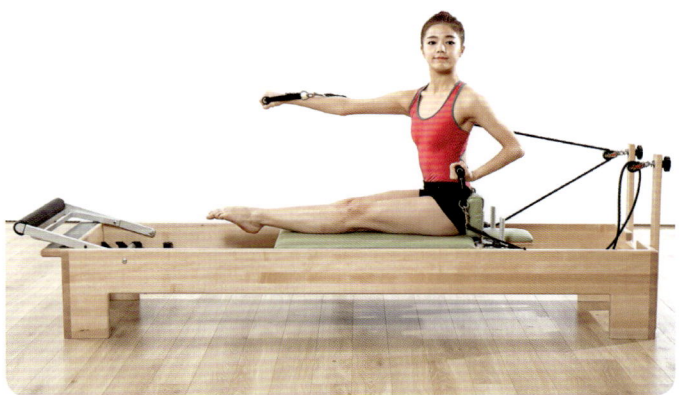

필라테스 기구 운동 ▶ 리포머 ▶ 목/어깨/팔

04 로잉 프론트 1
Rowing Front 1 - Sitting Tall

| 주요 효과 | 견갑골 · 회전근개 안정화 및 강화

반복횟수 4~8회

지도방법

- 팔을 움직이기 전에 복부를 수축한다.
- 복부를 수축하여 몸통의 안정성을 유지한다.
- 팔로 회전할 때 흉곽을 모은 상태로 유지한다.
- 팔을 올릴 때 어깨가 올라가지 않도록 견갑골의 안정성을 유지한다.
- 모든 움직임이 연결되도록 한다.

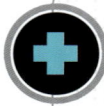

- 목이나 어깨가 불편한 경우 스프링의 강도를 가볍게 하여 가동범위를 줄인다.
- 통증이 심하면 동작을 피한다.
- 허리에 부상이 있는 경우 골반 및 척추중립자세를 유지하는 것 자체가 불편하면 동작을 피한다.
- 햄스트링이 타이트한 경우 양반다리로 앉거나 패드나 수건을 엉덩이 밑에 대고 앉는다.

시작자세
캐리지에 다리를 길게 뻗고 앉아 척추는 중립상태를 유지한다. 양손은 스트랩 혹은 핸들을 잡고 팔꿈치를 구부린다.

- 스프링 : B~RB
- 스트랩 : Regular
- 풋바 : No
- 헤드레스트 : 플랫

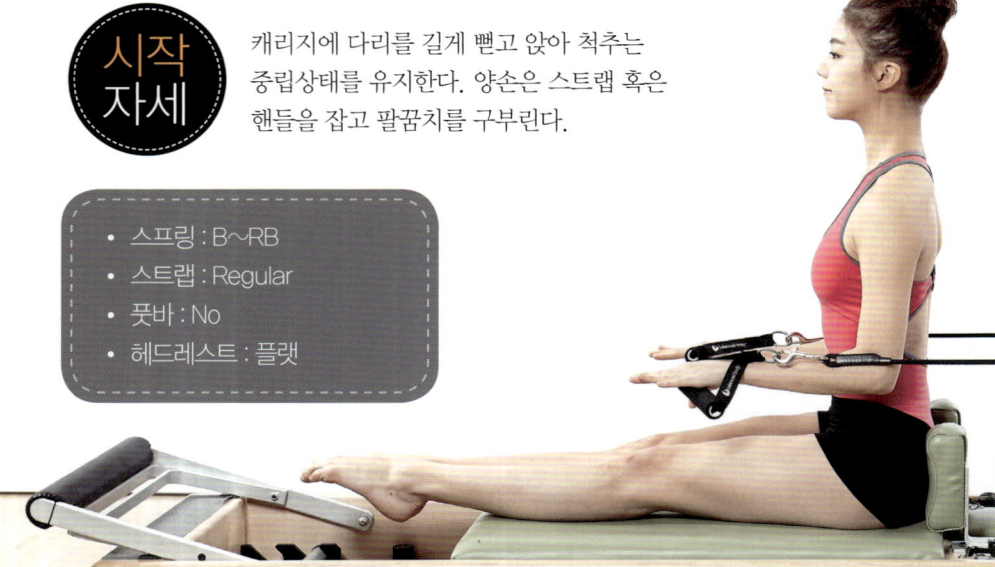

Step 01   팔꿈치를 뻗으며 스트랩을 밀어 손바닥이 캐리지를 향하도록 한다.
이때 팔은 어깨 높이를 유지한다.

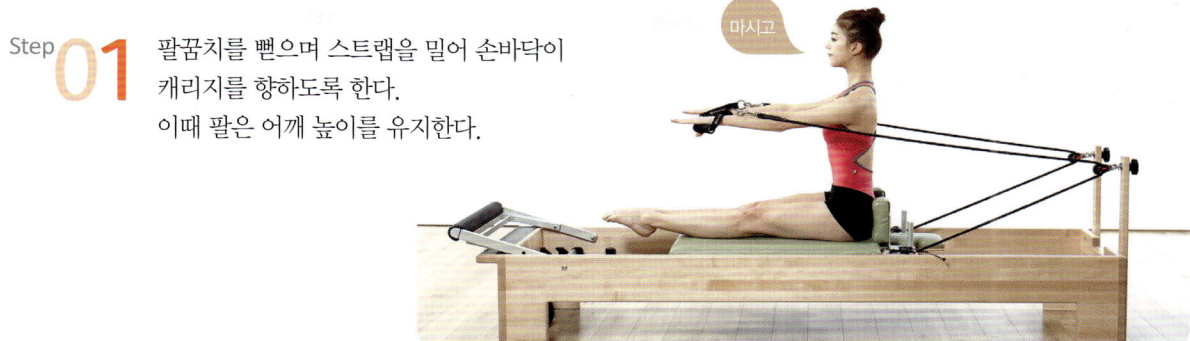

Step 02   손을 캐리지 쪽으로 내린다.

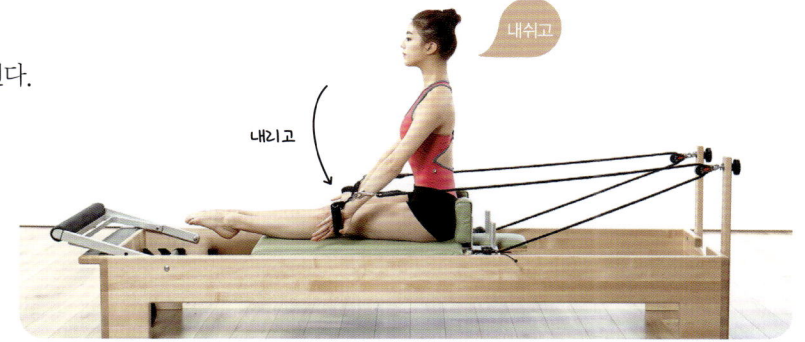

Step 03   상체가 유지되는 범위 내에서 팔을 머리 위쪽으로 올린다.

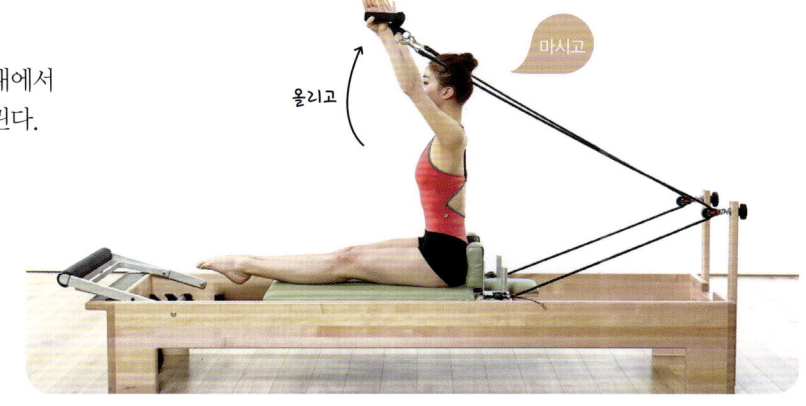

Step 04   머리 위로 올라와 있는 팔을 회전하며 시작자세로 돌아온다.

변형 동작

- **탁자 닦기(Polishing) :** 흉골의 맨 아랫부분에 스트랩을 위치시키고 손바닥은 바닥을 향한다.
양팔을 앞으로 뻗어 바깥쪽으로 회전하였다가 시작자세로 돌아온다.

필라테스 기구 운동 ▶ 리포머 ▶ 목/어깨/팔

05 로잉 프론트 2
Rowing Front 2 - Bending Down

| 주요 효과 | 견갑골 · 회전근개 안정화 및 강화

반복횟수 6~10회

지도방법

- 팔을 움직이기 전에 복부를 수축한다.
- 복부를 수축하여 몸통의 안정성을 유지한다.
- 팔로 회전할 때 흉곽을 모은 상태로 유지한다.
- 팔을 올릴 때 어깨가 올라가지 않도록 견갑골의 안정성을 유지한다.
- 모든 움직임이 연결되도록 한다.

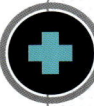

- 목이나 어깨가 불편한 경우 스프링의 강도를 가볍게 하여 가동범위를 줄인다.
- 통증이 심하면 동작을 피한다.
- 허리에 부상이 있는 경우 골반 및 척추중립자세를 유지하는 것 자체가 불편하면 동작을 피한다.
- 햄스트링이 타이트한 경우 양반다리로 앉거나 패드나 수건을 엉덩이 밑에 대고 앉는다.

- 스프링 : B~RB
- 스트랩 : Regular
- 풋바 : No
- 헤드레스트 : 플랫

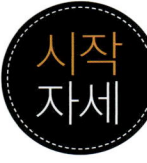

시작자세 캐리지에 다리를 길게 뻗고 앉아 척추는 중립상태를 유지한다. 양손은 스트랩 혹은 핸들을 잡고 팔꿈치를 구부린다.

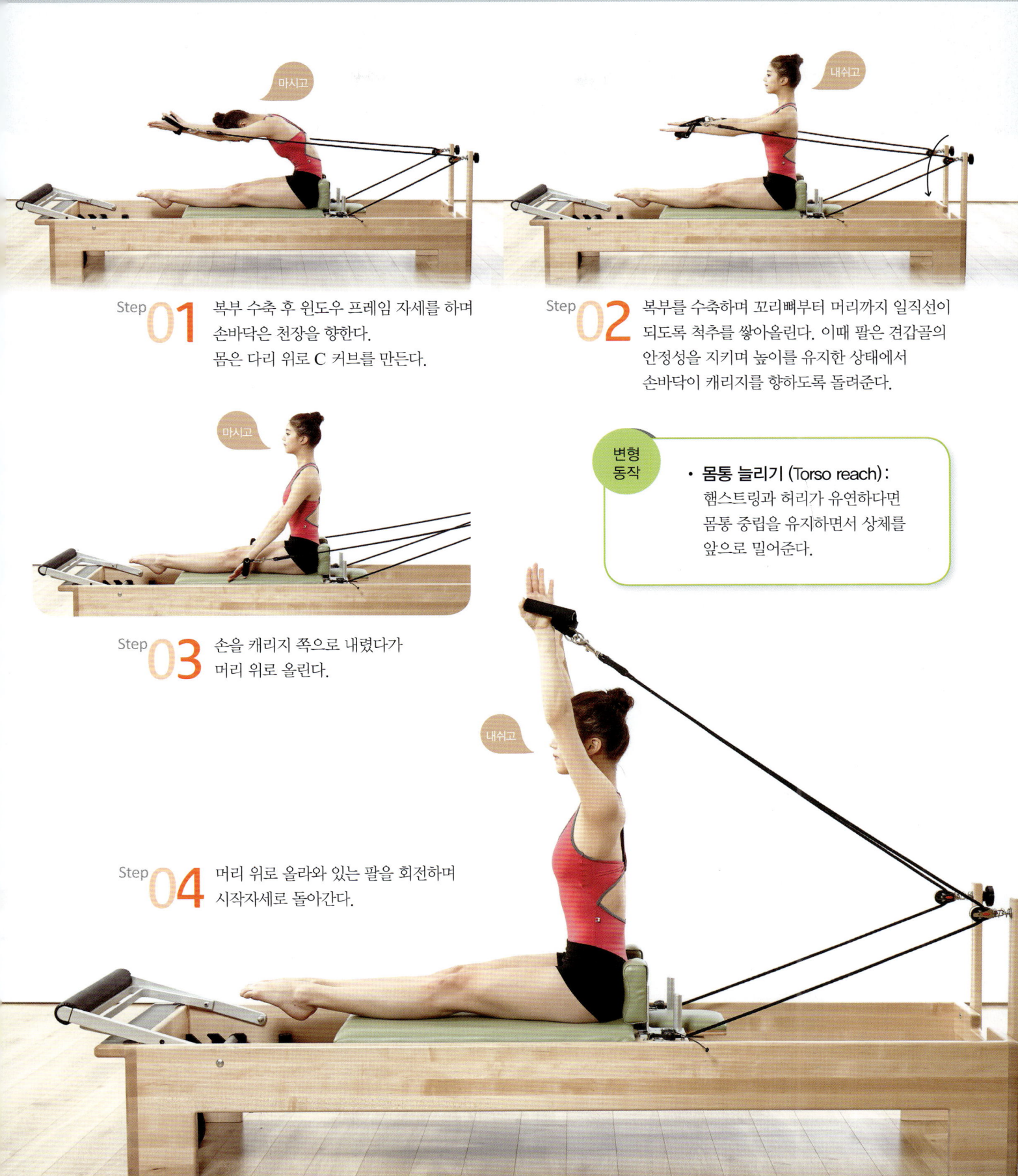

필라테스 기구 운동 ▶ 리포머 ▶ 목/어깨/팔

06 로잉 백 1 - 라운드 백
Rowing Back 1 - Round Back

| 주요 효과 | 어깨 강화, 견갑골 안정화, 복부·고관절 굴근 강화

반복횟수 6~10회

지도방법

- 귀와 어깨가 멀어지게 한다.
- 어깨를 내리고 가슴을 열어준다.
- 몸통을 뒤로 기울일 때 허리에 무리가 되지 않도록 복부를 수축한다.
- 스프링 힘에 끌려가지 말고 스트랩을 잘 조절한다.
- 동작의 움직임을 부드럽게 한다.

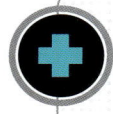

- 목이나 어깨가 불편한 경우 스프링의 강도를 가볍게 하여 가동범위를 줄인다. 통증이 심하면 동작을 피한다.
- 허리에 부상이 있는 경우 골반 및 척추 중립자세를 유지하는 것 자체가 불편하면 동작을 피한다.
- 햄스트링이 타이트한 경우 양반다리로 앉거나 패드나 수건을 엉덩이 밑에 대고 앉는다.

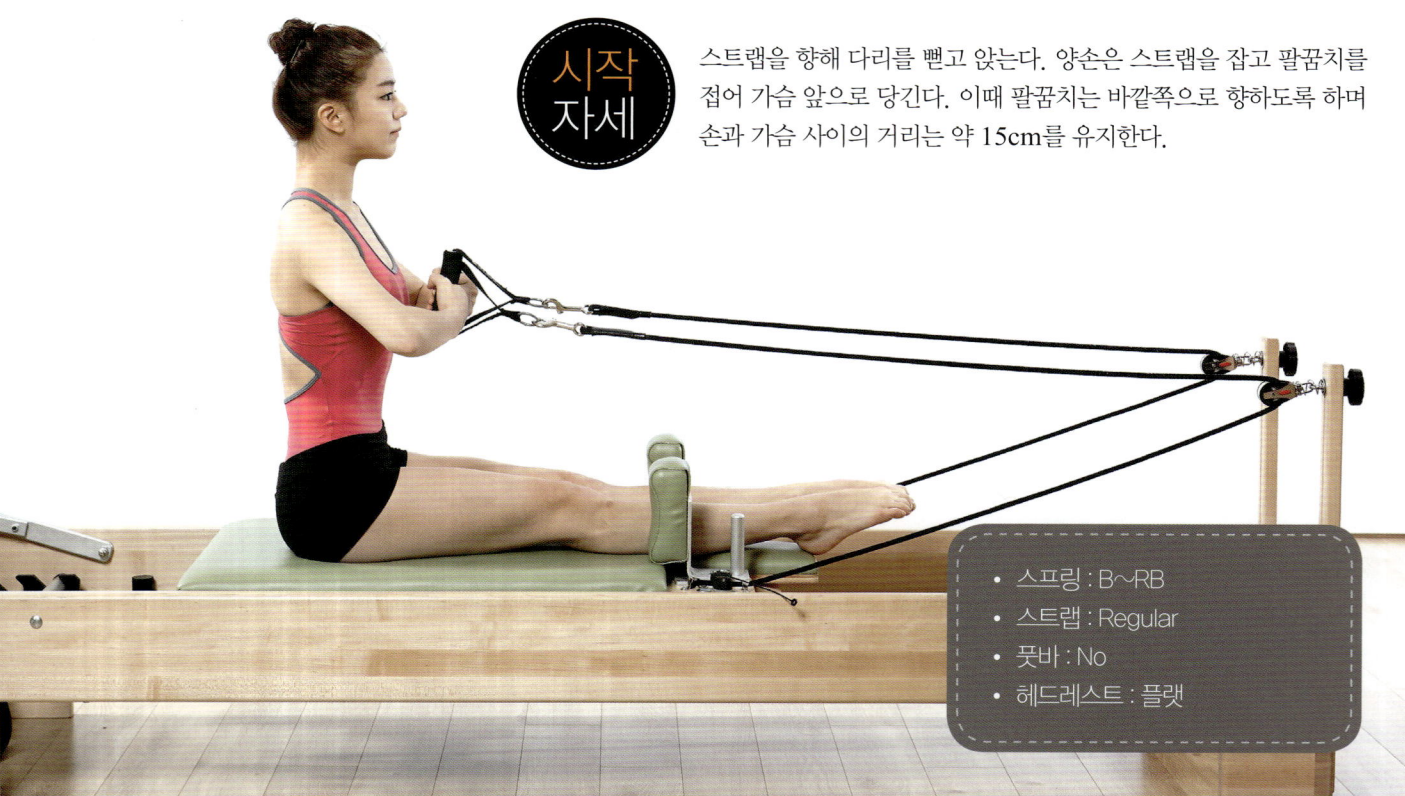

시작자세 스트랩을 향해 다리를 뻗고 앉는다. 양손은 스트랩을 잡고 팔꿈치를 접어 가슴 앞으로 당긴다. 이때 팔꿈치는 바깥쪽으로 향하도록 하며 손과 가슴 사이의 거리는 약 15cm를 유지한다.

- 스프링 : B~RB
- 스트랩 : Regular
- 풋바 : No
- 헤드레스트 : 플랫

Step 01   복부를 수축하여 몸통을 안정화시키고 척추를 길게 늘린다.

Step 02   복부 수축해서 C 커브를 만들며 롤다운한다. 이때 팔의 위치는 그대로 유지한다.

Step 03   양팔을 옆으로 열어준다.

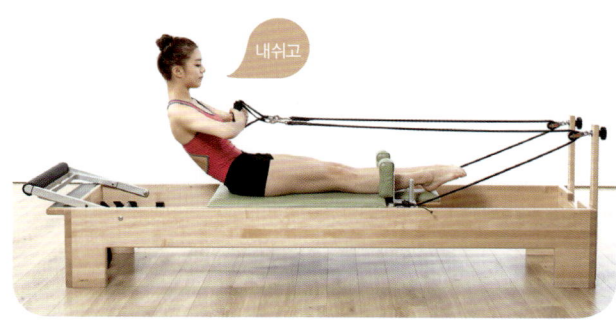 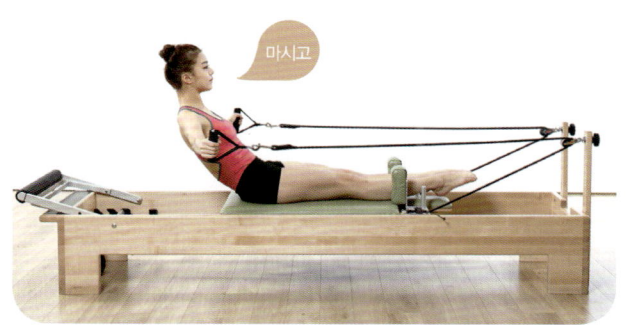

Step 04   팔을 계속해서 뒤로 밀어주며 몸통을 앞으로 굴리듯 숙인다. 이때 몸통이 다리와 가까워질 수 있도록 하되 C 커브를 유지하도록 노력한다.

Step 05   몸통을 유지한 상태로 팔만 접영을 하듯 뒤에서 앞으로 원을 그리며 돌려준다.

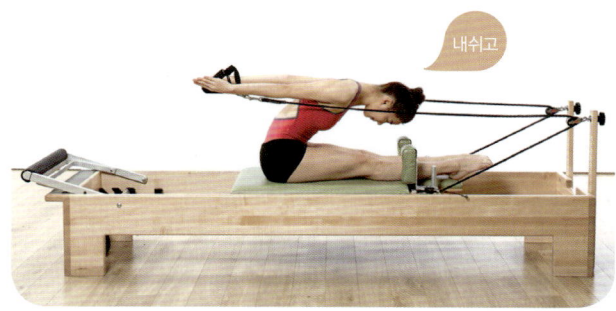 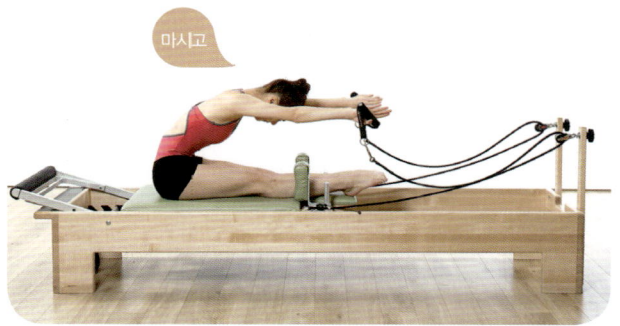

Step 06   복부를 수축하여 척추쌓기를 하면서 시작자세로 돌아온다.

필라테스 기구 운동 ▶ 리포머 ▶ 목/어깨/팔

07 로잉 백 2 - 플랫 백
Rowing Back 2 - Flat Back

| 주요 효과 | 어깨·팔 강화, 견갑골 안정화, 복부·고관절 굴근 강화

반복횟수 4~5회

지도방법

- 귀와 어깨가 멀어지게 한다.
- 어깨를 내리고 가슴을 열어준다.
- 몸통을 뒤로 기울일 때 허리에 무리가 되지 않도록 복부를 수축한다.
- 스프링 힘에 끌려가지 말고 스트랩을 잘 조절한다.
- 동작의 움직임을 부드럽게 한다.

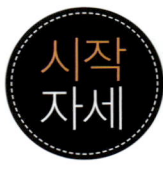

시작자세: 스트랩 쪽을 향해 두 다리를 뻗고 앉는다.
팔꿈치는 90° 각도로 구부리고 손바닥은 얼굴 쪽을 향하게 한다.
상완은 캐리지와 평행이 되게 한다.

- 스프링 : B~RB
- 스트랩 : Regular
- 풋바 : No
- 헤드레스트 : 플랫

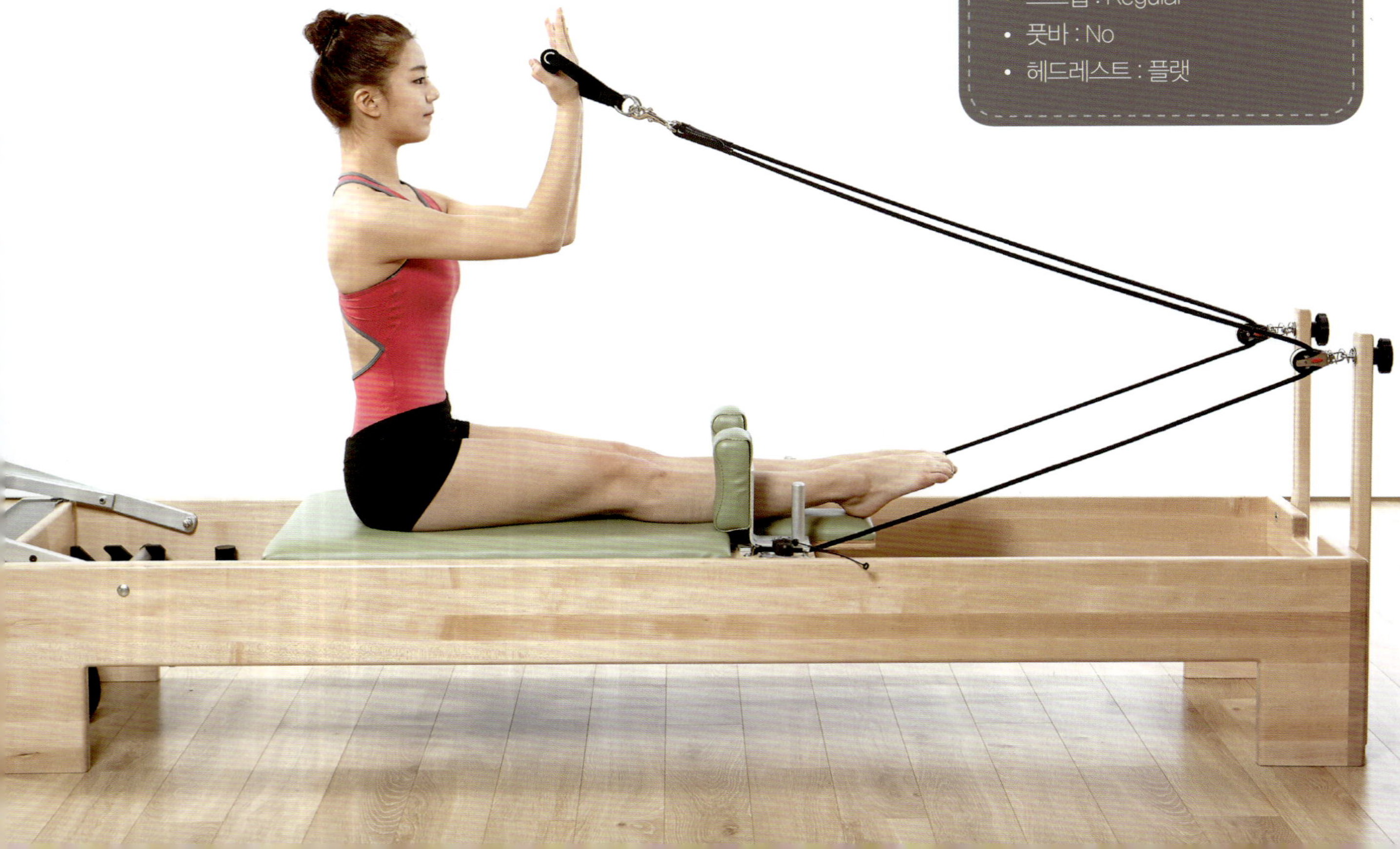

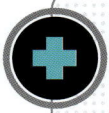
- 목이나 어깨가 불편한 경우 스프링의 강도를 가볍게 하여 가동범위를 줄인다. 통증이 심하면 동작을 피한다.
- 허리에 부상이 있는 경우 골반 및 척추 중립자세를 유지하는 것 자체가 불편하면 동작을 피한다.
- 햄스트링이 타이트한 경우 양반다리로 앉거나 패드나 수건을 엉덩이 밑에 대고 앉는다.

Step 01 복부를 수축하여 몸통을 안정화시키고 척추를 길게 늘린다. 마시고

Step 02 팔꿈치 모양을 그대로 유지하고 복부를 수축하여 몸통을 뒤로 기울인다.

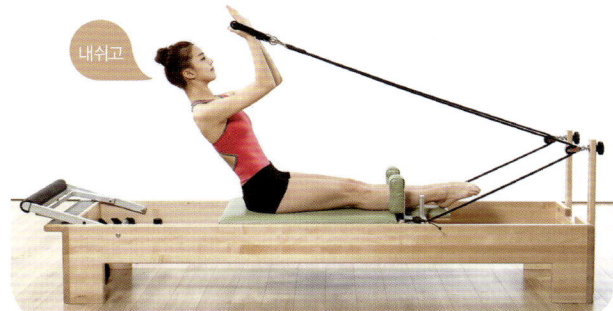

Step 03 상체를 유지하며 팔을 사선 위로 뻗는다.

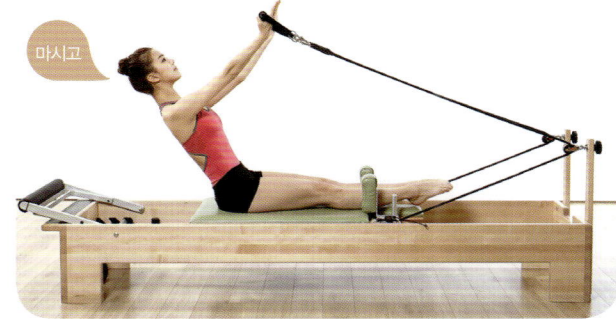

Step 04 몸통을 둥글게 말아 C 커브를 만들면서 스트랩을 뒤로 당긴다.

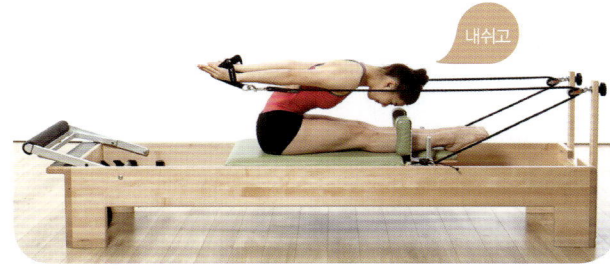

Step 05 팔꿈치를 구부려 손을 허리 뒤에 둔다.

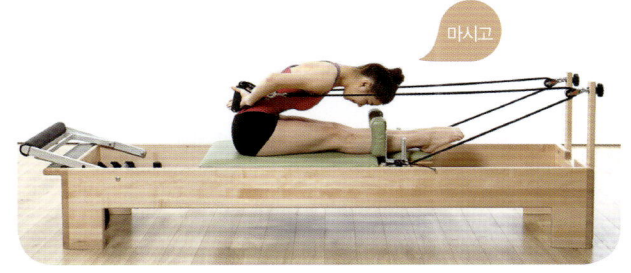

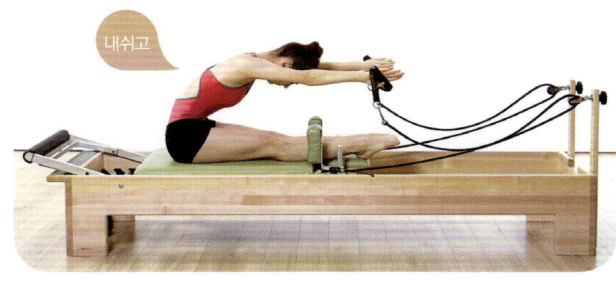

Step 06 몸통을 유지한 상태로 팔만 접영을 하듯 뒤에서 앞으로 원을 그리며 돌려준다. 복부를 수축하여 척추쌓기를 하면서 시작자세로 돌아온다.

필라테스 기구 운동 ▶ 리포머 ▶ 목/어깨/팔

08 롱박스 암 워크
Long Box - Pulling Straps

| 주요 효과 | 광배근 · 대원근 · 기립근 등을 포함한 등 근육 강화, 견갑골 안정화

반복횟수 6회

지도방법

- 복부를 수축하며 동작을 반복한다.
- 골반 앞부분이 박스에서 떨어지지 않도록 한다.
- 귀와 어깨가 멀어지게 한다.
- 어깨를 내리고 가슴을 열어준다.
- 머리와 몸통의 라인을 유지한다.

- 스프링 : B~2R
- 박스 : 롱박스
- 스트랩 : Very short
- 풋바 : No
- 헤드레스트 : 플랫

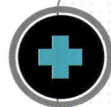
- 허리에 통증이 있는 경우 베개나 접은 수건을 골반 앞쪽에 두어 요추의 압력을 줄인다.
- 어깨에 통증이 있는 경우 가동범위를 줄인다. 통증이 심하면 동작을 피한다.

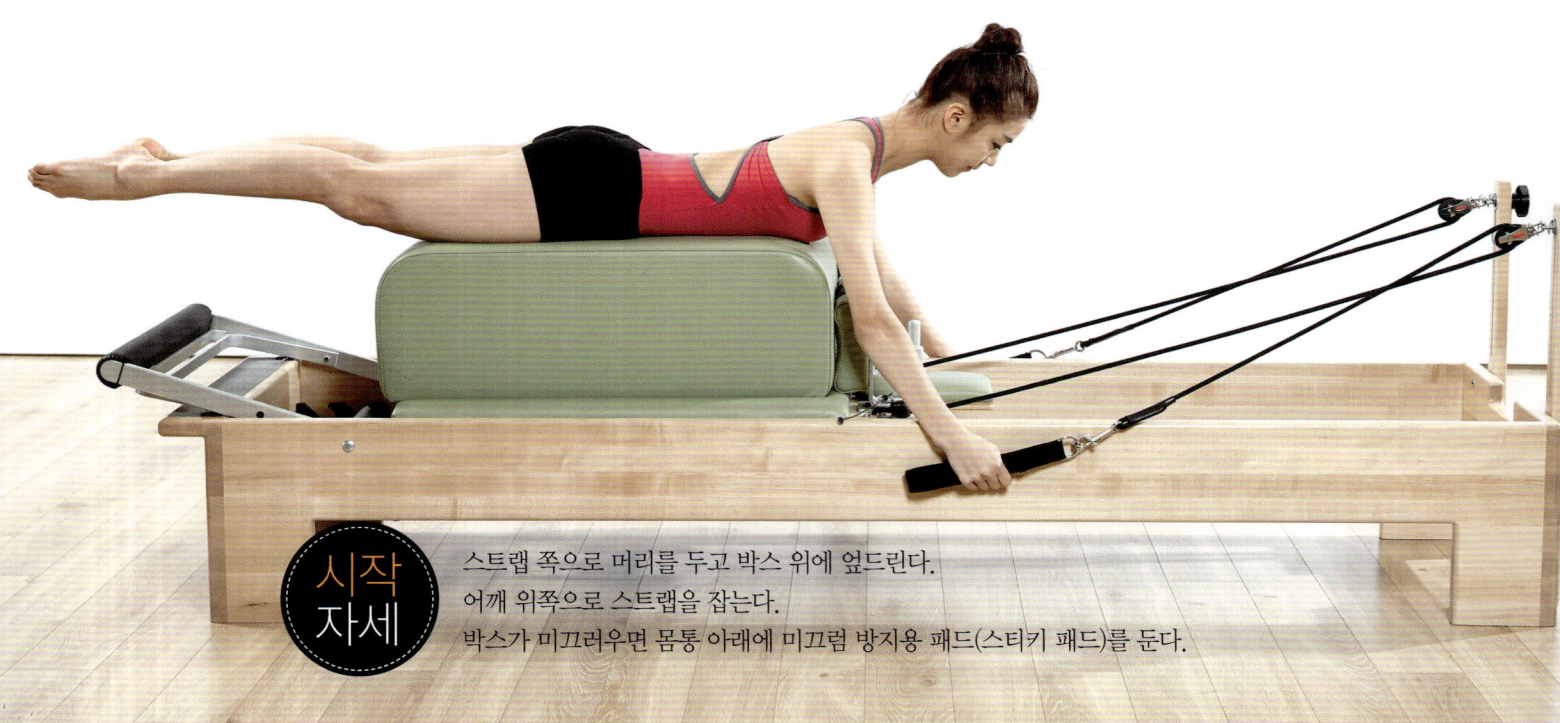

시작 자세
스트랩 쪽으로 머리를 두고 박스 위에 엎드린다.
어깨 위쪽으로 스트랩을 잡는다.
박스가 미끄러우면 몸통 아래에 미끄럼 방지용 패드(스티키 패드)를 둔다.

Step 01 복부를 수축하고 견갑골을 아래로 내리면서, 손목이 어깨 밑에 오도록 스트랩을 당긴다.

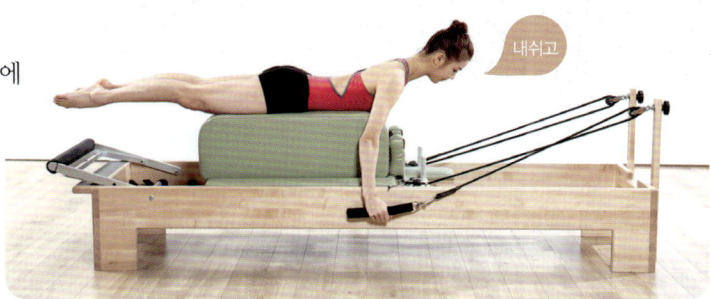

Step 02 스트랩을 엉덩이 쪽으로 당긴다.

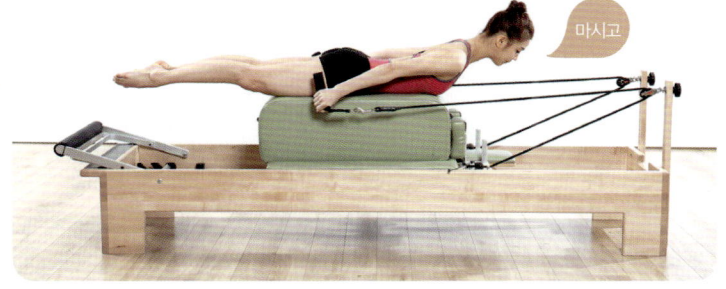

Step 03 복부를 수축하여 견갑골 안정화를 지킨 상태에서 시작자세로 돌아온다.

변형 동작

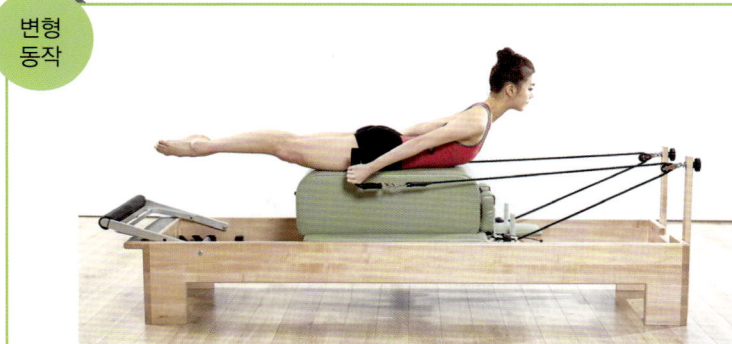

- **스트랩 당기기**: 복부를 수축하며 스트랩을 당겨 상체를 들어 올린다.

응용 동작

- **광배근 운동**: 팔을 옆으로 나란히 벌린 상태로 운동을 시작한다. 엉덩이 쪽으로 당긴다.
- **삼두 운동**: 팔을 몸통과 수평이 될 때까지 당긴다. 상완은 그대로 고정하고 팔꿈치만 구부렸다 폈다 반복한다.

필라테스 기구 운동 ▶ 리포머 ▶ 목/어깨/팔

09 가슴 펴기
Chest Expansion

| 주요 효과 | 후면 삼각근을 포함한 어깨 근육 강화, 몸통 안정화

반복횟수 4~6회

지도방법

- 시작 전 복부와 둔부를 수축하여 몸통의 안정성을 유지한다.
- 골반이 뒤로 밀리지 않도록 유지한다.
- 귀와 어깨가 멀어지게 한다.
- 시선은 정면을 향한다.
- 팔을 당길 때 어깨가 올라가지 않도록 견갑골의 안정성을 유지한다.
- 팔을 당길 때 손목은 일직선을 유지한다.

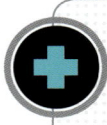

- 어깨와 팔에 통증이 있는 경우 스프링의 강도를 가볍게 하여 가동범위를 줄인다. 통증이 심하면 동작을 피한다.
- 무릎에 통증이 있는 경우 무릎 밑에 패드를 대거나 허벅지 사이에 공을 끼우고 동작한다. 통증이 개선되지 않는다면 변형동작을 한다.

- 스프링 : B~RB
- 스트랩 : Short
- 풋바 : No
- 헤드레스트 : 플랫

시작 자세
무릎이 숄더레스트에 닿도록 스트랩 쪽으로 무릎을 꿇고 엉덩이를 세워 앉는다. 양손으로 핸들을 잡고 살짝 잡아당긴다.

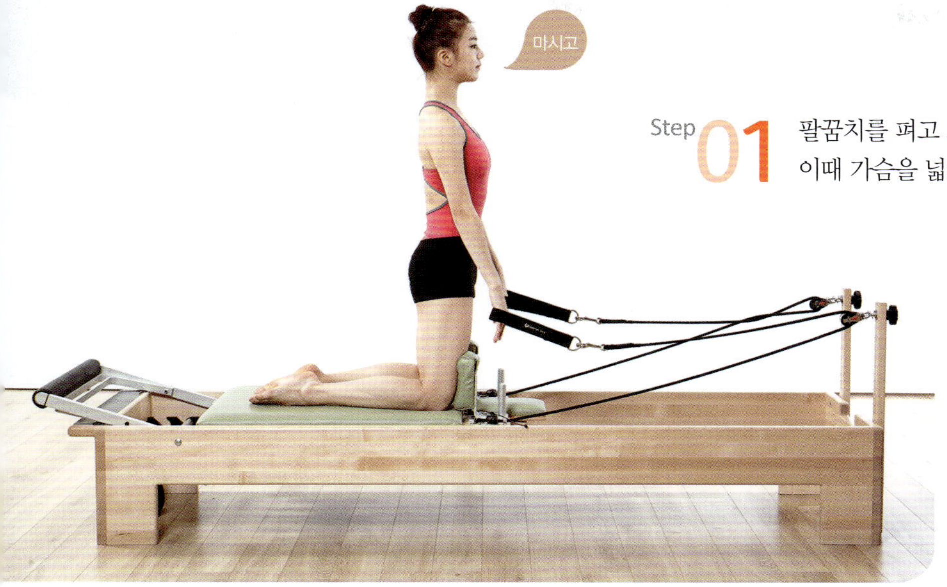

Step 01 팔꿈치를 펴고 스트랩을 몸쪽으로 당긴다. 이때 가슴을 넓게 편다. (마시고)

Step 02 자세를 유지하고 고개를 오른쪽으로 돌린다. (내쉬고)

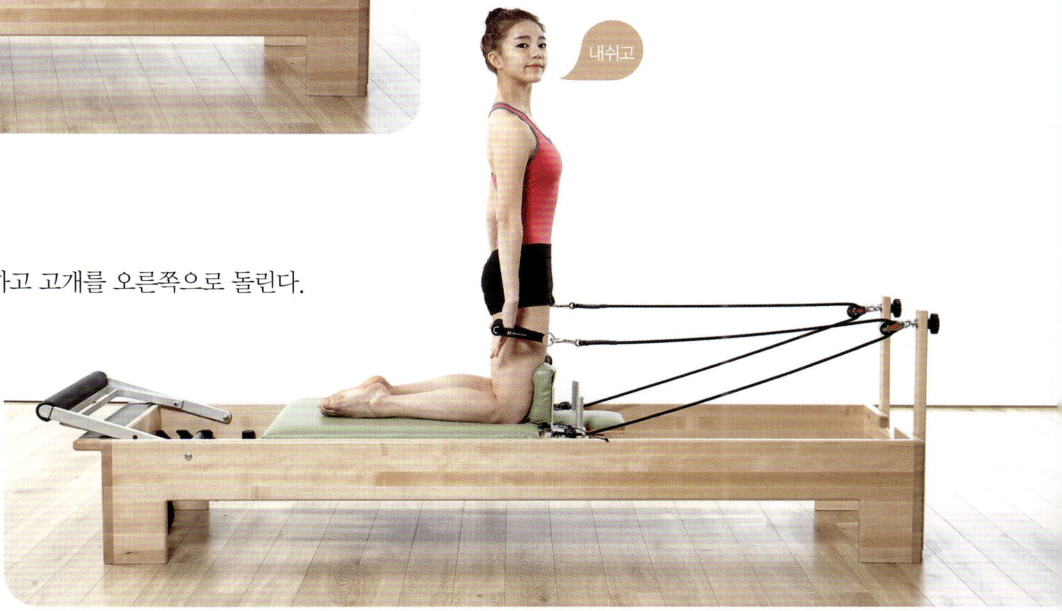

Step 03 자세를 유지하고 고개를 왼쪽으로 돌린다. (마시고)

Step 04 정면을 보고 시작자세로 돌아온다. (내쉬고)

변형 동작
- 캐리지에 무릎을 꿇거나, 양반다리 또는 다리를 길게 뻗고 앉아 동작을 한다.
- 숄더레스트에 무릎을 붙이지 말고 간격을 두고 앉아서 실시한다.

필라테스 기구 운동 ▶ 리포머 ▶ 목/어깨/팔

10 암 서클 – 닐링 자세
Reverse Chest Expansion - Arm Circle

| 주요 효과 | 전면 삼각근을 포함한 어깨 근육 강화, 몸통 안정화

반복횟수 4~6회

지도방법

- 시작 전 복부와 둔부를 수축하여 몸통의 안정성을 유지한다.
- 골반이 뒤로 밀리지 않도록 유지한다.
- 귀와 어깨가 멀어지게 한다.
- 시선은 정면을 향한다.
- 팔을 당길 때 어깨가 올라가지 않도록 견갑골의 안정성을 유지한다.
- 팔을 어깨 위로 올리지 않도록 한다.

- 스프링 : B~RB
- 스트랩 : Short
- 풋바 : No
- 헤드레스트 : 플랫

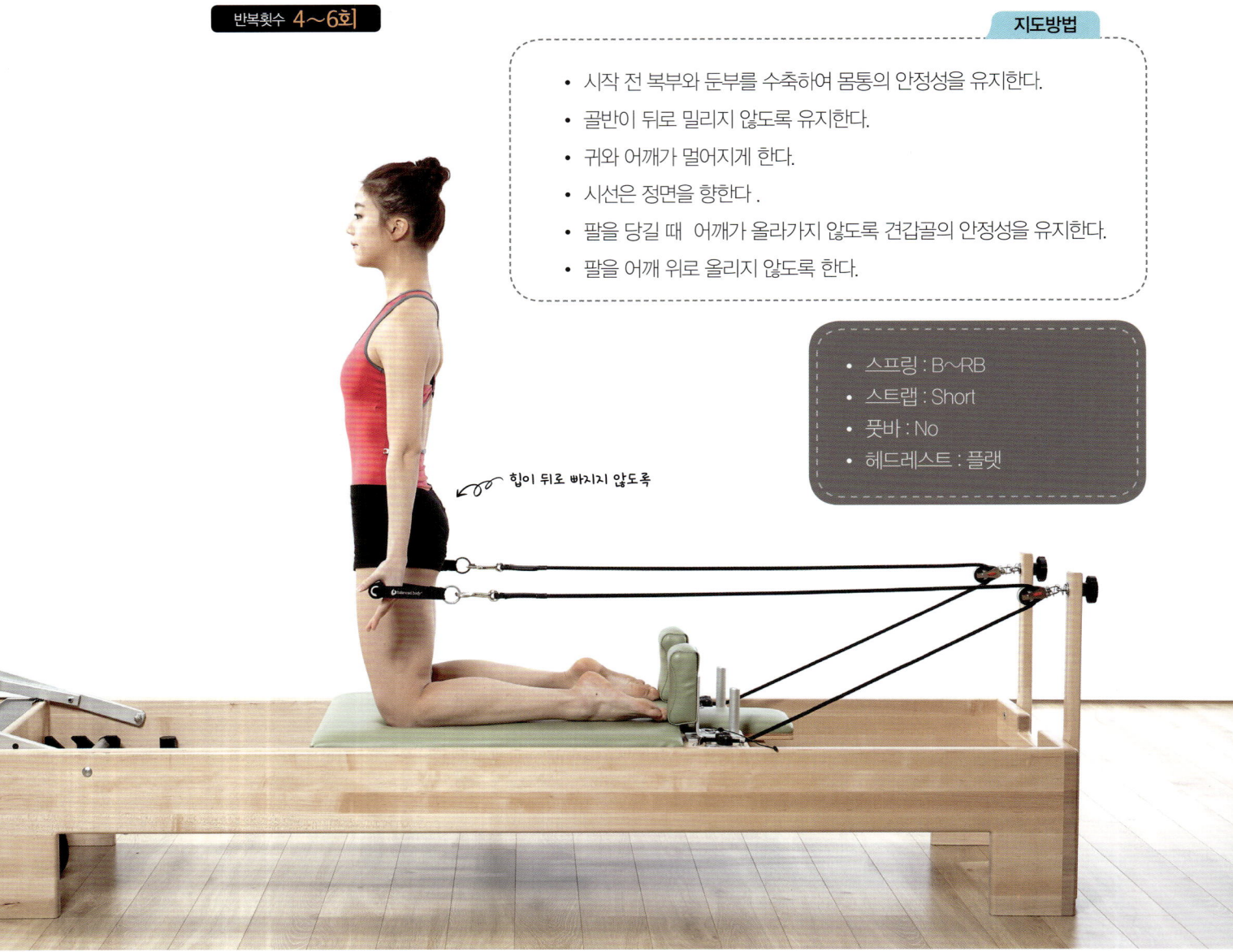

힙이 뒤로 빠지지 않도록

시작 자세
풋바 쪽으로 무릎을 꿇고 엉덩이를 세워 앉는다.
양손으로 스트랩을 잡는다.

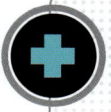
- 어깨와 팔에 통증이 있는 경우 스프링의 강도를 가볍게 하여 가동범위를 줄인다.
- 무릎에 통증이 있는 경우 무릎 밑에 패드를 대거나 허벅지 사이에 공을 끼우고 동작한다. 통증이 개선되지 않는다면 변형동작을 한다.

Step 01 팔꿈치를 펴고 스트랩을 앞으로 밀어준다.

Step 02 팔을 옆으로 보내 원을 그리면서 시작자세로 돌아온다.
* 반대 방향으로도 실시한다.

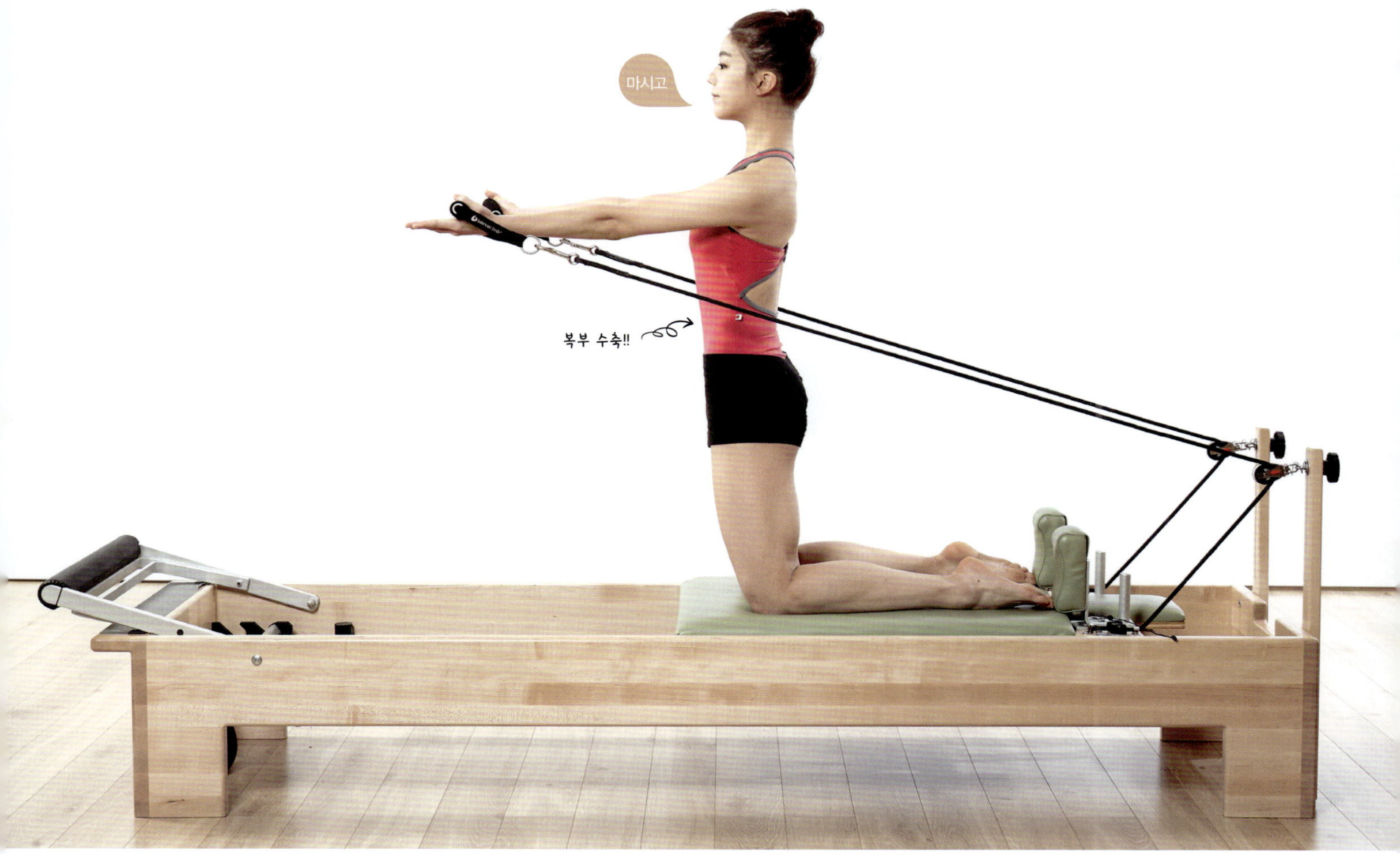

내쉬고

마시고

복부 수축!!

변형 동작
- 캐리지에 무릎을 꿇거나, 양반다리 또는 다리를 길게 뻗고 앉아 동작을 한다.

필라테스 기구 운동 ▶ 리포머 ▶ 목/어깨/팔

11 사이드 암 – 닐링 자세
Kneeling Side Arms

| 주요 효과 | 이두근 · 삼두근 등을 포함한 팔 어깨 근육 강화, 견갑골 안정화

반복횟수 4~6회

① 가로질러 당기기 *Pull across*

지도방법
- 시작 전 복부와 둔부를 수축하여 몸통의 안정성을 유지한다.
- 골반이 뒤로 밀리지 않도록 유지한다.
- 어깨를 내리고 가슴을 열어준다.
- 팔이 움직일 때 복부를 수축하여 몸통이 흔들리지 않도록 한다.
- 시선은 정면을 향한다.
- 손목이 꺾이지 않도록 한다.

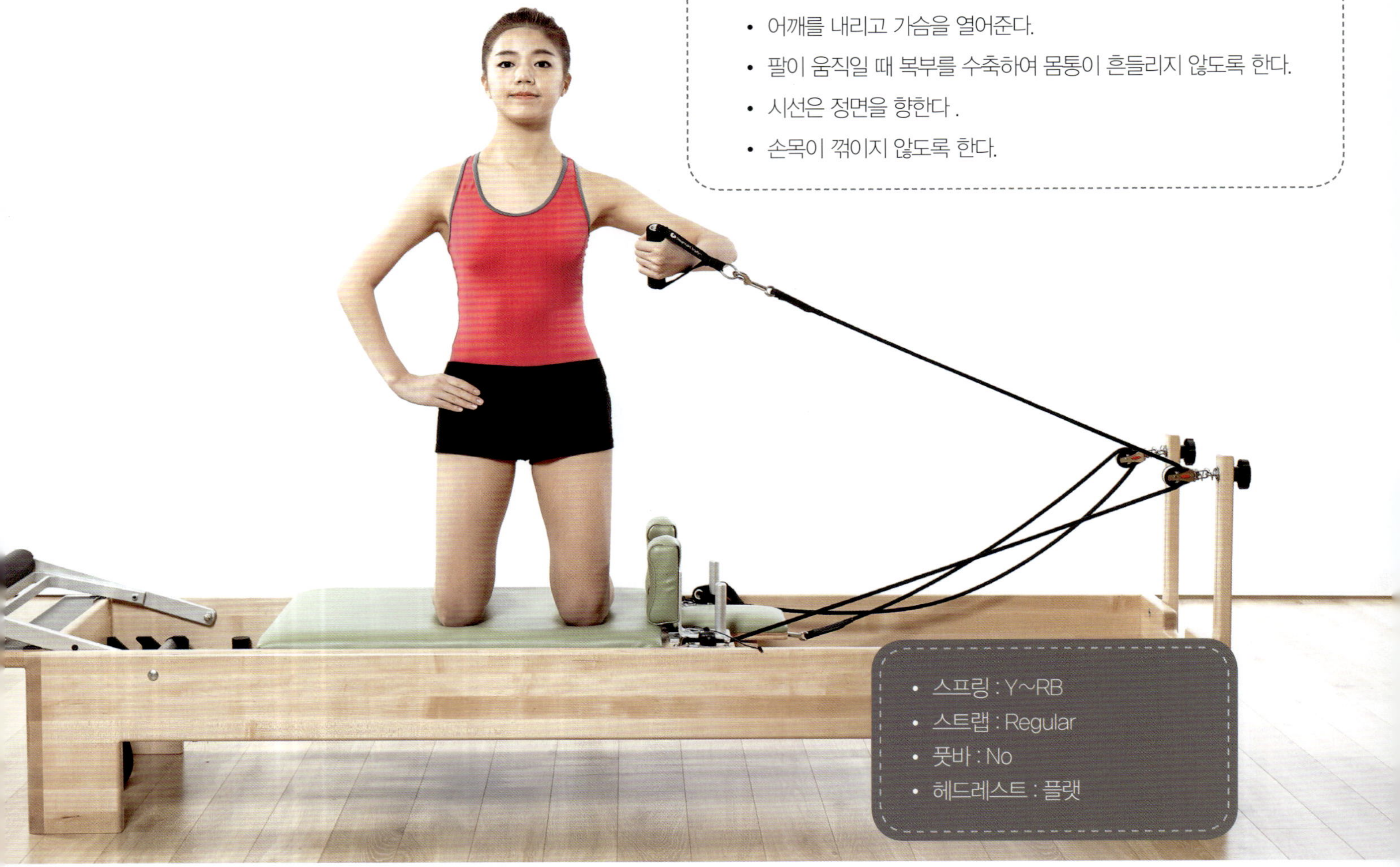

- 스프링 : Y~RB
- 스트랩 : Regular
- 풋바 : No
- 헤드레스트 : 플랫

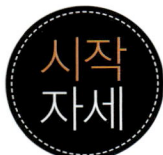

리포머의 측면을 본 상태에서 무릎을 꿇고 엉덩이를 세워 앉는다.
허벅지가 숄더레스트에 붙지 않도록 공간을 유지하며 스트랩 쪽 방향에 있는 손으로 핸들을 잡는다.

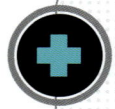
- 어깨와 팔에 통증이 있는 경우 스프링의 강도를 가볍게하여 가동범위를 줄인다. 통증이 심하면 동작을 피한다. 무릎에 통증이 있는 경우 무릎 밑에 패드를 대거나 허벅지 사이에 공을 끼우고 동작한다. 통증이 개선되지 않는다면 변형동작을 한다.

Step 01 팔을 둥글게 해서 몸을 가로 질러 스트랩을 당긴다. 손은 흉골 높이까지 유지한다.

Step 02 시작자세로 돌아온다. 이때 몸통이 흔들리거나 돌아가지 않도록 한다.

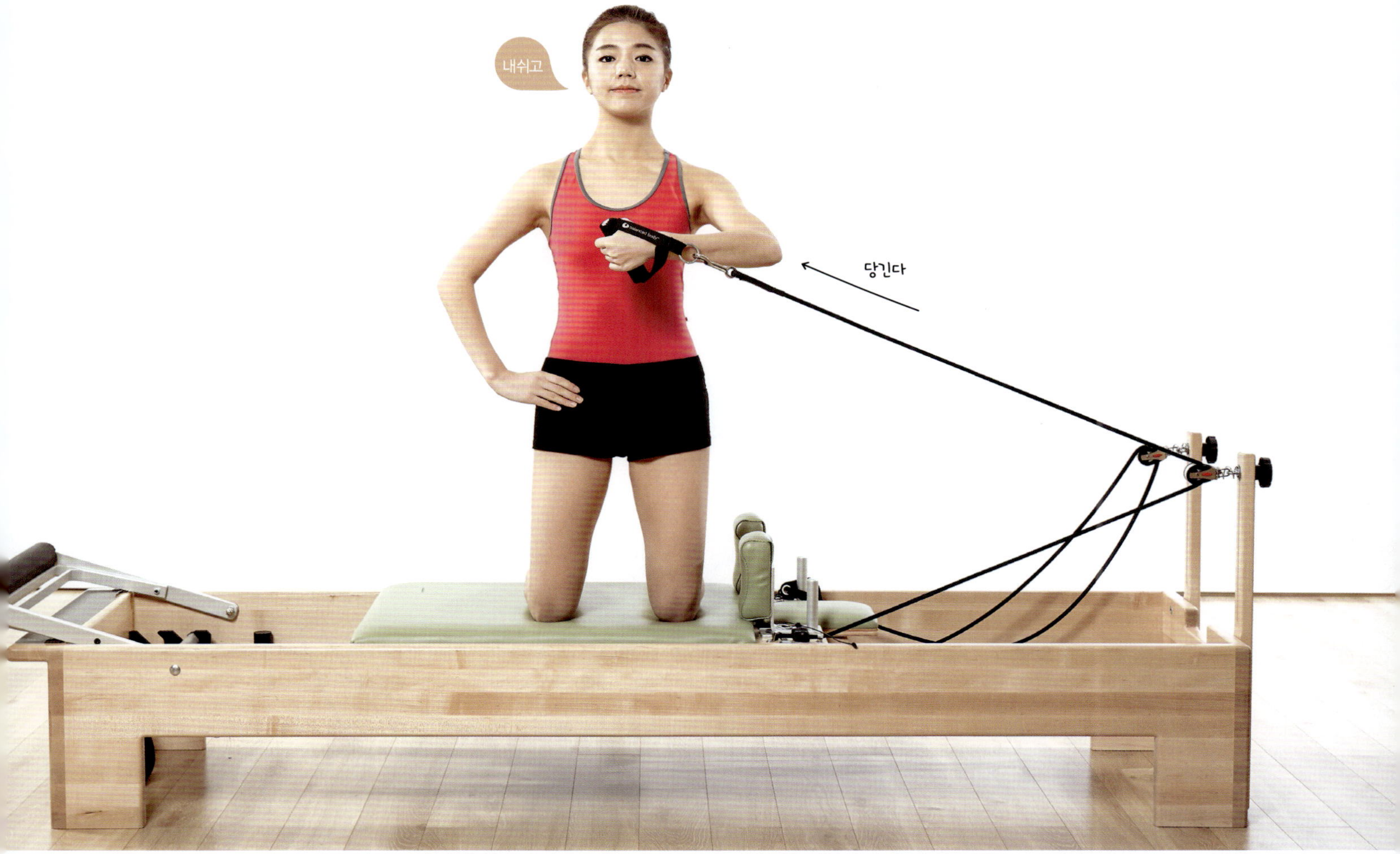

변형동작
- 캐리지에 무릎을 꿇거나, 양반다리로 앉아 동작을 한다.
- 스트랩을 당길 때 몸통을 풋바 쪽으로 회전시킨다.
- 숄더레스트에서 무릎을 가까이하거나 멀리하여 난이도를 조절한다.

필라테스 기구 운동 ▶ 리포머 ▶ 목/어깨/팔

❷ 머리 위로 누르기 *Overhead Press*

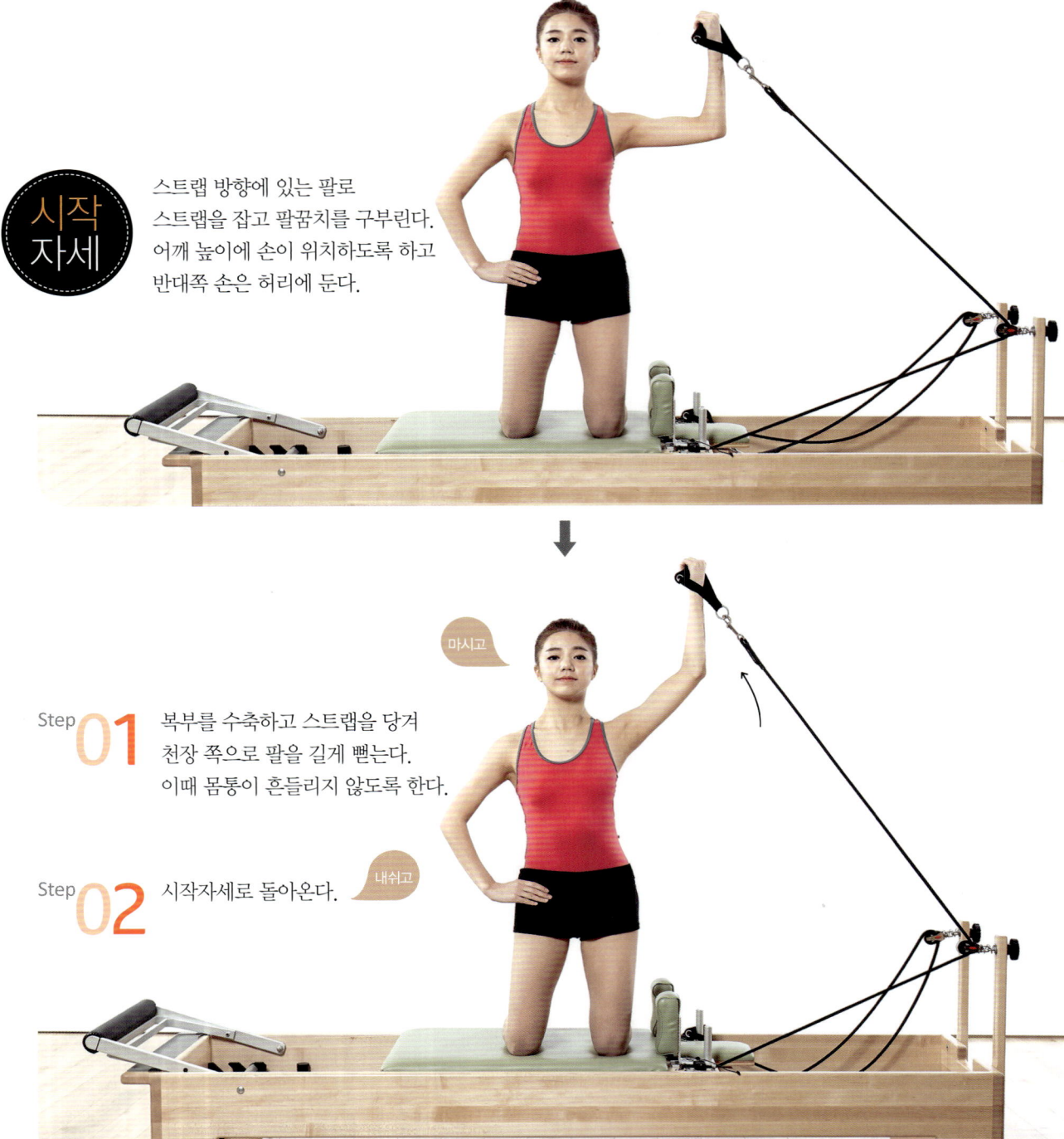

시작자세 스트랩 방향에 있는 팔로 스트랩을 잡고 팔꿈치를 구부린다. 어깨 높이에 손이 위치하도록 하고 반대쪽 손은 허리에 둔다.

Step 01 복부를 수축하고 스트랩을 당겨 천장 쪽으로 팔을 길게 뻗는다. 이때 몸통이 흔들리지 않도록 한다.

Step 02 시작자세로 돌아온다.

변형동작
- 팔을 위로 뻗으면서 몸을 측면으로 플렉스한다. 이때 힙과 어깨는 정면을 향하도록 한다.

❸ 두 팔 머리 위로 뻗기 *High 5th*

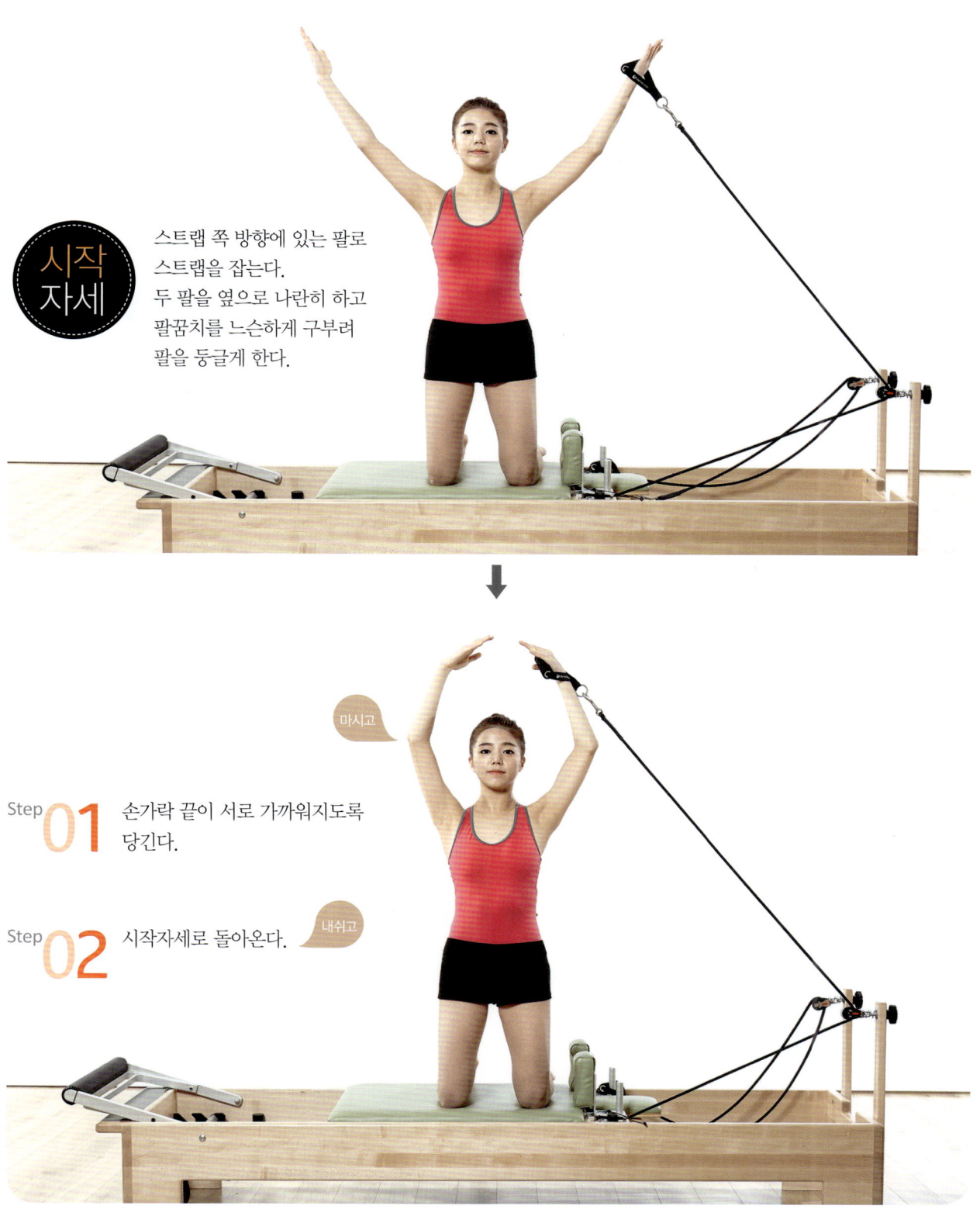

시작자세
스트랩 쪽 방향에 있는 팔로 스트랩을 잡는다.
두 팔을 옆으로 나란히 하고 팔꿈치를 느슨하게 구부려 팔을 둥글게 한다.

Step 01 손가락 끝이 서로 가까워지도록 당긴다. (마시고)

Step 02 시작자세로 돌아온다. (내쉬고)

필라테스 기구 운동 ▶ 리포머 ▶ 목/어깨/팔

❹ 칼 빼기 *Draw a sword*

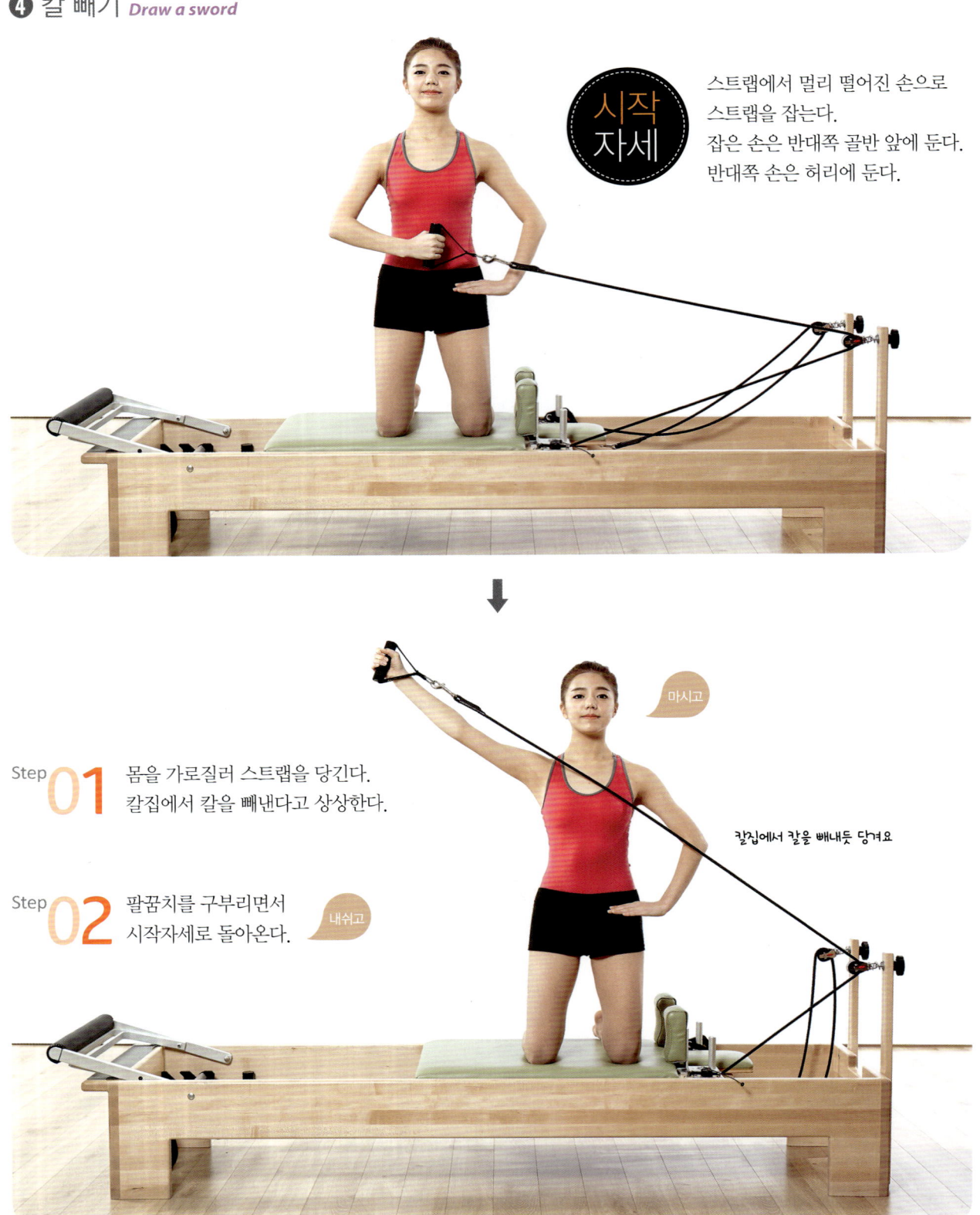

시작자세
스트랩에서 멀리 떨어진 손으로 스트랩을 잡는다.
잡은 손은 반대쪽 골반 앞에 둔다.
반대쪽 손은 허리에 둔다.

Step 01 몸을 가로질러 스트랩을 당긴다.
칼집에서 칼을 빼낸다고 상상한다.

Step 02 팔꿈치를 구부리면서 시작자세로 돌아온다.

마시고
내쉬고
칼집에서 칼을 빼내듯 당겨요

❺ 몸통을 옆으로 구부리고 뻗기 Side Bend Press

시작자세
무릎을 숄더레스트에서 떨어뜨려 손으로 숄더레스트를 잡도록 한다. 척추만 측면으로 구부린다. 스트랩에서 멀리 떨어진 손으로 스트랩을 잡는다. 팔꿈치는 구부리고 상완은 머리 위에 둔다. 손바닥은 바닥을 향하거나 천장을 향하게 한다.

Step 01 팔꿈치를 펴면서 스트랩을 당긴다. 이때 상완은 움직이지 않도록 노력한다.

Step 02 시작자세로 돌아온다.

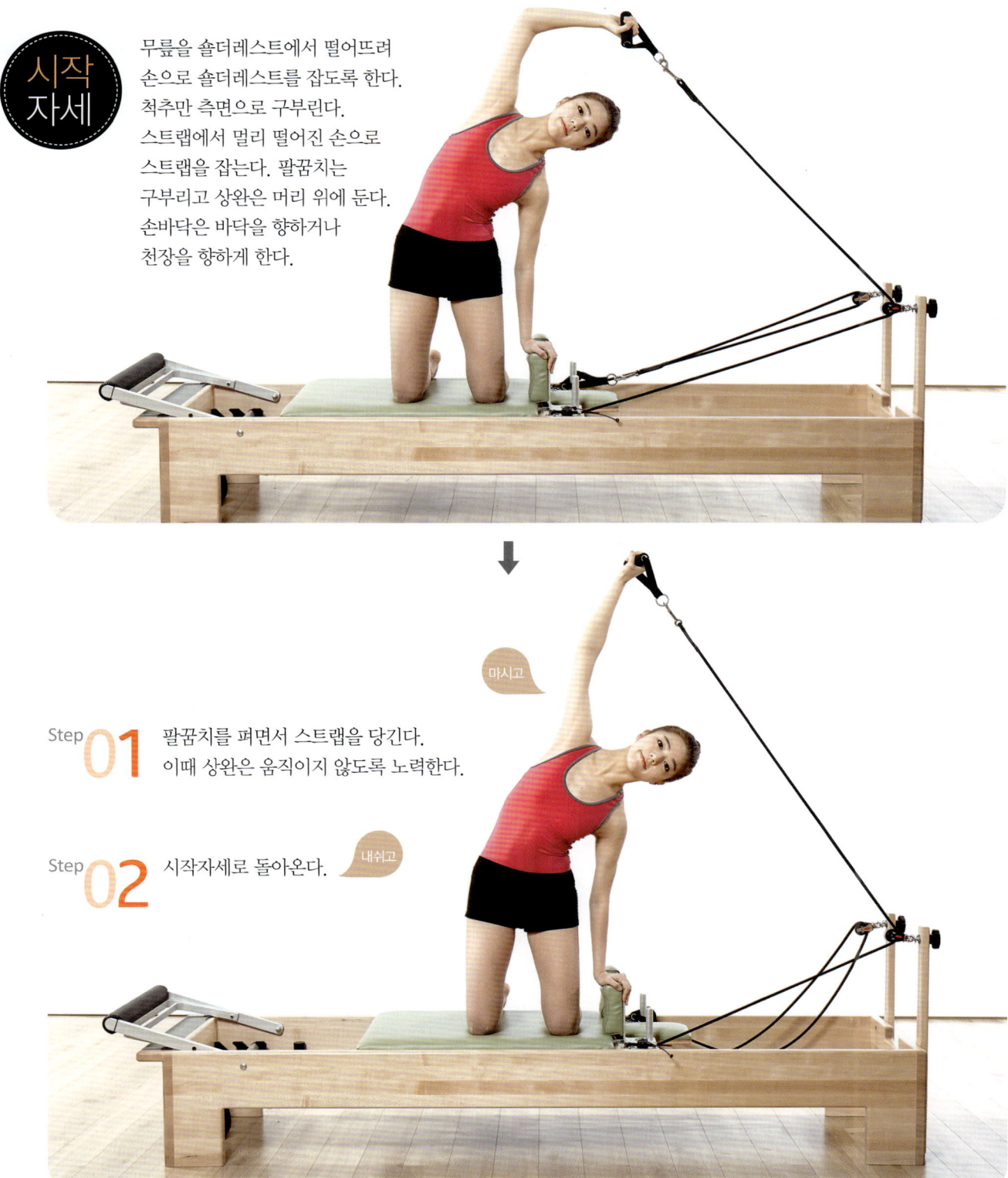

필라테스 기구 운동 ▶ 리포머 ▶ 목/어깨/팔

12 엘리펀트 라운드 백
Elephant - Round Back

| 주요 효과 | 복부 강화, 햄스트링 · 비복근 유연성 증가, 견갑골 안정화

반복횟수 4~6회

지도방법

- 복부를 수축하며 동작을 반복한다.
- 양팔 사이에 머리가 오도록 한다.
- 귀와 어깨가 멀어지게 한다.

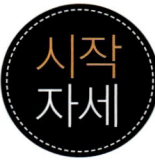

시작자세
리포머에 올라갈 때에는 풋바에 손을 먼저 올리고, 발은 먼쪽에서 가까운쪽 순으로 숄더레스트 앞에 차례로 올린다. 등을 C 커브로 유지하고 시선은 허벅지를 보도록 한다. 발가락을 들어 올린다.

- 스프링 : R~2R
- 스트랩 : None
- 풋바 : High or Low
- 헤드레스트 : 플랫

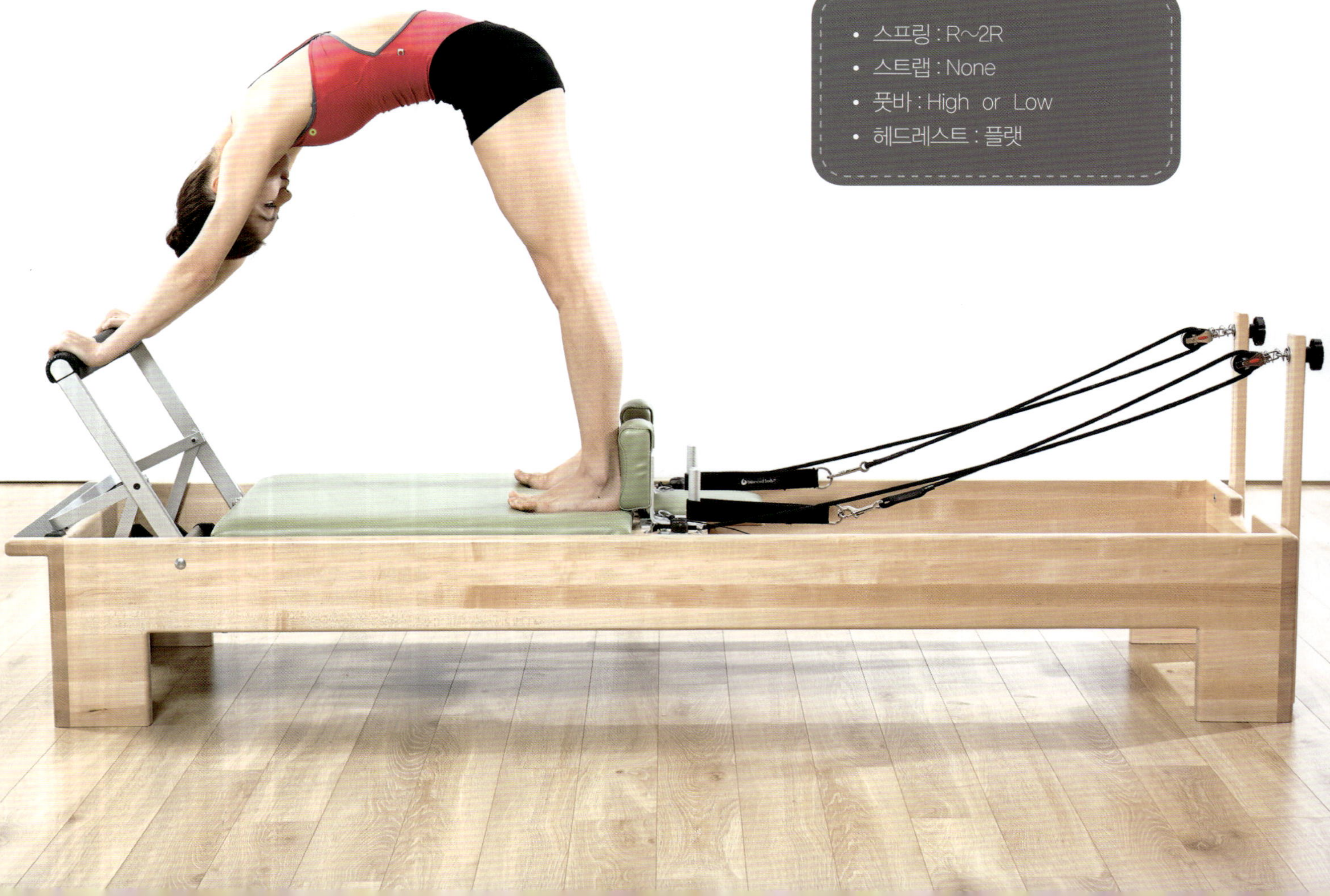

Step 01 발뒤꿈치로 캐리지를 밀며 종아리와 햄스트링을 스트레칭한다. 마시고

Step 02 복부 수축과 C 커브를 유지한 채 캐리지를 홈으로 당긴다. 내쉬고

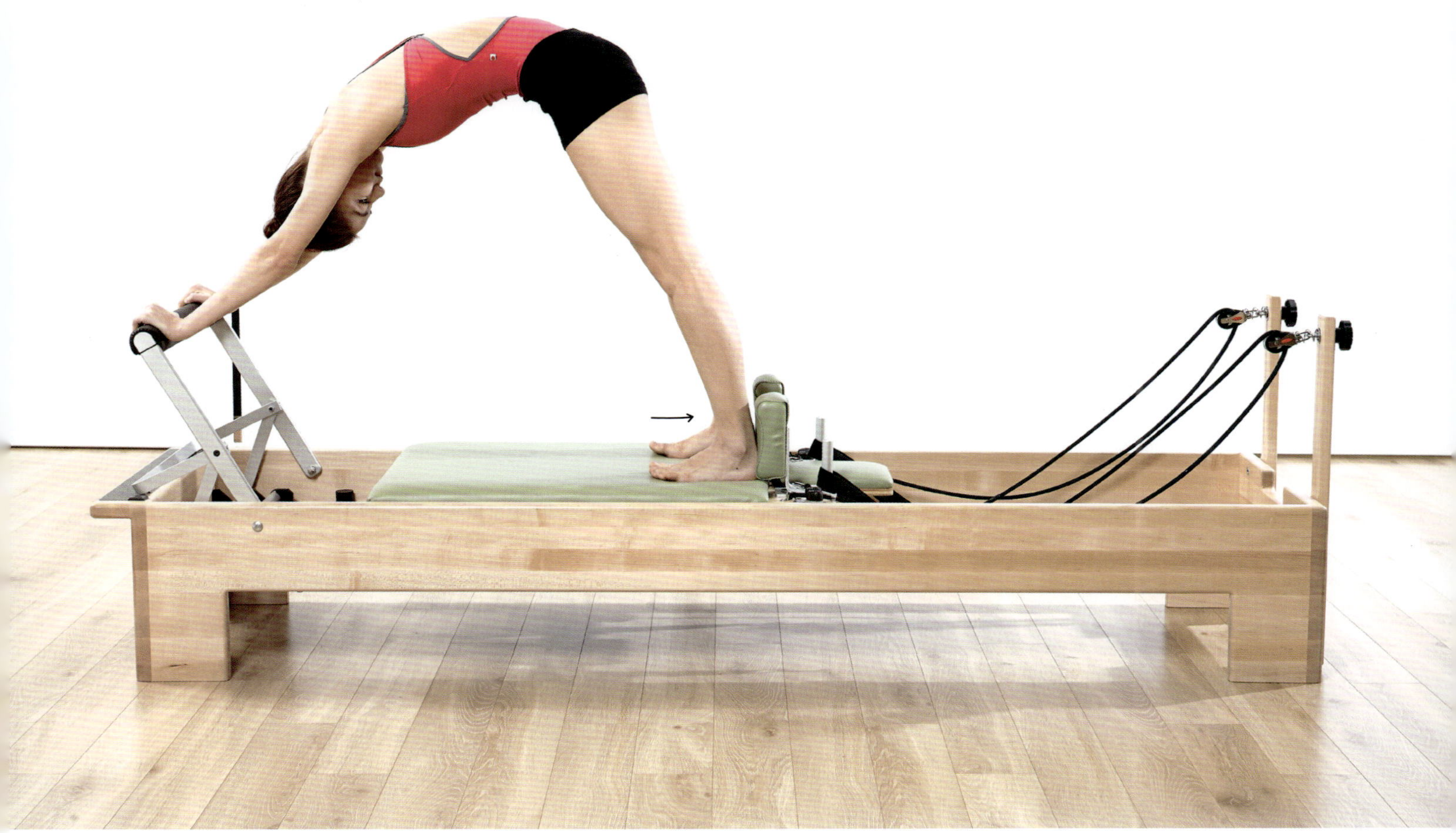

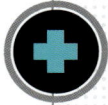

- 팔목이나 어깨, 팔에 부상이 있는 경우 풋바를 잡을 때 손목을 평편하게 하여 압박감을 줄이고 풋바를 High position으로 놓거나 리포머의 풋 플레이트를 덧대서 손의 높이를 높인다. 통증이 있는 사람은 동작을 피한다.
- 허리 부상이 있는 경우 통증이 심하면 동작을 피한다.
- 무릎 부상이 있는 경우 무릎의 지나친 신전을 피한다.

필라테스 기구 운동 ▶ 리포머 ▶ 목/어깨/팔

13 엘리펀트 플랫 백
Elephant - Flat Back

| 주요 효과 | **복부 강화, 햄스트링 · 비복근 유연성 증가, 견갑골 안정화**

반복횟수 **4~6회**

지도방법
- 시작 전 복부를 수축한다.
- 양팔 사이에 귀가 오도록 한다.

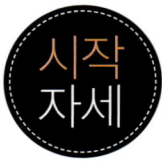

시작 자세 리포머에 올라갈 때에는 풋바에 손을 먼저 올리고, 발은 먼쪽에서 가까운쪽 순으로 숄더레스트 앞에 차례로 올린다. 어깨는 내리고 등은 평평하게 하여 머리와 척추를 일직선으로 맞춘다.

- 스프링 : R~2R
- 스트랩 : None
- 풋바 : High or Low
- 헤드레스트 : 플랫

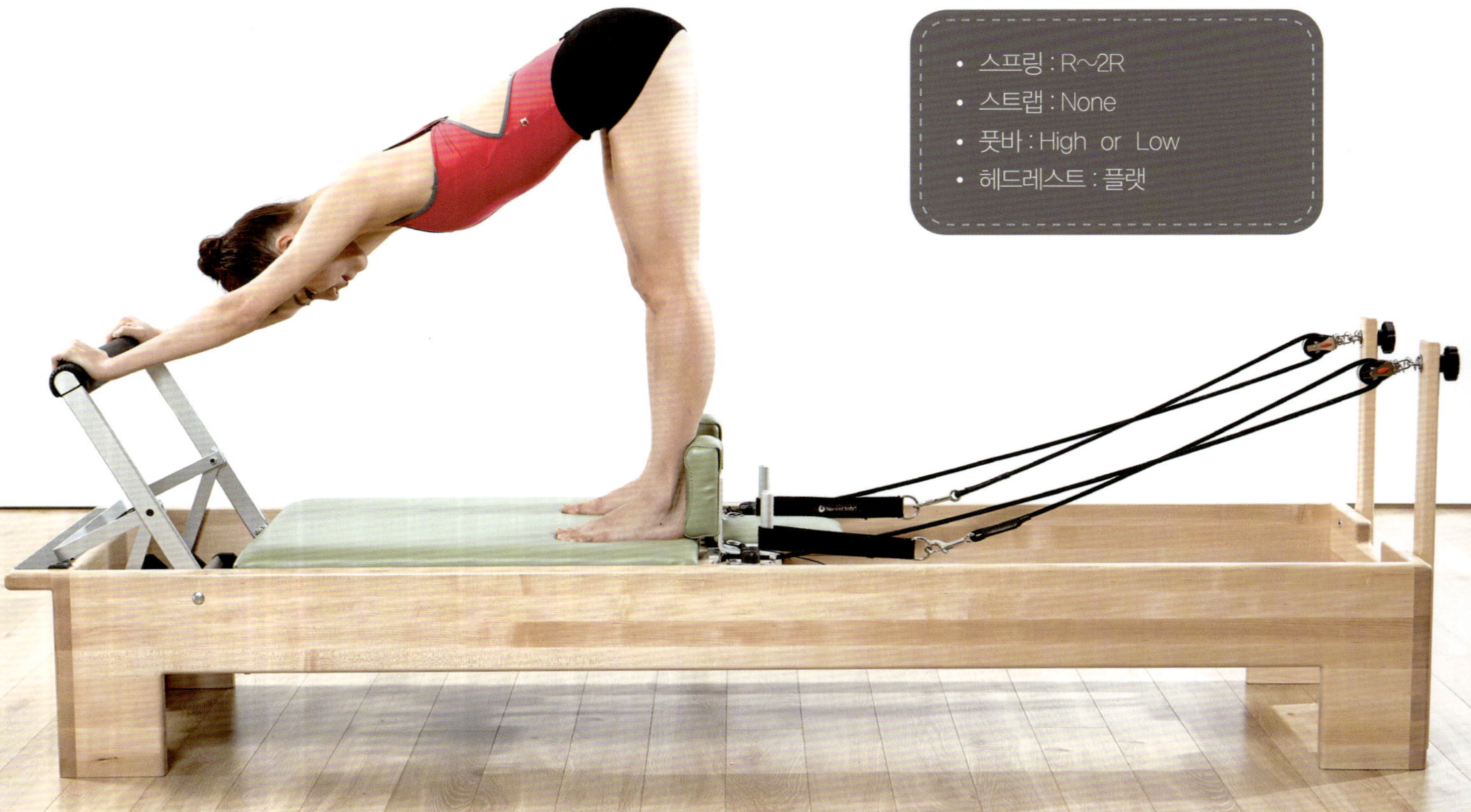

Step 01 발뒤꿈치로 캐리지를 밀며 종아리와 햄스트링을 스트레칭한다. 마시고

Step 02 복부를 수축하며 캐리지를 홈으로 당긴다. 이때 머리와 척추라인을 유지한다.

라인 유지

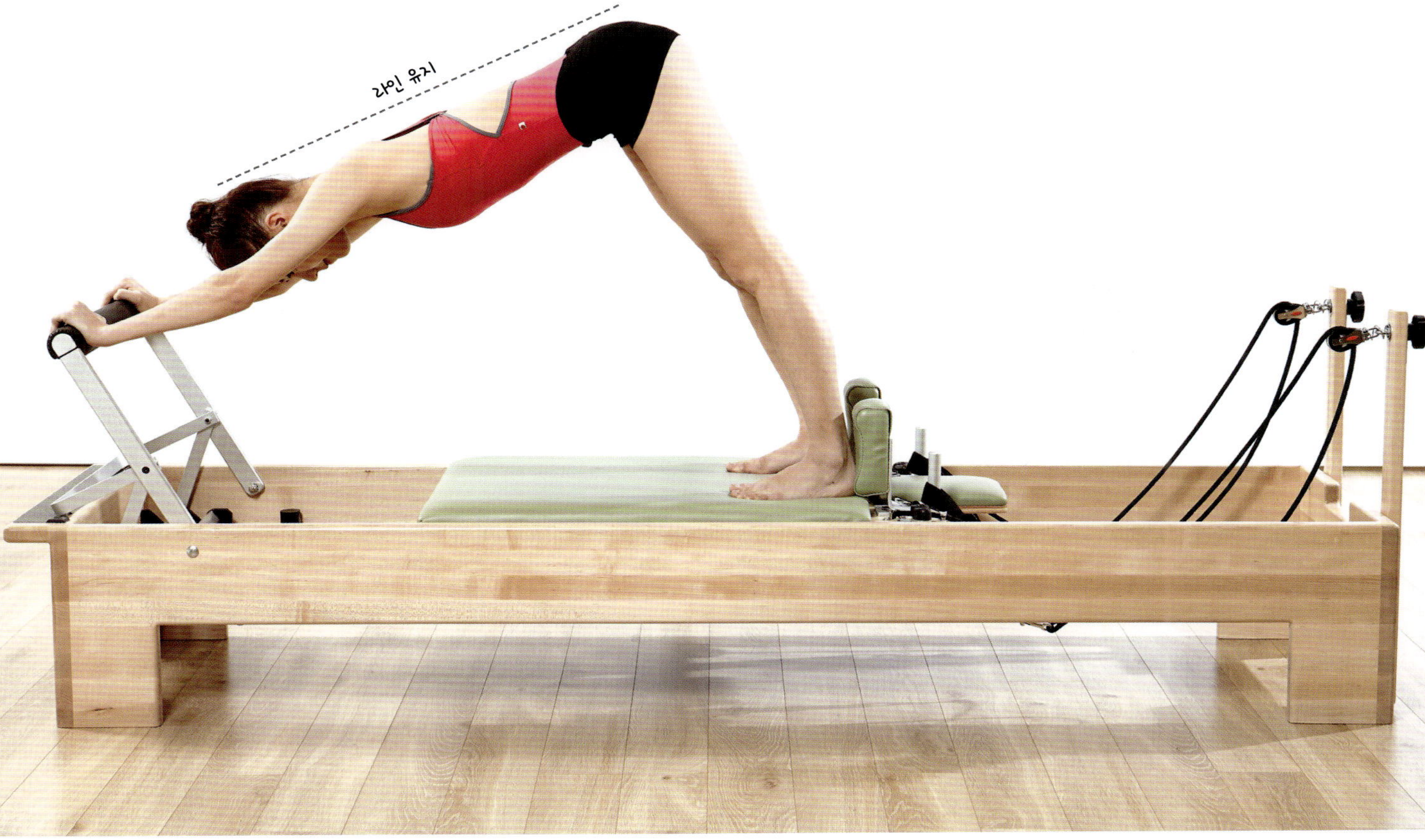

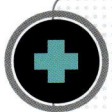

- 팔목이나 어깨, 팔에 부상이 있는 경우 풋바를 잡을 때 손목을 평편하게 하여 압박감을 줄이고 등을 둥글게 한 자세에서 풋바를 high position으로 놓거나 리포머의 풋 플레이트를 덧대서 손의 높이를 높인다. 통증이 있는 사람은 동작을 피한다.
- 허리 부상이 있는 경우 척추를 살짝 둥글게 만들고 통증이 심하면 동작을 피한다.
- 무릎 부상이 있는 경우 무릎의 지나친 신전을 피한다.

필라테스 기구 운동 ▶ 리포머 ▶ 목/어깨/팔

14 다운 스트레칭
Down Stretch

| 주요 효과 | 전거근 · 승모근 · 대흉근 · 회전근개 · 삼두근 · 삼각근을 포함한 어깨 근육 강화

반복횟수 3~5회

지도방법
- 동작을 하는 동안 척추를 길게 늘려 몸의 아치 모양을 유지한다.
- 견갑골의 안정성을 유지한다.

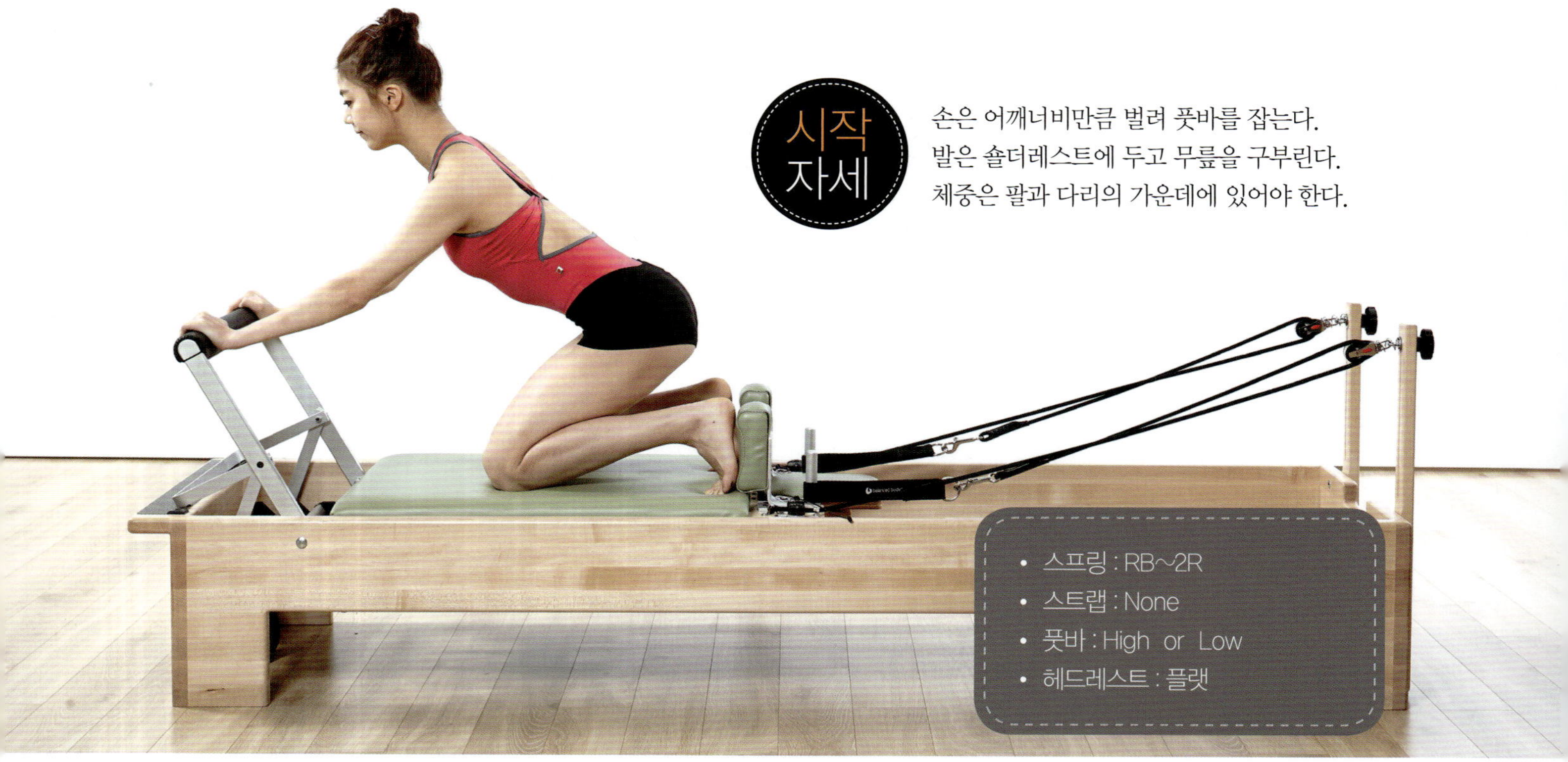

시작 자세
손은 어깨너비만큼 벌려 풋바를 잡는다.
발은 숄더레스트에 두고 무릎을 구부린다.
체중은 팔과 다리의 가운데에 있어야 한다.

- 스프링 : RB~2R
- 스트랩 : None
- 풋바 : High or Low
- 헤드레스트 : 플랫

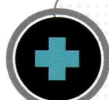
- 허리에 통증이 있는 경우 가동범위를 줄인다.
- 무릎에 통증이 있는 경우 무릎 아래에 패드를 두거나 허벅지 사이에 공을 두고 한다.

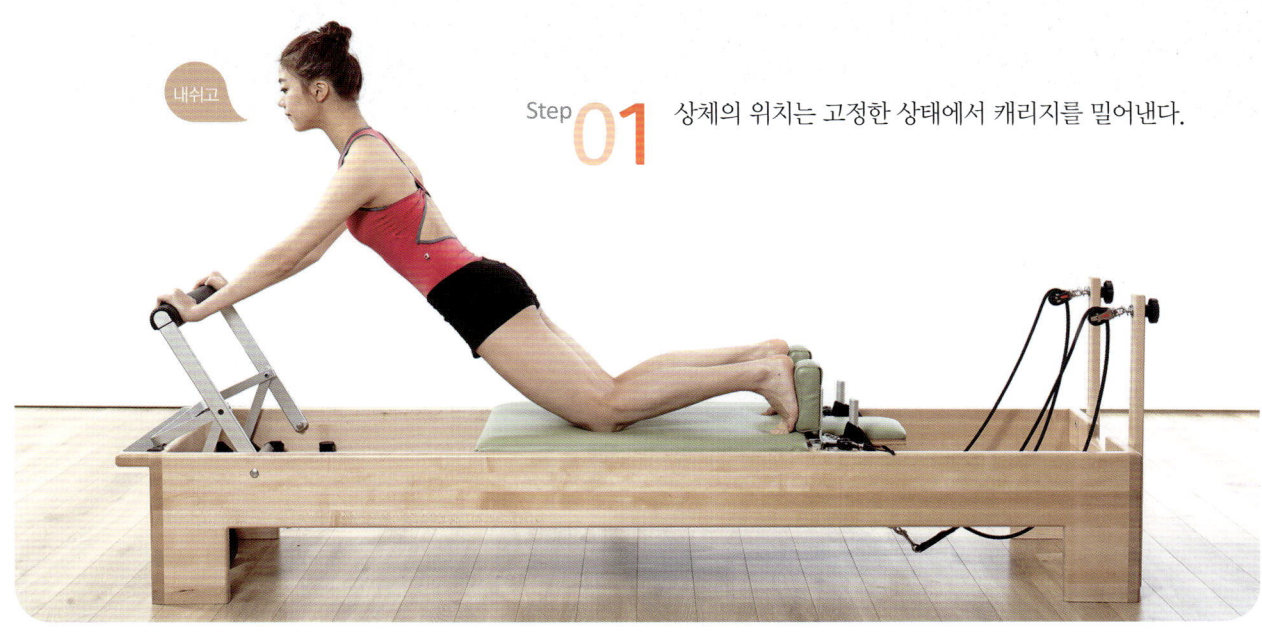

Step **01** 상체의 위치는 고정한 상태에서 캐리지를 밀어낸다.

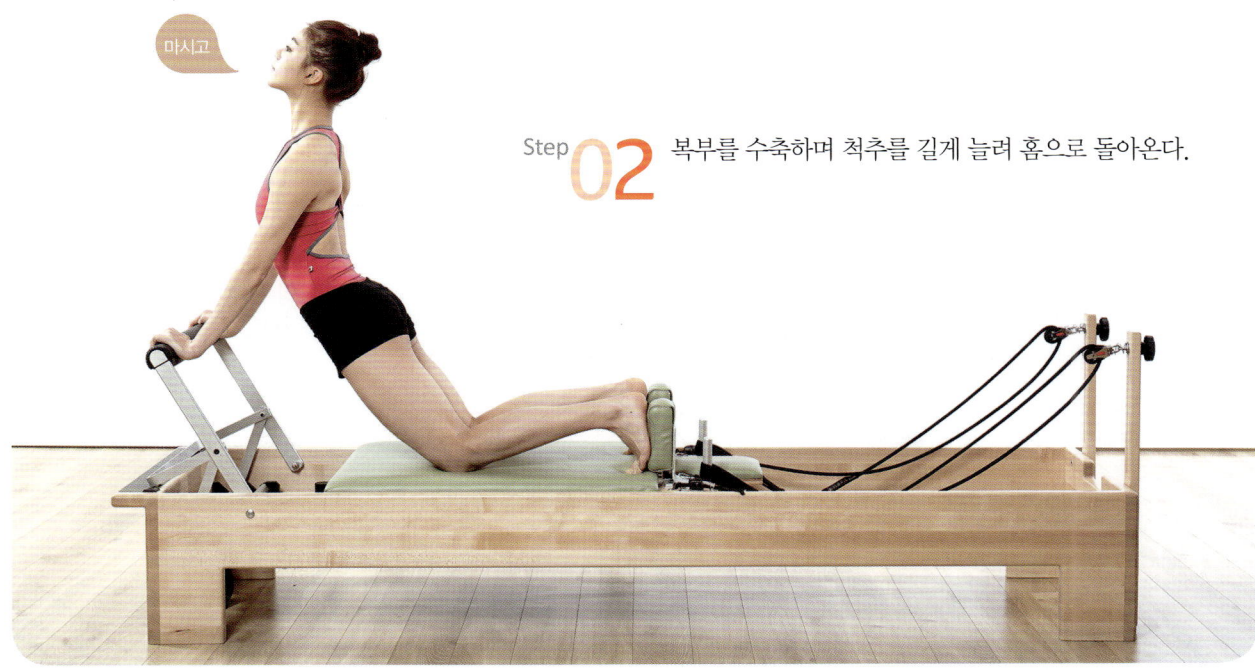

Step **02** 복부를 수축하며 척추를 길게 늘려 홈으로 돌아온다.

Step **03** 몸의 아치 모양을 유지하며 캐리지를 밀어낸다.

Step **04** 시작자세로 돌아온다.
＊ 들숨, 날숨을 반복하며 캐리지를 움직인다.

필라테스 기구 운동 ▶ 리포머 ▶ 목/어깨/팔

15 롱 스트레칭
Long Stretch

| 주요 효과 | 전거근을 포함한 견갑골 안정성 강화, 복부 · 기립근을 포함한 몸통 강화

반복횟수 3~5회

지도방법
- 동작을 하는 동안 견갑골의 안정성을 유지한다.
- 머리에서 발끝까지 몸통을 일직선으로 유지한다.

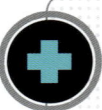
- 어깨와 등에 통증이 있는 경우 스프링의 강도를 가볍게 하여 가동범위를 제한한다. 통증이 심하면 동작을 피한다.

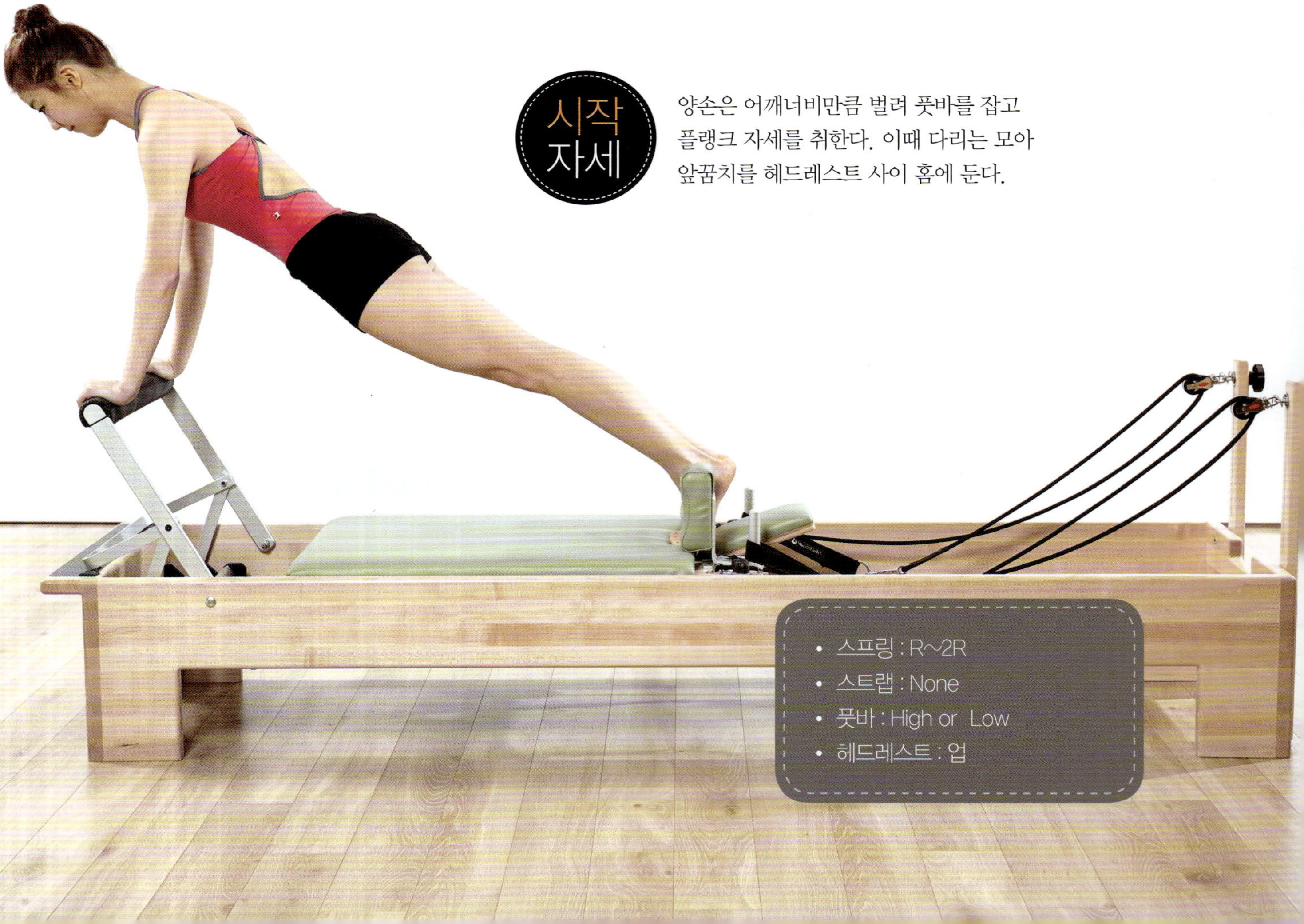

시작 자세
양손은 어깨너비만큼 벌려 풋바를 잡고 플랭크 자세를 취한다. 이때 다리는 모아 앞꿈치를 헤드레스트 사이 홈에 둔다.

- 스프링 : R~2R
- 스트랩 : None
- 풋바 : High or Low
- 헤드레스트 : 업

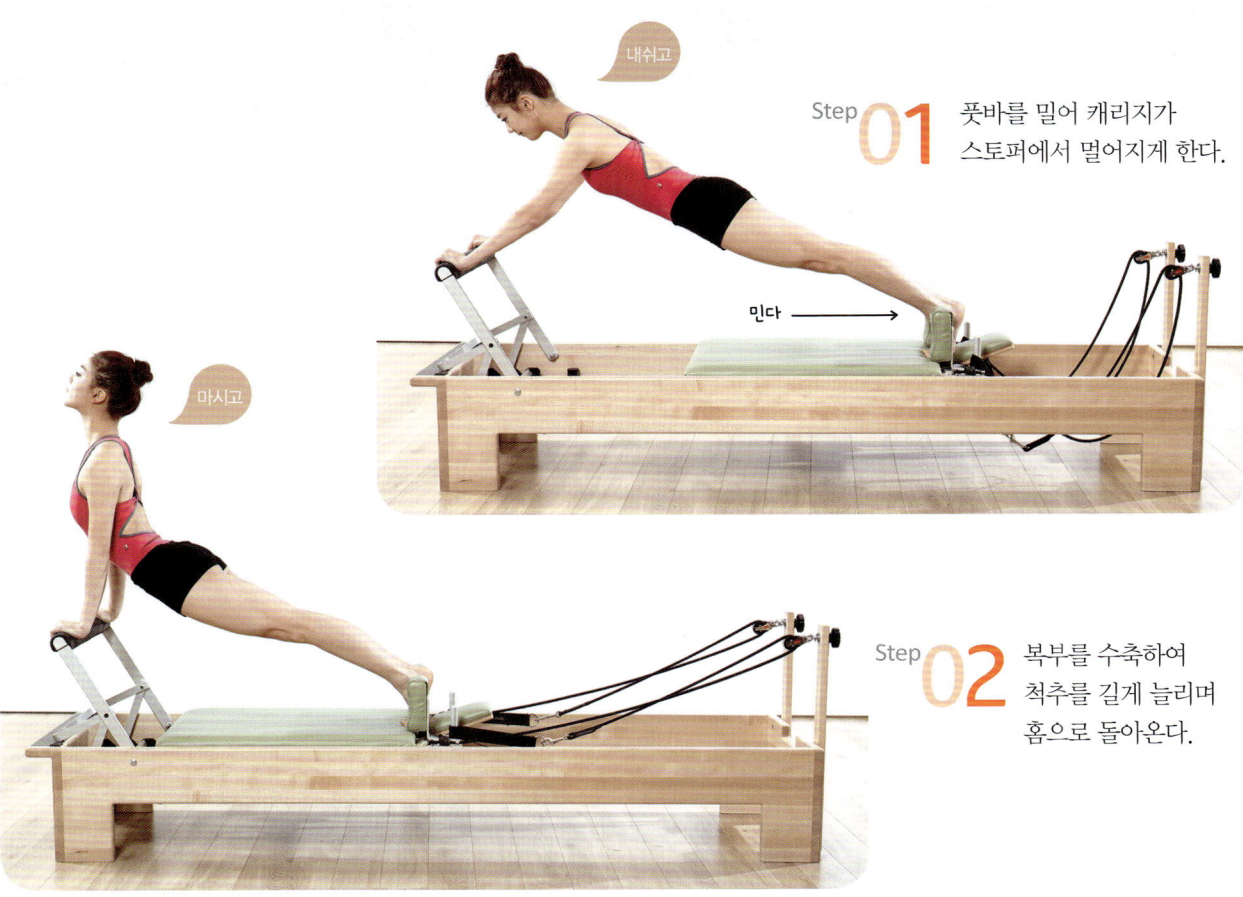

Step **01** 풋바를 밀어 캐리지가 스토퍼에서 멀어지게 한다.

Step **02** 복부를 수축하여 척추를 길게 늘리며 홈으로 돌아온다.

응용 동작

- **윗등 굽히기(upper back flexion)** : 복부를 수축하며 C 커브를 만든다.

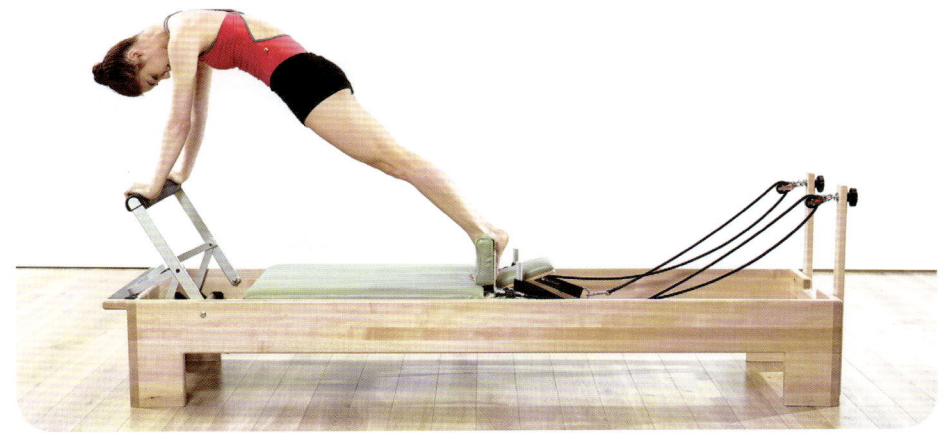

- **팔굽혀펴기(push ups)** : 풋바 위에 몸통이 올 때 푸시업 동작을 추가한다.

필라테스 기구 운동 ▶ 리포머 ▶ 목/어깨/팔

16 몸통 조절력 운동 1
Control Front

| 주요 효과 | 전거근·대흉근을 포함한 견갑골 안정화 강화, 몸통 강화

반복횟수 2~4회

지도방법

- 머리에서 발끝까지 몸통을 일직선으로 유지한다.
- 복부를 수축하여 골반이 아래로 떨어지지 않도록 한다.
- 어깨 아래에 손목이 오도록 한다.
- 어깨를 내리고 가슴을 열어준다.

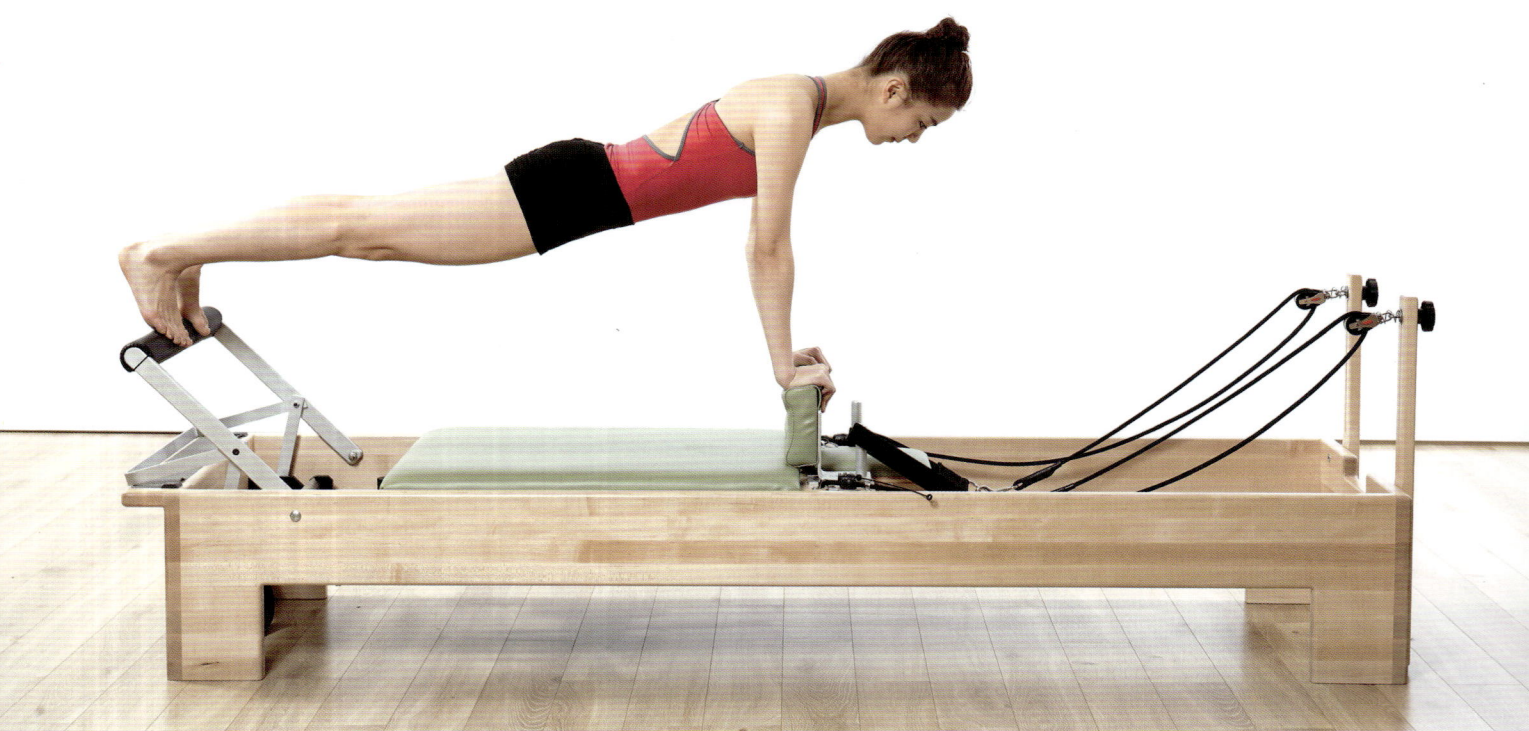

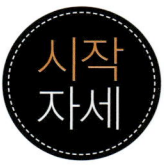
시작 자세

양손은 숄더레스트를 잡고, 발은 풋바에 올려놓으며, 플랭크 자세를 취한다.

- 스프링 : R~2R
- 스트랩 : None
- 풋바 : Low
- 헤드레스트 : 플랫

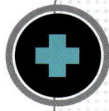

- 어깨, 팔과 손목 부상이 있는 경우 손목에 가해지는 압력을 분산하기 위해 숄더레스트를 꼭 쥐거나 패드를 댄다. 팔을 어깨 높이 위로 밀어주기 힘들거나 통증이 있으면 동작을 피한다.
*숙련된 기술이기 때문에 강한 어깨와 코어 컨트롤이 가능해야 한다.

Step 01 한쪽 다리를 풋바에서부터 들어 올리는 동안 양팔을 이용해 캐리지를 밀어낸다. 다리를 들어 올리고 내리는 것을 3번 반복한다.

Step 02 시작자세로 돌아온다.

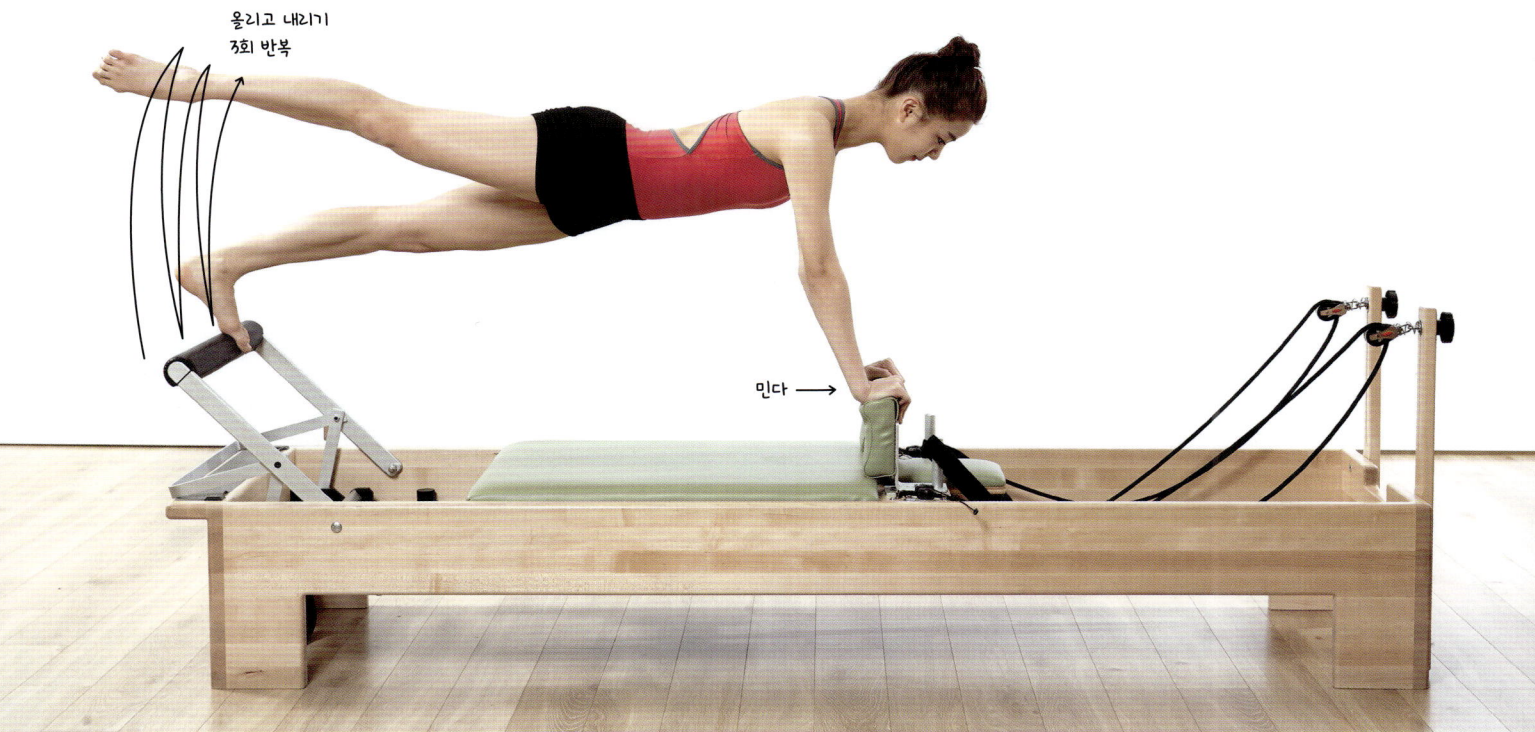

변형 동작
- 풋바에서 발을 떼지 않은 채 발목을 사용해 캐리지를 움직인다.

필라테스 기구 운동 ▶ 리포머 ▶ 목/어깨/팔

17 몸통 조절력 운동 2
Control Back

| 주요 효과 | 전거근·대흉근을 포함한 견갑골 안정화 강화, 몸통 강화

반복횟수 2~4회

지도방법

- 엉덩이를 최대한 높이올려 일자가 된 상태를 유지한다.
- 머리와 몸의 균형을 맞춘다
- 어깨를 내리고 가슴을 열어준다.

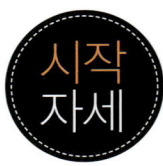

시작 자세 양손은 숄더레스트를 잡고, 발은 풋바에 올려놓으며, 시선은 풋바를 본다. 힙을 올린 만큼 머리의 각도가 결정된다.

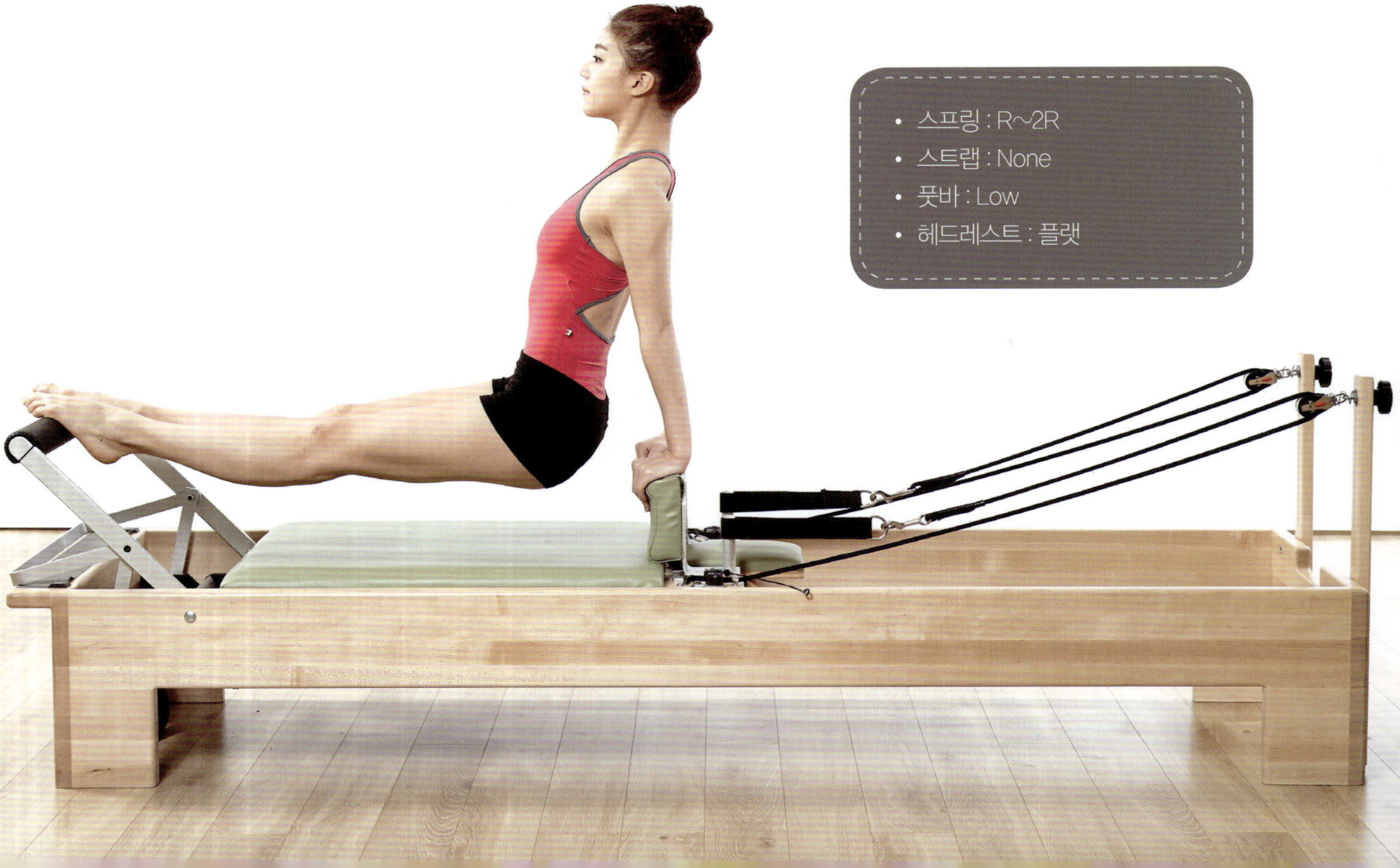

- 스프링 : R~2R
- 스트랩 : None
- 풋바 : Low
- 헤드레스트 : 플랫

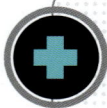
- 목 부상이 있는 경우 동작을 피한다.
- 어깨, 팔과 손목 부상이 있는 경우 손목에 가해지는 압력을 분산하기 위해 숄더레스트를 꼭 쥐거나 패드를 댄다. 앞쪽 어깨 통증이나 어깨 탈구가 된 적이 있는 경우 동작을 피한다.
*숙련된 기술이기 때문에 강한 어깨와 코어 컨트롤이 가능해야 한다.

Step 01 힙을 들어 올리면서 한쪽 다리를 풋바에서부터 들어 올리고, 양팔을 이용해 캐리지를 밀어낸다. 다리를 들어 올리고 내리는 것을 3번 반복한다.

Step 02 시작자세로 돌아온다.

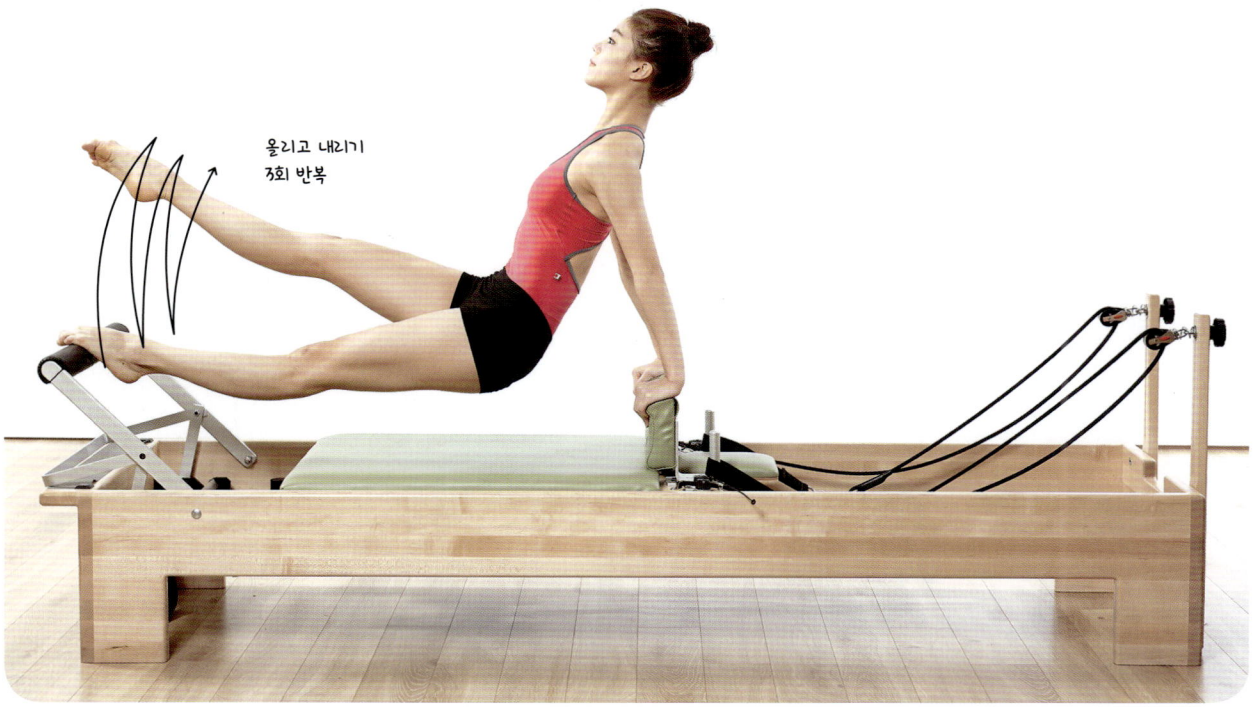

변형 동작
- 풋바에서 발을 떼지 않은 채 발목을 사용해 캐리지를 움직인다.

필라테스 기구 운동 ▶ 리포머 ▶ 목/어깨/팔

18 롱 백 스트레칭
Long Back Stretch

| 주요 효과 | 회전근개 · 광배근 · 대원근 · 전거근 · 삼각근 · 복부 강화

반복횟수 3~5회

지도방법

- 귀와 어깨가 멀어지게 한다.
- 어깨를 내리고 가슴을 열어준다.
- 복부를 수축하며 동작을 반복한다.
- 어깨의 안정성이 지켜지는 범위까지만 캐리지를 민다.

➕
- 목 부상이 있는 경우 동작을 피한다.
- 어깨, 팔과 손목 부상이 있는 경우 손목에 가해지는 압력을 분산하기 위해 풋바를 꼭 쥔다. 앞쪽 어깨 통증이나 어깨 탈구가 된 적이 있는 경우 동작을 피한다.
*숙련된 기술이기 때문에 강한 어깨와 코어 컨트롤이 가능해야 한다.

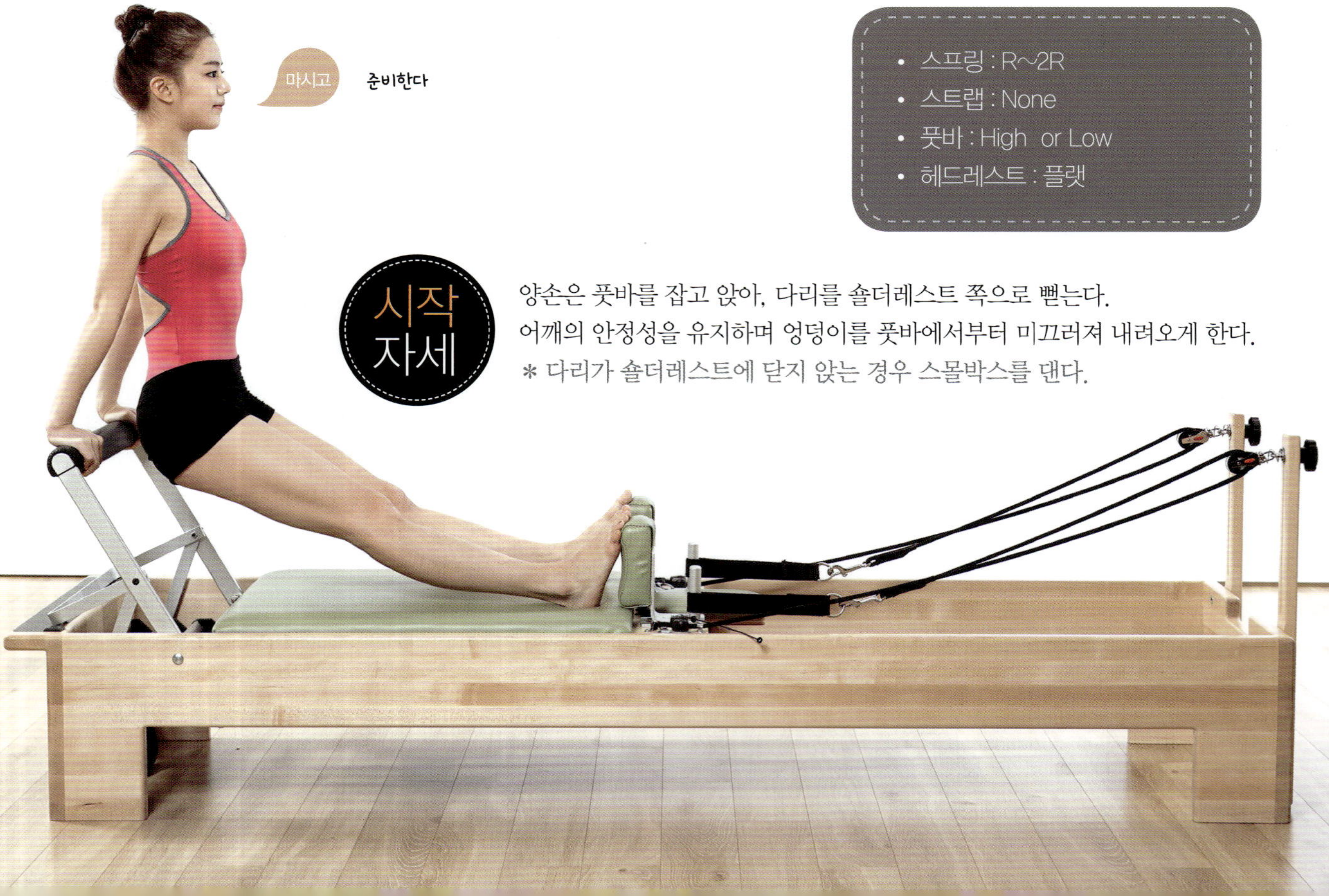

- 스프링 : R~2R
- 스트랩 : None
- 풋바 : High or Low
- 헤드레스트 : 플랫

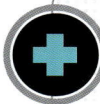
마시고 준비한다

시작자세
양손은 풋바를 잡고 앉아, 다리를 숄더레스트 쪽으로 뻗는다.
어깨의 안정성을 유지하며 엉덩이를 풋바에서부터 미끄러져 내려오게 한다.
* 다리가 숄더레스트에 닿지 않는 경우 스몰박스를 댄다.

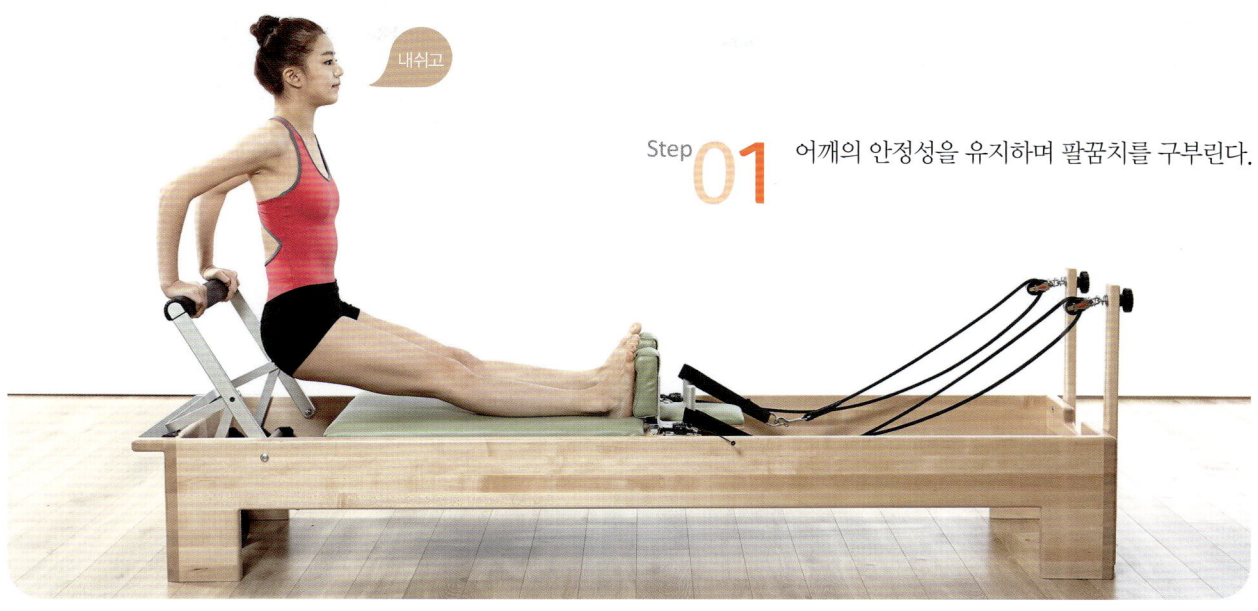

Step 01 어깨의 안정성을 유지하며 팔꿈치를 구부린다.

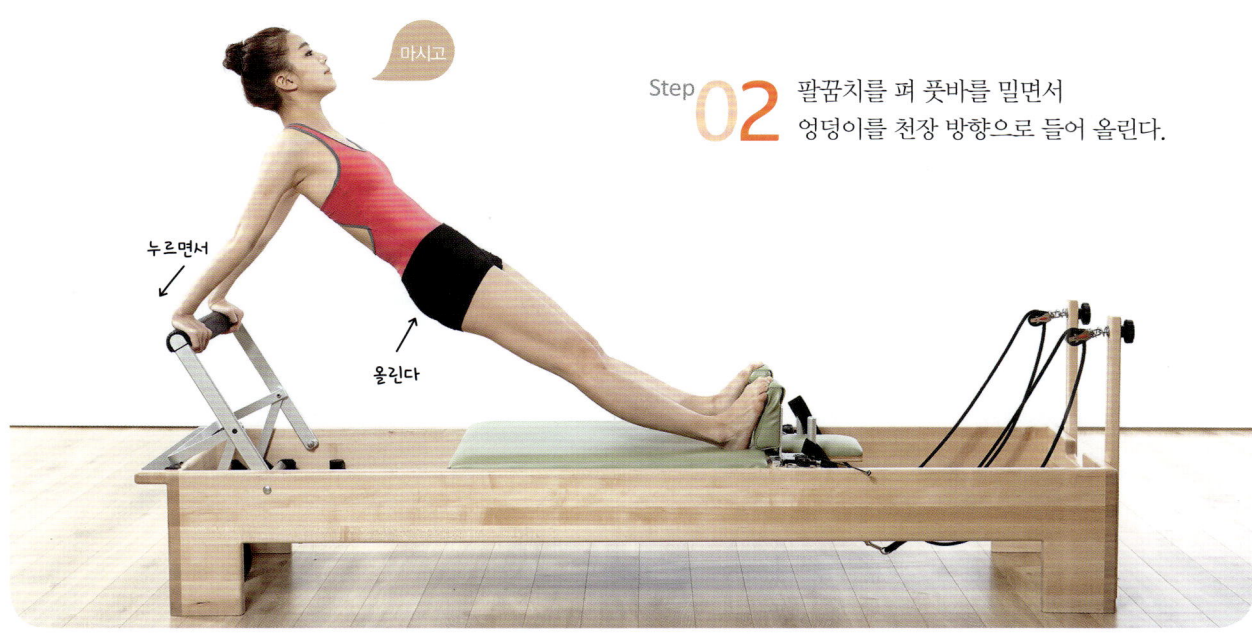

Step 02 팔꿈치를 펴 풋바를 밀면서 엉덩이를 천장 방향으로 들어 올린다.

Step 03 복부를 수축하며 시작자세로 돌아온다.

변형 동작
- **견갑골 슬라이드** : 풋바에서 엉덩이를 떨어뜨린 시작자세에서 숨을 마시며 어깨를 귀 방향으로 끌어당기고 숨을 내쉬며 귀와 어깨가 멀어지게 한다.

필라테스 기구 운동 ▶ 리포머 ▶ 목/어깨/팔

19 트위스트
Twist

| 주요 효과 | 회전근개 · 광배근 · 대원근 · 전거근 · 복부 · 고관절 굴근 강화

반복횟수 3~5회

지도방법

- 귀와 어깨가 멀어지게 한다.
- 어깨를 내리고 가슴을 열어준다.
- 캐리지를 밀 때 머리에서 발끝까지 몸통을 일직선으로 유지한다.
- 캐리지가 홈으로 돌아올 때 스토퍼에 세게 부딪히지 않도록 조절한다.

시작 자세

한 손은 숄더레스트에 두고 한 손은 캐리지에 올려 놓는다.
바깥쪽 다리는 풋바에서 가장 가까운 곳에 올려놓거나 리포머 프레임 안쪽에 둔다.
안쪽 다리는 지지하는 다리 앞쪽으로 크로스 한다.
엉덩이를 천장 방향으로 들어 올려 몸을 역V자 모양을 만든다.

- 스프링 : R~2R
- 스트랩 : None
- 풋바 : Low or No
- 헤드레스트 : 플랫

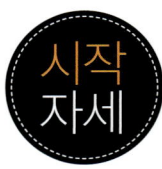

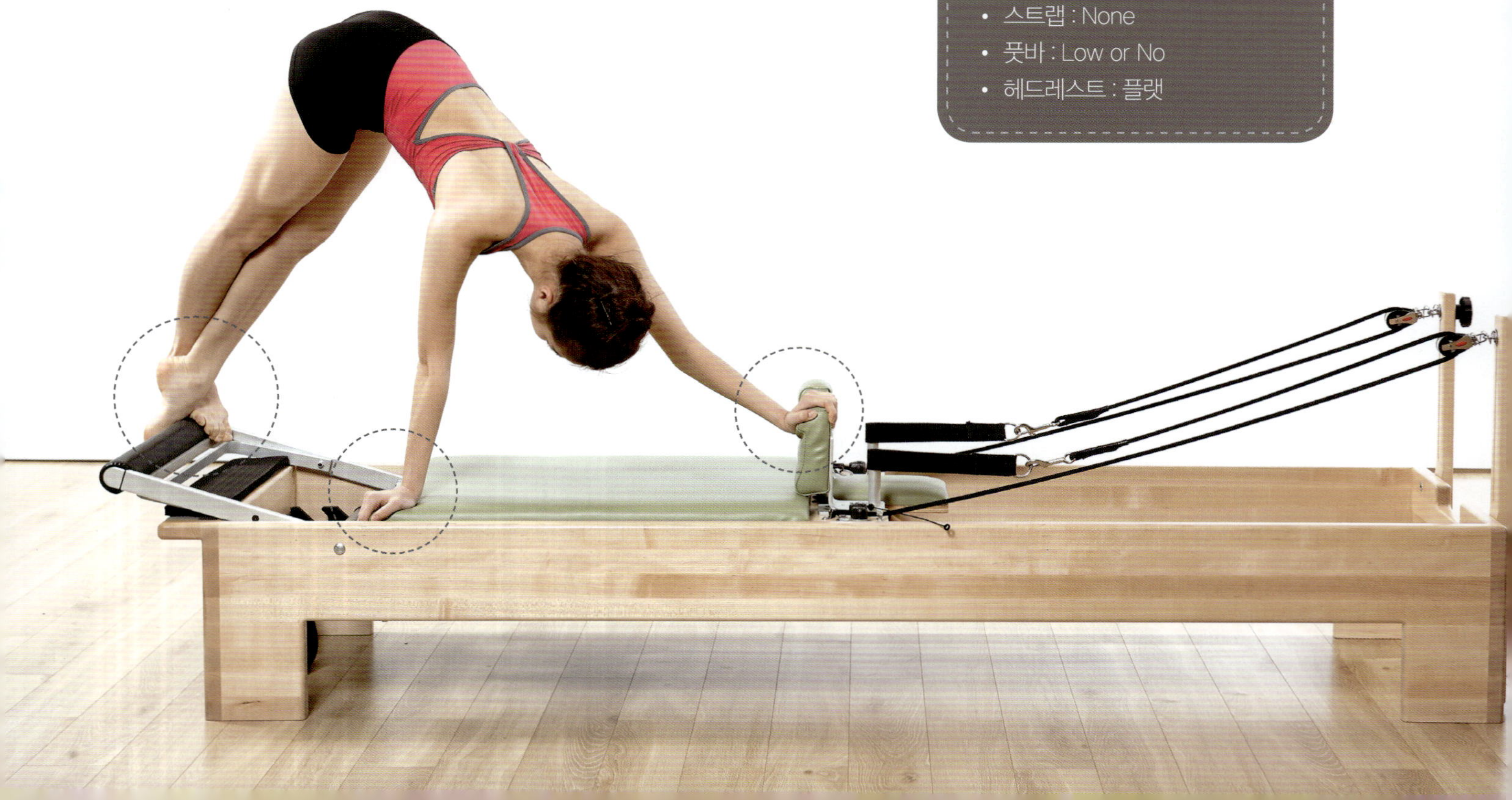

Step 01 몸통이 일직선상이 될 수 있도록 캐리지를 밀며, 시선은 리포머의 끝을 본다.

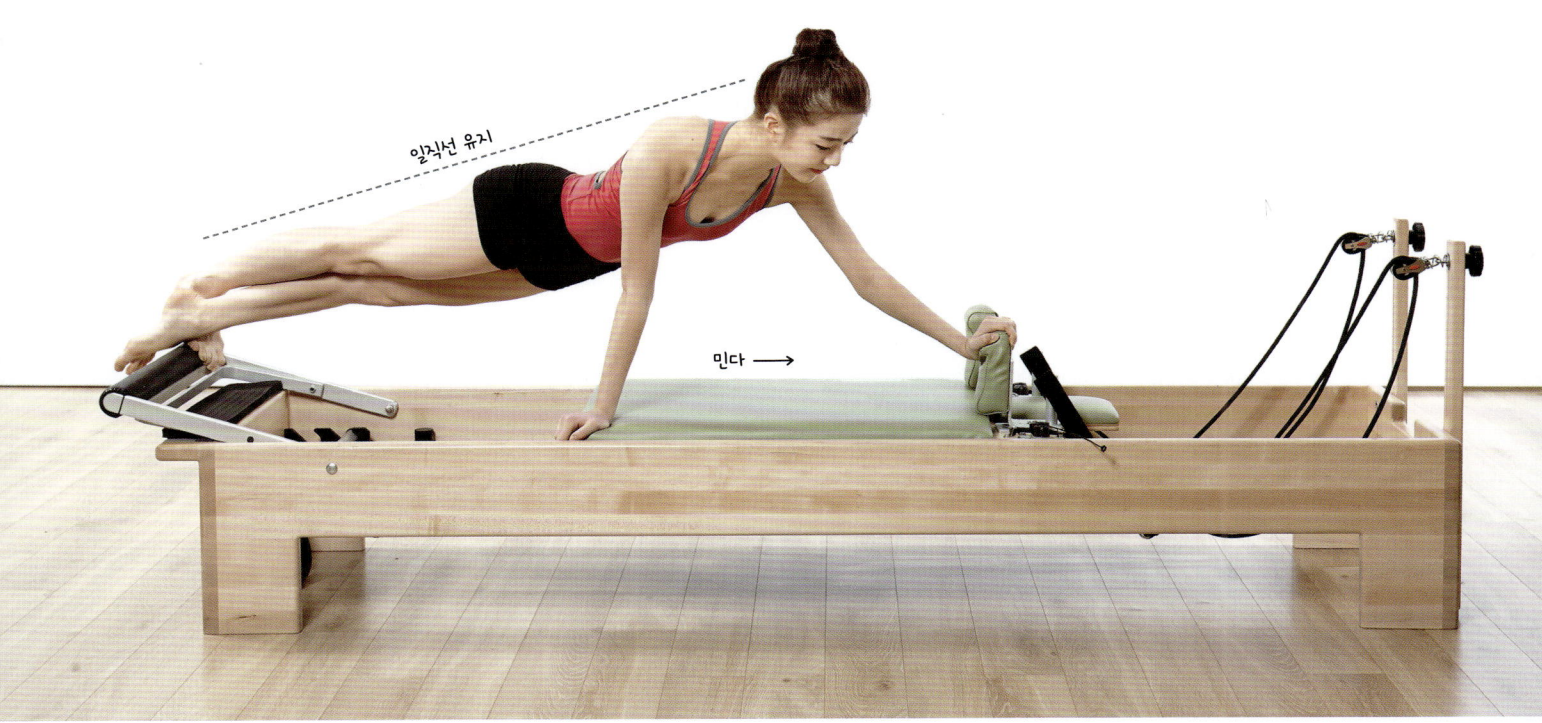

Step 02 복부를 수축하여 엉덩이를 천장 방향으로 들어 올리며 시작자세로 돌아온다.

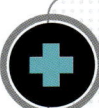
- 어깨, 팔과 손목 부상이 있는 경우 손목에 가해지는 압력을 분산하기 위해 숄더레스트를 꼭 쥐거나 패드를 댄다. 통증이 있으면 동작을 피한다.
  *숙련된 기술이기 때문에 강한 어깨와 코어 컨트롤이 가능해야 한다.
- 골다공증 환자나 요추, 천장관절에 문제가 있는 경우 동작을 피한다.

필라테스 기구 운동 ▶ 리포머 ▶ 목/어깨/팔

20 스타
Star

| 주요 효과 | 회전근개 · 광배근 · 복사근 등을 포함한 측면 강화, 견갑골 안정화

반복횟수 3~5회

지도방법

- 머리에서 발끝까지 몸통을 일직선으로 유지한다.
- 팔과 어깨의 안정성이 유지되는 정도만 움직인다.
- 기구에서 동작을 하기 전에 매트에서 사이드 플랭크 동작을 먼저 연습해본다.

시작 자세

플랭크 자세
양손은 풋바를 잡고 발을 숄더레스트 위에 둔 상태에서 플랭크 자세를 한다. 지탱하고 있던 팔을 풋바의 중앙으로 옮겨가면서 다른 손은 풋바에서 떼어내고 몸통은 측면을 직접 바라볼 수 있게 돌려준다.

마루 자세
밑에 있는 손을 풋바의 중앙을 잡고 아래쪽 다리는 뒤쪽 숄더레스트, 위쪽 다리는 앞쪽 숄더레스트에 위치시킨다.

- 스프링 : R~2R
- 스트랩 : None
- 풋바 : High or Low
- 헤드레스트 : 플랫

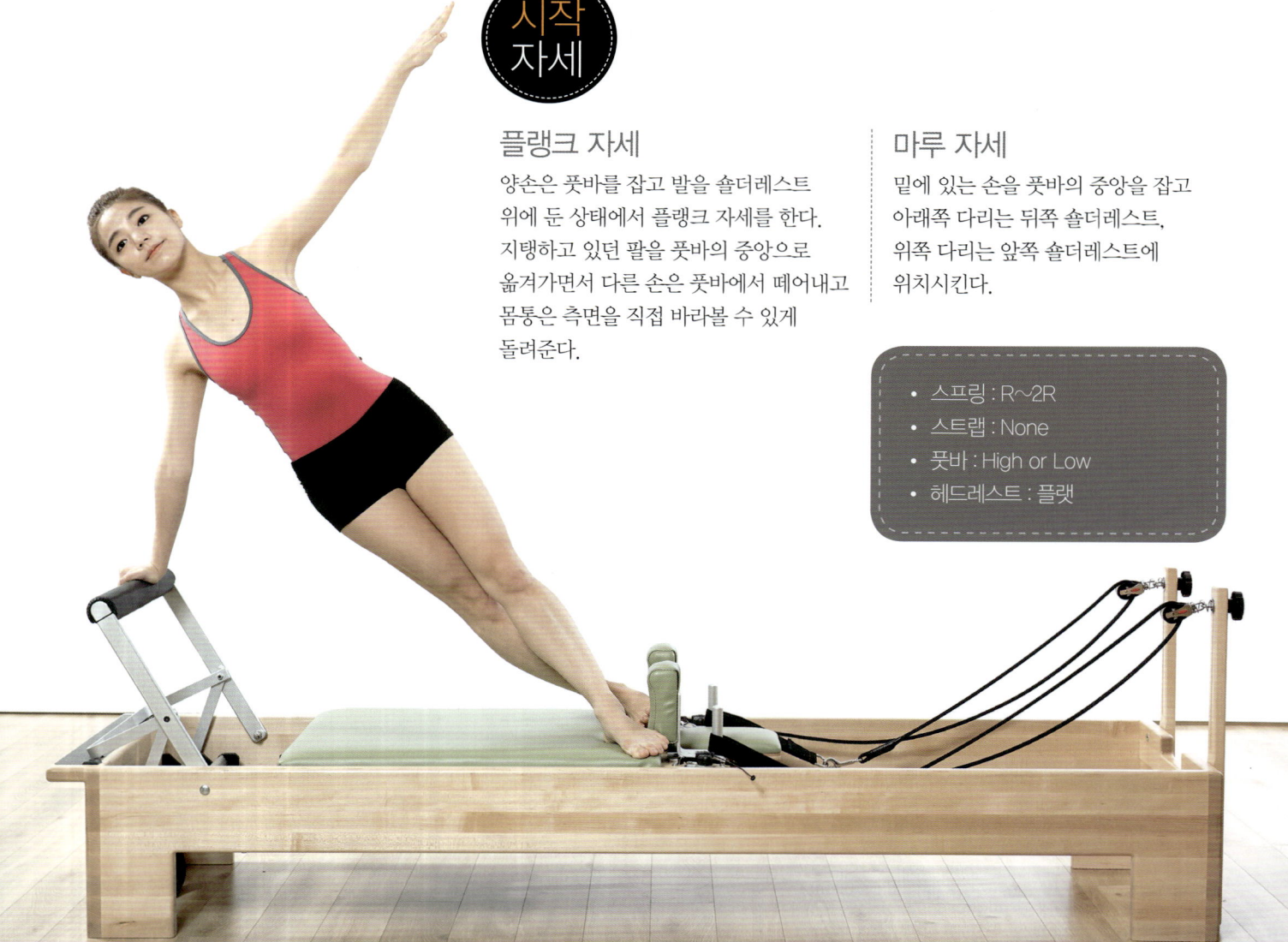

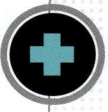
- 어깨, 팔과 손목 부상이 있는 경우 손목에 가해지는 압력을 분산하기 위해 숄더레스트를 꼭 쥐거나 패드를 댄다. 통증이 있으면 동작을 피한다.
* 숙련된 기술이기 때문에 강한 어깨와 코어 컨트롤이 가능해야 한다.

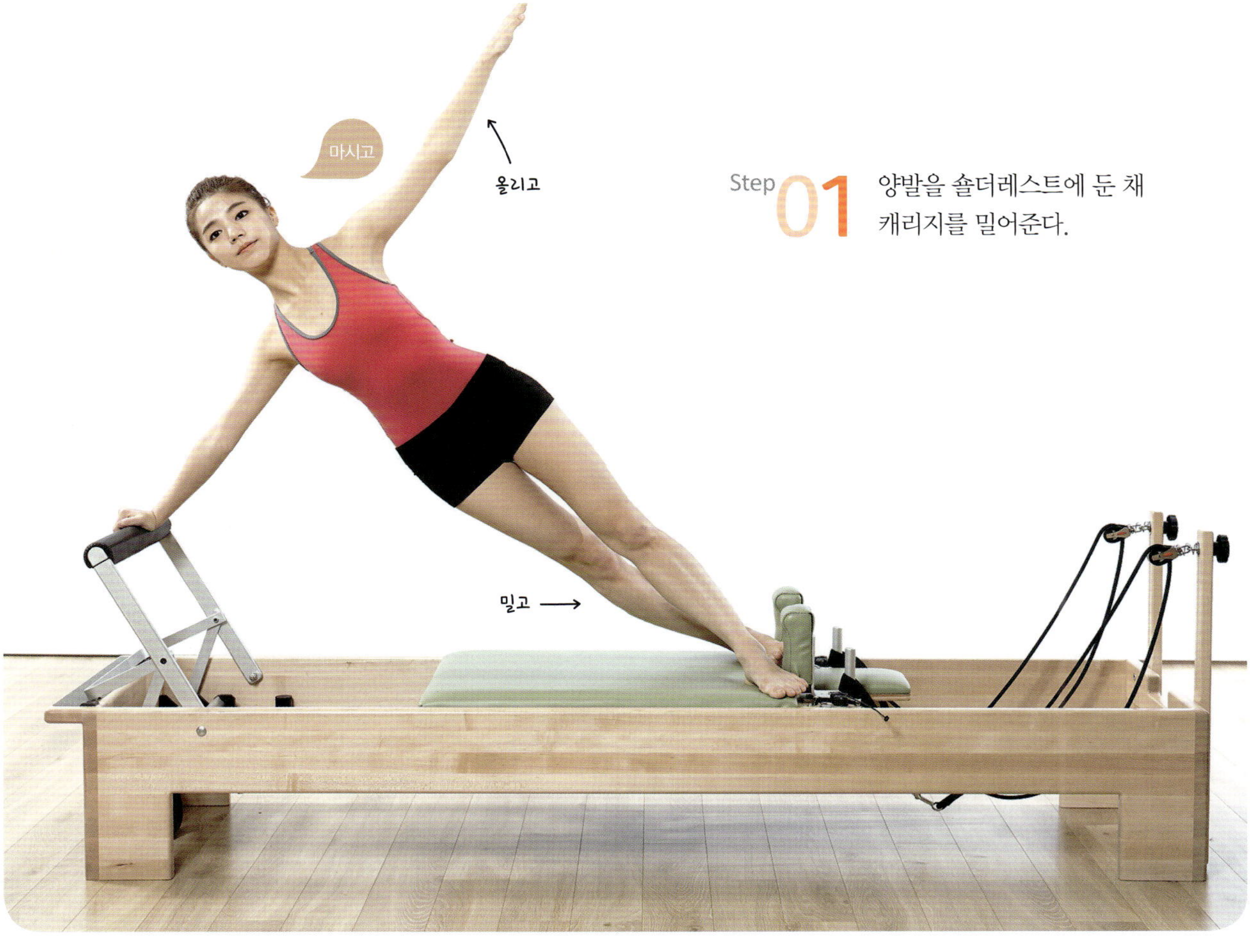

마시고 올리고

Step 01 양발을 숄더레스트에 둔 채 캐리지를 밀어준다.

밀고 →

Step 02 시작자세로 돌아온다.

변형 동작
- 캐리지를 밀 때 위에 다리를 함께 들어 올린다.

필라테스 기구 운동 ▶ 리포머 ▶ 복부

21 헌드레드
Hundred

| 주요 효과 | 복부 강화, 요추골반 안정화

반복횟수 10회

지도방법

- 시작 전에 복부를 수축한다.
- 흉곽으로부터 상체를 든다.
- 흉곽의 뒤와 옆으로 호흡을 하면서 복부를 계속 수축한다.
- 복부를 수축하여 골반과 허리의 안정성을 유지하면서 다리를 가능한 낮게 내린다.
- 귀와 어깨가 멀어지게 한다.
- 팔을 흔들 때 팔꿈치에서 손끝까지 길게 한다.
- 팔을 흔들 때 몸통의 안정성을 유지한다.

➕
- 허리, 힙, 천장관절에 통증이 있는 경우 무릎을 90°로 구부리는 변형동작을 하거나 동작을 피한다.
- 목과 어깨의 통증이 있는 경우 상체를 베개, 수건, 웨지로 지지한다.
- 골다공증, 요추디스크 부상, 좌골신경통이 있는 경우 동작을 피한다.

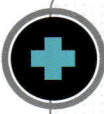

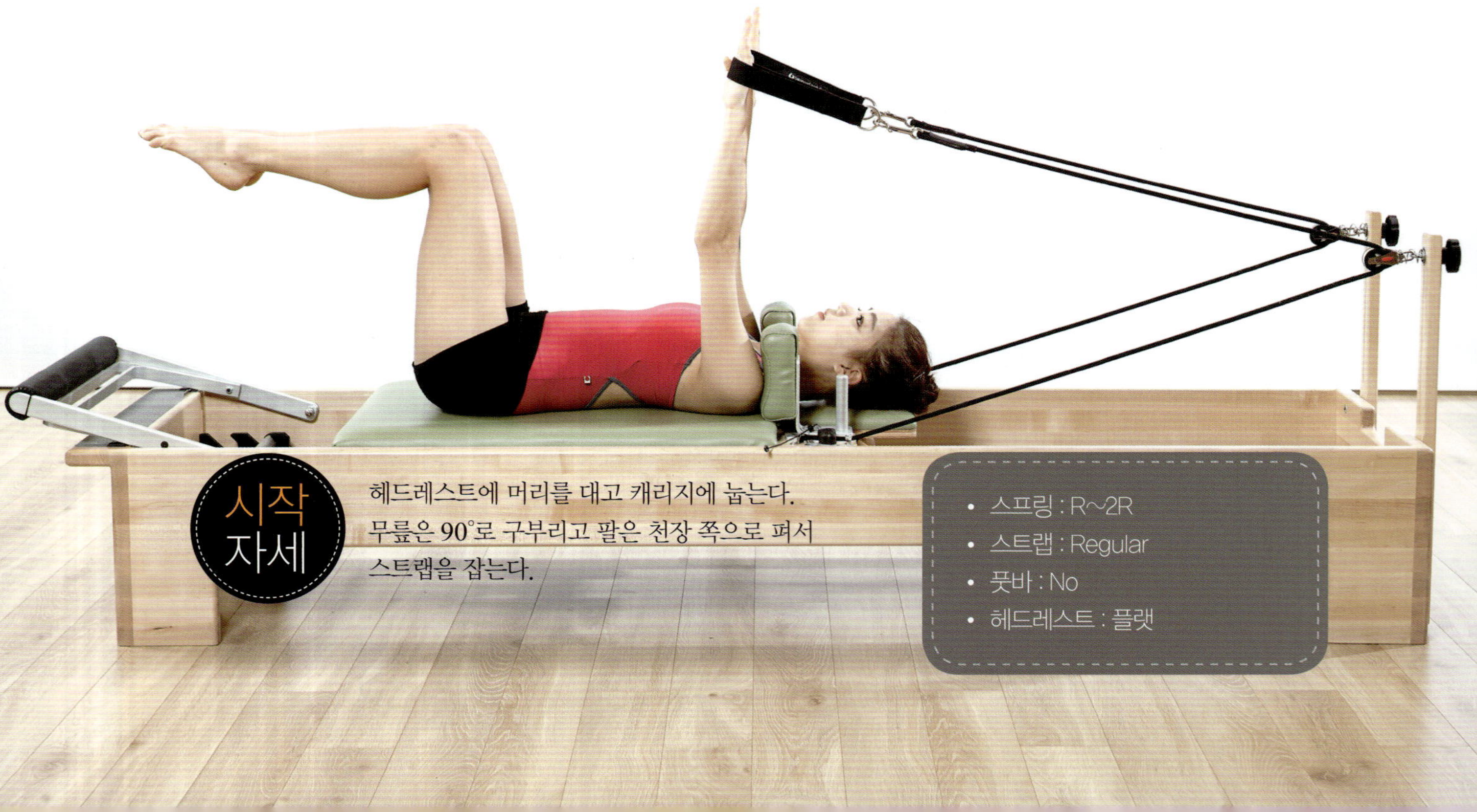

시작자세 헤드레스트에 머리를 대고 캐리지에 눕는다. 무릎은 90°로 구부리고 팔은 천장 쪽으로 펴서 스트랩을 잡는다.

- 스프링 : R~2R
- 스트랩 : Regular
- 풋바 : No
- 헤드레스트 : 플랫

Step 01 복부를 수축해 흉곽을 내리며 상체를 들어 올린다.
팔을 엉덩이 쪽으로 뻗으면서 몸통과 수평을 만든다.

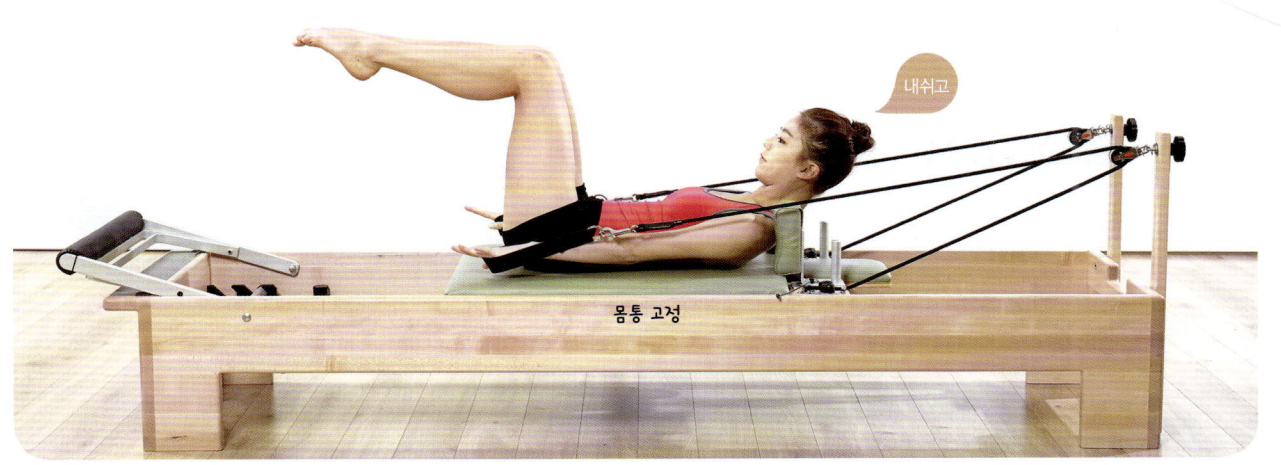

Step 02 복부를 수축하여 골반의 중립과 등, 허리의 안정성이 유지되는 범위 내에서 다리를 가능한한 낮게 내린다.
* 들이쉴 때 5번, 내쉴 때 5번 계속해서 팔을 펌프질하듯 움직인다.

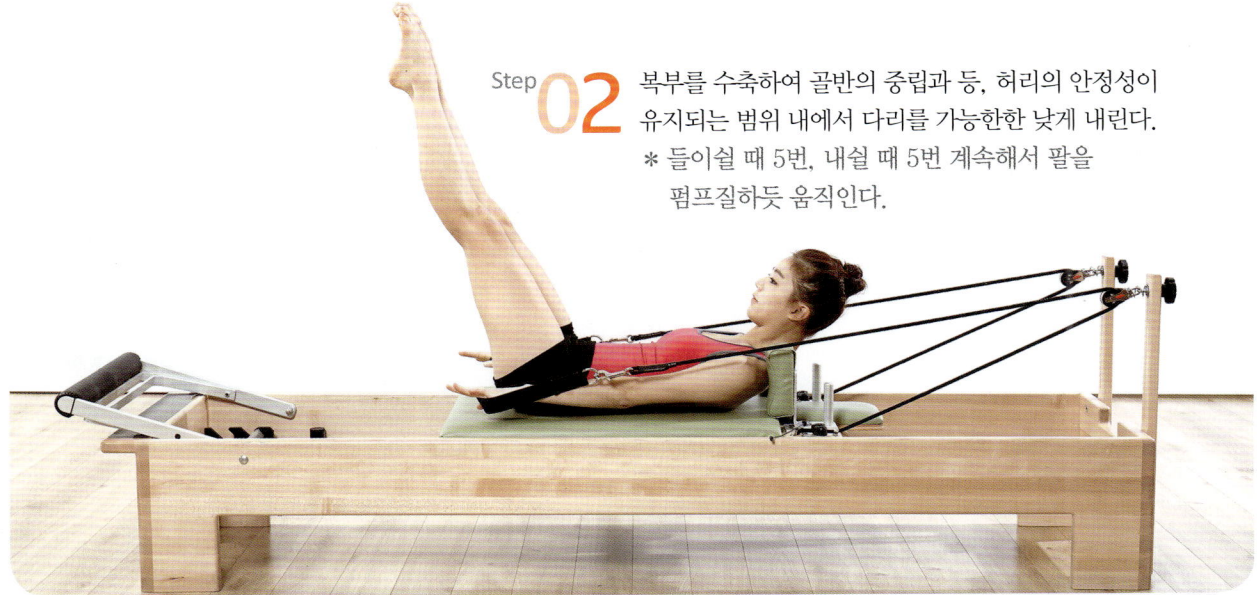

> **변형 동작**
> - **초급**: 무릎을 90°로 구부려서 한다.
> - **중급**: 천장으로 다리를 펴고 한다. 이때 다리 모양은 수평이나 외회전한다.
> - **고급**: 가능한 다리를 더 낮게 내린다.
> - 팔을 흔들 때 다리를 들었다 내렸다 한다.
> - 팔을 흔들 때 발등을 밀었다 당겼다 한다.
> - 팔을 흔들 때 다리를 내회전, 외회전한다.

필라테스 기구 운동 ▶ 리포머 ▶ 복부

22 코디네이션
Coordination

| 주요 효과 | 복부·고관절 굴근 강화, 골반 안정성

반복횟수 8회

지도방법

- 시작 전에 복부를 수축한다.
- 흉곽으로부터 상체를 든다.
- 흉곽의 뒤와 옆으로 호흡을 하면서 복부를 계속 수축한다.
- 복부를 수축하여 골반과 허리의 안정성을 유지하면서 다리를 가능한 낮게 내린다.
- 귀와 어깨가 멀어지게 한다.
- 가슴은 열고 어깨는 내린다.

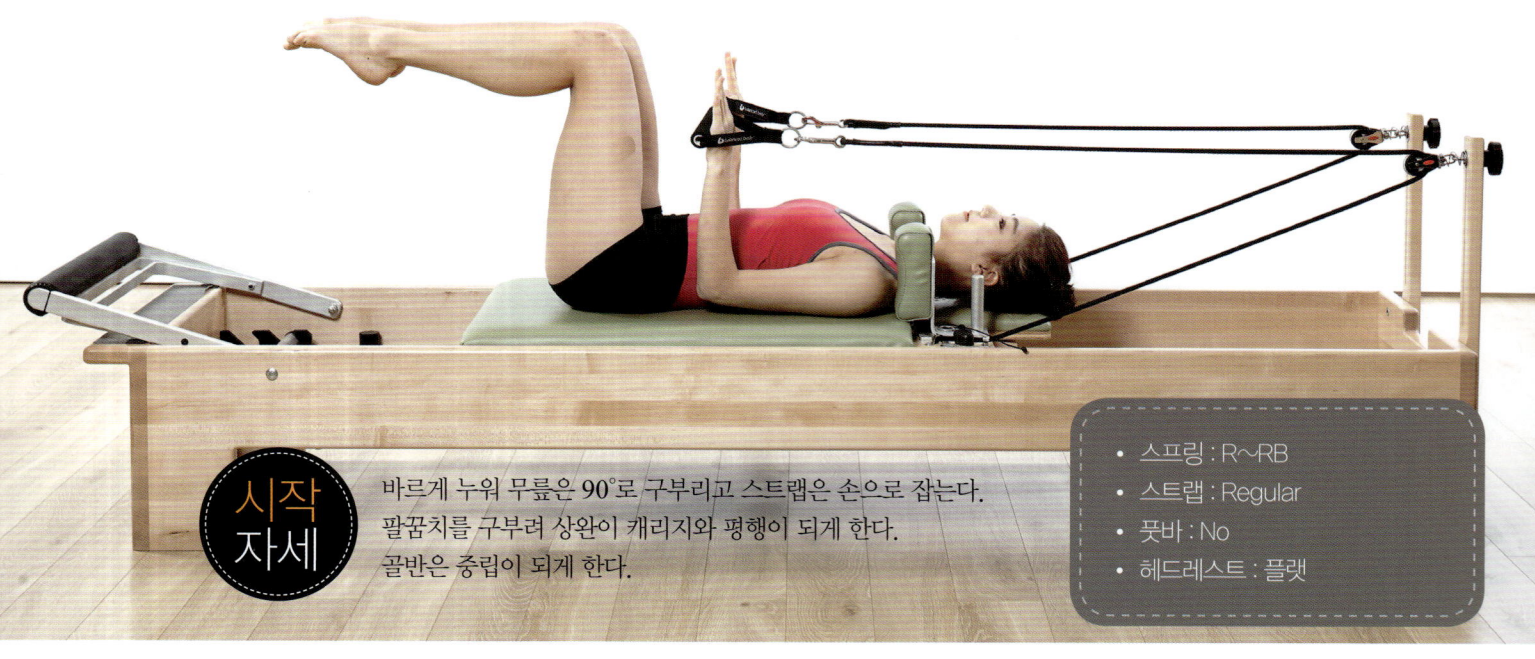

시작 자세: 바르게 누워 무릎은 90°로 구부리고 스트랩은 손으로 잡는다. 팔꿈치를 구부려 상완이 캐리지와 평행이 되게 한다. 골반은 중립이 되게 한다.

- 스프링 : R~RB
- 스트랩 : Regular
- 풋바 : No
- 헤드레스트 : 플랫

- 허리, 힙, 천장관절에 통증이 있는 경우 무릎을 90°로 구부린 상태에서 동작을 한다.
- 목과 어깨의 통증이 있는 경우 상체를 베개나 웨지로 받쳐준다.
- 골다공증, 허리디스크 부상, 좌골신경통의 경우 동작을 피한다.

Step 01 복부를 수축해 상체를 들어 올리고 팔은 엉덩이 쪽으로 뻗는다. 몸통이 안정되는 선에서 할 수 있는 다리 자세를 선택하고 강도를 높이려면 다리를 낮춘다. `내쉬고`

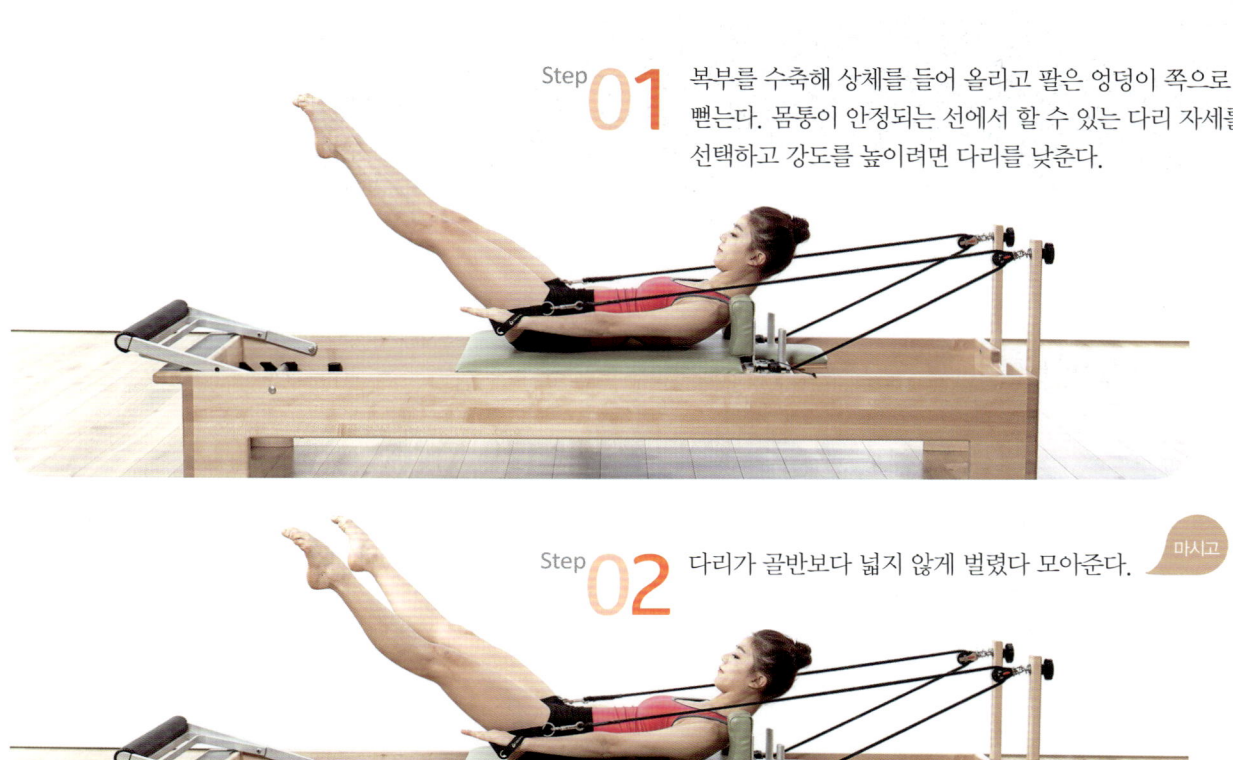

Step 02 다리가 골반보다 넓지 않게 벌렸다 모아준다. `마시고`

Step 03 상체는 그대로 유지한 상태에서 무릎을 가슴 쪽으로 구부린다. `내쉬고`

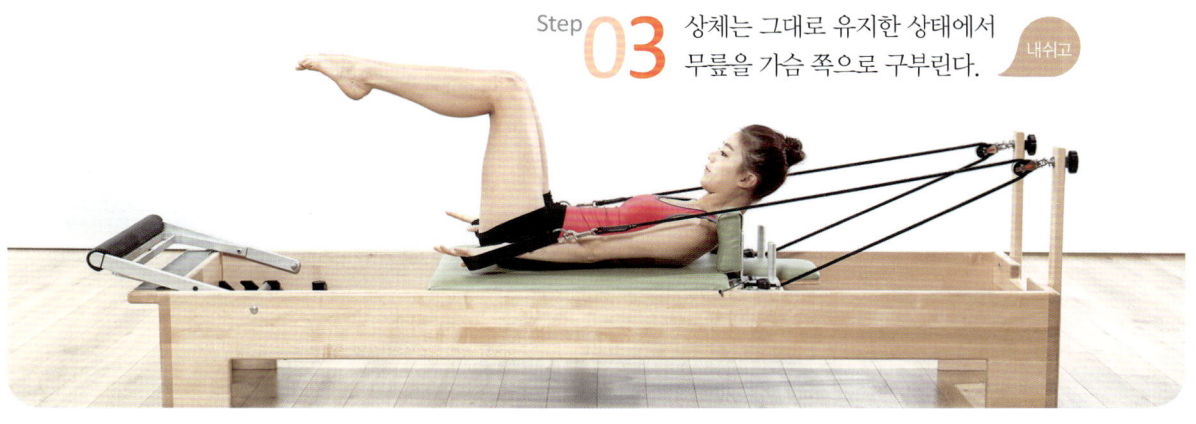

Step 04 팔꿈치만 구부린다. `마시고`
동작을 8회 정도 반복하고 시작자세로 돌아온다.

응용 동작
- 다리와 팔을 동시에 벌리고 다시 준비자세로 돌아온다.
- 다리를 그대로 두고 팔을 바깥으로 벌렸다 엉덩이 쪽으로 오는 것을 10회 반복한다.
- 한쪽 다리를 바깥으로 벌렸다가 모으기를 양 방향으로 몇 번 반복하고 시작자세로 돌아온다.

필라테스 기구 운동 ▶ 리포머 ▶ 복부

23 롤다운
Roll Down

| 주요 효과 | **복부 강화, 허리 스트레칭**

반복횟수 10회

지도방법

- 시작 전에 복부를 수축하여 척추를 길게 늘린다.
- 팔꿈치는 펴고 두 무릎은 붙인다.
- 척추를 말아 내리고 올릴 때 가능한 C 커브를 길게 유지한다.
- 척추를 말아서 내려가고 올라갈 때 팔은 곧게 편다.
- 가슴은 열고 어깨는 내린다.

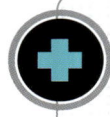

- 허리, 힙, 천장관절에 통증이 있는 경우 스프링의 강도를 무겁게 하여 가동범위를 제한한다. 통증이 심하면 동작을 피한다.
- 목과 어깨의 통증이 있는 경우 너무 많이 내려가지 않는다.
- 골다공증, 허리디스크 부상, 좌골신경통이 있는 경우 동작을 피한다.

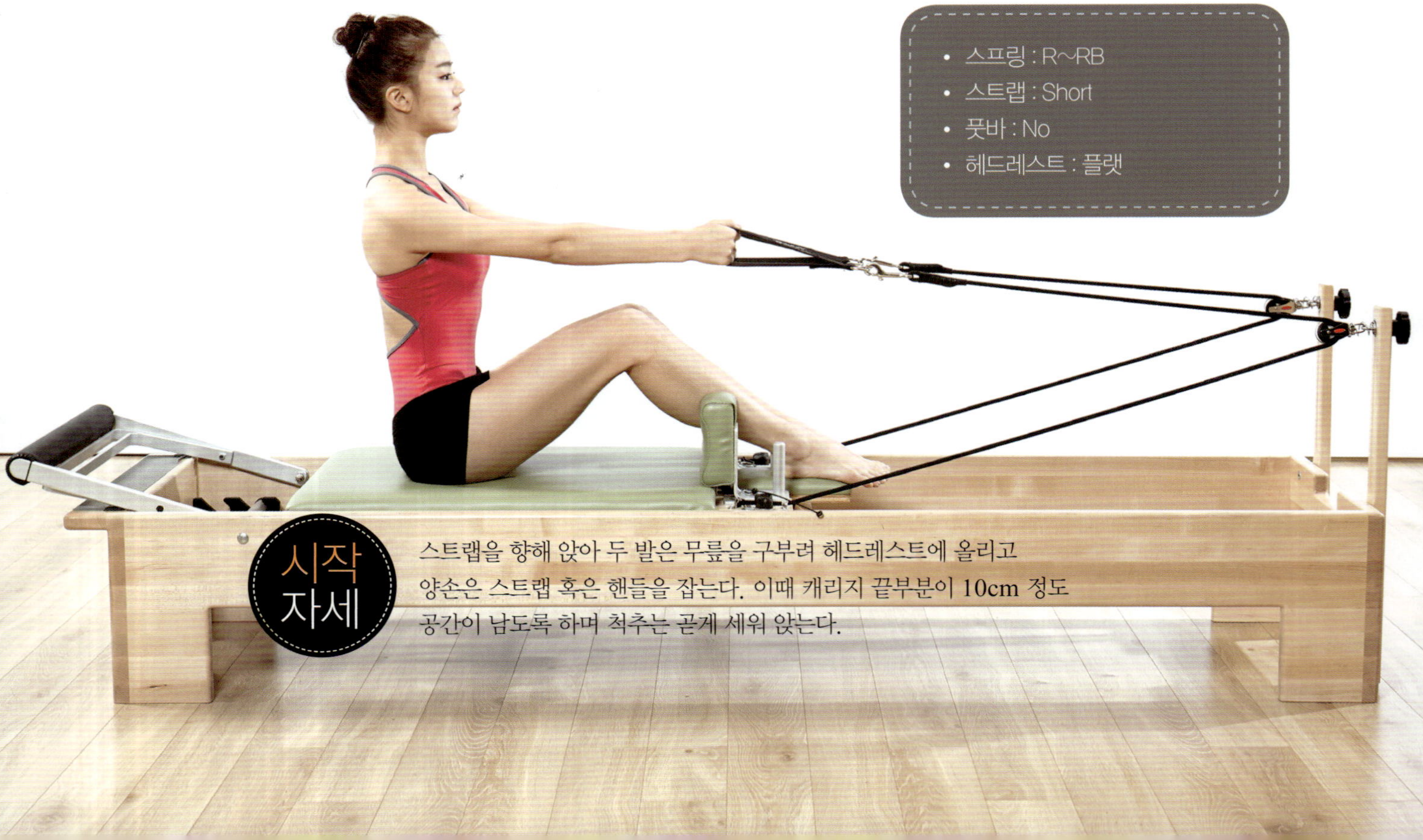

- 스프링 : R~RB
- 스트랩 : Short
- 풋바 : No
- 헤드레스트 : 플랫

시작자세 스트랩을 향해 앉아 두 발은 무릎을 구부려 헤드레스트에 올리고 양손은 스트랩 혹은 핸들을 잡는다. 이때 캐리지 끝부분이 10cm 정도 공간이 남도록 하며 척추는 곧게 세워 앉는다.

Step 01 복부를 수축하며 척추를 길게 늘린다.

Step 02 복부를 수축하고 허리는 길게 늘이면서 천골이 캐리지에 닿을 때까지 복부를 가라앉히며 내려간다.

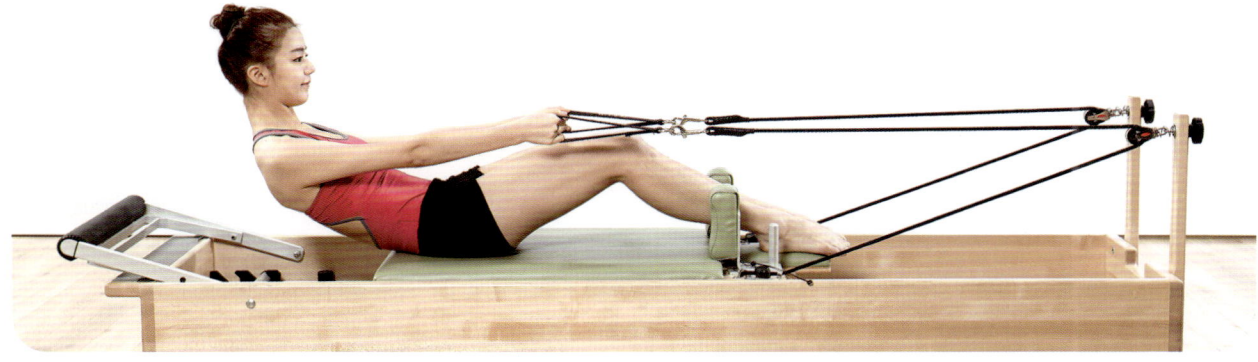

Step 03 복부의 힘을 빼지 말고 작게 들이쉰다.

Step 04 복부를 수축하며 척추를 말아 올린다.
허리의 C 커브를 만들며 올라오며 시작자세로 돌아온다.

변형 동작

- **복사근 사용 방법**: 몸통과 무릎을 각기 다른 방향으로 회전시킨 상태에서 롤다운을 4~6회 반복한다.
- **이두근**: 손바닥이 천장 방향을 향하며 천골이 바닥에 닿게 내려간 상태에서 상완의 위치가 변하지 않도록 유지한 상태에서 팔꿈치를 굽혔다 펴기를 4~6회 반복한다.
- **삼두근**: 천골이 바닥에 닿게 내려간 상태에서 양옆으로 팔을 열었다가 다시 돌아오는 것을 4~6번 반복한다.

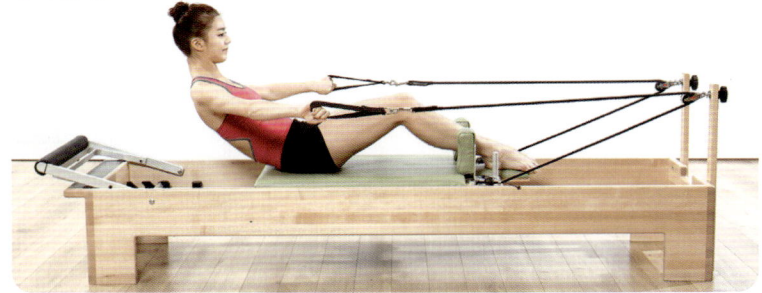

- **로우**: 천골이 바닥에 닿게 내려간 상태에서 스트랩을 교차시켜 팔꿈치를 구부려 로프를 뒤로 당기기를 4~6회 반복한다. 이때, 어깨 높이 조금 아래로 팔을 유지한다.

필라테스 기구 운동 ▶ 리포머 ▶ 복부

24 복부 강화 – 올포 자세 1
Kneeling Flat Back - Facing Risers

| 주요 효과 | 복부 강화, 견갑골 · 골반 안정화

반복횟수 10회

지도방법

- 다리를 움직이기 전에 복부를 수축한다.
- 손목과 어깨의 선을 맞춘다.
- 어깨를 내리고 가슴을 열어준다.
- 머리와 몸통의 라인을 유지한다.

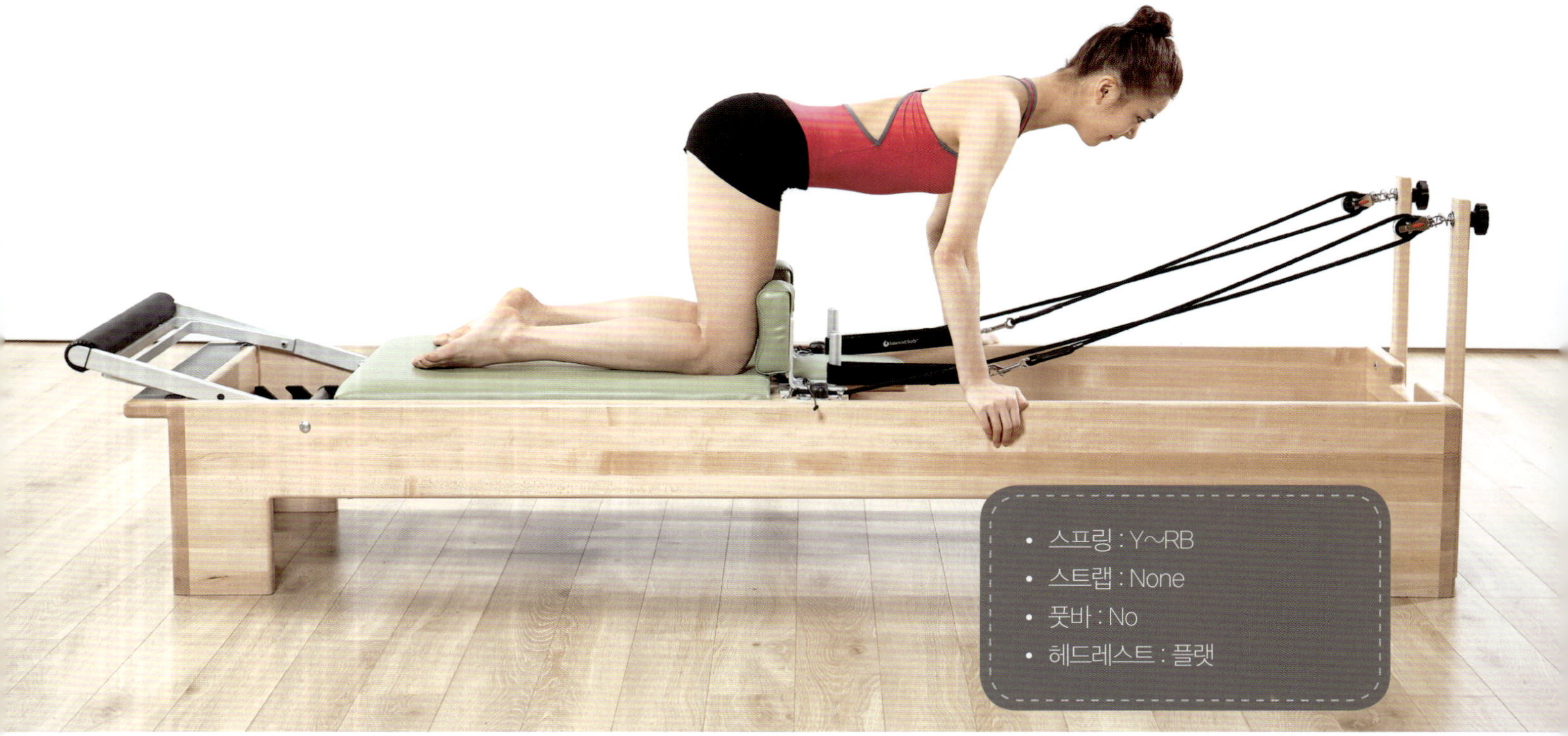

- 스프링 : Y~RB
- 스트랩 : None
- 풋바 : No
- 헤드레스트 : 플랫

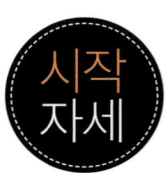

시작 자세
손은 프레임을 잡고 기는 자세를 취한다.
어깨 밑 손목, 골반 밑 무릎 정렬을 지킨다.

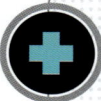
- 손과 손목이 아픈 경우 프레임에 패드를 댄다.
- 허리의 통증이 있는 경우 가동범위를 줄이거나 통증이 심하면 동작을 피한다.
- 무릎에 통증이 있는 경우 무릎 아래 패드를 대거나 무릎 사이에 공을 넣는다.

Step 01 복부를 수축하여 캐리지가 스트랩 방향으로 가도록 무릎을 당긴다. 내쉬고

Step 02 시작자세로 돌아온다. 마시고

Tip
팔 힘이 아니라 복부 힘으로 무릎을 당기세요.

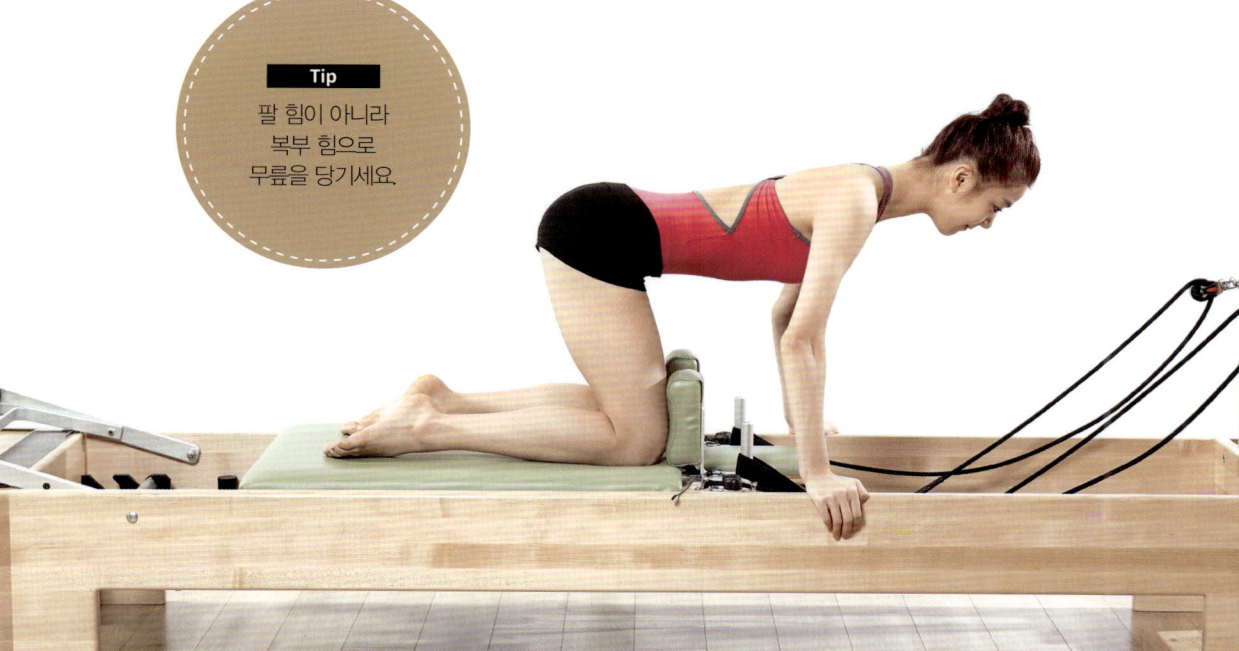

변형 동작
- **광배근** : 어깨보다 손을 앞에 두고 시작 직전에 손목과 어깨선을 맞춘다.
- **복사근** : 골반의 위치는 고정한 상태에서 양손은 같은 쪽 프레임을 잡고 캐리지를 당긴다.
- **한쪽 다리** : 한쪽 다리를 들어 올리고 캐리지를 당긴다.
- **한팔, 한쪽 다리** : 한쪽 다리와 반대쪽 팔을 올리고 캐리지를 당긴다.

필라테스 기구 운동 ▶ 리포머 ▶ 복부

25 복부 강화 - 올포 자세 2
Kneeling Flat Back - Facing Platform

| 주요 효과 | 복부 강화, 견갑골·골반 안정화

반복횟수 10회

지도방법

- 다리를 움직이기 전에 복부를 수축한다.
- 손목과 어깨선을 맞춘다.
- 어깨를 내리고 가슴을 열어준다.
- 머리와 몸통의 라인을 유지한다.

- 스프링 : 0~Y
- 스트랩 : None
- 풋바 : No
- 헤드레스트 : 플랫

시작 자세 양손은 플랫폼에 올리고 기는 자세를 취한다.

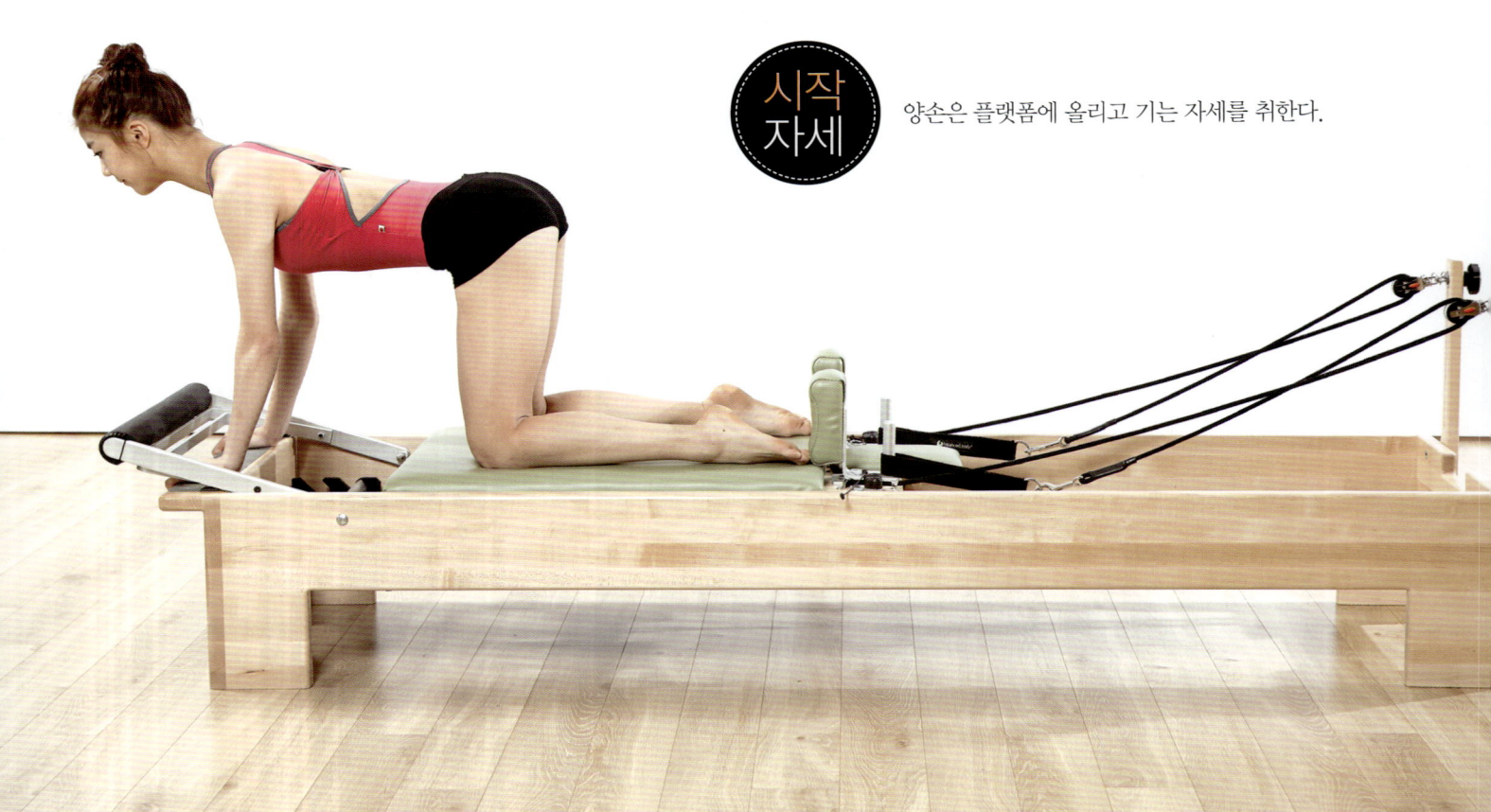

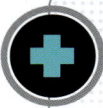
- 허리의 통증이 있는 경우 가동범위를 줄이거나 통증이 심하면 동작을 피한다.
- 무릎에 통증이 있는 경우 무릎 아래 패드를 대거나 무릎 사이에 공을 넣는다. 통증이 심하면 동작을 피한다.

Step 01 견갑골의 안정성을 유지한 상태에서 플랫폼으로부터 캐리지가 멀어지도록 밀어준다.

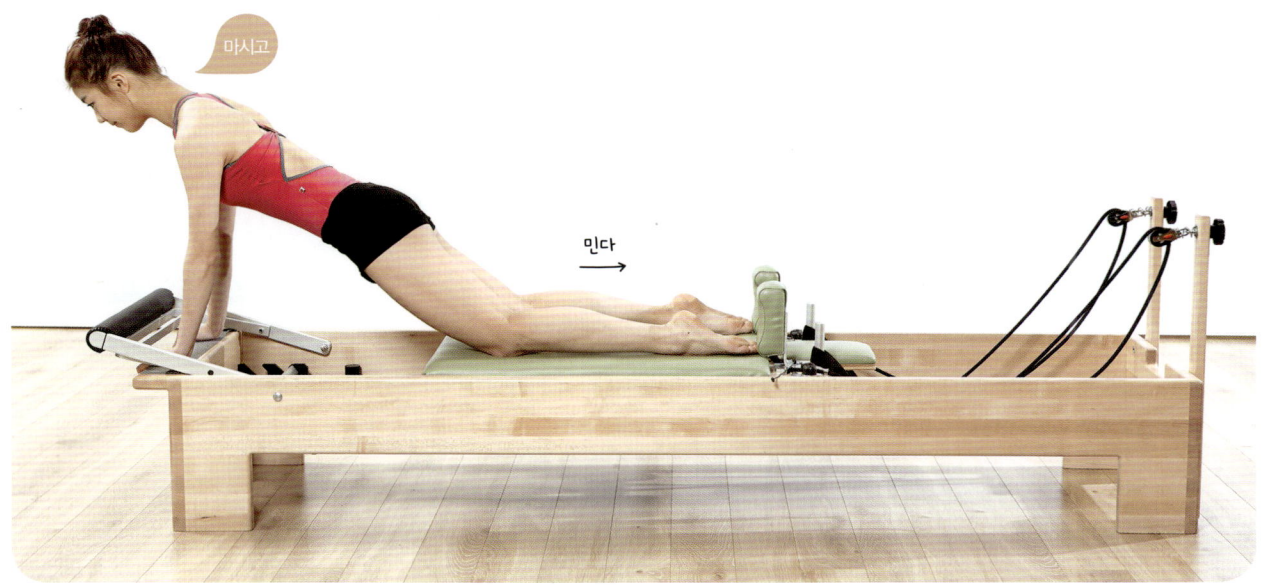

Step 02 복부를 수축하며 스토퍼까지 캐리지를 당기며 시작자세로 돌아온다.

변형 동작
- 가벼운 스프링을 걸거나 스프링 없이 동작을 한다.
- 캐리지를 밀고 나간 상태에서 팔로 밀었다 당기며 시작자세로 돌아온다.

필라테스 기구 운동 ▶ 리포머 ▶ 복부

26 배 마사지
Stomach Massage

| 주요 효과 | 복부 강화, 사두근·햄스트링을 포함한 다리 근육 강화

반복횟수 6회

지도방법
- 좌골의 가장 정점으로 앉는다.
- 복부를 수축하여 골반과 척추를 길게 늘린다.
- 약간의 허리 굴곡을 유지한다.

- 스프링 : RB~3R
- 스트랩 : None
- 풋바 : Low
- 헤드레스트 : 플랫

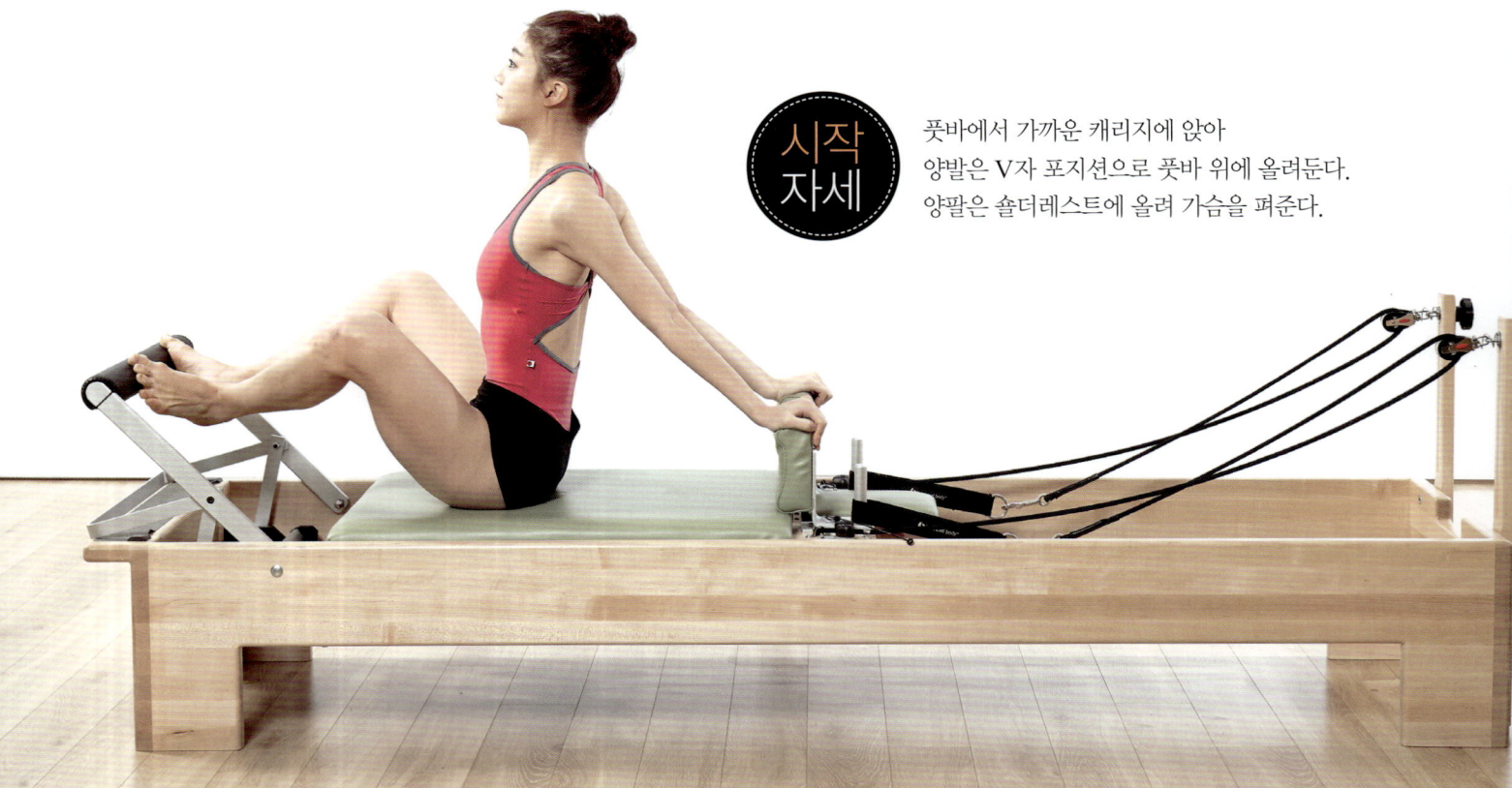

시작 자세
풋바에서 가까운 캐리지에 앉아
양발은 V자 포지션으로 풋바 위에 올려둔다.
양팔은 숄더레스트에 올려 가슴을 펴준다.

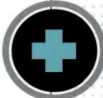
- 허리나 천장관절 통증이 있는 경우 동작을 피한다.
- 무릎의 통증이 있는 경우 풋바에서 떨어져 앉는다.
- 짧은 햄스트링, 약한 몸통, 임산부는 초급자를 위해 등을 지지하는 변형동작을 한다.

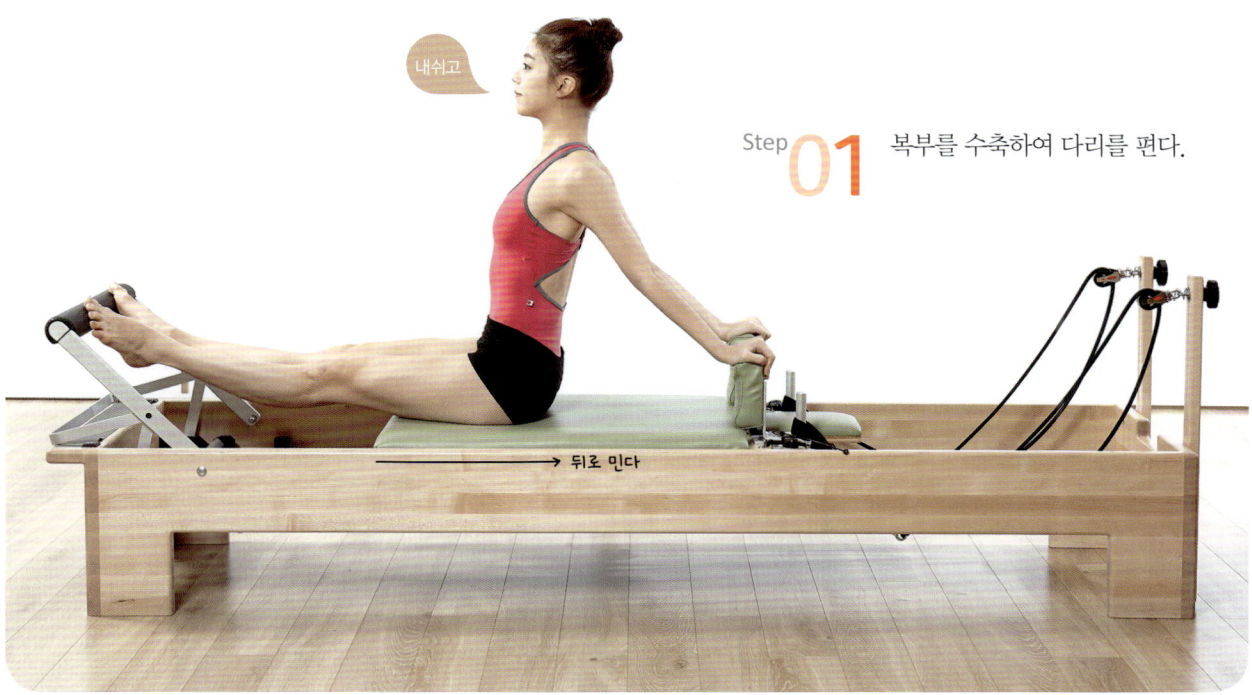

Step **01** 복부를 수축하여 다리를 편다.

Step **02** 풋바 아래로 발뒤꿈치를 내렸다가 올리며 시작자세로 돌아온다.

변형 동작
- 임신부나 초급자를 위해 등을 지지하는 아크나 볼, 쇼트박스를 사용한다.
- 양팔로 풋바에 가까운 캐리지 끝자락을 잡고, 등을 둥글게 말아 C 커브를 유지한다.
- 스프링 무게는 가볍게 하고 몸통의 자세를 유지하며 팔을 가슴 앞으로 모았다가 천장 방향으로 올린다.
- 스프링 무게는 가볍게 하고 몸통을 한쪽으로 돌리며 팔을 바깥쪽으로 벌린다. 무릎을 구부리며 시작자세로 돌아온다.
- 스프링 무게는 가볍게 하고 풋바에 한쪽 발을 올리고 반대쪽 발은 풋바 아래나 위로 뻗는다. 척추를 길게 세우며 가슴 앞에 큰 항아리를 안듯이 모아준다.

필라테스 기구 운동 ▶ 리포머 ▶ 복부

27 쇼트박스 시리즈 - 라운드 백
Short Box Series - Round Back

| 주요 효과 | **복부 강화, 허리 스트레칭**

반복횟수 6회

지도방법

- 시작 전에 복부를 수축하여 척추를 길게 늘린다.
- 복부를 수축하며 둔부를 약하게 조인다.
- 척추를 말아 내리고 올릴 때 가능한 C 커브를 길게 유지한다.
- 척추의 C 커브와 허리의 안정성을 유지할 수 있는 정도만 내려간다.
- 귀와 어깨가 멀어지게 한다.
- 가슴은 열고 어깨는 내린다.

- 스프링 : All
- 박스 : 쇼트박스
- 스트랩 : None
- 풋바 : No
- 헤드레스트 : 플랫

시작 자세
발목을 풋 스트랩에 걸고 쇼트박스에 앉는다. 쇼트박스 뒷부분에 **15cm** 정도 공간이 생기도록 하며 양손은 바를 잡고 가슴 앞으로 뻗어준다.

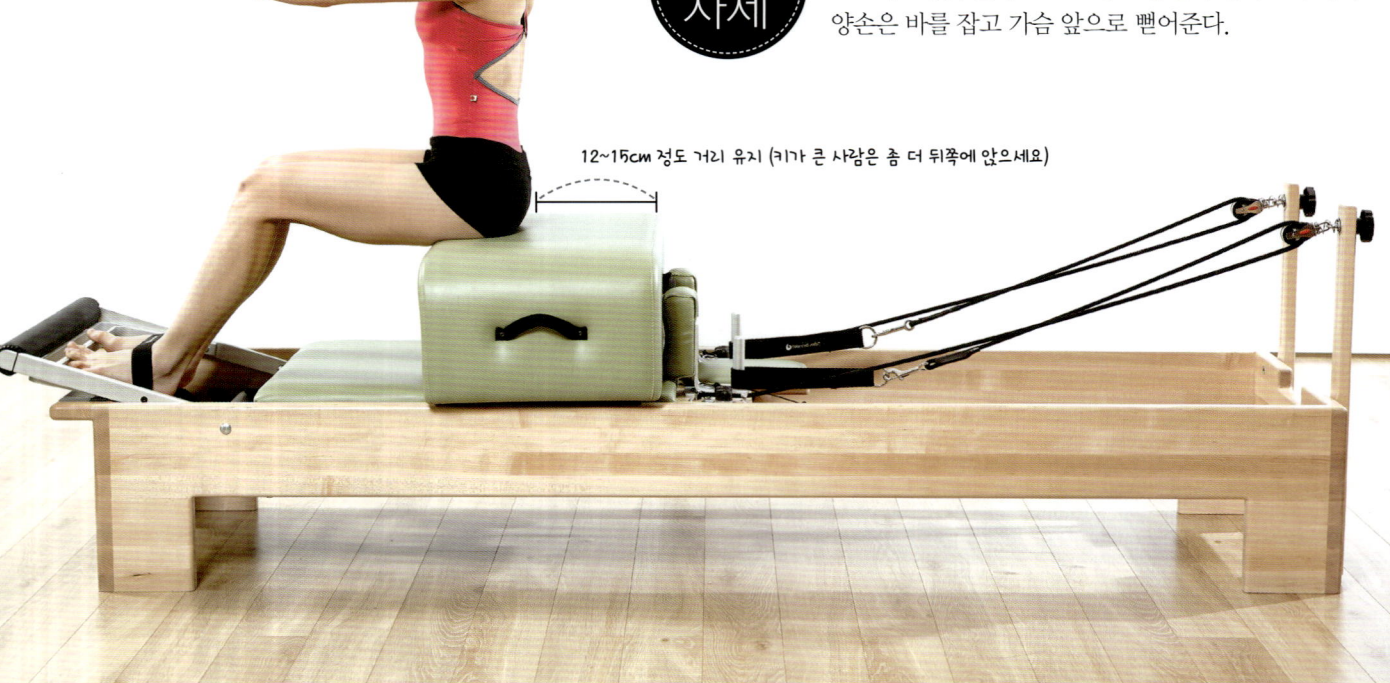

12~15cm 정도 거리 유지 (키가 큰 사람은 좀 더 뒤쪽에 앉으세요)

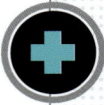
- 목에 통증이 있는 경우 척추를 말아 내릴 때 가동범위를 제한한다.
- 어깨 통증이 있는 경우 팔짱을 끼거나 바를 가볍게 사용한다.
- 허리와 천장관절에 통증이 있는 경우 무릎을 구부리거나 허리 뒤에 수건을 댄다. 통증이 심하면 가동범위를 제한하거나 동작을 피한다.
- 골다공증이 있는 경우 동작을 피한다.

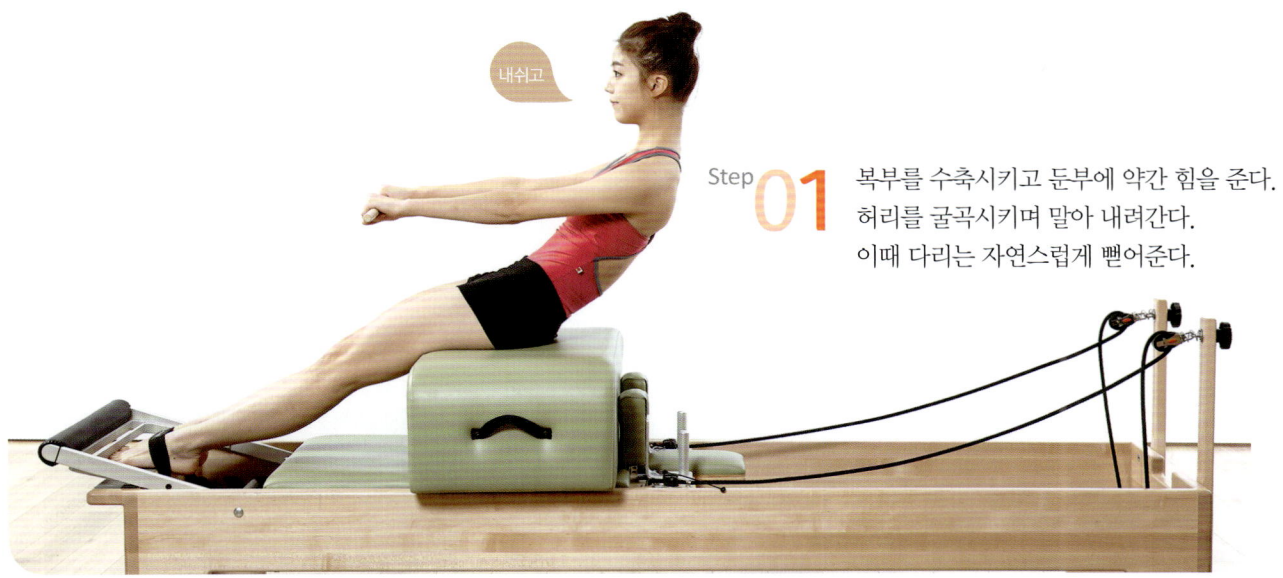

Step 01 복부를 수축시키고 둔부에 약간 힘을 준다. 허리를 굴곡시키며 말아 내려간다. 이때 다리는 자연스럽게 뻗어준다.

Step 02 허리를 말아 내릴 때 동작 맨 아래에서 짧게 숨을 들이마신다.

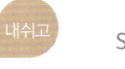
Step 03 척추를 말아 올린다.

Step 04 시작자세로 돌아온다.

변형 동작
- **짧은 햄스트링과 딱딱한 등 하부를 가진 사람**: 무릎을 구부려 동작을 하고 가동범위를 제한하여 하복부를 말아 내리는 연습을 한다. 무릎 사이에 수건을 넣어 내전근을 더욱 자극시켜 도움을 받는 것도 좋다.
- **키가 큰 사람**: 쇼트 박스를 캐리지와 실버 펙 사이에 둔다.

응용 동작
- 척추는 말아 내리고 손에 무게감이 있는 막대기를 잡고 손을 머리 위로 들었다 내렸다 한다.
- 팔을 머리 위로 올려서 머리와 팔의 선을 맞춰 척추를 말아 내리고 올린다.

필라테스 기구 운동 ▶ 리포머 ▶ 복부

28 쇼트박스 시리즈 – 트위스트
Short Box Series - Twist

| 주요 효과 | **복사근 강화**

반복횟수 3~6회

지도방법

- 시작 전에 복부를 수축하여 척추를 길게 늘린다.
- 복부를 수축하며 둔부를 약하게 조인다.
- 척추를 말아 내리고 올릴 때 가능한 C 커브를 길게 유지한다.
- 척추의 C 커브와 허리의 안정성을 유지할 수 있는 정도만 내려간다.
- 두 다리는 붙인다.
- 몸통이 회전할 때 반대쪽 엉덩이가 떨어지지 않도록 한다.

- 스프링 : All
- 박스 : 쇼트박스
- 스트랩 : None
- 풋바 : No
- 헤드레스트 : 플랫

시작 자세

발목을 스트랩에 걸고 쇼트박스에 앉는다. 쇼트박스 뒷부분에 15cm 정도 공간이 생기도록 하며 양손은 바를 잡고 가슴 앞으로 뻗어준다.

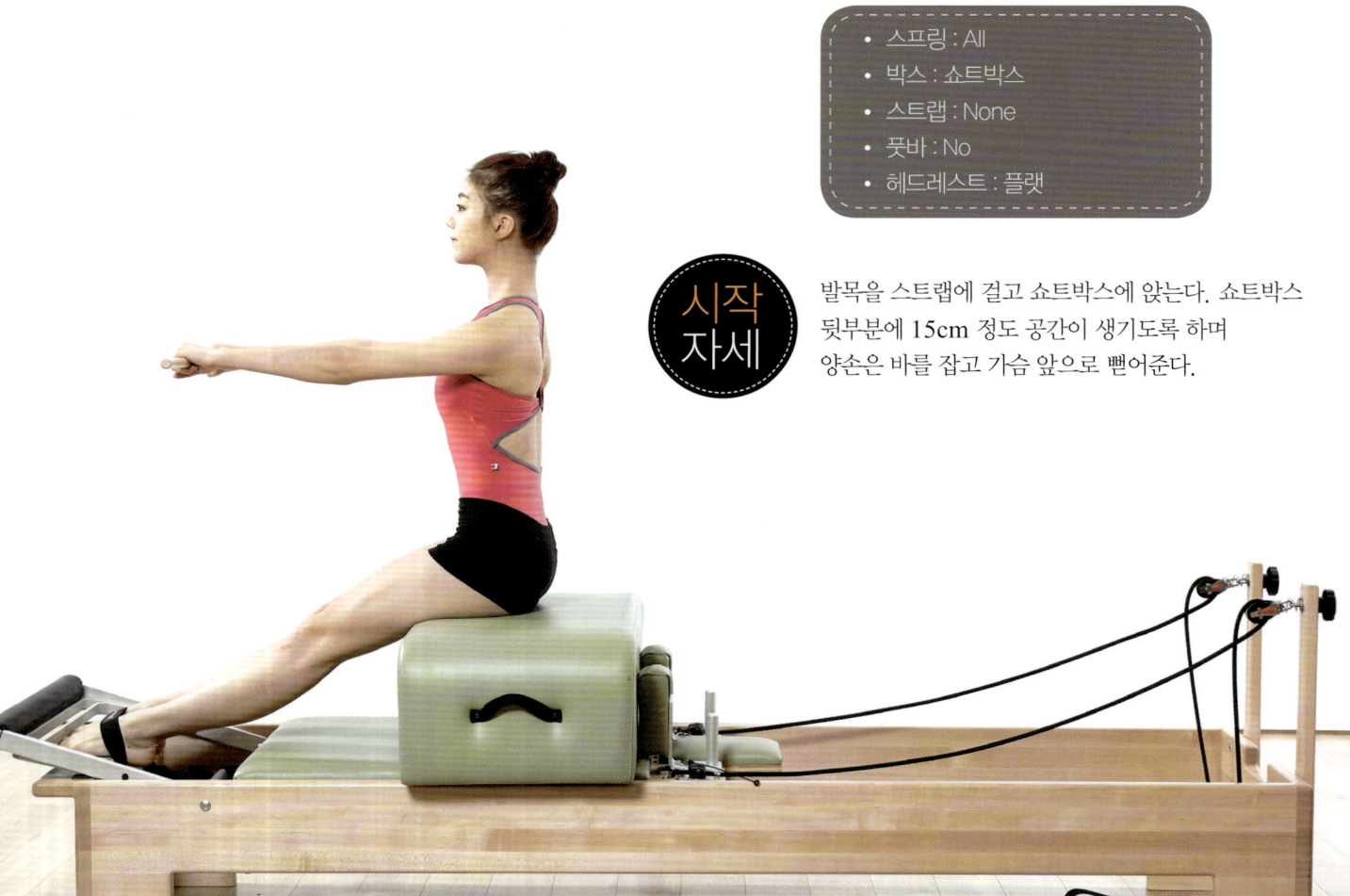

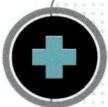

- 목의 통증이 있는 경우 척추를 말아 내릴 때 가동범위를 제한한다.
- 어깨 통증이 있는 경우 팔짱을 끼거나 바를 가볍게 사용한다.
- 허리와 천장관절에 통증이 있는 경우 무릎을 구부리거나 허리 뒤에 수건을 댄다. 통증이 심하면 가동범위를 제한하거나 동작을 피한다.
- 골다공증이 있는 경우 동작을 피한다.

Step 01 복부는 수축하고 둔부를 약간 조인다. 허리를 둥글게 말며 내려간다. (내쉬고)

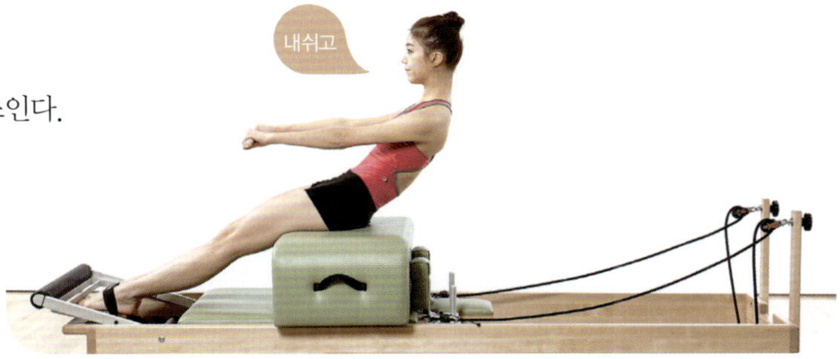

Step 02 양쪽 엉덩이를 박스에 고정시키고 몸통을 한쪽으로 돌린다. 바의 중앙과 가슴 중앙의 선을 맞춘다. (마시고)

Step 03 중앙으로 돌아온다. (내쉬고)

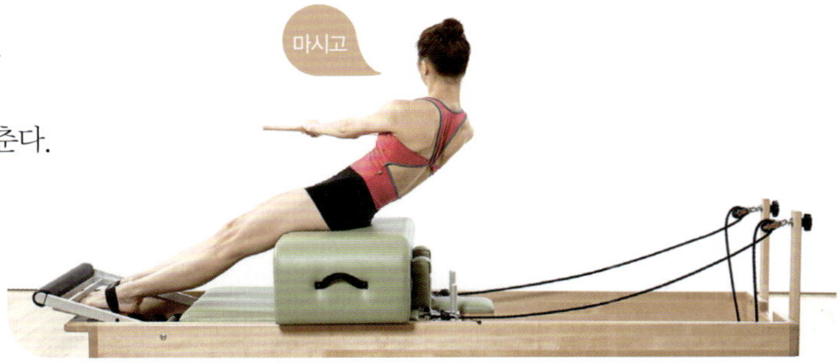

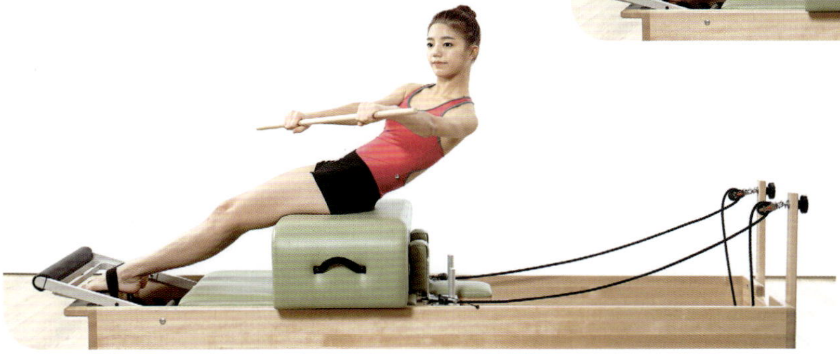

Step 04 반대 방향으로 돌린다. (마시고)

Step 05 중앙으로 돌아와서 허리를 둥글게 말아 시작자세로 돌아온다. (마시고)

변형 동작
- **지구 돌기**: 등은 둥글게 말아 내려 몸통을 왼쪽으로 돌린다. 바를 머리 위로 가져가며 몸통을 중앙을 지나 오른쪽으로 돌린다. 바를 허리까지 내리며 시작자세로 돌아온다.

응용 동작
- **물고기 잡기**: 바를 머리 위로 들어 몸통을 한쪽으로 회전시켜 등을 둥글게 말아 내린다. 다시 몸통을 척추의 회전상태를 유지하며 올라와서 몸통이 중앙으로 오게 한다. 반대쪽 방향으로 한다.

필라테스 기구 운동 ▶ 리포머 ▶ 복부

29 쇼트박스 시리즈 – 어드밴스
Short Box Series - Advanced

| 주요 효과 | 복부·등 근육 강화

반복횟수 3~4회

지도방법

- 시작 전에 복부를 수축하여 척추를 길게 늘린다.
- 복부를 수축하며 둔부를 약하게 조인다.
- 척추를 말아 내리고 올릴 때 가능한 C 커브를 길게 유지한다.
- 척추의 C 커브와 허리의 안정성을 유지할 수 있는 정도만 내려간다.
- 귀와 어깨가 멀어지게 한다.
- 가슴은 열고 어깨는 내린다.
- 동작의 움직임을 부드럽게 한다.

- 스프링 : All
- 박스 : 쇼트박스
- 스트랩 : None
- 풋바 : No
- 헤드레스트 : 플랫

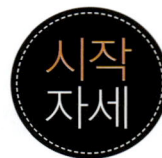
시작자세

발목을 풋 스트랩에 걸고 쇼트박스에 앉는다. 쇼트박스 뒷부분에 15cm 정도 공간이 생기도록 하며 양손은 바를 잡고 가슴 앞으로 뻗어준다.

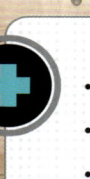

- 목의 통증이 있는 경우 척추를 말아 내릴 때 가동범위를 제한한다.
- 어깨 통증이 있는 경우 팔짱을 끼거나 바를 가볍게 사용한다.
- 허리와 천장관절에 통증이 있는 경우 무릎을 구부리거나 허리 뒤에 수건을 댄다. 통증이 심하면 가동범위를 제한하거나 동작을 피한다.
- 골다공증이 있는 경우 동작을 피한다.

Step **01** 바를 잡고 천장 쪽으로 팔을 든다.

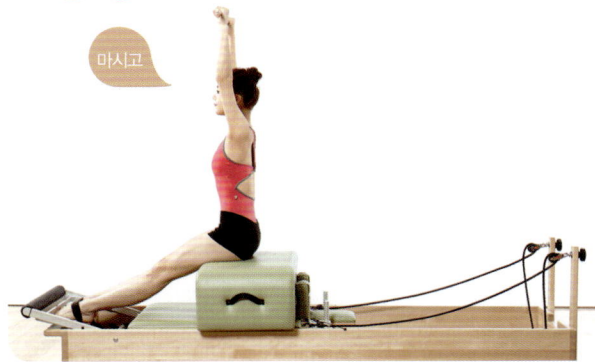

Step **02** 등을 편 상태로 사선 방향으로 기울인다.
척추를 앞으로 말며 바를 발까지 내린다.

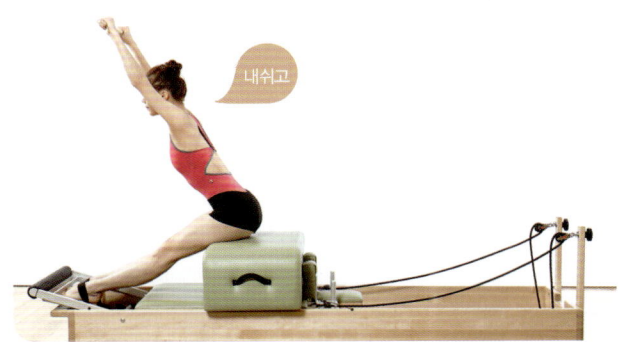

Step **03** 등을 사선 방향으로 펴고 시작자세로 돌아온다.

복부를 수축하여 척추를 길게 늘린다.

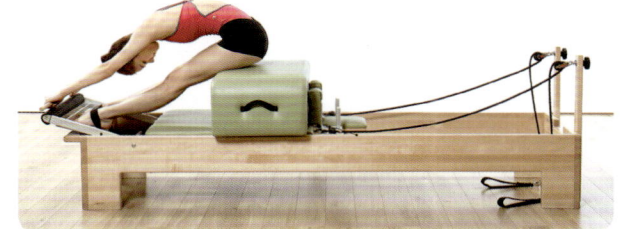

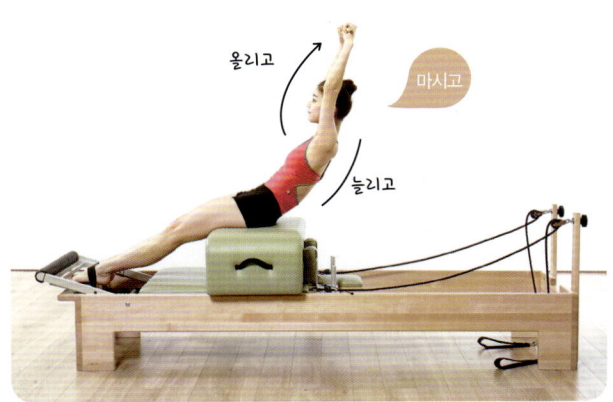

Step **04** 바를 머리 위로 올리면서 복부를 수축하고 둔근을 약간 조아 척추를 둥글게 말아 내린다.

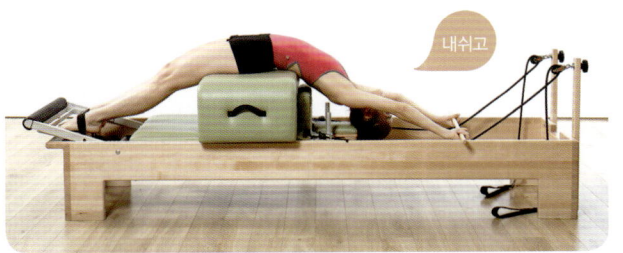

Step **05** 최대한 등을 신전하여 바를 머리 위로 올린다.

Step **06** 먼저 바를 앞으로 내리고 척추를 말아 올라온다.

Step **07** 시작자세로 돌아온다.

필라테스 기구 운동 ▶ 리포머 ▶ 복부

30 쇼트박스 시리즈 – 머메이드
Short Box Series - Mermaid

| 주요 효과 | 내외 복사근을 포함한 복부 강화, 광배근·요방형근 등을 포함한 측면 강화, 몸통 측면 유연성

반복횟수 3~6회

지도방법
- 시작 전에 복부를 수축하여 척추를 길게 늘린다.
- 머리와 몸통의 라인을 유지한다.
- 귀와 어깨가 멀어지게 한다.
- 가슴은 열고 어깨는 내린다.

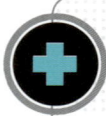
- 목에 통증이 있는 경우 아래쪽 팔로 목을 받친다.
- 허리와 천장관절 통증이 있는 경우 측면 굴곡이나 회전의 가동범위를 제한한다. 통증이 심하면 동작을 피한다.
- 골다공증이 있는 경우 동작을 피한다.

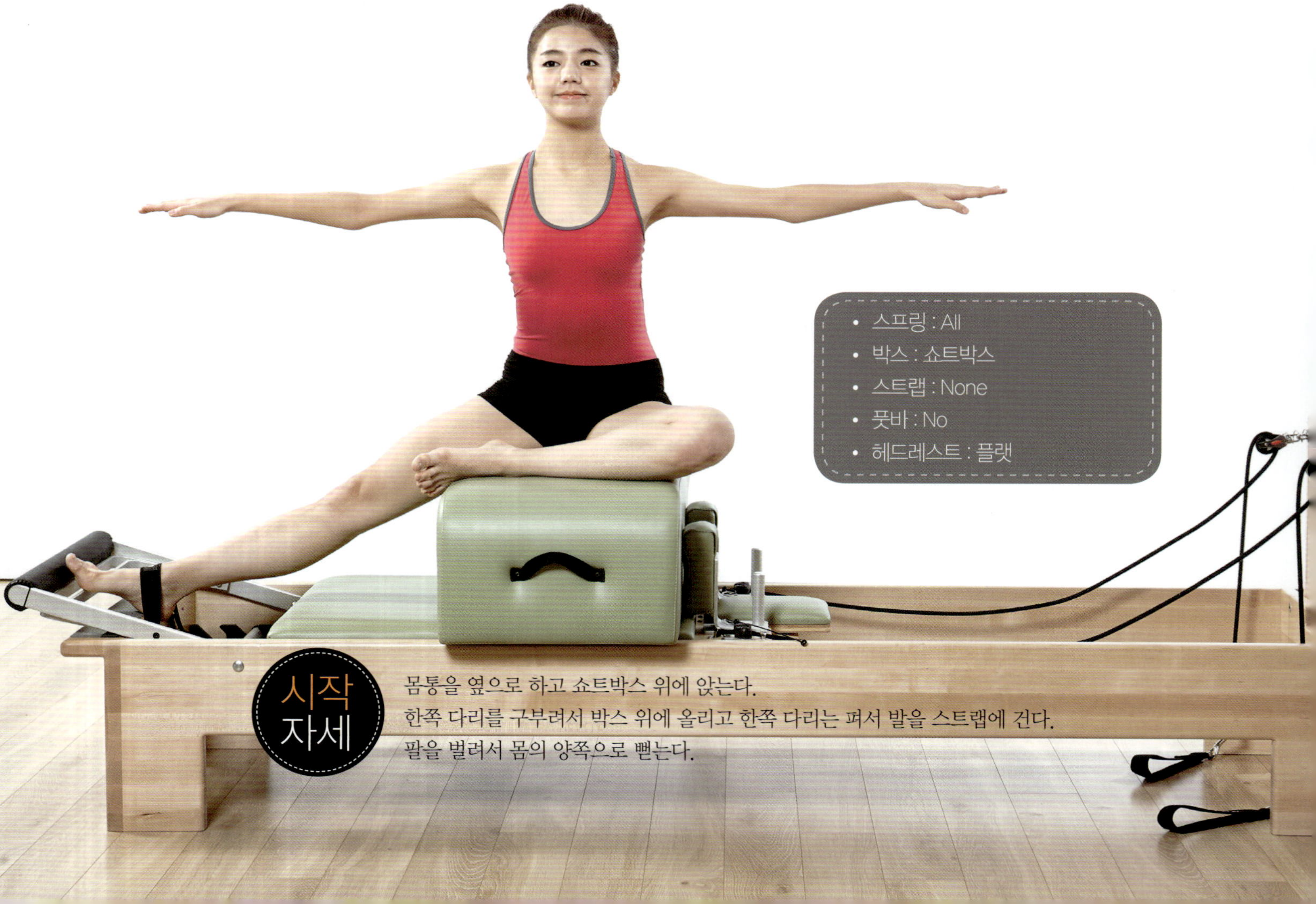

- 스프링 : All
- 박스 : 쇼트박스
- 스트랩 : None
- 풋바 : No
- 헤드레스트 : 플랫

시작자세
몸통을 옆으로 하고 쇼트박스 위에 앉는다.
한쪽 다리를 구부려서 박스 위에 올리고 한쪽 다리는 펴서 발을 스트랩에 건다.
팔을 벌려서 몸의 양쪽으로 뻗는다.

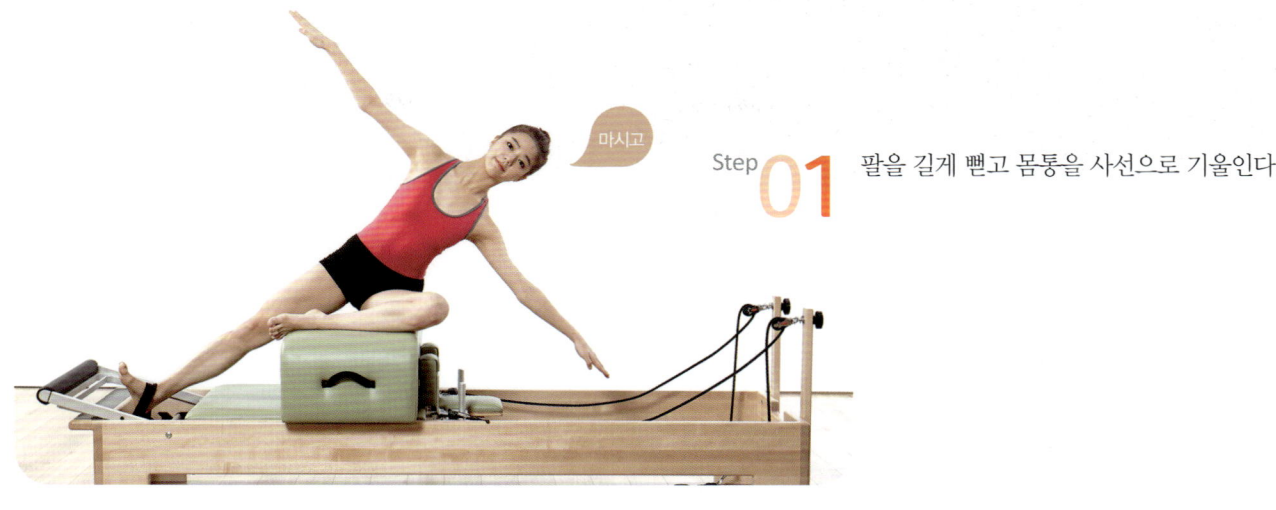

Step **01** 팔을 길게 뻗고 몸통을 사선으로 기울인다.

Step **02** 몸통 앞으로 아래쪽 팔을 가져오고 귀 옆으로 위쪽 팔을 가져오며 척추를 측면으로 굴곡한다.

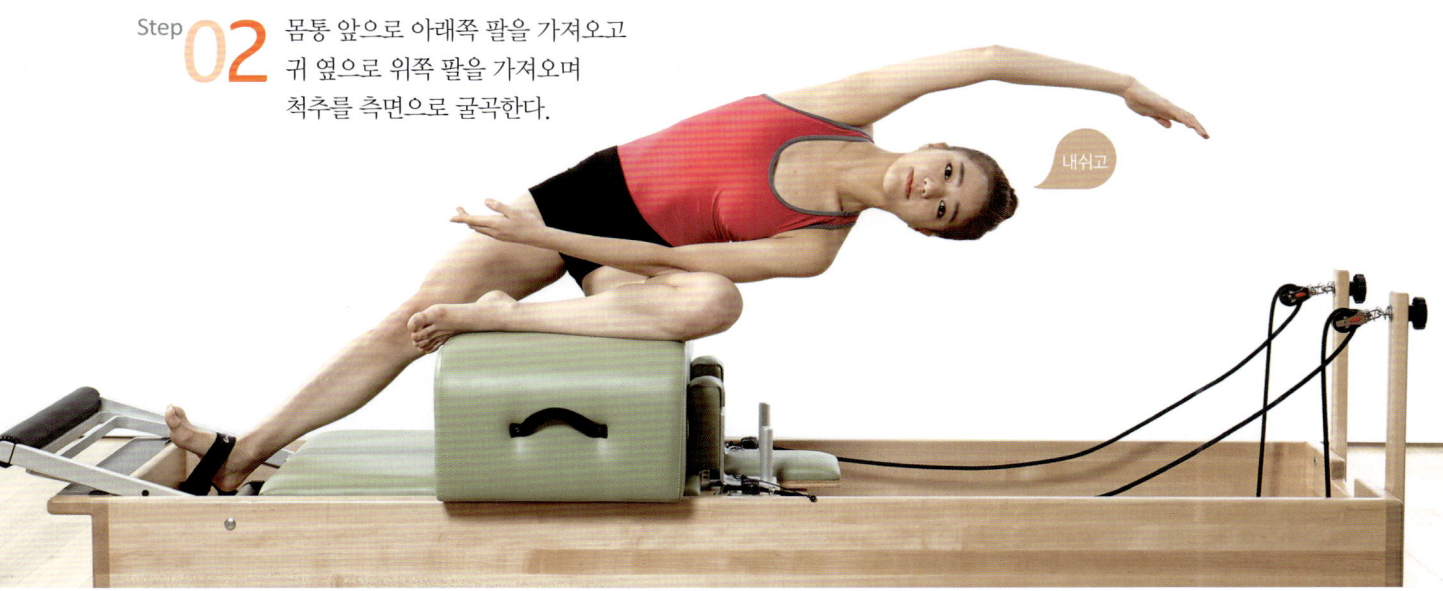

Step **03** 척추를 길게 늘리며 시작자세로 돌아온다.

변형 동작
- 한쪽으로 스트레칭할 때 헤드레스트나 바닥에 손을 놓고 스트레칭한다.

응용 동작
- 측면 굴곡자세에서 몸통을 중립자세로 만들고, 몸통을 바닥 방향으로 회전시킨다. 이때 양쪽 골반은 정면을 향하도록 한다.
- 측면 굴곡자세에서 팔을 옆으로 뻗거나 위로 올려서 몸통을 올렸다 내렸다를 반복한다.

필라테스 기구 운동 ▶ 리포머 ▶ 복부

31 롱박스 티저
Long Box - Teaser

| 주요 효과 | 복부·고관절 굴근 강화

반복횟수 4~5회

지도방법

- 티저 자세로 몸을 세웠을 때 허리를 길어지게 하거나 살짝 굴곡시킨다.
- 다리를 같은 자세로 유지하면서 척추를 말아 내린다.
- 두 다리를 고정시키기 위해 다리를 골반에 끼워 넣는다.
- 귀와 어깨가 멀어지게 한다.

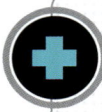

- 햄스트링이 타이트한 경우 티저 자세를 할 때 균형을 유지할 수 있을 정도로 체어 자세를 유지한다.
- 허리, 고관절, 천장관절에 통증이 있는 경우 동작을 피한다.
- 골다공증이 있는 경우 동작을 피한다.

- 스프링 : B~RB
- 박스 : 롱박스
- 스트랩 : Regular
- 풋바 : No
- 헤드레스트 : 플랫

시작 자세
머리를 스트랩 방향으로 하고 롱 박스 위에 눕는다. 견갑골 맨 아랫부분이 상자의 끝에 오게 한다. 무릎을 90°로 구부리고 양손을 천장 방향으로 뻗으면서 상복부를 들어 올린다.

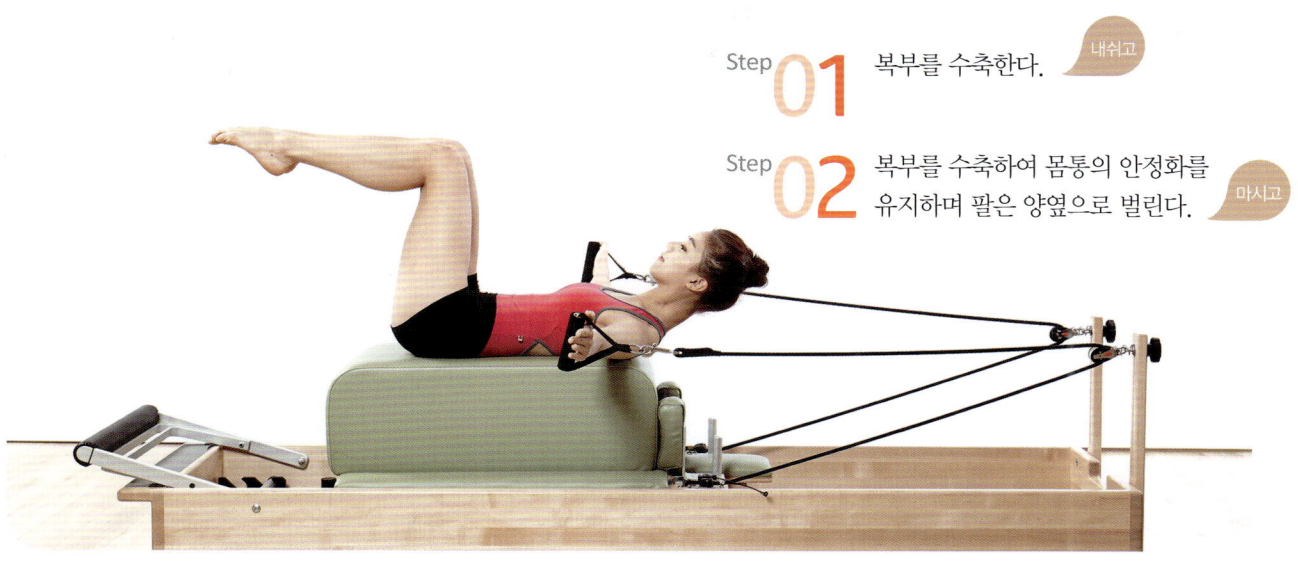

Step **01** 복부를 수축한다. 〔내쉬고〕

Step **02** 복부를 수축하여 몸통의 안정화를 유지하며 팔은 양옆으로 벌린다. 〔마시고〕

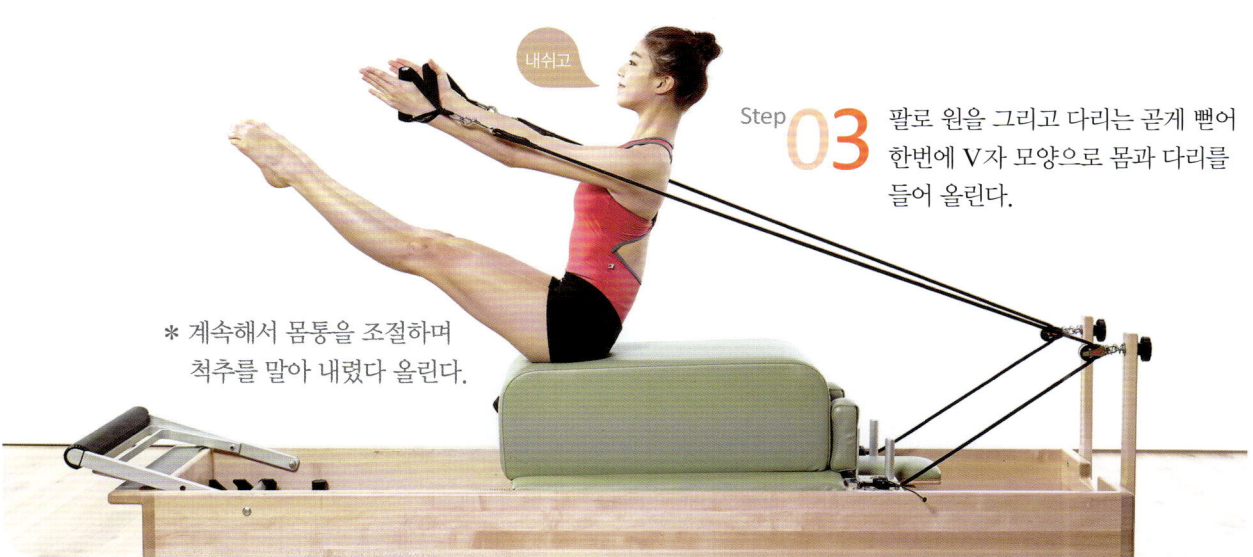

Step **03** 팔로 원을 그리고 다리는 곧게 뻗어 한번에 V자 모양으로 몸과 다리를 들어 올린다. 〔내쉬고〕

* 계속해서 몸통을 조절하며 척추를 말아 내렸다 올린다.

변형 동작
- 박스 없이 티저를 해본다.

응용 동작
- 티저 자세에서 팔을 엉덩이 쪽으로 내리고 올리기를 3번 반복한다.
- 티저 자세에서 다리와 몸통을 동시에 내리고 올리기를 반복한다.
- 티저 자세에서 다리를 앞뒤 또는 좌우로 교차하는 등 다양한 응용동작을 해본다.

필라테스 기구 운동 ▶ 리포머 ▶ 등/허리

32 브리지
Bridge

| 주요 효과 | 둔근 · 슬건 · 등 신전근 강화, 척추 분절 및 유연성

반복횟수 6~8회

지도방법
- 복부를 수축하여 척추를 말아 올리고 내릴 때 척추를 하나씩 분절한다.
- 다리의 정렬을 유지한다.
- 척추를 말아 올릴 때 견갑골 사이로 지지하며 목 위로 체중이 실리지 않도록 한다.

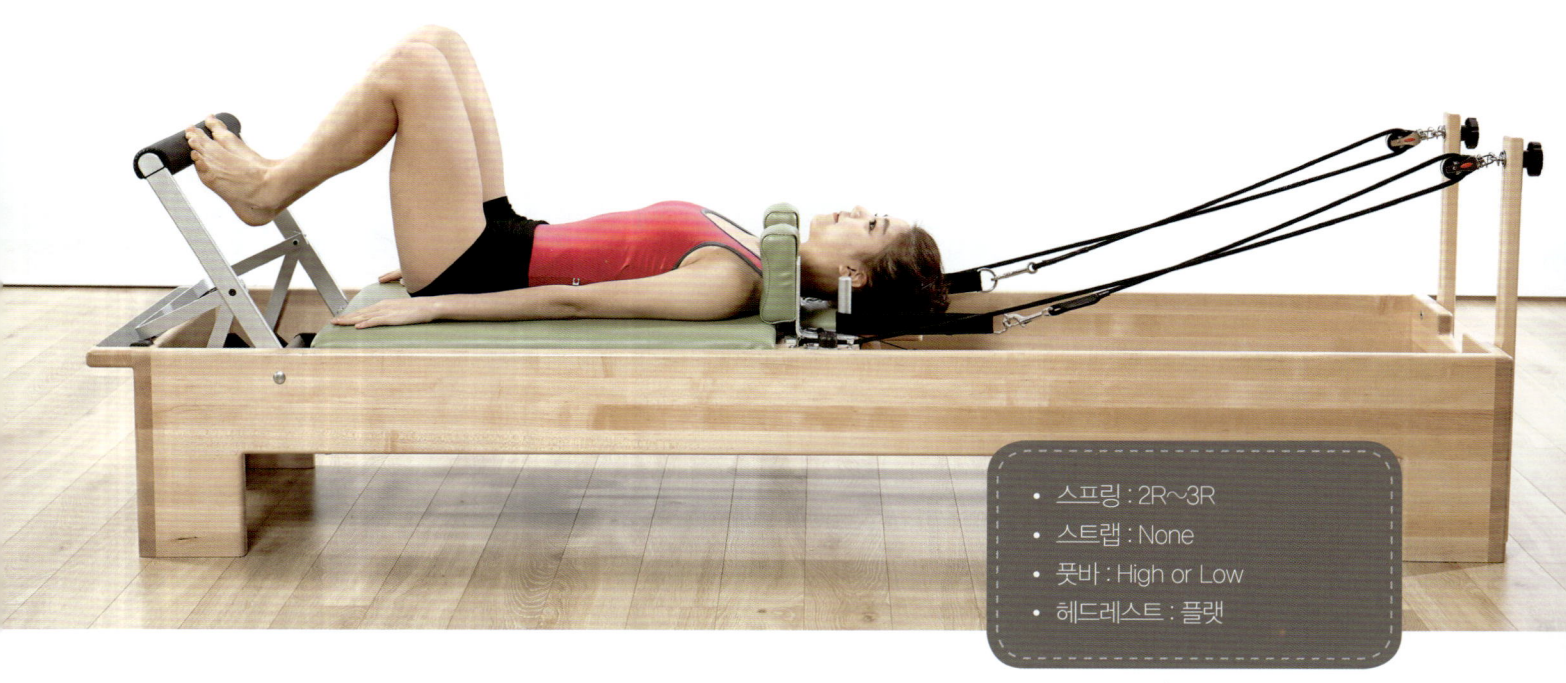

- 스프링 : 2R~3R
- 스트랩 : None
- 풋바 : High or Low
- 헤드레스트 : 플랫

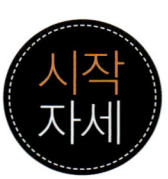

헤드레스트에 머리를 대고 바르게 누운 자세를 한다.
어깨는 숄더레스트에서 약간 떨어뜨린다.
양발은 V포지션으로 풋바 위에 올려둔다.

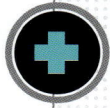
- 허리와 천장관절에 통증이 있는 경우 매트에서 브리지 동작을 해보고 통증이 심하면 동작을 피한다.
- 무릎에 통증이 있는 경우 무릎을 구부릴 때 가동범위를 제한하거나 거리를 넓게 두며 통증이 심해지면 동작을 피한다.
- 골다공증이 있는 경우 동작을 피한다.

Step 01 복부를 수축하면서 척추를 캐리지에서 말아 올린다. 무릎에서 어깨까지 일직선이 되도록 한다.

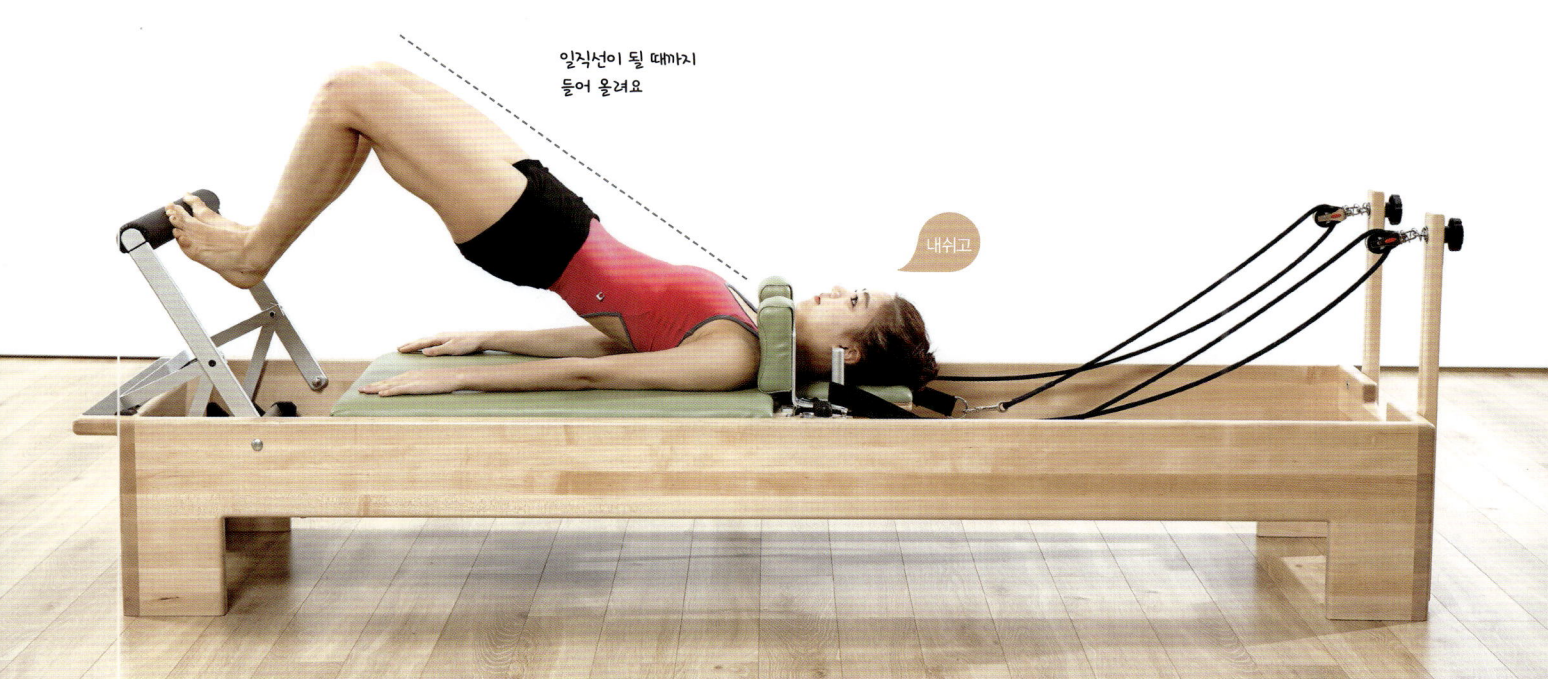

Step 02 골반 높이를 유지하면서 숨을 살짝 들이마신다.

Step 03 척추를 말아 내리며 시작자세로 돌아온다.

필라테스 기구 운동 ▶ 리포머 ▶ 등/허리

33 펠빅 리프트
Pelvic Lift

| 주요 효과 | 둔근 · 슬건 · 등신근 강화, 척추 분절 및 유연성

반복횟수 4회

지도방법

- 복부를 수축하여 척추를 말아 올리고 내릴 때 척추를 하나씩 분절한다.
- 다리의 정렬을 유지한다.
- 척추를 말아 올릴 때 견갑골 사이로 지지하며 목 위로 체중이 실리지 않도록 한다.

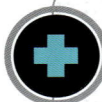

- 허리와 천장관절에 통증이 있는 경우 매트에서 브리지 동작을 해보고 증상이 심하면 동작을 피한다.
- 무릎에 통증이 있는 경우 무릎을 굽힐 때 가동범위를 제한하거나 거리를 넓게 두며 통증이 심각해지면 동작을 피한다.
- 골다공증이 있는 경우 동작을 피한다.

시작 자세

헤드레스트에 머리를 대고 바르게 누운 자세를 한다.
어깨는 숄더레스트에서 약간 떨어뜨린다.
양발은 V 포지션으로 풋바 위에 올려둔다.

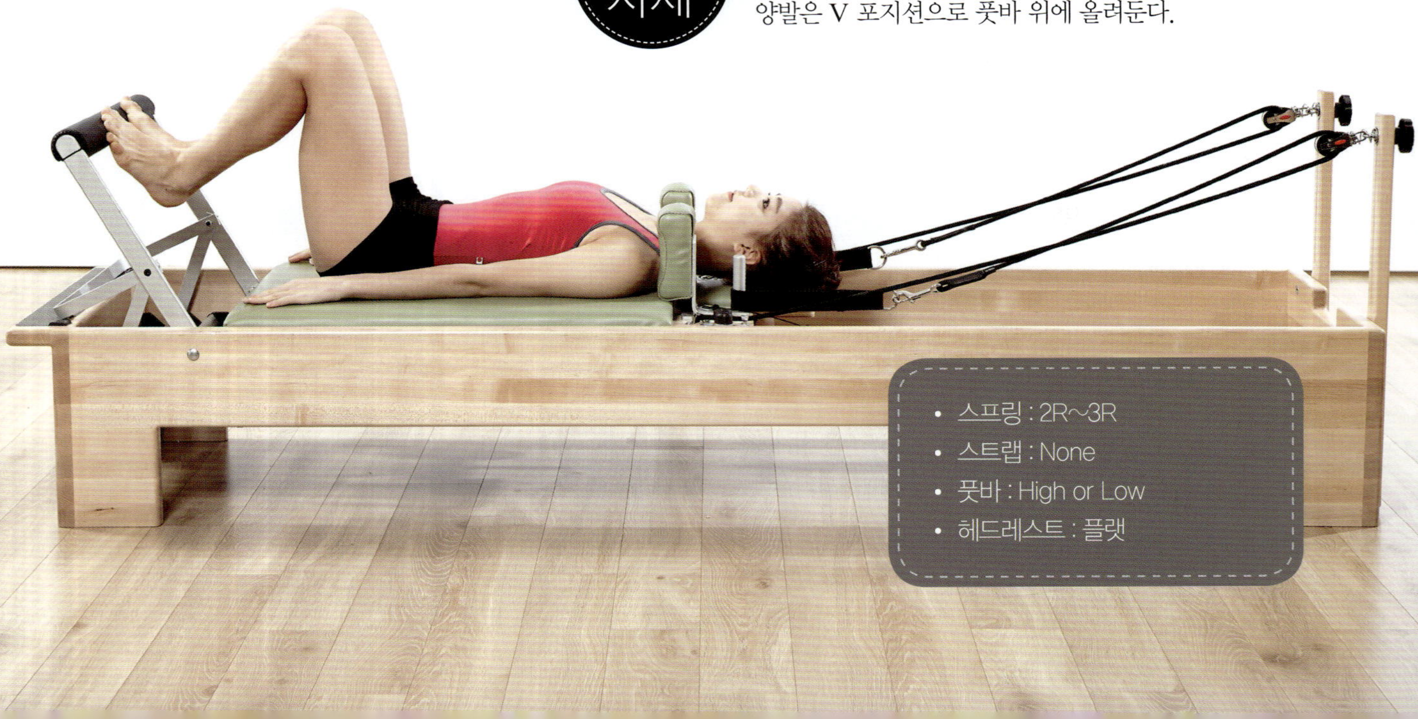

- 스프링 : 2R~3R
- 스트랩 : None
- 풋바 : High or Low
- 헤드레스트 : 플랫

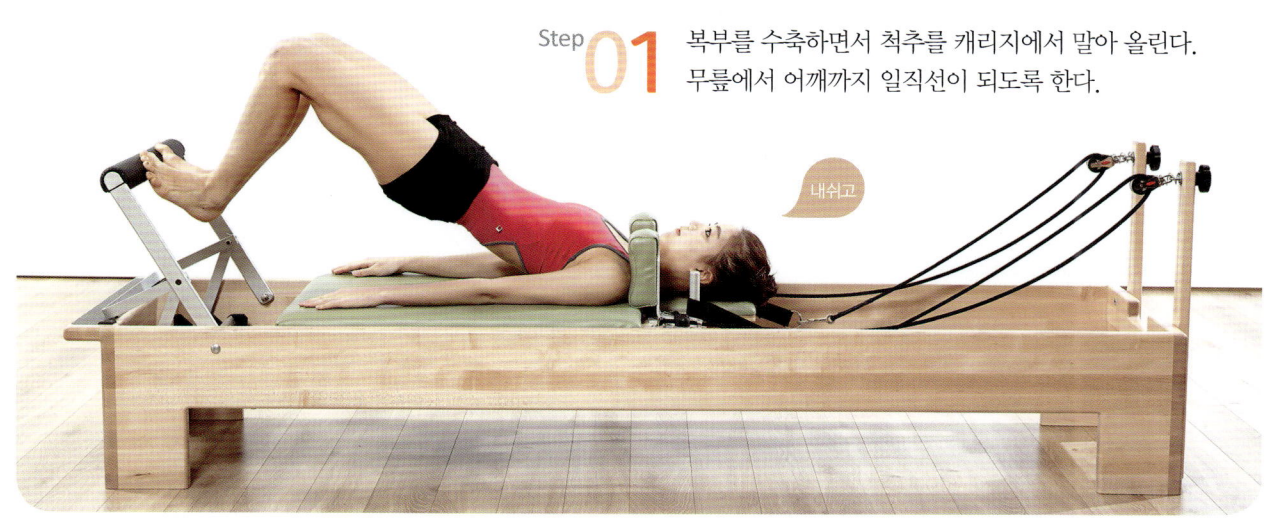

Step 01   복부를 수축하면서 척추를 캐리지에서 말아 올린다. 무릎에서 어깨까지 일직선이 되도록 한다.

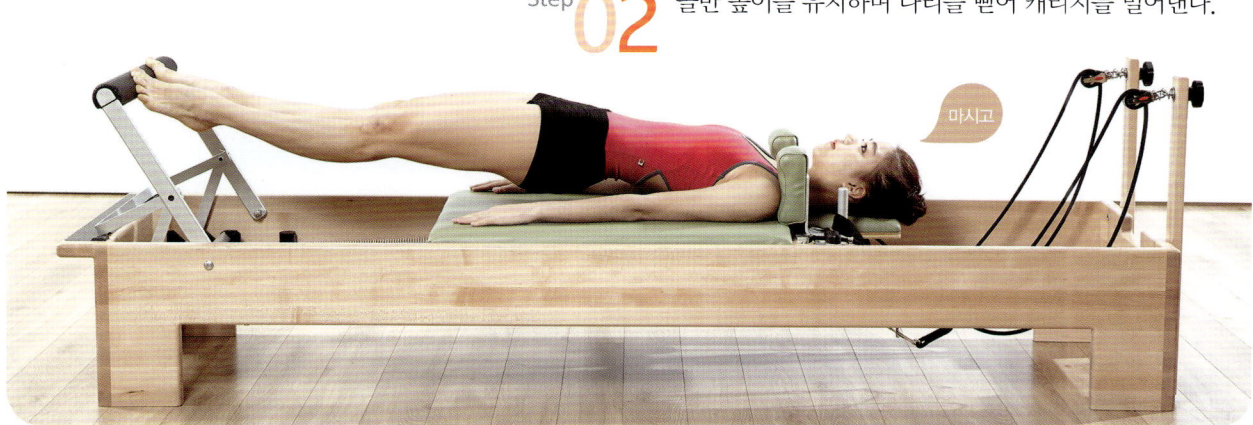

Step 02   골반 높이를 유지하며 다리를 뻗어 캐리지를 밀어낸다.

Step 03   무릎을 구부리며 캐리지를 홈으로 가져온다.

Step 04   척추를 말아 내리며 시작자세로 돌아온다.

변형 동작
- 브리지 동작에서 한쪽 다리를 들어 올려 천장 방향으로 뻗는다. 엉덩이 높이를 유지하면서 한쪽 다리로 캐리지를 밀었다 제자리로 돌아오기를 반복한다. 반대쪽으로도 반복해 본다.

필라테스 기구 운동 ▶ 리포머 ▶ 등/허리

34 세미 서클
Semi Circles

| 주요 효과 | 복부 · 척추 신전근 · 이두근 · 어깨의 안정성을 포함한 어깨 · 척추 유동성 강화, 고관절 굴근 유연성 증가

반복횟수 4회

지도방법
- 동작의 움직임을 부드럽게 한다.
- 귀와 어깨가 멀어지게 한다.
- 목 위로 체중이 실리지 않도록 한다.
- 팔꿈치를 편다.

- 스프링 : 2R
- 스트랩 : None
- 풋바 : Low
- 헤드레스트 : 플랫

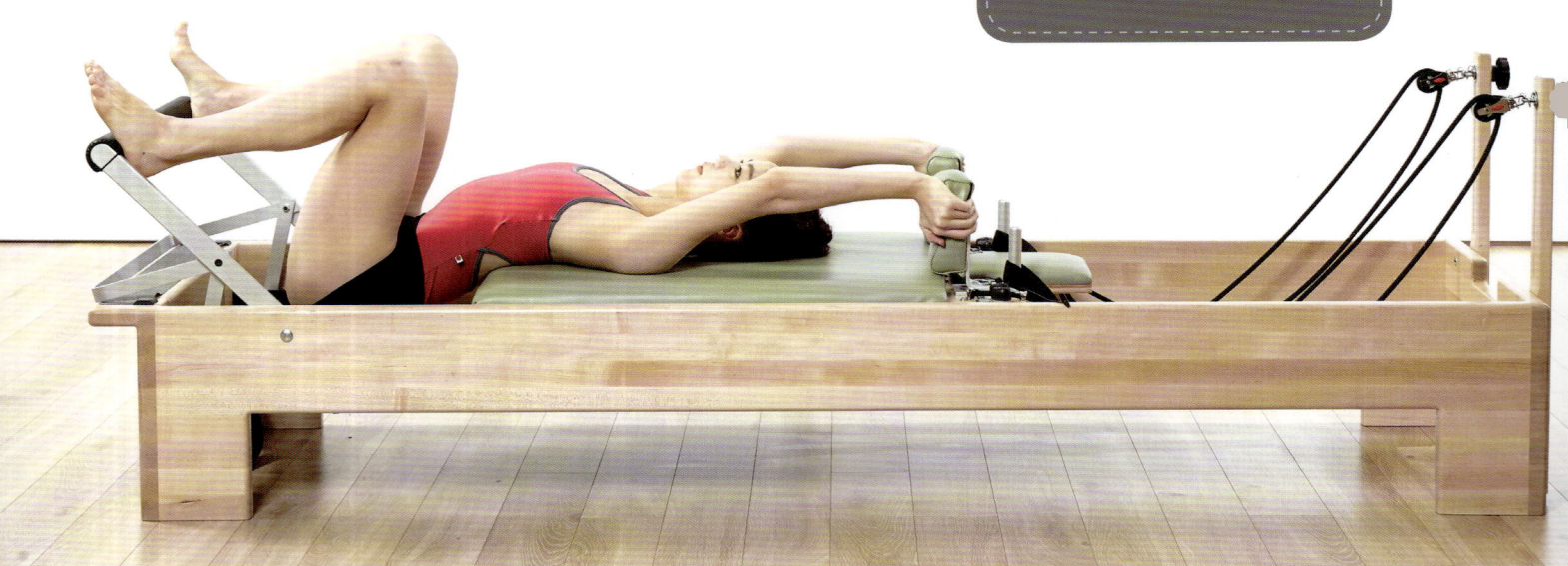

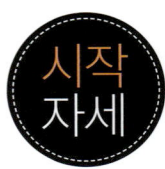

시작 자세 헤드레스트에 머리를 대고 바르게 누운 자세를 취한다.
발뒤꿈치를 풋바의 양쪽 끝에 2nd 자세로 놓는다.
숄더레스트를 밀어서 양팔을 펴고 엉덩이를 아래로 내린다.

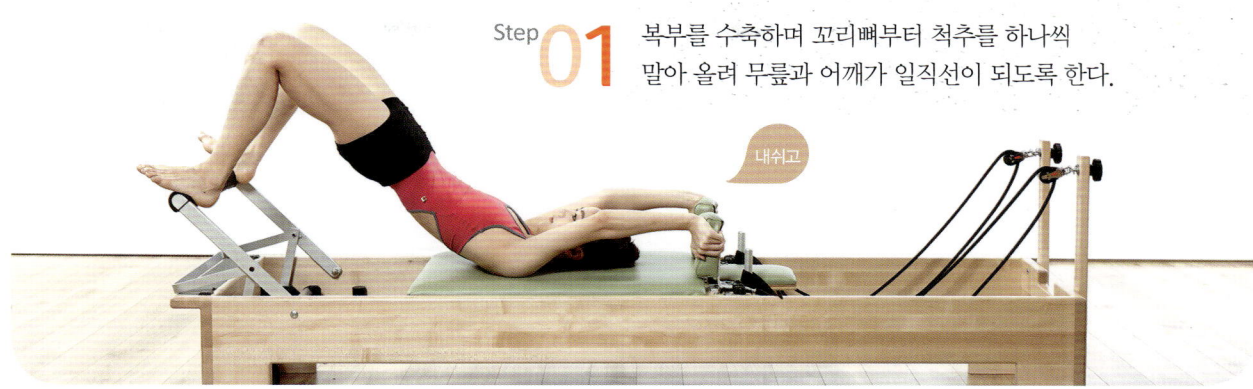

Step 01 복부를 수축하며 꼬리뼈부터 척추를 하나씩 말아 올려 무릎과 어깨가 일직선이 되도록 한다.

내쉬고

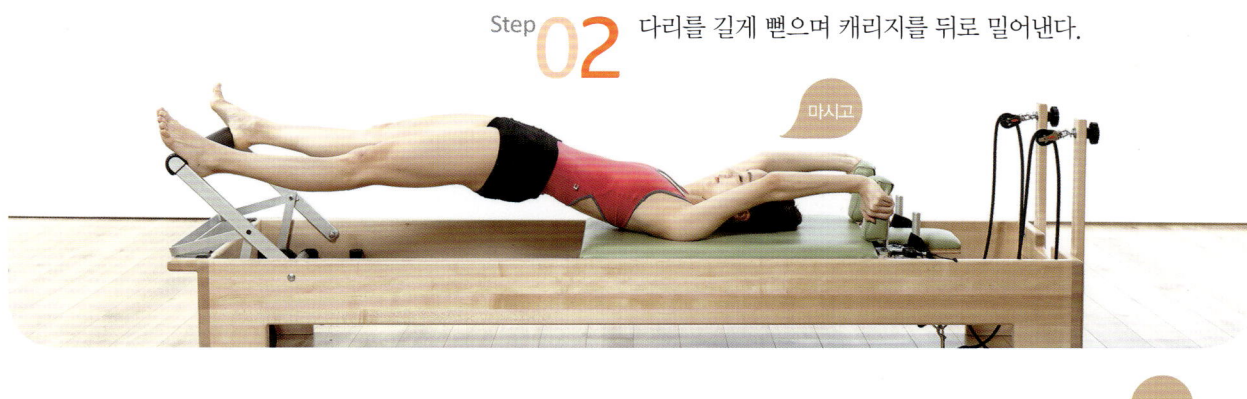

Step 02 다리를 길게 뻗으며 캐리지를 뒤로 밀어낸다.

마시고

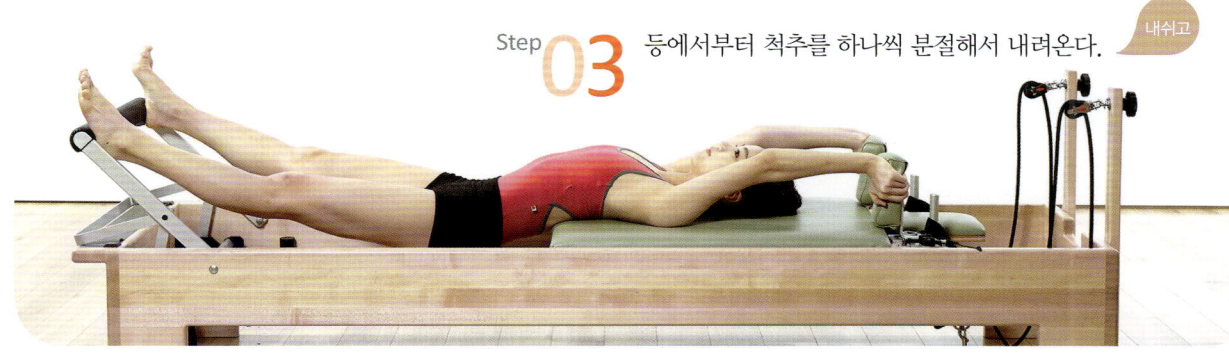

Step 03 등에서부터 척추를 하나씩 분절해서 내려온다.

내쉬고

Step 04 무릎을 구부려 시작자세로 돌아온다.

마시고

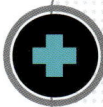

- 척추의 굴곡과 신전이 편안해야만 하고 등에 통증이 있으면 동작을 피한다.
- 목, 어깨, 팔, 손목에 통증이 있는 경우 동작을 피한다.
- 골다공증이 있는 경우 동작을 피한다.

필라테스 기구 운동 ▶ 리포머 ▶ 등/허리

35 쇼트 스파인 마사지
Short Spine Massage

| 주요 효과 | 척추·햄스트링 유연성 증가, 복부·햄스트링·대둔근 강화

반복횟수 4회

지도방법

- 복부를 수축하여 동작을 한다.
- 목 위로 체중이 실리지 않도록 한다.
- 동작의 정점에서 몸통을 끌어 올린다.
- 어깨와 양팔은 캐리지에서 떨어지지 않도록 고정한다.
- 척추를 말아 올리고 내릴 때 좌우 척추기립근의 밸런스를 맞춘다.

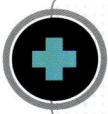

- 골다공증, 허리 통증, 목통증, 임산부, 과체중, 고혈압, 안압이 높은 경우 동작을 피한다.

- 스프링 : RB~2R
- 스트랩 : Regular
- 풋바 : No
- 헤드레스트 : 플랫

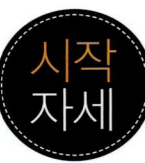

시작 자세

헤드레스트에 머리를 두고 바르게 누워 발의 아치에 스트랩을 건다.
다리는 모아서 45° 방향으로 뻗는다.

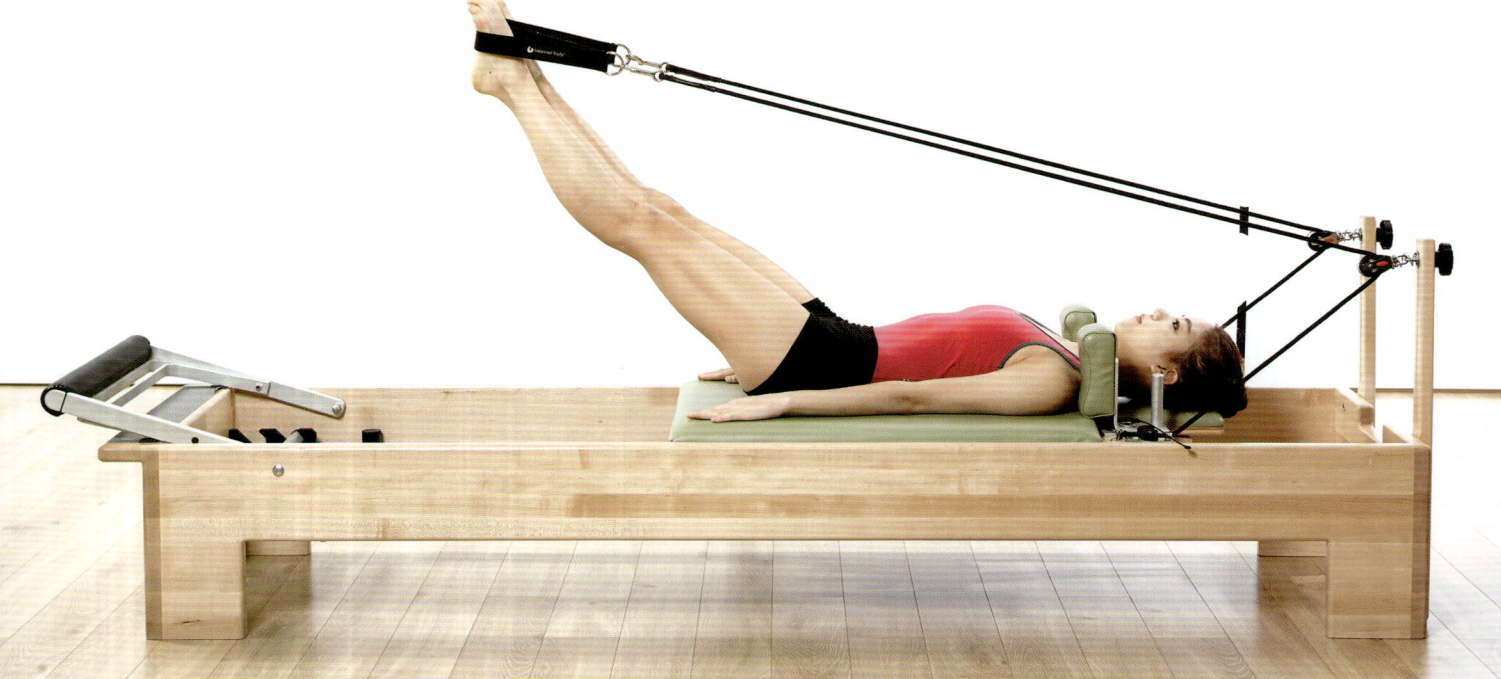

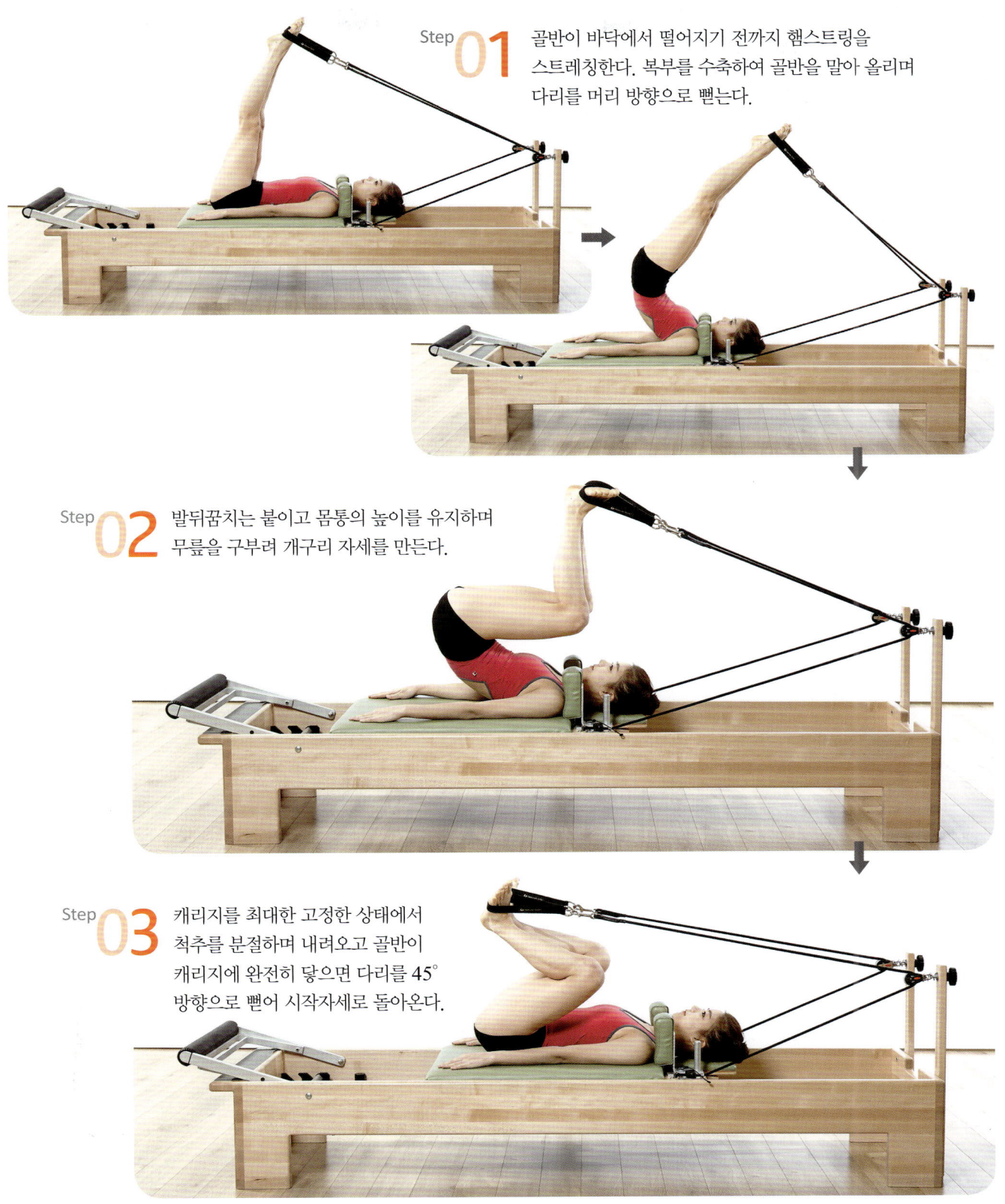

Step 01 골반이 바닥에서 떨어지기 전까지 햄스트링을 스트레칭한다. 복부를 수축하여 골반을 말아 올리며 다리를 머리 방향으로 뻗는다.

Step 02 발뒤꿈치는 붙이고 몸통의 높이를 유지하며 무릎을 구부려 개구리 자세를 만든다.

Step 03 캐리지를 최대한 고정한 상태에서 척추를 분절하며 내려오고 골반이 캐리지에 완전히 닿으면 다리를 45° 방향으로 뻗어 시작자세로 돌아온다.

필라테스 기구 운동 ▶ 리포머 ▶ 등/허리

36 롱 스파인 마사지
Long Spine Massage

| 주요 효과 | 척추·햄스트링 유연성 증가, 복부·햄스트링·대둔근 강화

반복횟수 4회

지도방법

- 복부를 수축하여 동작을 한다.
- 목 위로 체중이 실리지 않도록 한다
- 동작의 정점에서 몸통을 끌어 올린다.
- 어깨와 양팔은 캐리지에서 떨어지지 않도록 고정한다.
- 척추를 말아 올리고 내릴 때 좌우 척추기립근의 밸런스를 맞춘다.
- 척추를 말아 올리고 내릴 때 캐리지가 움직이지 않도록 한다.

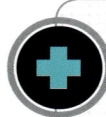
- 골다공증, 허리 통증, 목통증, 임산부, 과체중, 고혈압, 안압이 높은 경우 동작을 피한다.

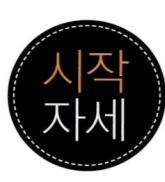
시작자세
헤드레스트에 머리를 두고 바르게 누워 발의 아치에 스트랩을 건다.
다리는 모아서 45° 방향으로 뻗는다.

- 스프링 : 2R~3R
- 스트랩 : Long
- 풋바 : No
- 헤드레스트 : 플랫

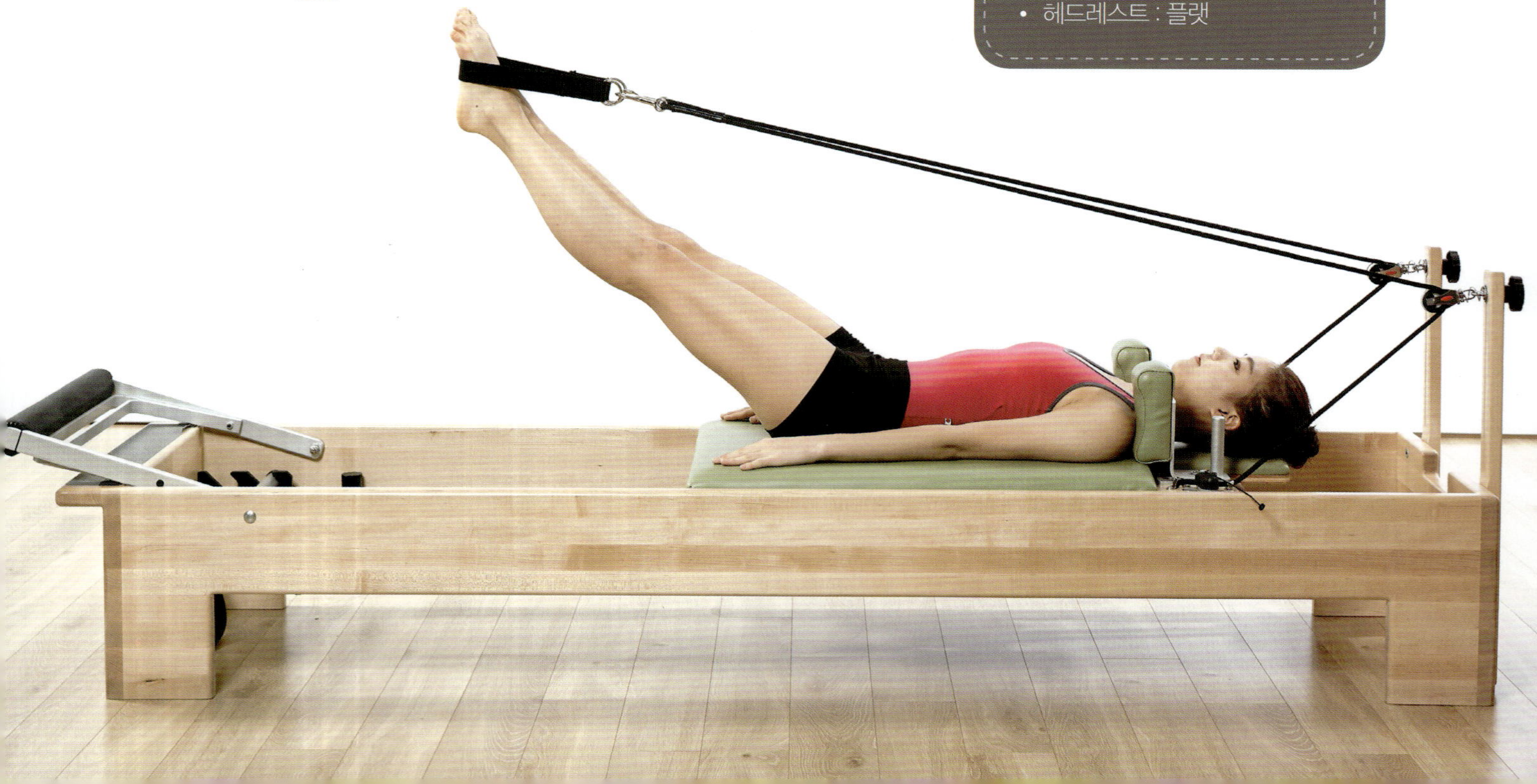

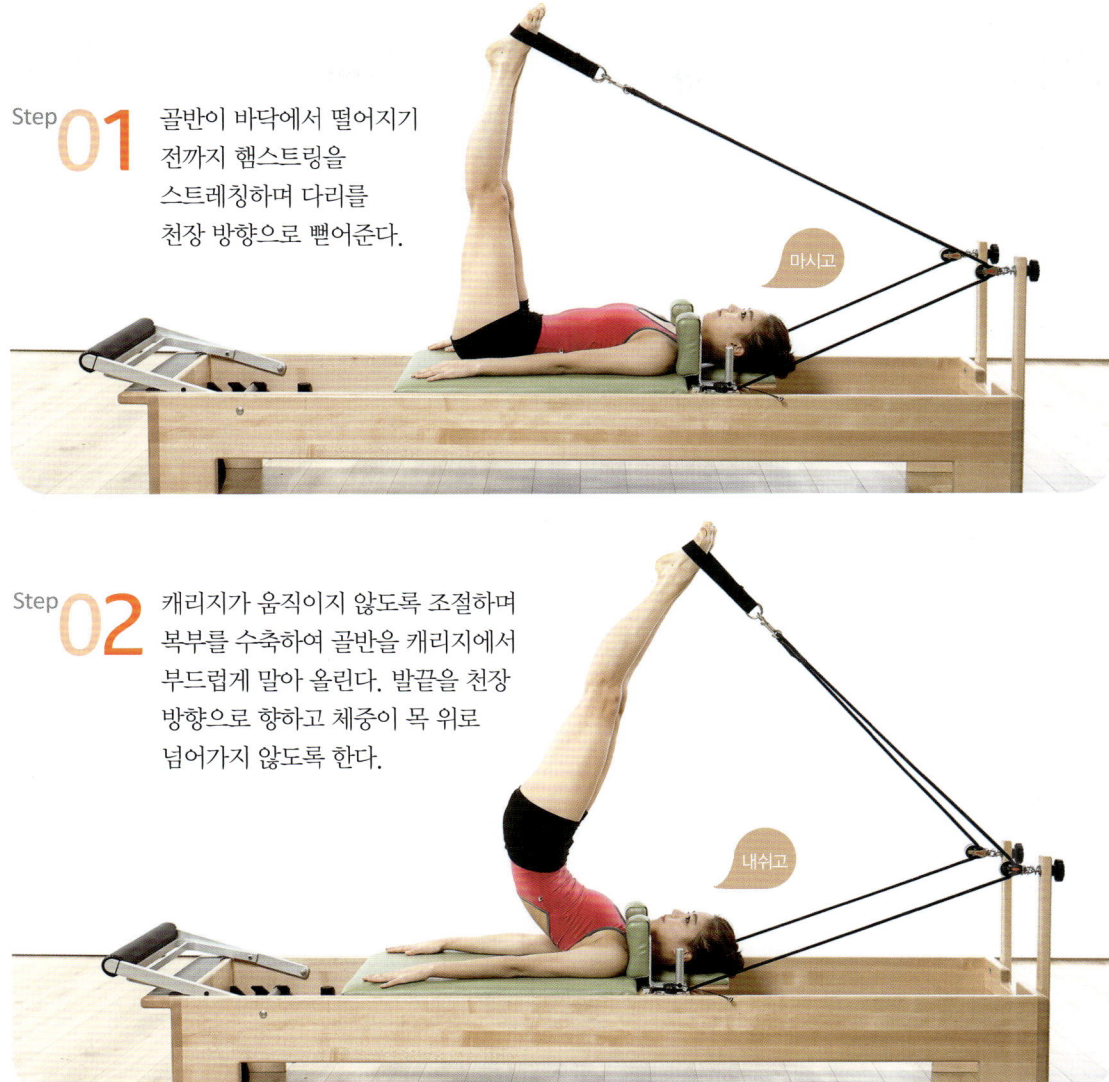

Step 01   골반이 바닥에서 떨어지기 전까지 햄스트링을 스트레칭하며 다리를 천장 방향으로 뻗어준다.

Step 02   캐리지가 움직이지 않도록 조절하며 복부를 수축하여 골반을 캐리지에서 부드럽게 말아 올린다. 발끝을 천장 방향으로 향하고 체중이 목 위로 넘어가지 않도록 한다.

Step 03   다리를 어깨너비만큼 열어준다.

Step 04   다리는 천장 방향으로 유지하면서 캐리지의 움직임 없이 복부를 수축하며 척추를 말아 내려온다.

Step 05   골반이 캐리지에 닿으면 시작자세로 돌아온다.

변형 동작

- **다리로 원 그리기:** 척추를 말아 내려온 후 골반이 캐리지에 닿으면 양다리를 옆으로 열어 원을 그리면서 시작자세로 돌아온다.

필라테스 기구 운동 ▶ 리포머 ▶ 등/허리

37 잭나이프
Jackkinfe

| 주요 효과 | 척추 유연성 증가, 복부 · 햄스트링 · 대둔근 강화

반복횟수 **4회**

지도방법

- 복부를 수축하여 동작을 한다.
- 목 위로 체중이 실리지 않도록 한다
- 동작의 정점에서 몸통을 끌어 올린다.
- 어깨와 양팔은 캐리지에서 떨어지지 않도록 고정한다.
- 척추를 말아 올리고 내릴 때 캐리지가 움직이지 않도록 한다.
- 동작의 움직임을 부드럽게 한다.

- 골다공증, 허리 통증, 목통증, 임산부, 과체중, 고혈압, 안압이 높은 경우 동작을 피한다.

- 스프링 : R~RB
- 스트랩 : Regular
- 풋바 : No
- 헤드레스트 : 플랫

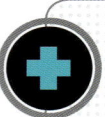

시작 자세
바르게 누운 자세에서 머리는 헤드레스트에 두고 다리는 천장 방향으로 뻗는다.
손으로 스트랩을 잡고 천장 방향으로 곧게 뻗는다.

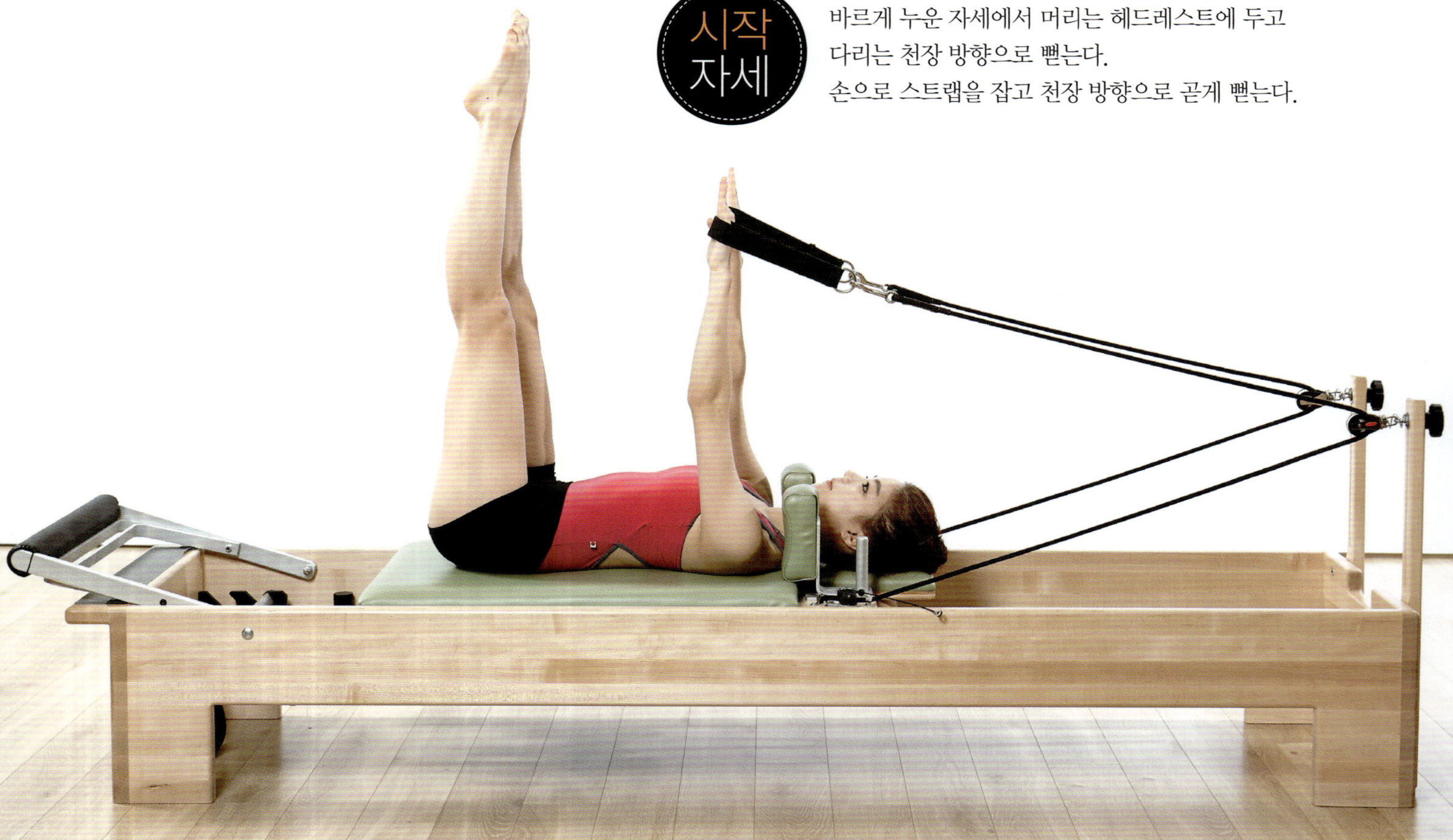

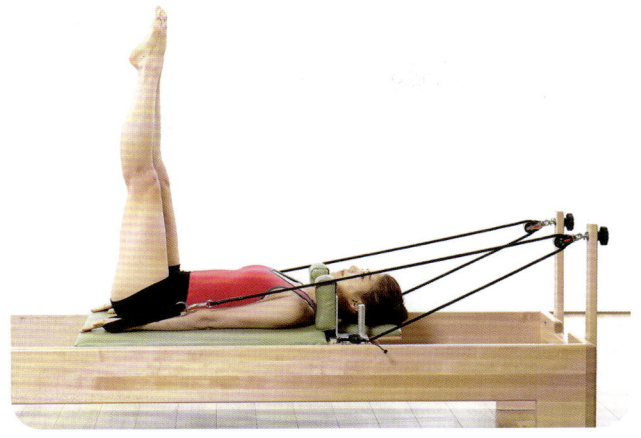

Step **01** 캐리지 방향으로 팔을 내린다.

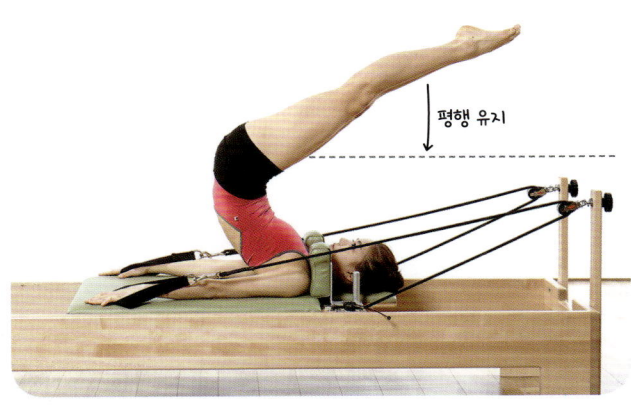

평행 유지

Step **02** 복부를 수축하며 척추를 말아 올려 다리가 바닥과 평행하게 한다.

Step **03** 골반의 높이를 유지하면서 다리를 천장 방향으로 올린다.

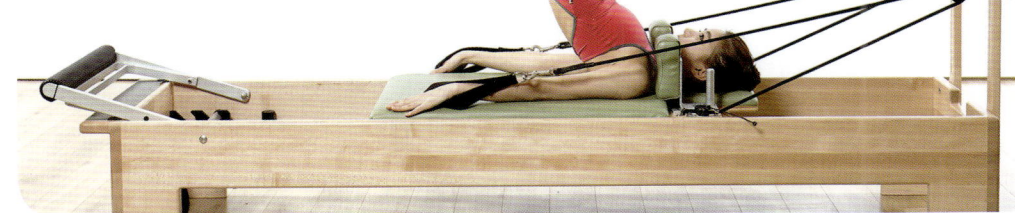

Step **04** 척추를 말아 내린다.

변형 동작
- **팔 올리기:** 몸통의 조절력을 증가시키기 위해서 척추를 말아 내려올 때 팔을 천장 방향으로 뻗어 시작자세로 돌아온다.

필라테스 기구 운동 ▶ 리포머 ▶ 등/허리

38 콕스크루
Corkscrew

| 주요 효과 | 척추 유연성 증가, 몸통 조절 능력, 견갑골 안정화

반복횟수 4회

지도방법

- 양다리를 붙인 채 움직인다.
- 어깨와 양팔은 고정한다.
- 좌우 움직임의 범위가 같도록 조절한다.
- 다리의 움직임이 아닌 척추의 움직임에 집중한다.
- 동작의 움직임을 부드럽게 한다.

- 스프링 : All
- 스트랩 : None
- 풋바 : No
- 헤드레스트 : 플랫

시작자세
바르게 누운 자세에서 머리는 헤드레스트에 두고 다리는 천장 방향으로 뻗는다. 손으로 실버 펙을 잡고 가슴을 열어준다.

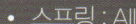

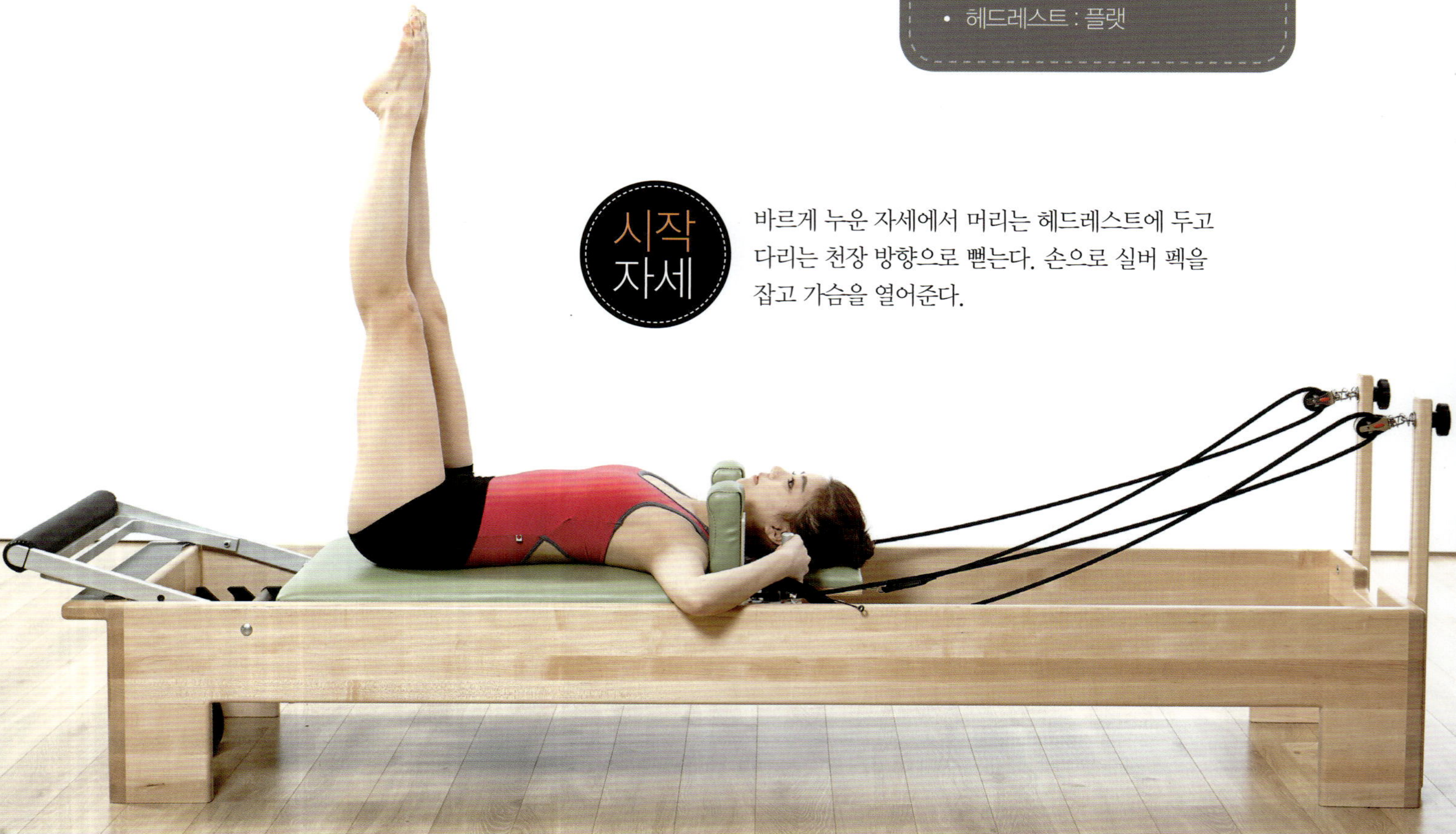

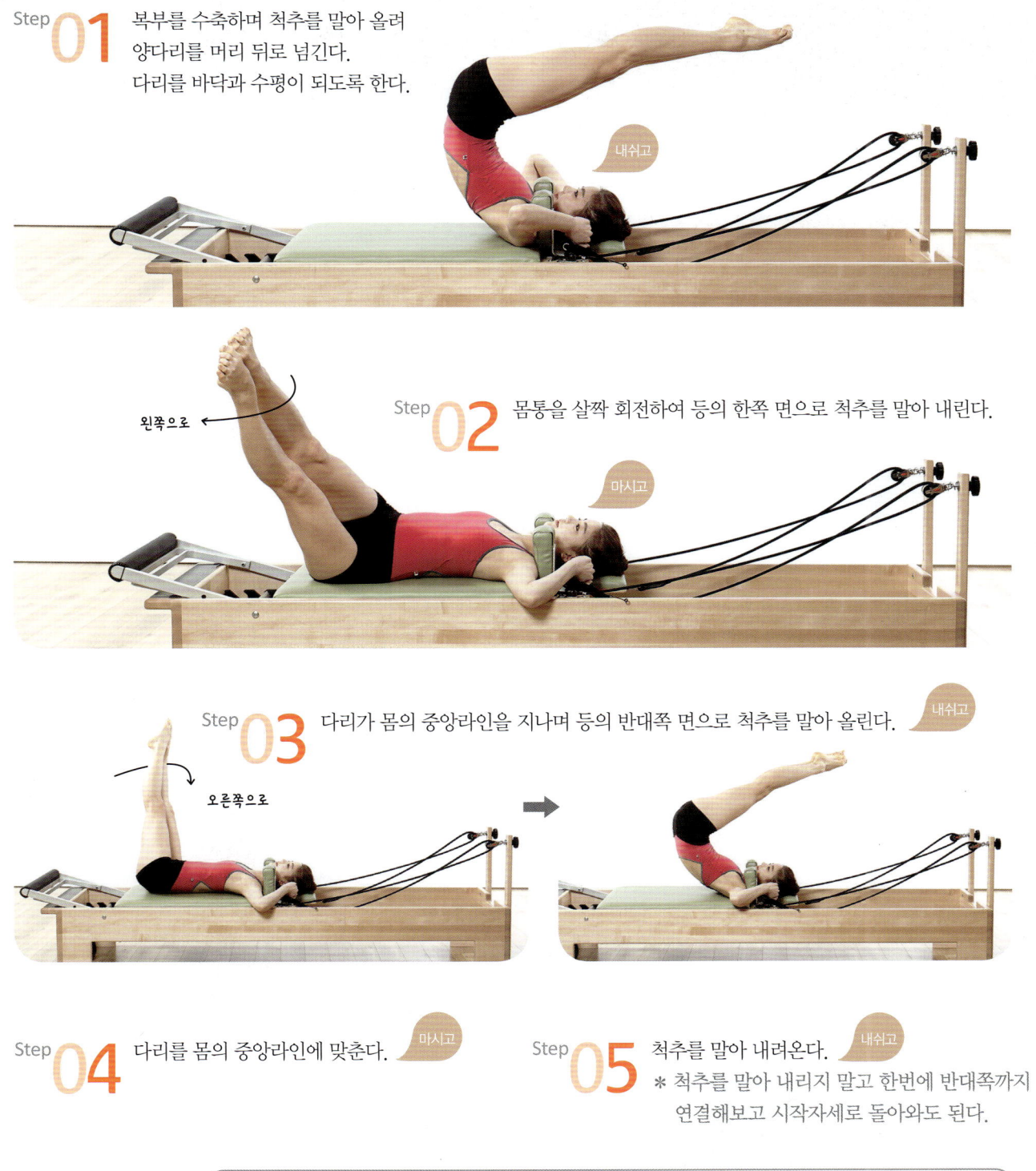

필라테스 기구 운동 ▶ 리포머 ▶ 등/허리

39 머메이드
Mermaid

| 주요 효과 | 요방형근 · 광배근 · 외복사근 · 내복사근 · 늑간근 스트레칭

반복횟수 6회

지도방법

- 좌골의 가장 정점으로 앉는다.
- 엉덩이가 캐리지에서 떨어지지 않도록 한다.
- 귀와 어깨가 멀어지게 한다.

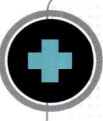

- 어깨와 목에 통증이 있는 경우 팔꿈치를 구부려 동작을 하며 증상이 심해지면 동작을 피한다.
- 무릎과 골반에 통증이 있는 경우 의자에 앉듯이 바닥에 다리를 내린다.
- 16주 이후의 임산부는 주의를 기울이며 동작을 한다.

시작 자세

리포머 측면을 보고 앉는다. 한쪽 다리는 숄더레스트에 정강이를 대고 반대쪽 다리는 골반 앞에 둔다.
한 손은 풋바에 두고 반대쪽 팔은 옆으로 길게 뻗는다.

- 스프링 : B~R
- 스트랩 : None
- 풋바 : High or Low
- 헤드레스트 : 플랫

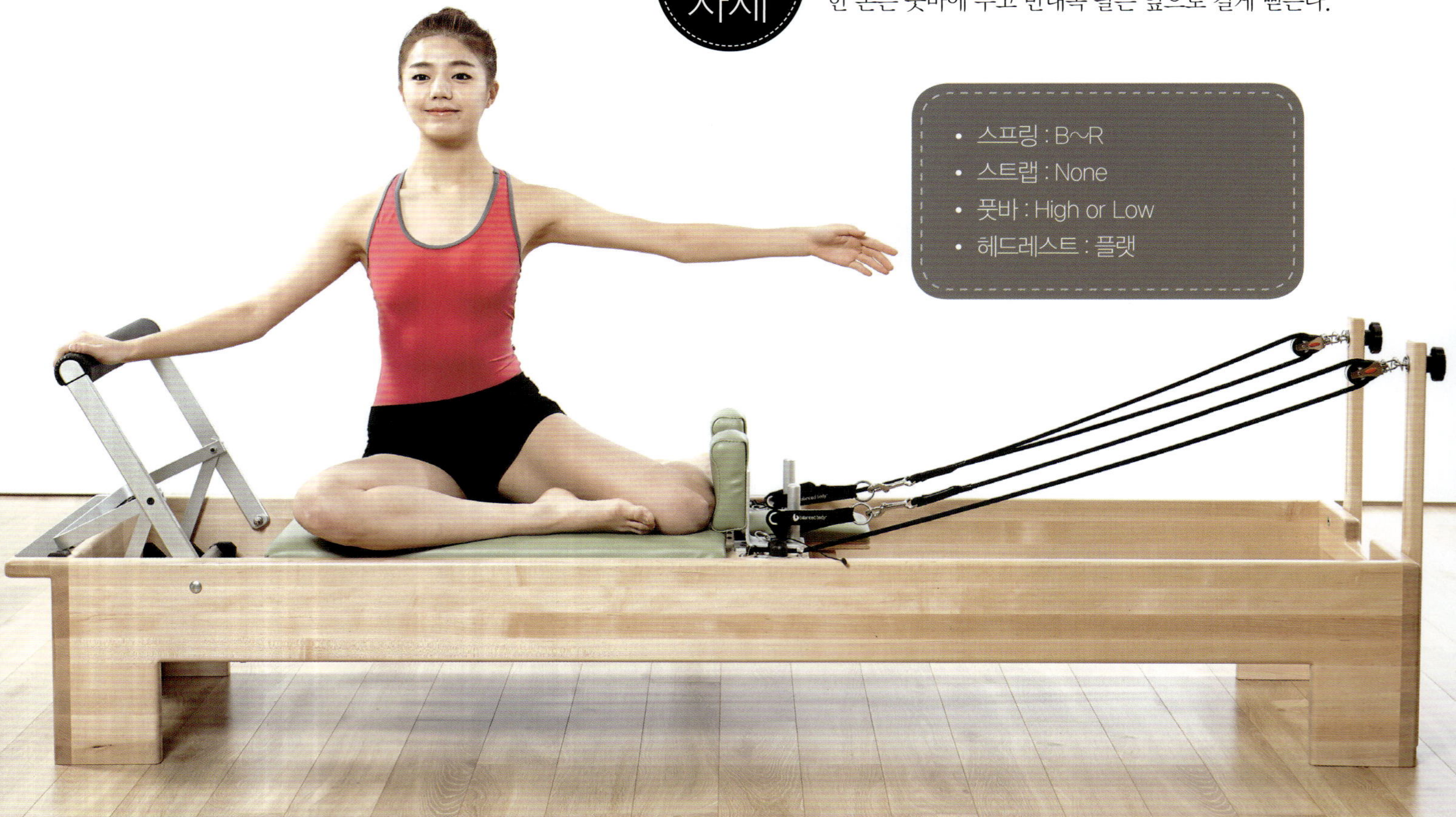

Step **01** 풋바에 있는 팔을 밀면서 몸통을 측면굴곡한다. 반대쪽 팔은 머리 너머로 뻗어준다.

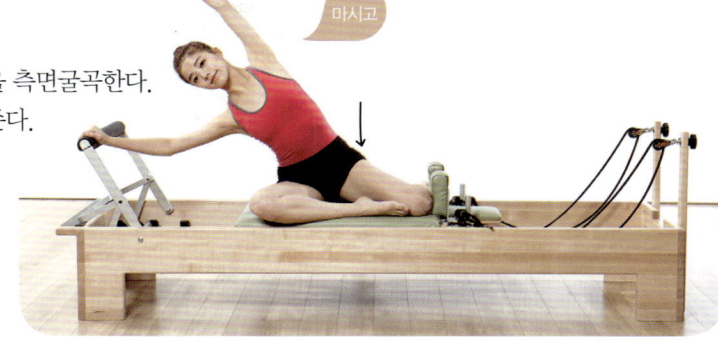

Step **02** 몸통을 회전하여 바닥으로 돌리고 양손을 풋바 위에 올린다.

Step **03** 측면으로 호흡을 하면서 스트레칭한다.

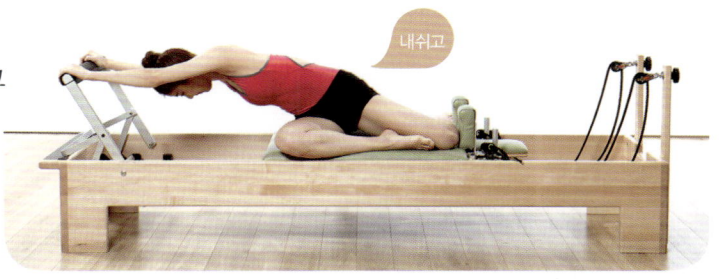

Step **04** 한쪽 팔을 반대쪽 팔 아래로 넣어 몸통을 더 회전시켜 스트레칭한다.

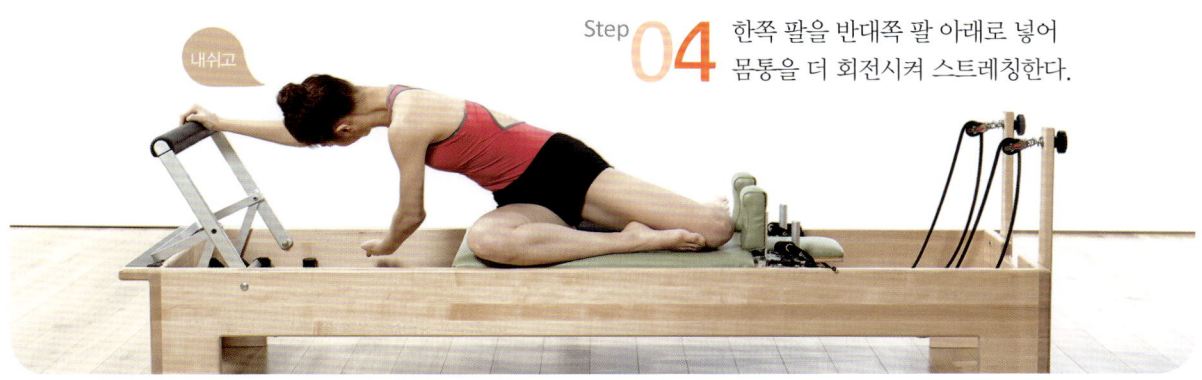

Step **05** 몸통을 회전시켜 정면을 본다.

Step **06** 몸통을 들어 올려 시작자세로 돌아온다.

Step **07** 반대쪽 측면으로 스트레칭하며 기대는 팔은 실버 펙을 잡고 반대쪽 팔을 머리 위로 올린다.

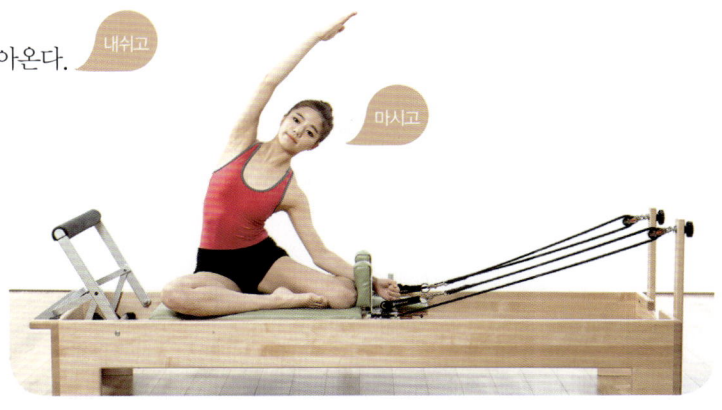

필라테스 기구 운동 ▶ 리포머 ▶ 등/허리

40 롱박스 시리즈 – 스완
Long Box Series - Swan

| 주요 효과 | 광배근 · 대원근 · 척추 기립근 · 승모근을 포함한 등 근육 · 삼두근 · 대흉근 강화, 견갑골 안정화

반복횟수 4~8회

지도방법

- 머리에서 발끝까지 몸통을 일직선으로 유지한다.
- 어깨는 내리고 팔꿈치는 넓게 유지한다.
- 복부를 수축하며 동작을 반복한다.
- 척추를 최대한 길게 늘인다.

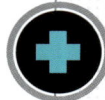

- 어깨와 등에 통증이 있는 경우 스프링의 강도를 가볍게 하여 가동범위를 제한한다. 통증이 심하면 동작을 피한다.
- 허리에 통증이 있는 경우 복부를 수축하여 치골을 박스에 누른다. 그래도 통증이 느껴지면 척추 신전의 가동범위를 제한하거나 동작을 피한다.
- 박스가 미끄러울 시 몸통 아래에 스티키 패드를 둔다.

시작자세

풋바 쪽으로 머리가 향하도록 하여 롱박스에 엎드려 눕는다.
롱박스 가장자리 선과 가슴선상이 맞도록 한 다음 양손은 어깨넓이보다 넓게 하여 풋바를 잡는다. 손가락은 천장 방향을 팔꿈치는 바닥을 향한다.

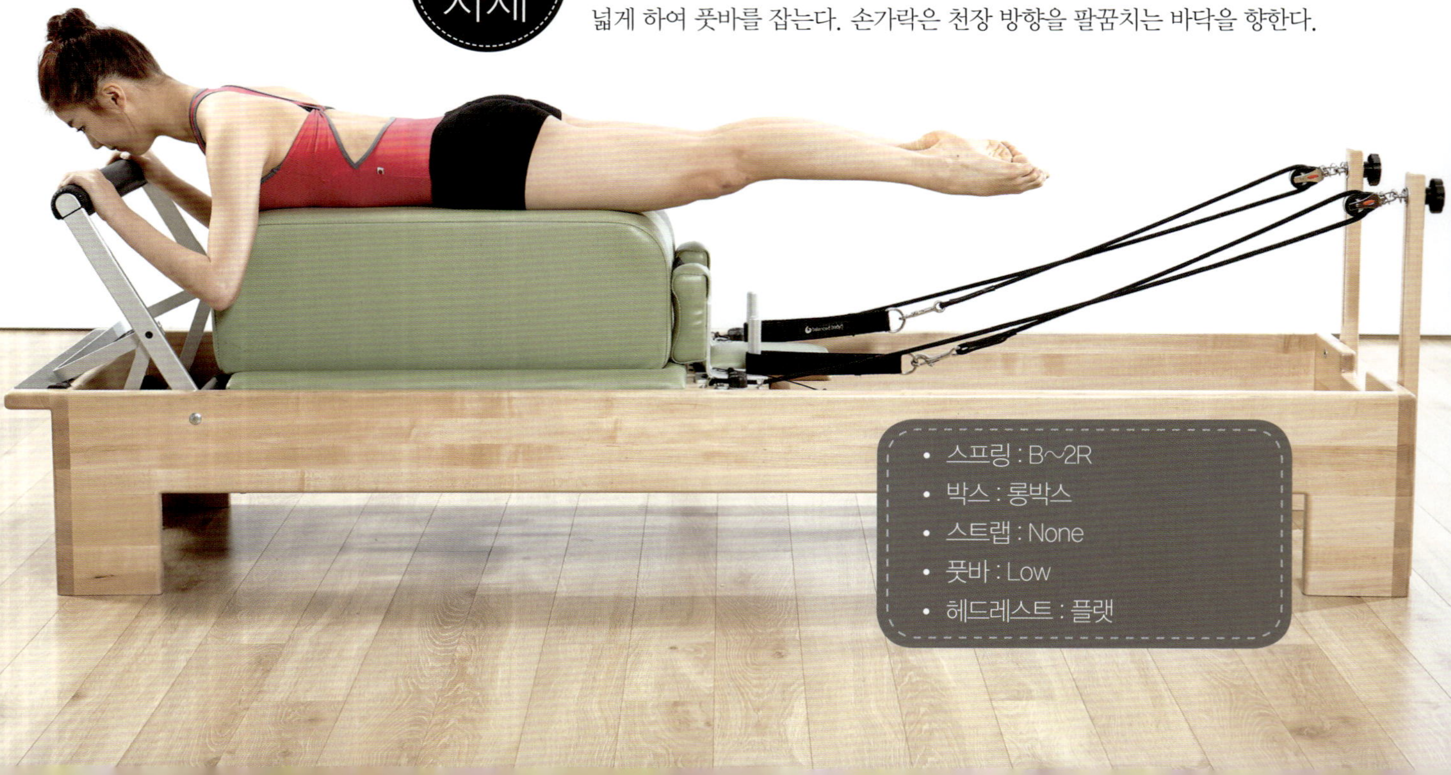

- 스프링 : B~2R
- 박스 : 롱박스
- 스트랩 : None
- 풋바 : Low
- 헤드레스트 : 플랫

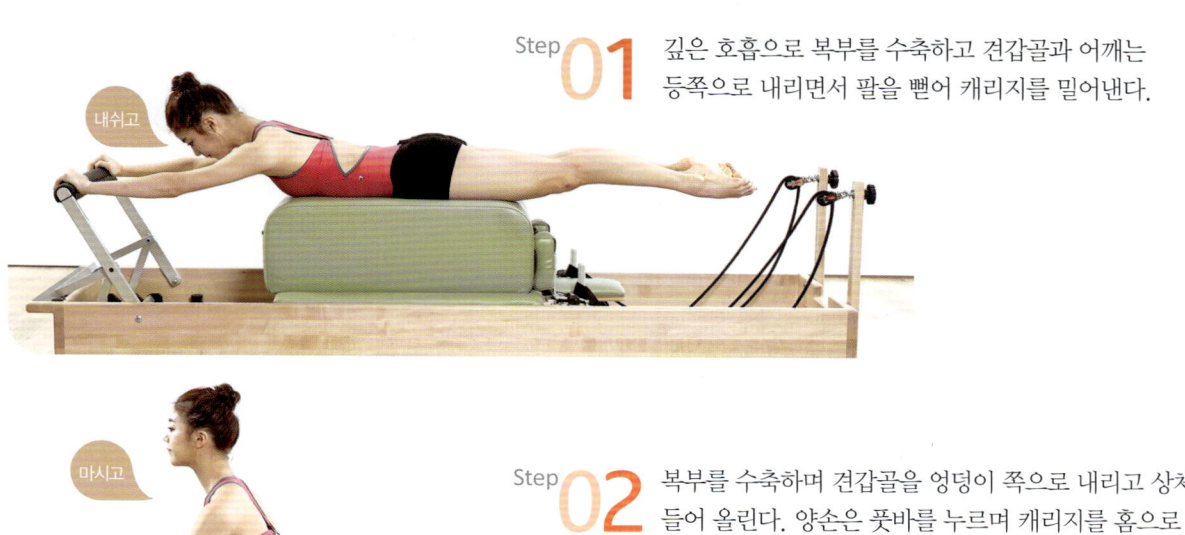

Step 01 깊은 호흡으로 복부를 수축하고 견갑골과 어깨는 등쪽으로 내리면서 팔을 뻗어 캐리지를 밀어낸다.

Step 02 복부를 수축하며 견갑골을 엉덩이 쪽으로 내리고 상체를 들어 올린다. 양손은 풋바를 누르며 캐리지를 홈으로 당기고 척추를 최대한 길게 늘린다.

Step 03 풋바를 밀면서 상체를 내린다.

Step 04 팔꿈치를 구부려서 시작자세로 돌아온다.

변형 동작

- **핸드 인(hands in)**: 풋바에 손을 올릴 때 손가락이 서로 마주보게 안쪽으로 향한다.

- **싱글 암(single arm)**: 스프링의 저항을 낮추고 한 손은 풋바에서 떼어 허리 뒤나 박스 앞쪽 가장자리 또는 이마 아래에 둔다. 어깨 위치를 유지하면서 한 팔로 풋바를 민다.

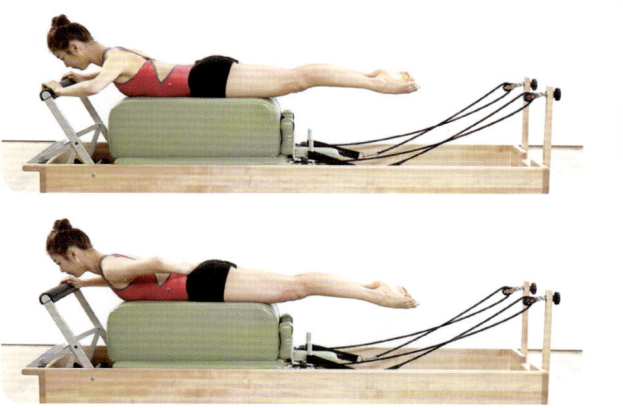

필라테스 기구 운동 ▶ 리포머 ▶ 등/허리

41 롱박스 시리즈 – 브래스트스트록
Long Box Series - Breaststroke

| 주요 효과 | 척추 신전근 · 대둔근 햄스트링 · 회전근개 강화, 등 신전 유연성 증가

반복횟수 4회

지도방법

- 복부를 수축하며 동작을 반복한다.
- 척추를 신전할 때 흉곽을 모은 상태로 유지한다.
- 스트랩을 당기며 척추를 신전시킬 때 견갑골의 안정성을 유지한다.
- 모든 움직임이 연결되도록 한다.
- 두 다리는 모은다.

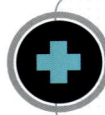
- 어깨나 허리 통증이 있는 경우 가동범위를 제한한다.

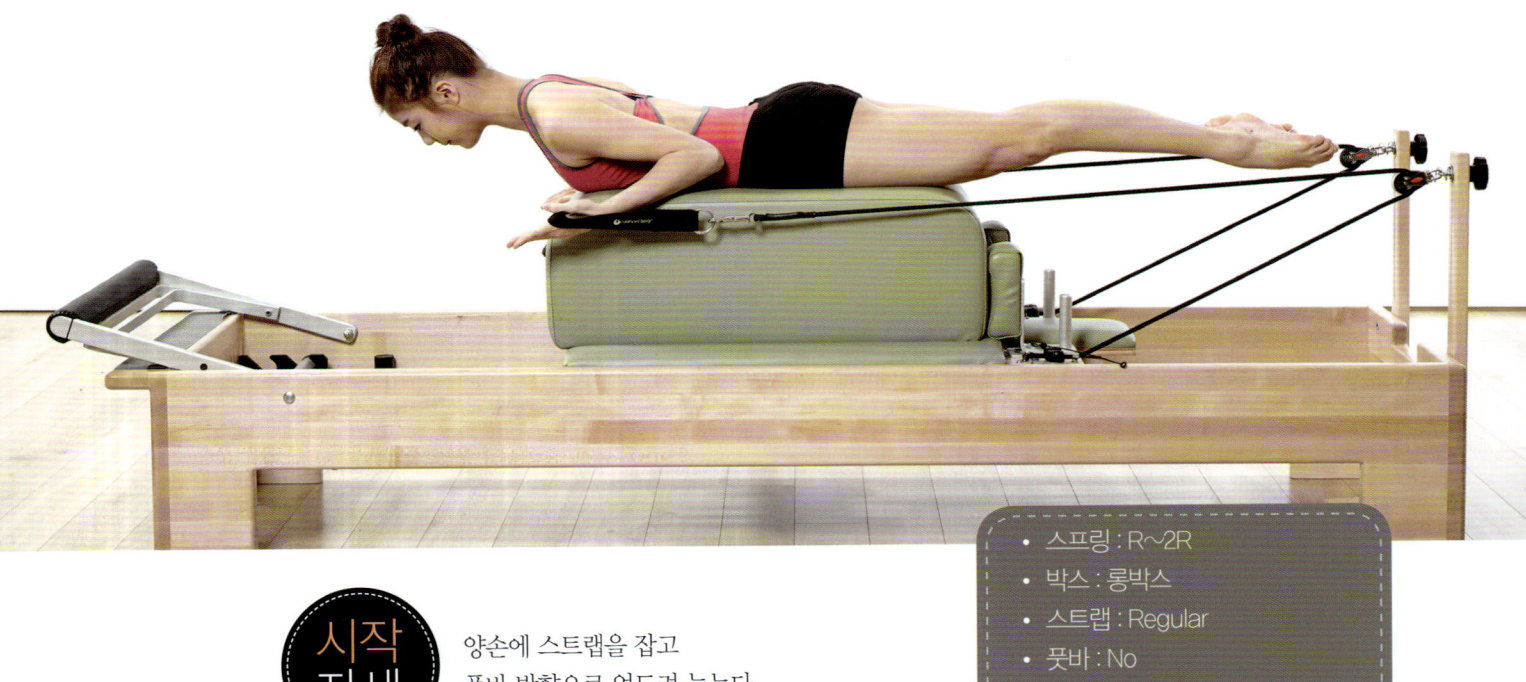

시작 자세: 양손에 스트랩을 잡고 풋바 방향으로 엎드려 눕는다.

- 스프링 : R~2R
- 박스 : 롱박스
- 스트랩 : Regular
- 풋바 : No
- 헤드레스트 : 플랫

Step 01 　팔을 머리 위로 쭉 뻗어 머리부터 발끝까지 일직선이 되도록 한다.

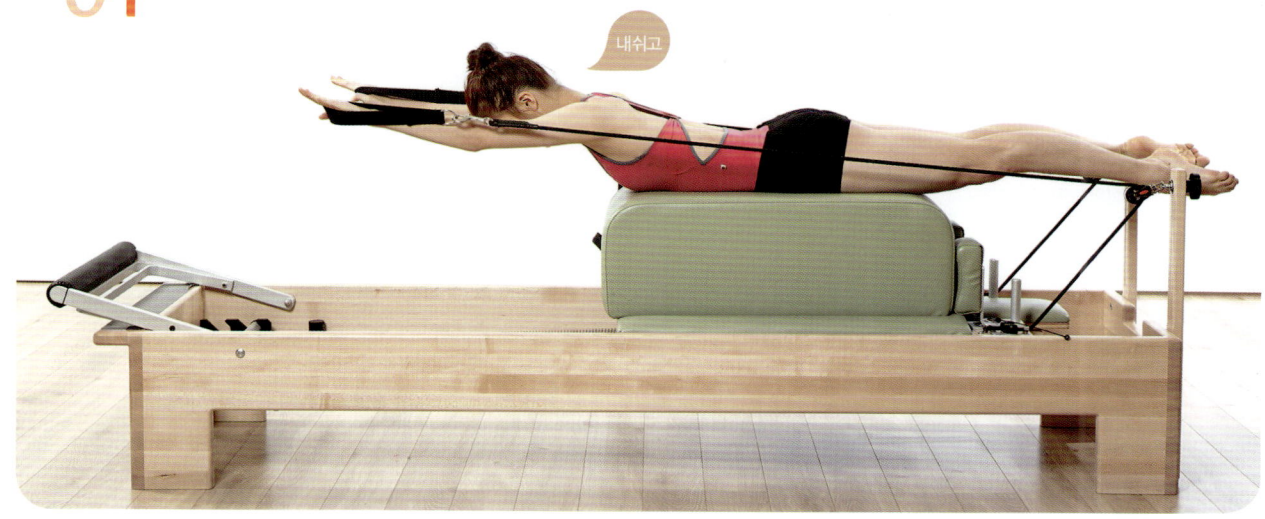

Step 02 　팔을 천장 방향으로 올리며 복부를 수축시켜 상체도 들어 올린다.

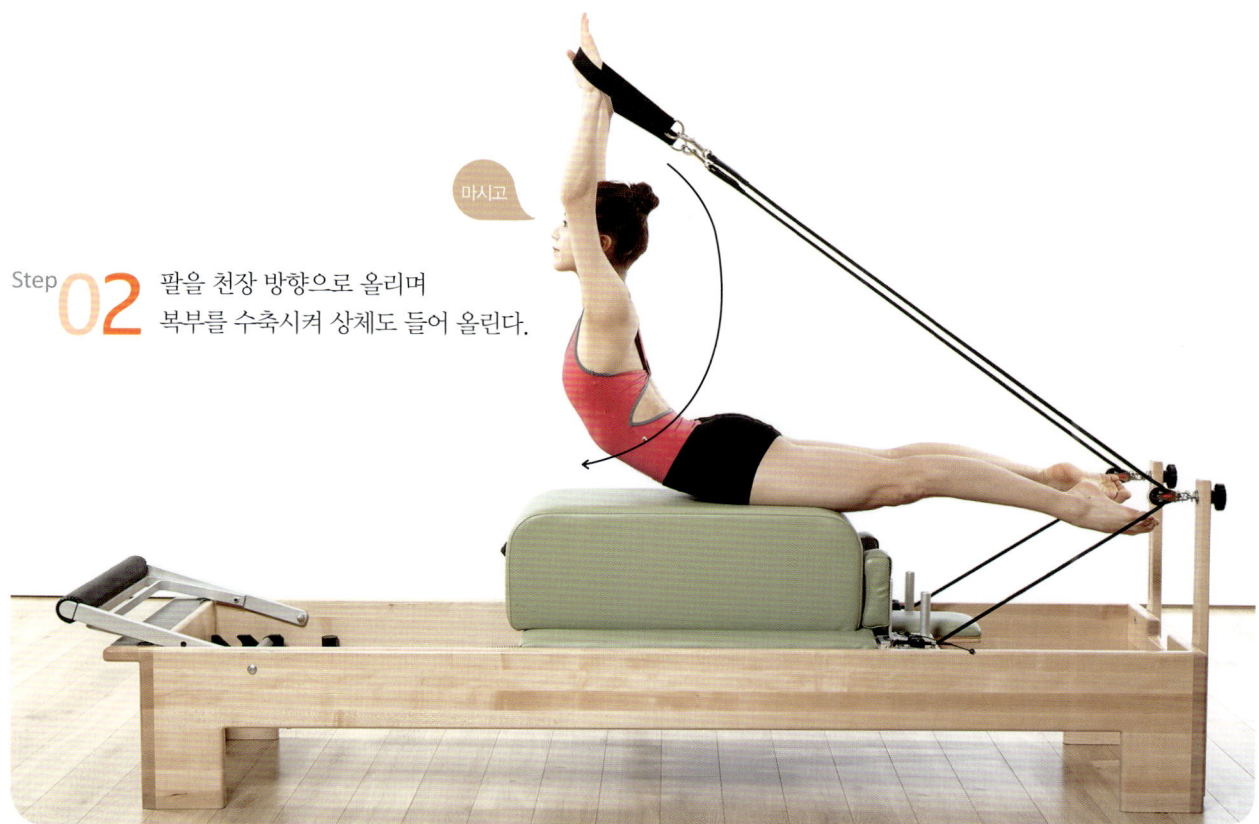

Step 03 　팔을 뒤로 돌려 원을 그리며 시작자세로 돌아온다.

필라테스 기구 운동 ▶ 리포머 ▶ 등/허리

42 롱박스 시리즈 - 그래스호퍼
Long Box Series - Grasshopper

| 주요 효과 | 척추 신전 · 둔부 외회전근 · 햄스트링 강화, 등 신전 유연성 증가

반복횟수 4회

지도방법
- 복부를 수축하여 움직임을 조절한다.
- 머리는 척추와 같은 라인을 유지한다.
- 발뒤꿈치를 교차시킬 때 몸통의 흔들림이 없도록 한다.
- 가능한 패드를 골반 앞에 대준다.

- 스프링 : 3R
- 박스 : 롱박스
- 스트랩 : None
- 풋바 : No
- 헤드레스트 : 플랫

시작자세
박스 앞부분에 골반을 두고 다리를 외회전하여 풋바를 향해 엎드린다. 풋바나 플랫폼에 손을 두고 팔꿈치를 펴서 몸통을 신전한다.

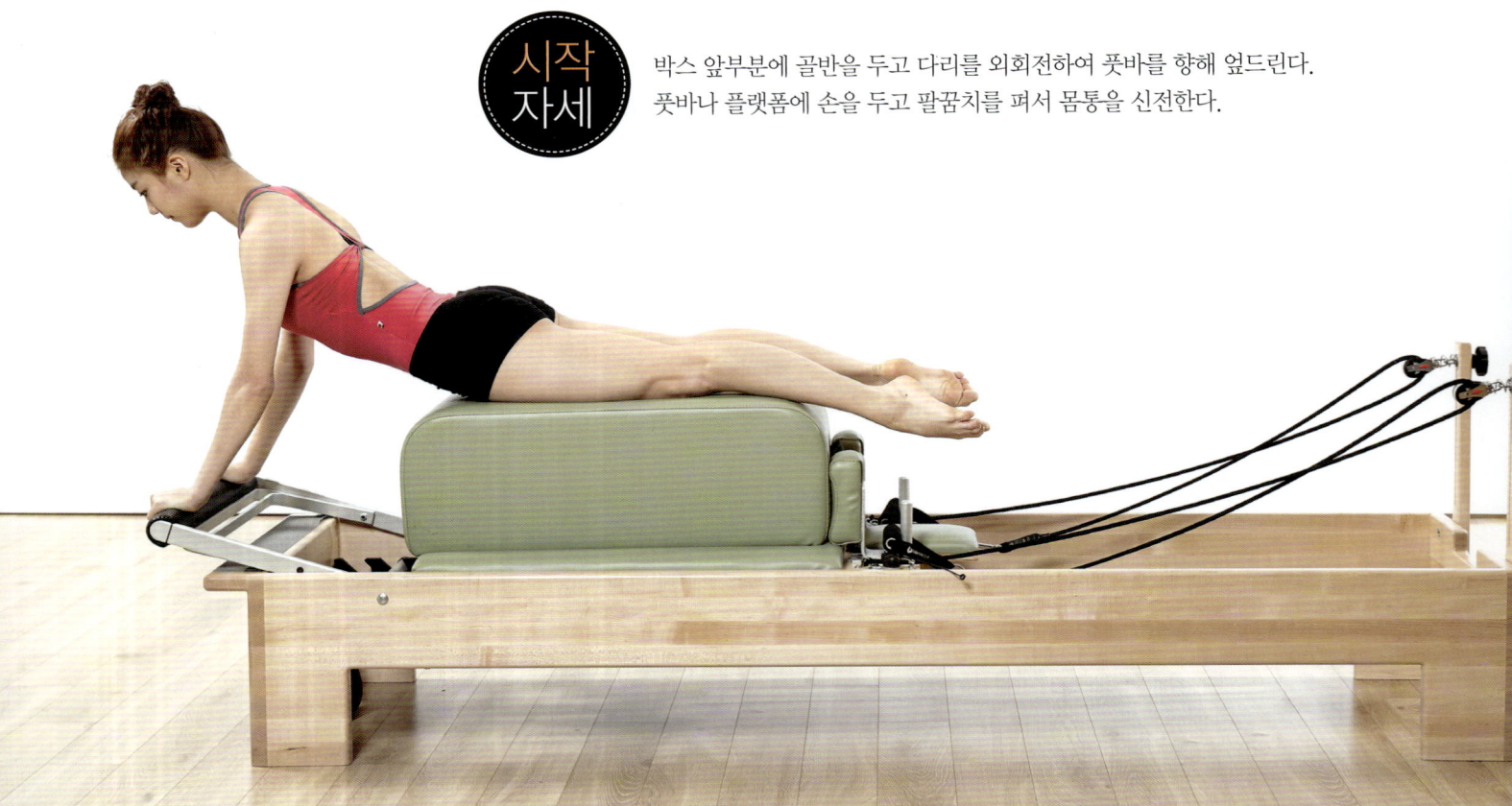

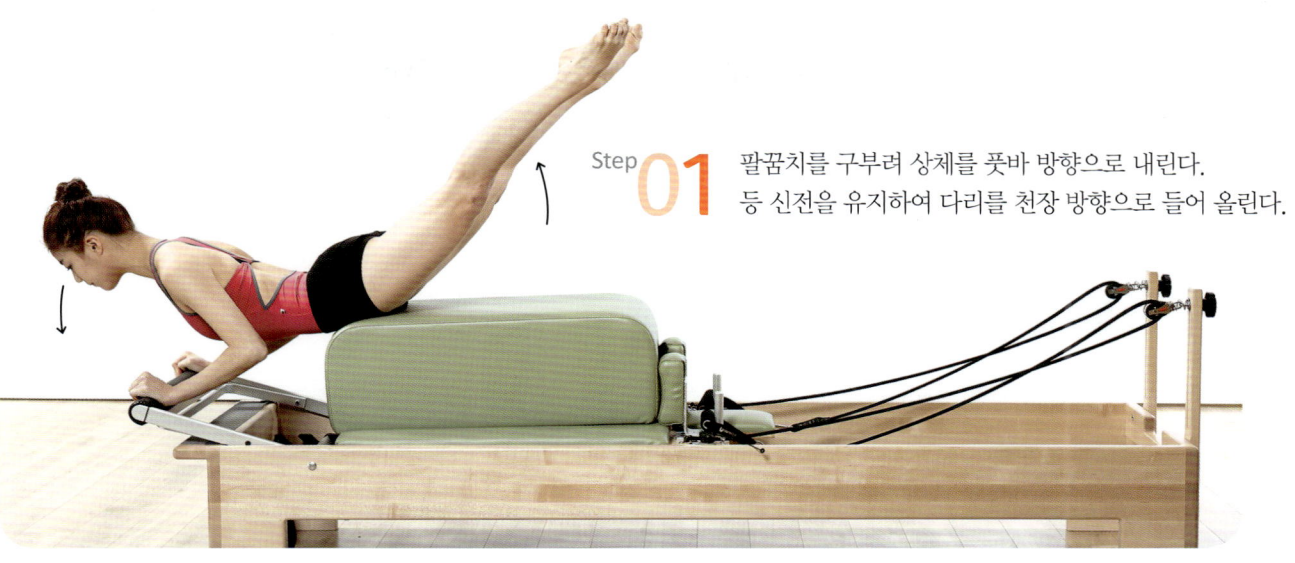

Step 01   팔꿈치를 구부려 상체를 풋바 방향으로 내린다.
등 신전을 유지하여 다리를 천장 방향으로 들어 올린다.

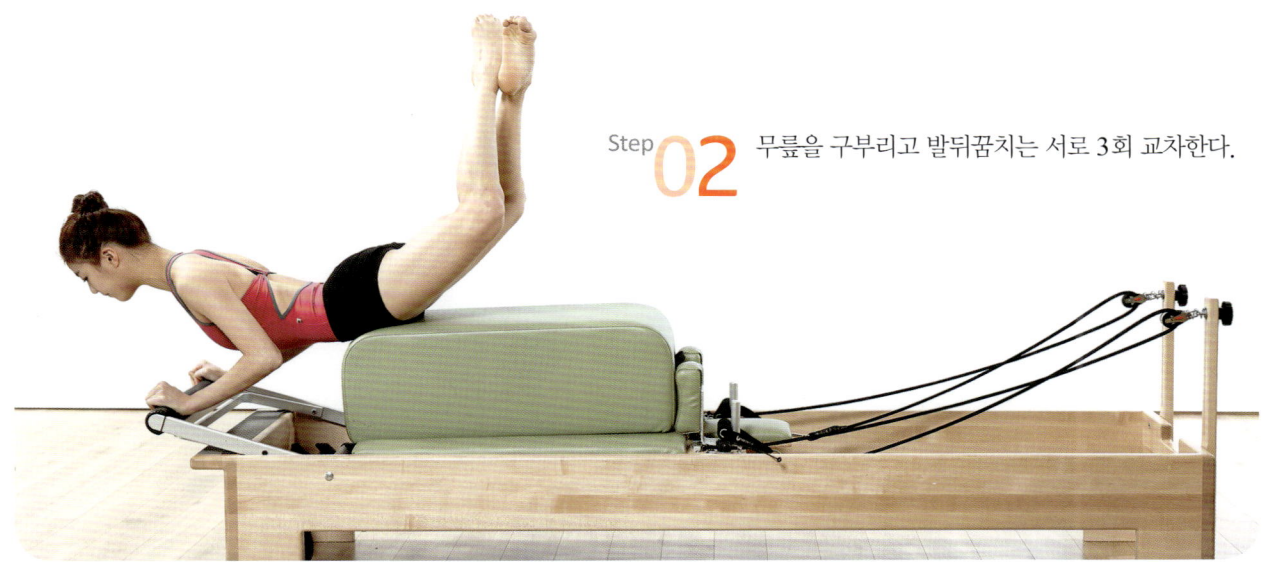

Step 02   무릎을 구부리고 발뒤꿈치는 서로 3회 교차한다.

Step 03   무릎을 펼 때 발뒤꿈치는 붙이며 천장 방향으로 다리를 뻗어준다.   마시고

Step 04   팔을 뻗어 상체를 들어 올리며 다리는 가능한 길게 뻗어준다.   내쉬고

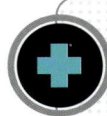   • 허리와 어깨에 통증이 있는 경우 동작을 피한다.

필라테스 기구 운동 ▶ 리포머 ▶ 등/허리

43 롱박스 시리즈 – 락킹
Long Box Series - Rocking

| 주요 효과 | 척추 신전, 대둔근 · 햄스트링 · 삼각근 · 회전근개 어깨 강화, 등 신전 유연성 증가

반복횟수 3~6회

지도방법
- 복부를 수축하며 동작을 반복한다.
- 어깨를 내리고 가슴을 열어준다.
- 팔꿈치를 구부리지 않는다.
- 머리로 동작을 유도하지 않는다.
- 동작을 부드럽게 연결한다.
- 가능한 패드를 골반 앞에 대준다.

- 스프링 : B~R
- 박스 : 롱박스
- 스트랩 : Short or Very Short
- 풋바 : No
- 헤드레스트 : 플랫

시작 자세
스트랩을 발목이나 아치에 걸고 풋바 방향을 향해 엎드려 눕는다.
복부를 사용하여 손으로 발목을 잡는다.

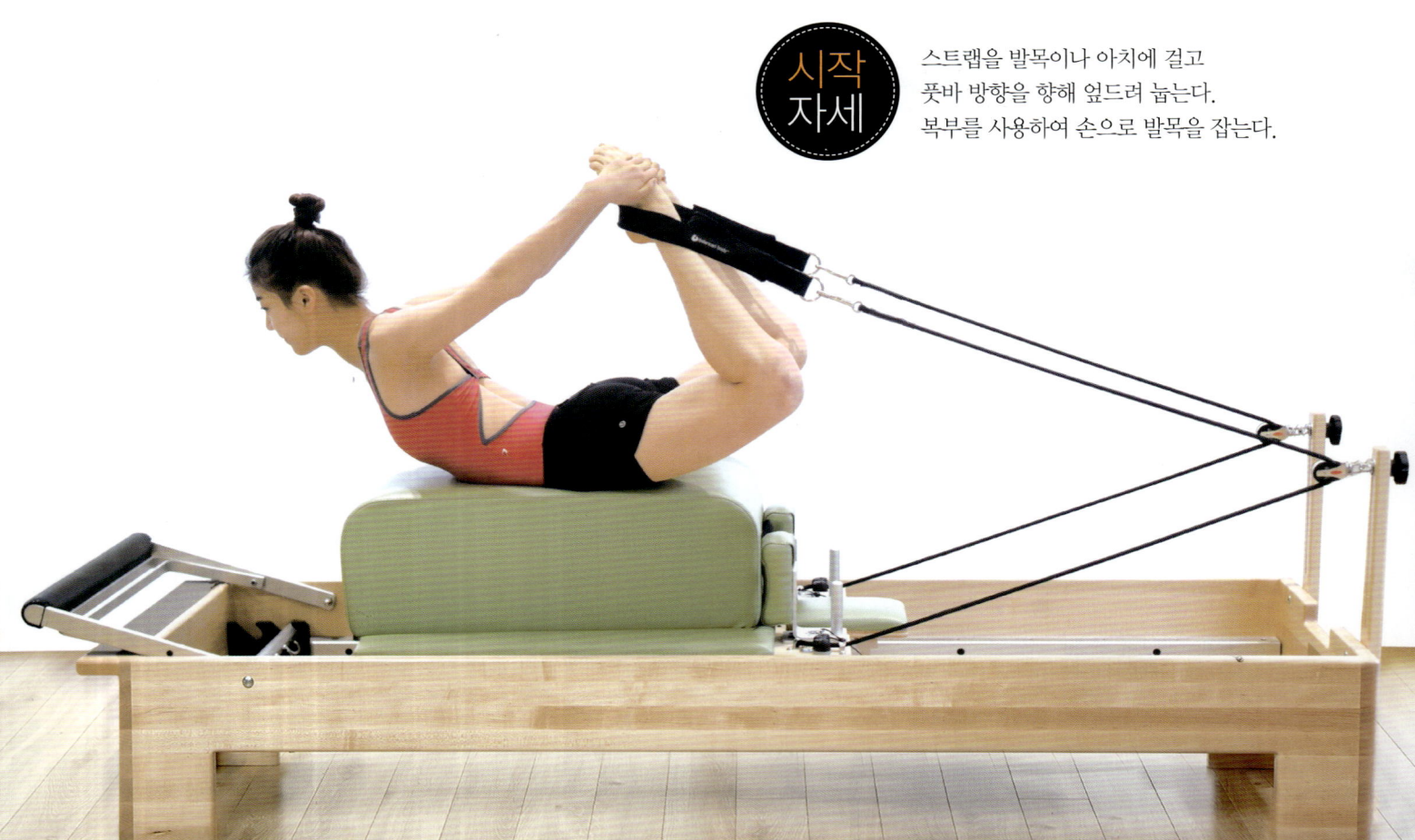

43 롱박스 시리즈-락킹

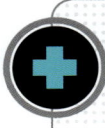
- 어깨나 허리에 통증이 있는 경우 가동범위를 제한하거나 동작을 피한다.

Step 01 몸을 앞으로 기울이며 발은 천장 방향으로 밀어준다.

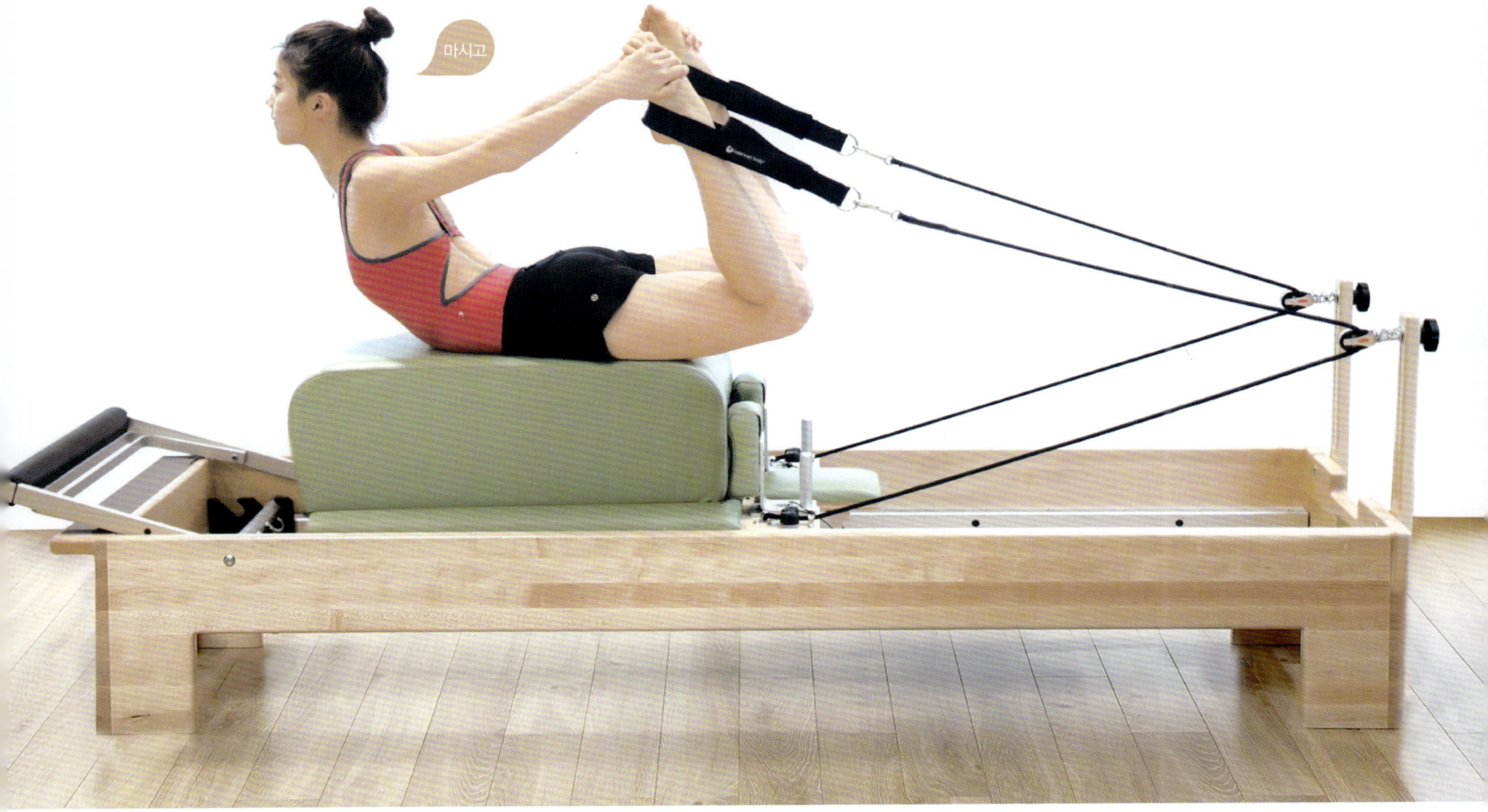

Step 02 힙과 척추신전근을 사용해서 뒤쪽으로 기울인다.

필라테스 기구 운동 ▶ 리포머 ▶ 다리/무릎

44 풋워크
Footwork

| 주요 효과 | 사두근 · 햄스트링 · 내/외전근 등을 포함한 다리 근육 강화, 다리의 올바른 정렬

반복횟수 6~10회

지도방법

- 복부를 수축하며 동작을 반복한다.
- 동작을 하는 동안 중립자세를 유지한다.
- 부드럽고 지속적인 움직임을 한다.

➕
- 무릎, 골반, 발목에 통증이 있거나 수술한 경우 움직임의 가동범위를 제한하고 통증이 심하면 동작을 피한다.
- 발이 민감한 사람의 경우 패드를 대주거나 양말 혹은 신발을 신는다.
- 허리, 골반, 좌골뼈의 통증이 있는 경우 허리에 수건을 대고 한다.
- 목이나 어깨에 통증이 있는 경우 패드를 어깨 밑에 대준다.

시작자세

캐리지에 바로 누운 자세에서 다리는 체어 자세를 한다.
골반, 다리, 무릎, 발이 정렬이 되도록 하고 발뒤꿈치를 풋바 위에 올린다.

- 스프링 : 2R~3R
- 스트랩 : None
- 풋바 : High or Low
- 헤드레스트 : 플랫, 필요시 조절

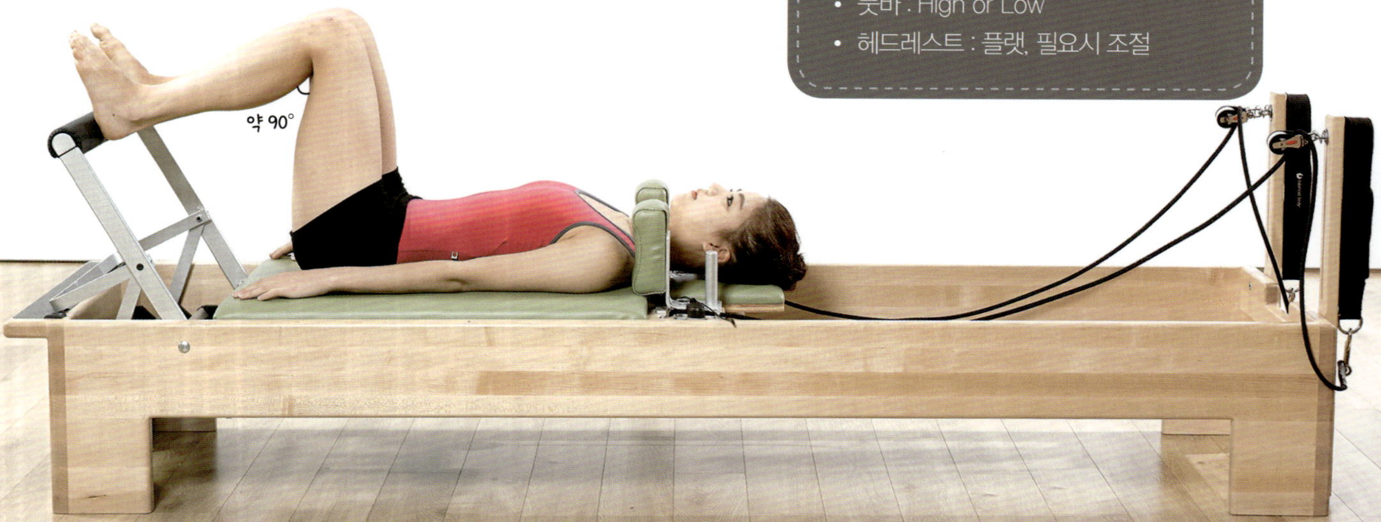

약 90°

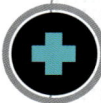

Step **01** 정렬을 유지하면서 다리를 길게 뻗는다.

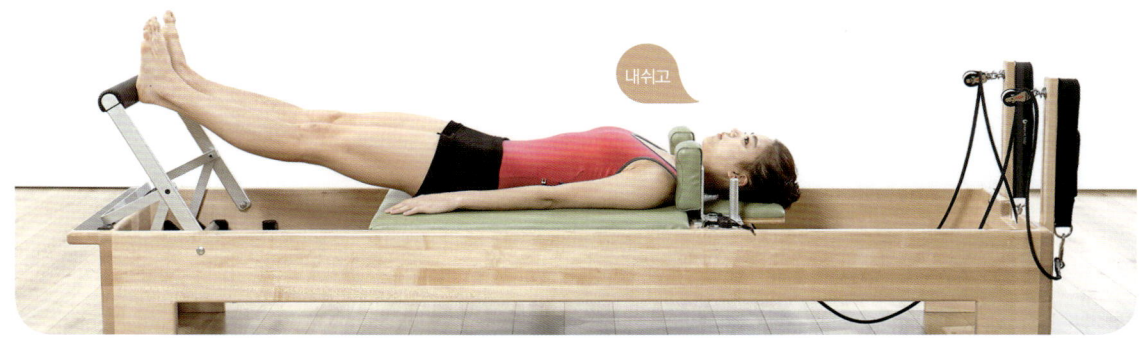

내쉬고

Step **02** 무릎을 구부리며 시작자세로 돌아온다. 마시고

변형 동작

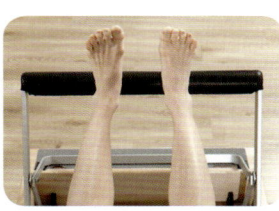
- 풋바 위에 발뒤꿈치를 평행하게 둔다.

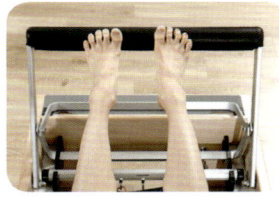
- 풋바 위에 발 볼을 평행하게 둔다.

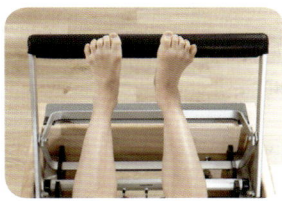
- 풋바 위에 발가락을 평행하게 두고 풋바를 발가락으로 움켜잡는다.

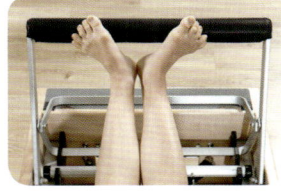
- 풋바 위에 V 자세를 한다.

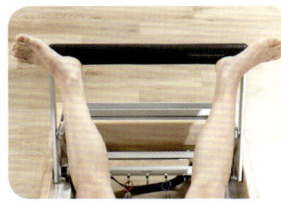
- 풋바 위에 발뒤꿈치를 2nd 자세를 한다.

응용 동작

링 / 볼
- 무릎에 링을 끼우고 운동한다.
- 무릎에 볼을 끼우고 운동한다.

필라테스 기구 운동 ▶ 리포머 ▶ 다리/무릎

45 싱글 레그 풋워크
Single Leg Footwork

| 주요 효과 | 사두근 · 햄스트링 · 내/외전근 등을 포함한 다리 근육 강화, 다리의 올바른 정렬

반복횟수 6~10회

지도방법

- 한쪽 다리를 운동하는 동안 골반은 중립을 유지한다.
- 복부를 수축하며 동작을 반복한다.
- 지지하고 있는 다리의 골반, 무릎, 발의 정렬을 유지하며 동작을 한다.

- 스프링 : R~2R
- 스트랩 : None
- 풋바 : High or Low
- 헤드레스트 : 플랫, 필요시 조절

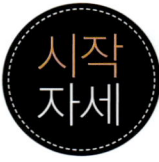

캐리지에 바로 누운 자세에서 한쪽 다리는 체어 자세를 하고 발등을 밀어준다. 반대쪽 다리는 풋바에 올린다.

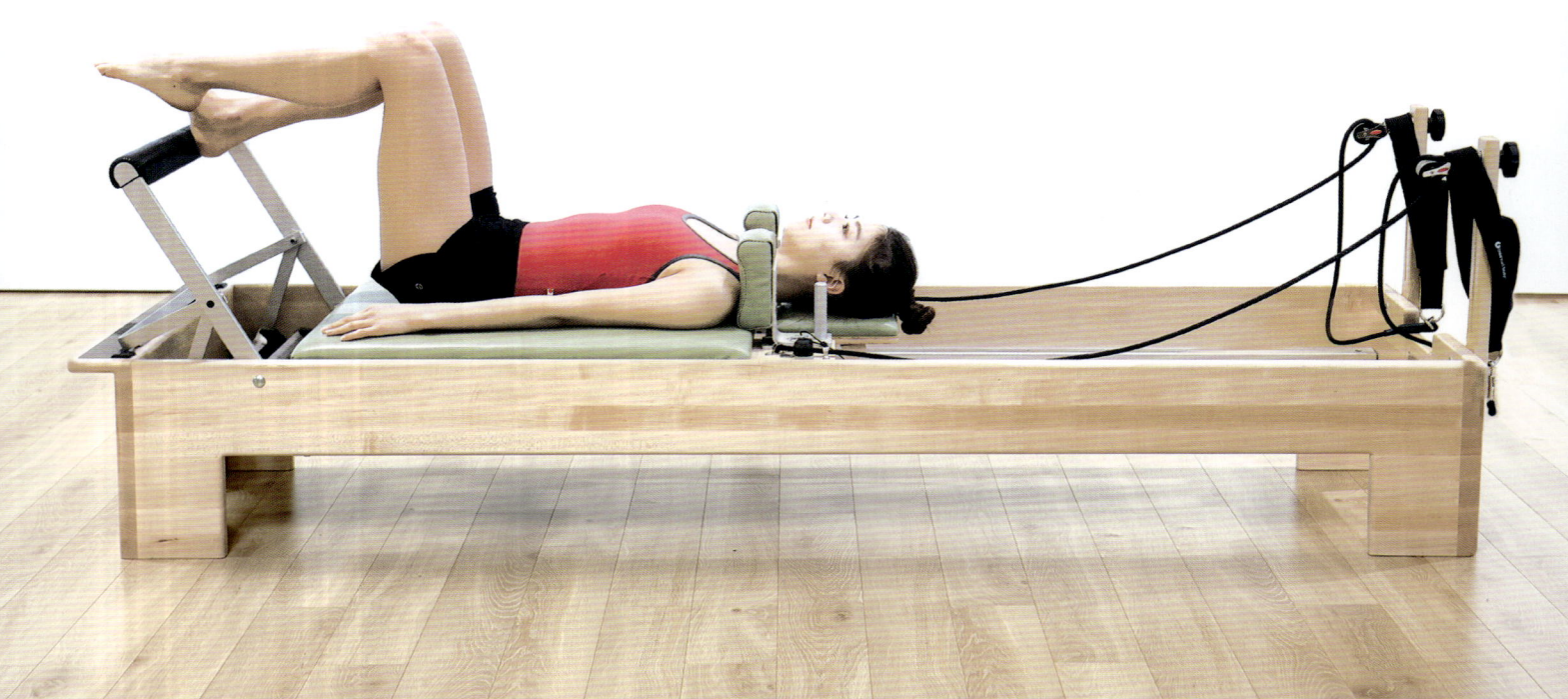

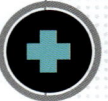
- 무릎, 힙, 발목에 통증이 있는 경우 풋바 높이를 조절하거나 스토퍼 블락으로 캐리지의 움직임을 제한한다.
- 발이 민감한 사람의 경우 풋바에 패드를 대거나 양말 혹은 신발을 신는다.
- 허리, 골반, 천장관절 통증이 있는 경우 수건 혹은 패드로 허리를 지지한다. 통증이 심하면 동작을 피한다.
- 목과 어깨 통증이 있는 경우 어깨에 패드를 대준다.

Step 01 풋바에 있는 다리를 뻗으며 캐리지를 밀어낸다.
골반은 중립을 유지한다.

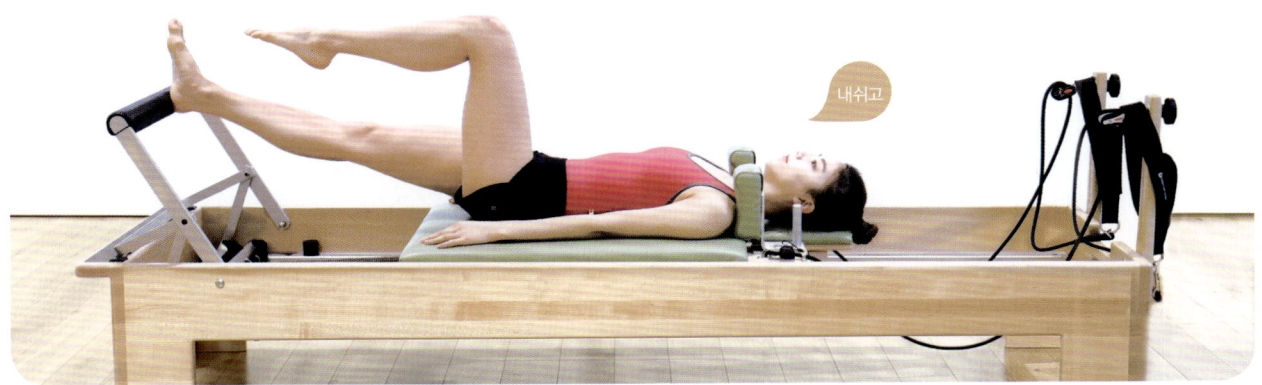

Step 02 시작자세로 돌아온다.

변형 동작
- 풋바에 발을 V 자세로 하고 동작을 한다.
- 풋바에 발 볼을 두고 다리를 평행으로 두거나 외회전한 상태에서 동작을 한다.
- 풋바에 발 볼을 두고 다리는 평행이 되게 한 후 무릎을 펴서 캐리지를 밀어내고 발뒤꿈치를 들어 올렸다 내리기를 반복한다.
- 풋바에 발 볼을 대고 다리는 평행이 되도록 한 후 한쪽 다리는 체어 자세로 들어 올린다. 지지하고 있는 다리를 뻗어 캐리지를 뒤로 밀어낸다. 반대쪽 다리는 천장 방향으로 길게 뻗는다. 양쪽 발등을 밀었다 내리기를 반복하고 시작자세로 돌아온다.
- 풋바에 발 볼을 두고 다리는 외회전한다. 한쪽 다리는 무릎을 외회전하여 구부리고 반대편 다리 발목에 올려놓는다. 지지하고 있는 다리를 펴서 캐리지를 뒤로 밀어낸다. 이때 발목에 올려놓은 발끝을 천장 방향으로 뻗고 다리를 풋바 쪽으로 내렸다 다시 올린다. 들어 올린 다리는 골반의 중립을 유지한 상태에서 바깥쪽으로 밀어낸다. 양쪽 발등을 밀었다 당기며 시작자세로 돌아온다.

필라테스 기구 운동 ▶ 리포머 ▶ 다리/무릎

46 풋플레이트 - 풋워크
Footwork on Footplate

| 주요 효과 | 사두근 · 햄스트링 · 내/외전근 등을 포함한 다리 근육 강화, 다리의 올바른 정렬

반복횟수 10~20회

지도방법

- 풋플레이트를 누르기 전에 복부를 수축한다.
- 골반, 무릎, 발의 정렬을 유지한다.
- 골반과 척추의 중립자세를 유지한다.
- 부드럽고 지속적인 움직임을 한다.

- 스프링 : RB~3R
- 스트랩 : None
- 풋플레이트 : On
- 헤드레스트 : 플랫, 필요시 조절

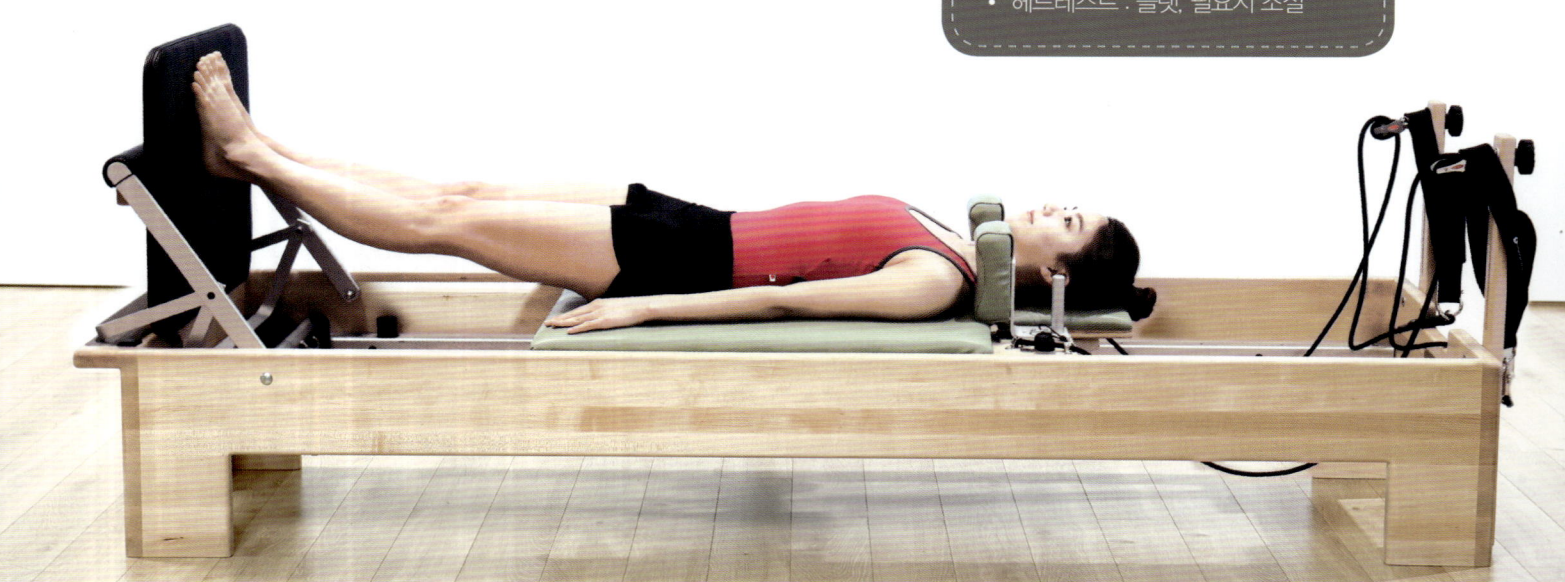

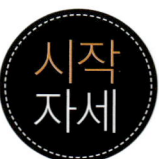

시작 자세 캐리지에 바로 누운 자세에서 다리는 뻗어 풋플레이트 맨 윗부분에 발가락이 오도록 둔다.

- 무릎, 골반, 발목 통증이 있는 경우 움직임의 가동범위를 제한한다. 통증이 심하면 동작을 피한다.
- 발이 민감한 사람의 경우 양말이나 신발을 신는다.
- 허리, 골반, 천장관절에 통증이 있는 경우 허리에 수건을 대준다.
- 목과 어깨에 통증이 있는 경우 어깨 밑에 패드를 대준다.

Step 01 무릎을 구부리고 허리는 중립자세에서 발뒤꿈치를 풋플레이트에 둔다. *마시고*

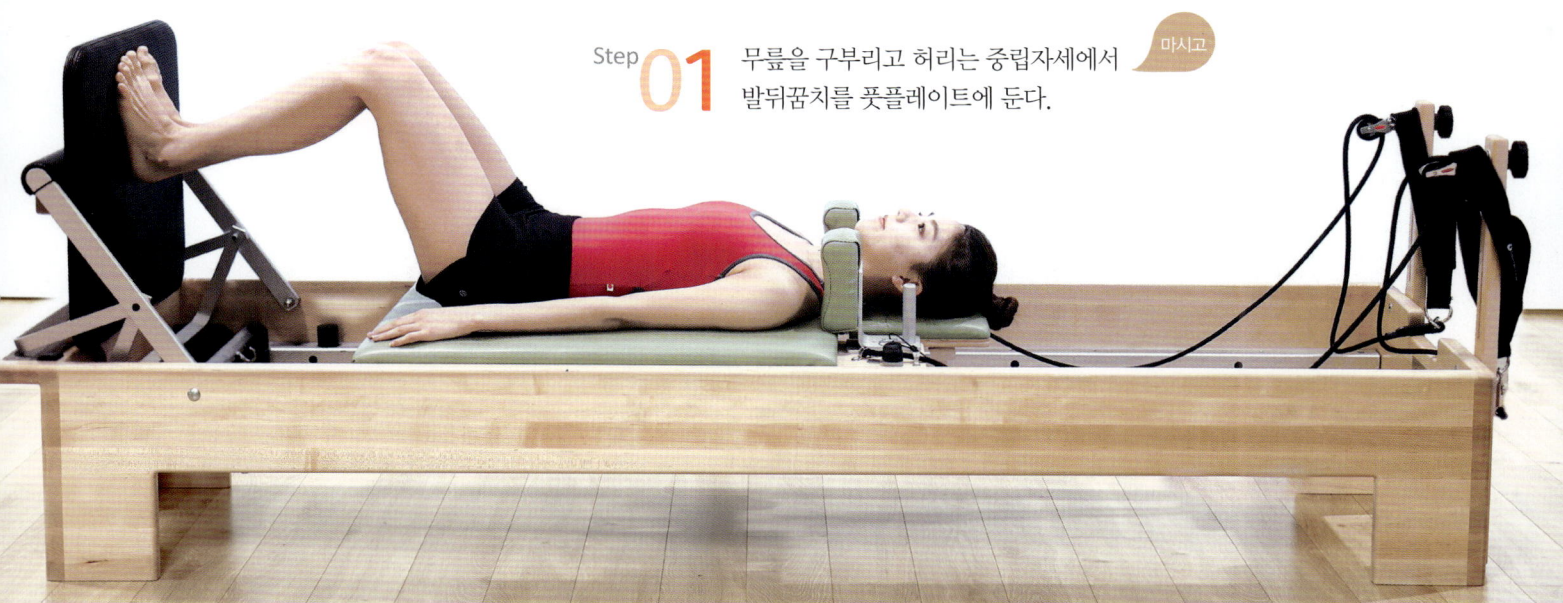

Step 02 다리를 뻗으며 시작자세로 돌아온다. *내쉬고*

변형 동작
- 다리를 뻗어 발뒤꿈치를 올렸다 내리기를 반복한다.
- 풋플레이트에 발뒤꿈치가 떨어지지 않는 범위 내에서 무릎을 구부리고 캐리지가 움직이지 않도록 유지하며 발뒤꿈치를 최대한 들었다 내렸다 한다.
- 캐리지가 움직이지 않도록 유지하며 무릎을 구부려 발뒤꿈치를 들어 올린다. 역시 캐리지가 움직이지 않도록 유지하며 무릎을 펴 발뒤꿈치를 내린다.

필라테스 기구 운동 ▶ 리포머 ▶ 다리/무릎

47 풋플레이트 - 발바닥 점프
Footwork on footplate - Hiccups

| 주요 효과 | 발목 근육, 발바닥 아치

반복횟수 20회

지도방법

- 다리의 정렬을 유지한다.
- 복부를 수축하며 동작을 반복한다.
- 점프 후 착지시 부드럽게 조절해서 움직인다.
- 발뒤꿈치부터 발가락 끝까지 발바닥 전체를 사용하도록 한다.

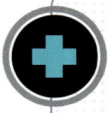

- 무릎, 골반, 발목에 통증이 있는 경우 가동범위를 제한하고 통증이 심하면 동작을 피한다.
- 발이 민감한 사람의 경우 양말이나 신발을 신는다.
- 허리, 골반, 천장관절에 통증이 있는 경우 허리에 수건을 대준다.
- 목과 어깨에 통증이 있는 경우 어깨 밑에 패드를 대준다.

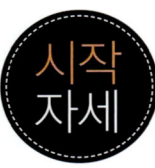

머리를 헤드레스트에 두고 천장을 보고 바르게 눕는다.
발은 풋플레이트에 올려 두고 다리 정렬을 맞춰 눕는다.
양손은 캐리지에 편하게 둔다.

- 스프링 : B~R
- 스트랩 : None
- 풋플레이트 : On
- 헤드레스트 : 플랫, 필요시 조절

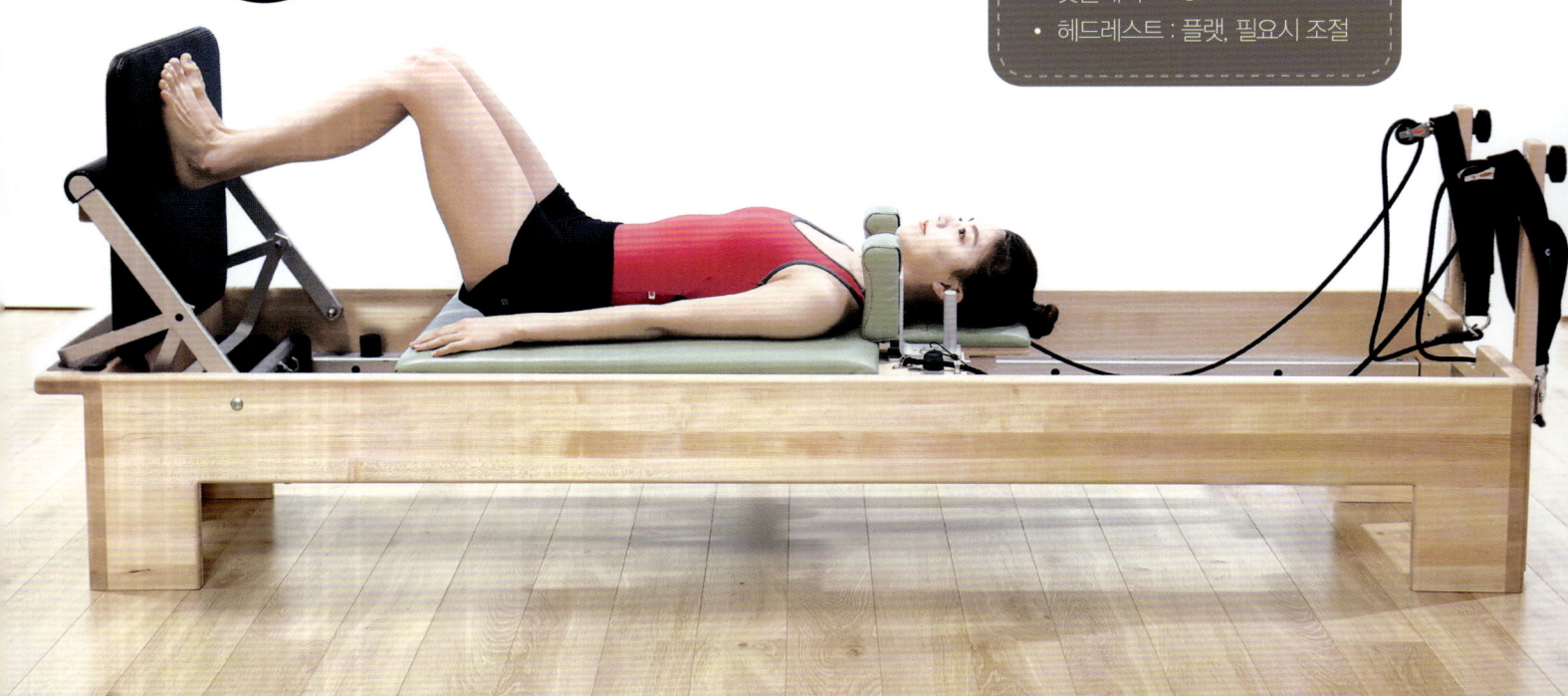

Step **01** 다리를 길게 뻗는다.

마시고

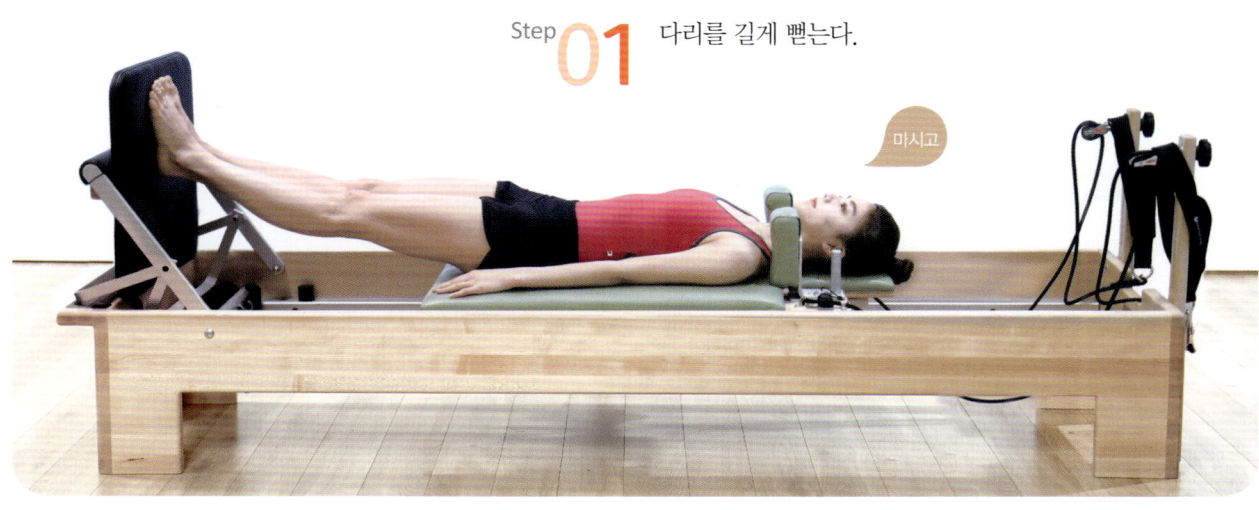

Step **02** 무릎을 구부리지 않고 발바닥으로 풋플레이트를 밀면서 점프한다.

내쉬고

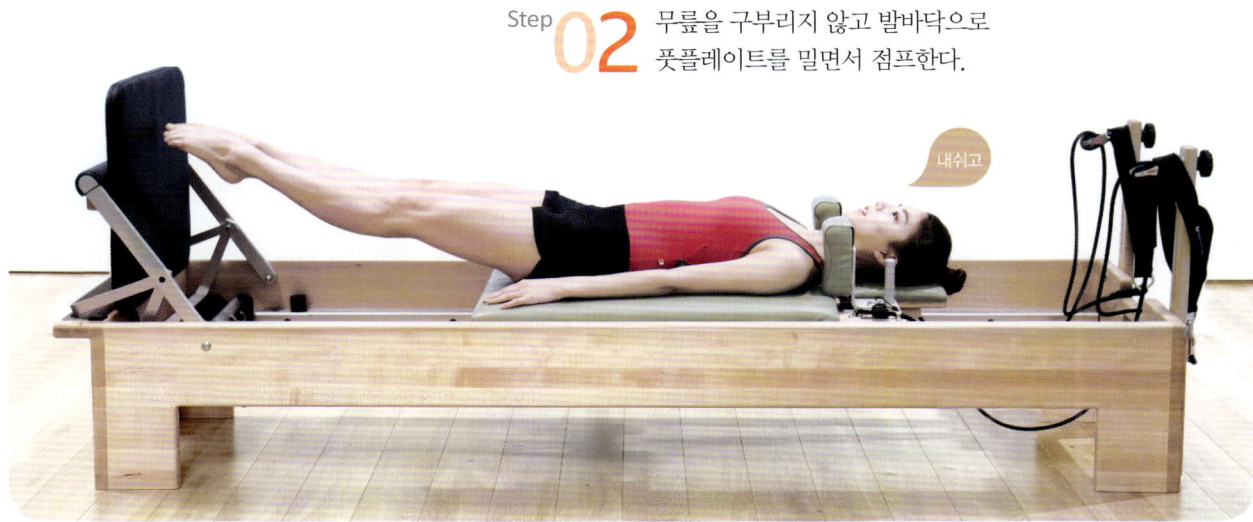

응용 동작

- 발의 포지션을 다양하게 할 수 있다.
- 두 다리를 붙이고 한다.
- 두 다리를 골반 넓이만큼 벌리고 발끝을 바깥쪽으로 한다.
- 발뒤꿈치만 붙여서 V자 모양으로 만들어서 한다.

필라테스 기구 운동 ▶ 리포머 ▶ 다리/무릎

48 풋플레이트 – 점프
Jumping on Footplate

| 주요 효과 | 사두근 · 햄스트링 · 내/외전근 등을 포함한 다리 근육 강화, 다리의 올바른 정렬, 복부 강화

반복횟수 10~20회

지도방법

- 복부를 수축하며 동작을 반복한다.
- 골반, 무릎, 발의 정렬을 유지한다.
- 골반과 척추의 중립자세를 유지한다.
- 부드럽고 지속적인 움직임을 한다.
- 점프시 가능한 소리가 크게 나지 않도록 움직인다.

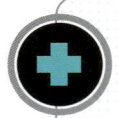

- 무릎, 골반, 발목에 통증이 있는 경우 움직임의 가동범위를 제한하거나 통증이 심하면 동작을 피한다.
- 발이 민감한 사람의 경우 양말이나 신발을 신는다.
- 허리, 골반, 천장관절에 통증이 있는 경우 허리에 수건을 대준다.
- 목과 어깨에 통증이 있는 경우 어깨 밑에 패드를 대준다.

- 스프링 : RB~2R1B
- 스트랩 : None
- 풋플레이트 : On
- 헤드레스트 : 플랫, 필요시 조절

시작자세 캐리지에 바로 누운 자세에서 다리를 뻗어 풋플레이트 맨 윗부분에 발가락이 오도록 둔다.

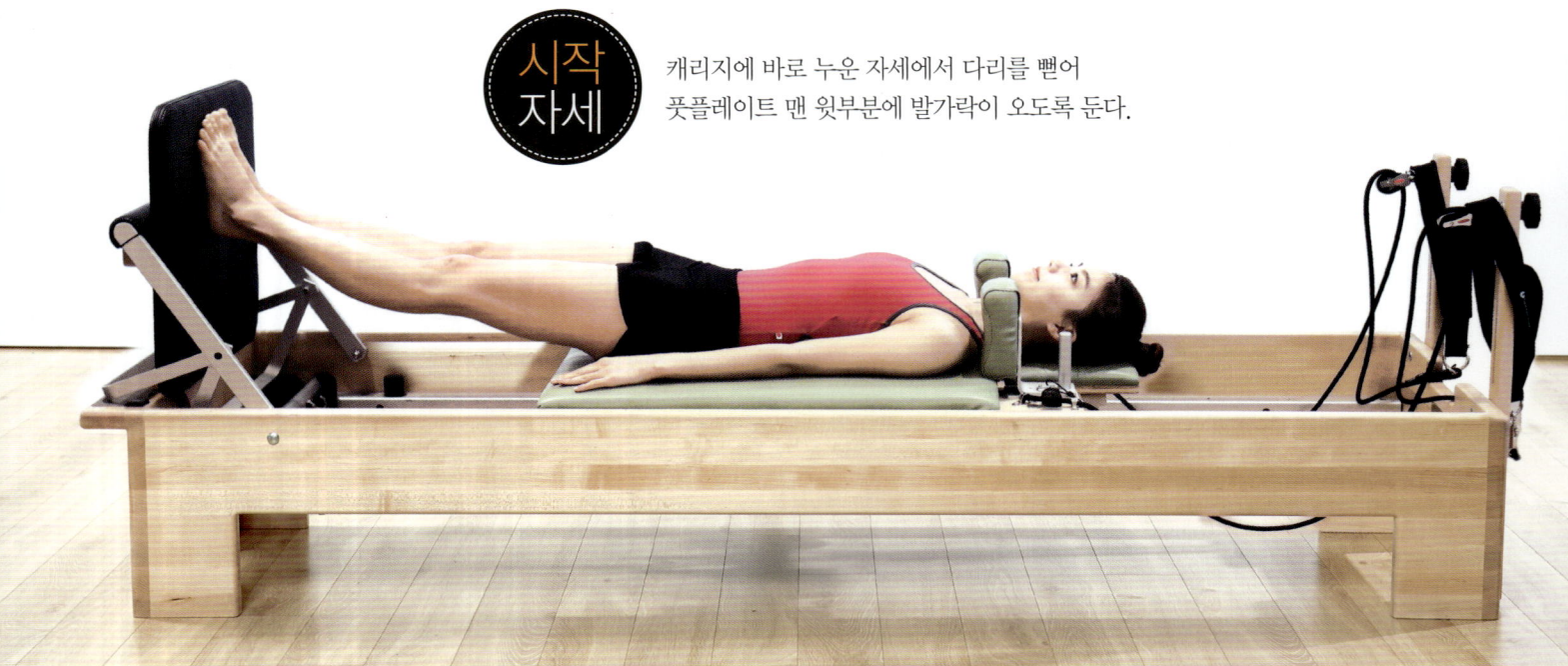

Step 01 무릎을 구부리고 발뒤꿈치는 풋플레이트 위에 올려 놓는다.

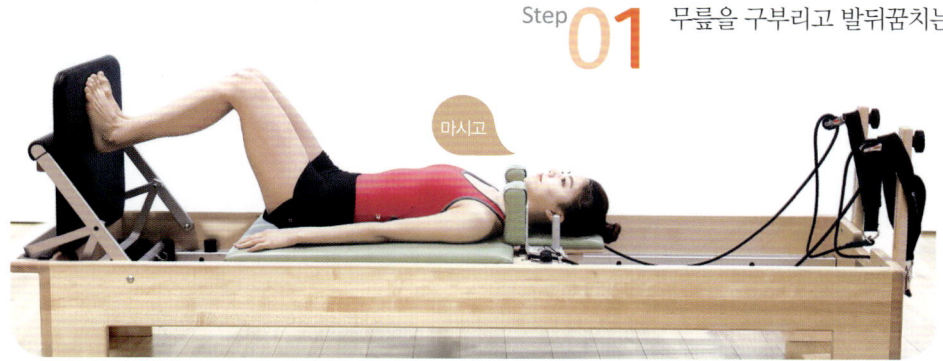

Step 02 다리를 뻗으며 발을 포인트해서 플레이트에서 점프한다.

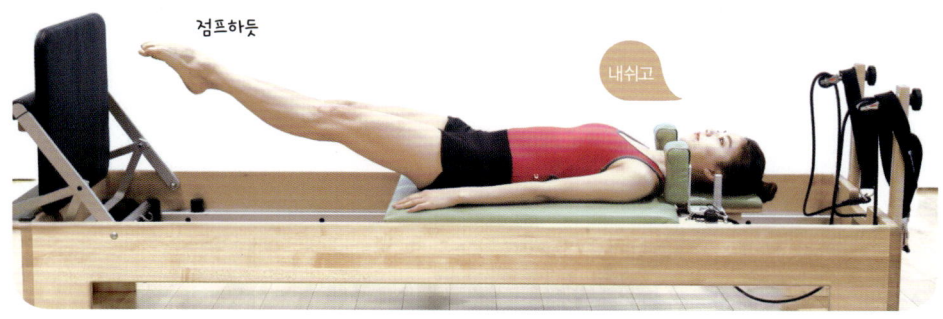

Step 03 플레이트에 조용히 내려오듯이 무릎을 구부리며 발을 풋플레이트에 내려 놓는다.

변형 동작

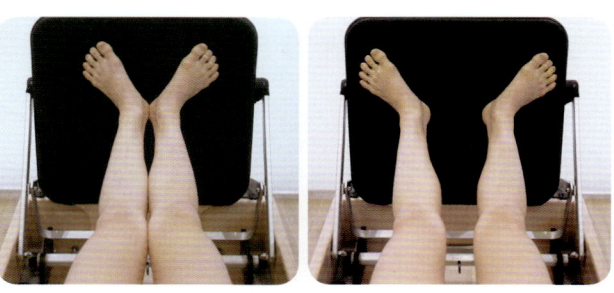
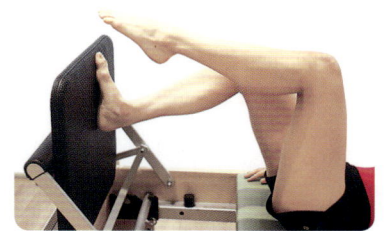

- 두 다리로 평행하게 하거나 V 자세, 2nd 자세를 하여 뛴다.
- 내전근에 힘을 주며 뛴다.
- 발을 교차하며 뛴다.
- 한쪽 다리는 체어 자세를 하고 반대쪽 다리로 점프를 한다.

필라테스 기구 운동 ▶ 리포머 ▶ 다리/무릎

49 다리 내리기
Leg Pull

| 주요 효과 | 햄스트링 · 내전근 · 대둔근 · 복부 강화

반복횟수 6~10회

지도방법

- 복부를 수축하며 동작을 반복한다.
- 동작을 하는 동안 허리가 캐리지에서 떨어지지 않도록 한다.
- 다리는 대칭적으로 움직인다.
- 무릎은 과신전 되지 않도록 한다.

- 스프링 : RB~2R
- 스트랩 : Regular
- 풋바 : High or Low
- 헤드레스트 : 플랫, 필요시 조절

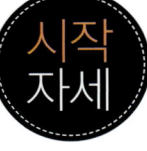

시작자세 캐리지에 바로 누운 자세에서 두 다리는 평행하게 천장 방향으로 뻗는다.

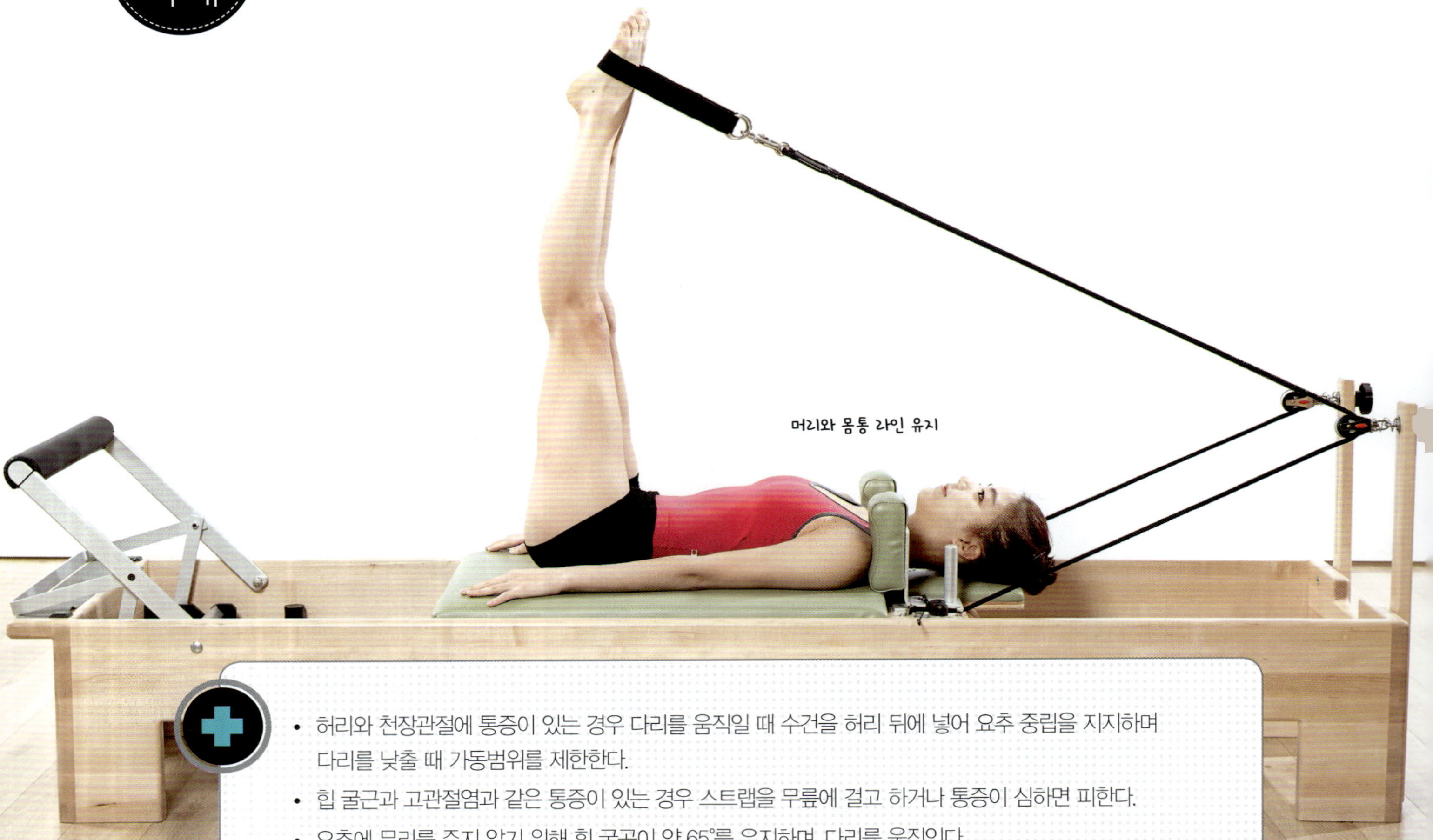

머리와 몸통 라인 유지

- 허리와 천장관절에 통증이 있는 경우 다리를 움직일 때 수건을 허리 뒤에 넣어 요추 중립을 지지하며 다리를 낮출 때 가동범위를 제한한다.
- 힙 굴근과 고관절염과 같은 통증이 있는 경우 스트랩을 무릎에 걸고 하거나 통증이 심하면 피한다.
- 요추에 무리를 주지 않기 위해 힙 굴곡이 약 65°를 유지하며, 다리를 움직인다.

Step 01 복부를 수축하여 두 다리를 캐리지 방향으로 내린다.

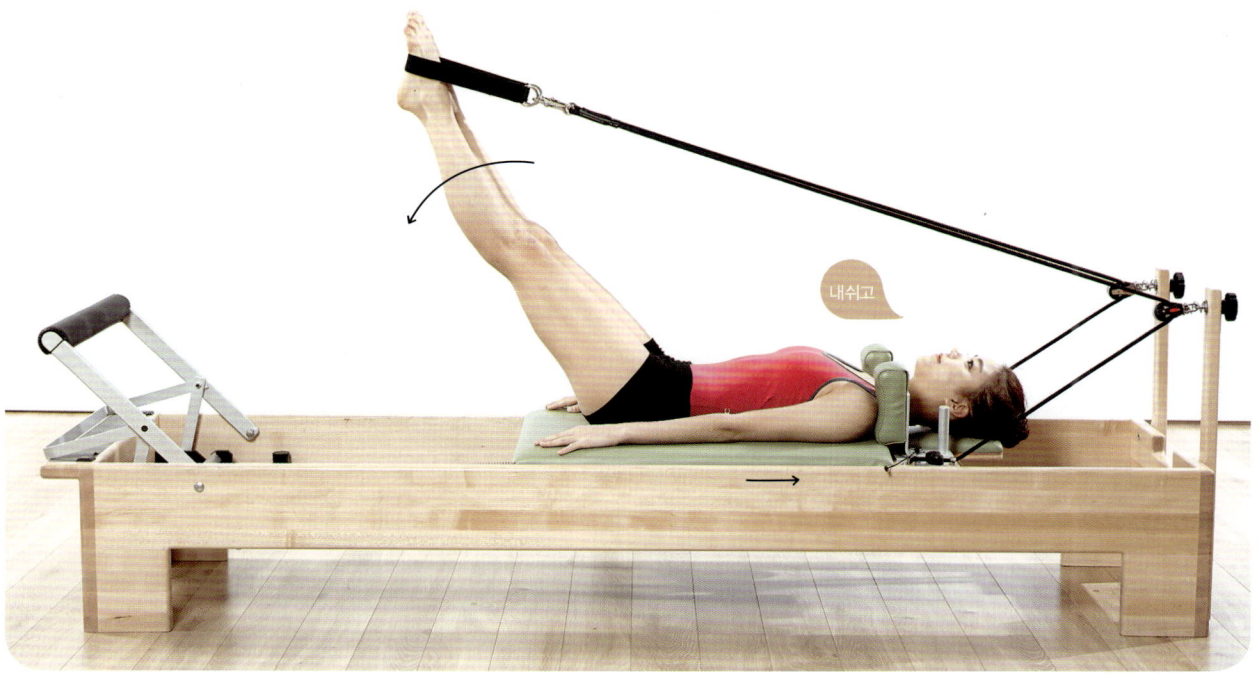

내쉬고

Step 02 시작자세로 돌아온다. 마시고

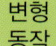 변형 동작

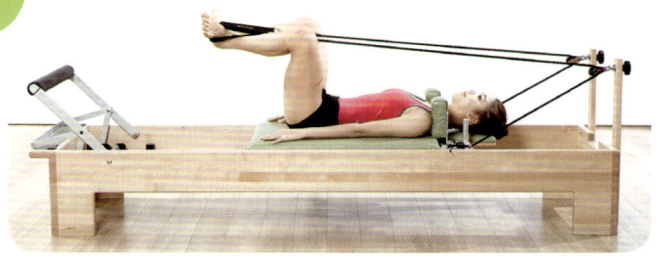

- 두 다리를 외회전하여 무릎을 구부리며 발뒤꿈치를 붙인다. 다리를 사선 방향으로 길게 뻗었다가 시작자세로 돌아온다.

응용 동작
- 무릎 혹은 발목에 링이나 볼을 끼우고 운동한다.

필라테스 기구 운동 ▶ 리포머 ▶ 다리/무릎

50 시저
Scissors

| 주요 효과 | 내전근 · 힙 외회전근 · 대둔근 강화, 골반 안정화, 내전근 유연성 증가

반복횟수 6~10회

지도방법

- 복부를 수축하며 동작을 반복한다.
- 동작을 하는 동안 허리가 캐리지에서 떨어지지 않도록 한다.
- 다리는 대칭적으로 움직인다.
- 무릎은 과신전 되지 않도록 한다.

시작 자세

헤드레스트에 머리를 두고 바르게 누운 후 발의 아치에 스트랩을 건다. 두 다리는 천장 방향으로 뻗는다.

- 스프링 : RB~2R
- 스트랩 : Regular
- 풋바 : High or Low
- 헤드레스트 : 플랫, 필요시 조절

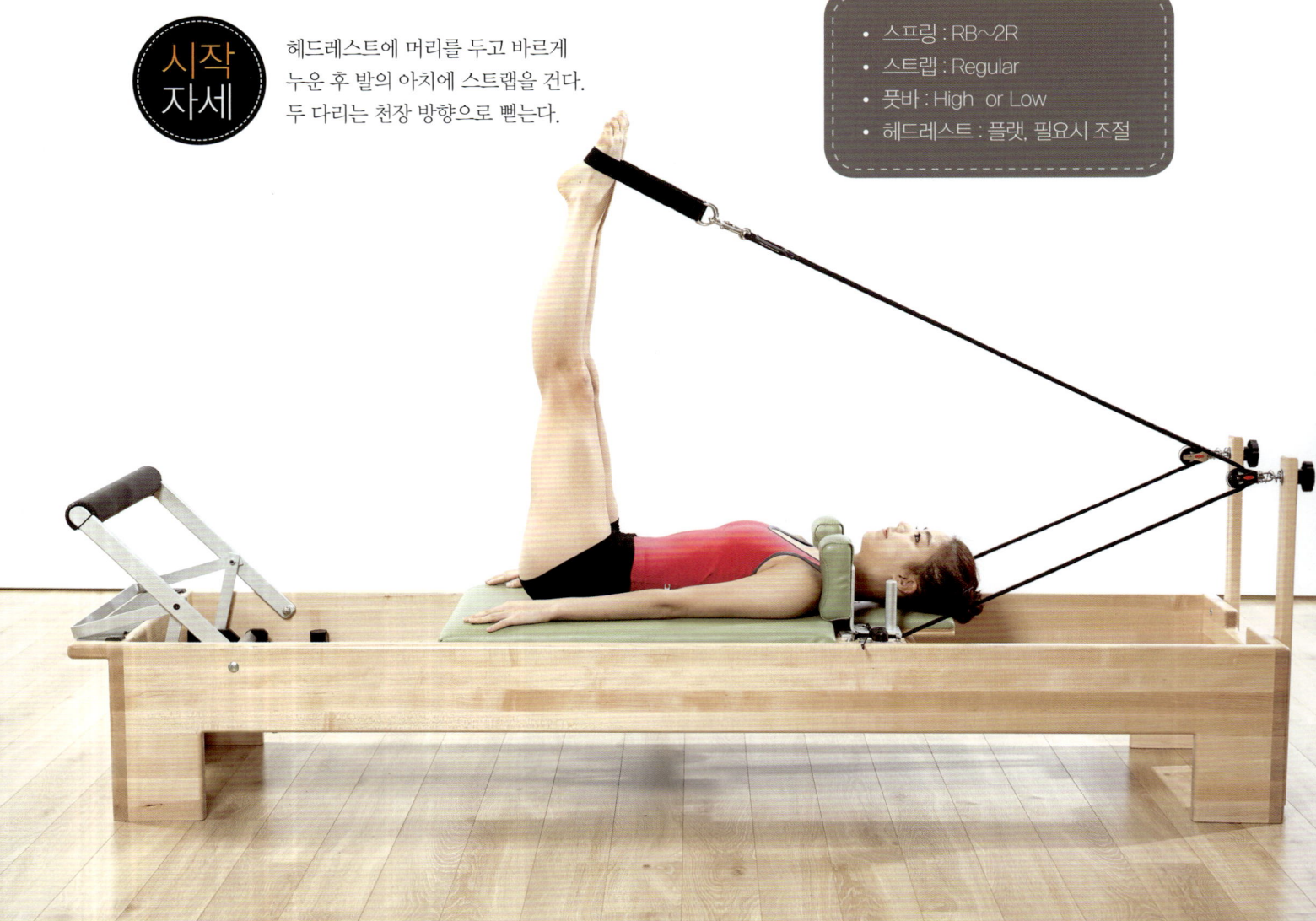

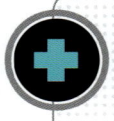
- 허리와 천장관절에 통증이 있는 경우 다리를 움직일 때 수건을 허리 뒤에 넣어 요추 중립을 지지하며 다리를 움직일 때 가동범위를 제한한다.
- 힙 굴근과 고관절염과 같은 통증이 있는 경우 스트랩을 무릎에 걸고 하거나 통증이 심하면 동작을 피한다.

Step 01 두 다리를 양옆으로 뻗으며 골반을 열어준다. 마시고

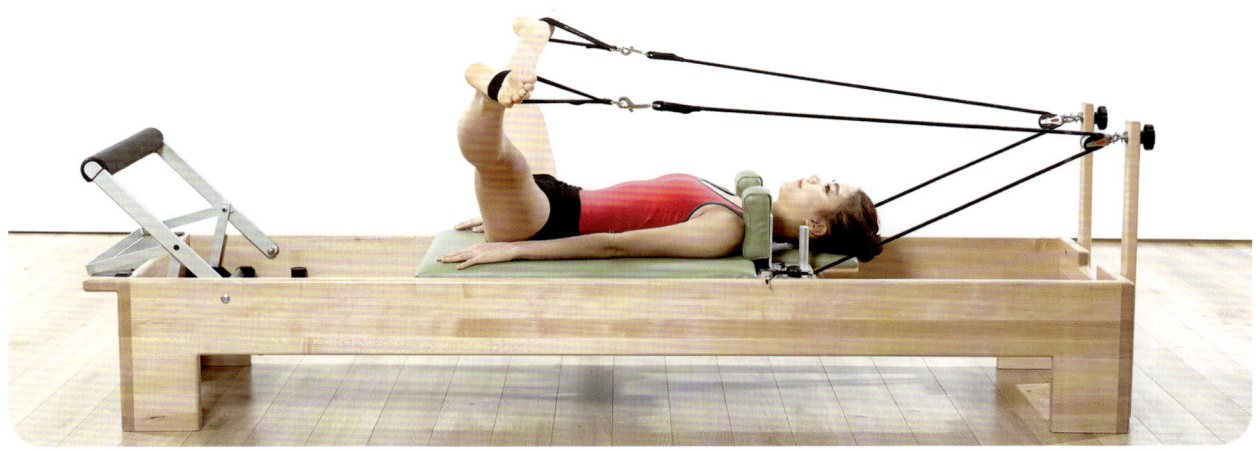

Step 02 시작자세로 돌아온다. 내쉬고

변형 동작
- 골반은 그대로 있고 안쪽 허벅지를 모아 원을 그리고 시작자세로 돌아온다.

응용 동작
- 양쪽 발을 스트랩에 걸고 양옆으로 벌려 내전근 스트레칭을 한다.
- 한쪽 발에만 스트랩을 걸고 반대쪽 다리를 풋바에 올려 스트랩을 건 다리의 햄스트링을 스트레칭한다.
- 스트랩을 건 다리를 몸쪽으로 교차해서 힙과 허벅지 옆쪽을 스트레칭한다.

필라테스 기구 운동 ▶ 리포머 ▶ 다리/무릎

51 한쪽 무릎 스트레칭
Single Knee Stretch

| 주요 효과 | 사두근 · 햄스트링 · 둔근 강화, 골반 안정화

반복횟수 6~10회

지도방법

- 다리를 움직이기 전에 복부을 수축한다.
- 어깨를 내리고 가슴을 열어준다.
- 머리와 몸통의 라인을 유지한다.
- 다리를 움직일 때 복부를 수축하여 몸통의 안정성을 유지한다.
- 힙과 무릎, 발목의 라인을 맞춘다.

- 스프링 : RB~3R
- 스트랩 : None
- 풋바 : High or Low
- 헤드레스트 : 플랫

➕
- 어깨, 팔, 손목에 통증이 있는 경우 풋바를 잡을 때 손목을 앞으로 굴려 손목의 압력을 줄이거나 스프링 강도를 조절하고 통증이 심하면 동작을 피한다.
- 허리에 통증이 있는 경우 힙 굴곡 및 신전에서 가동범위를 제한하거나 통증이 심하면 동작을 피한다.

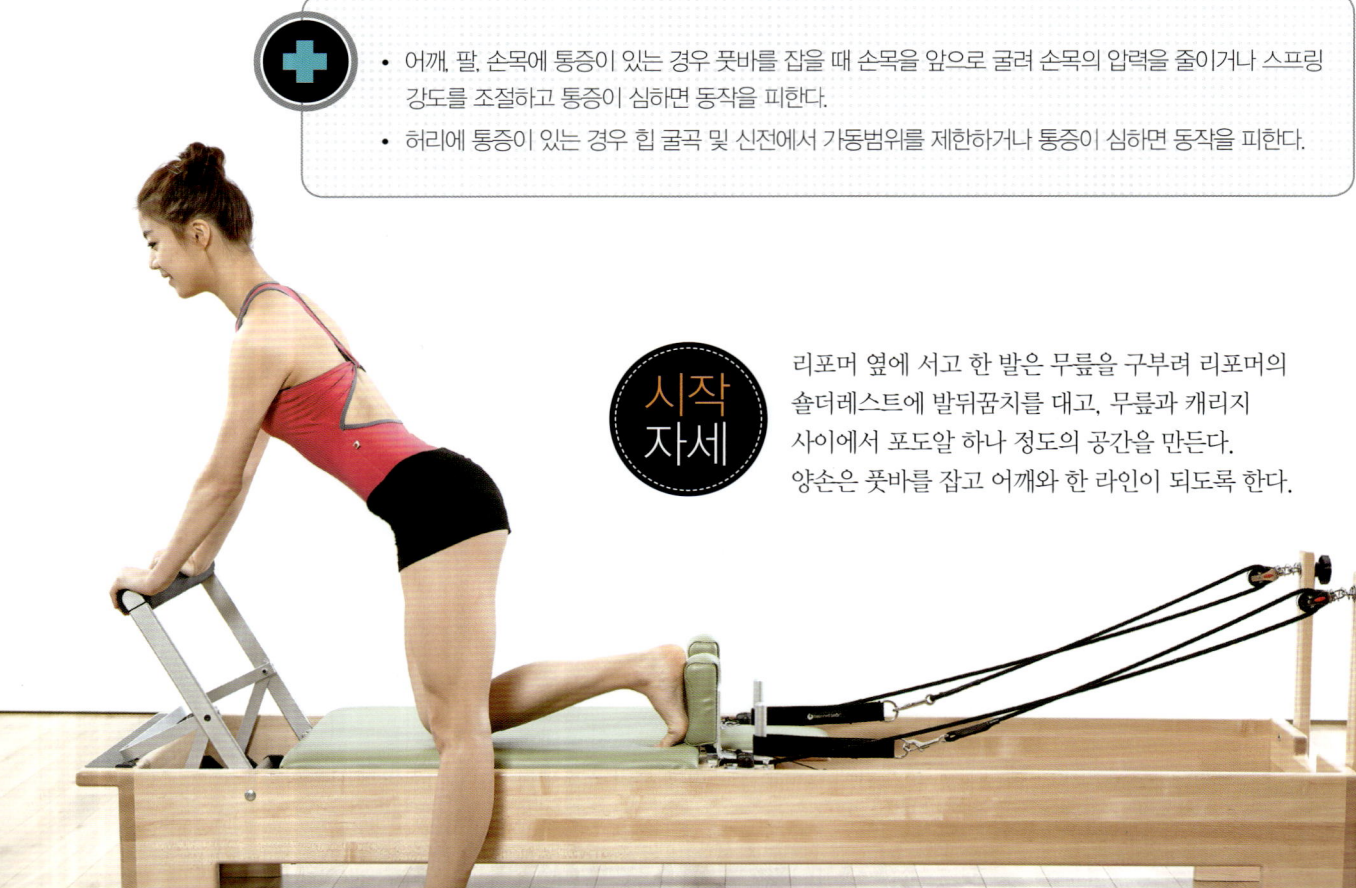

시작 자세

리포머 옆에 서고 한 발은 무릎을 구부려 리포머의 숄더레스트에 발뒤꿈치를 대고, 무릎과 캐리지 사이에서 포도알 하나 정도의 공간을 만든다. 양손은 풋바를 잡고 어깨와 한 라인이 되도록 한다.

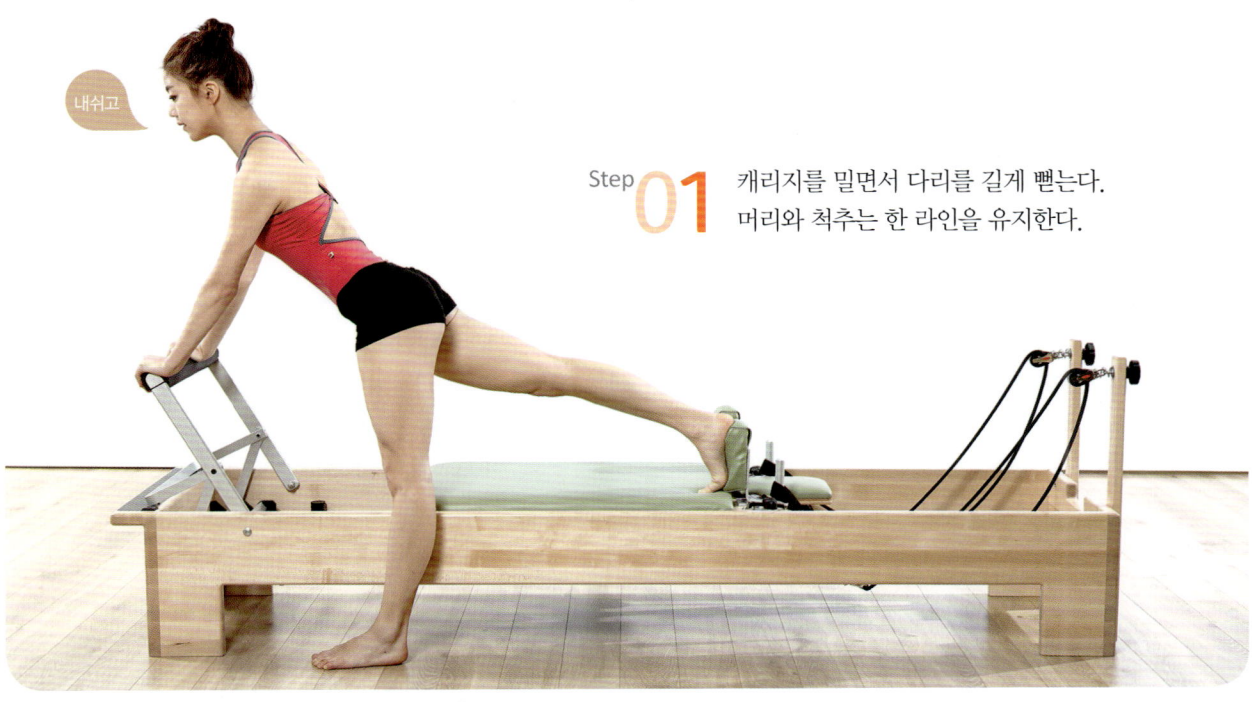

Step 01 캐리지를 밀면서 다리를 길게 뻗는다.
머리와 척추는 한 라인을 유지한다.

내쉬고

Step 02 시작자세로 돌아온다. 마시고

변형 동작

- 안정성에 대한 난이도를 올리기 위해 한 손만 풋바를 잡거나 풋바를 잡지 않고 동작을 한다.

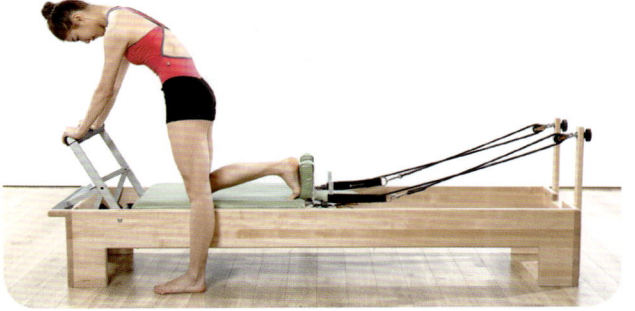

- 상체를 C 커브로 굴곡하여 시작한다.

- 양손은 바를 잡고 균형을 잡으며 동작을 해본다.

필라테스 기구 운동 ▶ 리포머 ▶ 다리/무릎

52 양쪽 무릎 스트레칭
Double Knee Stretch

| 주요 효과 | 사두근 · 햄스트링 · 둔근 강화, 골반 안정화

반복횟수 6~10회

지도방법

- 다리를 움직이기 전에 복부를 수축한다.
- 어깨를 내리고 가슴을 열어준다.
- 목과 어깨의 긴장을 푼다.
- 척추와 골반을 중립자세로 유지한다.

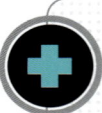

- 어깨, 팔, 손목에 통증이 있는 경우 풋바를 잡을 때 손목을 앞으로 굴려 손목의 압력을 줄이거나 스프링 강도를 조절하고 통증이 심하면 동작을 피한다.
- 허리에 통증이 있는 경우 힙 굴곡 및 신전에서 가동범위를 제한하고 통증이 심하면 동작을 피한다.
- 무릎에 통증이 있는 경우 무릎 사이에 볼을 두거나 무릎에 패드를 대고 통증이 심하면 동작을 피한다.

- 스프링 : RB~3R
- 스트랩 : None
- 풋바 : High or Low
- 헤드레스트 : 플랫

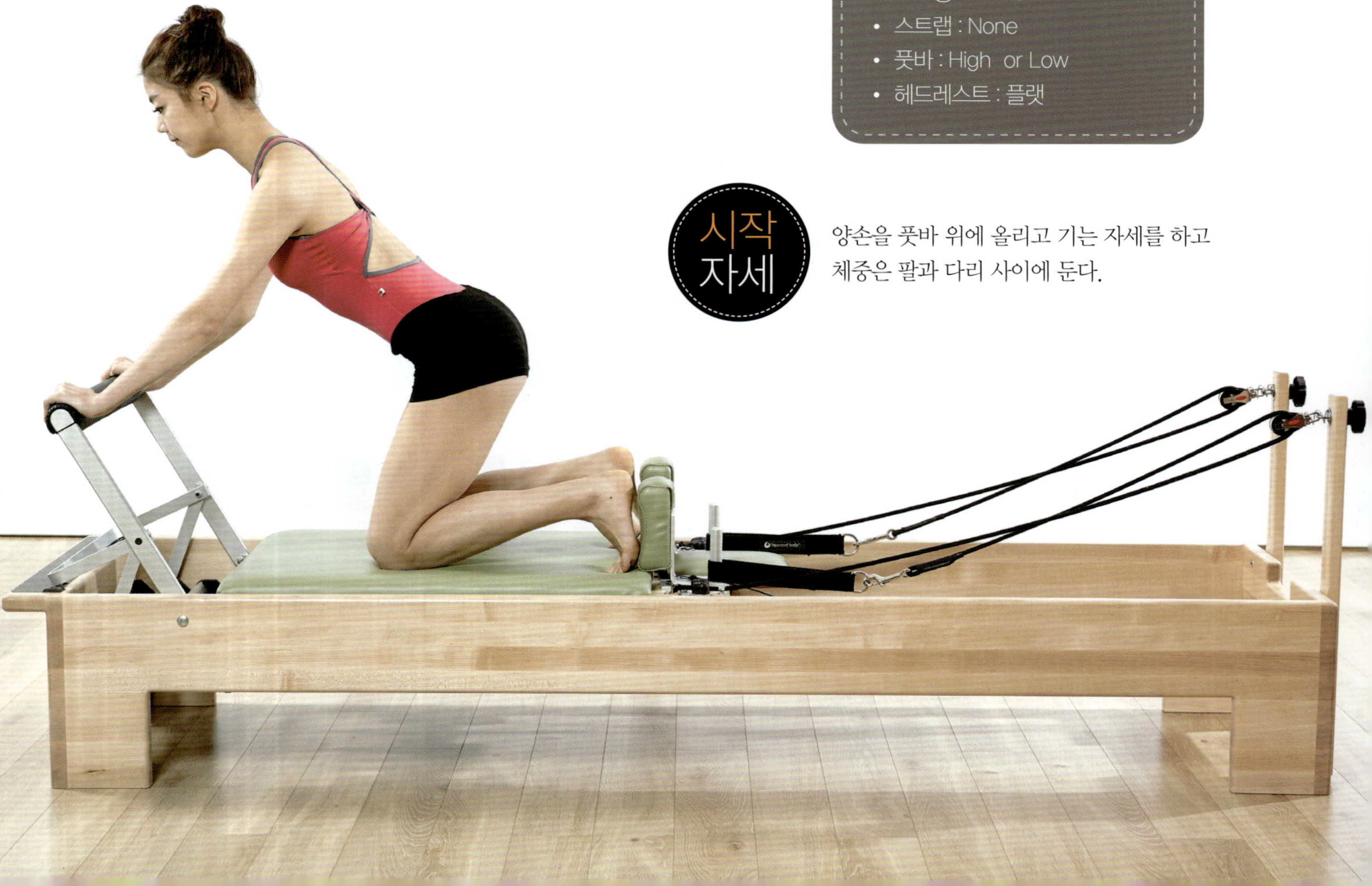

시작 자세

양손을 풋바 위에 올리고 기는 자세를 하고 체중은 팔과 다리 사이에 둔다.

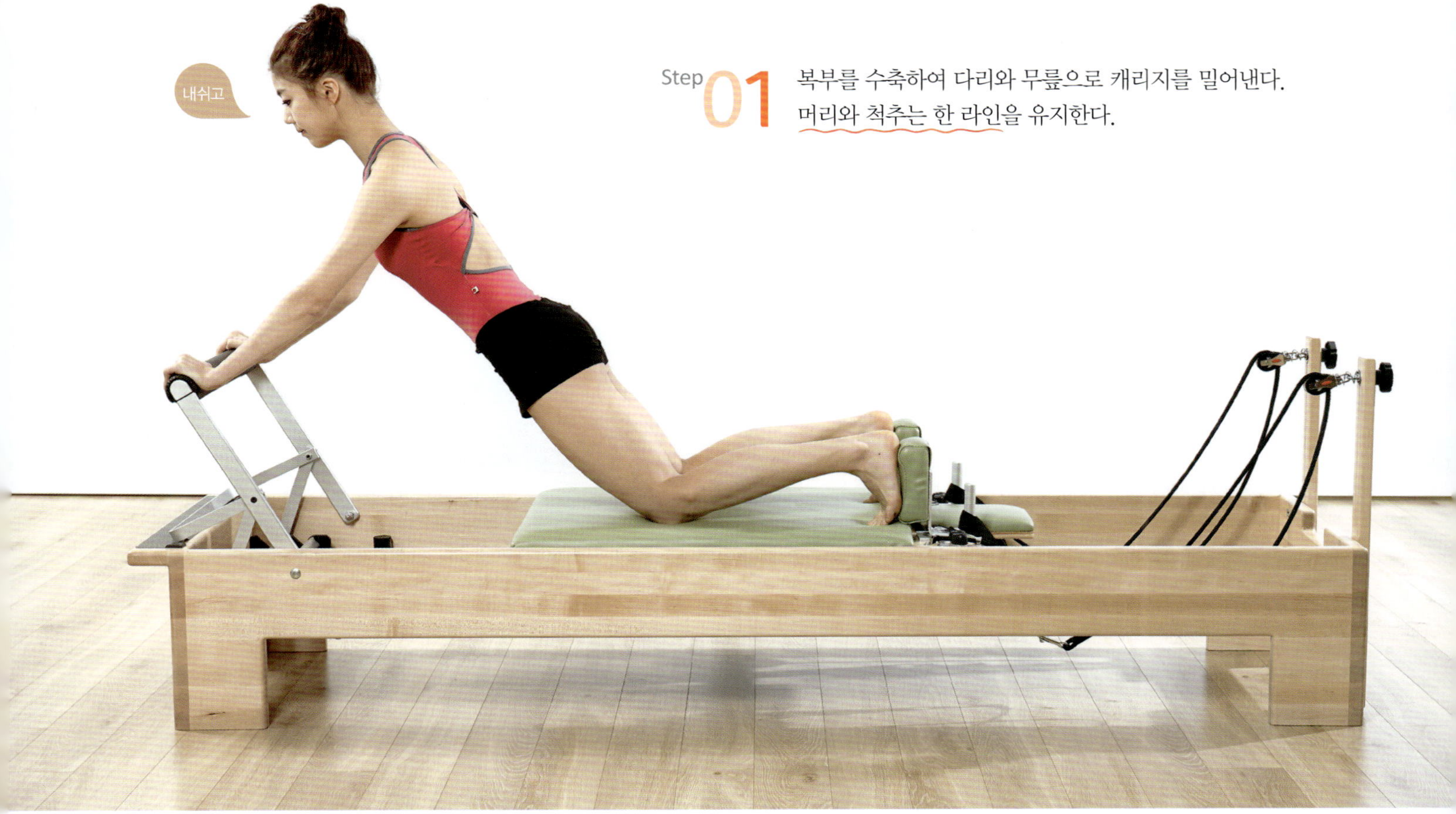

52 양쪽 무릎 스트레칭 252/253

Step **01** 복부를 수축하여 다리와 무릎으로 캐리지를 밀어낸다. 머리와 척추는 한 라인을 유지한다.

내쉬고

Step **02** 시작자세로 돌아온다. 마시고

> **변형 동작**
> - 안정성에 대한 난이도를 올리기 위해 풋바에서 한 팔로 운동한다.
> - 상체를 C 커브로 굴곡하여 시작한다.

필라테스 기구 운동 ▶ 리포머 ▶ 다리/무릎

53 플랭크 - 니 오프
Plank - Knees Off

| 주요 효과 | 사두근 · 햄스트링 · 둔근 · 복부 강화, 견갑골 안정화

반복횟수 6~10회

지도방법
- 다리를 움직이기 전에 복부를 수축한다.
- 운동하는 동안 어깨와 상체의 위치를 유지한다.
- 척추와 머리선을 맞추고 등의 자세를 유지한다.
- 힙, 무릎, 발목의 정렬을 맞추도록 한다.

➕
- 어깨, 팔, 손목에 통증이 있는 경우 풋바를 잡을 때 손목을 앞으로 굴려 손목의 압력을 줄이거나 스프링 강도를 조절하고 통증이 심하면 동작을 피한다.
- 허리에 통증이 있는 경우 힙 굴곡 및 신전에서 가동범위를 제한하고 통증이 심하면 동작을 피한다.
- 무릎에 통증이 있는 경우 무릎 사이에 볼을 두거나 무릎을 굽힐 때 가동범위를 제한한다. 통증이 심하면 동작을 피한다.

시작 자세 양손을 풋바 위에 올리고 기는 자세를 한 상태에서 복부를 수축시켜 무릎을 들어 올린다.

- 스프링 : RB~2R
- 스트랩 : None
- 풋바 : High
- 헤드레스트 : 플랫

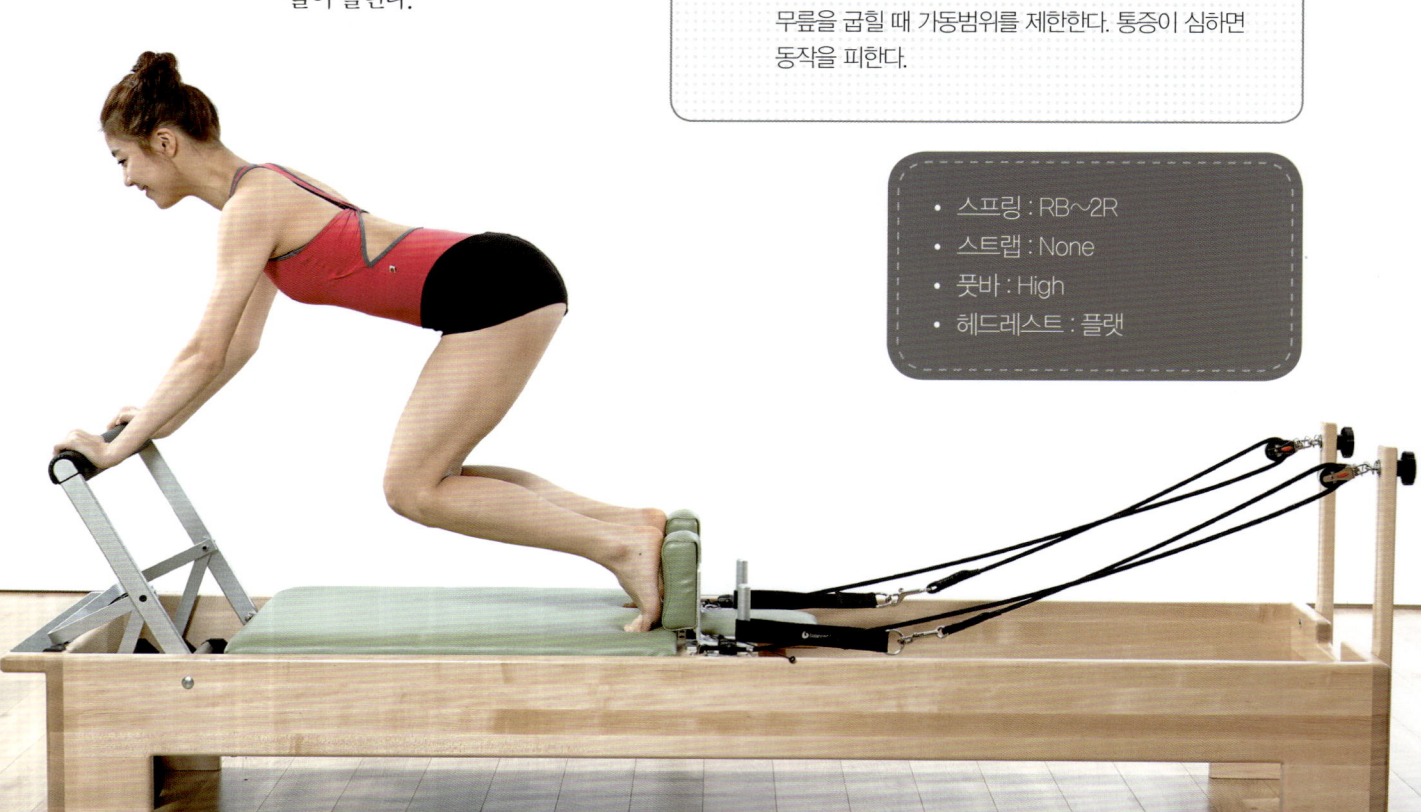

53 플랭크-니 오프 **254/255**

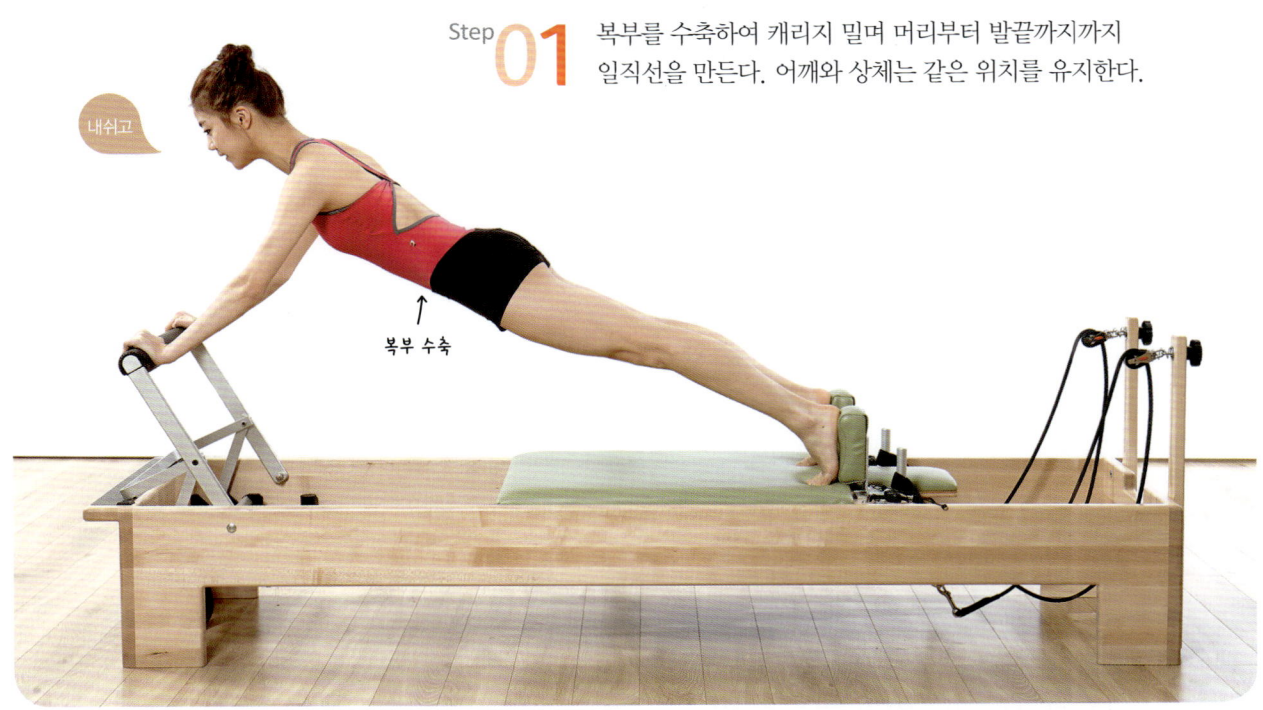

Step 01 복부를 수축하여 캐리지 밀며 머리부터 발끝까지 일직선을 만든다. 어깨와 상체는 같은 위치를 유지한다.

내쉬고

복부 수축

Step 02 시작자세로 돌아온다. 마시고
무릎은 가능한 캐리지에서 가깝게 유지하면서 난이도를 높인다.

변형 동작

- 한쪽 다리를 숄더레스트에서 들어 올려 길게 뻗고 한쪽 다리로 캐리지를 밀면서 골반의 안정성을 유지한다.

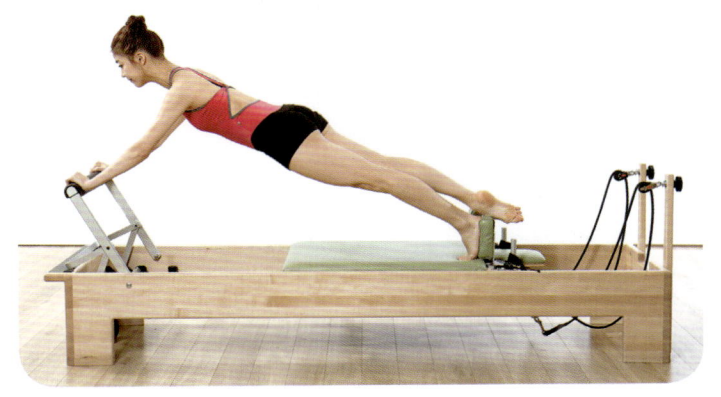

- 풋바에 한 팔을 떼고 바깥으로 뻗어 숄더레스트에서 팔과 반대쪽 다리를 올리면서 힙과 선을 맞춰 똑바로 뻗는다. 몸통의 안정성을 유지하며 캐리지를 밀도록 한다.

필라테스 기구 운동 ▶ 리포머 ▶ 다리/무릎

54 아라베스크
Arabesque

| 주요 효과 | 복부 · 햄스트링 · 둔근 강화

반복횟수 6~10회

지도방법

- 다리를 움직이기 전 복부를 수축한다.
- 다리는 운동하는 동안 바깥쪽으로 길어지도록 한다.
- 척추와 머리는 계속 같은 라인을 유지하고 머리가 떨어지지 않도록 한다.

- 스프링 : RB~2R
- 스트랩 : None
- 풋바 : High
- 헤드레스트 : 플랫

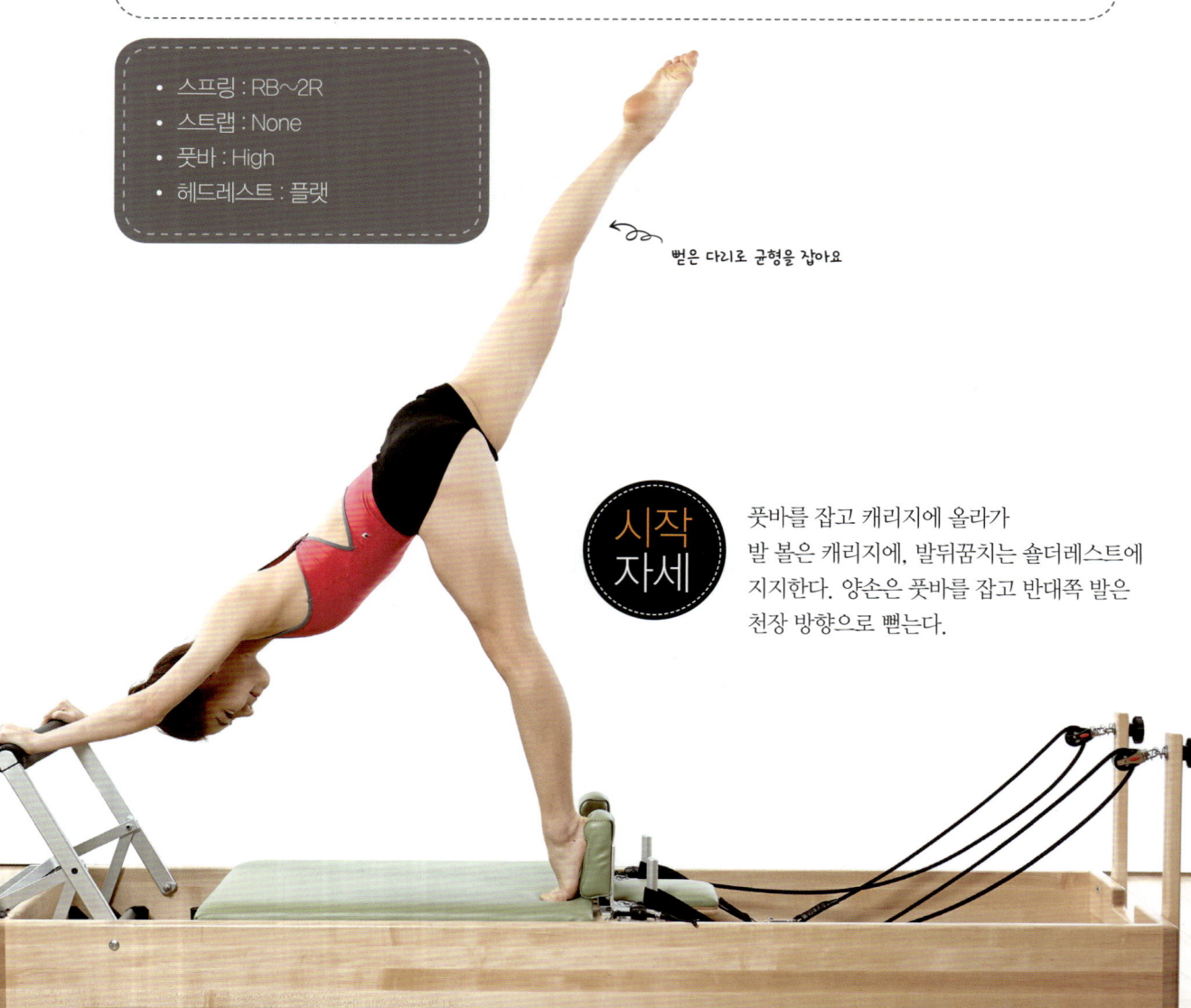

뻗은 다리로 균형을 잡아요

시작 자세
풋바를 잡고 캐리지에 올라가 발 볼은 캐리지에, 발뒤꿈치는 숄더레스트에 지지한다. 양손은 풋바를 잡고 반대쪽 발은 천장 방향으로 뻗는다.

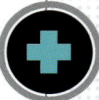
- 어깨, 팔, 손목에 통증이 있는 경우 가능한 풋바를 안전하게 잡아 고정한다.
- 햄스트링이 유연하지 않은 사람의 경우 다리를 펴는 동작에서 약간 무릎을 구부린다.
- 허리에 통증이 있는 경우 가동범위를 제한하고 무릎에 통증이 있는 경우 무릎이 과신전 되지 않도록 한다.

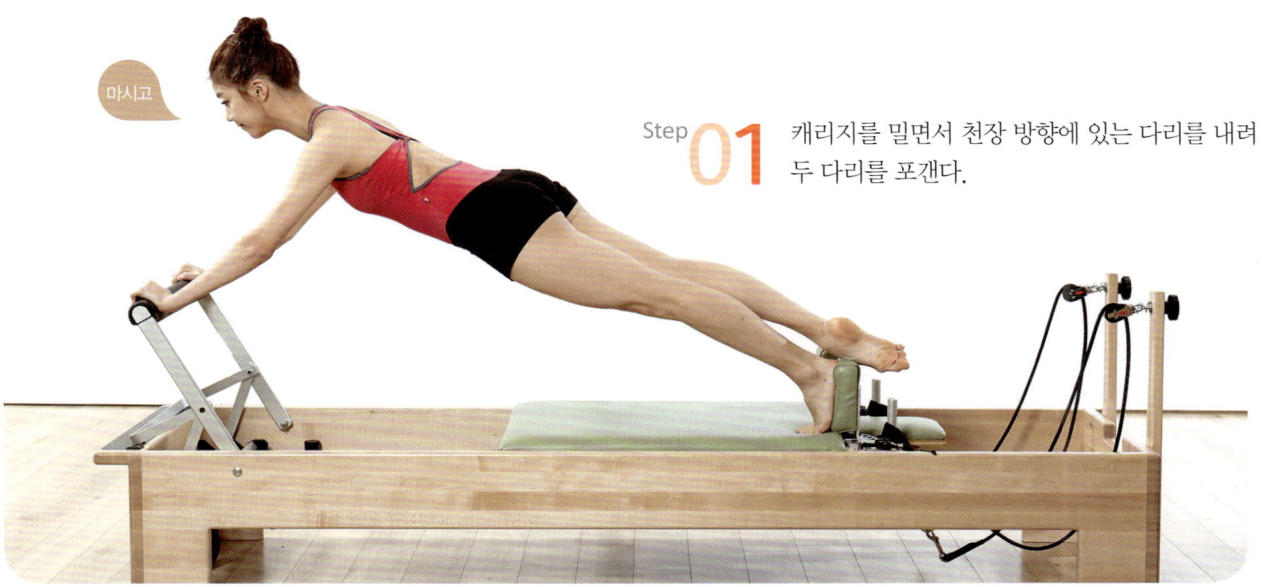

Step 01 캐리지를 밀면서 천장 방향에 있는 다리를 내려 두 다리를 포갠다.

Step 02 복부를 수축하며 시작자세로 돌아온다.

변형 동작
- 시작자세에서 캐리지를 밀면서 천장 방향에 있는 다리의 무릎을 가슴 쪽으로 당겼다가 돌아온다.

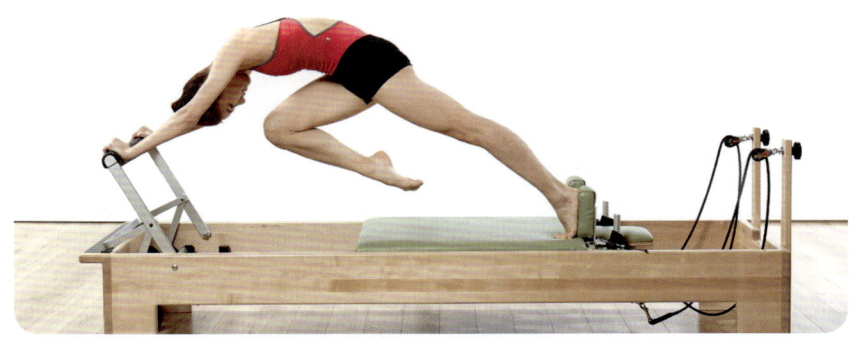

필라테스 기구 운동 ▶ 리포머 ▶ 다리/무릎

55 허벅지 스트레칭
Thigh Stretch

| 주요 효과 | 사두근 스트레칭 및 강화, 몸통 안정성

반복횟수 4~8회

지도방법

- 시작 전 복부를 수축한다.
- 어깨를 내리고 가슴을 열어준다.
- 팔꿈치부터 손끝까지 일직선으로 편다.
- 머리에서 무릎까지 몸통을 일직선으로 유지한다.
- 엉덩이가 뒤로 밀리지 않는다.

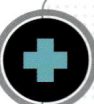

- 어깨, 팔, 손목에 통증이 있는 경우 무게를 가볍게 유지하거나 손목을 곧게 펴도록 한다. 통증이 심하면 동작을 피한다.
- 무릎에 통증이 있는 경우 무릎에 패드를 대주거나 무릎 사이에 볼을 넣어주고 통증이 심하면 동작을 피한다.
- 허리에 통증이 있는 경우 등 신전 동작을 제한한다.

시작 자세
스트랩 쪽을 바라보며 캐리지 위에 무릎 꿇고 앉는다. 엉덩이는 발뒤꿈치 위에 오게 하여 양손으로 스트랩을 잡는다.

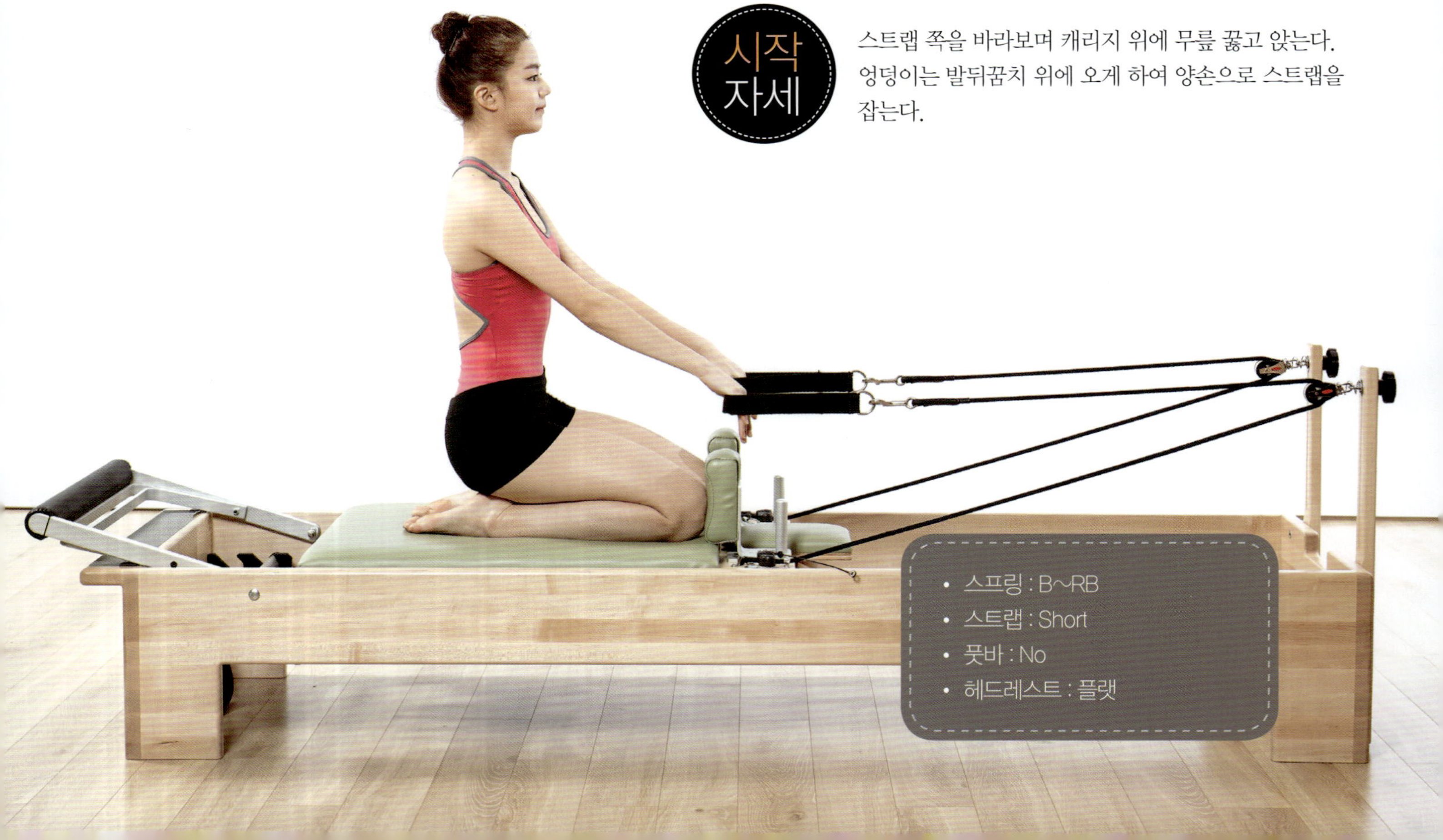

- 스프링 : B~RB
- 스트랩 : Short
- 풋바 : No
- 헤드레스트 : 플랫

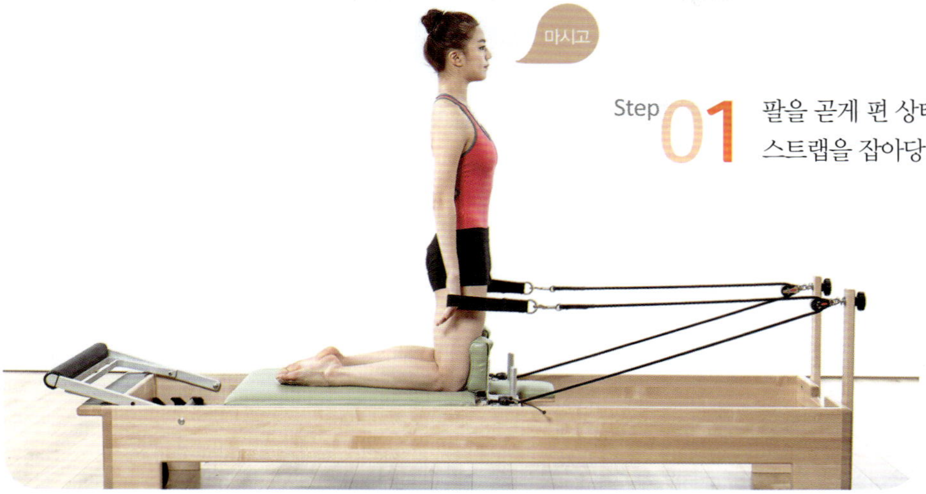

55 허벅지 스트레칭

Step 01 팔을 곧게 편 상태에서 골반 옆으로 스트랩을 잡아당기며 무릎을 세워 골반을 든다. (마시고)

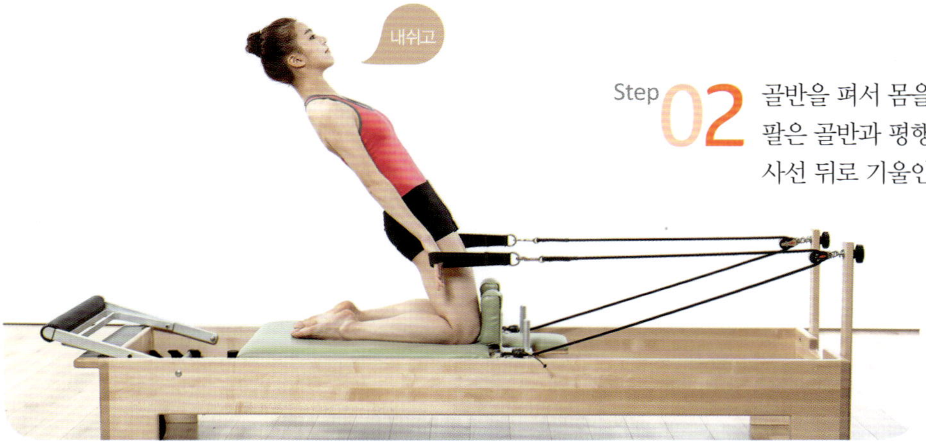

Step 02 골반을 펴서 몸을 수직으로 세우고 팔은 골반과 평행하게 유지하며 몸을 사선 뒤로 기울인다. (내쉬고)

Step 03 골반이 뒤로 빠지지 않도록 자세를 유지하며 머리부터 무릎까지 더욱 길어진다고 생각한다. (마시고)

Step 04 시작자세로 돌아온다. (내쉬고)

변형 동작
- 몸을 사선으로 기울일 때 머리 끝이 캐리지 쪽으로 닿는 것을 목표로 하며 상체를 아치 모양으로 만든다. 몸을 세운 자리로 돌아와서 다시 시작자세로 앉는다.

응용 동작
미니볼
- 무릎 사이에 미니볼을 끼우고 할 수 있다.

필라테스 기구 운동 ▶ 리포머 ▶ 다리/무릎

56 롱박스 시리즈 – 승마 자세
Long Box Series - Horseback

| 주요 효과 | 복부 · 내전근 · 둔근 · 햄스트링 강화

반복횟수 6~10회

지도방법

- 복부를 수축하며 동작을 반복한다.
- 골반저근과 안쪽 허벅지를 조이면서 엉덩이를 박스로부터 들어 올린다.
- 골반의 중립을 유지한다.

- 스프링 : B~RB
- 박스 : 롱박스
- 스트랩 : Regular
- 풋바 : No
- 헤드레스트 : 플랫

시작 자세

풋바를 바라보고 롱 박스 위에 무릎을 벌리고 앉는 자세를 취한다. 양손으로 스트랩을 잡고 팔꿈치를 살짝 구부리고 손바닥은 앞을 향하게 한다.

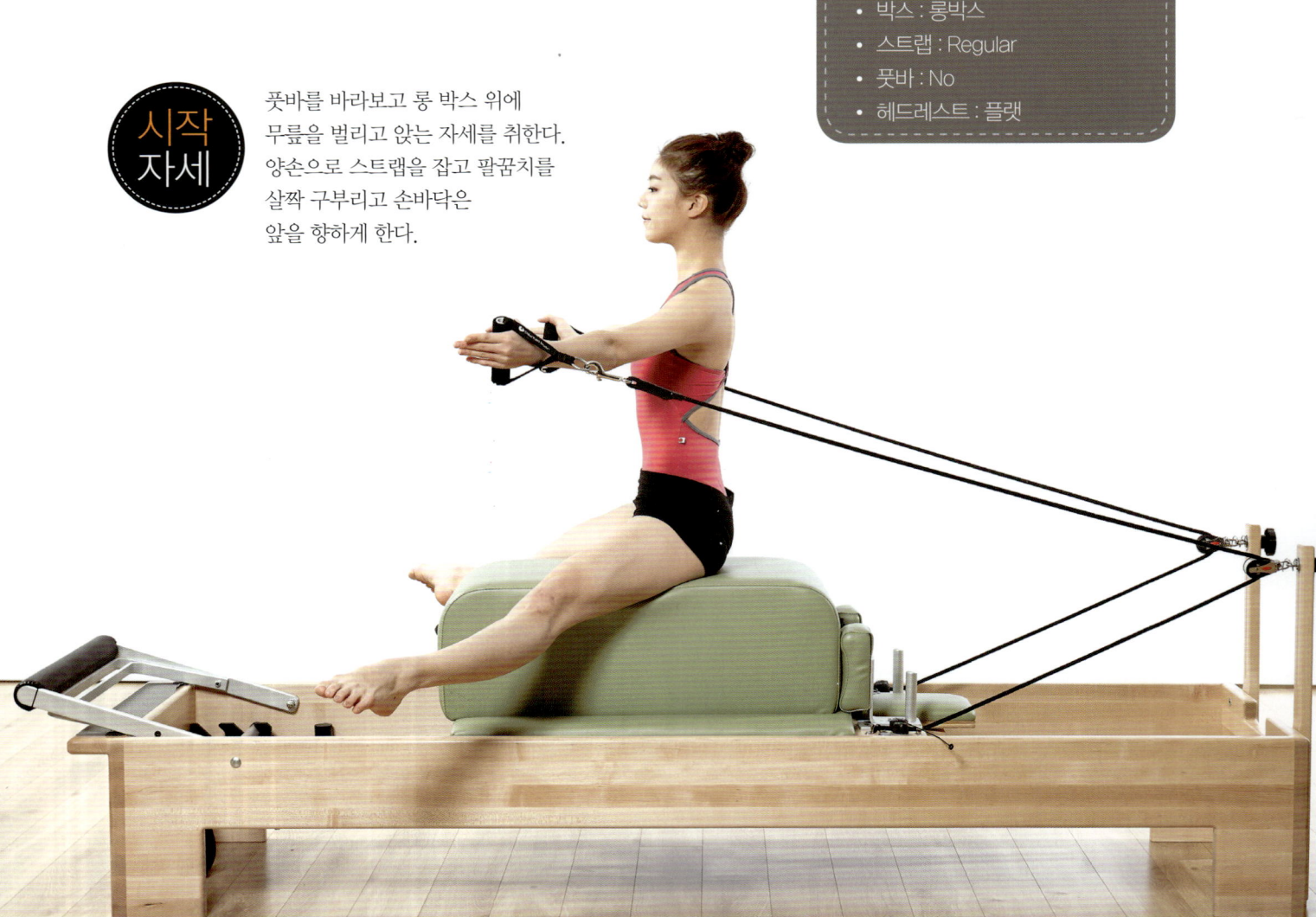

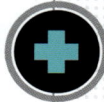
- 사타구니 부위 염좌 또는 천장관절에 통증이 있는 경우 동작을 피한다.
- 안정되게 운동을 하려면 안쪽 허벅지에 아크나 가장자리에 패드를 두어 안쪽 허벅지에 가해지는 압력을 줄인다.

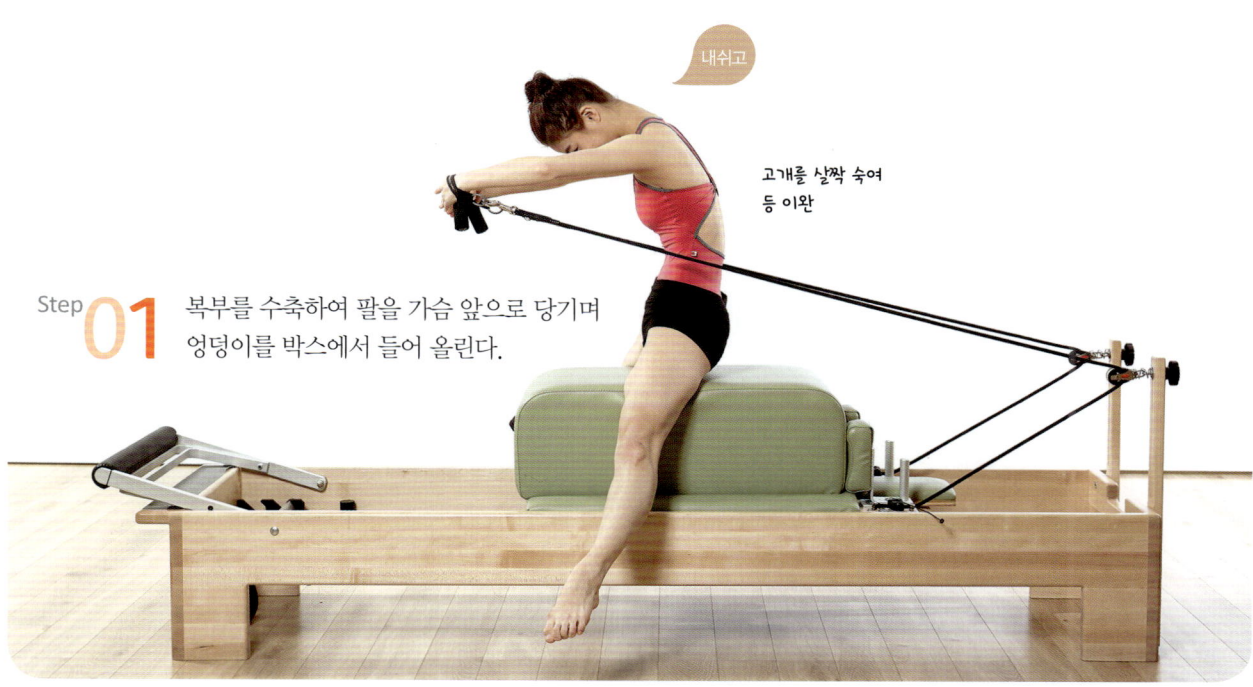

Step 01 복부를 수축하여 팔을 가슴 앞으로 당기며 엉덩이를 박스에서 들어 올린다.

(내쉬고 / 고개를 살짝 숙여 등 이완)

Step 02 호흡을 조절하면서 시작자세로 돌아온다. (마시고)

변형 동작
- 스프링의 강도를 낮춰 팔을 앞으로 뻗으며 엉덩이를 박스에서 들어 올린다.

응용 동작
- 양손에 스트랩을 끼운 후 스트랩 쪽을 향하게 한 뒤, 롱박스 위에 다리를 벌리고 앉아 팔꿈치를 편다. 스트랩을 아래쪽과 뒤쪽으로 당기면서 엉덩이가 박스로부터 들어 올리고, 다리는 곧게 편다.

필라테스 기구 운동 ▶ 리포머 ▶ 다리/무릎

57 스플릿 – 사이드
Splits - Side

| 주요 효과 | 내전근 · 외향근 · 힙외전 · 사두근 · 슬건을 포함한 다리와 힙 근육 강화, 균형감 개선

반복횟수 6~10회

지도방법

- 리포머에 올라가고 내려갈 때 손을 잡아주어 안정성을 유지한다.
- 힙, 무릎, 발의 정렬을 유지한다.
- 정확하게 서 있는 자세를 지도한다.

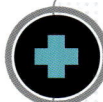

- 천장관절에 통증이 있거나 임산부는 가동범위를 제한하거나 동작을 피한다.
- 무릎에 통증이 있는 경우 가동범위를 제한하고 무게를 조절한다. 통증이 심하면 동작을 피한다.

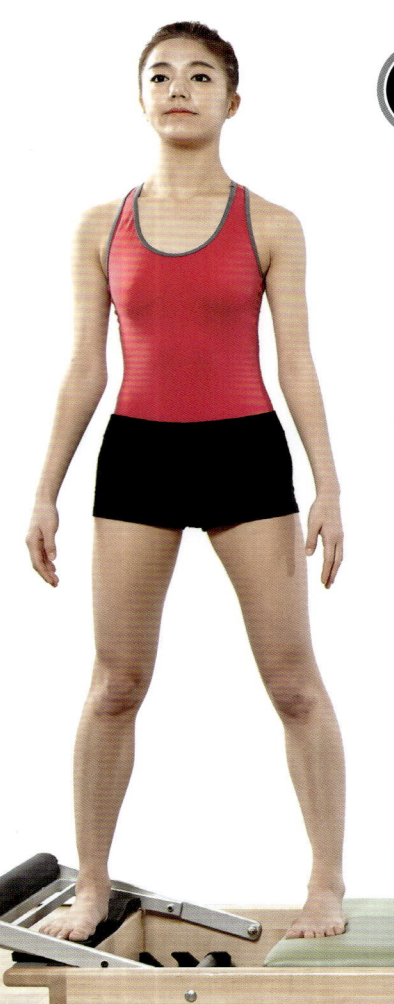

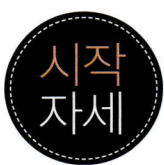

시작 자세
스탠딩 플랫폼에 올라가 한쪽 다리를 캐리지 위에 두고 양발의 체중이 같도록 조절하여 선다.
다리 위에 척추의 중앙선을 맞춘다.

- 스프링 : Y~R
- 스트랩 : None
- 풋바 : No
- 헤드레스트 : 플랫

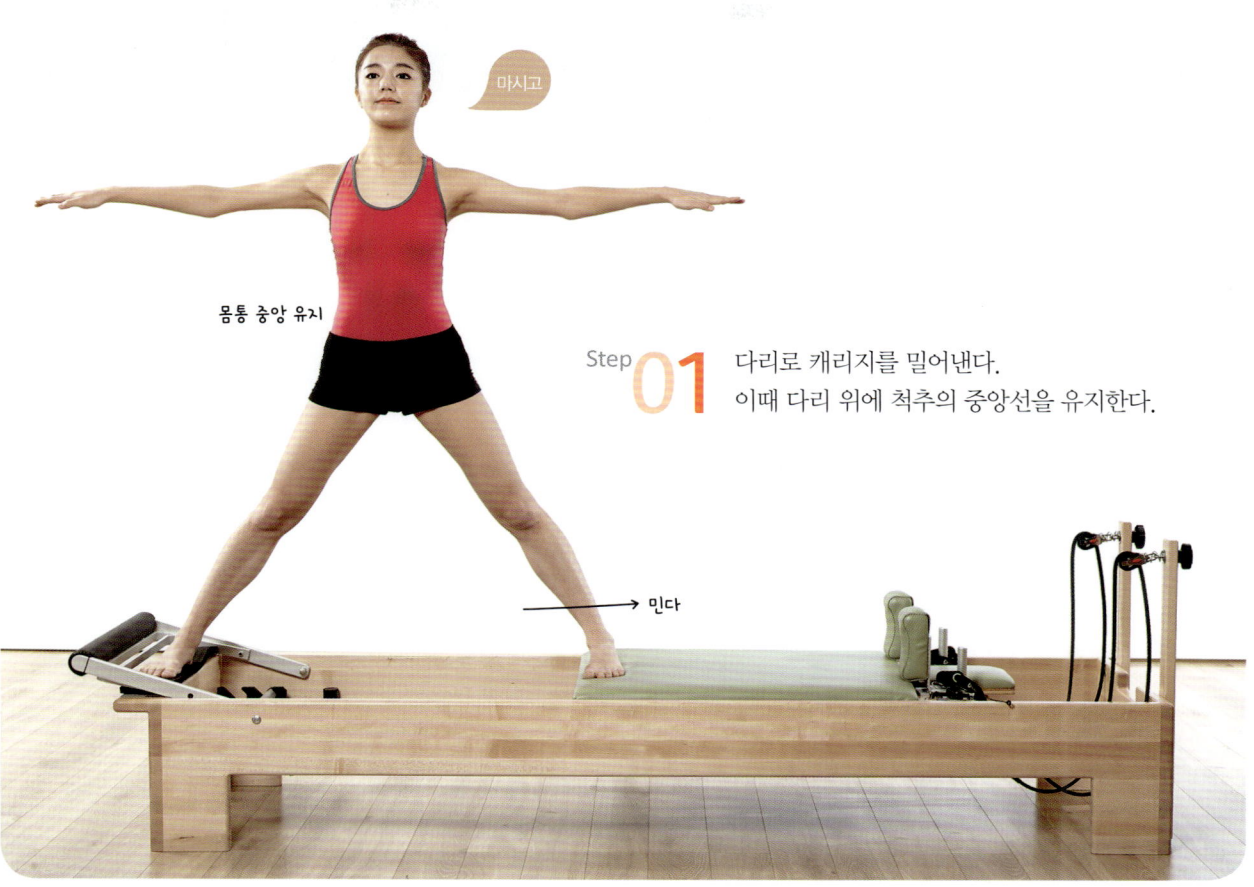

Step 01 다리로 캐리지를 밀어낸다.
이때 다리 위에 척추의 중앙선을 유지한다.

Step 02 스토퍼에 부딪히지 않게 다시 시작자세로 돌아온다.

변형 동작
• 스탠딩플랫폼에 올라가 양손을 강사가 잡은 뒤 두 다리를 천천히 밀어본다. • 스탠딩플랫폼에 올라가 한쪽 다리만 밀었다 돌아온다. • 스프링을 약하게 하여 밀었다 들어오는 동작을 반복한다.

응용 동작
• 두 무릎을 편 상태로 무게는 중앙에 두고 바깥으로 다리를 외회전하여 캐리지를 민다. • 두 무릎을 구부리고 바깥으로 다리를 외회전하여 캐리지를 민다. • 무릎은 구부리고 플랫폼에 있는 다리에 무게를 실어 반대쪽 다리로 캐리지를 밀었다 당겼다 한다.

필라테스 기구 운동 ▶ 리포머 ▶ 다리/무릎

58 스플릿 – 프론트
Splits - Front

| 주요 효과 | 고관절 굴근 · 햄스트링 · 내전근 스트레칭과 강화, 균형 감각 향상

반복횟수 6~10회

지도방법

- 회원이 자세를 변형하면 스스로 균형을 찾는 동안 가까이 서서 지켜봐 준다.
- 시작 전에 복부를 수축한다.
- 힙, 무릎 그리고 발목의 정렬을 맞춘다.
- 어깨를 내리고 가슴을 열어준다.
- 골반이 정면을 향하도록 한다.

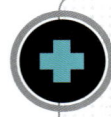

- 무릎에 통증이 있는 경우 무릎을 조금씩 구부려 유지하며 허벅지에 힘을 주고 과신전 되지 않도록 한다.

- 스프링 : R~2R
- 스트랩 : None
- 풋바 : High or Low
- 헤드레스트 : 플랫

시작 자세

양손을 풋바 위에 위치한 뒤 한 발은 숄더레스트에 대고 캐리지에 발 볼이 맞닿게 붙인다. 다른 다리는 풋바 위에 무릎을 구부린 뒤 자유롭게 놓는다.

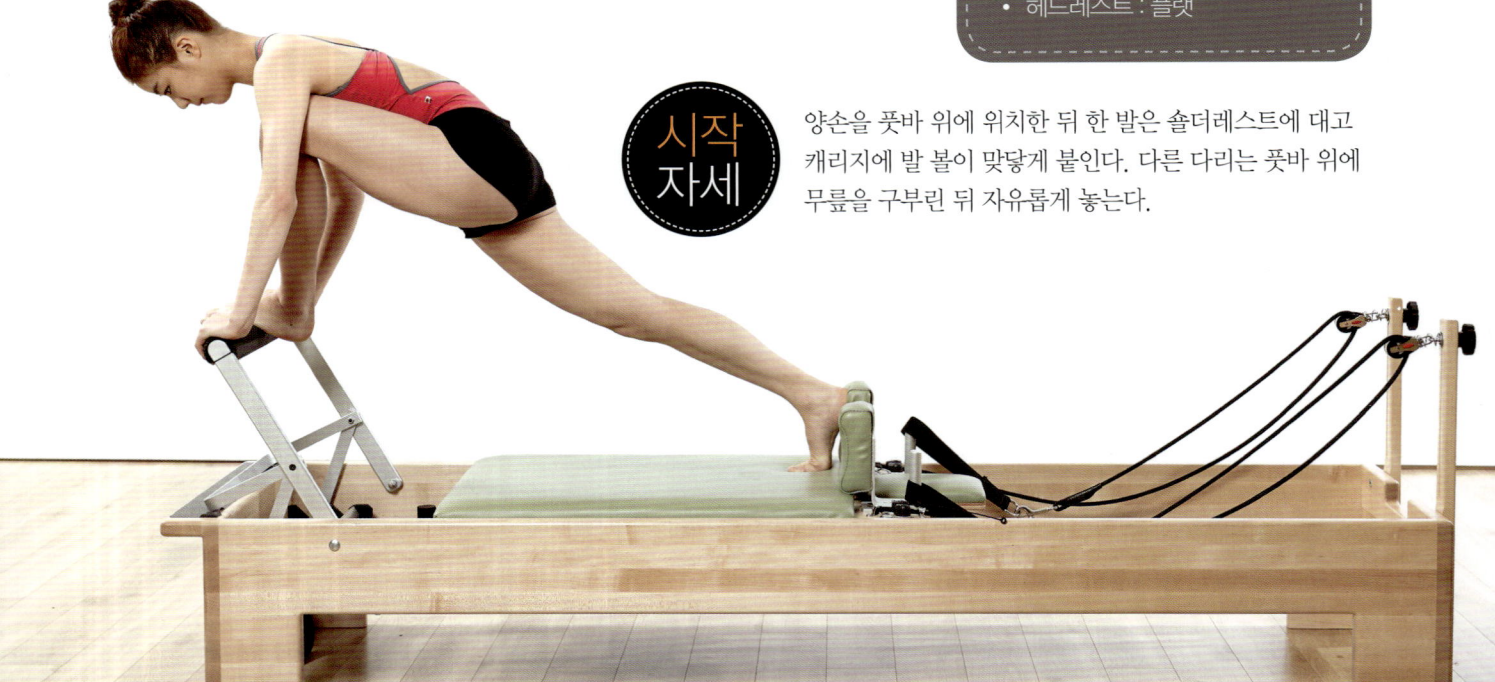

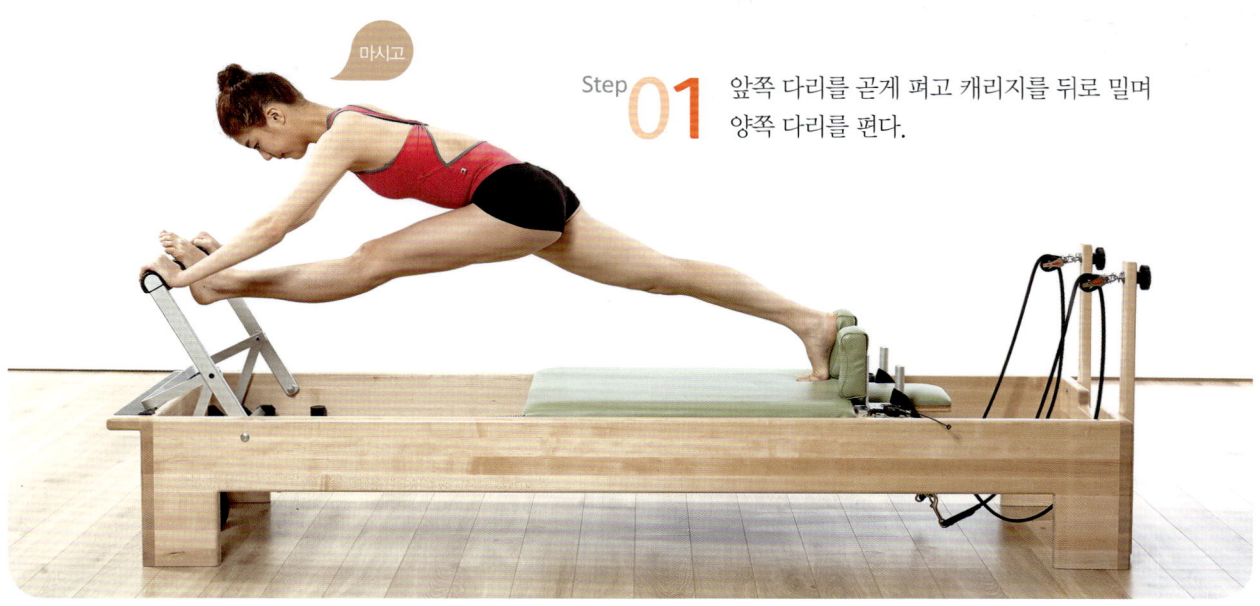

마시고

Step **01** 앞쪽 다리를 곧게 펴고 캐리지를 뒤로 밀며 양쪽 다리를 편다.

Step **02** 시작자세로 돌아온다. 내쉬고

변형 동작
• 풋바를 내리고 발을 플랫폼 쪽으로 내려놓고 무릎을 구부렸다 밀어낸다. • 풋바를 손으로 잡아 지지하면서 양쪽 다리를 편 상태에서 캐리지를 밀었다 당기기를 반복한다. • 풋바를 잡은 손을 놓고 중심을 잡으며 해본다.

응용 동작
• 리포머의 반대쪽으로 숄더레스트를 양손으로 잡고 한 발은 풋바, 다른 한쪽 발은 구부려서 캐리지 위에 놓고 손을 떼고 앞다리를 밀어서 양쪽 다리를 펴고 앞쪽 다리를 구부리면서 홈으로 캐리지를 가져온다.

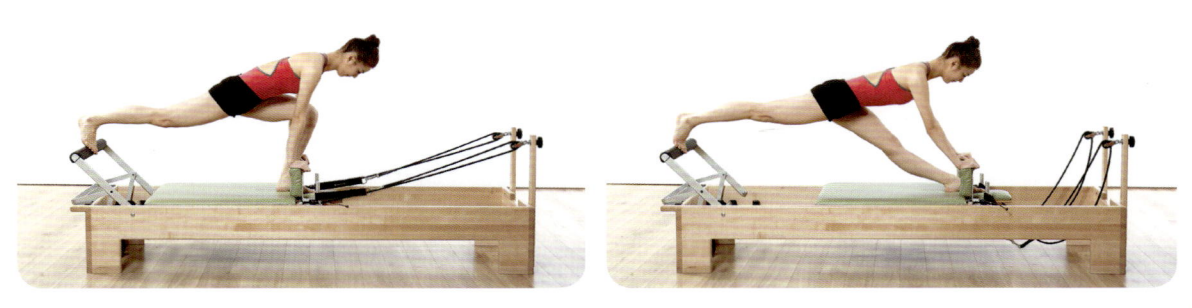

필라테스 기구 운동 ▶ 리포머 ▶ 다리/무릎

59 건 스트레칭
Tendon Stretch

| 주요 효과 | 고관절 굴근 강화, 햄스트링 스트레칭, 회전근개 · 광배근 · 대원근 · 전거근 · 복부 강화

반복횟수 6~10회

지도방법
- 귀와 어깨가 멀어지게 한다.
- 복부를 수축하며 동작을 반복한다.
- 어깨의 안정성을 유지할 수 있는 만큼만 캐리지를 밀어낸다.

- 스프링 : R~2R
- 스트랩 : None
- 풋바 : High or Low
- 헤드레스트 : 플랫

시작 자세
헤드레스트를 정면으로 두고 양다리는 캐리지 끝쪽에 발의 2/3 정도를 둔다. 양손바닥은 몸과 반대 방향으로 하여 풋바를 잡고 엉덩이를 천장 방향으로 들면서 상체를 숙인다.

손 모양 주의

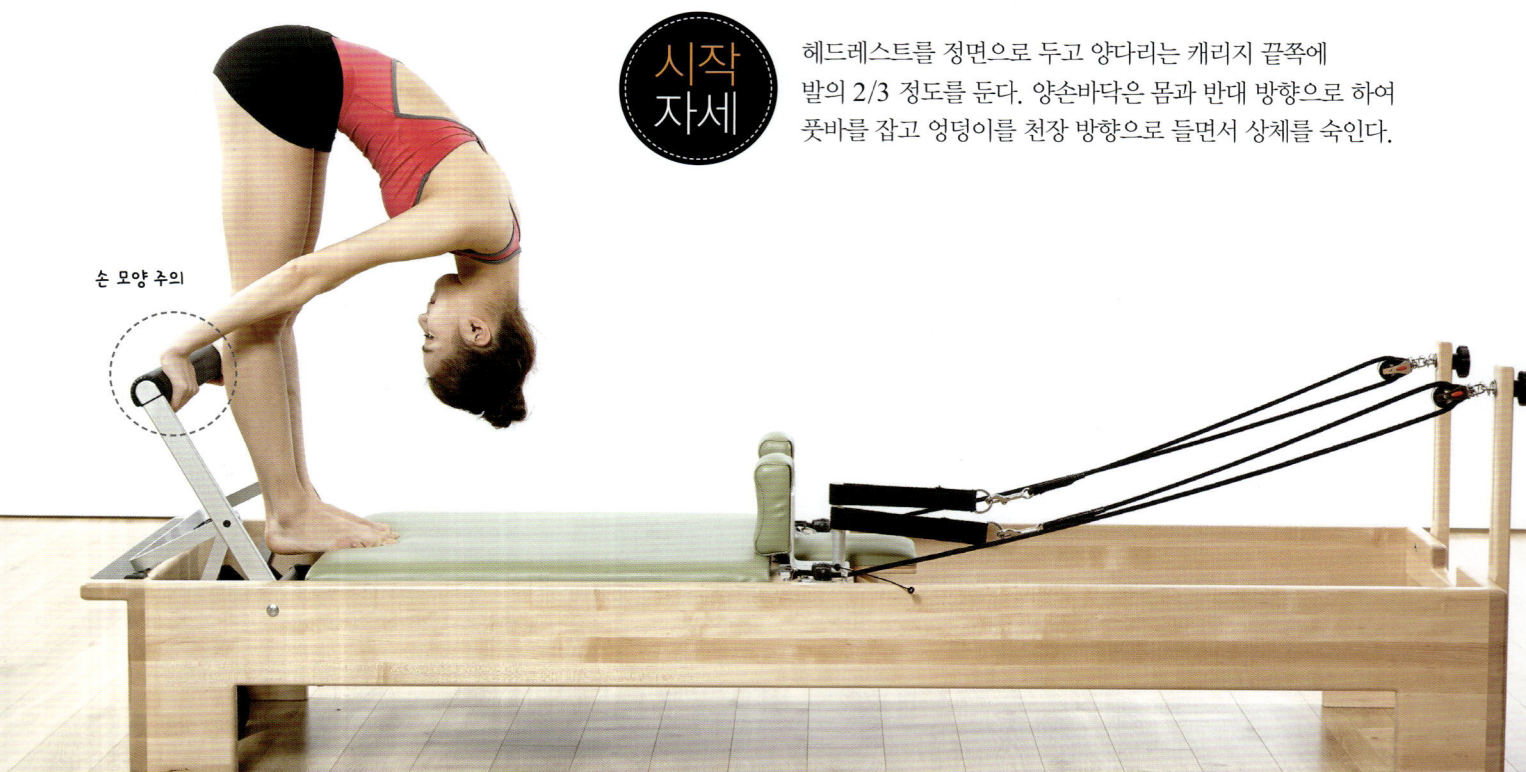

- 어깨, 팔, 손목에 통증이 있는 경우 풋바를 안전하게 잡거나 어깨의 탈골이 있는 경우 동작을 피한다.
- 목에 통증에 있거나 골다공증이 있는 경우 동작을 피한다.

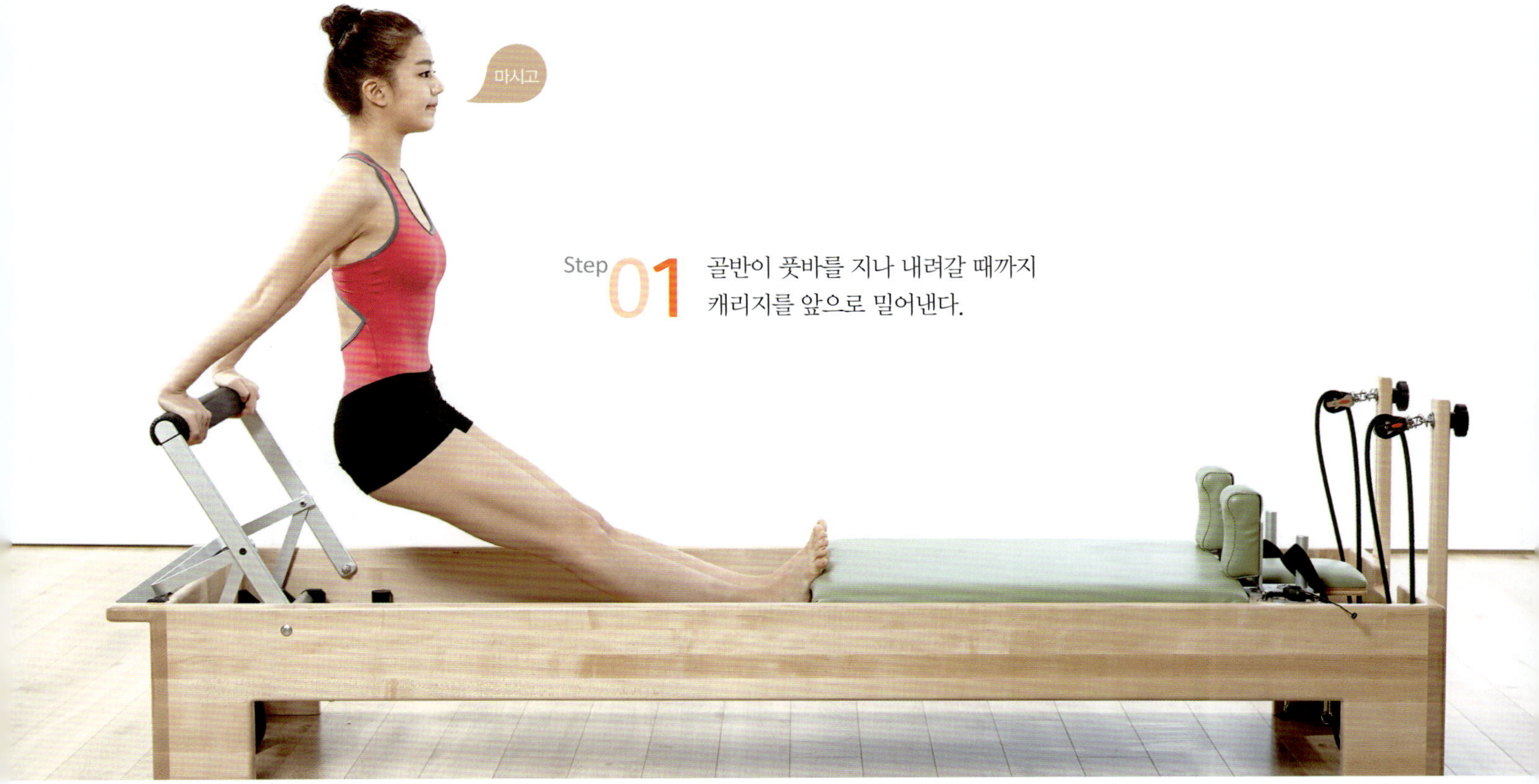

Step 01 골반이 풋바를 지나 내려갈 때까지 캐리지를 앞으로 밀어낸다. (마시고)

Step 02 복부를 수축하여 엉덩이를 천장 방향으로 당기면서 시작자세로 돌아온다. (내쉬고)

변형 동작
- 스프링의 강도를 강하게 하여 운동한다.

응용 동작
- 시작자세에서 한쪽 다리는 캐리지에 한쪽 다리는 옆으로 뻗은 채로 운동한다.
- 한쪽 다리는 풋바 위에 반대편 다리는 캐리지에 두고 등을 펴고 운동한다.

필라테스 기구 운동 ▶ 트라페즈 테이블 ▶ 목/어깨/팔

60 두 팔 내리기
Double Arms Pull Down

| 주요 효과 | 상완 이두근·상완근·상완요골근 강화, 견갑대 안정화

반복횟수 4~10회

지도방법
- 귀와 어깨가 멀어지게 한다.
- 시선은 정면을 향한다.
- 팔을 당길 때 어깨가 올라가지 않도록 견갑골의 안정성을 유지한다.

- 스프링 : 2SB~2SR
- 포지션 : High
- 바/스트랩 : 푸시스루 바

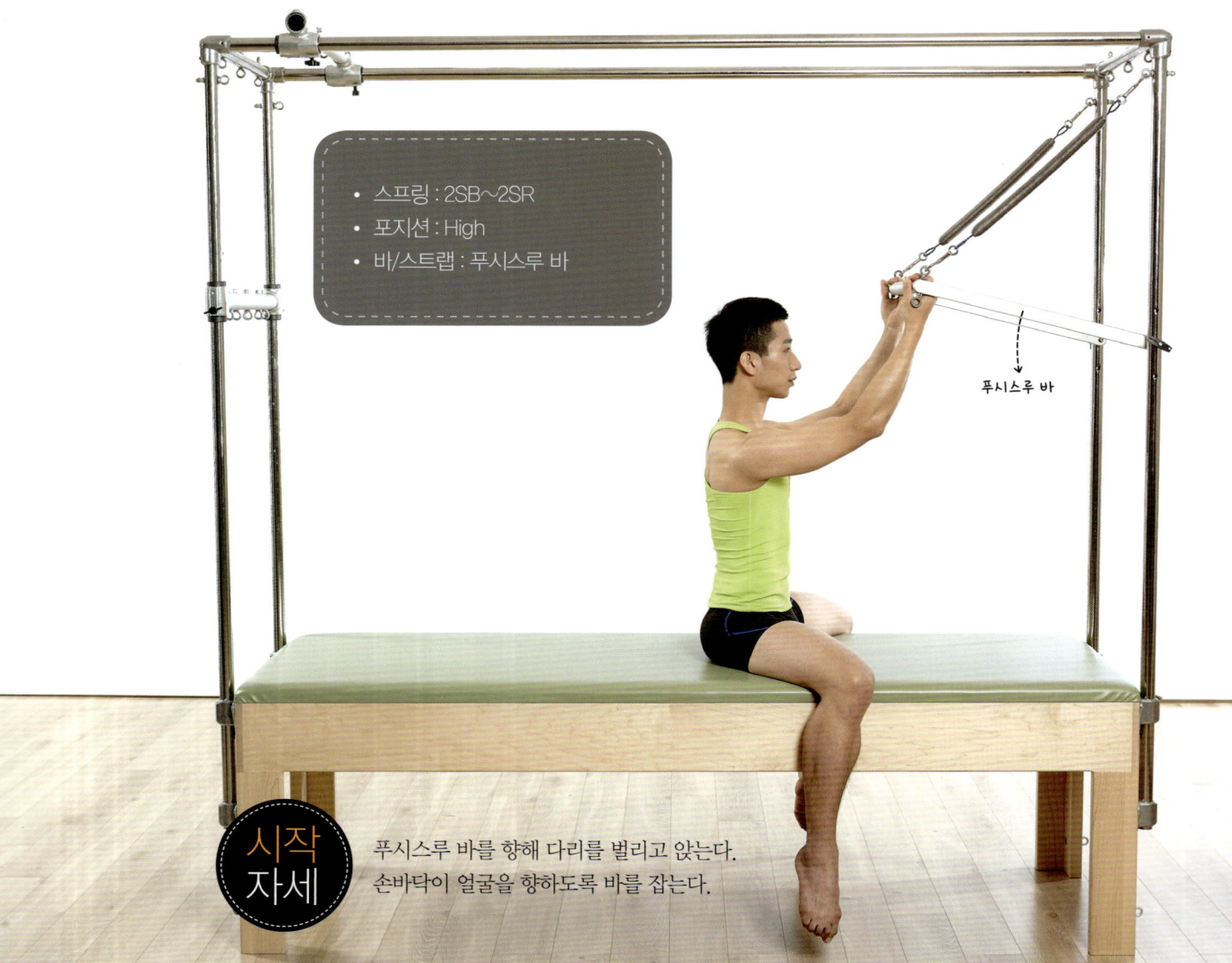

푸시스루 바

시작 자세
푸시스루 바를 향해 다리를 벌리고 앉는다.
손바닥이 얼굴을 향하도록 바를 잡는다.

Step **01** 팔꿈치를 구부려 바를 아래로 당기면서 견갑골을 아래로 내린다.
이때 목과 어깨에 힘이 들어가지 않도록 한다.

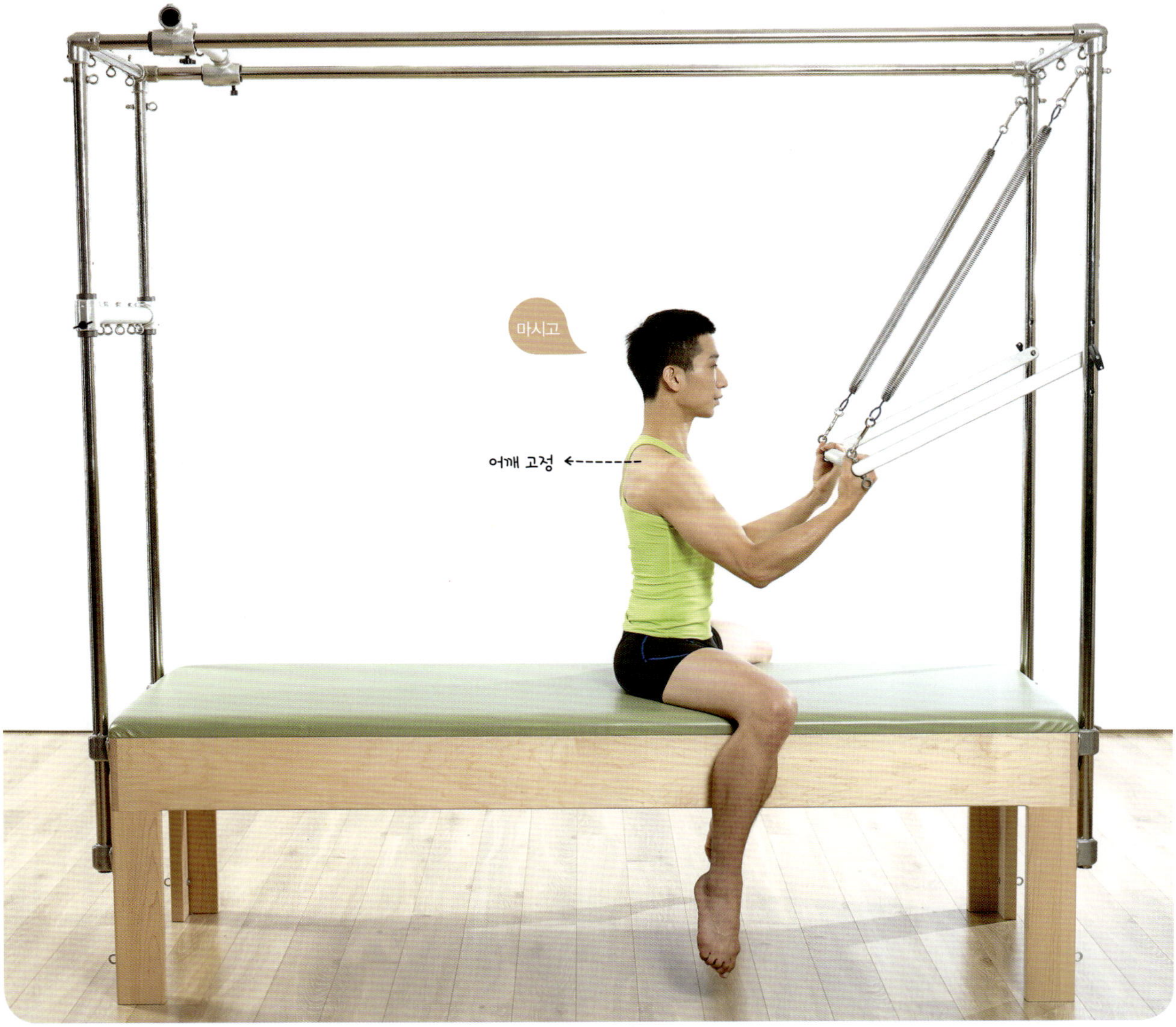

마시고

어깨 고정 ←------

Step **02** 시작자세로 돌아온다.

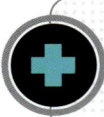 • 어깨나 목에 통증이 있는 경우 스프링을 가볍게 걸어준다.

필라테스 기구 운동 ▶ 트라페즈 테이블 ▶ 목/어깨/팔

61 한 팔 내리기
Single Arm Pull Down

| 주요 효과 | 상완 이두근 · 상완근 · 상완요골근 강화, 견갑대 안정화

반복횟수 4~10회

지도방법
- 귀와 어깨가 멀어지게 한다.
- 시선은 정면을 향한다.
- 팔을 당길 때 어깨가 올라가지 않도록 견갑골의 안정성을 유지한다.

시작 자세 테이블의 측면에 앉아 손바닥이 얼굴을 향하게 하여 푸시스루 바를 잡는다.

손바닥이 얼굴 쪽으로

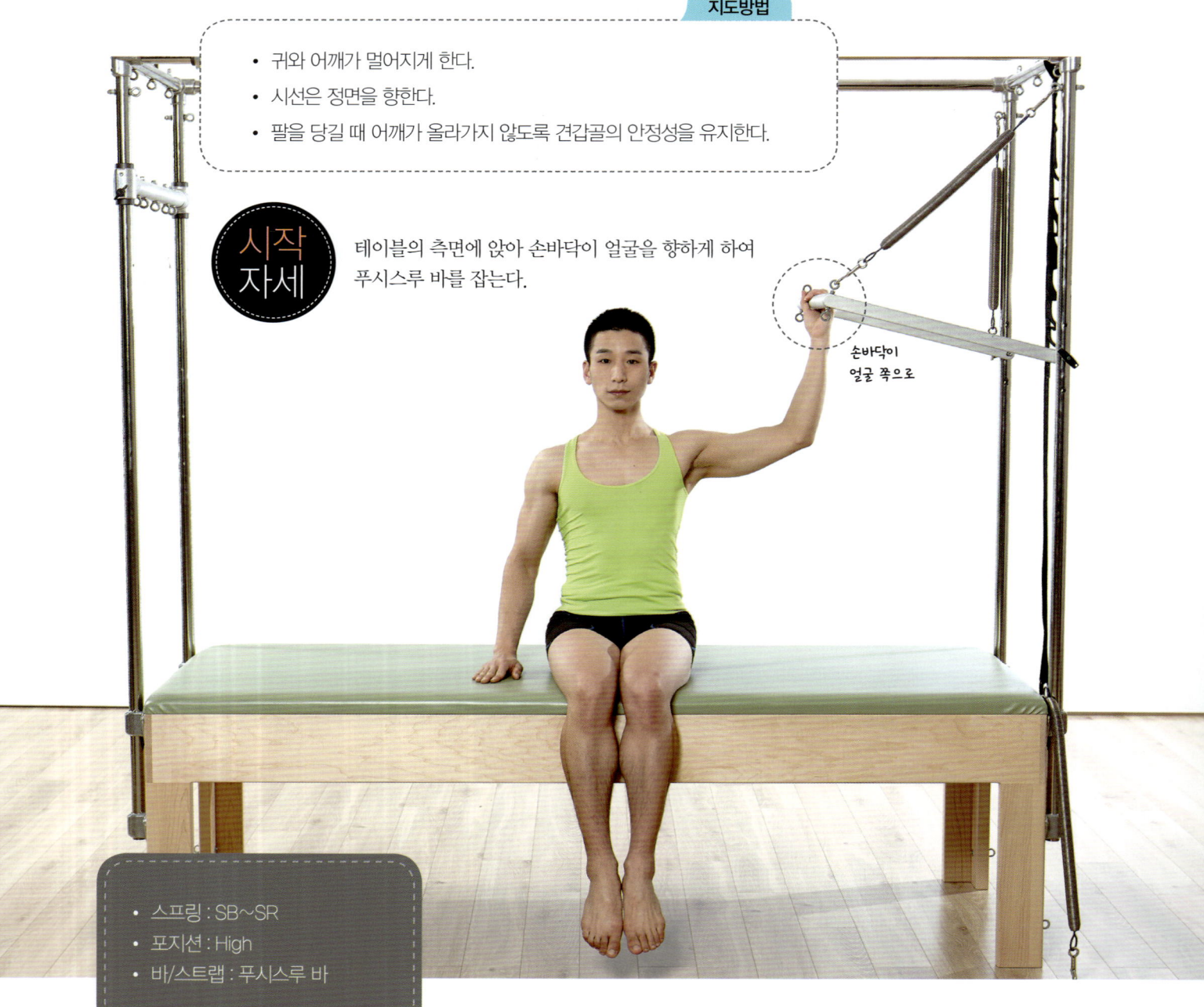

- 스프링 : SB~SR
- 포지션 : High
- 바/스트랩 : 푸시스루 바

Step **01** 팔꿈치를 구부려 바를 아래로 당기면서 견갑골을 아래로 내린다.
이때 목과 어깨에 힘이 들어가지 않도록 한다.

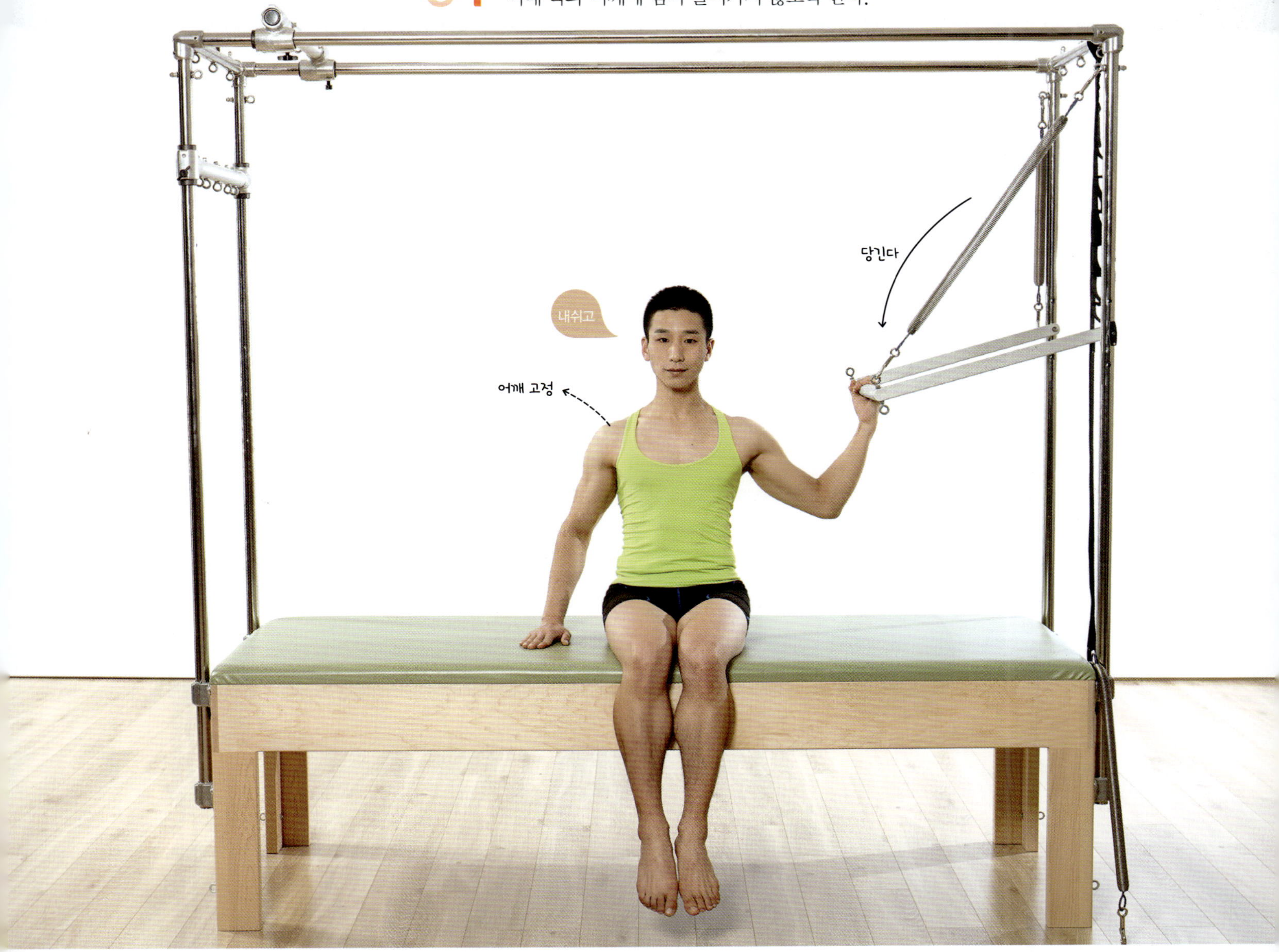

당긴다

내쉬고

어깨 고정

Step **02** 시작자세로 돌아온다. 마시고

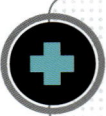
- 어깨나 목에 통증이 있는 경우 스프링을 가볍게 걸어준다.

필라테스 기구 운동 ▶ 트라페즈 테이블 ▶ 목/어깨/팔

62 견갑골 유동성 향상
Scapula Movement

| 주요 효과 | 견갑골 움직임 기능 향상 및 강화, 척추 회전력 증가

반복횟수 4~6회

지도방법
- 견갑골을 부드럽게 움직인다.
- 견갑골과 몸통의 회전이 조화롭게 움직이도록 한다.
- 4번째, 5번째 손가락에 힘을 주어 당겨 견갑골을 내리는 힘을 더 강화시킨다.

❶ 견갑골 밀기 / 당기기 *Retraction/Protraction*

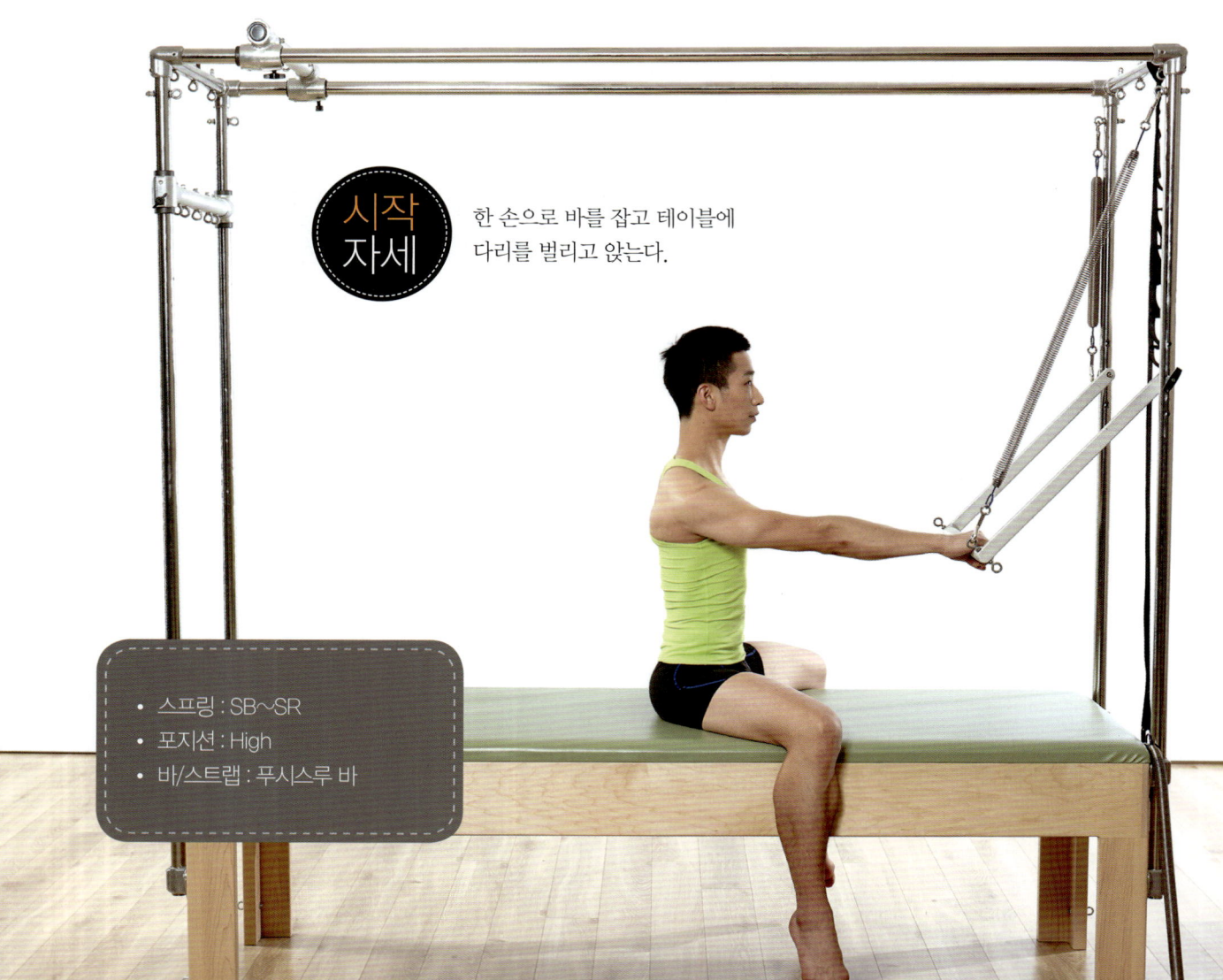

시작자세 한 손으로 바를 잡고 테이블에 다리를 벌리고 앉는다.

- 스프링 : SB~SR
- 포지션 : High
- 바/스트랩 : 푸시스루 바

Step **01** 견갑골을 어깨에서부터 미끄러지듯 앞으로 밀어준다.
이때 팔꿈치는 펴고, 복부를 수축하여 척추를 길게 늘린다.

Step **02** 견갑골을 당기며 시작자세로 돌아온다.

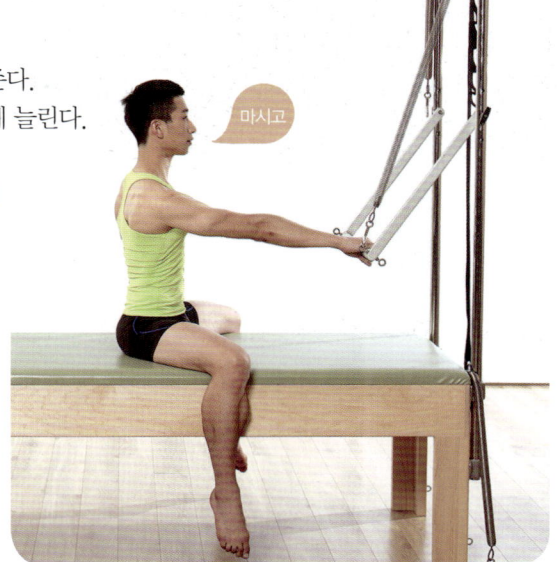

- 목과 어깨에 문제가 있는 경우 가동범위를 제한하거나 스프링의 강도를 가볍게 한다.
- 등에 문제가 있는 경우 척추 회전 가동범위를 제한하거나 동작을 피한다.

❷ 척추 회전 *Retraction/Protraction with rotation*

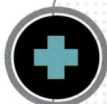 한 손으로 바를 잡고 테이블에 다리를 벌리고 앉는다.

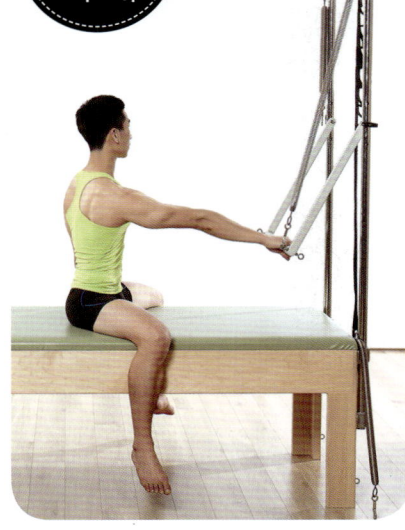 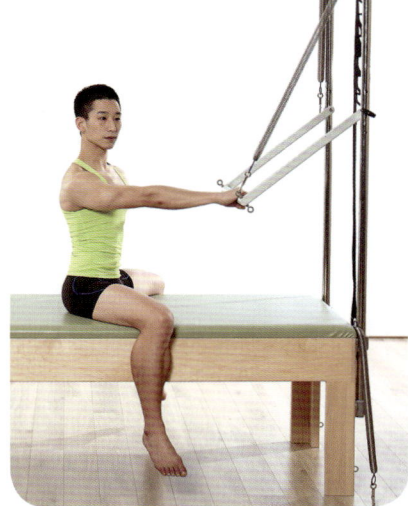 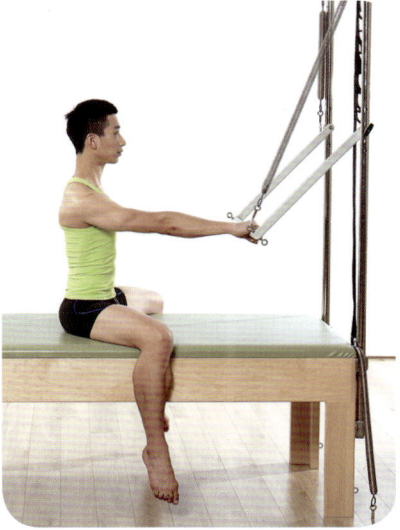

Step **01** 견갑골을 어깨에서부터 미끄러지듯 앞으로 밀어주면서 몸통도 회전시킨다.
척추 중립을 유지하고 머리는 몸통의 움직임을 따라 움직인다.
이때 팔꿈치는 구부리지 않는다.

Step **02** 견갑골을 당기며 반대 방향으로 몸통을 회전한다.

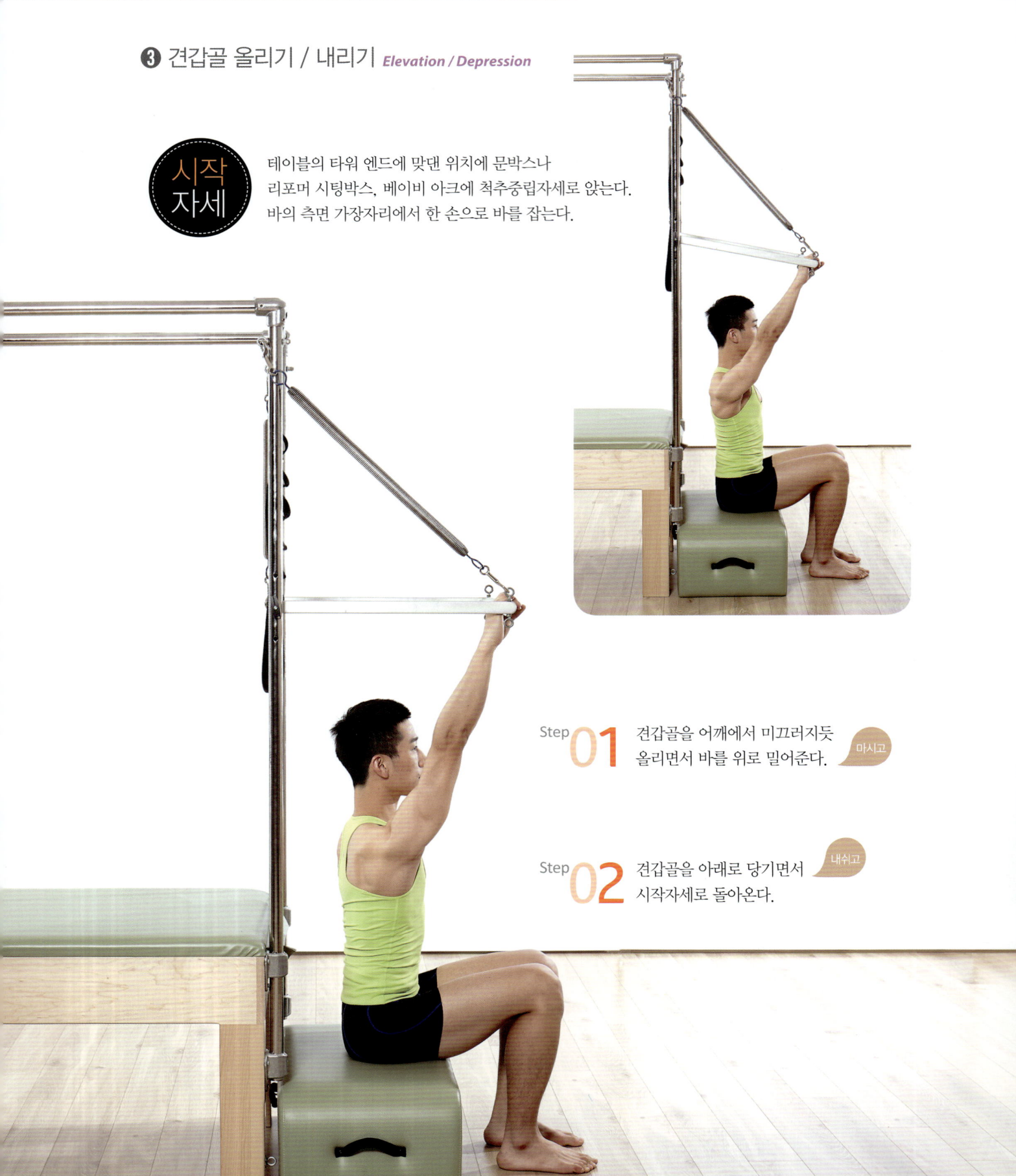

❹ 몸통 회전 *Elevation/Depression with rotation*

시작 자세

테이블의 타워 엔드에 맞댄 위치에 문박스나
리포머 시팅박스, 베이비 아크에 척추중립자세로 앉는다.
바의 측면 가장자리에서 한 손으로 바를 잡는다.

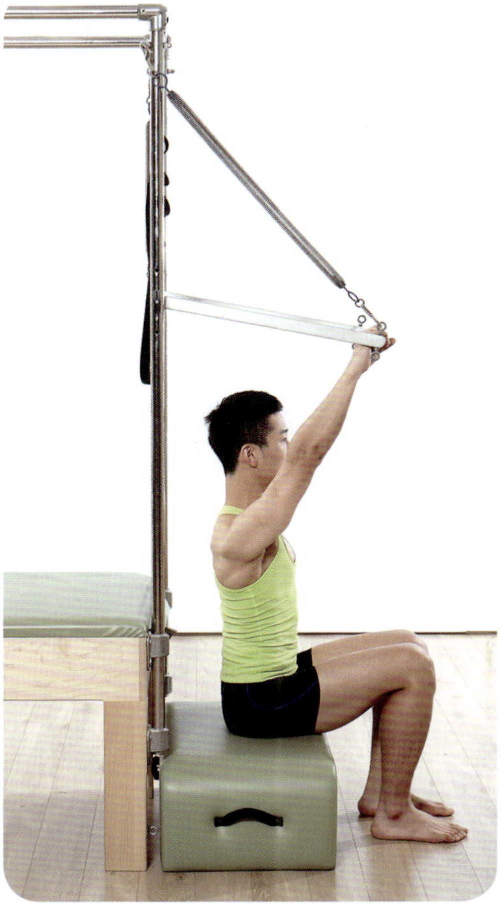

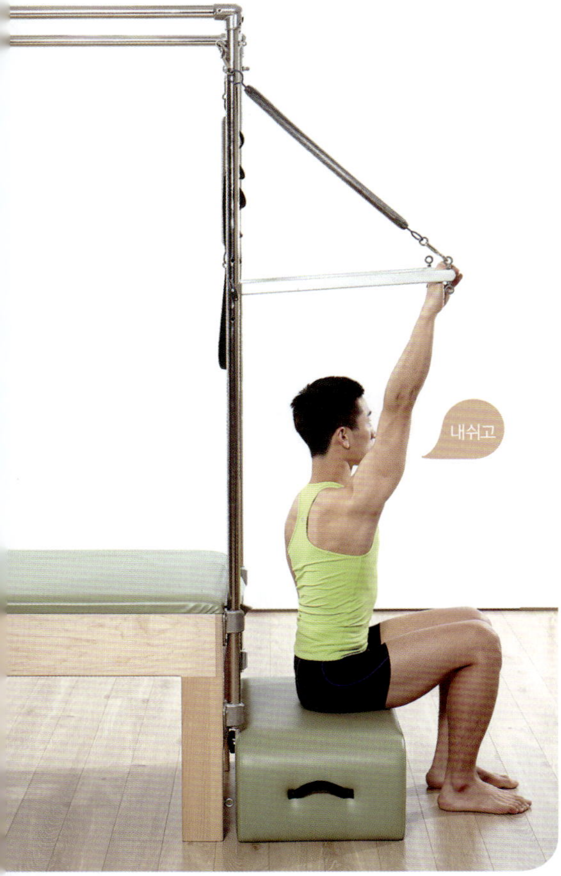

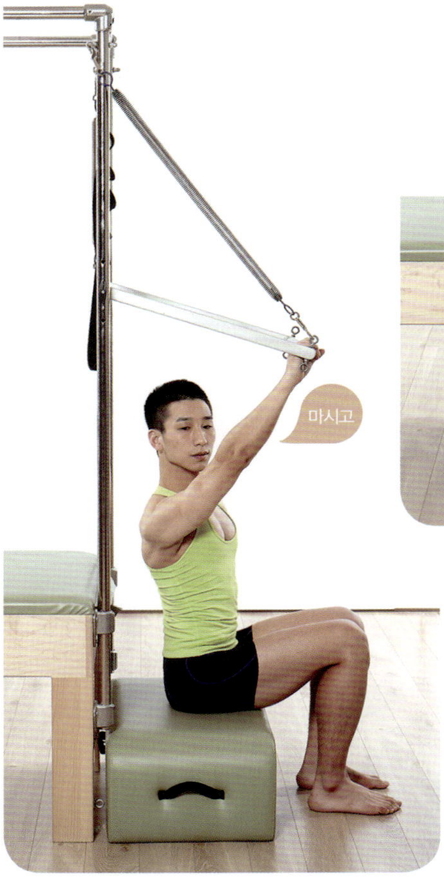

Step 01 견갑골을 어깨에서 미끄러지듯 올리면서 바를 위로 밀어준다.
이때 몸통도 같이 회전시킨다. 척추 중립을 유지하고 머리는 몸통의 움직임을 따라 움직인다. 내쉬고

Step 02 견갑골을 아래로 당기면서 반대쪽으로 몸통을 회전한다. 마시고

필라테스 기구 운동 ▶ 트라페즈 테이블 ▶ 목/어깨/팔

63 암 서클 - 누운 자세
Arm Springs - Circles Supine

| 주요 효과 | 견갑골 안정화 및 강화, 후면 삼각근 강화

반복횟수 4~6회

지도방법

- 복부를 수축하여 몸통의 안정성을 유지한다.
- 어깨를 내리고 가슴을 열어준다.
- 팔꿈치와 손목은 일직선을 유지한다.

- 스프링 : 2LY
- 포지션 : Middle
- 바/스트랩 : 핸들

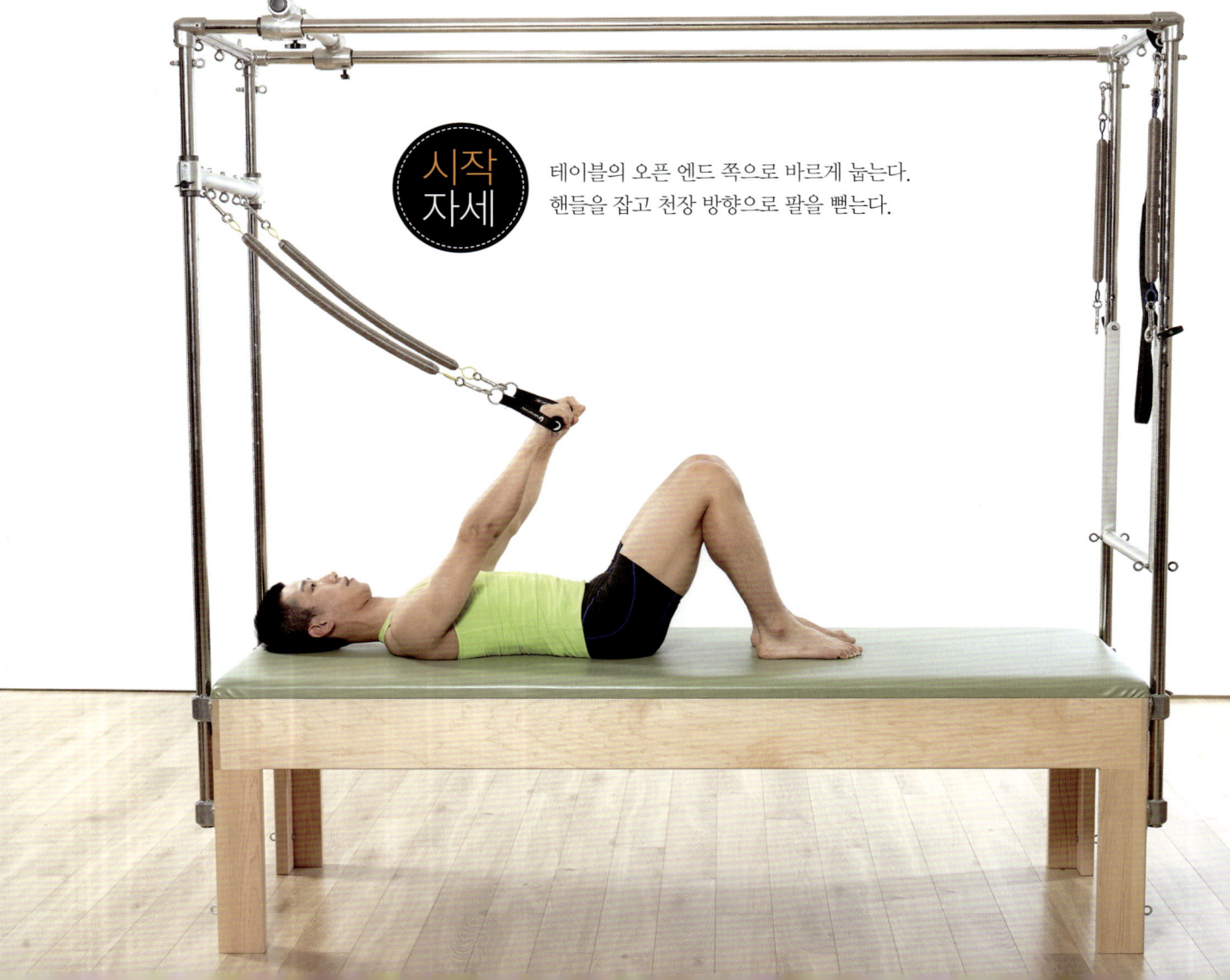

시작 자세

테이블의 오픈 엔드 쪽으로 바르게 눕는다.
핸들을 잡고 천장 방향으로 팔을 뻗는다.

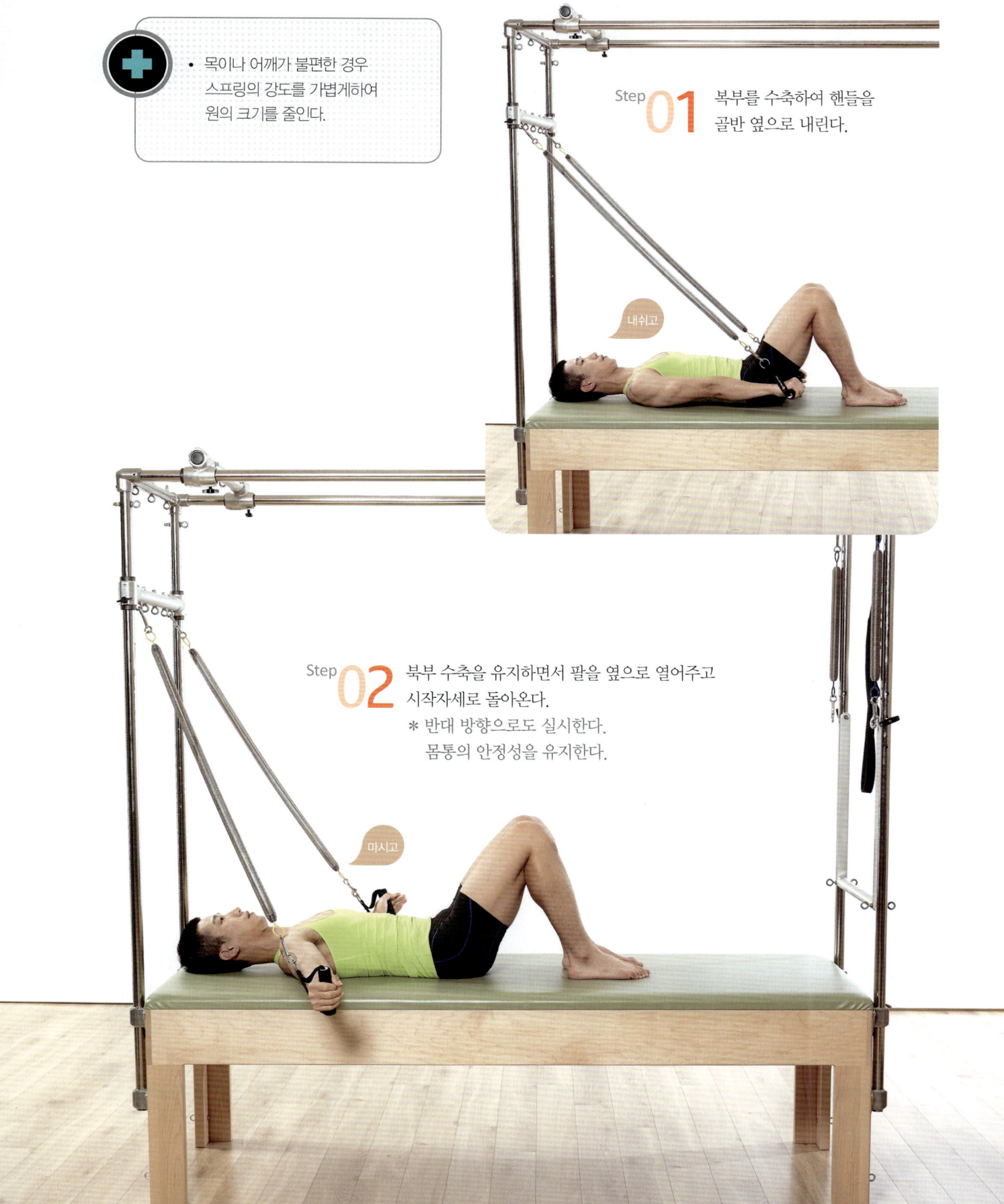

필라테스 기구 운동 ▶ 트라페즈 테이블 ▶ 목/어깨/팔

64 암 서클 - 엎드린 자세
Arm Springs - Circles Prone

| 주요 효과 | 견갑골 안정화 및 강화, 후면 삼각근 강화

반복횟수 4~6회

지도방법

- 복부를 수축하여 몸통의 안정성을 유지한다.
- 어깨를 내리고 가슴을 열어준다.
- 팔꿈치와 손목은 일직선을 유지한다.

시작 자세

테이블의 오픈 엔드 쪽으로 엎드려 눕는다.
팔은 머리 위로 뻗어 핸들을 잡고 다리는 모아준다.

- 스프링 : 2LY
- 포지션 : Middle
- 바/스트랩 : 핸들

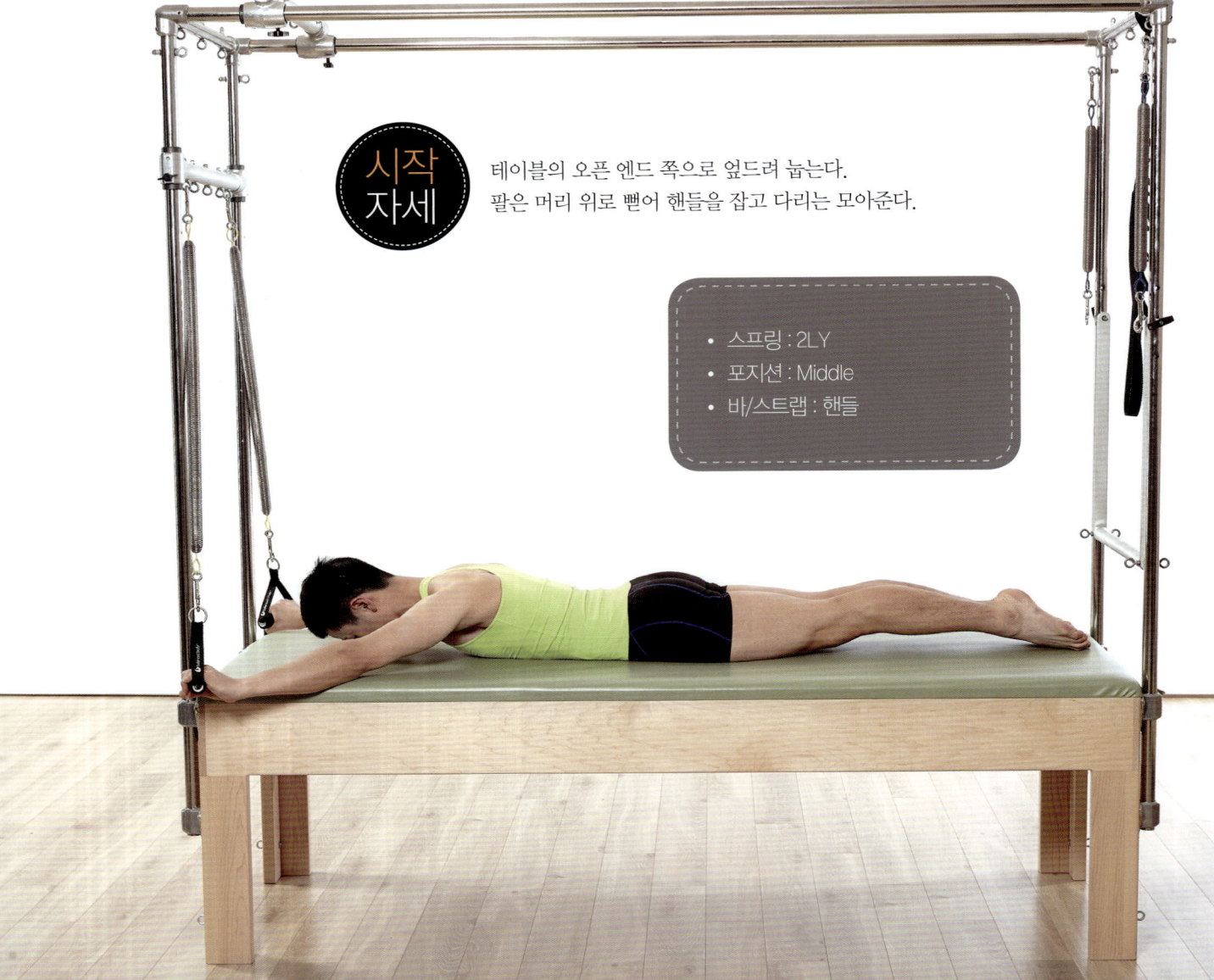

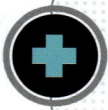
- 목이나 어깨가 불편한 경우 스프링의 강도를 가볍게 하여 원의 크기를 줄인다.

Step 01 핸들을 골반 옆으로 당긴다.

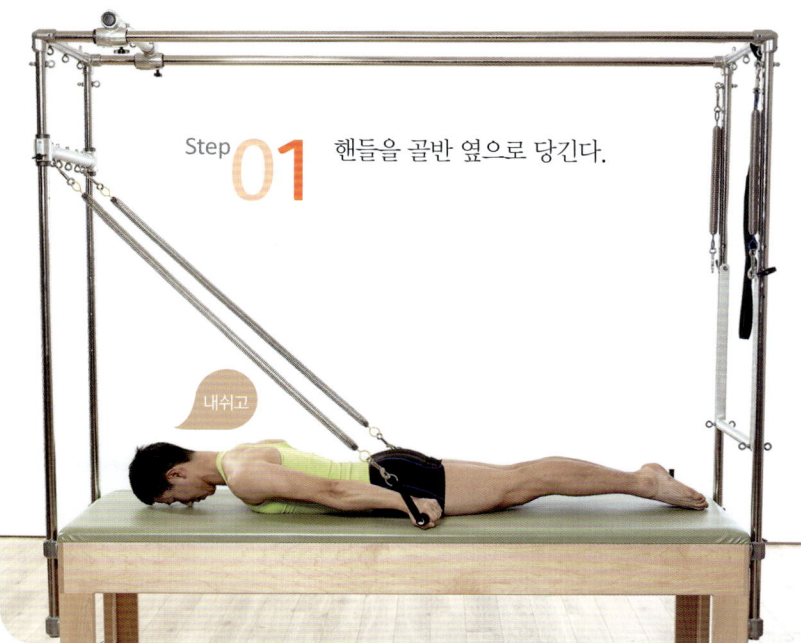

내쉬고

Step 02 몸의 뒤에서 원을 그리며 다시 시작자세로 돌아온다.
* 반대 방향으로도 실시한다.
복부를 수축하여 척추를 길게 늘리며 몸통의 안정성을 유지한다.

마시고

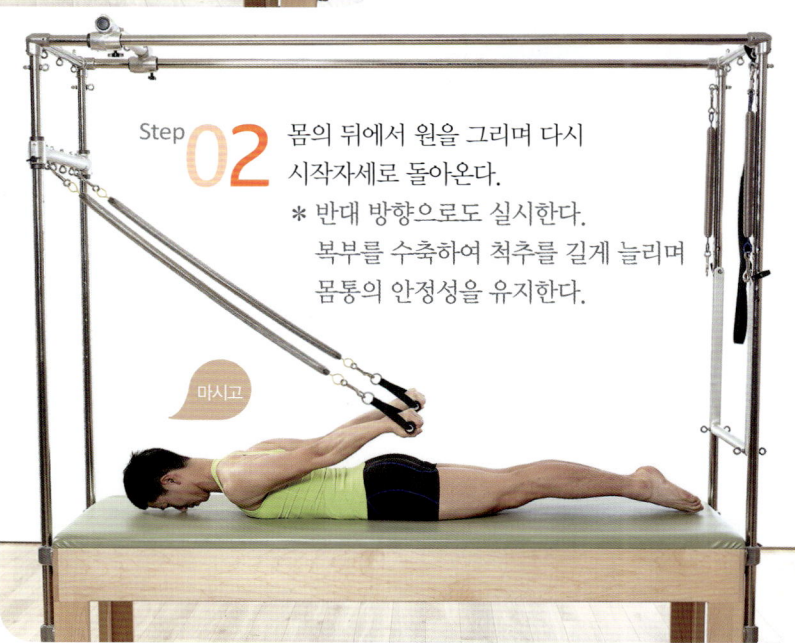

변형 동작
- 자유형을 하는 모습처럼 팔로 원을 번갈아 그린다.

필라테스 기구 운동 ▶ 트라페즈 테이블 ▶ 목/어깨/팔

65 로잉 백 1 - 라운드 백
Rowing Back 1 - Round Back

| 주요 효과 | 견갑골 안정화, 회전근개 강화, 햄스트링 스트레칭, 복부 강화, 앉은 자세 개선

반복횟수 5~8회

지도방법

- 몸통을 뒤로 기울일 때 복부를 수축하여 허리에 무리가 되지 않도록 한다.
- 귀와 어깨가 멀어지게 한다.
- 어깨를 내리고 가슴을 열어 준다.
- 동작의 움직임을 부드럽게 한다.

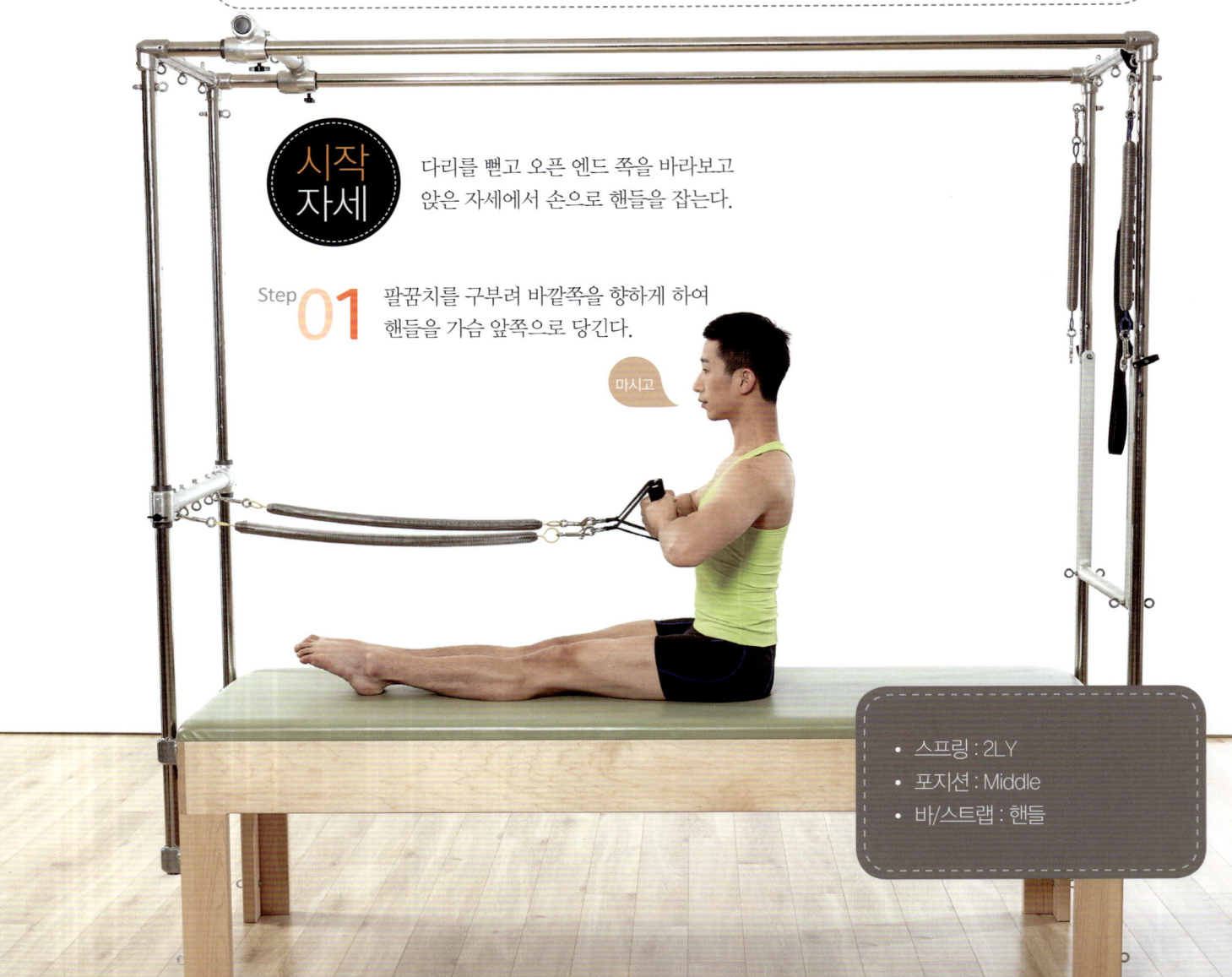

시작자세 다리를 뻗고 오픈 엔드 쪽을 바라보고 앉은 자세에서 손으로 핸들을 잡는다.

Step 01 팔꿈치를 구부려 바깥쪽을 향하게 하여 핸들을 가슴 앞쪽으로 당긴다.

마시고

- 스프링 : 2LY
- 포지션 : Middle
- 바/스트랩 : 핸들

Step **02** 복부 수축 상태에서 C 커브를 만들며 롤다운 한다. 이때 손은 가슴 앞에서 15cm 정도의 거리를 유지한다. 내쉬고

Step **03** 양팔을 옆으로 열어준다. 마시고

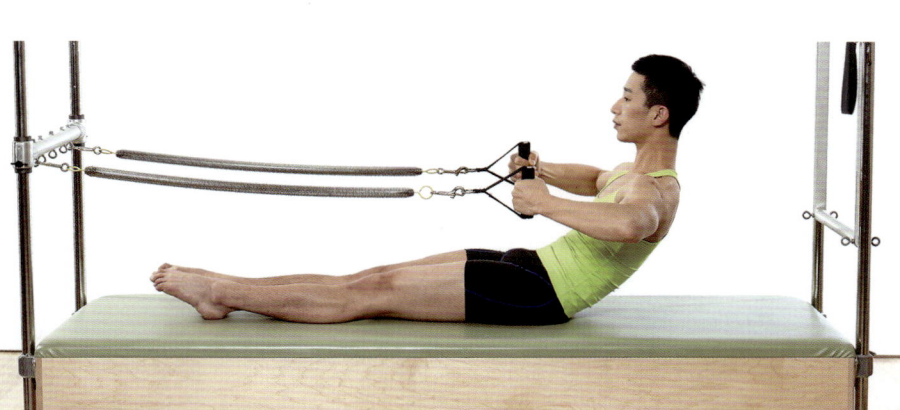

Step **04** 팔을 계속해서 뒤로 당기며 몸통을 앞으로 굴리듯 숙인다. 이때 몸통이 다리와 가까워질 수 있도록 하되 C 커브를 유지한다. 내쉬고

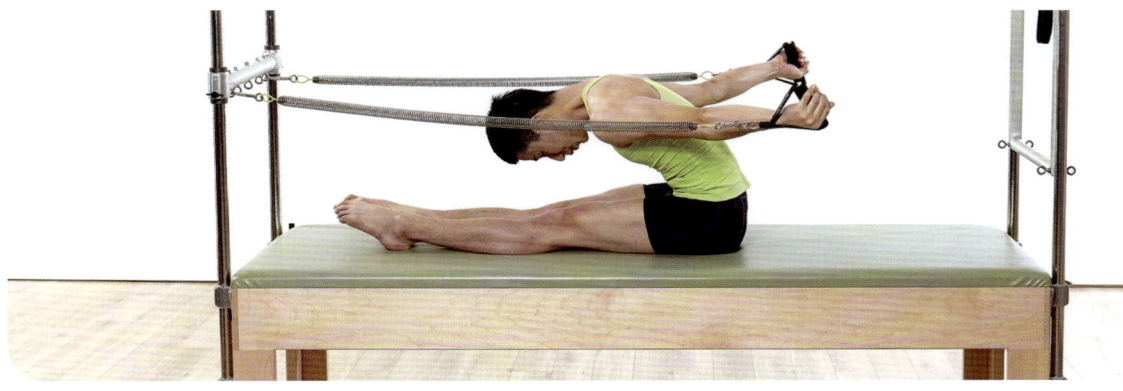

Step **05** 몸통을 유지한 상태로 팔만 접영을 하듯 뒤에서 앞으로 원을 그리며 돌려준다. 마시고

Step **06** 복부를 수축하여 척추쌓기를 하면서 시작자세로 돌아온다. 내쉬고

- 목이나 어깨가 불편한 경우 스프링의 강도를 가볍게 하여 가동범위를 줄인다. 통증이 심하면 동작을 피한다.
- 허리에 부상이 있는 경우 골반 및 척추중립자세를 유지하는 것 자체가 불편하면 동작을 피한다.
- 햄스트링이 타이트한 경우 양반다리 또는 무릎을 세우고 앉거나 패드나 수건을 엉덩이 밑에 대고 앉는다.

필라테스 기구 운동 ▶ 트라페즈 테이블 ▶ 목/어깨/팔

66 로잉 백 2 – 플랫 백
Rowing Back 2 - Flat Back

| 주요 효과 | 이두근 · 상완근 · 대흉근 · 광배근 · 회전근개 · 삼각근 · 승모근 · 전거근 강화

반복횟수 4회

지도방법
- 몸통을 뒤로 기울일 때 허리에 무리가 되지 않도록 복부를 수축한다.
- 귀와 어깨가 멀어지게 한다.
- 어깨를 내리고 가슴을 열어 준다.
- 동작의 움직임을 부드럽게 한다.

- 스프링 : 2LY
- 포지션 : Middle
- 바/스트랩 : 핸들

시작 자세
다리를 뻗고 오픈 엔드 쪽을 바라보고 앉은 자세에서 손으로 핸들을 잡는다. 손바닥이 얼굴을 향하게 하고 팔꿈치는 90°로 구부린다.

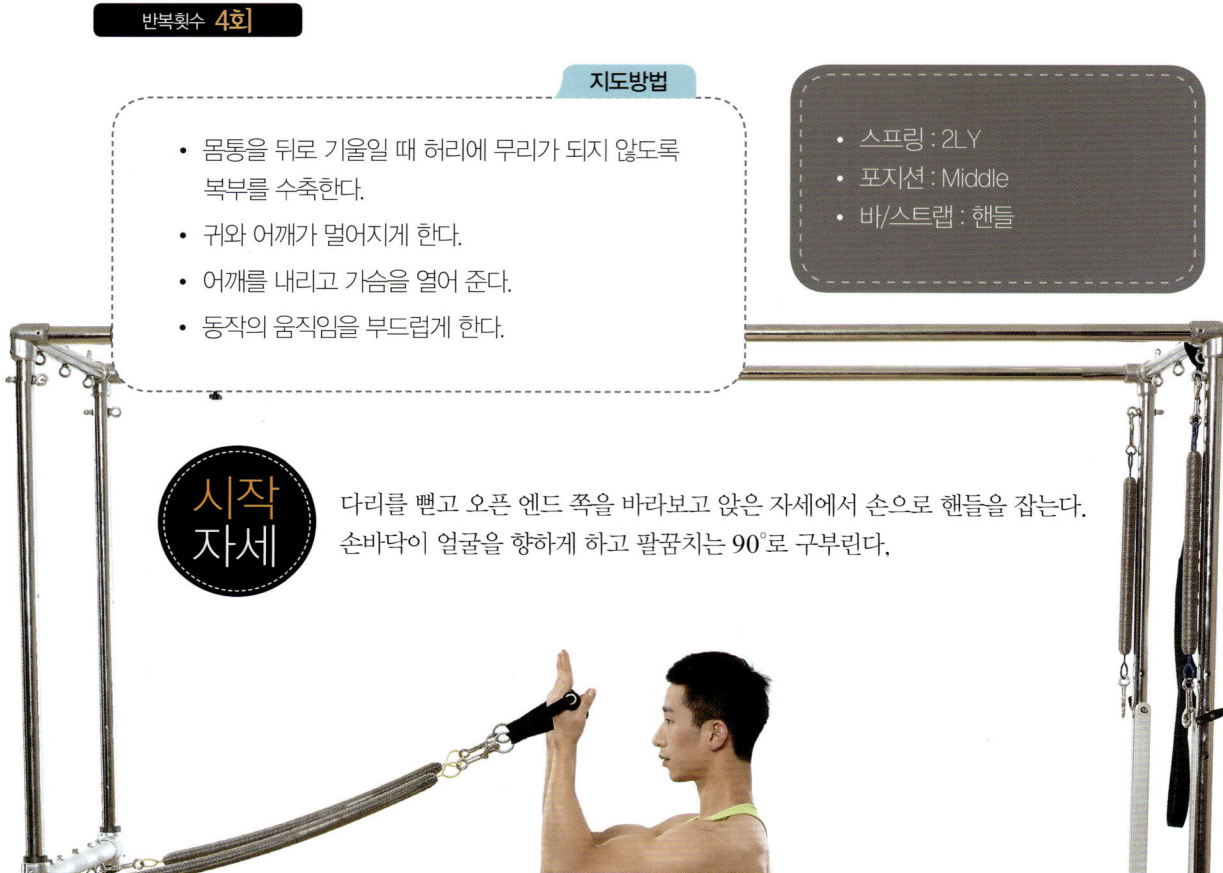

Step **01** 팔꿈치를 90° 각도를 유지한 상태에서 복부를 수축시켜 허리를 곧게 세우고 상체라인이 유지되는 곳까지만 넘긴다.

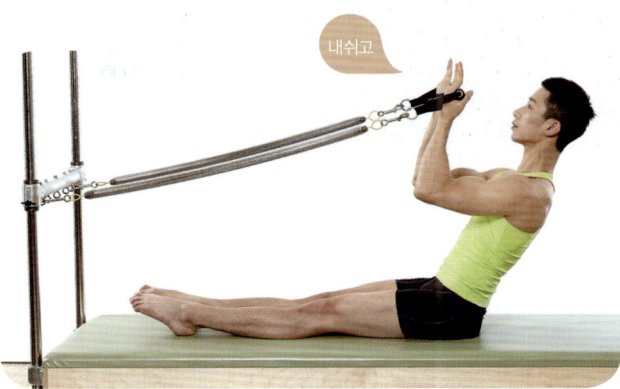

Step **02** 어깨와 팔꿈치를 고정시킨 상태에서 팔을 편다.

Step **03** 몸통을 둥글게 말아 C 커브를 만들면서 스트랩을 뒤로 당긴다.

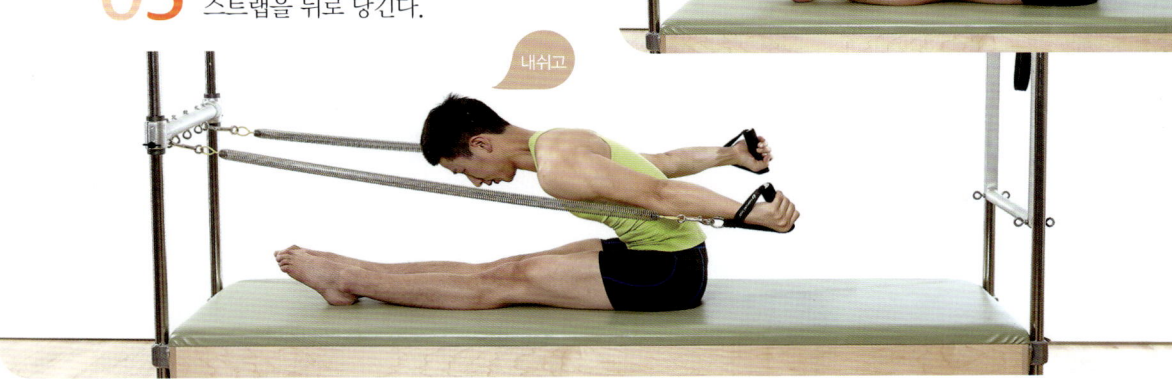

Step **04** 팔꿈치를 구부려 손을 허리 뒤에 둔다.

Step **05** 몸통을 유지한 상태로 팔만 접영을 하듯 뒤에서 앞으로 원을 그리며 돌려준다. 복부를 수축하여 척추쌓기를 하면서 시작자세로 돌아온다.

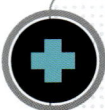

- 손목이나 어깨가 불편한 경우 스프링의 강도를 가볍게 하거나 팔을 뒤로 보내는 동작은 피한다.
- 허리에 부상이 있는 경우 골반 및 척추중립자세를 유지하는 것 자체가 불편하면 동작을 피한다.
- 햄스트링이 타이트한 경우 양반다리 또는 무릎을 세우고 앉거나 패드나 수건을 엉덩이 밑에 대고 앉는다.
- 디스크환자이거나 골다공증일 경우 동작을 피한다.

필라테스 기구 운동 ▶ 트라페즈 테이블 ▶ 목/어깨/팔

67 로잉 프론트 1
Rowing Front 1 - Sitting Tall

| 주요 효과 | 견갑골 안정화, 회전근개 · 삼각근 · 복부 강화

반복횟수 5~8회

지도방법

- 팔로 원을 그릴 때 흉곽을 모은 상태로 유지한다.
- 팔을 움직이기 전에 복부를 수축한다.
- 팔을 올릴 때 어깨가 올라가지 않도록 견갑골의 안정성을 유지한다.
- 복부를 수축하여 몸통의 안정성을 유지한다.
- 모든 움직임이 연결되도록 한다.

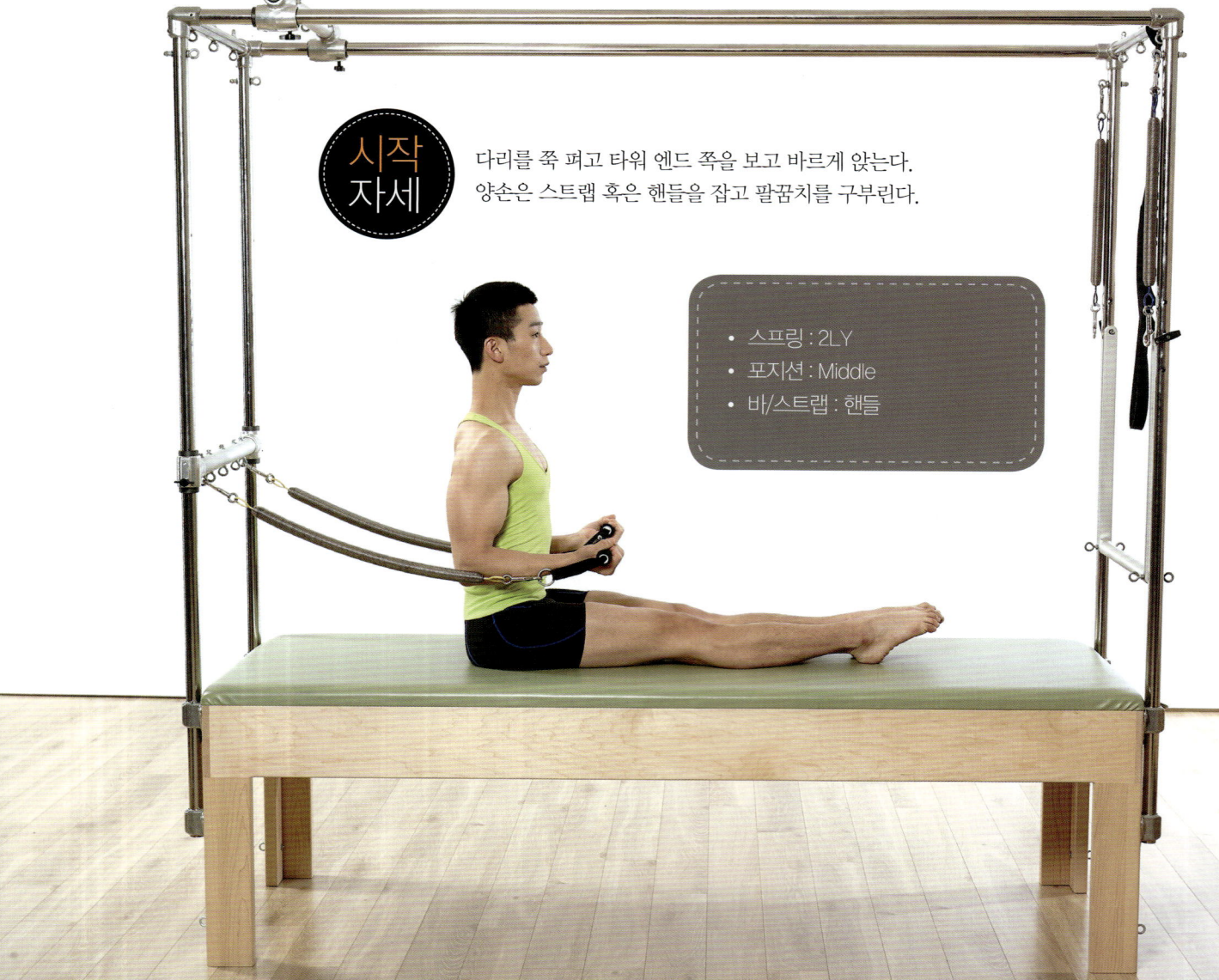

시작 자세
다리를 쭉 펴고 타워 엔드 쪽을 보고 바르게 앉는다.
양손은 스트랩 혹은 핸들을 잡고 팔꿈치를 구부린다.

- 스프링 : 2LY
- 포지션 : Middle
- 바/스트랩 : 핸들

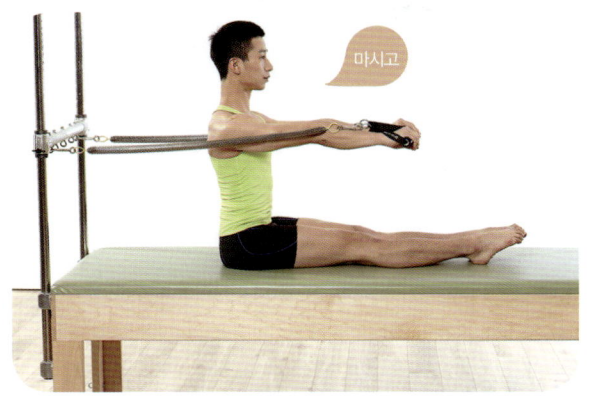

Step 01 팔꿈치를 뻗으며 스트랩을 밀어 손바닥이 테이블로 향하도록 한다. 이때 팔은 어깨 높이를 유지한다.

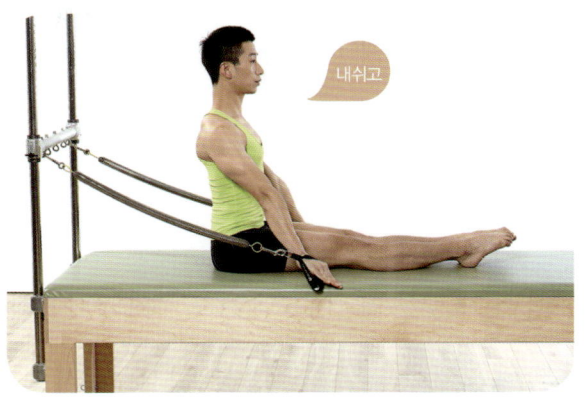

Step 02 손을 테이블 쪽으로 내린다.

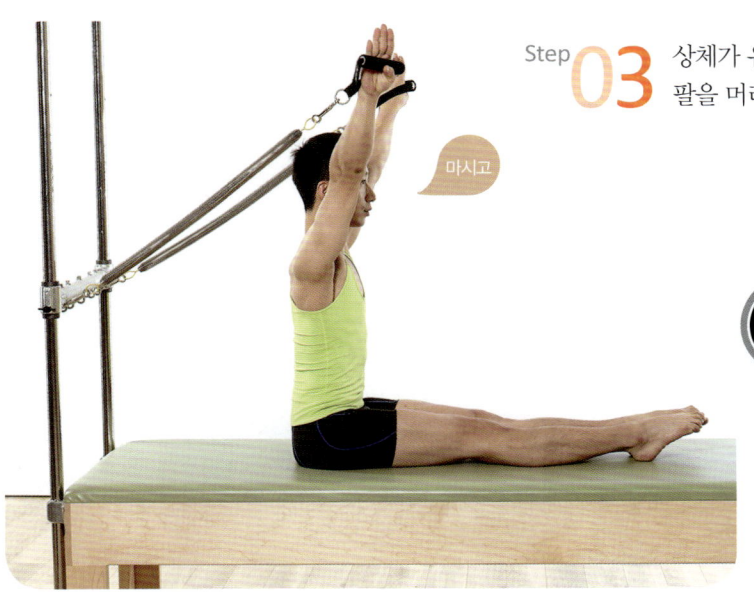

Step 03 상체가 유지되는 범위 내에서 팔을 머리 쪽으로 올려준다.

- 허리에 부상이 있는 경우 골반 및 척추중립자세를 유지하는 것 자체가 불편하면 동작을 피한다.
- 햄스트링이 타이트한 경우 양반다리 또는 무릎을 세우고 앉거나 패드나 수건을 엉덩이 밑에 대고 앉는다.

Step 04 팔로 원을 그리며 시작자세로 돌아온다.

변형 동작
- **탁자 닦기(Polishing):** 흉골의 맨 아랫부분에 스트랩을 위치시키고, 손바닥은 바닥을 향한다. 양팔을 앞으로 뻗어 바깥쪽으로 회전하였다가 시작자세로 돌아온다.

필라테스 기구 운동 ▶ 트라페즈 테이블 ▶ 목/어깨/팔

68 로잉 프론트 2
Rowing Front 2 - Bending Down

| 주요 효과 | 견갑골 안정화, 회전근개 · 삼각근 강화, 햄스트링 스트레칭, 복부 강화

반복횟수 5~8회

지도방법

- 팔로 원을 그릴 때 흉곽을 모은 상태로 유지한다.
- 팔을 움직이기 전에 복부를 수축한다.
- 팔을 올릴 때 어깨가 올라가지 않도록 견갑골의 안정성을 유지한다.
- 복부를 수축하여 몸통의 안정성을 유지한다.
- 모든 움직임이 연결되도록 한다.

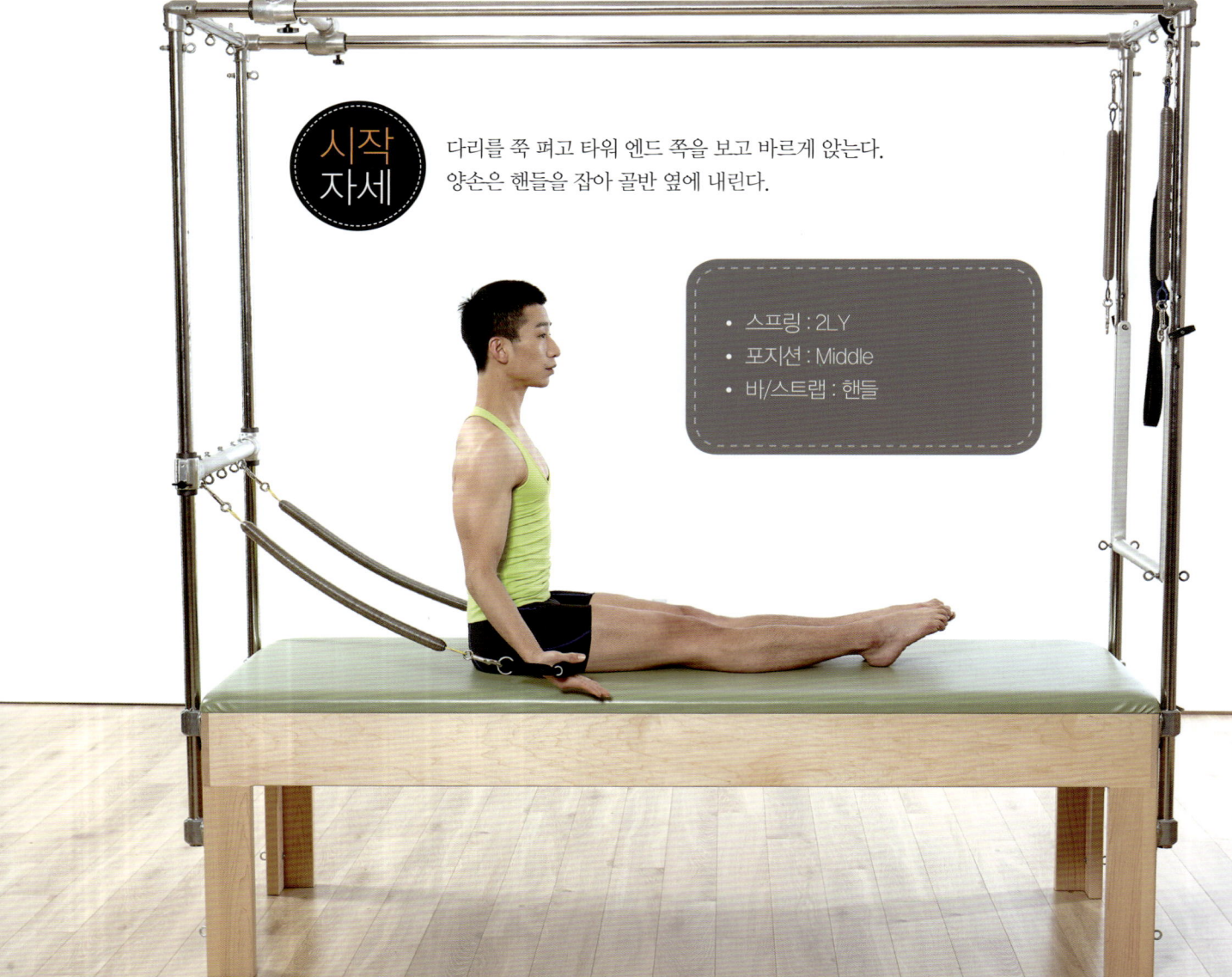

시작자세
다리를 쭉 펴고 타워 엔드 쪽을 보고 바르게 앉는다.
양손은 핸들을 잡아 골반 옆에 내린다.

- 스프링 : 2LY
- 포지션 : Middle
- 바/스트랩 : 핸들

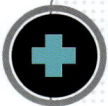
- 목이나 어깨가 불편한 경우 스프링의 강도를 가볍게 하여 가동범위를 줄인다. 통증이 심하면 동작을 피한다.
- 허리에 부상이 있는 경우 골반 및 척추 중립자세를 유지하는 것 자체가 불편하면 동작을 피한다.
- 햄스트링이 타이트한 경우 양반다리로 앉거나 패드나 수건을 엉덩이 밑에 대고 앉는다.

Step 01 복부를 수축하고 두 팔을 정면으로 쭉 뻗으며 C 커브를 만든다. 이때 두 팔은 귀 옆에 위치하도록 하되 귀와 어깨 간격을 멀리 유지한다.

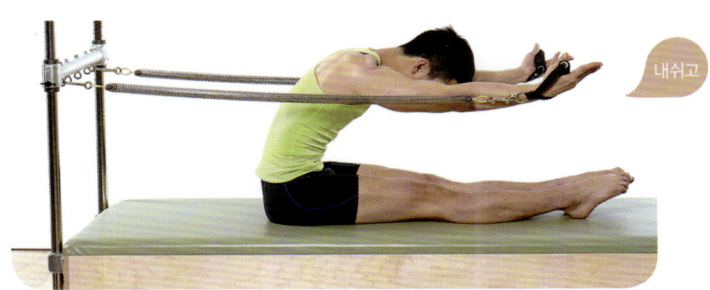

Step 02 복부를 수축하며 꼬리뼈부터 머리까지 일직선이 되도록 척추를 쌓아올린다. 이때 팔은 견갑골의 안정성을 지키며 높이를 유지한 상태에서 손바닥이 테이블을 향하도록 돌려준다.

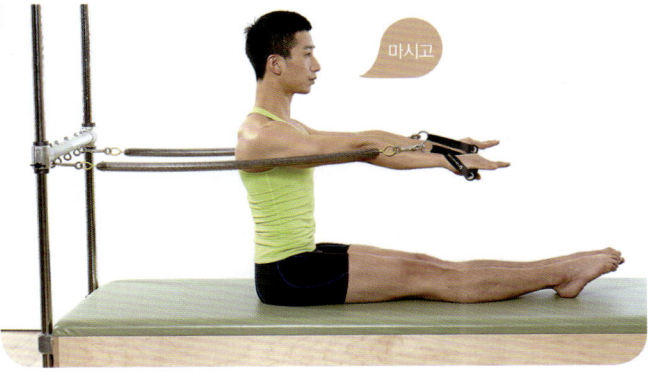

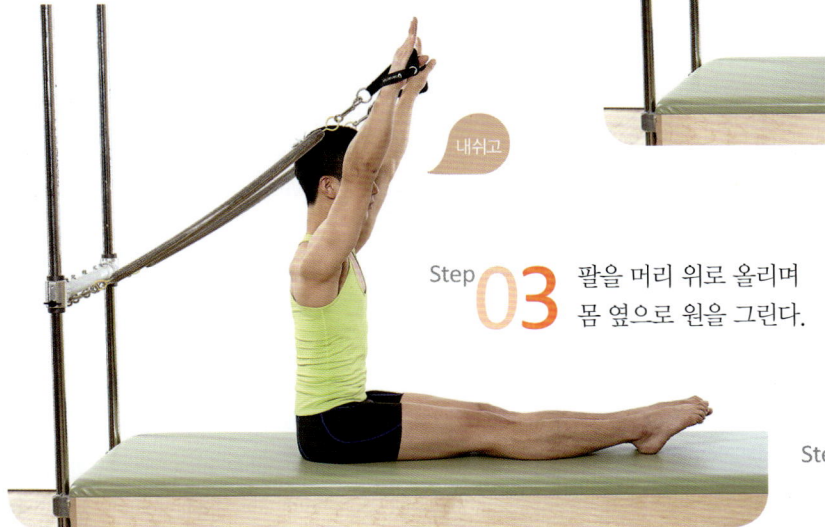

Step 03 팔을 머리 위로 올리며 몸 옆으로 원을 그린다.

Step 04 시작자세로 돌아온다.

변형 동작
- **몸통 늘리기(Torso reach)**: 햄스트링과 요추의 유연성이 충분하면 몸을 C 커브하지 말고 몸통을 사선 앞으로 기울인다.

필라테스 기구 운동 ▶ 트라페즈 테이블 ▶ 목/어깨/팔

69 가슴 펴기
Chest Expansion

| 주요 효과 | 목 가동성 증가, 후면 삼각근 강화

반복횟수 8~10회

지도방법

- 엉덩이가 뒤로 밀리지 않도록 유지한다.
- 귀와 어깨가 멀어지게 한다.
- 시선은 정면을 향한다.
- 팔을 당길 때 어깨가 올라가지 않도록 견갑골의 안정성을 유지한다.
- 팔을 당길 때 팔꿈치와 손목은 일직선을 유지한다.

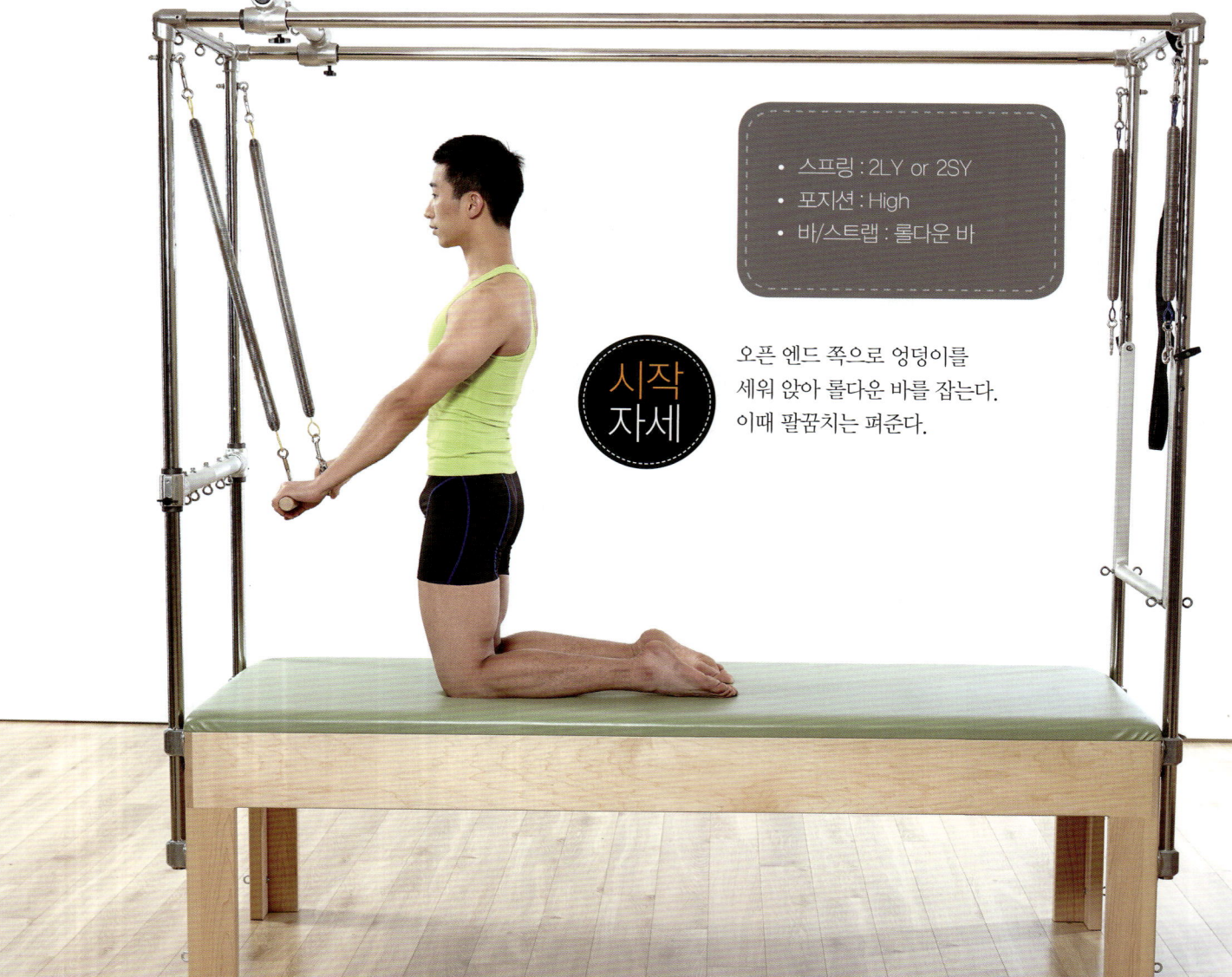

- 스프링 : 2LY or 2SY
- 포지션 : High
- 바/스트랩 : 롤다운 바

시작자세

오픈 엔드 쪽으로 엉덩이를 세워 앉아 롤다운 바를 잡는다. 이때 팔꿈치는 펴준다.

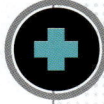
- 어깨와 팔에 통증이 있는 경우 스프링의 강도를 가볍게 하여 가동범위를 줄인다. 통증이 심하면 동작을 피한다.
- 무릎에 통증이 있는 경우 무릎 밑에 패드를 대거나 허벅지 사이에 공을 끼우고 동작을 한다. 통증이 심하면 동작을 피한다.

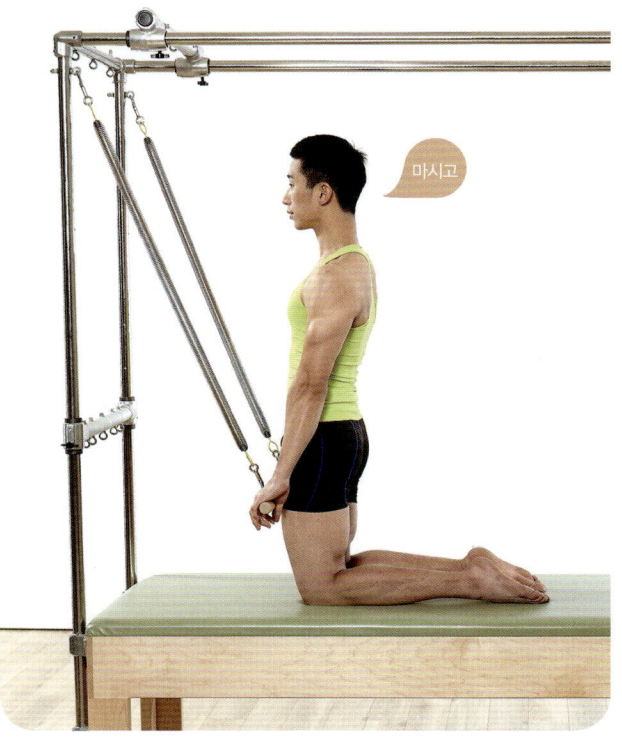
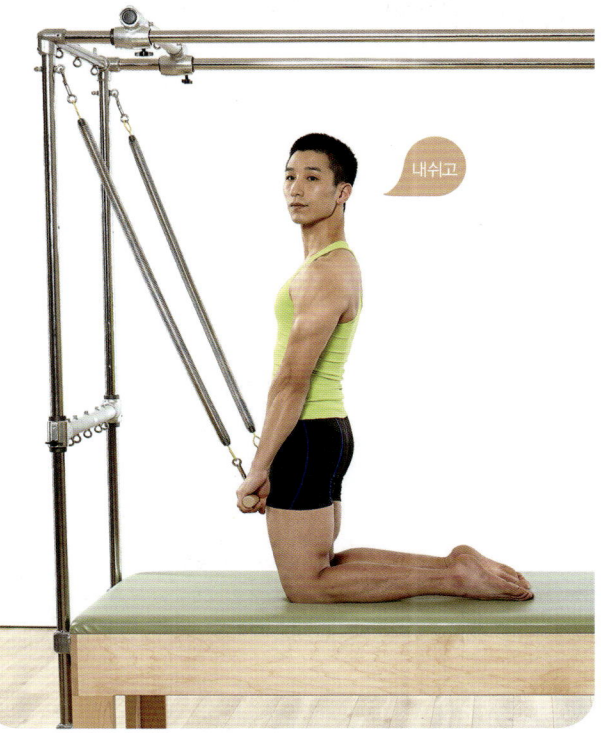

Step 01 팔꿈치를 펴고 롤다운 바를 몸쪽으로 당긴다. 이때 가슴을 넓게 편다.

Step 02 자세를 유지한 상태에서 오른쪽으로 고개를 돌린다.

Step 03 자세를 유지하고 고개를 왼쪽으로 돌린다.

Step 04 가운데에 고개를 두고 시작자세로 돌아온다.

변형 동작
- 무릎을 꿇거나, 양반다리, 다리를 신전시킨 상태로 앉아서 실시한다.

필라테스 기구 운동 ▶ 트라페즈 테이블 ▶ 목/어깨/팔

70 매달리기
Hanging Up

| 주요 효과 | 대흉근·광배근을 포함한 견갑대·복부·척추신전근·햄스트링·둔근 강화

반복횟수 6~10회

지도방법

- 어깨를 내리고 가슴을 열어준다.
- 복부를 수축하여 척추를 길게 늘린다.
- 굴곡과 신전은 몸의 중심으로부터 움직이도록 한다.

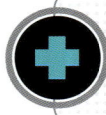
- 요추에 통증, 목, 어깨, 골다공증, 디스크 부상, 좌골신경통이 있는 경우 동작을 피한다.

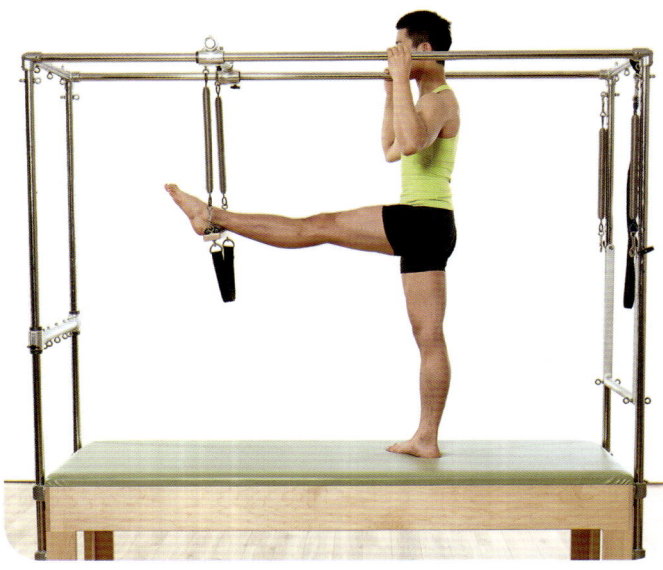
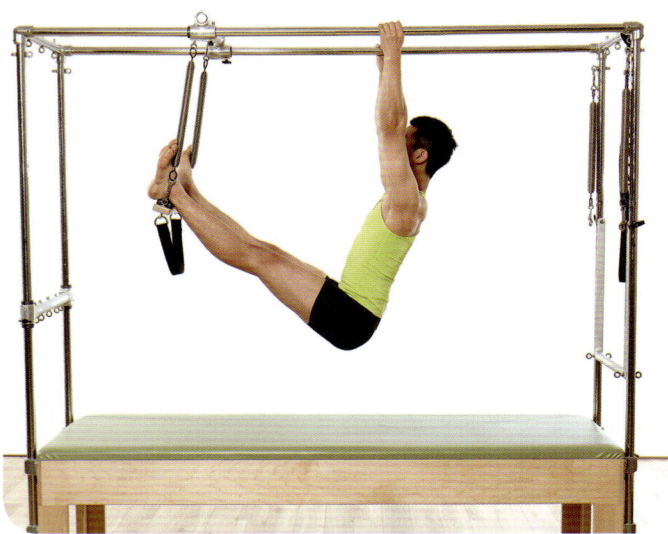

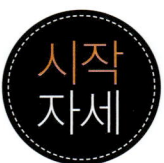
수평 슬라이더를 잡고, 슬라이더를 고정시킨 뒤 트라페즈에 한 발씩 올려 놓는다. 또는 퍼지에 건다. 가로대를 잡고 매달려 엉덩이를 아래로 떨어뜨린다.

- 스프링 : 2ST
- 포지션 : Overhead
- 바/스트랩 : 트라페즈 바 or 퍼지

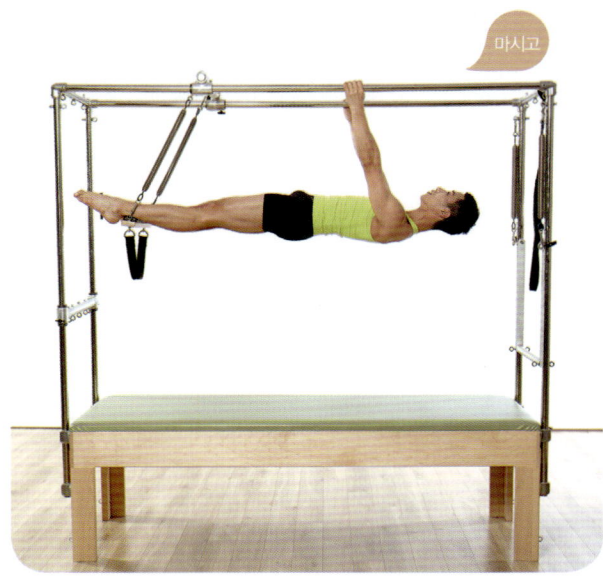
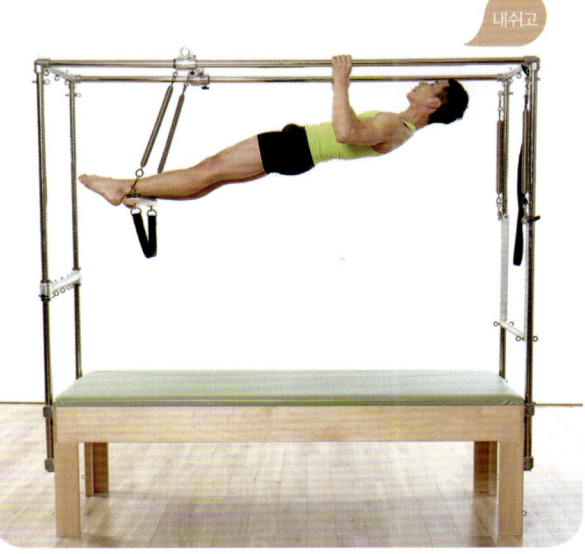

Step 01 행잉 자세에서 시작한다. 힙을 충분히 올려 머리에서 발끝까지 일직선을 만든다.

Step 02 팔꿈치를 구부려 몸통을 당겨 올린다.
* 풀업을 3~10번 반복한다.

Step 03 시작자세로 돌아가 트라페즈에서 한 발씩 내려놓는다.

> **변형 동작**
> - **매달려서 몸굽히기/펴기:** 행잉 자세에서 힙을 앞쪽으로 밀어주며 가슴을 열고 등을 신전시킨다.

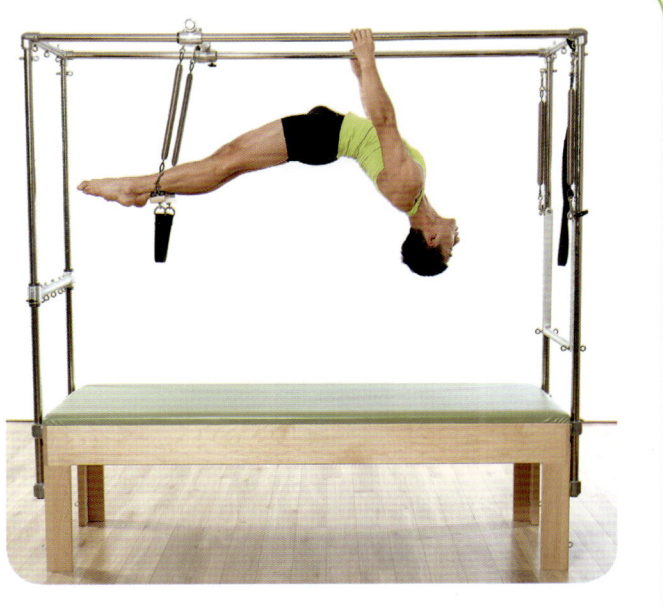

필라테스 기구 운동 ▶ 트라페즈 테이블 ▶ 목/어깨/팔

71 스탠딩 암 1
Standing Arms 1 - Facing Out

| 주요 효과 | 대흉근 · 이두근 · 전거근 · 회전근개 · 상완요골근 · 삼각근 강화

반복횟수 6~10회

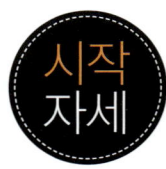 오픈 엔드 쪽에서 캐딜락을 등지고 선다.
양손으로 핸들을 잡고 몸통을 약간 앞으로 기울인다.

❶ **위 팔 조절하기** *Upper arm control* 4~6회

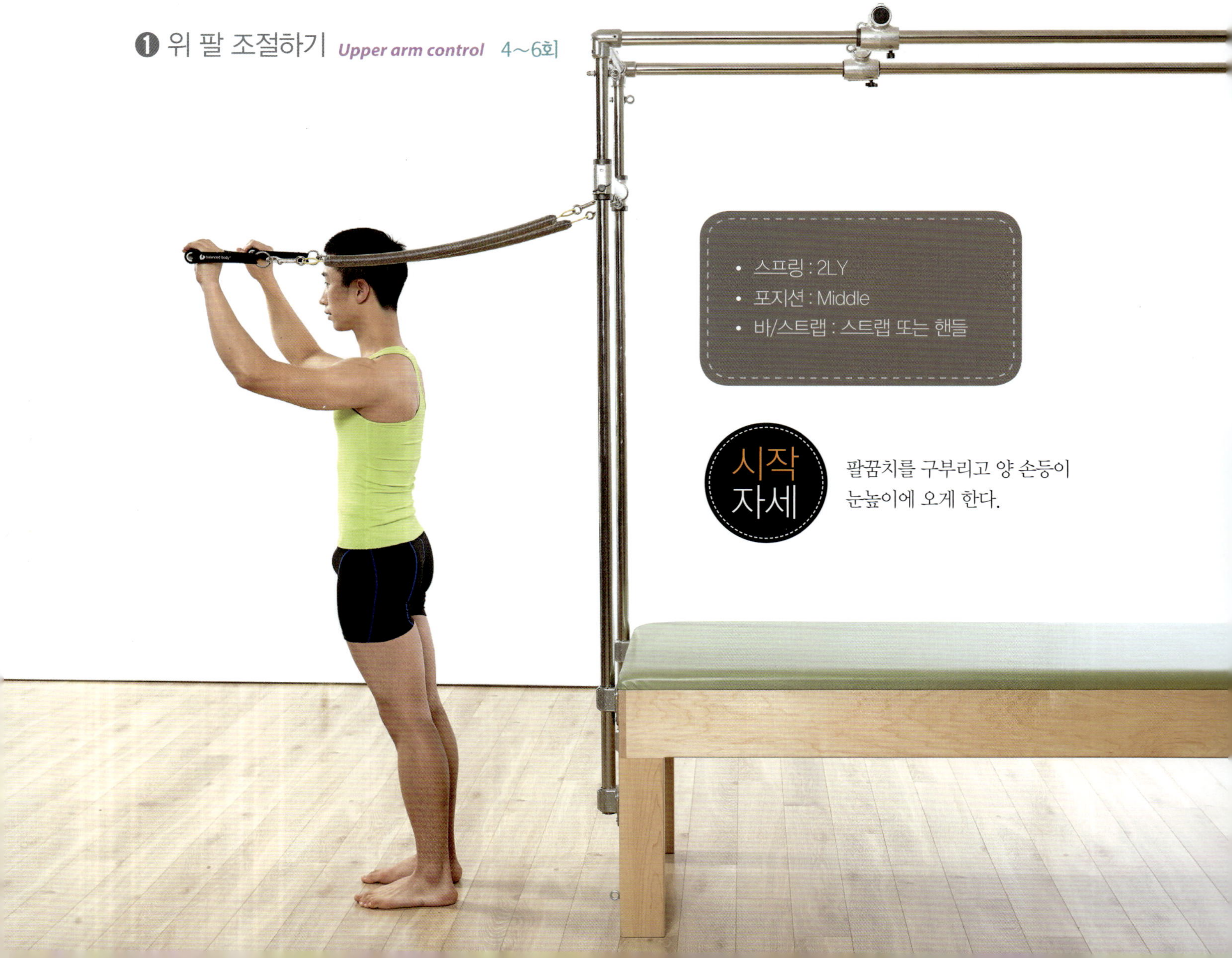

- 스프링 : 2LY
- 포지션 : Middle
- 바/스트랩 : 스트랩 또는 핸들

시작자세 팔꿈치를 구부리고 양 손등이 눈높이에 오게 한다.

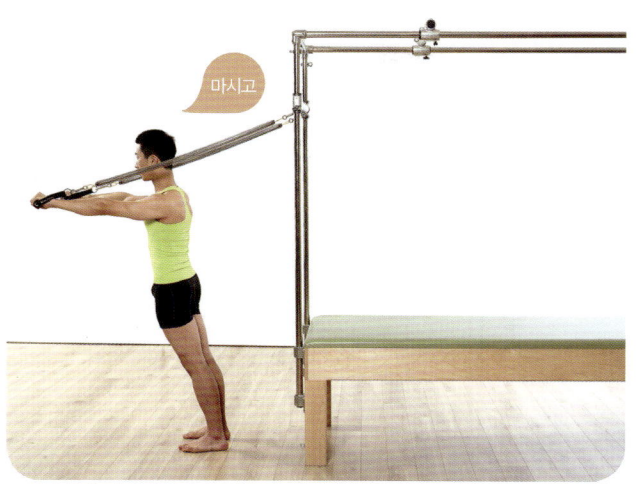

Step 01 팔을 가슴 앞으로 뻗는다.

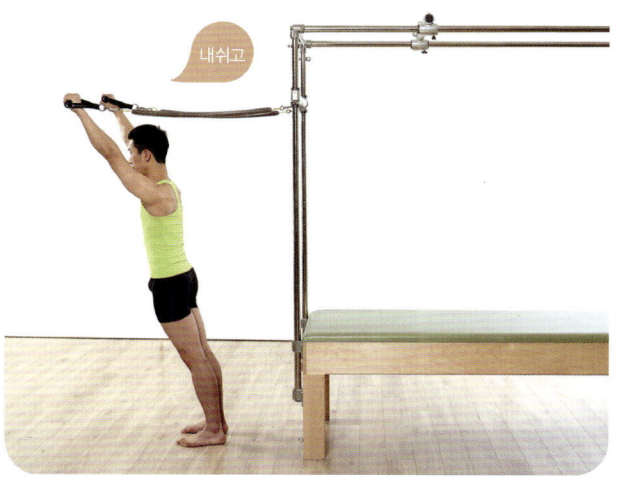

Step 02 머리 위로 두 팔을 들었다가 가슴 높이까지 팔을 내리고 시작자세로 돌아온다.

❷ 펀칭하기 *Punching* 4~8회

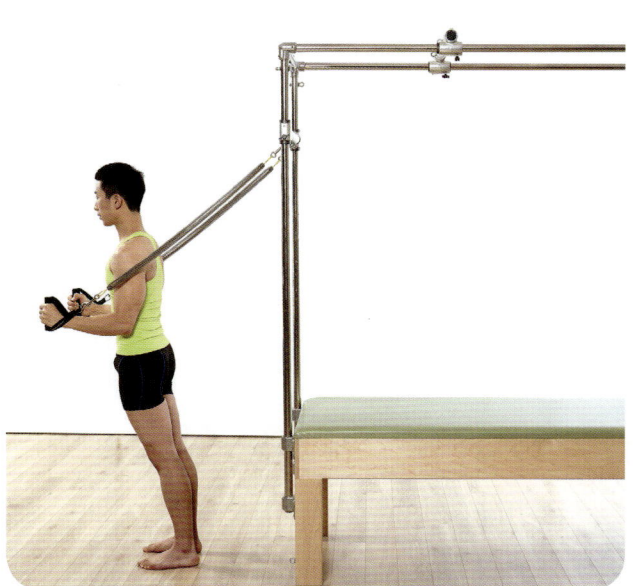

시작자세 팔꿈치를 구부려서 손바닥이 서로 마주보도록 한다.

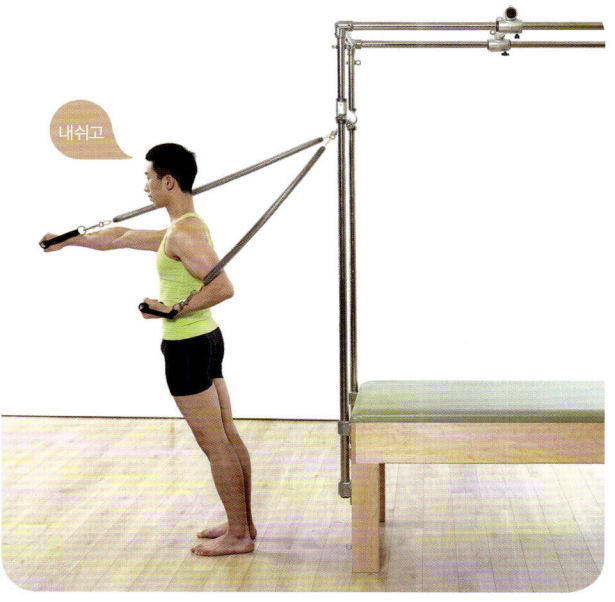

Step 01 한 팔을 가슴 앞으로 뻗어 손등이 천장을 향하게 한다.

Step 02 자세를 유지한다.

Step 03 반대쪽 팔을 뻗으면서 처음 팔은 다시 돌아온다.

필라테스 기구 운동 ▶ 트라페즈 테이블 ▶ 목/어깨/팔

❸ 경례하기 *Salute* 6~10회

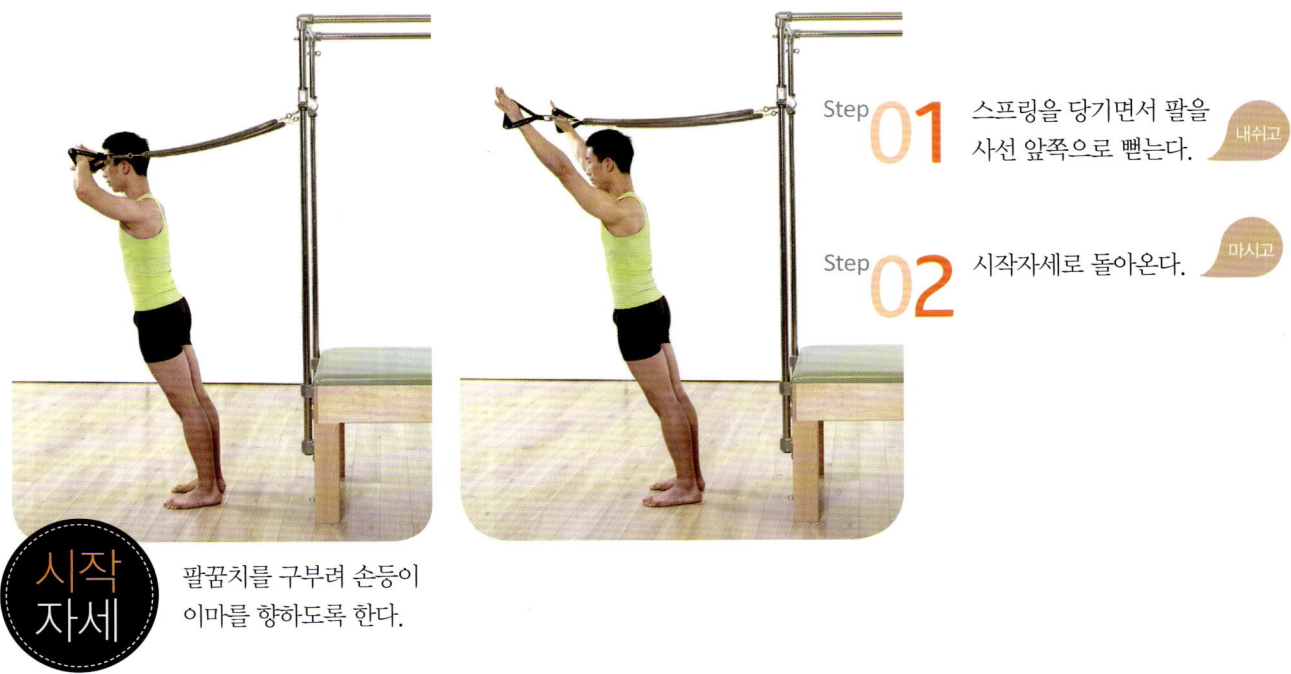

Step 01 스프링을 당기면서 팔을 사선 앞쪽으로 뻗는다. (내쉬고)

Step 02 시작자세로 돌아온다. (마시고)

시작자세 팔꿈치를 구부려 손등이 이마를 향하도록 한다.

❹ 팔로 원 그리기 *Arm circles* 4~8회

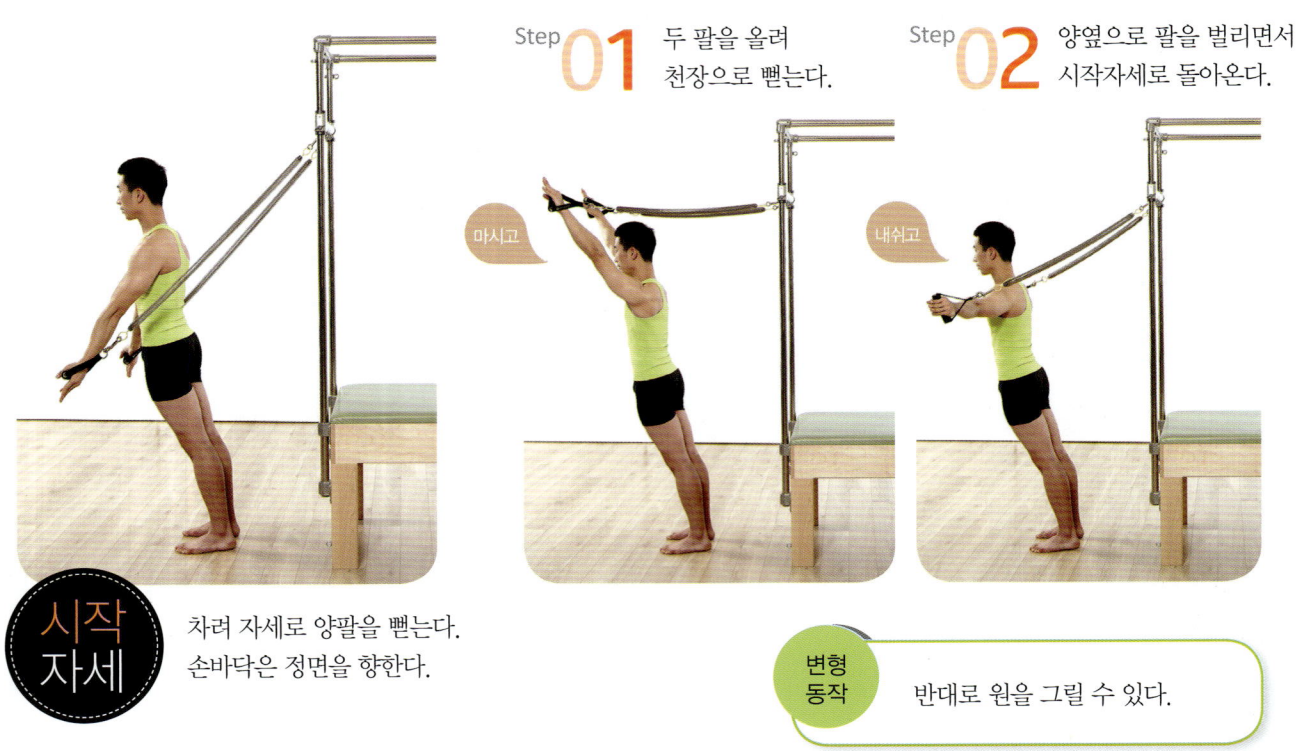

Step 01 두 팔을 올려 천장으로 뻗는다. (마시고)

Step 02 양옆으로 팔을 벌리면서 시작자세로 돌아온다. (내쉬고)

시작자세 차려 자세로 양팔을 뻗는다. 손바닥은 정면을 향한다.

변형동작 반대로 원을 그릴 수 있다.

❺ 날갯짓하기 *Flying* 4~6회

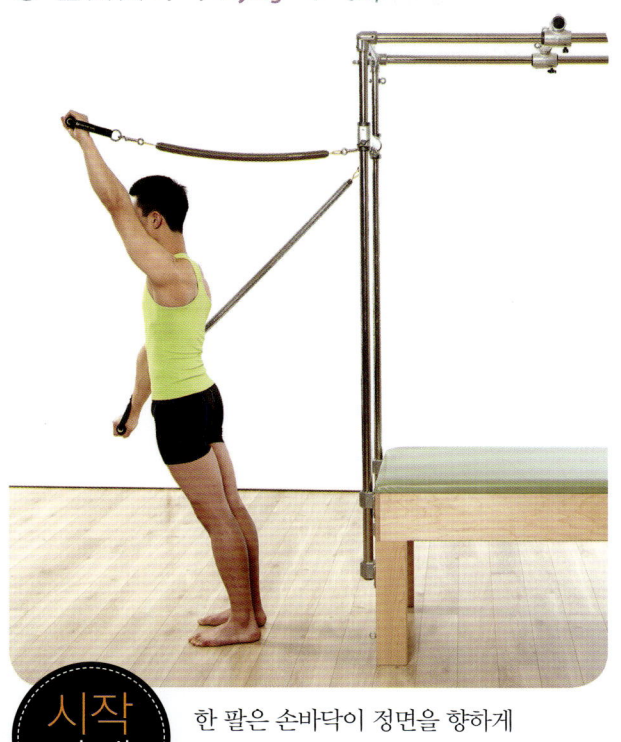

시작 자세 한 팔은 손바닥이 정면을 향하게 아래쪽으로 내려두고 반대 팔은 천창을 향해 뻗는다.

Step **01** 양팔을 옆으로 벌린다.

Step **02** 팔의 위치가 바뀐 시작자세로 돌아온다. 반대쪽도 반복한다.

❻ 나무 안기 *Hug a tree* 6~10회

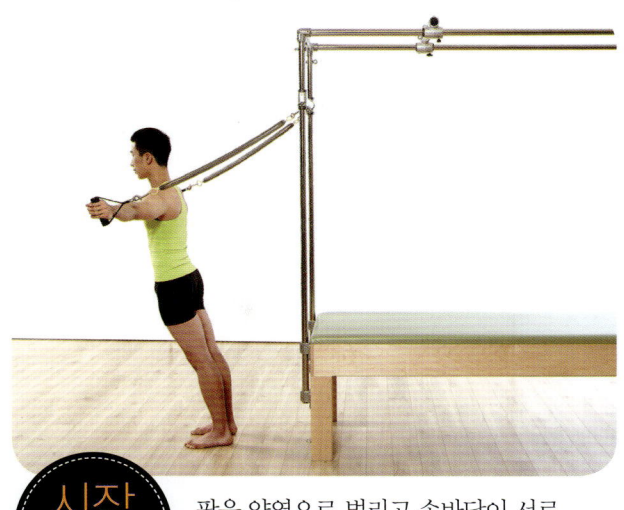
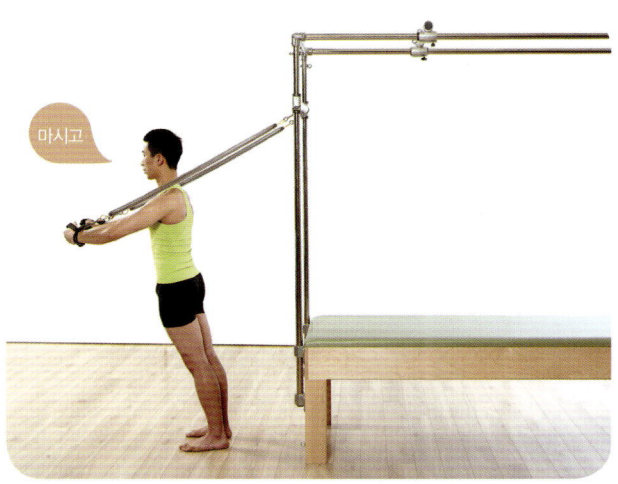

시작 자세 팔을 양옆으로 벌리고 손바닥이 서로 마주보게 한다.

Step **01** 팔꿈치를 약간 구부려 느슨하게 만들고, 나무를 껴안듯 손가락 끝이 서로 향하게 한다.

Step **02** 팔을 벌리고 시작자세로 돌아간다.

필라테스 기구 운동 ▶ 트라페즈 테이블 ▶ 목/어깨/팔

72 스탠딩 암 2
Standing Arms 2 - Facing in

| 주요 효과 | 대흉근 · 이두근 · 전거근 · 회전근개 · 삼각근 · 상완요골근 강화

반복횟수 6~10회

지도방법

- 복부를 수축하여 몸통의 안정성을 유지한다.
- 팔을 당길 때 팔꿈치와 손목은 일직선을 유지한다.
- 어깨를 내리고 가슴을 열어준다.
- 머리부터 발끝까지 일직선을 유지한다.

- 목이나 어깨에 문제가 있을 경우 스프링의 강도를 가볍게 한다.
- 팔꿈치가 과신전되는 경우 팔꿈치를 살짝 구부리거나 스프링의 강도를 약하게 한다.

- 스프링 : 2LY
- 포지션 : Middle
- 바/스트랩 : 스트랩 또는 핸들

❶ 가슴펴기 *Chest expansion*

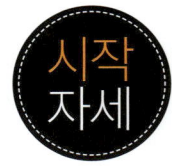
팔꿈치를 펴서 양팔이 허리 높이에 오게 한다.
스프링은 약간의 저항이 느껴져야 한다.

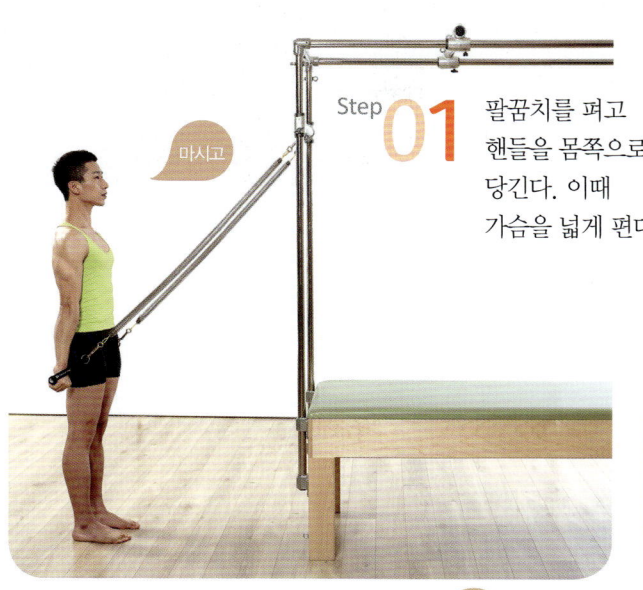

Step 01 팔꿈치를 펴고 핸들을 몸쪽으로 당긴다. 이때 가슴을 넓게 편다. (마시고)

Step 02 자세를 유지하고 고개를 오른쪽으로 돌린다. (내쉬고)

Step 03 가운데로 고개를 돌린다. (마시고)

Step 04 자세를 유지하고 고개를 왼쪽으로 돌린다. (내쉬고)

Step 05 가운데로 고개를 두고 시작자세로 돌아온다. (마시고)

❶ 위 팔 조절하기 *Upper arm control*

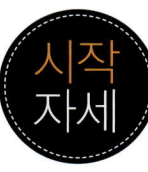 팔꿈치를 펴서 양팔이 허리 높이에 오게 한다. 스프링은 약간의 저항이 느껴져야 한다.

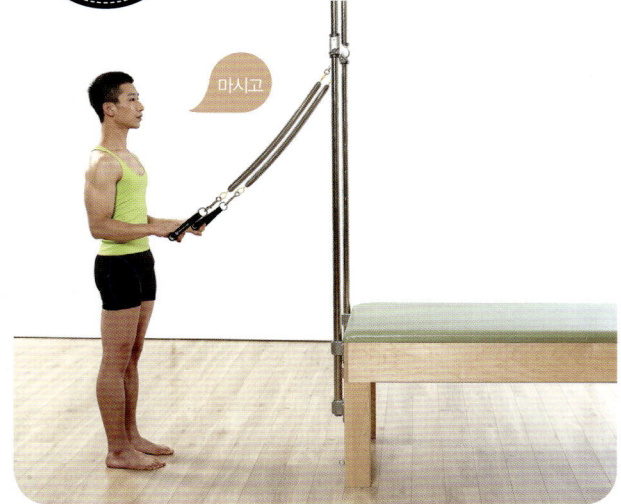
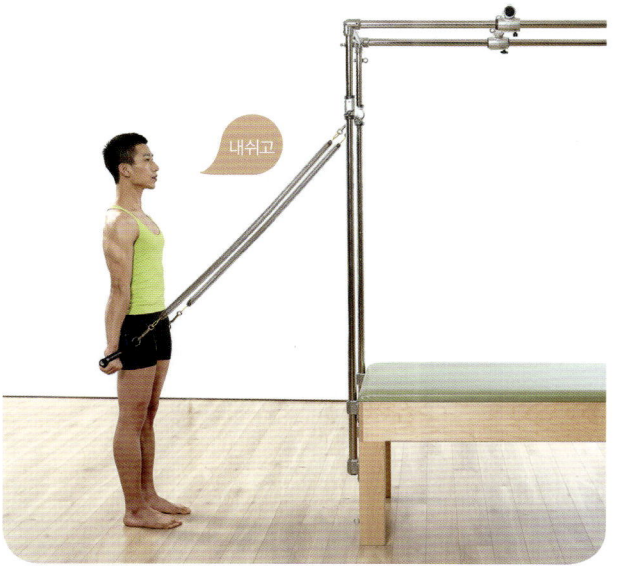

Step 01 팔꿈치를 몸통 옆으로 90°로 구부린다. (마시고)

Step 02 팔꿈치를 편다. (내쉬고)

Step 03 시작자세로 돌아온다. (마시고)

필라테스 기구 운동 ▶ 트라페즈 테이블 ▶ 복부

73 어퍼 암
Upper Arm

| 주요 효과 | 복부 · 햄스트링 · 둔근 강화, 등 스트레칭

반복횟수 4회

지도방법
- 동작 시작 전 복부를 수축한다.
- 흉곽으로부터 머리를 든다.
- 동작의 움직임을 부드럽게 한다.

시작 자세
타워 엔드 방향으로 바르게 눕는다.
무릎은 구부리고 발은 좌골 넓이 만큼 벌려 바닥에 놓는다.
팔은 천장으로 뻗어 푸시스루 바를 잡는다.

- 스프링 : SB~2SB
- 포지션 : High
- 바/스트랩 : 푸시스루 바

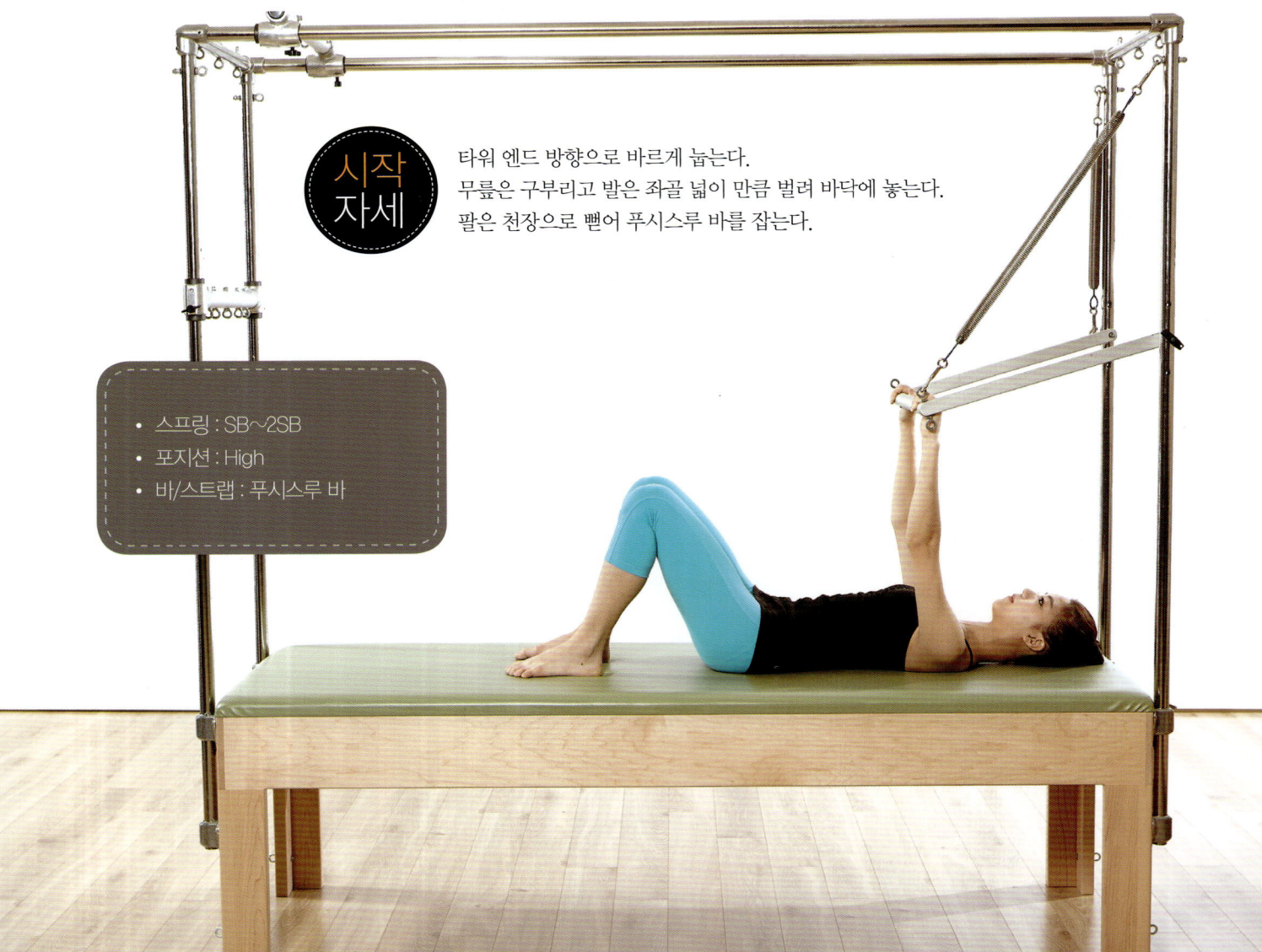

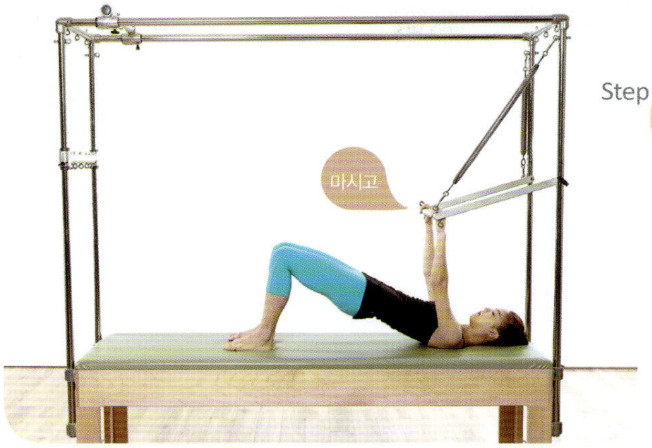

Step **01** 복부를 수축하면서 척추를 말아 올린다.
무릎에서 어깨까지 일직선이 되도록 한다.

마시고

Step **02** 척추를 말아 내려 시작자세로 돌아온다.

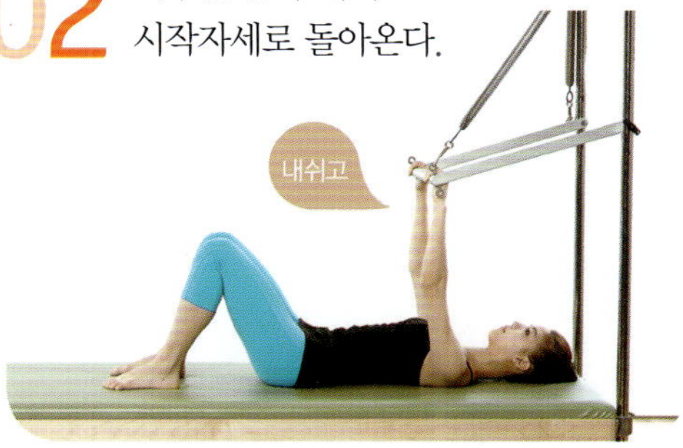

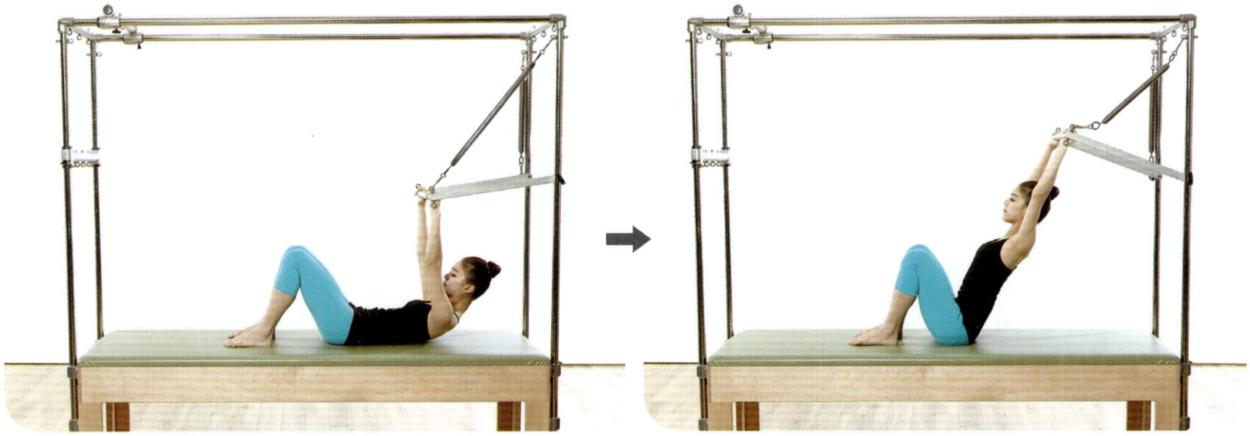

내쉬고

Step **03** 복부를 수축해 흉곽을 내리며, 푸시스루 바를 밀면서 머리를 든다.
꼬리뼈부터 머리까지 일직선이 되도록 척추를 말아 올린다.

마시고

Step **04** 시작자세로 돌아온다.

내쉬고

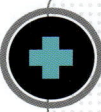

- 허리, 힙, 천장관절에 통증이 있는 경우 가동범위를 제한한다.
- 목과 어깨, 골다공증, 급성요추간판탈출증, 좌골 신경통이 있는 경우 동작을 피한다.

필라테스 기구 운동 ▶ 트라페즈 테이블 ▶ 복부

74 티저
Teaser

| 주요 효과 | 복부 · 고관절 굴근 강화, 몸의 균형 발달

반복횟수 4회

지도방법

- 티저 자세로 몸을 세웠을 때 허리를 곧게 펴거나 살짝 굴곡시킨다.
- 다리를 같은 자세로 유지하면서 척추를 말아 내린다.
- 귀와 어깨가 멀어지게 한다.

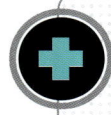

- 허리, 천장관절에 통증이 있는 경우 동작을 피한다.
- 아래쪽에 스프링을 걸어 동작을 하면 디스크에 더 많은 압박을 준다.
- 골다공증이 있는 경우 동작을 피한다.

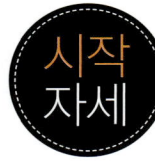

시작 자세 누워서 시작하며 다리는 레벨에 따라 90°로 구부리거나 펴서 시작한다.

- 스프링 : 2SB~2SR
- 포지션 : High
- 바/스트랩 : 푸시스루 바

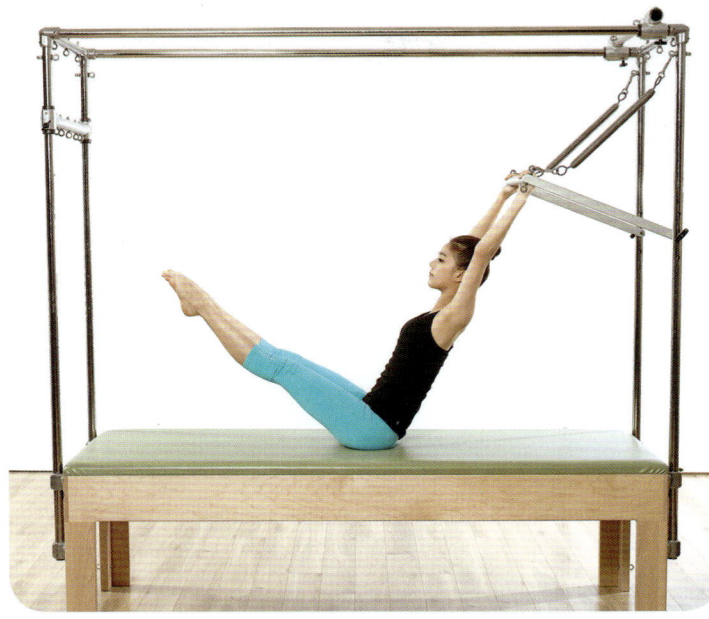

Step 01 푸시스루 바를 밀면서 상체를 말아 올린다. 이때 다리를 곧게 뻗어 V자 모양으로 다리와 몸을 들어 올린다.

Step 02 계속해서 몸통을 조절하며 척추를 말아 내리면서 시작자세로 돌아온다.

변형 동작
- 티저 자세에서 다양한 다리 동작을 한다.

응용 동작
- 다리를 펴서 시작하며 티저 자세시 다리를 올렸다 내렸다 4번 반복한다.

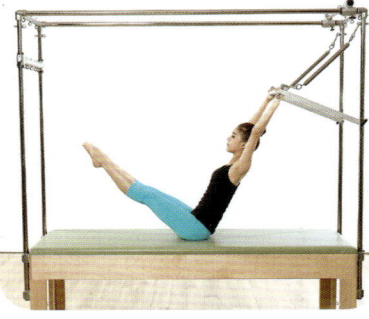 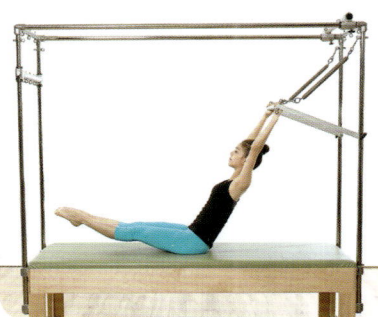

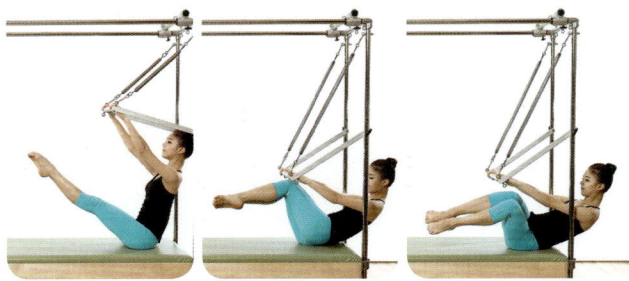

- 누워서 시작하며 다리와 몸통을 동시에 내렸다 올렸다 반복한다.
- 테이블의 오픈 엔드에서 한 뼘 떨어진 곳에서 티저 자세로 시작하며 무릎을 구부리고 몸통과 다리를 교차하며 양쪽으로 회전시킨다.
- 아래에서 스프링을 걸고 안전 스트랩을 걸어서 한다.

필라테스 기구 운동 ▶ 트라페즈 테이블 ▶ 복부

75 트라페즈 바에서 호흡하기 1
Breathing with Trapeze Bar 1

| 주요 효과 | 복부 · 등 신전근 · 둔근 · 햄스트링 강화, 대흉근 · 광배근 스트레칭

반복횟수 4~6회

지도방법

- 동작의 움직임을 부드럽게 한다.
- 가슴은 열고 어깨는 내린다.
- 척추를 말아 올리고 내릴 때 가능한 C 커브를 길게 유지한다.
- 척추를 말아 올리고 내릴 때 팔은 곧게 편다.

- 스프링 : 2SB~SY
- 포지션 : High
- 바/스트랩 : 푸시스루 바

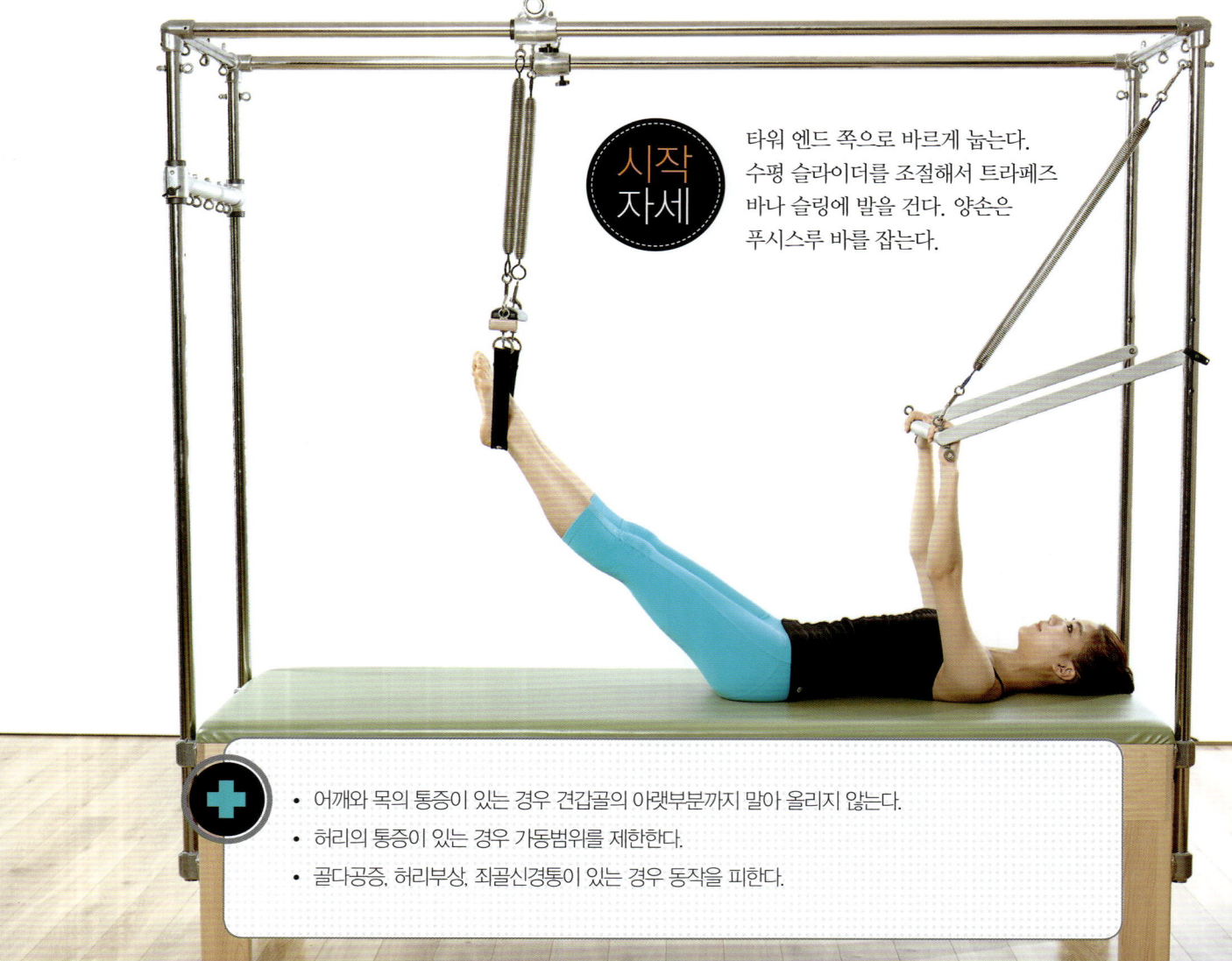

시작 자세
타워 엔드 쪽으로 바르게 눕는다. 수평 슬라이더를 조절해서 트라페즈 바나 슬링에 발을 건다. 양손은 푸시스루 바를 잡는다.

- 어깨와 목의 통증이 있는 경우 견갑골의 아랫부분까지 말아 올리지 않는다.
- 허리의 통증이 있는 경우 가동범위를 제한한다.
- 골다공증, 허리부상, 좌골신경통이 있는 경우 동작을 피한다.

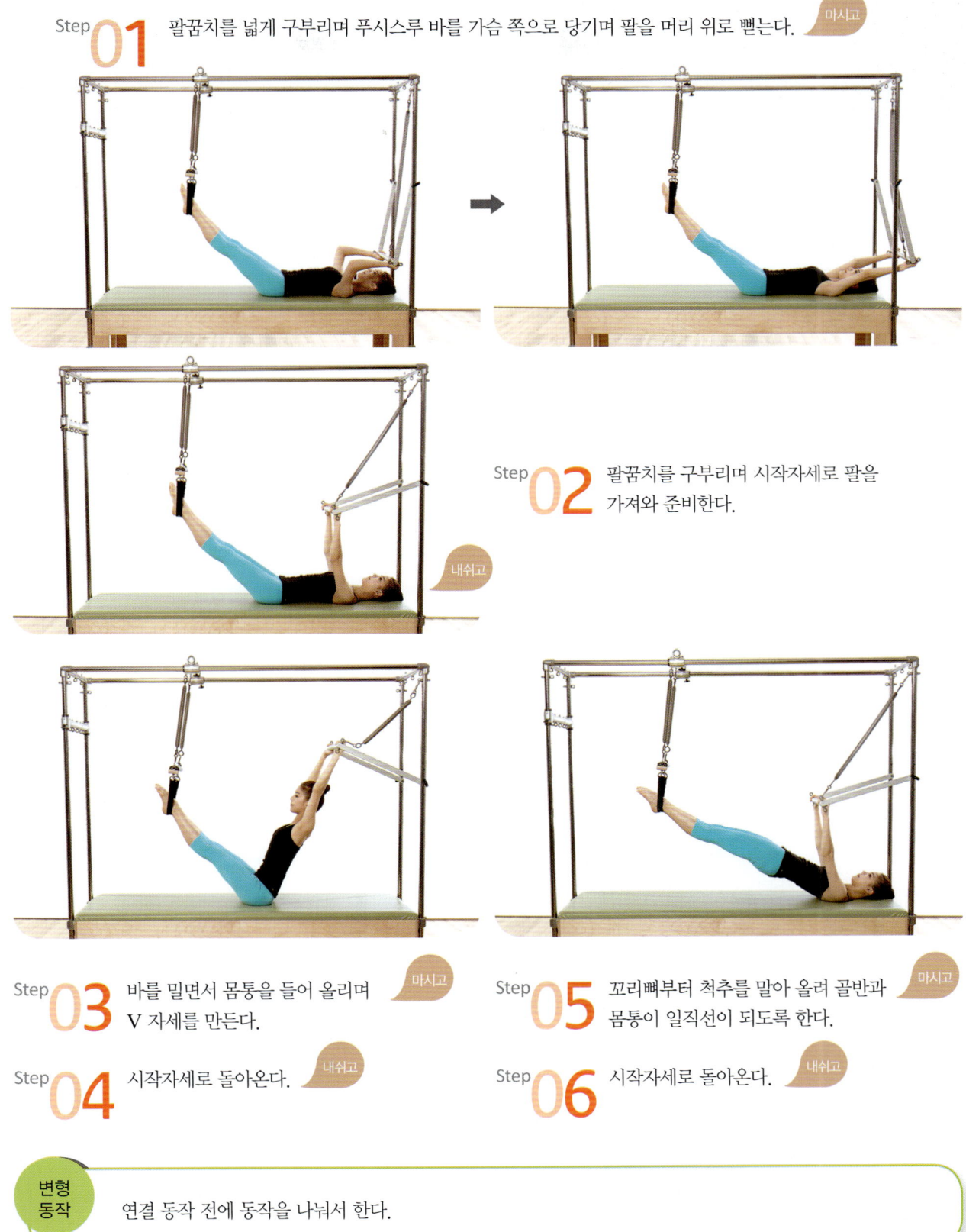

76 싯업 - 초급
Assisted Sit Ups

필라테스 기구 운동 ▶ 트라페즈 테이블 ▶ 복부

| 주요 효과 | 복부 강화, 등 스트레칭

반복횟수 6~10회

지도방법

- 시작 전 복부를 수축하여 척추를 길게 늘린다.
- 귀와 어깨가 멀어지게 한다.
- 어깨를 내리고 가슴을 열어준다.
- 복부를 수축하며 동작을 반복한다.

시작 자세

오픈 엔드 쪽으로 바라보고 테이블 끝에서 한 뼘 정도 떨어진 곳에 앉는다. 무릎은 구부리고 좌골과 같은 선에 발을 두고 그 넓이만큼 벌린다. 손바닥이 몸쪽을 향하도록 푸시스루 바를 잡는다.

- 스프링 : SR~SY
- 포지션 : High
- 바/스트랩 : 푸시스루 바

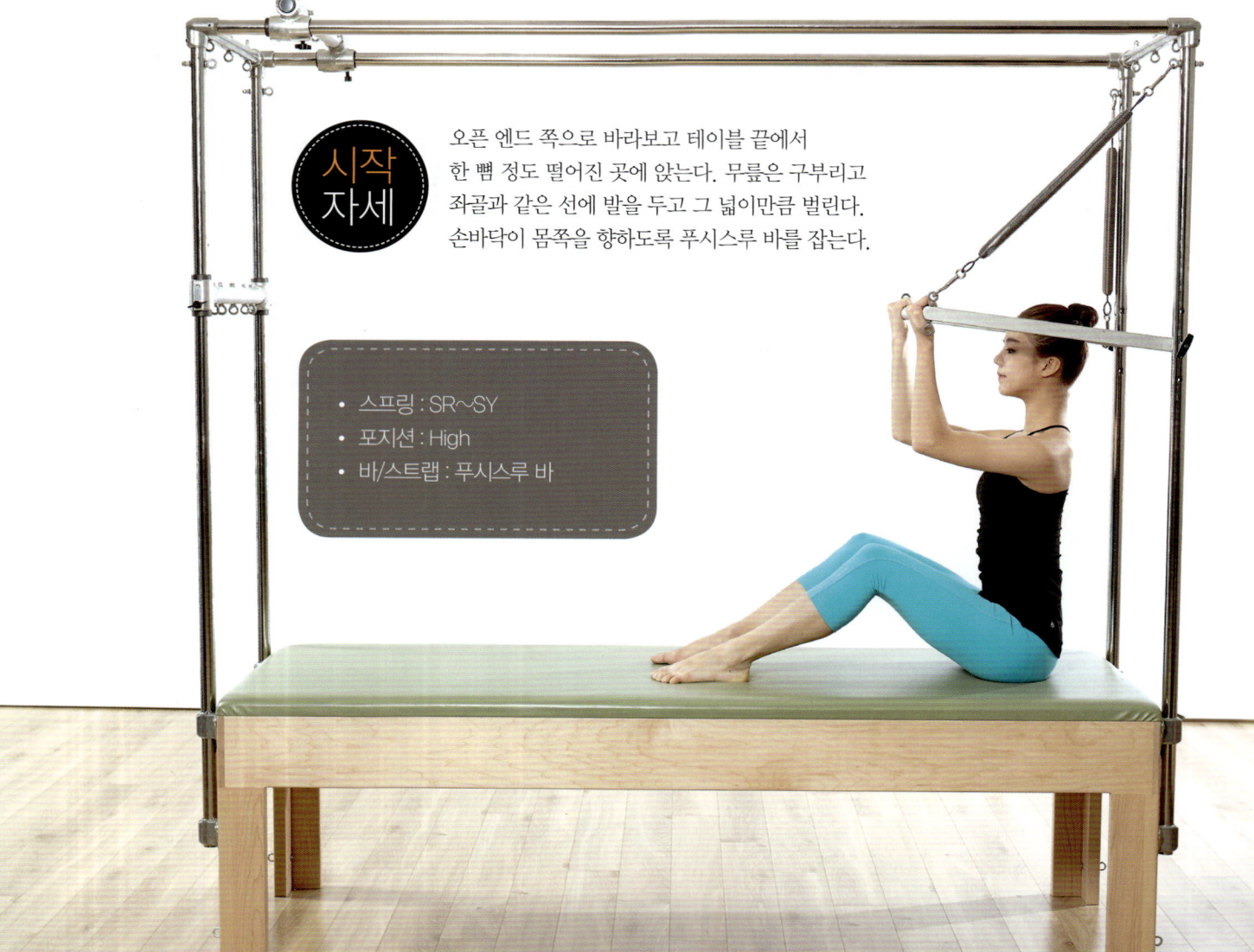

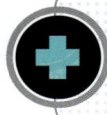
• 허리에 통증이 있는 경우 가동범위를 제한한다.

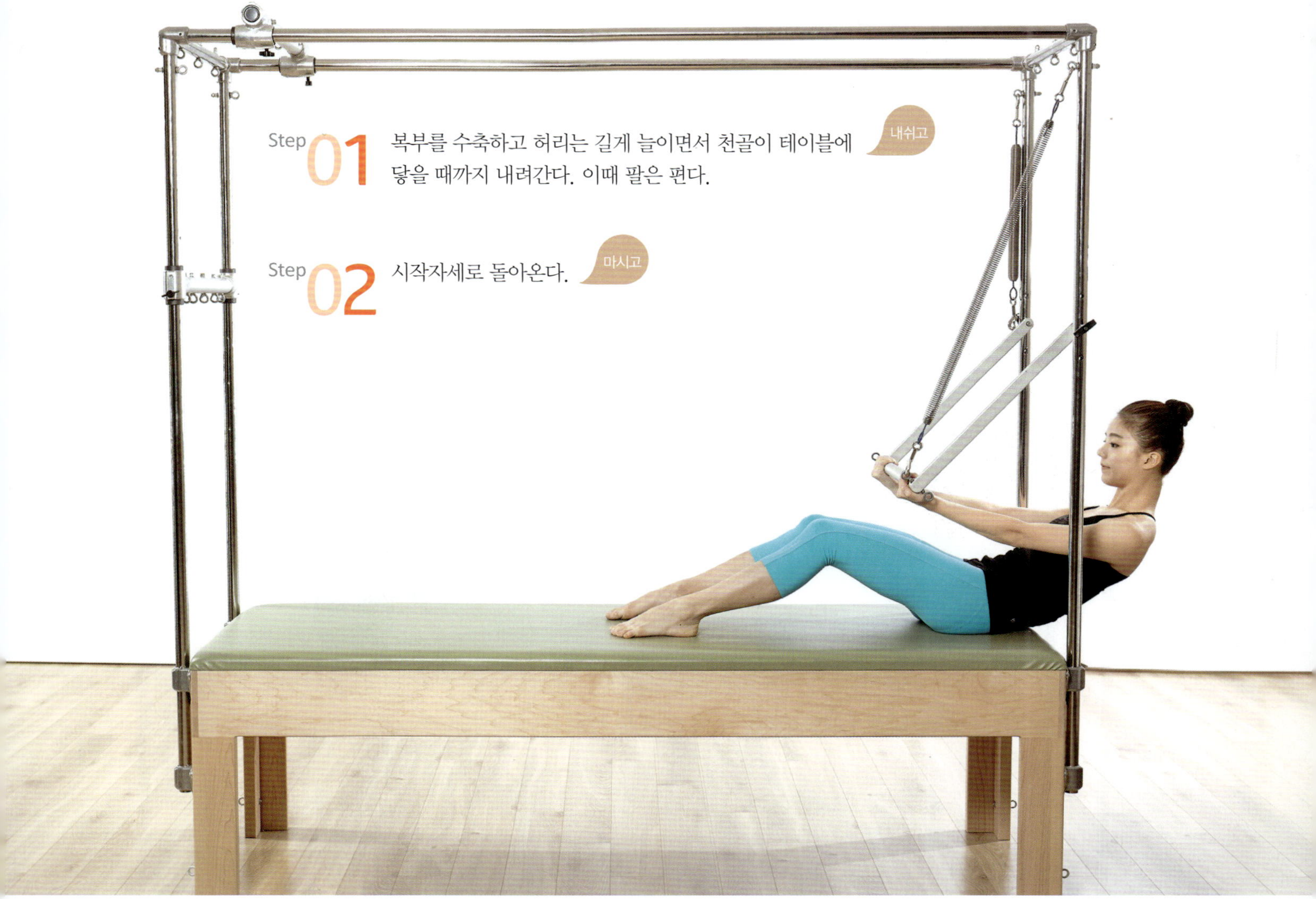

Step **01** 복부를 수축하고 허리는 길게 늘이면서 천골이 테이블에 닿을 때까지 내려간다. 이때 팔은 편다. *내쉬고*

Step **02** 시작자세로 돌아온다. *마시고*

변형 동작
• 안전 스트랩과 같이 긴 스프링을 아래쪽에서 걸고 바를 밀면서 척추를 말아 내렸다 올린다.

필라테스 기구 운동 ▶ 트라페즈 테이블 ▶ 복부

77 싯업 - 고급
Advanced Sit Ups

| 주요 효과 | 복부 강화, 등·고관절 굴근 스트레칭

반복횟수 4회

지도방법

- 동작시작 전 복부를 수축하여 척추를 길게 늘린다.
- 귀와 어깨가 멀어지게 한다.
- 어깨를 내리고 가슴을 열어준다.
- 복부를 수축하며 동작을 반복한다.

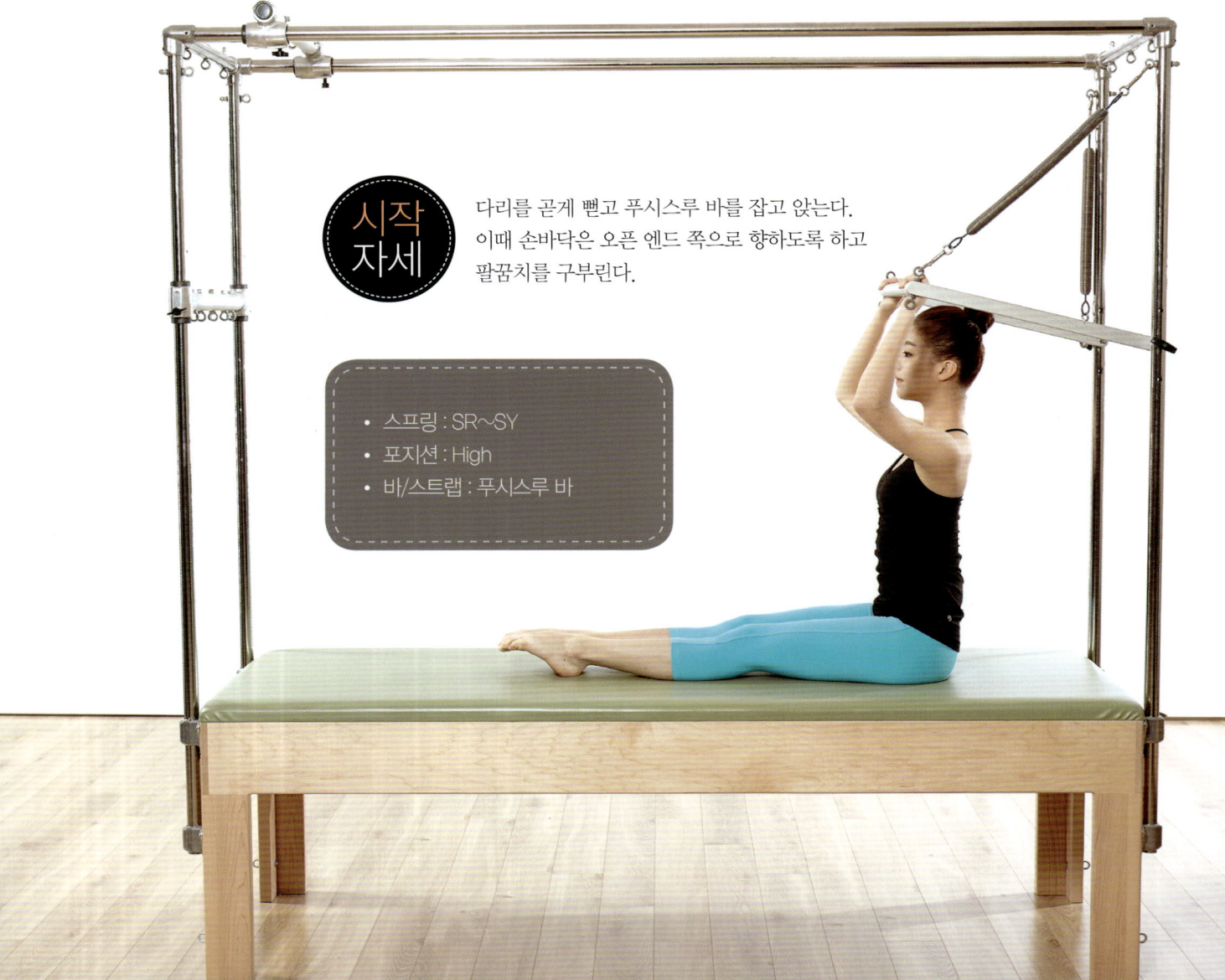

시작 자세

다리를 곧게 뻗고 푸시스루 바를 잡고 앉는다. 이때 손바닥은 오픈 엔드 쪽으로 향하도록 하고 팔꿈치를 구부린다.

- 스프링 : SR~SY
- 포지션 : High
- 바/스트랩 : 푸시스루 바

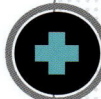
- 허리에 통증이 있는 경우 가동범위를 제한하고 응용동작은 피한다.
- 목과 어깨의 통증이 있는 경우 동작을 피한다.
- 골다공증, 허리부상, 좌골신경통이 있는 경우 동작을 피한다.

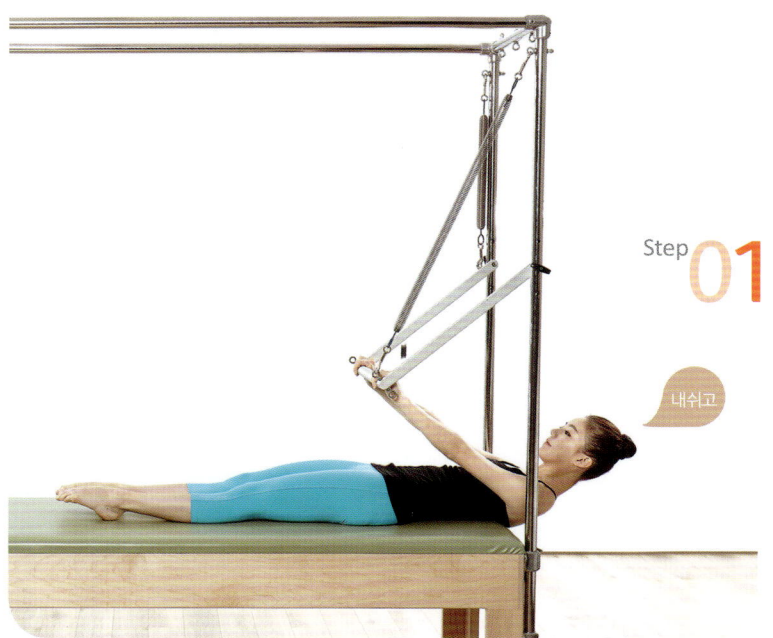

Step 01 테이블의 타워 엔드 바깥쪽으로 견갑골의 가장 아래 부분이 닿도록 척추를 둥글게 말아 내린다.

내쉬고

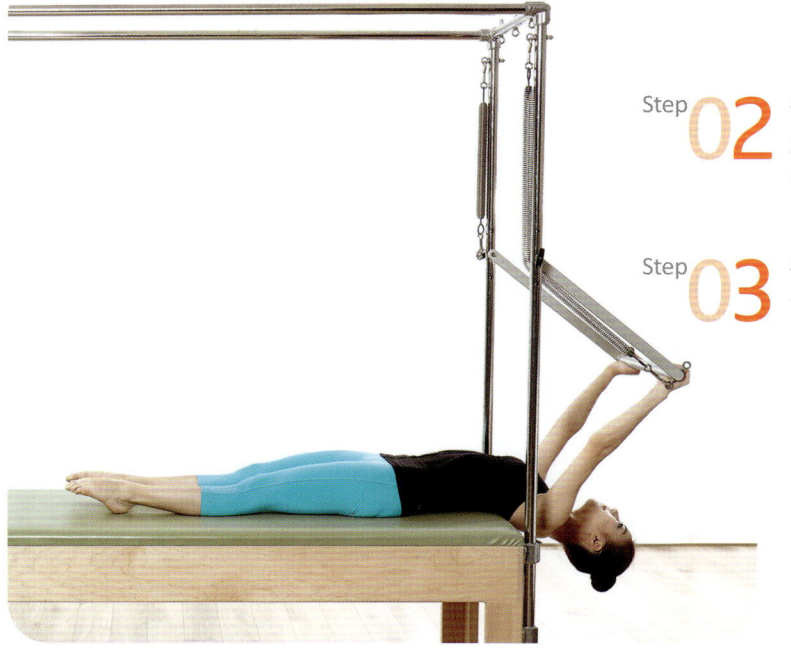

Step 02 팔꿈치를 넓게 구부리며 푸시스루 바를 가슴 쪽으로 당기고 상체를 테이블 끝으로 내릴때 팔을 머리 위로 뻗는다.

마시고

Step 03 팔꿈치는 구부리며 바를 앞으로 밀어주고 턱을 끌어당기며 시작자세로 돌아온다.

내쉬고

필라테스 기구 운동 ▶ 트라페즈 테이블 ▶ 복부

78 롤다운
Roll Down

| 주요 효과 | 복부 강화, 척추 스트레칭

반복횟수 6~8회

지도방법

- 동작 시작 전 복부를 수축하여 척추를 길게 늘린다.
- 척추를 말아 올리고 내릴 때 가능한 C 커브를 길게 유지한다.
- 척추를 말아서 내려가고 올라갈 때 팔은 곧게 편다.
- 가슴은 열고 어깨는 내린다.

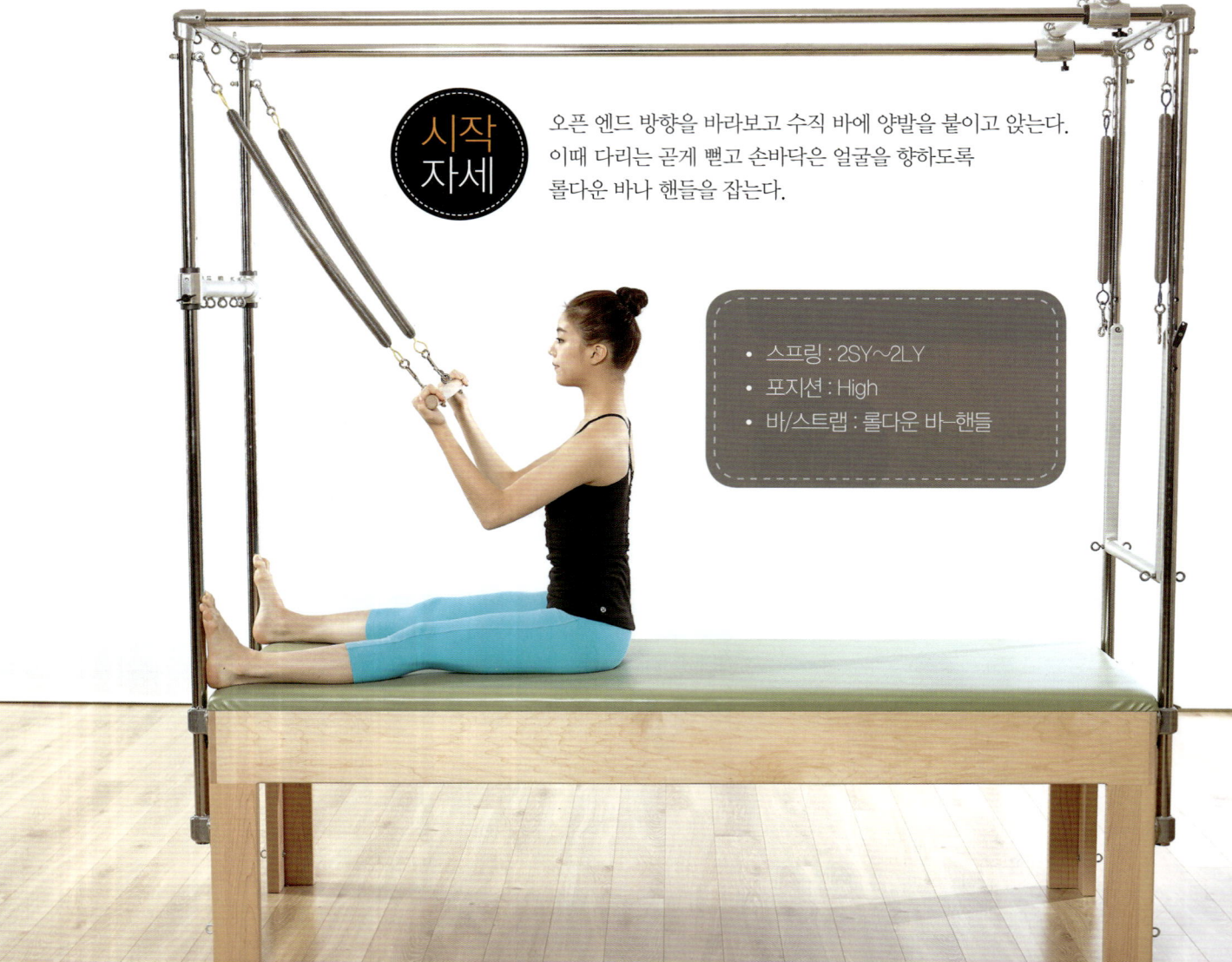

시작 자세

오픈 엔드 방향을 바라보고 수직 바에 양발을 붙이고 앉는다. 이때 다리는 곧게 뻗고 손바닥은 얼굴을 향하도록 롤다운 바나 핸들을 잡는다.

- 스프링 : 2SY~2LY
- 포지션 : High
- 바/스트랩 : 롤다운 바 핸들

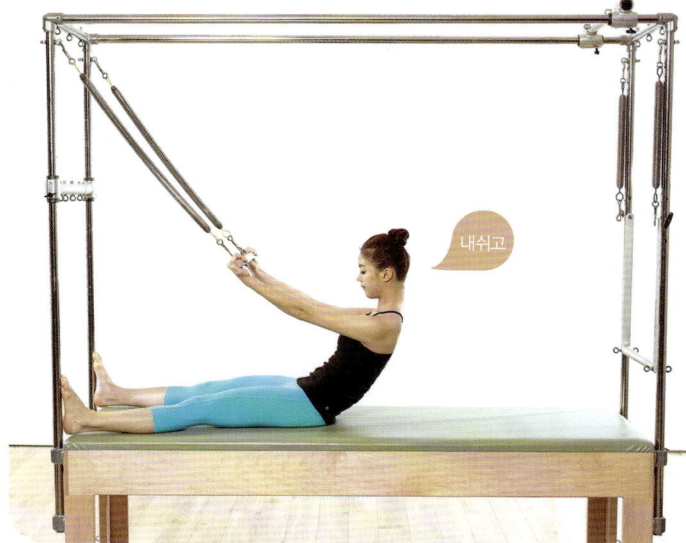

Step 01 복부를 수축하고 허리는 길게 늘이면서 천골이 테이블에 닿을 때까지 복부를 가라앉히며 내려간다.

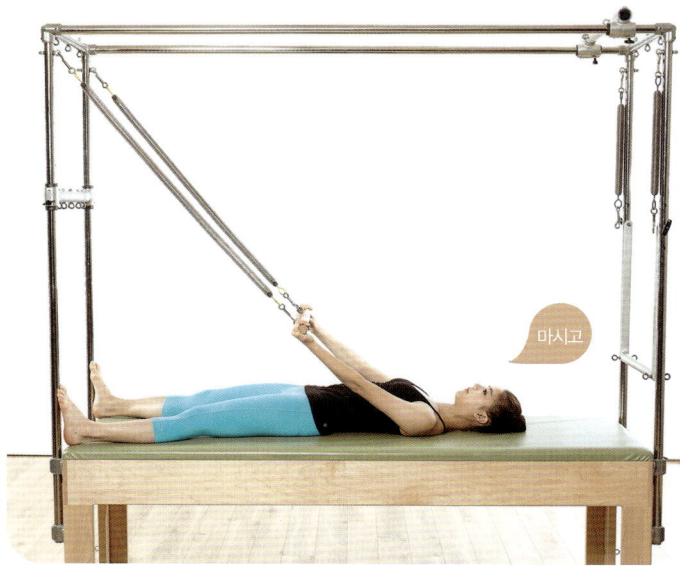

Step 02 바르게 누운 채 살짝 숨을 들이마신다.

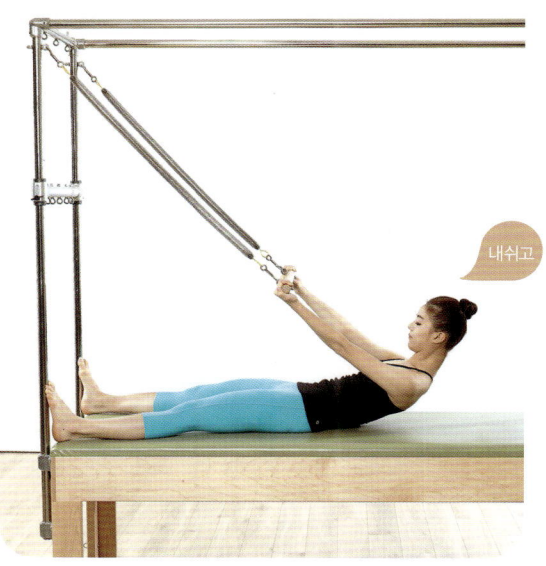

Step 03 복부를 수축하며 척추를 말아 올린다. 허리의 C 커브를 만들며 시작자세로 돌아온다.

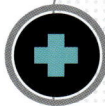

- 허리, 힙, 천장관절에 통증이 있는 경우 가동범위를 제한한다. 통증이 심하면 동작을 피한다.
- 목과 어깨의 통증이 있는 경우 너무 많이 내려가지 않는다.
- 골다공증, 허리디스크 부상, 좌골신경통이 있는 경우 동작을 피한다.

필라테스 기구 운동 ▶ 트라페즈 테이블 ▶ 복부

응용동작

팔 사용 방법

- **이두근**: 골반과 허리를 바닥에 고정하고 팔꿈치를 구부렸다 폈다를 3회에서 6회 반복한다.

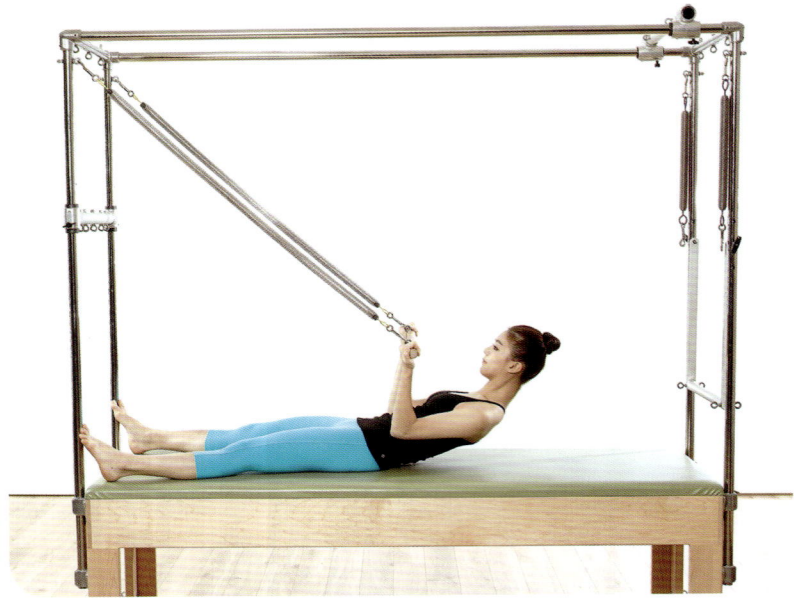

- **수상스키**: 양발을 수직 바에 두고 양손은 롤다운 바 가운데를 잡고 서로 포개준다. 위로 포개진 쪽 손과 다리를 반대편 다리에 올린다. 골반을 고정한 뒤 팔을 뒤로 뻗으며 척추를 말아 내려간다. 팔을 앞으로 뻗으며 올라온다.

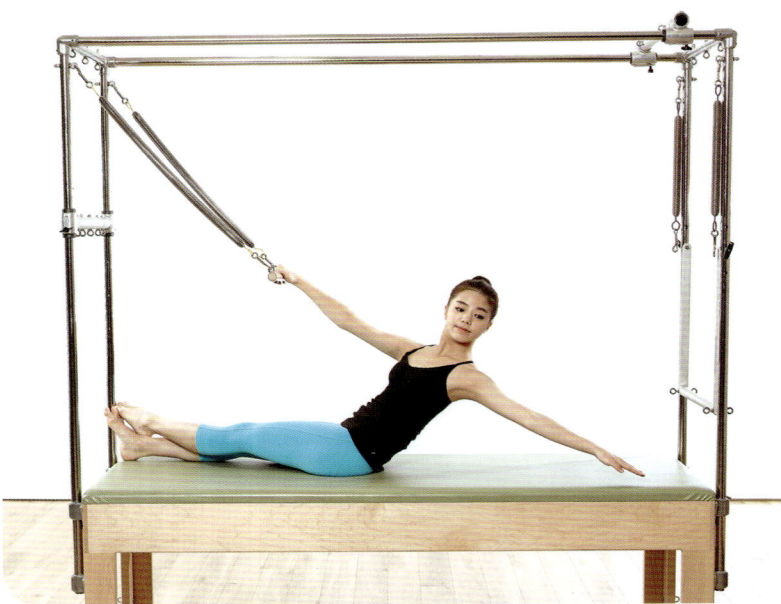

응용 동작

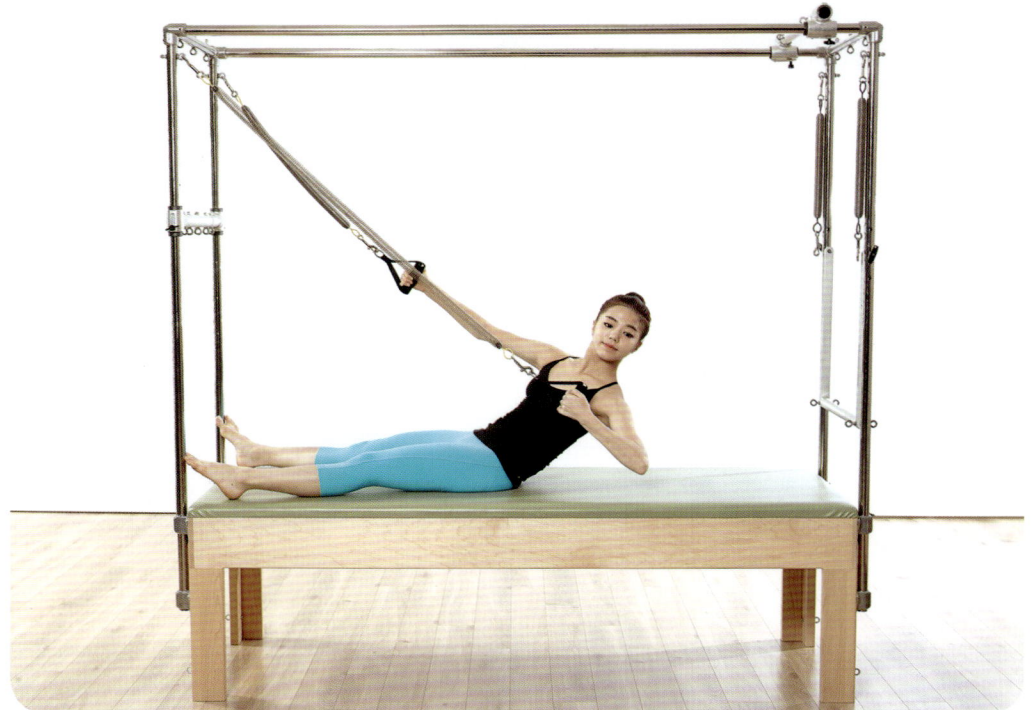

- **복사근**: 골반과 허리를 바닥에 고정하고 몸통을 회전하면서 팔꿈치를 구부려 당긴다.

등 사용 방법

- **플랫백**: 척추를 신전하며 중립을 유지하고 뒤로 갔다가 돌아온다.
- **아치 앤 컬**: 등을 둥글게 말아서 내려가서 머리는 바닥에 둔다. 머리는 바닥에 두고 등을 신전해서 바닥에서 떨어뜨린 자세를 유지하면서 시작자세로 돌아온다.
- 척추를 말아서 내려갈 때 8카운트에 나눠서 호흡한다. 이때 복부는 깊게 수축한다.

주의사항

- 햄스트링이 짧은 사람 : 무릎을 구부리거나 무릎 아래에 폼롤러나 베게를 댄다.
- 목, 어깨, 손, 손목에 통증이 있는 사람 : LY스프링을 버티컬 중간에 걸어서 슬링을 견갑골 아래에 건다.

필라테스 기구 운동 ▶ 트라페즈 테이블 ▶ 복부

79 헌드레드
Hundred

| 주요 효과 | 복부·고관절 굴근 강화

반복횟수 10회

지도방법

- 시작 전에 복부를 수축한다
- 흉곽으로부터 상체를 든다.
- 흉곽의 뒤와 옆으로 호흡을 하면서 복부를 계속 수축한다.
- 복부를 수축하여 골반과 허리의 안정성을 유지하면서 다리를 가능한 낮게 내린다.
- 귀와 어깨가 멀어지게 한다.
- 팔을 흔들 때 팔꿈치에서 손끝까지 길게 한다.
- 팔을 흔들 때 몸통의 안정성을 유지한다.

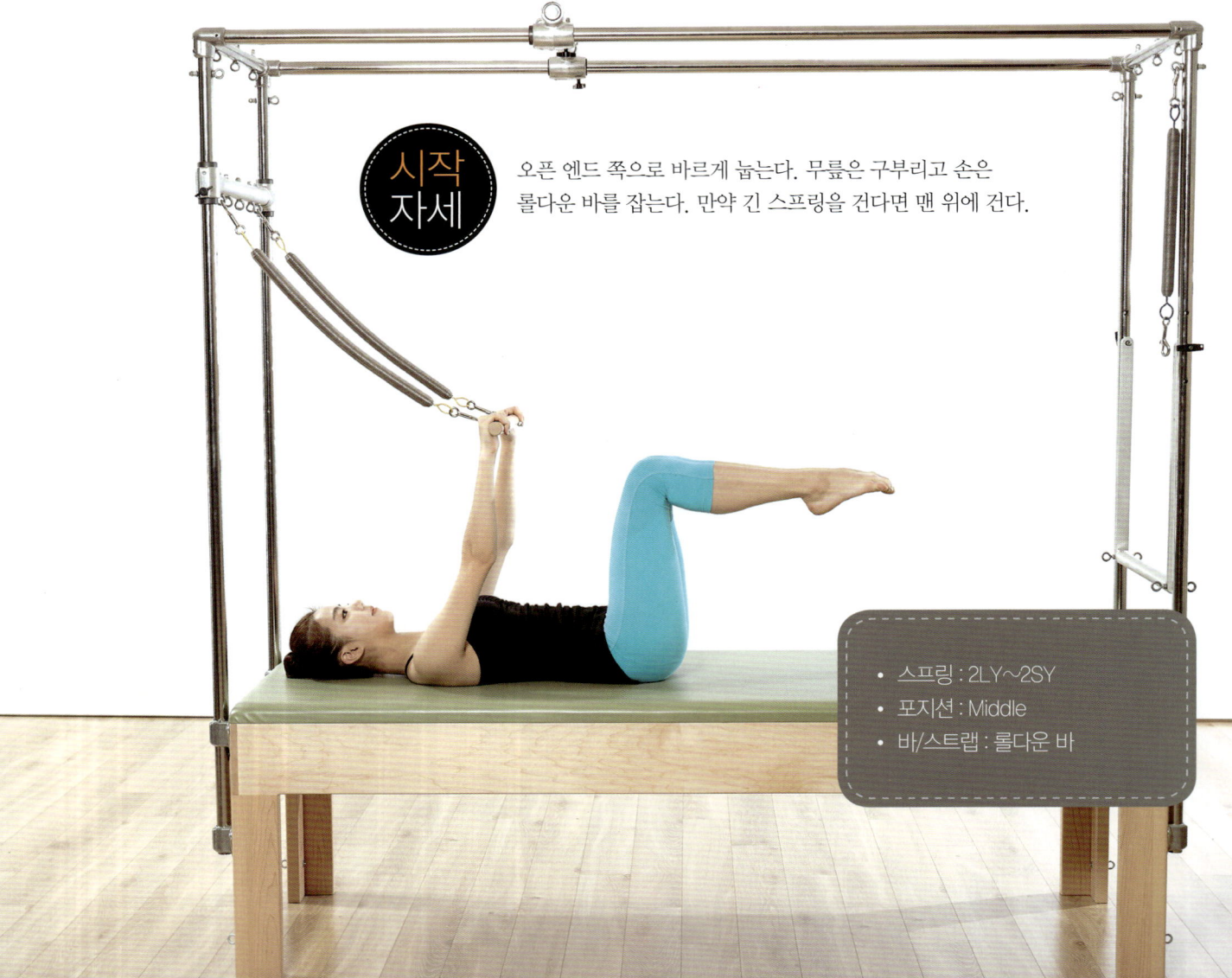

시작 자세: 오픈 엔드 쪽으로 바르게 눕는다. 무릎은 구부리고 손은 롤다운 바를 잡는다. 만약 긴 스프링을 건다면 맨 위에 건다.

- 스프링 : 2LY~2SY
- 포지션 : Middle
- 바/스트랩 : 롤다운 바

Step **01** 롤다운 바를 골반 쪽으로 내리면서 상체를 들어 올린다. 이때 다리는 사선으로 뻗어준다. _{내쉬고}

Step **02** 골반 쪽으로 바를 누른다. _{마시고 내쉬고}
(호흡을 마시며 5번, 내쉬며 5번 눌러준다.)

Step **03** 다리 자세는 상체의 안정성이 유지되는 한에서 초보자는 매트에 요추를 붙이고 고급자는 골반을 중립으로 유지하며 다리를 낮게 내린다.

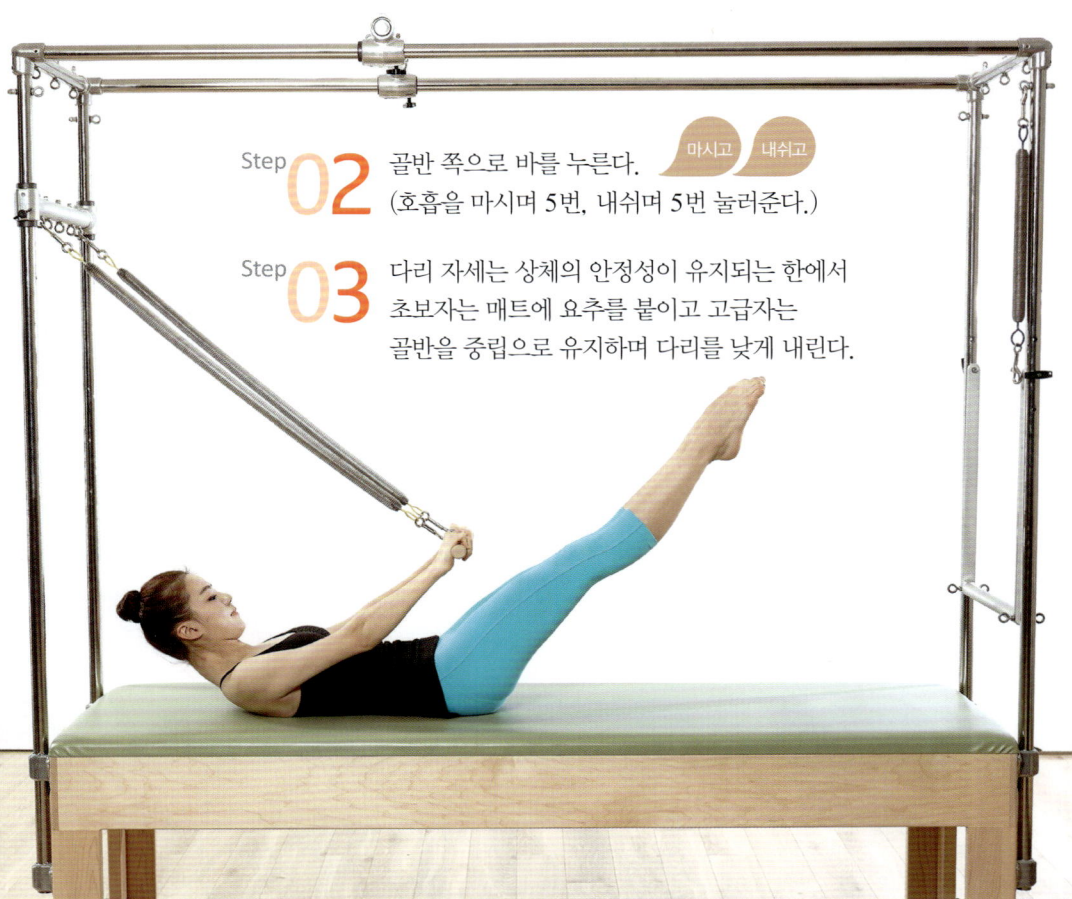

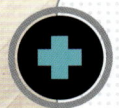
- 허리, 힙, 천장관절에 통증이 있는 경우 무릎을 90°로 구부리는 변형동작을 하거나 동작을 피한다.
- 목과 어깨의 통증이 있는 경우 상체를 베개, 수건, 웨지로 지지한다.
- 골다공증, 요추디스크부상, 좌골신경통이 있는 경우 동작을 피한다.

변형 동작
- 레벨 1 : 무릎은 90°로 구부리고, 등 하부는 중립자세로 지지한다.
- 레벨 2 : 천장으로 다리를 쭉 뻗는다. 다리는 평행하게 하거나 외회전한다.
- 팔을 누를 때 다리를 올리거나 내린다.
- 팔을 누를 때 발등을 밀었다 당긴다. 다리 자세는 평행하게 혹은 외회전한다.
- 핸들을 이용해서 손이 골반의 옆 부분까지 오게 한다.

필라테스 기구 운동 ▶ 트라페즈 테이블 ▶ 등/허리

80 앉아서 푸시스루 바 밀기
Push through Bar in Seated Position

| 주요 효과 | 등 · 햄스트링 스트레칭, 광배근 · 몸통의 옆면 스트레칭, 견갑골 가동성 증가, 척추 분절 인지

반복횟수 6회

지도방법
- 좌골의 가장 정점으로 앉는다.
- 복부를 수축하여 골반과 척추를 길게 늘린다.
- 머리부터 척추를 분절하여 내려간다.
- 복부를 수축하여 골반과 허리가 뒤로 밀리지 않도록 한다.
- 가슴은 열고 어깨를 내린다.

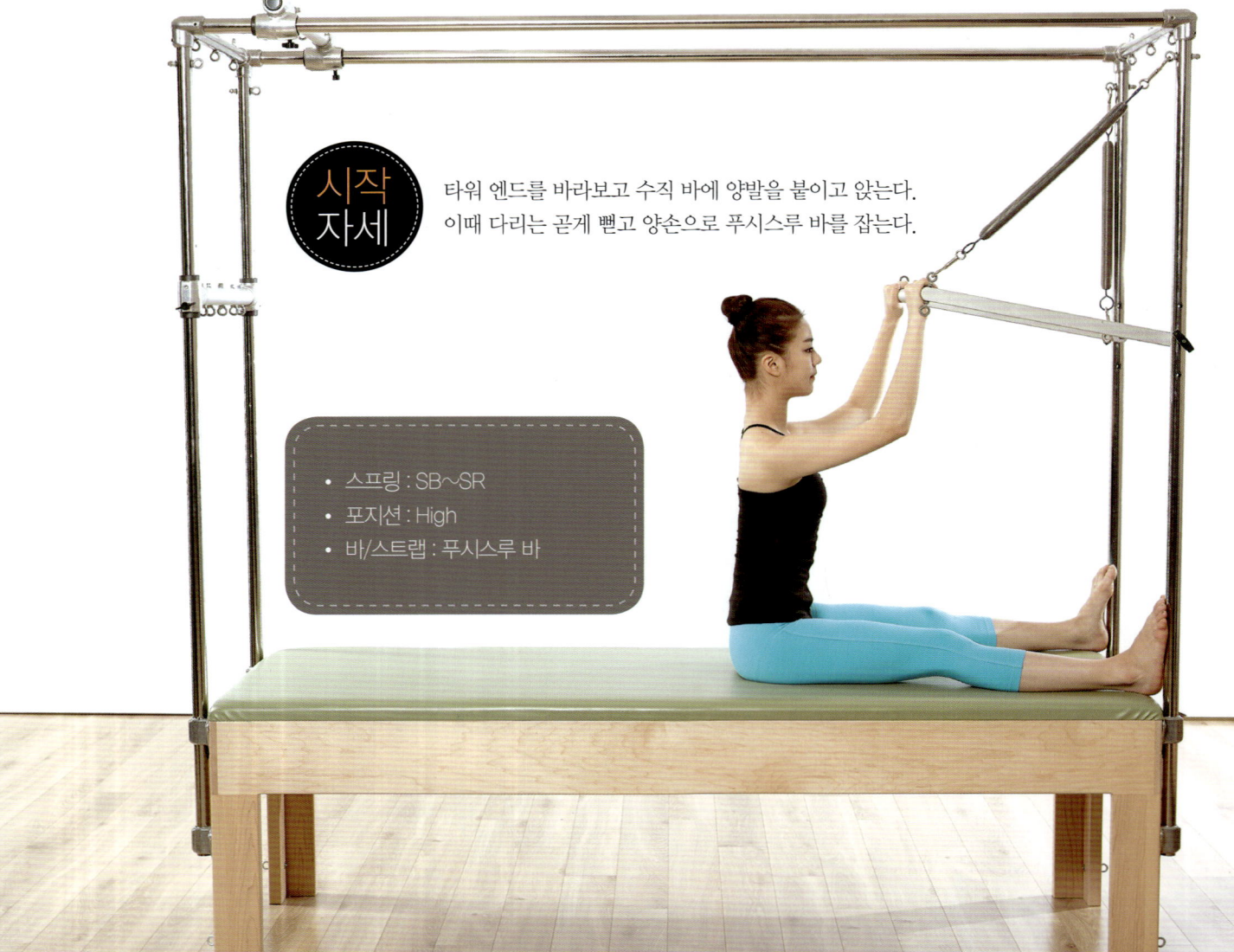

시작 자세
타워 엔드를 바라보고 수직 바에 양발을 붙이고 앉는다.
이때 다리는 곧게 뻗고 양손으로 푸시스루 바를 잡는다.

- 스프링 : SB~SR
- 포지션 : High
- 바/스트랩 : 푸시스루 바

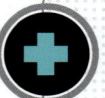
- 햄스트링이 타이트한 경우 무릎을 구부려 시작하며, 등의 스트레칭에 집중한다.
- 허리와 골반에 통증이 있는 경우 무릎을 구부려서 시작하거나 통증이 심하면 동작을 피한다.
- 어깨에 통증이 있는 경우 바를 위로 올리는 것을 피하고 가동범위를 제한한다.
- 골다공증과 급성디스크탈출증이 있는 경우 동작을 피한다.

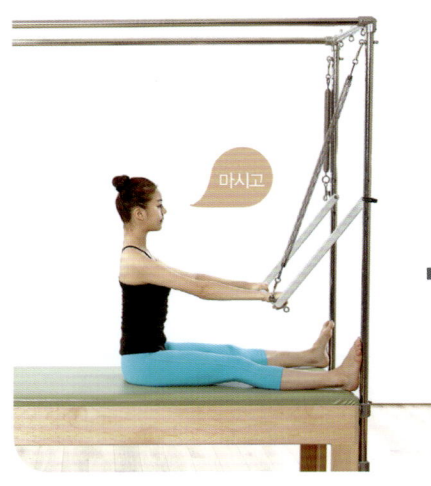

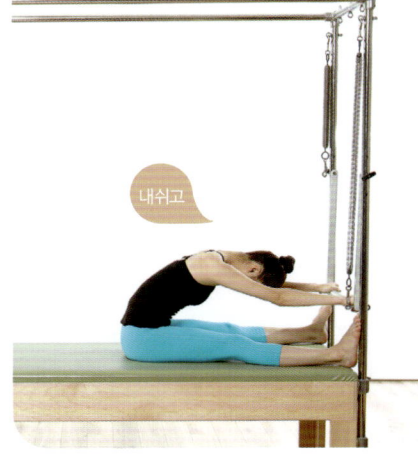

Step 01 복부를 수축하여 척추를 길게 늘리며 바를 아래로 내린다.

Step 02 머리부터 척추를 말면서 바를 앞으로 밀어준다.

Step 03 복부를 수축하여 골반에서 머리까지 척추쌓기를 하며 앉는다.

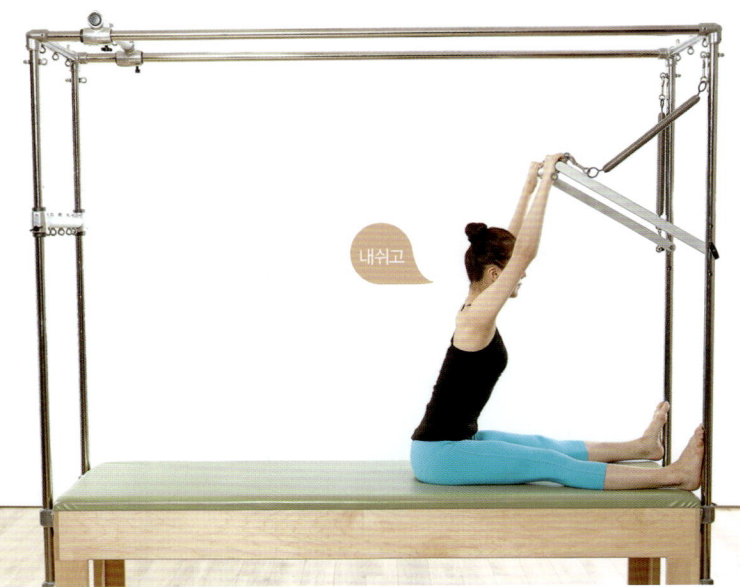

Step 04 무릎을 구부리고 사선 방향으로 척추를 세우고 푸시스루 바를 밀어준다.

필라테스 기구 운동 ▶ 트라페즈 테이블 ▶ 등/허리

81 푸시스루 바에서 서클하기
Circle with Push through Bar

| 주요 효과 | 척추 회전 강화와 스트레칭, 복부·등 신전근 강화

반복횟수 2~3회

지도방법
- 완전한 원을 만들도록 부드럽게 움직인다.
- 양쪽 엉덩이를 바닥에 눌러 유지한다.
- 척추중립을 유지한다.

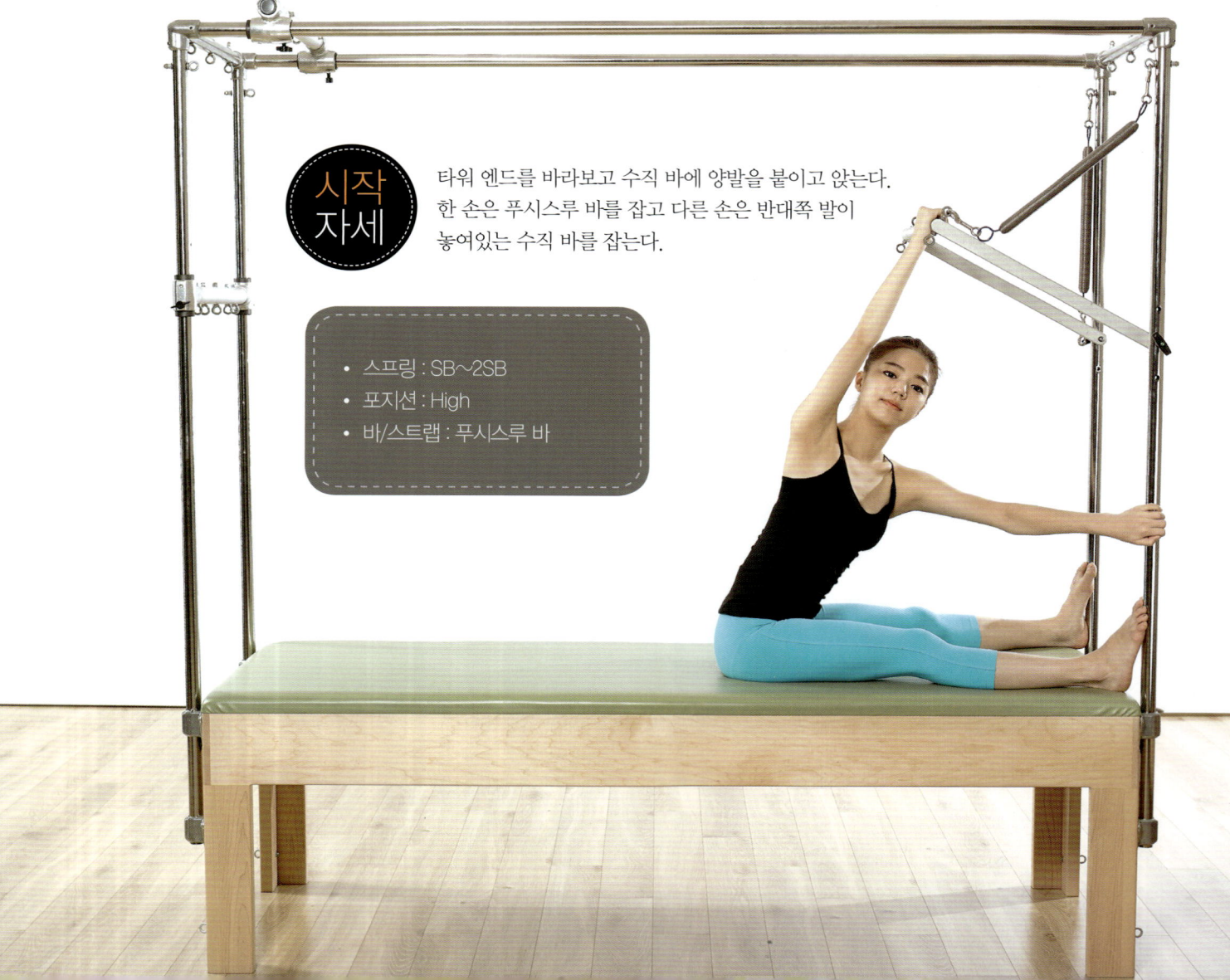

시작자세

타워 엔드를 바라보고 수직 바에 양발을 붙이고 앉는다. 한 손은 푸시스루 바를 잡고 다른 손은 반대쪽 발이 놓여있는 수직 바를 잡는다.

- 스프링 : SB~2SB
- 포지션 : High
- 바/스트랩 : 푸시스루 바

Step 01 측면 몸통의 스트레칭을 느낄 때까지 바를 위로 밀어준다.

Step 02 수직 바의 손을 놓으면서 몸의 앞을 가로질러 크게 원을 그린다.

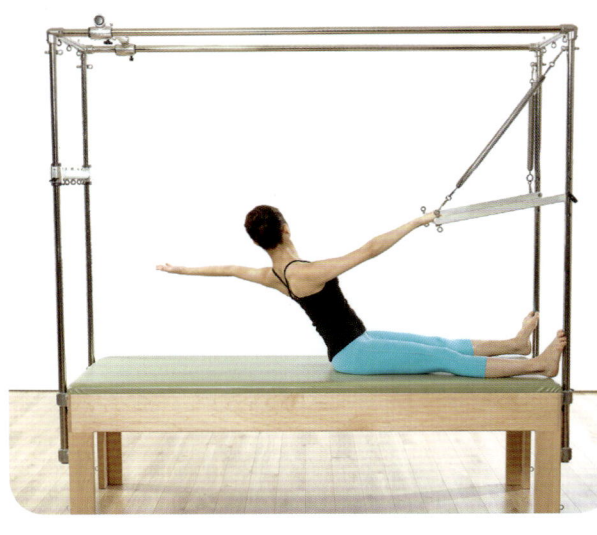 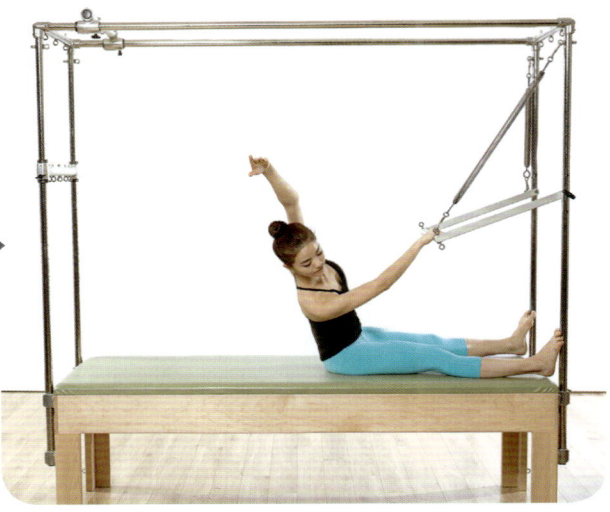

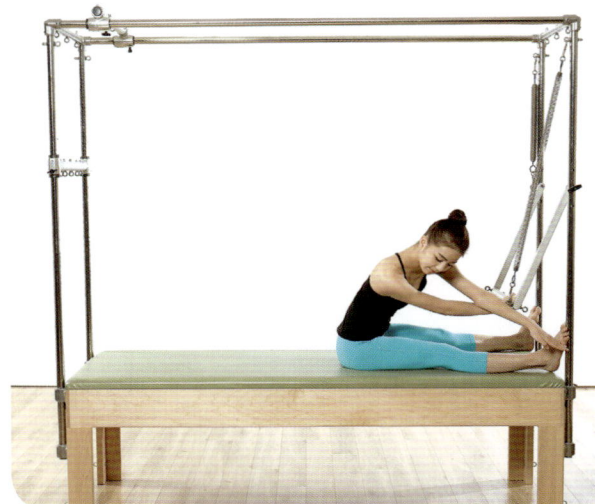

Step 03 반대쪽 새끼발가락 위로 팔을 뻗어준다.

Step 04 다시 반대 방향으로 원을 그리며 되돌아간다.

Step 05 시작자세로 돌아온다.

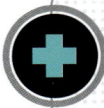
- 등에 통증이 있는 경우 가동범위를 제한한다.
- 어깨 통증이 있는 경우 푸시스루 바를 위로 밀며 측면 스트레칭하는 동작을 피하거나, 원을 그릴 때 가동범위를 제한한다.
- 골다공증의 경우 동작을 피한다.

필라테스 기구 운동 ▶ 트라페즈 테이블 ▶ 등/허리

82 시팅 캣
Sitting Cat

| 주요 효과 | 광배근 · 측면 몸통 · 척추 · 복부 스트레칭, 견갑골 가동성 증가

반복횟수 4회

지도방법
- 척추를 분절하여 움직인다.
- 어깨와 몸통을 연결한다.
- 동작의 움직임을 부드럽게 한다.

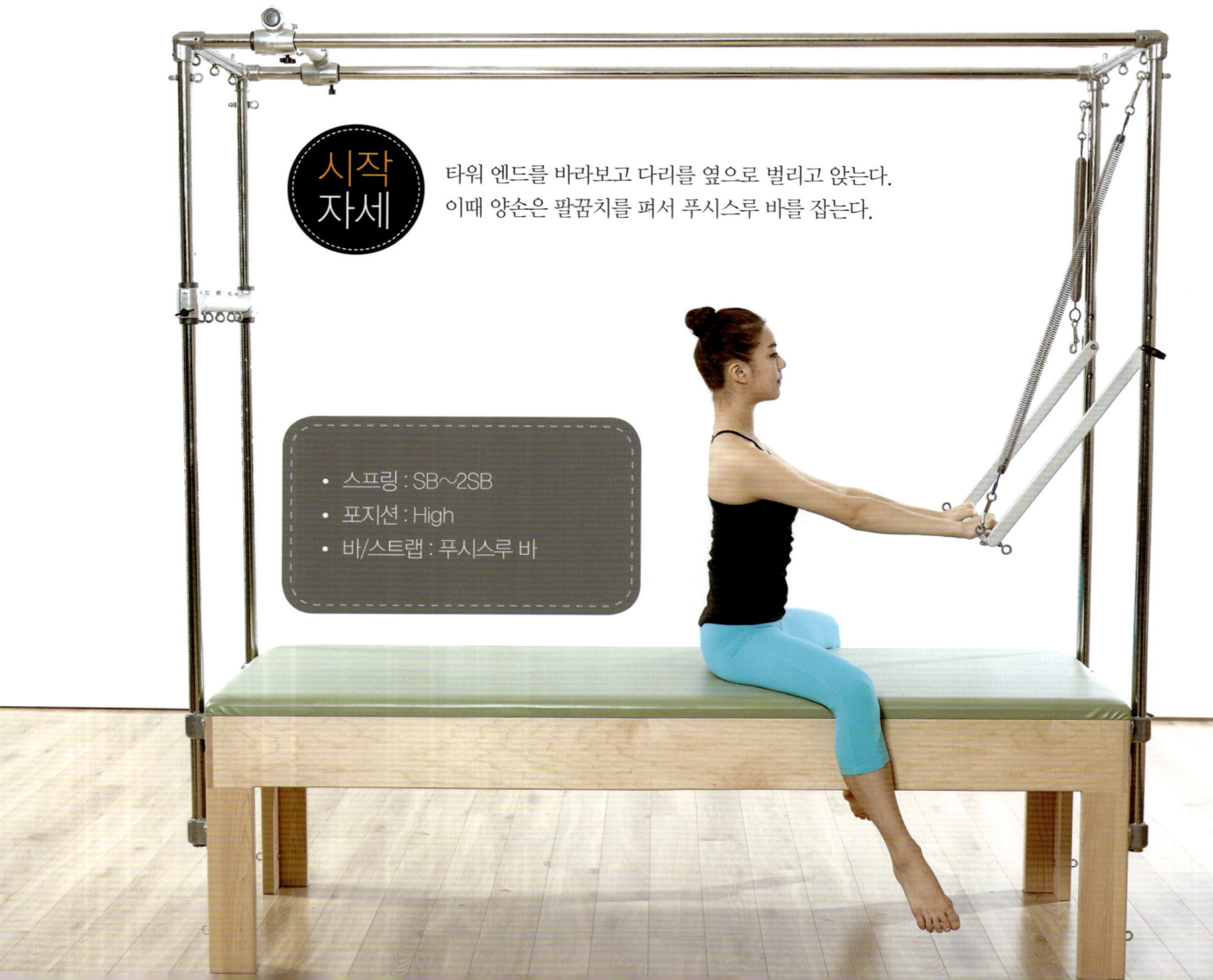

시작 자세
타워 엔드를 바라보고 다리를 옆으로 벌리고 앉는다.
이때 양손은 팔꿈치를 펴서 푸시스루 바를 잡는다.

- 스프링 : SB~2SB
- 포지션 : High
- 바/스트랩 : 푸시스루 바

82 시팅 캣 **318/319**

- 등에 통증이 있는 경우 가동범위를 제한한다.
- 골다공증과 급성추간판탈출증이 있는 경우 동작을 피한다.

Step 01 복부를 수축하여 척추를 길게 늘린다. *마시고*

Step 02 복부를 수축하여 척추를 말아 롤다운한다.
척추를 길게 신전하며 가능한 팔을 멀리 뻗어준다. *내쉬고*

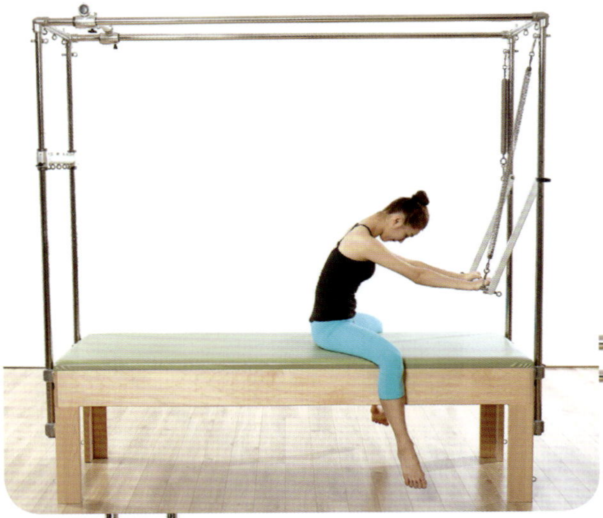

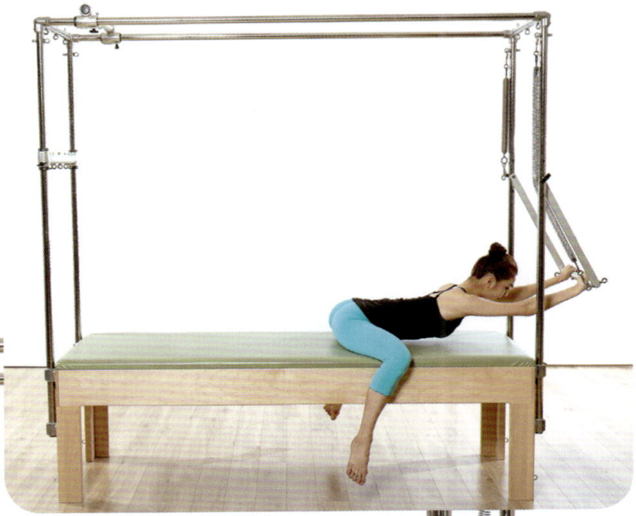

Step 03 복부를 수축하여 골반에서 머리까지
척추쌓기를 하며 앉는다. *마시고*

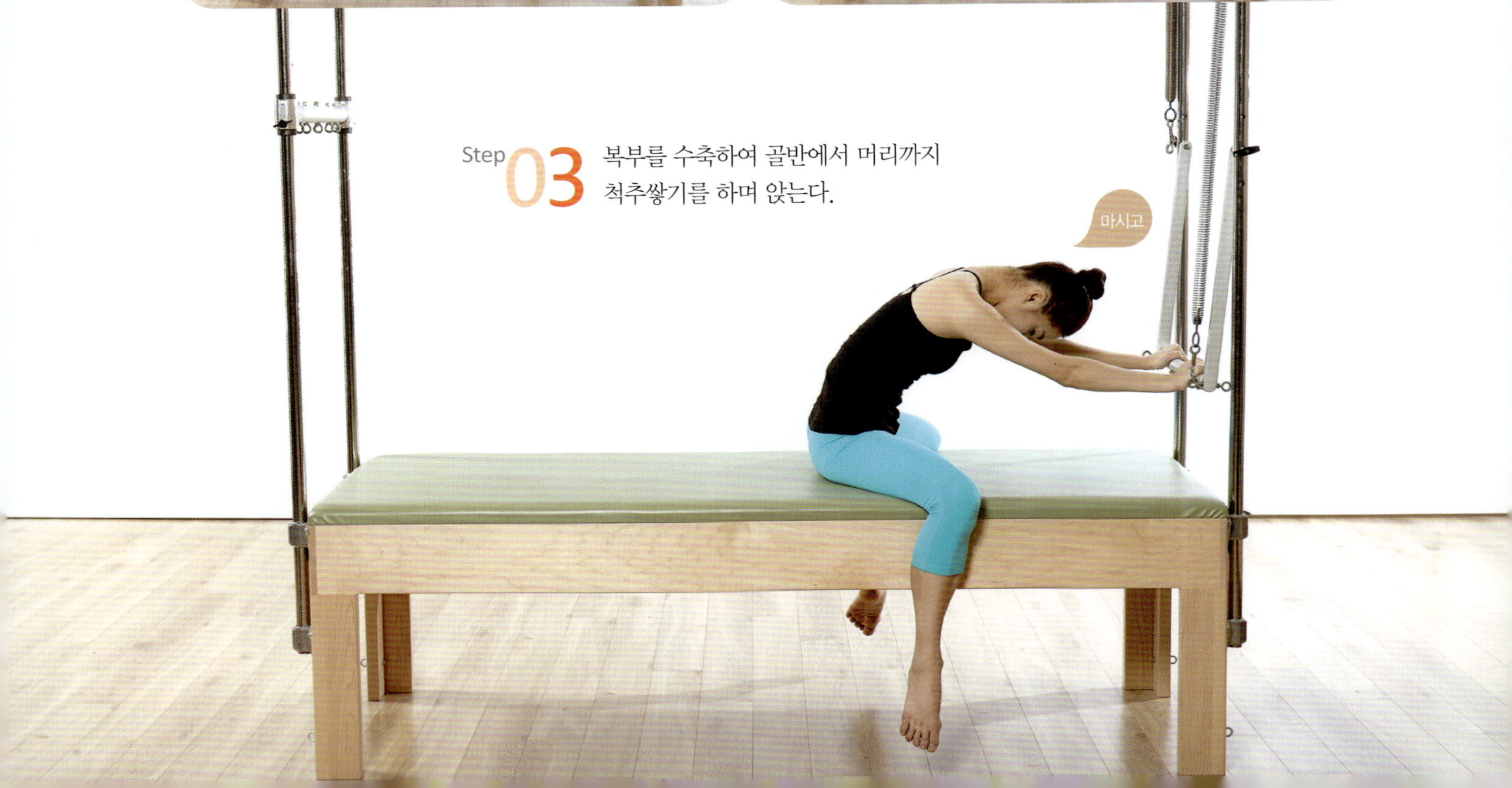

필라테스 기구 운동 ▶ 트라페즈 테이블 ▶ 등/허리

83 닐링 캣
Kneeling Cat

| 주요 효과 | 광배근 · 측면 몸통 · 척추 · 복부 스트레칭, 견갑골 가동성 증가, 햄스트링 · 둔근 강화

반복횟수 4회

지도방법
- 척추를 분절하여 움직인다.
- 척추를 분절할 때 복부를 수축하여 엉덩이가 뒤로 밀리지 않도록 한다.
- 어깨와 몸통을 연결한다.
- 동작의 움직임을 부드럽게 한다.

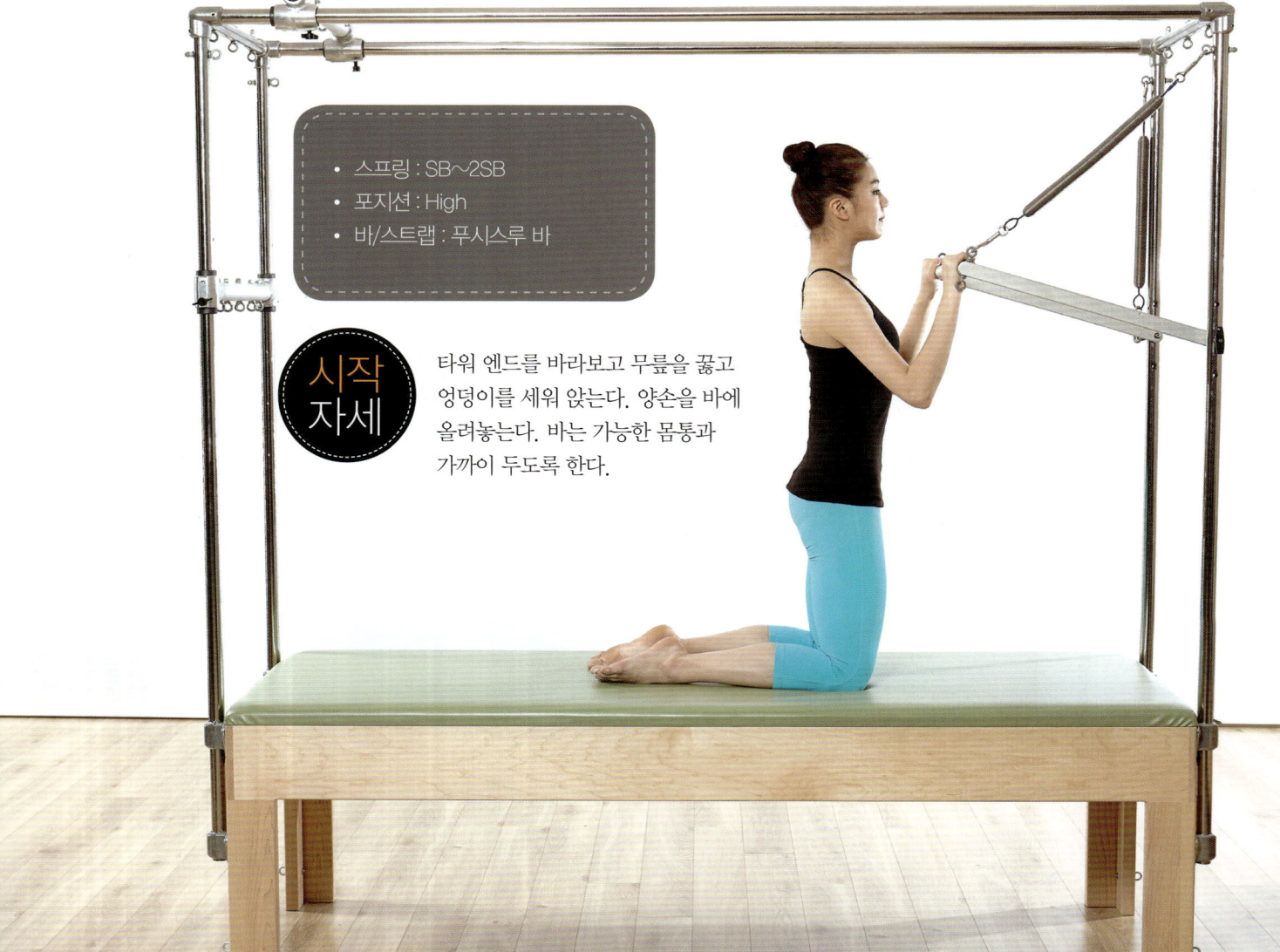

- 스프링 : SB~2SB
- 포지션 : High
- 바/스트랩 : 푸시스루 바

시작 자세
타워 엔드를 바라보고 무릎을 꿇고 엉덩이를 세워 앉는다. 양손을 바에 올려놓는다. 바는 가능한 몸통과 가까이 두도록 한다.

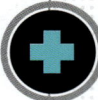
- 무릎에 통증이 있는 경우 시팅캣 동작을 하거나 피한다.
- 등에 통증이 있는 경우 가동범위를 제한한다.
- 골다공증과 급성추간판탈출증이 있는 경우 동작을 피한다.

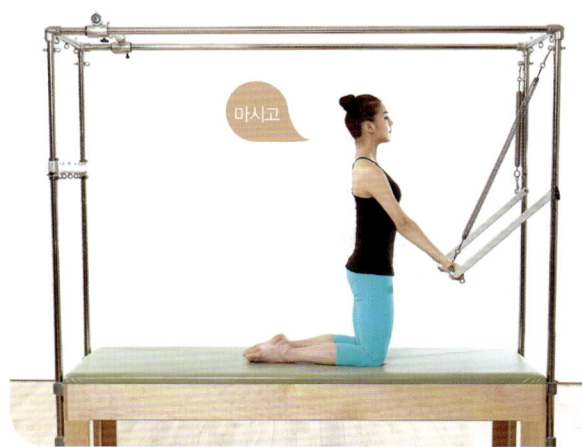

Step 01 복부를 수축하여 척추를 길게 늘리며 바를 아래로 내린다.

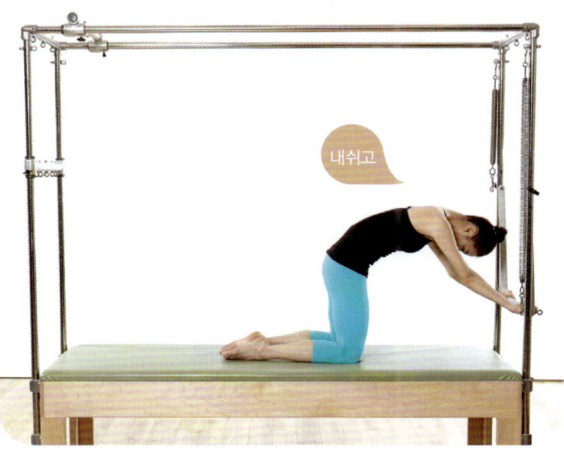

Step 02 복부를 수축하여 척추를 말아 롤다운한다. 이때 엉덩이가 뒤로 밀리지 않도록 한다.

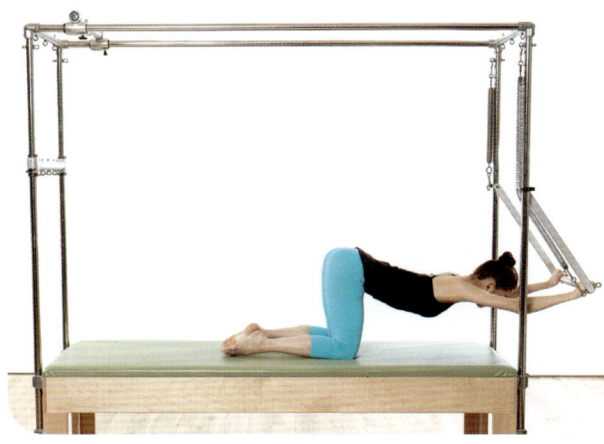

Step 03 척추를 길게 신전하며 가능한 팔을 멀리 뻗어준다. 척추와 머리는 일직선을 유지한다.

Step 04 복부를 수축하여 척추를 말아 올리며 시작자세로 돌아온다.

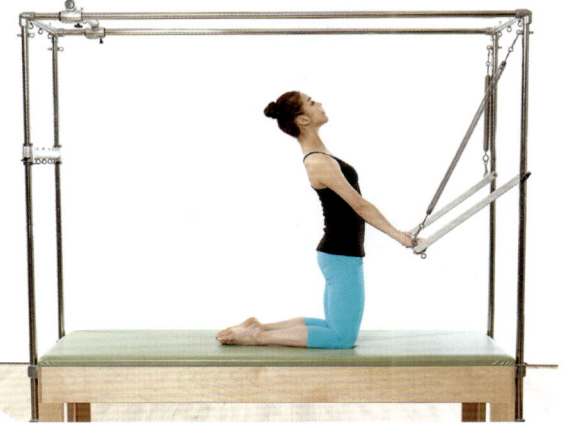

Step 05 바를 아래로 내리면서 등상부를 신전하며 가슴은 열어준다.

Step 06 시작자세로 돌아온다.

필라테스 기구 운동 ▶ 트라페즈 테이블 ▶ 등/허리

84 시팅 머메이드
Mermaid

| 주요 효과 | 척추 · 측면 몸통 스트레칭, 광배근 · 전거근 강화, 견갑골 안정화 증가

반복횟수 4회

지도방법
- 어깨의 안정성을 유지한다.
- 동작을 할 때 양쪽 엉덩이가 움직이지 않도록 고정시킨다.
- 복부를 수축하여 골반과 허리의 안정성을 유지한다.

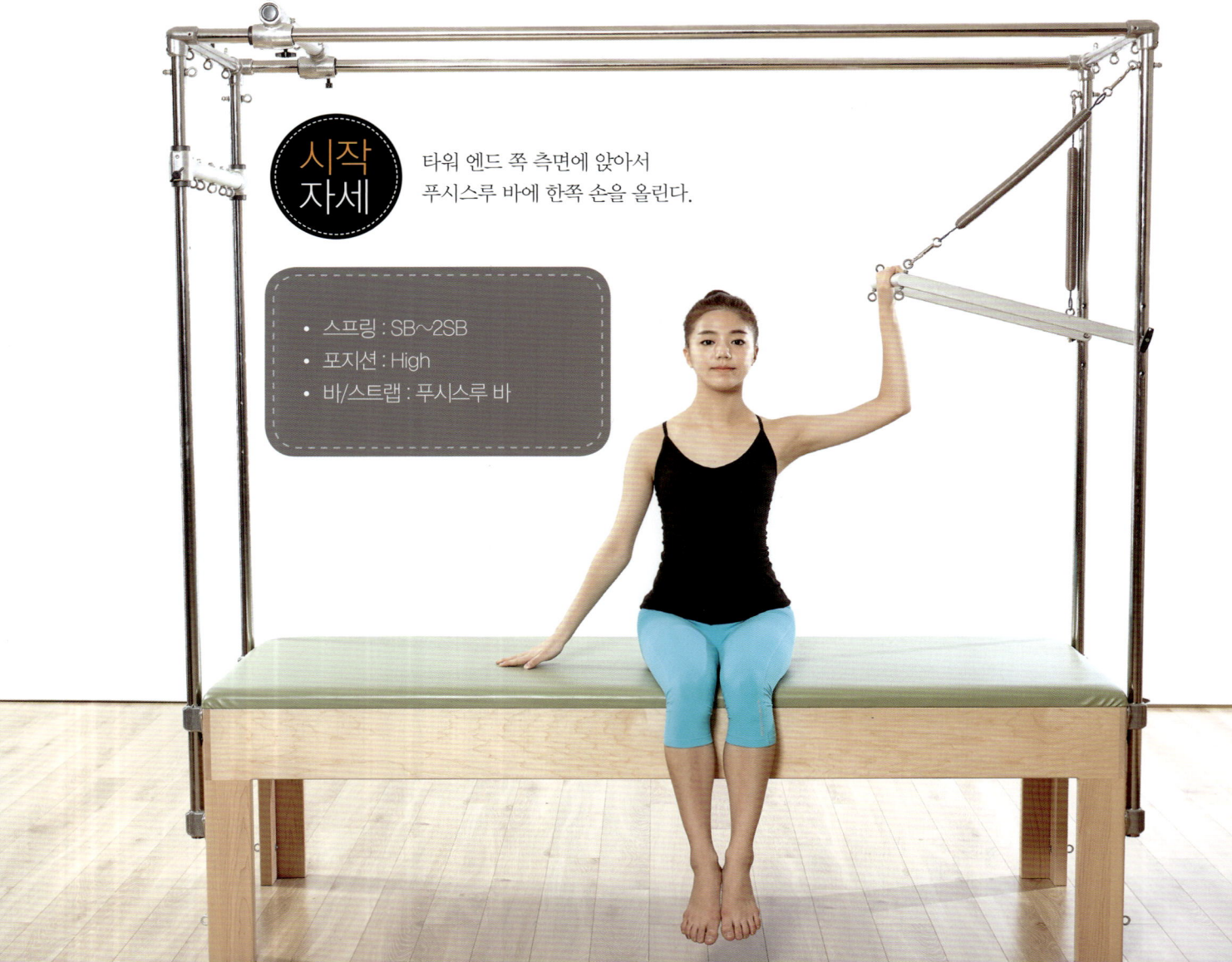

시작 자세
타워 엔드 쪽 측면에 앉아서 푸시스루 바에 한쪽 손을 올린다.

- 스프링 : SB~2SB
- 포지션 : High
- 바/스트랩 : 푸시스루 바

- 허리에 통증이 있는 경우 엉덩이가 떨어지지 않도록 주의하고 측면 굴곡의 가동범위를 제한한다.
- 몸과 어깨에 통증이 있는 경우 팔의 자세를 가능한 편하게 한다.
- 골다공증이 있는 경우 동작을 피한다.

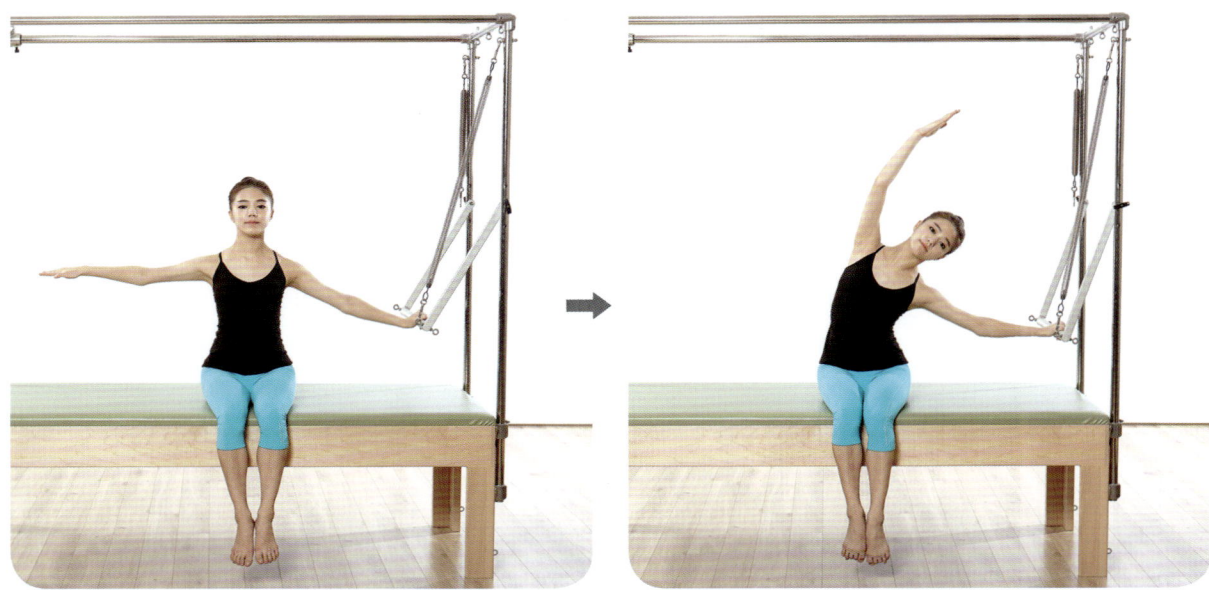

Step 01 푸시스루 바를 잡은 팔은 아래로 내리고 반대쪽 팔은 머리 위로 올리며 몸통을 측면 굴곡시킨다. *마시고*

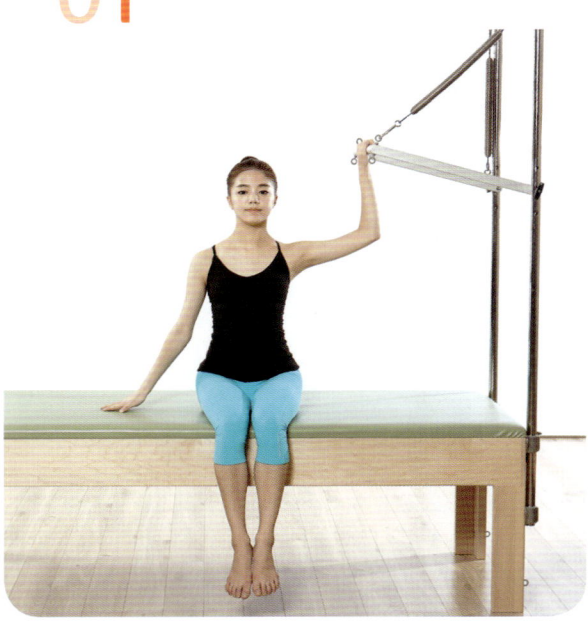

Step 02 척추를 하나하나 세워주면서 시작자세로 돌아온다. *내쉬고*

필라테스 기구 운동 ▶ 트라페즈 테이블 ▶ 등/허리

85 어드밴스 브리지
Advanced Bridge

| 주요 효과 | 등 신전근 강화, 척추 스트레칭, 복부 · 둔근 · 햄스트링 · 대퇴사두근 강화

반복횟수 2~3회

지도방법

- 동작의 움직임을 부드럽게 한다.
- 가슴을 열고 어깨를 내린다.
- 복부를 수축하여 발로 수직 바를 저항하며 골반부터 몸통을 들어 올린다.
- 머리에 무게가 실리지 않도록 한다.

시작 자세
타워 엔드를 바라보고 수직 바에 발을 데고 앉는다.
양손은 푸시스루 바를 잡는다.

- 스프링 : 2SB
- 포지션 : High
- 바/스트랩 : 푸시스루 바

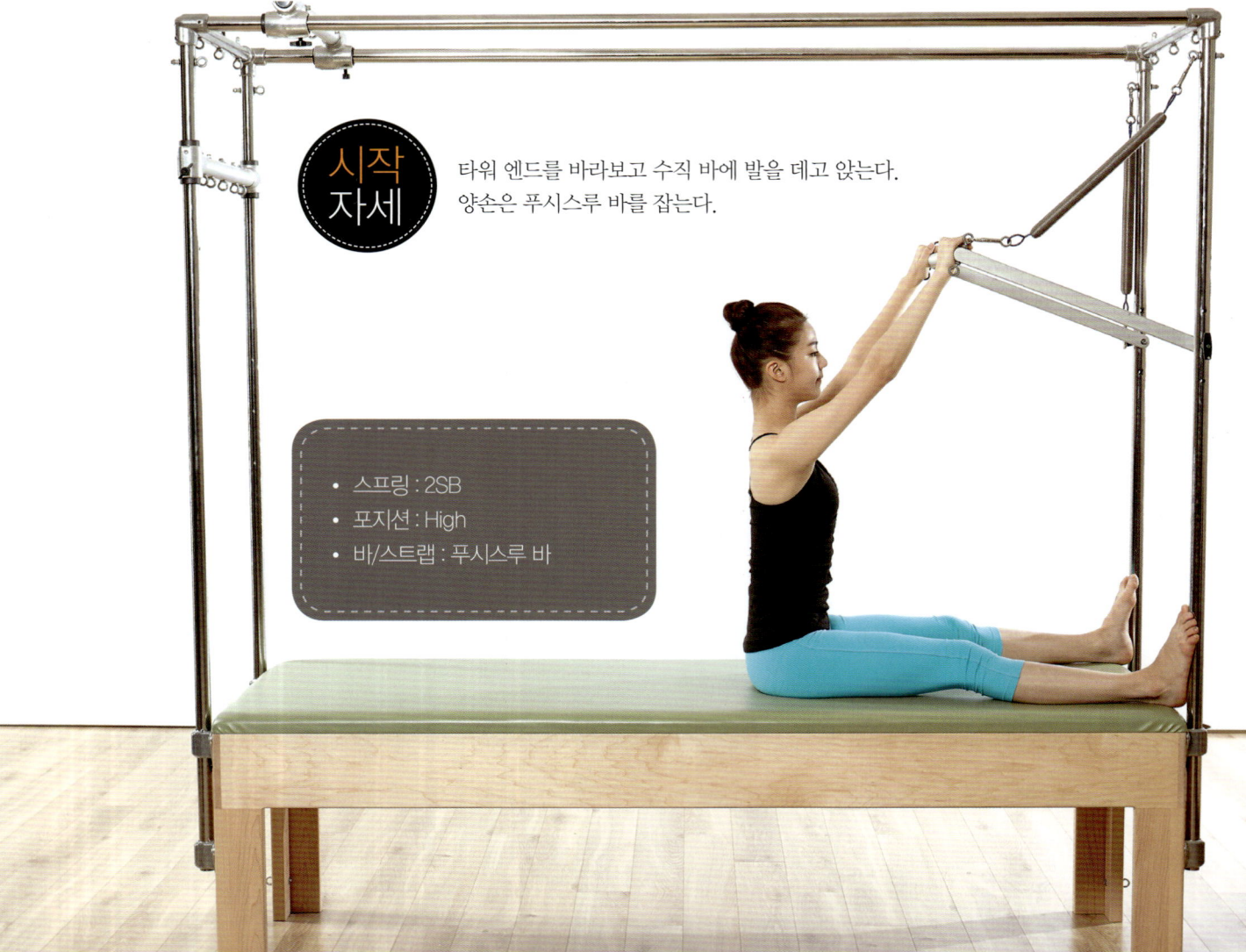

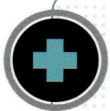
- 허리에 통증이 있는 경우 몸통의 굴곡을 피하고 변형 동작만 한다.
- 무릎에 통증이 있는 경우 무릎 굴곡을 견딜 수 있다면 변형 동작만 한다.
- 골다공증, 급성추간판탈출증, 좌골신경통이 있는 경우 동작을 피한다.

Step 01 무릎을 구부리며 눕는다. 복부를 수축하여 척추를 하나씩 분절하여 말아 올린다.

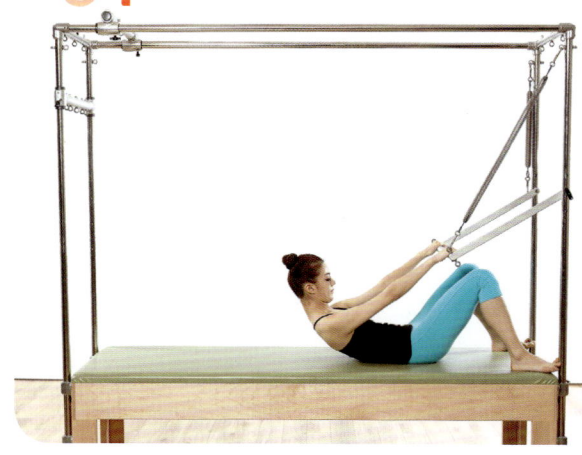 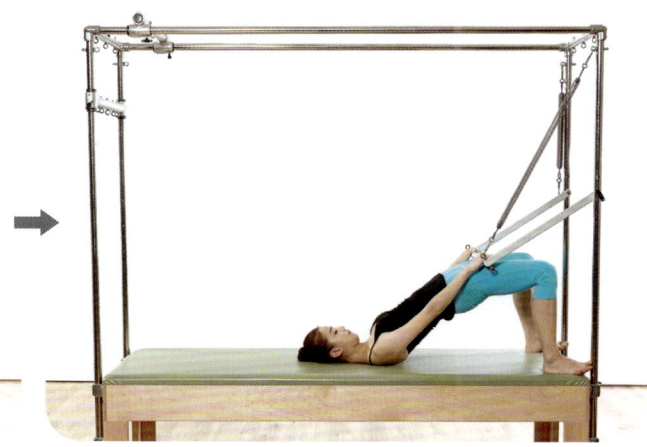

Step 02 발가락으로 수직 바를 저항하면서 무릎을 펴고, 골반을 들어 올려 척추를 신전시킨다.

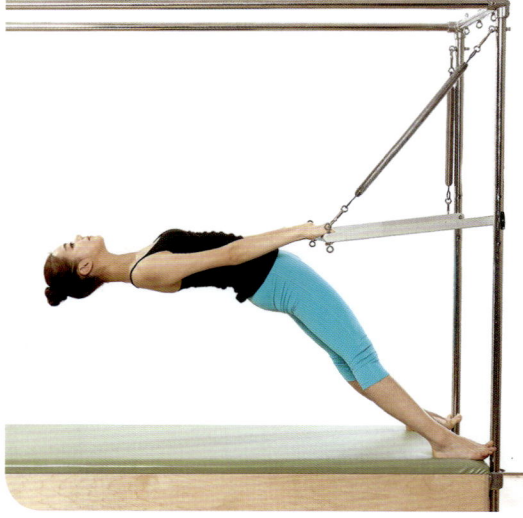

Step 03 등의 신전을 유지하면서 무릎을 구부리며 머리를 테이블 방향으로 내린다.

Step 04 머리부터 시작하여 척추를 하나씩 분절하여 내려온다.

Step 05 머리를 들어 몸통을 말아 올라온다.

Step 06 다리를 펴서 앉은 자세로 돌아오고 척추를 세운다. 마시고

Step 07 바를 위로 올리면서 시작자세로 돌아온다.

변형 동작
- 몸통을 신전하는 동작까지 한다.

필라테스 기구 운동 ▶ 트라페즈 테이블 ▶ 등/허리

86 트라페즈 바에서 호흡하기 2
Breathing with Trapeze Bar 2

| 주요 효과 | 등 신전근 강화, 등 스트레칭, 복부 강화, 견갑골 안정화

반복횟수 6회

지도방법
- 팔을 누르며 척추를 분절하여 골반을 들어 올린다.
- 목 위로 체중이 실리지 않도록 한다.
- 팔꿈치를 편다.
- 어깨의 안정성을 유지한다.

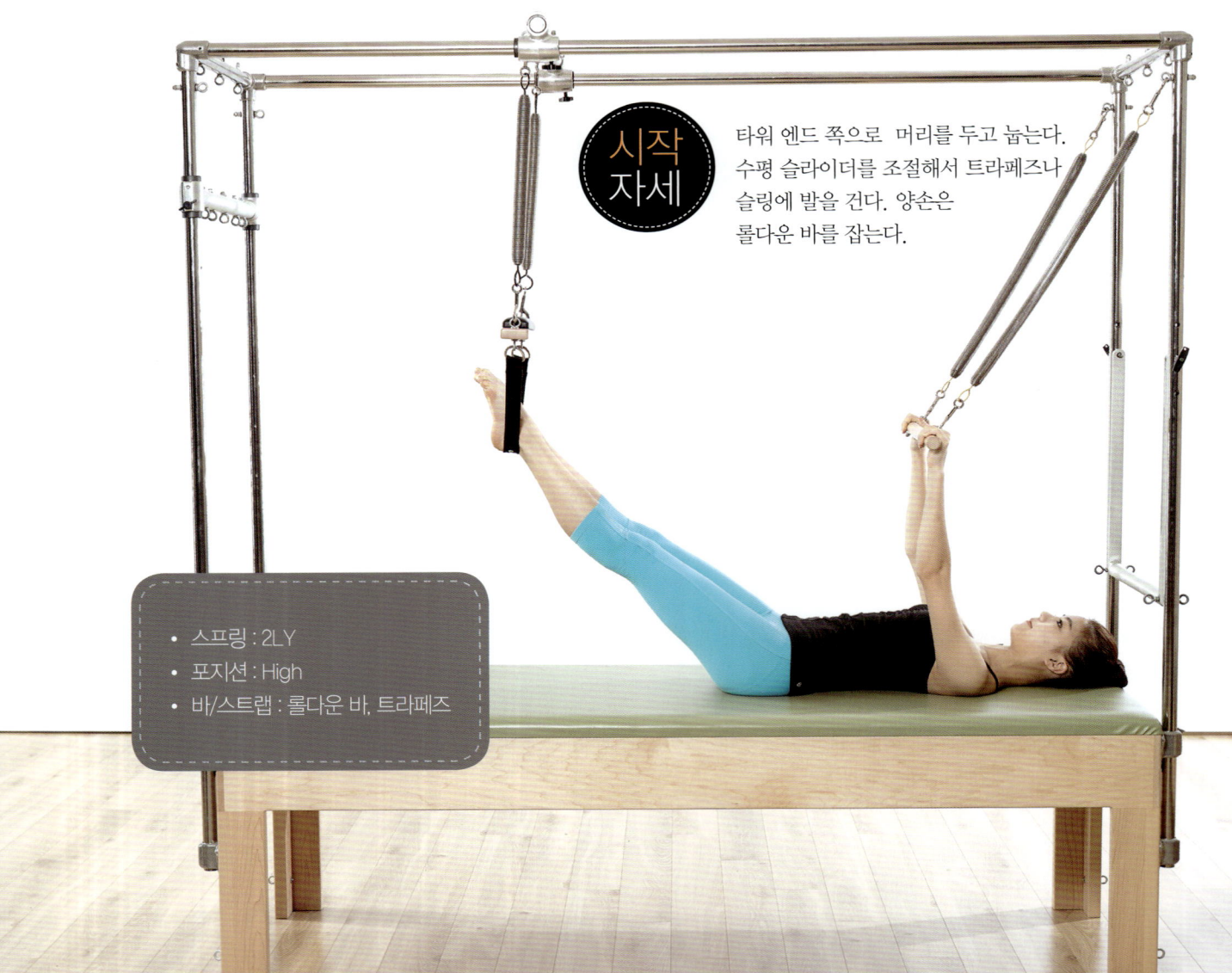

시작 자세
타워 엔드 쪽으로 머리를 두고 눕는다. 수평 슬라이더를 조절해서 트라페즈나 슬링에 발을 건다. 양손은 롤다운 바를 잡는다.

- 스프링 : 2LY
- 포지션 : High
- 바/스트랩 : 롤다운 바, 트라페즈

Step 01 롤다운 바를 아래로 누르면서 골반과 몸통이 일직선이 되도록 한다. 마시고

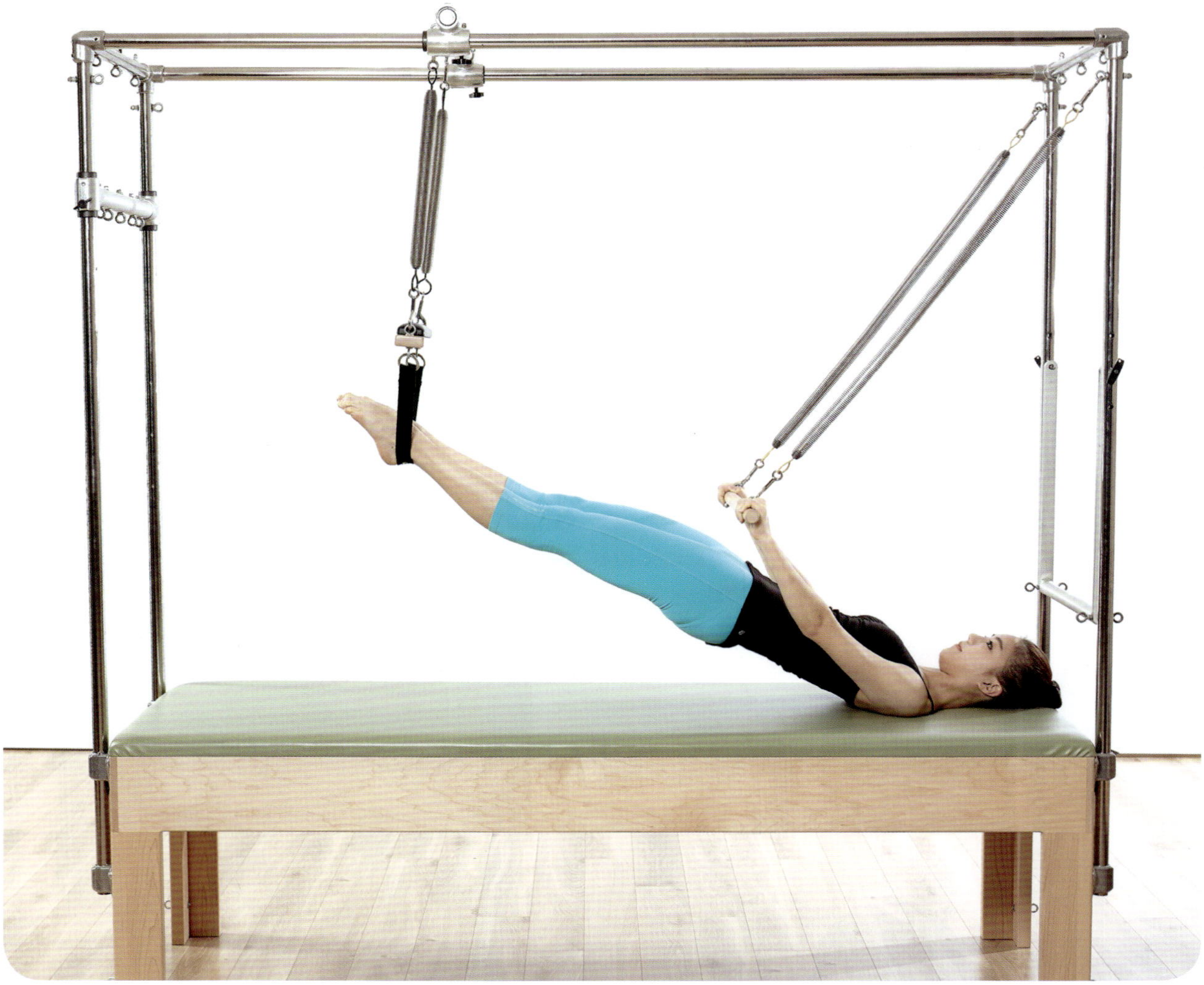

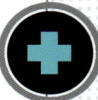

Step 02 척추를 말아 내리며 시작자세로 돌아온다. 내쉬고

- 어깨와 목의 통증이 있는 경우 견갑골 밑부분까지 말아 올리지 않는다.
- 허리의 통증이 있는 경우 가동범위를 제한한다.
- 골다공증, 요추부상, 좌골신경통이 있는 경우 동작을 피한다.

필라테스 기구 운동 ▶ 트라페즈 테이블 ▶ 등/허리

87 스완 – 타워 엔드
Swan - Tower End

| 주요 효과 | 등 신전근 강화, 견갑골 안정화, 햄스트링 · 둔근 강화

반복횟수 4회

지도방법

- 동작 시작 전 복부를 수축한다.
- 척추를 신전할 때 흉곽을 모은 상태로 유지한다.
- 척추를 신전시킬 때 어깨가 올라가지 않도록 견갑골의 안정성을 유지한다.
- 척추를 신전할 때 골반아래(치골)은 테이블을 눌러준다.

- 스프링 : 0~2SB
- 포지션 : High
- 바/스트랩 : 푸시스루 바

시작 자세 타워 엔드 쪽으로 엎드려 누워 푸시스루 바를 잡는다. 동작을 시작하기 위해서 머리 위로 팔을 뻗어준다.

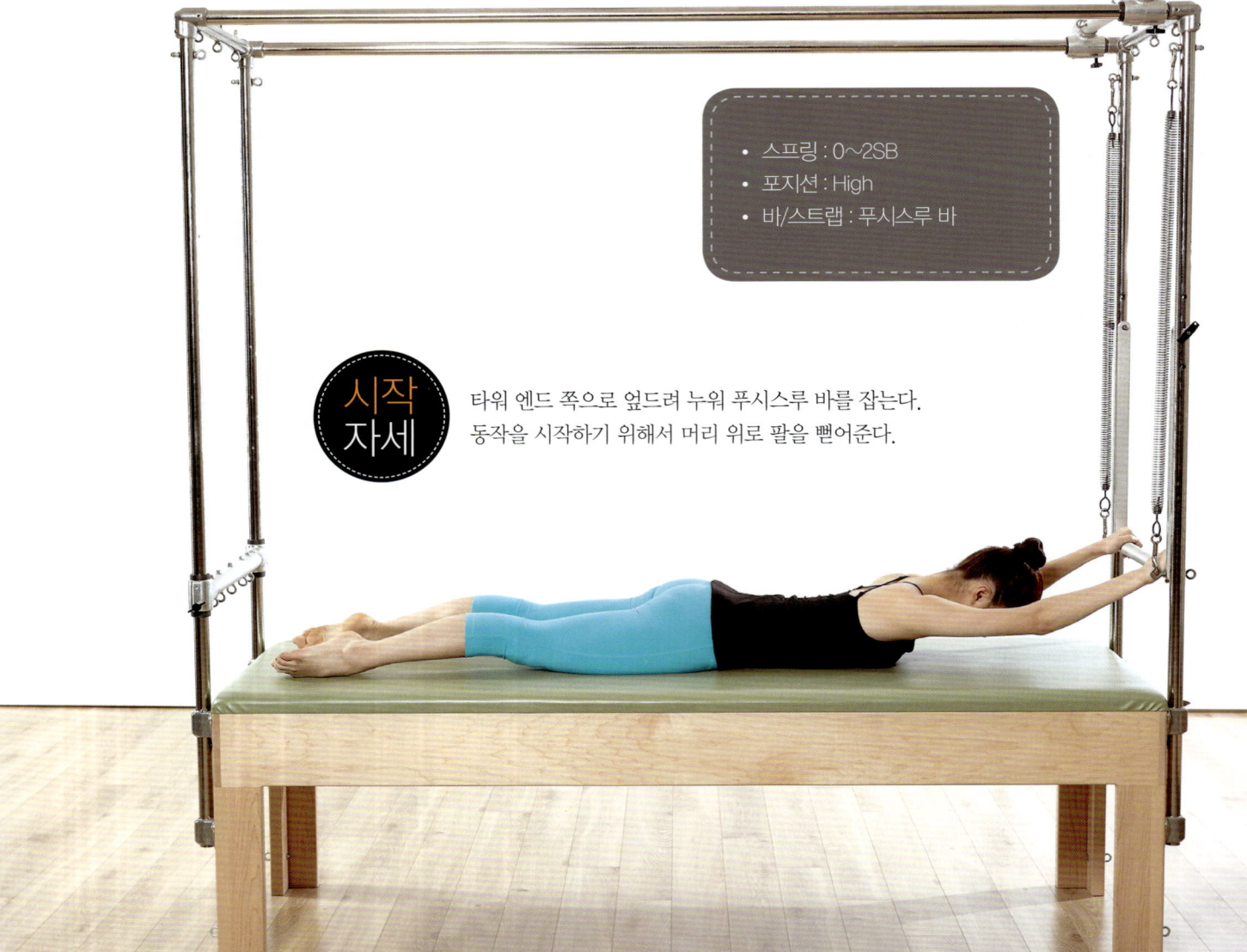

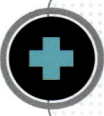

- 어깨나 허리 통증이 있는 경우 가동범위를 제한하거나 통증이 심하면 동작을 피한다.

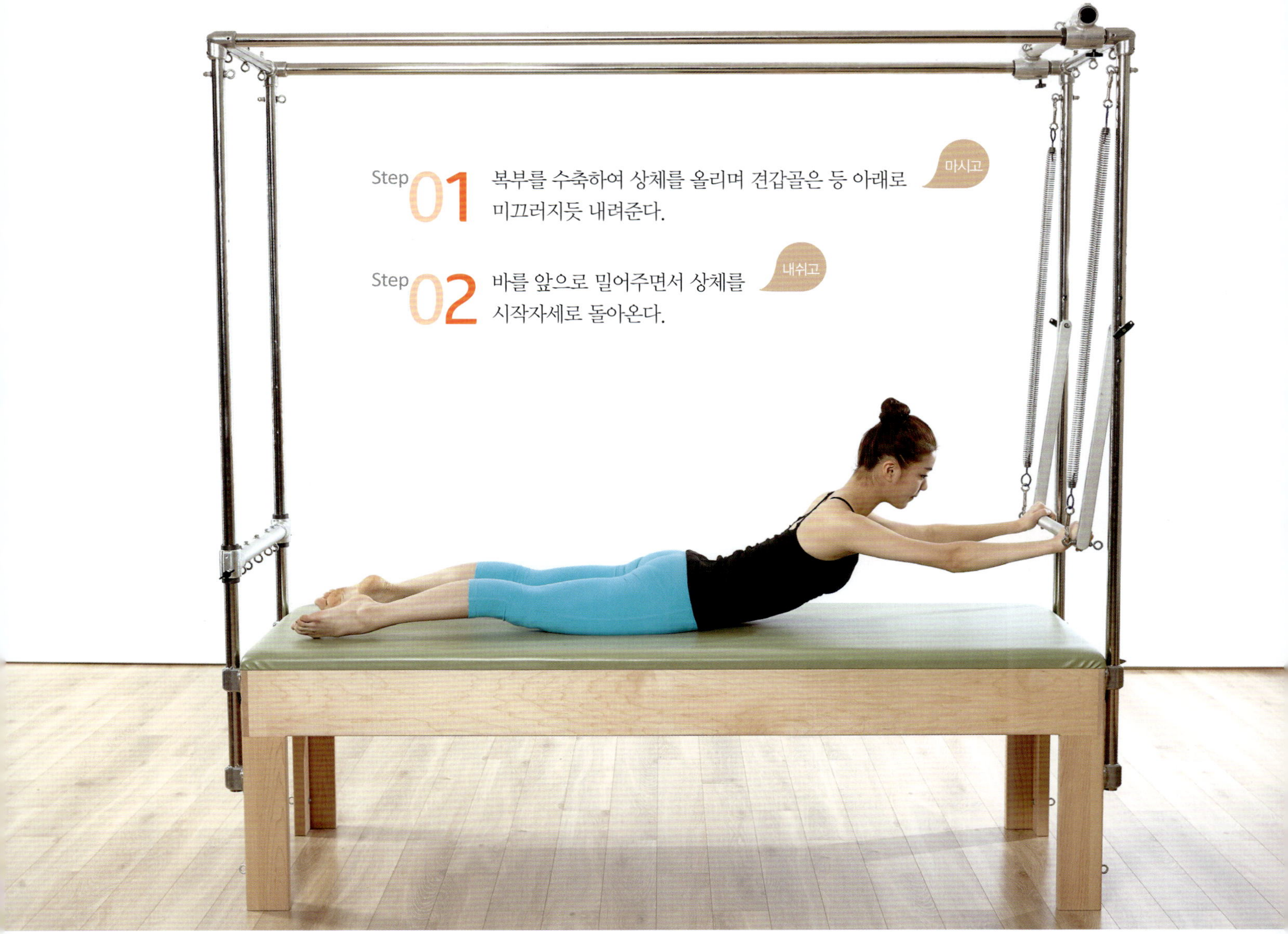

Step **01** 복부를 수축하여 상체를 올리며 견갑골은 등 아래로 미끄러지듯 내려준다. *마시고*

Step **02** 바를 앞으로 밀어주면서 상체를 시작자세로 돌아온다. *내쉬고*

변형 동작
- 상체를 신전하지 않고 날개뼈만 위로 올렸다 내렸다 반복한다.
- 상체를 신전하여 다리를 들어 수영하듯 아래 위로 젓는다.
- 상체를 신전하고 다리를 들어 박수치듯 발뒤꿈치를 붙였다 뗀다.

필라테스 기구 운동 ▶ 트라페즈 테이블 ▶ 등/허리

88 스완 - 오픈 엔드
Swan - Open End

| 주요 효과 | 등 신전근 강화, 견갑골 안정화, 햄스트링·둔근 강화

반복횟수 3~4회

지도방법

- 시작 전 복부를 수축한다.
- 척추를 신전할 때 흉곽을 모은 상태로 유지한다.
- 척추를 신전시킬 때 어깨가 올라가지 않도록 견갑골의 안정성을 유지한다.
- 척추를 신전할 때 골반 아래(치골)는 테이블을 눌러준다.

- 스프링 : 2LY~2SB
- 포지션 : High or Middle
- 바/스트랩 : 롤다운 바 or 핸들

시작 자세

오픈 엔드 방향으로 엎드려 누워 롤다운 바를 잡는다.
팔꿈치를 폈을 때 잡고 있는 바가 한쪽으로 치우치지 않게 한다.

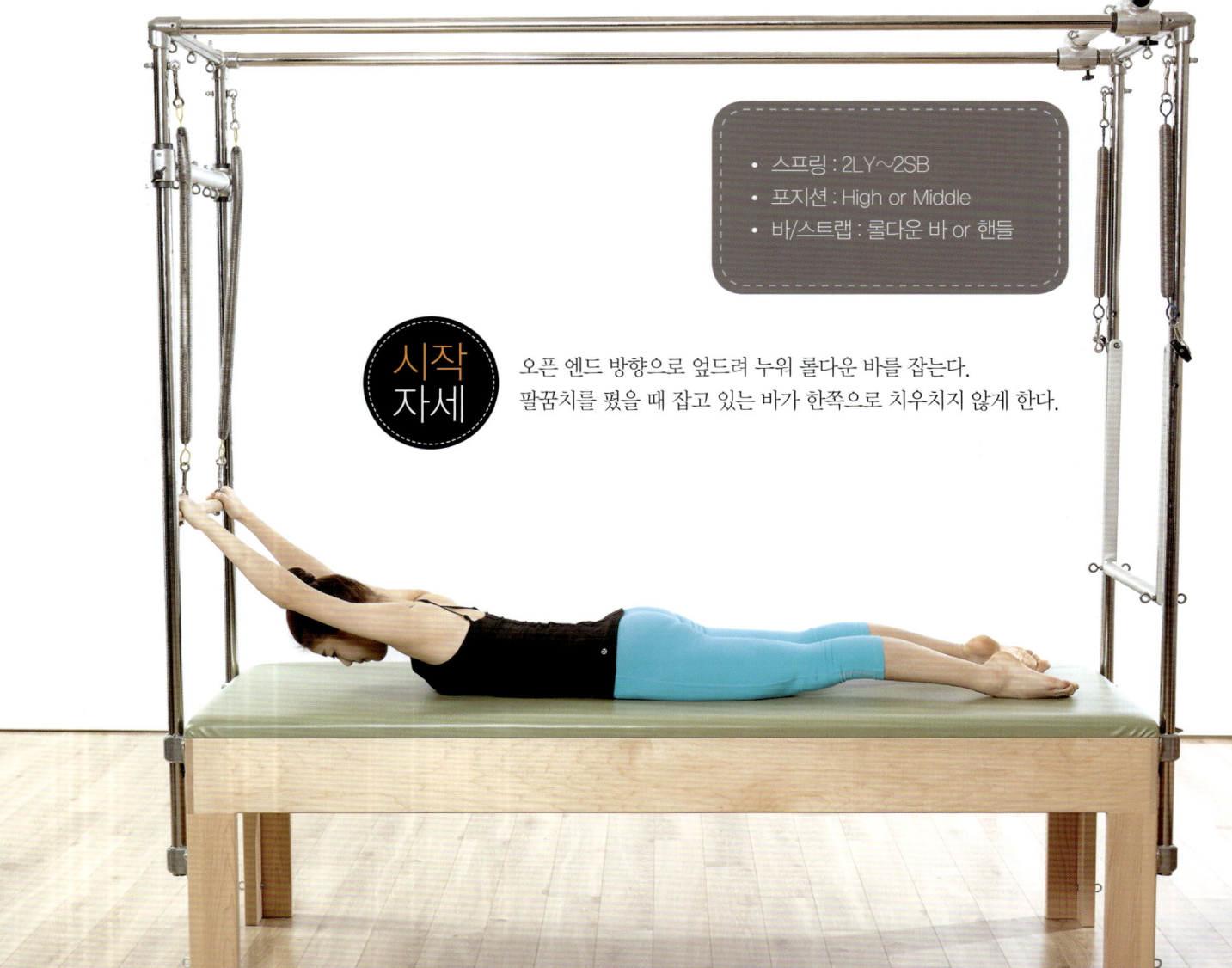

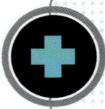
- 어깨나 허리 통증이 있는 경우 가동범위를 제한하거나 통증이 심하면 동작을 피한다.

Step 01 복부를 수축하여 견갑골을 등 쪽으로 밀어 내리면서 바를 누르며 몸통을 신전시킨다. (마시고)

Step 02 척추를 길게 하여 시작자세로 돌아온다. (내쉬고)

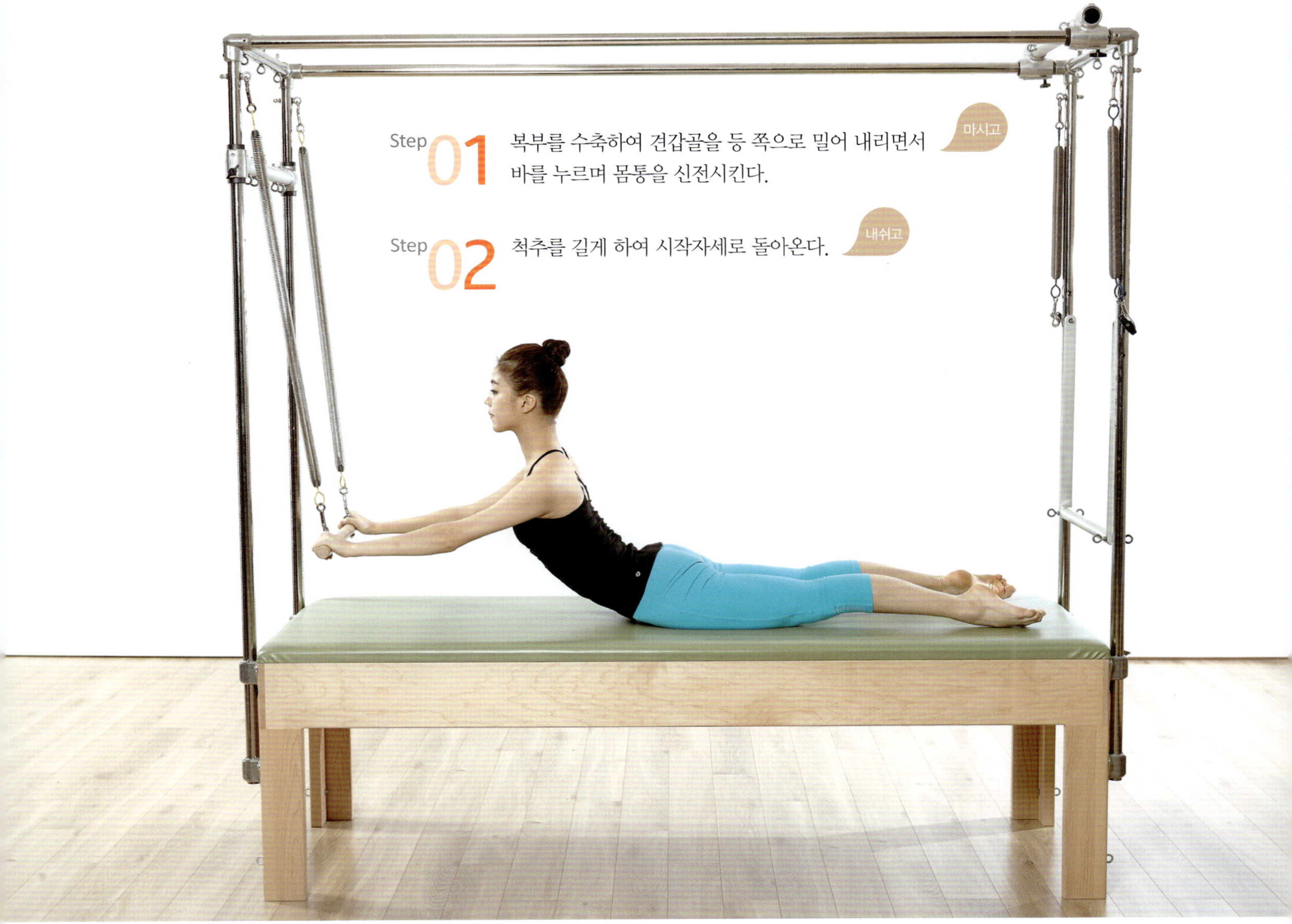

변형 동작
- 상체를 신전하여 다리를 들어 수영하듯 아래 위로 젓는다.
- 상체를 신전하고 다리를 들어 박수치듯 발뒤꿈치를 붙였다 뗀다.
- 핸들을 잡고 상체를 신전하여 양팔을 수영하듯 교차하여 아래 위로 젓는다.

필라테스 기구 운동 ▶ 트라페즈 테이블 ▶ 등/허리

89 더블 레그 킥
Double Leg Kick

| 주요 효과 | 등 신전근 · 햄스트링 · 둔근 · 팔 근육 강화

반복횟수 4회

지도방법

- 골반 앞부분이 테이블에서 떨어지지 않도록 한다.
- 머리에서 발끝까지 몸통을 일직선으로 유지한다.
- 복부를 수축하며 동작을 반복한다.
- 양손은 발 쪽으로 뻗고 가슴을 열어준다.
- 종아리와 허벅지가 같은 라인을 유지한다.
- 척추 신전을 하기 전에 몸의 중심에서부터 팔과 다리를 길게 늘인다.

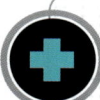

- 허리에 통증이 있는 경우 복부를 사용하도록 유도하거나 척추 신전의 가동범위를 제한한다.
- 무릎에 통증이 있는 경우 운동 전 대퇴사두근을 충분히 스트레칭해주고 무릎의 가동범위를 제한한다.

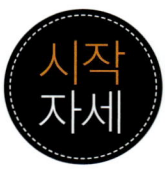

시작자세 타워 엔드 쪽으로 엎드려 누워 핸들을 양손으로 잡고 허리 위에 둔다.

- 스프링 : 2LY~2SY
- 포지션 : Middle
- 바/스트랩 : 핸들

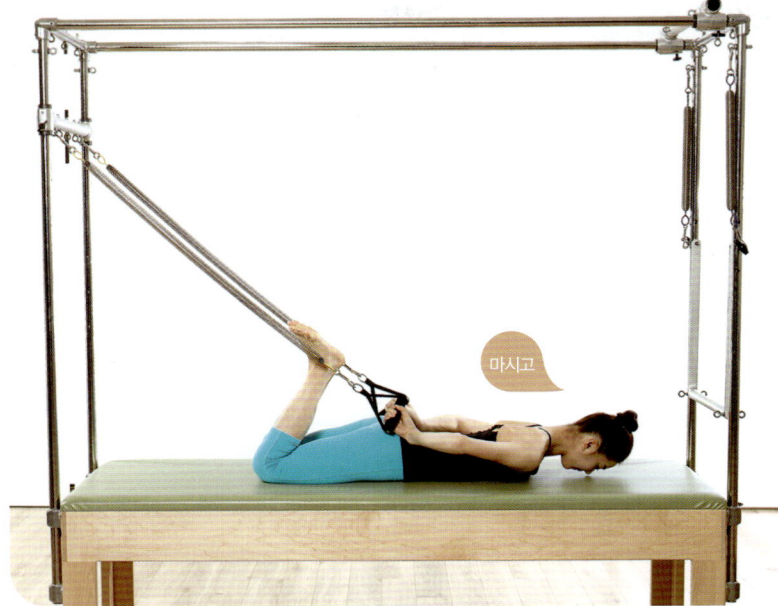

Step 01 무릎을 구부리고 발을 플렉스하여 발뒤꿈치가 엉덩이 쪽을 향하도록 세 번 찬다. 이때 골반은 테이블에 붙이며 복부를 수축하여 허리에 압력이 실리지 않도록 한다.

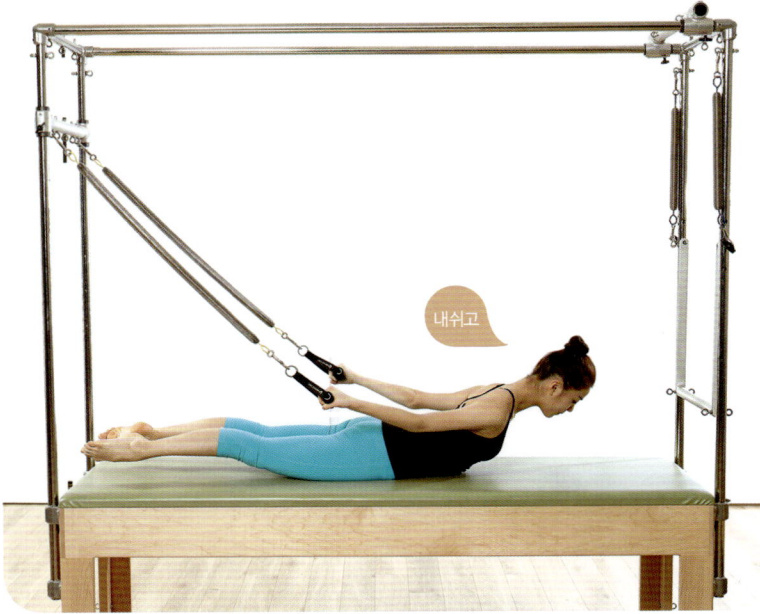

Step 02 복부를 수축하여 등을 신전하고, 둔부를 이용해 다리를 들어서 뻗는다. 이때 가슴을 열고 팔을 다리 쪽으로 뻗는다.

변형 동작
- 상체를 신전하여 다리를 들어 수영하듯 아래 위로 젓는다.
- 상체를 신전하고 다리를 들어 박수치듯 발뒤꿈치를 붙였다 뗀다.
- 상체를 신전하지 않고 날개뼈만 위로 올렸다 내렸다 반복한다.

필라테스 기구 운동 ▶ 트라페즈 테이블 ▶ 등/허리

90 사이드 밴드
Side Bend

| 주요 효과 | 복사근 · 요방형근 · 둔부 외전근 강화, 측면 몸통 스트레칭, 어깨 안정성

반복횟수 4회

지도방법
- 동작 시작 전에 복부를 수축하여 척추를 길게 늘린다.
- 머리와 몸통의 라인을 유지한다.
- 귀와 어깨가 멀어지게 한다.
- 가슴은 열고 어깨는 내린다.

- 스프링 : 2SY~2LY
- 포지션 : High
- 바/스트랩 : 롤다운 바

시작 자세
오픈 엔드 수직 바에 위쪽 발은 앞으로 아래쪽 발은 뒤로 둔다. 위쪽 팔로 롤바의 중앙을 잡고 아래팔은 뻗어서 옆으로 눕는다.

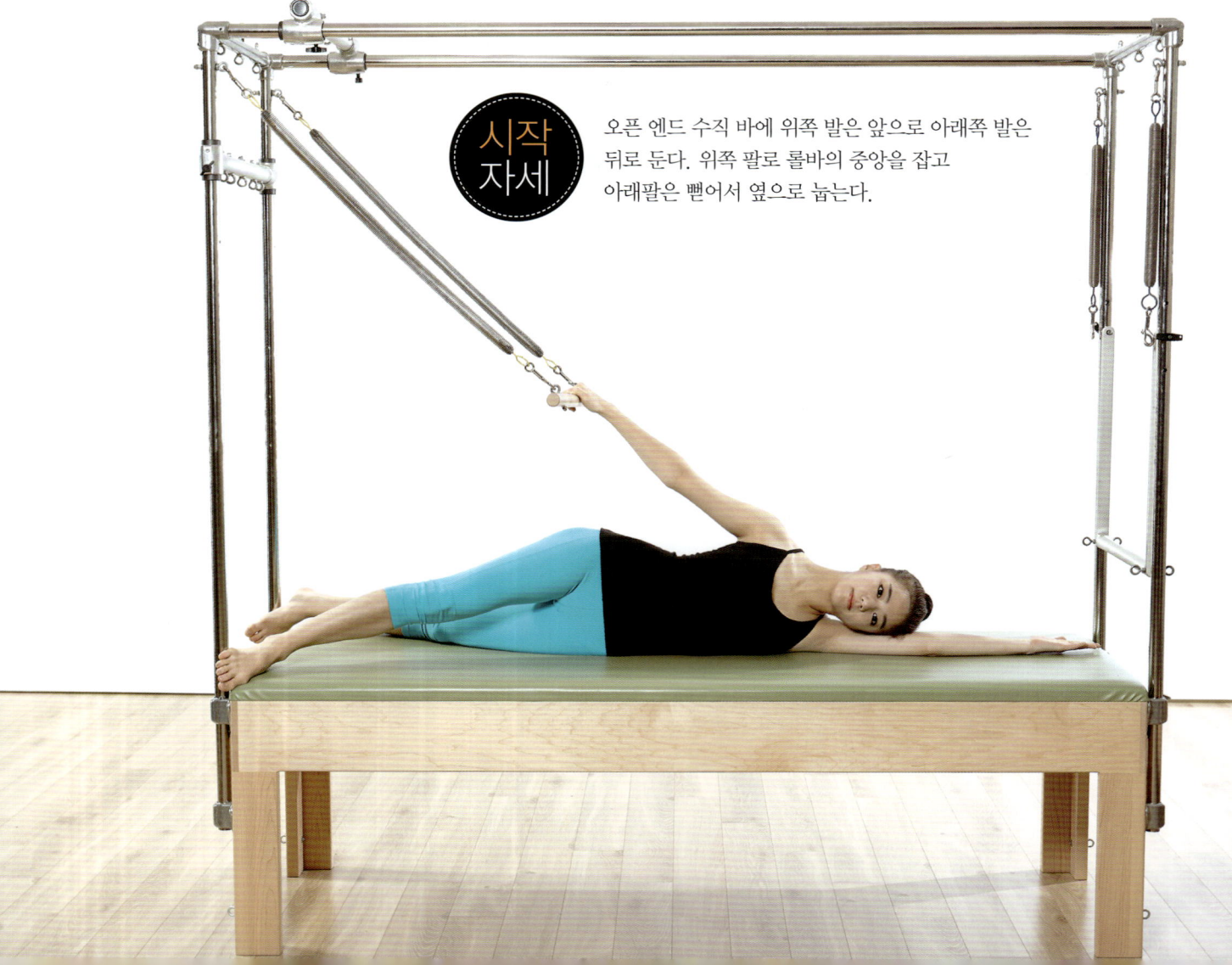

- 목에 통증이 있는 경우 아래쪽 팔로 목을 받치거나 통증이 심하면 동작을 피한다.
- 허리와 천장관절 통증이 있는 경우 가동범위 제한한다. 통증이 심하면 동작을 피한다.
- 골다공증, 급성추간판탈출증, 좌골신경통이 있는 경우 동작을 피한다.

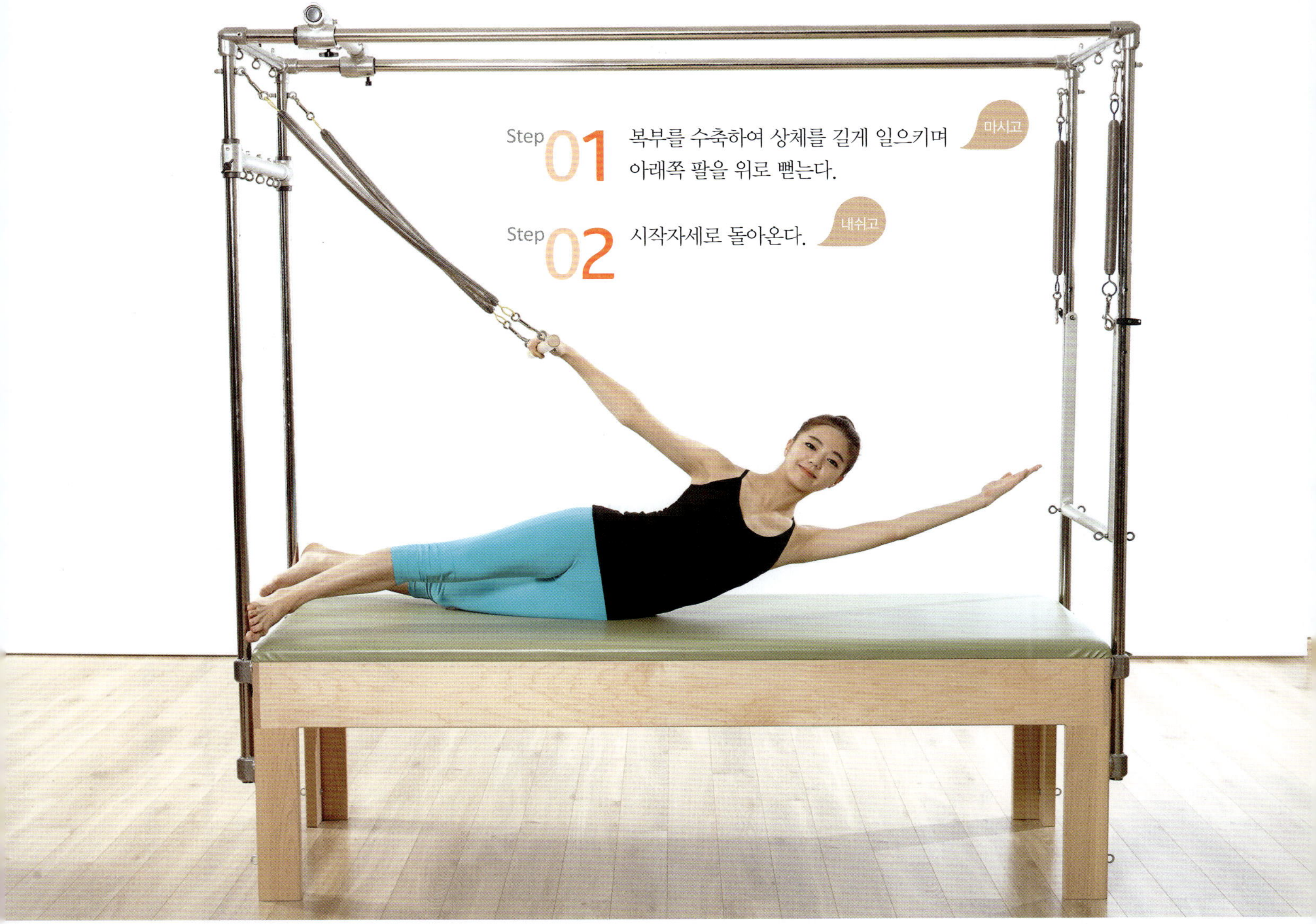

Step 01 복부를 수축하여 상체를 길게 일으키며 아래쪽 팔을 위로 뻗는다. (마시고)

Step 02 시작자세로 돌아온다. (내쉬고)

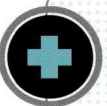

변형 동작
- 양손으로 롤바를 잡고 동작을 한다.

필라테스 기구 운동 ▶ 트라페즈 테이블 ▶ 다리/무릎

91 풋워크 - 밴드/스트레칭
Footwork - Bend and Stretch

| 주요 효과 | 사두근 · 햄스트링을 포함한 다리 근육 · 발목 근육 강화, 햄스트링 스트레칭

반복횟수 6~10회

지도방법
- 힙 굴곡은 90°를 유지한다.
- 골반 위에 무릎, 무릎 위에 발목의 정렬을 유지한다.
- 복부를 수축하여 허리와 골반의 안정성을 유지한다.
- 다리를 펼 때 엉덩이가 테이블에서 떨어지지 않도록 한다.

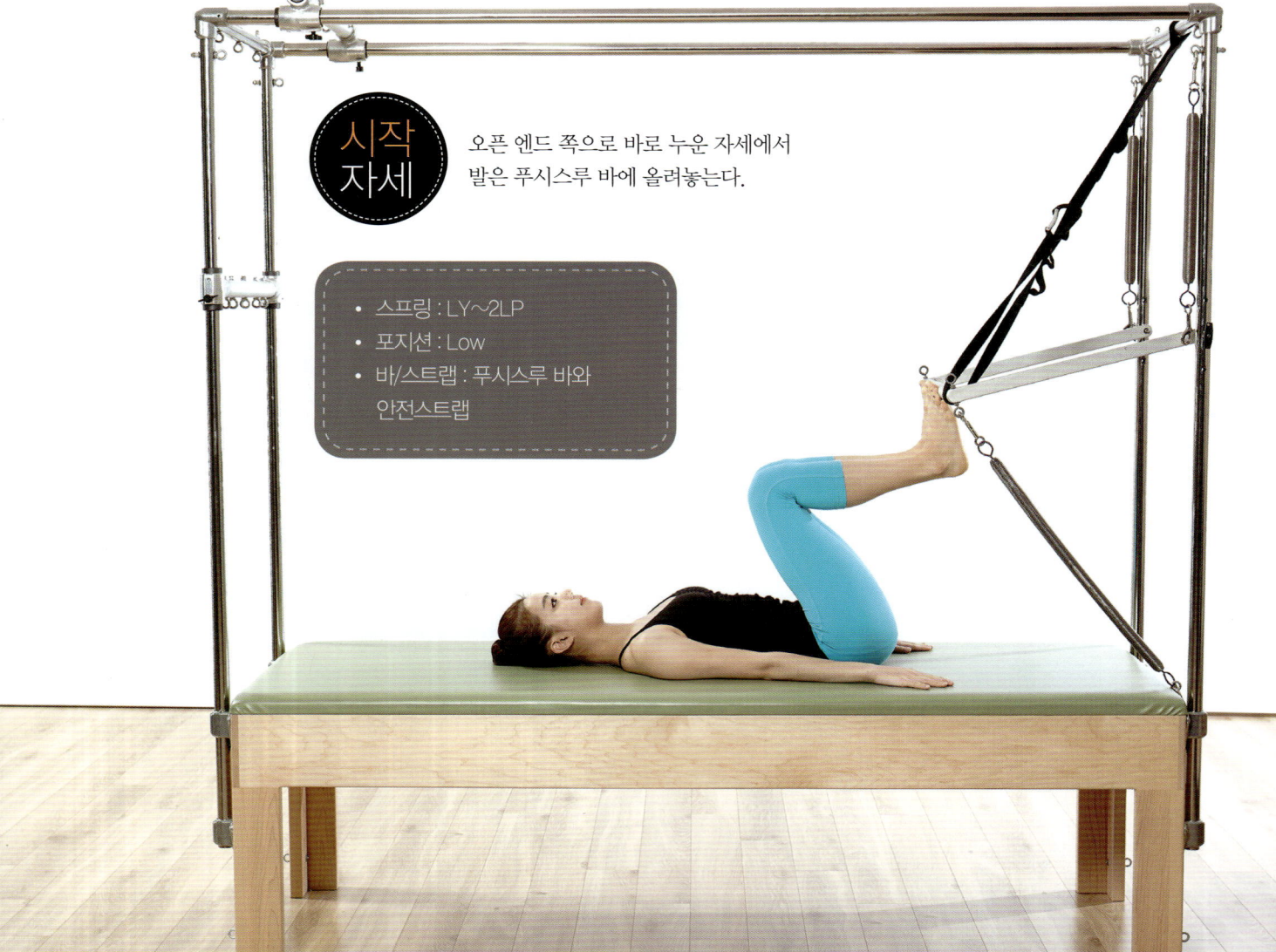

시작자세 오픈 엔드 쪽으로 바로 누운 자세에서 발은 푸시스루 바에 올려놓는다.

- 스프링 : LY~2LP
- 포지션 : Low
- 바/스트랩 : 푸시스루 바와 안전스트랩

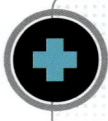
- 무릎에 통증이 있는 경우 가동범위를 제한한다.
- 발이 민감하거나 통증이 있는 경우 스티키 패드를 감싸거나 동작의 범위를 제한한다.

Step 01 골반은 중립을 유지하며 다리를 편다. 마시고

Step 02 시작자세로 돌아온다. 내쉬고

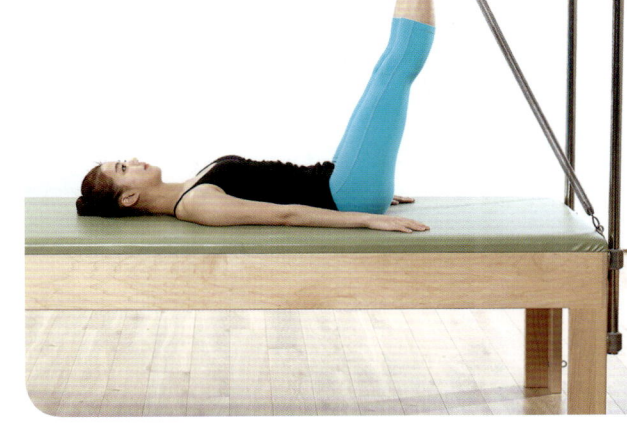

변형 동작
- 발을 필라테스 V 자세로 둔다.
- 발을 2nd 자세를 한다.
- 바 위에 발가락을 놓고 구부렸다 편다.
- 바 위에 발뒤꿈치를 놓고 구부렸다 편다.

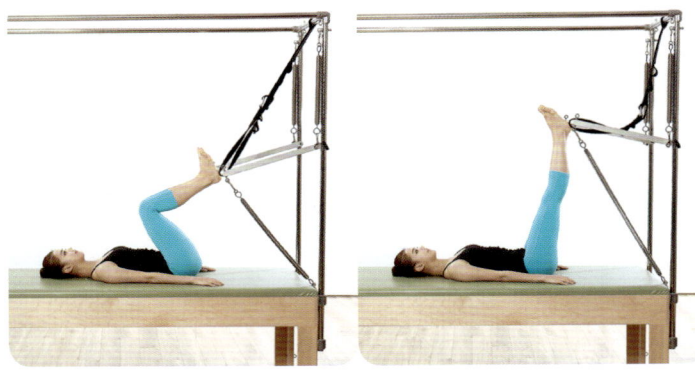

- 다리를 펴고 앞꿈치를 한쪽 다리씩 걷듯이 발끝으로 바를 밀어 올린다.
- 한쪽 다리는 테이블 쪽으로 길게 펴고 한쪽 다리만 구부렸다 편다.

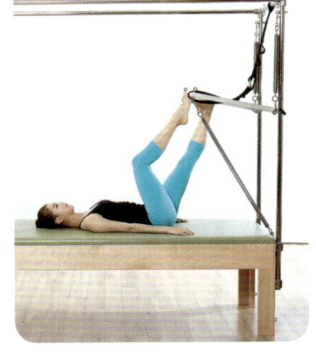

필라테스 기구 운동 ▶ 트라페즈 테이블 ▶ 다리/무릎

92 원숭이 자세
Monkey

| 주요 효과 | 등·햄스트링 스트레칭

반복횟수 6~10회

지도방법
- 유연성에 따라 다리를 펴는 범위를 조절한다.
- 최대한 스트레칭을 하면서 다리 쪽으로 몸통을 가깝게 한다.

시작 자세
오픈 엔드 방향을 보고 타워 엔드 쪽 가장자리에 한 뼘 정도 여유를 두고 앉는다. 양손으로 푸시스루 바를 잡고 양무릎을 구부려 발을 푸시스루 바 위에 둔다.

- 스프링 : LY~2LP
- 포지션 : Low
- 바/스트랩 : 푸시스루 바와 안전스트랩

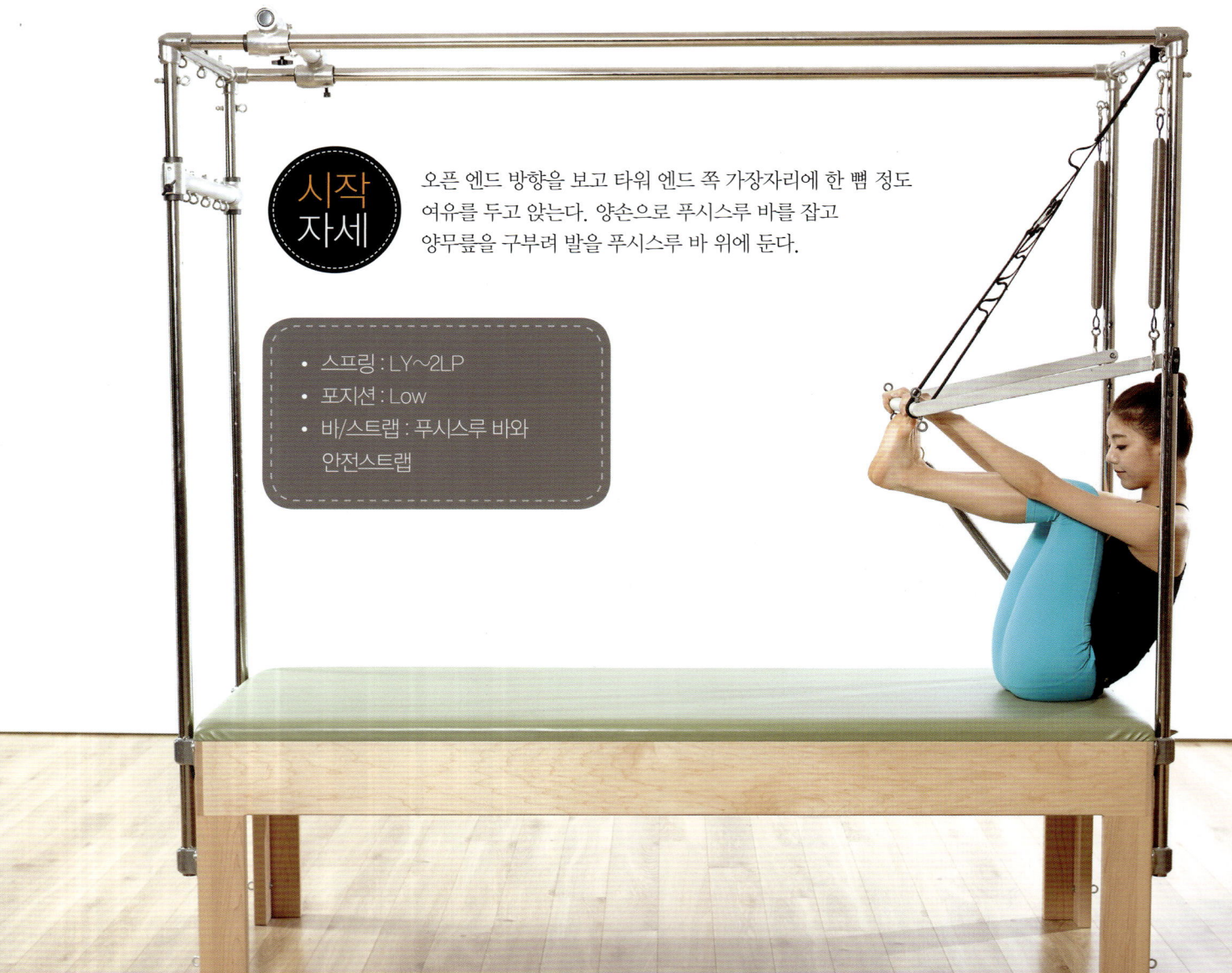

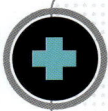
- 허리에 통증이 있는 경우 지나친 굴곡을 피한다.
- 목과 어깨, 팔목에 통증이 있는 경우 가동범위를 제한하거나 동작을 피한다.
- 골다공증, 좌골신경통이 있는 경우 동작을 피한다.

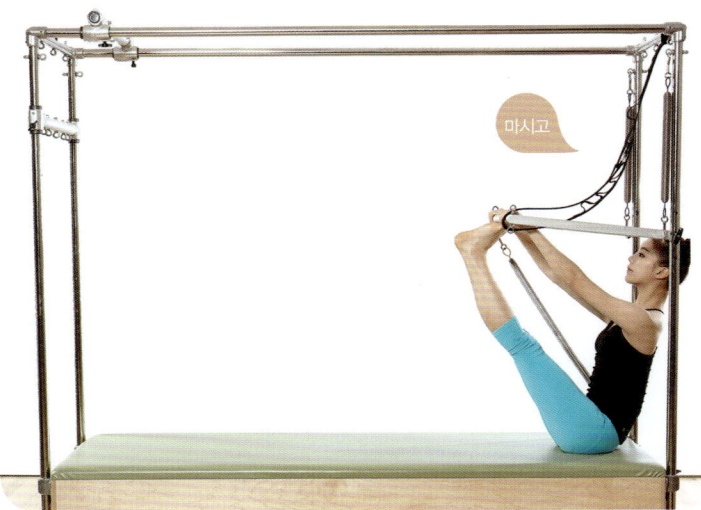

Step 01 푸시스루 바를 밀면서 가능한 다리를 편다.

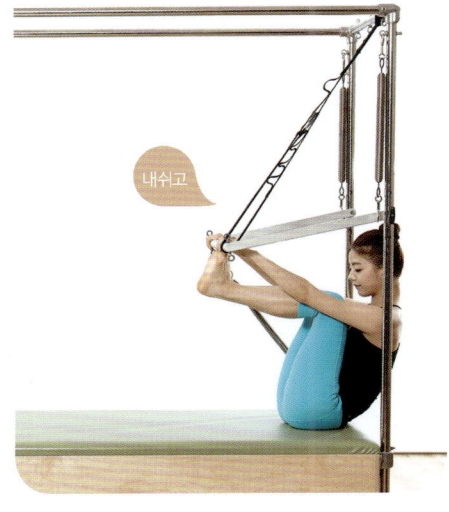

Step 02 팔을 구부려 몸통을 다리 쪽으로 당긴다.

Step 03 다리를 구부린다.

Step 04 다리를 길게 편다.

Step 05 시작자세로 돌아온다.

변형 동작

- 푸시스루 바를 올리고 다리를 펴고 발목을 구부렸다 폈다를 반복한다.

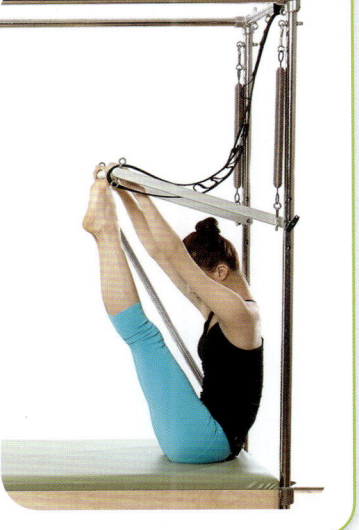

필라테스 기구 운동 ▶ 트라페즈 테이블 ▶ 다리/무릎

93 파라켓
Parakeet

| 주요 효과 | 햄스트링·둔근 강화

반복횟수 6~10회

지도방법

- 복부를 수축하여 허리와 골반의 안정성을 유지한다.
- 팔을 누르며 척추를 분절하여 골반을 들어 올린다.
- 목 위로 체중이 실리지 않도록 한다.
- 팔꿈치를 편다.
- 견갑골로 테이블을 누른다.
- 동작을 부드럽게 연결한다.

➕
- 허리에 통증이 있는 경우 가동범위를 제한한다.
- 목과 어깨에 통증이 있는 경우 어깨에 체중이 실리지 않도록 하고, 가동범위를 제한하거나 동작을 피한다.
- 골다공증, 허리디스크, 좌골신경통이 있는 경우 동작을 피한다.

시작 자세 오픈 엔드 쪽으로 바로 누운 자세에서 발 볼로 푸시스루 바를 잡는다.

- 스프링 : SB~2SB
- 포지션 : High
- 바/스트랩 : 푸시스루 바

Step **01** 무릎을 구부리며 푸시스루 바를 아래로 당겨 내린다.

Step **02** 푸시스루 바를 타워 엔드 바깥쪽으로 밀면서 다리를 편다.

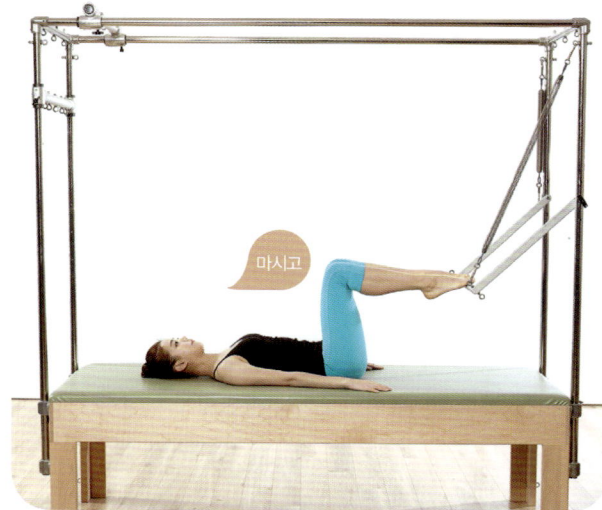

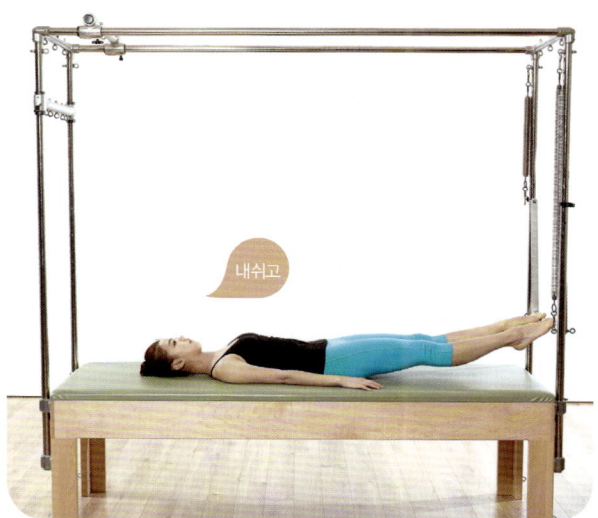

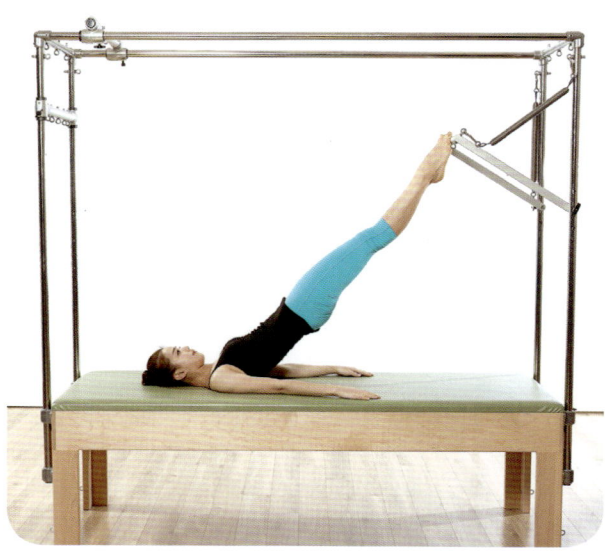

Step **03** 무릎이 90°가 될 때까지 푸시스루 바를 당겼다가 사선 방향으로 다시 밀어준다.

Step **04** 복부를 수축하여 골반부터 척추를 하나씩 테이블에서 말아 올리면서 다리가 어깨와 일직선이 되도록 올린다.

Step **05** 척추를 분절하며 시작자세로 돌아온다.

변형 동작
- 상체를 올린 상태에서 한쪽 다리씩 얼굴 쪽으로 가져오며 시저 동작을 한다.
- 푸시스루 바를 바깥쪽으로 뻗은 후 상체를 말아서 올라왔다가 내려가는 동작을 추가한다.

필라테스 기구 운동 ▶ 트라페즈 테이블 ▶ 다리/무릎

94 다리 운동 - 롱 스프링
Leg Springs Supine

| 주요근육 | 외전근 · 내전근 · 햄스트링 · 둔근 강화

반복횟수 6~10회

지도방법
- 다리를 움직일 때 골반의 안정성을 유지한다.
- 다리는 대칭적으로 움직인다.
- 리듬감있게 부드럽게 움직인다.

- 허리에 통증이 있는 경우 동작의 범위를 제한하고 스프링을 가볍게 한다.
- 발이나 발목이 민감한 사람들은 Y 스트랩을 이용한다.

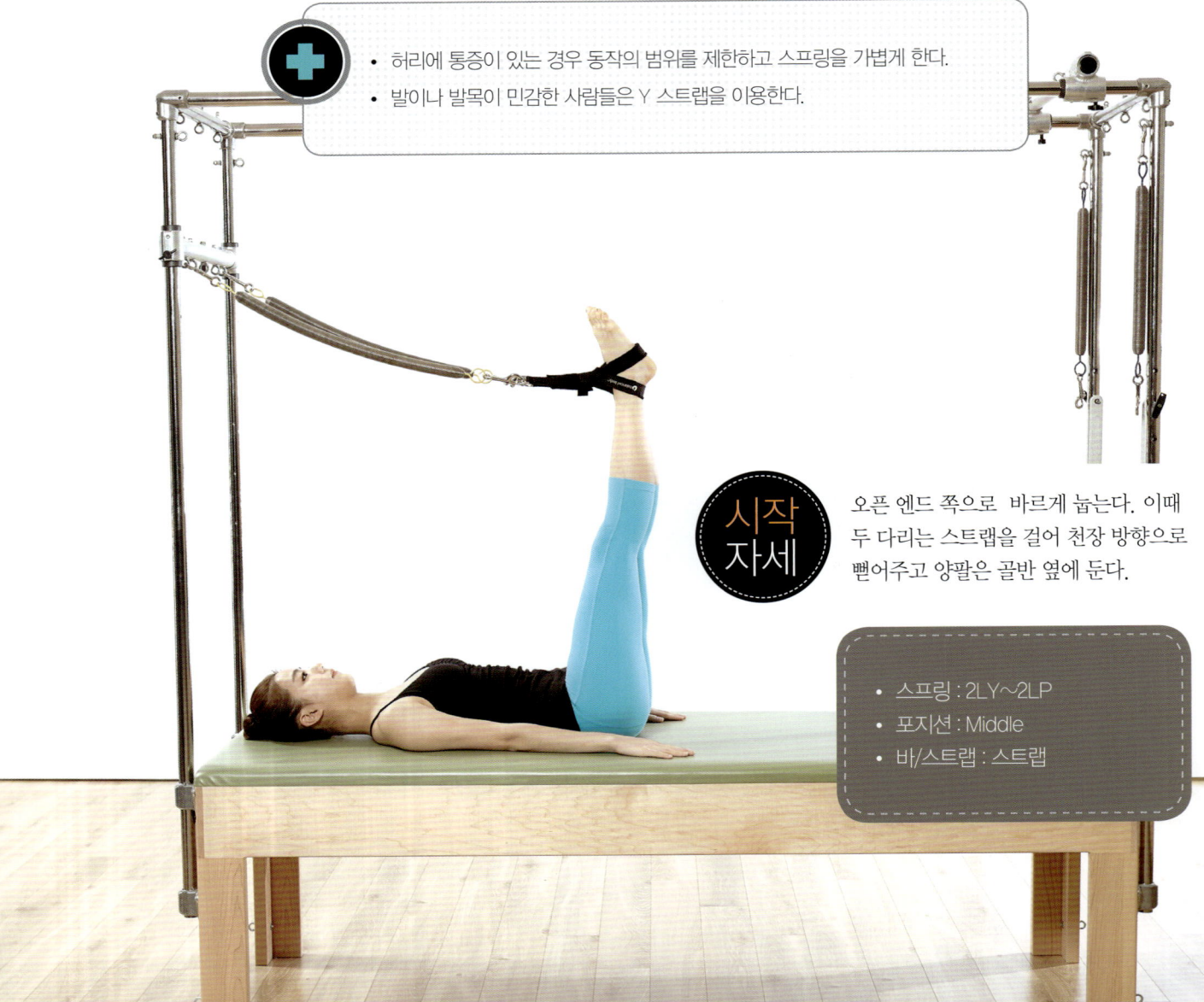

시작자세
오픈 엔드 쪽으로 바르게 눕는다. 이때 두 다리는 스트랩을 걸어 천장 방향으로 뻗어주고 양팔은 골반 옆에 둔다.

- 스프링 : 2LY~2LP
- 포지션 : Middle
- 바/스트랩 : 스트랩

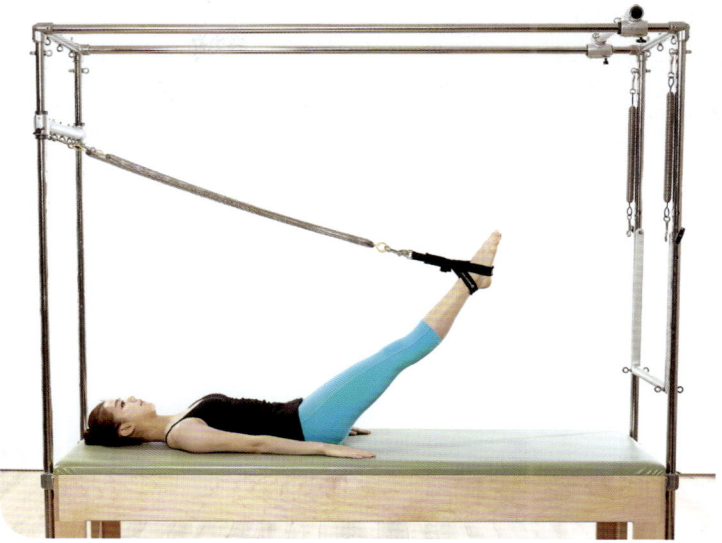

Step 01 복부를 수축하여 두 다리를 테이블 방향으로 내린다.

Step 02 시작자세로 돌아온다.

변형 동작
- 한쪽 다리에 스트랩을 끼워 움직인다. 이때 호흡은 반대로 한다.

응용 동작
- 양쪽 발을 모두 스트랩에 걸어 테이블 쪽으로 턴 아웃, 턴 인으로 바꿔서 내린다.

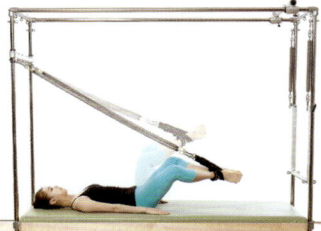 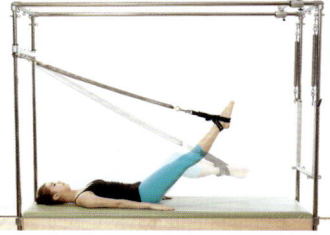 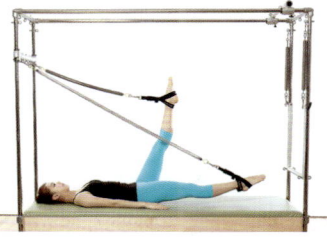

- 양쪽 발을 모두 스트랩에 걸어 발뒤꿈치는 붙이고 무릎은 열어 다이아몬드 모양을 만든다. 다이아몬드 모양을 유지하면서 다리를 테이블 방향으로 내린다.

- 발뒤꿈치는 붙이고 무릎을 옆으로 향하도록하여 개구리 자세를 만든다. 무릎을 펴면서 다리를 사선으로 뻗어준다.

- 양쪽 발을 모두 스트랩에 걸어 테이블 쪽으로 한쪽 다리씩 번갈아가며 내린다.

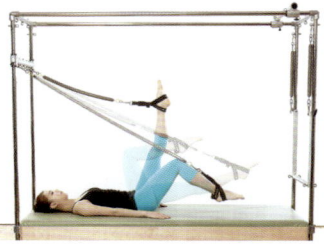

- 호흡을 지속하면서 자전거를 타듯이 양발을 앞뒤로 돌린다.

필라테스 기구 운동 ▶ 트라페즈 테이블 ▶ 다리/무릎

95 매지션
Magician

| 주요 효과 | 햄스트링 · 둔근 · 등 · 복부 강화

반복횟수 6~10회

시작 자세 오픈 엔드 쪽으로 바르게 눕는다. 이때 두 다리는 스트랩을 걸어 천장 방향으로 뻗어주고, 팔꿈치는 살짝 구부려 오픈 엔드 기둥을 잡는다.

- 스프링 : 2LP
- 포지션 : High
- 바/스트랩 : 스트랩

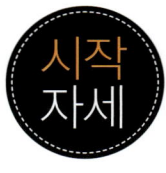

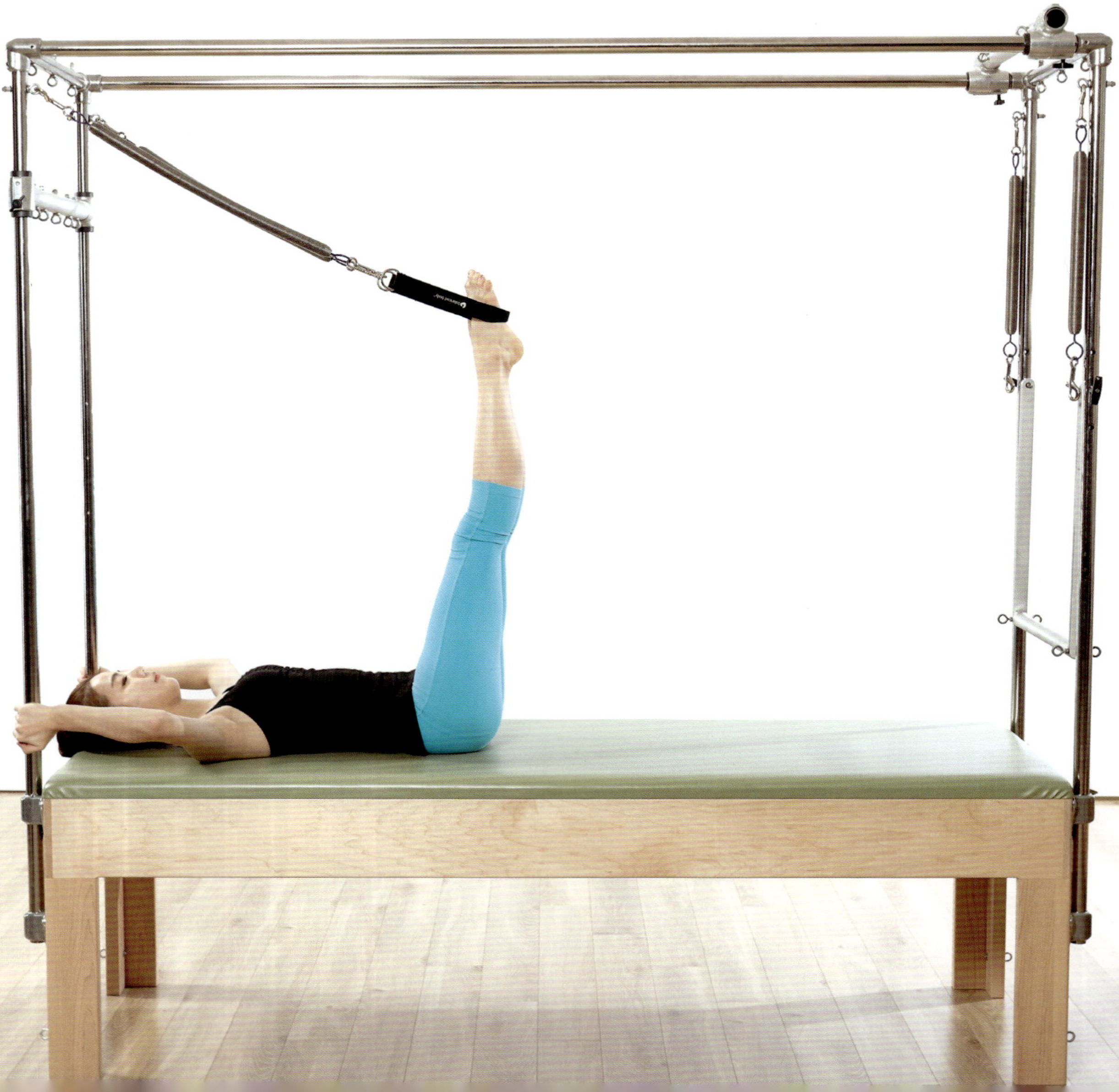

Step 01 다리를 테이블 방향으로 내리면서 골반을 천장 방향으로 들어 올린다.
이때 어깨에서 발끝까지 몸통을 일직선으로 만든다.

Step 02 시작자세로 돌아온다. 마시고

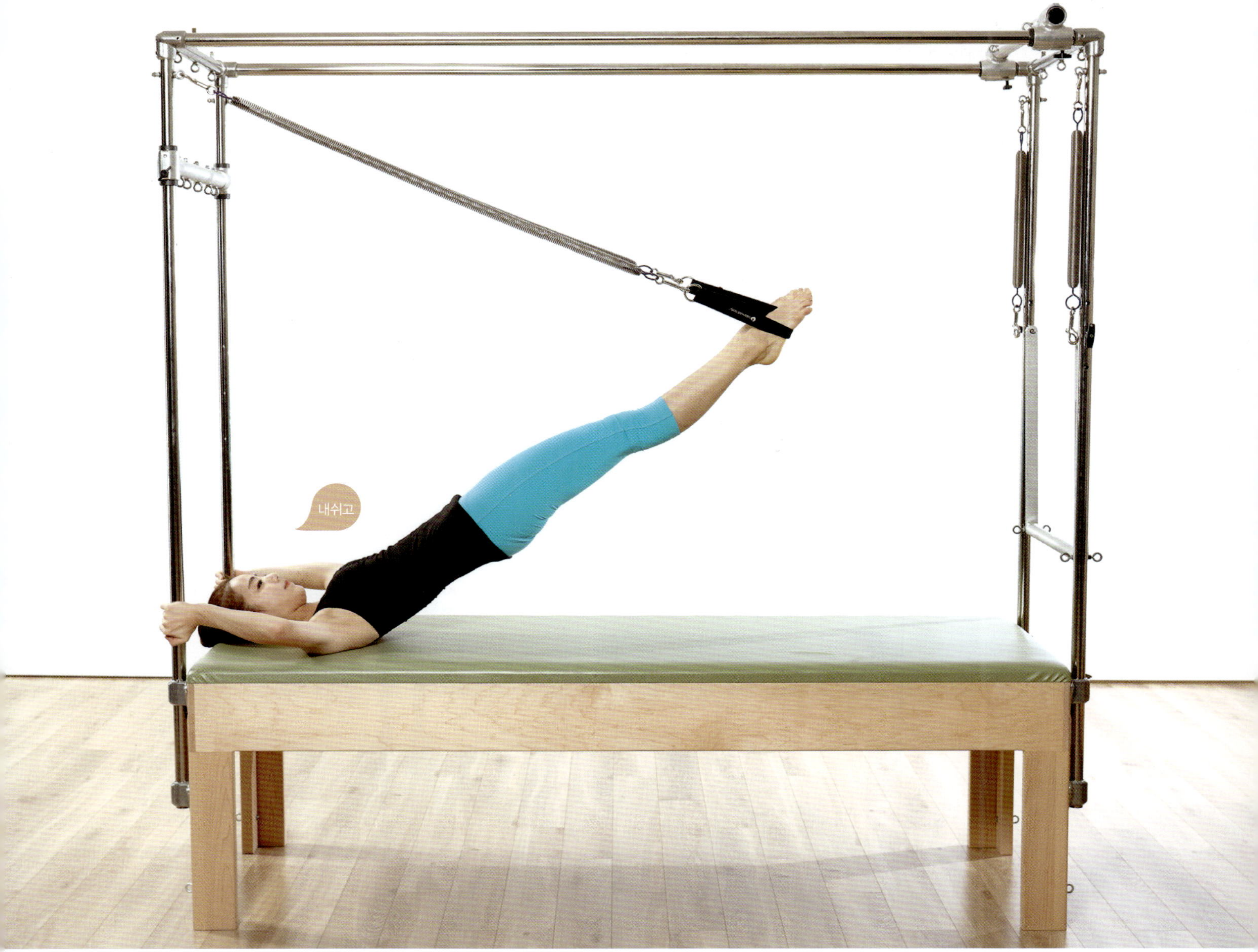

필라테스 기구 운동 ▶ 트라페즈 테이블 ▶ 다리/무릎

변형 동작
- 테이블에 바르게 누운 자세로 두 다리만 내린다.
- 몸통이 일직선이 되는 데까지 들어 올린 다음 두 다리를 번갈아가며 내렸다 올린다.

응용 동작
- 몸통을 들어 올린 상태에서 무릎을 살짝 구부려 다이아몬드 자세로 만든 후 등을 둥글게 만들어 테이블 쪽으로 내렸다 다시 들어 올린다.

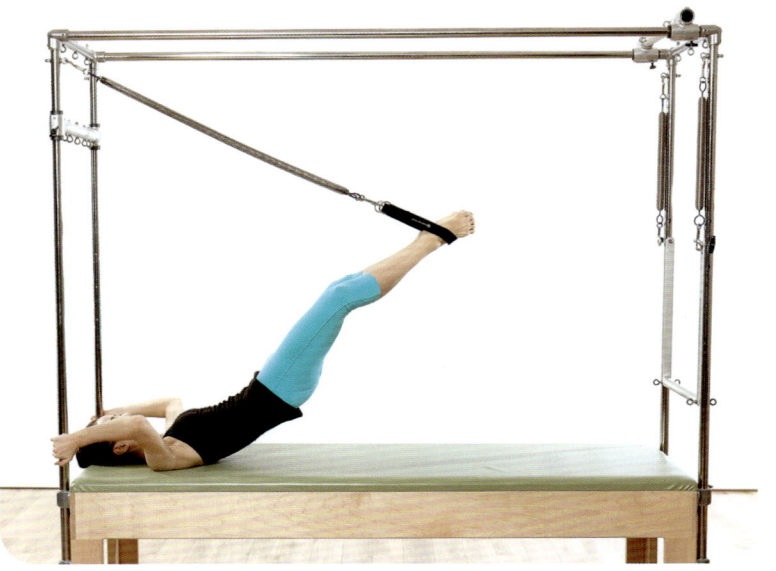

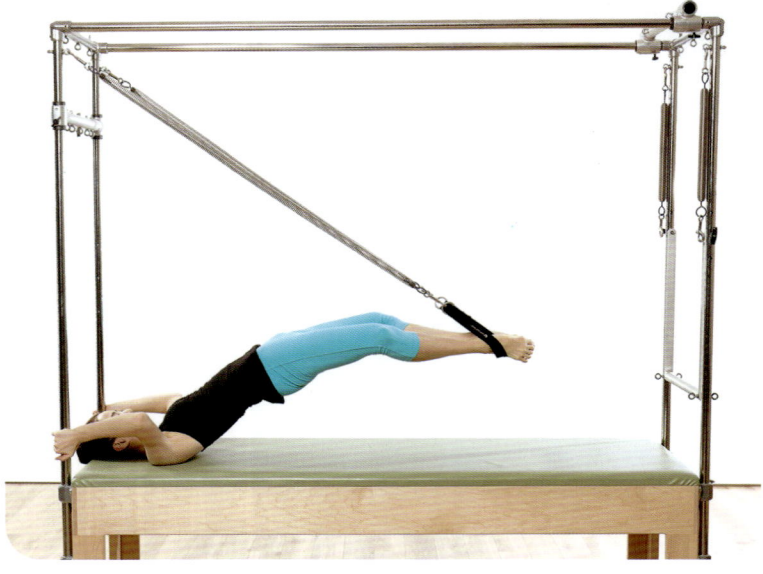

- 몸통을 들어올린 상태에서 무릎을 살짝 구부렸다가 편다.

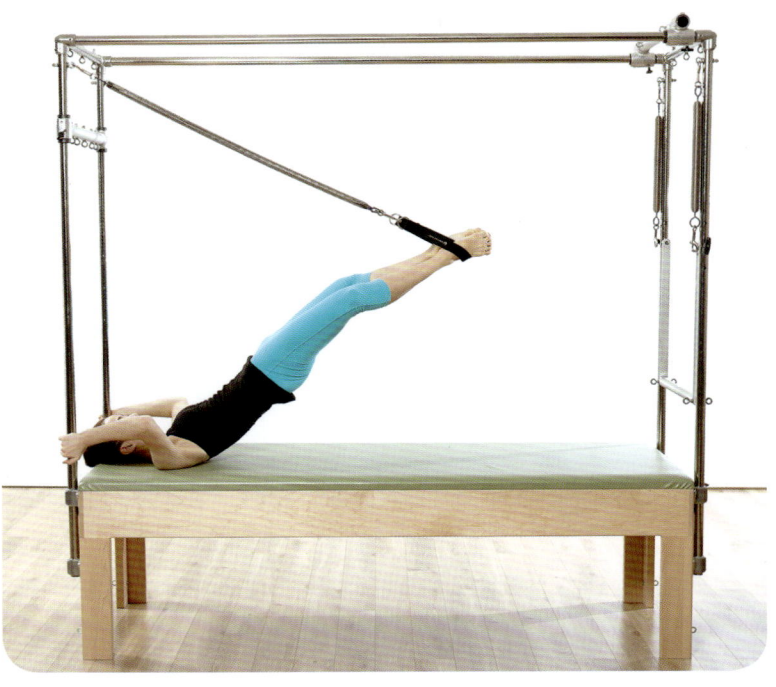

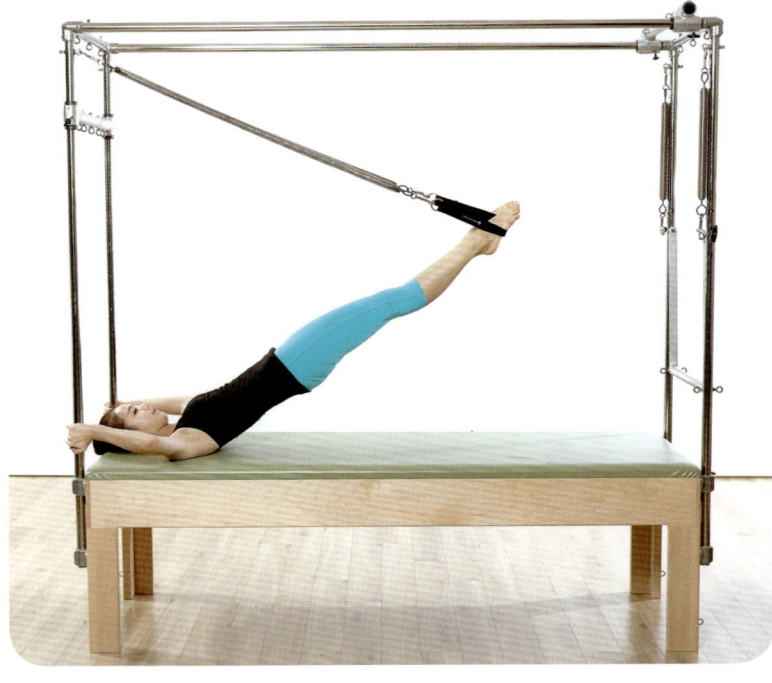

필라테스 기구 운동 ▶ 트라페즈 테이블 ▶ 다리/무릎

96 다리 운동 – 사이드
Leg Spring Sidelying - Adductor Pull

| 주요 효과 | 힙 외전근 · 힙 외회전근 · 측면 몸통 강화, 골반 안정성

반복횟수 10~20회

지도방법

- 어깨와 골반은 일직선을 유지한다.
- 시선은 정면을 본다.
- 복부를 수축하여 골반의 안정성을 유지한다.
- 다리가 움직일 때 골반이 같이 움직이지 않도록 한다.

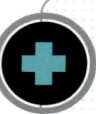

- 발. 발목이 민감한 사람들은 스트랩을 변경해 편안하게 도와준다.
- 목이나 어깨에 문제가 있는 경우 머리 밑에 쿠션을 댄다.
- 요통이나 힙에 문제가 있는 경우 아래쪽 무릎을 약간 구부린다.
- 무릎에 통증이 있는 경우 무릎을 약간 구부린다.

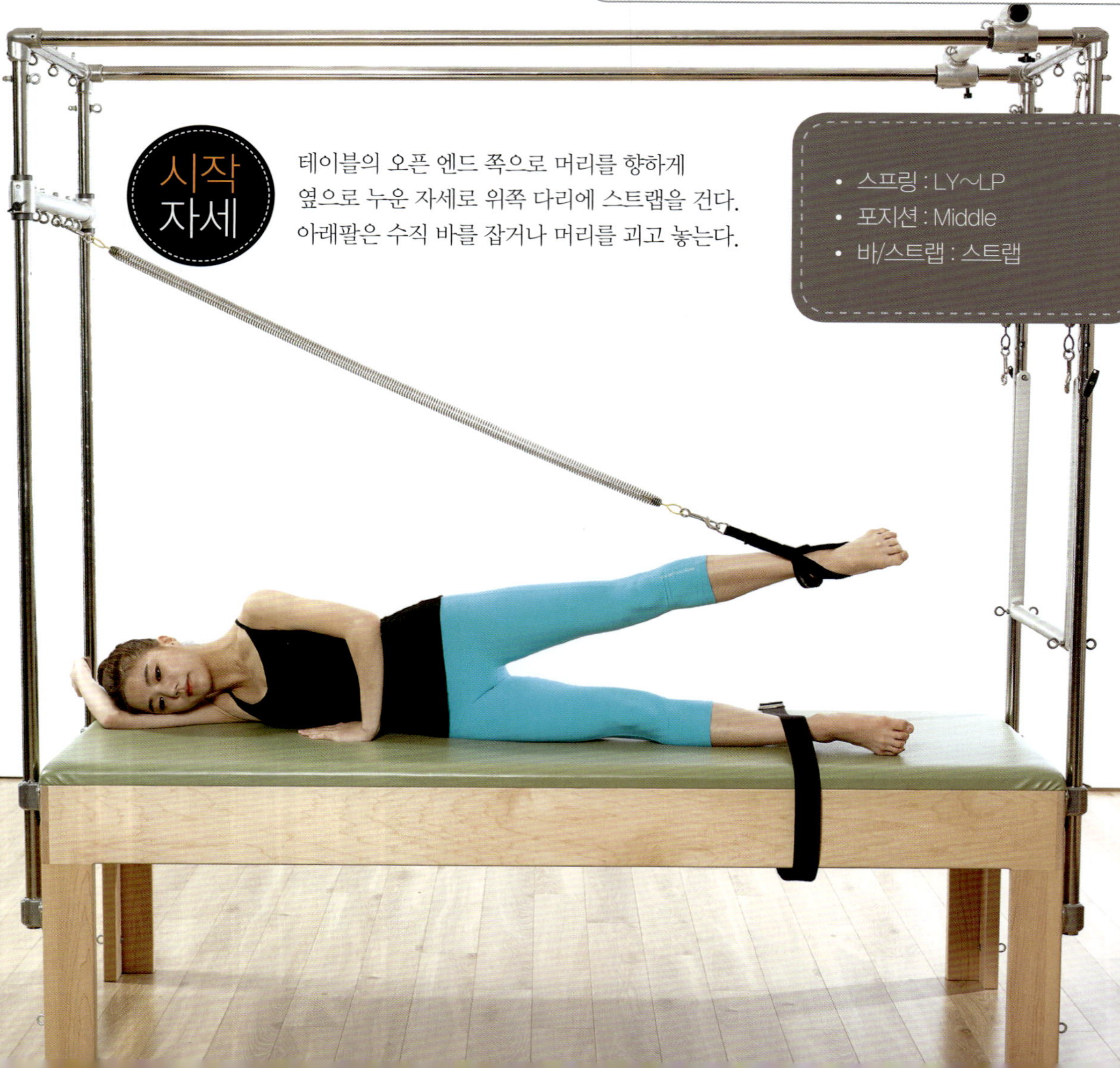

시작 자세

테이블의 오픈 엔드 쪽으로 머리를 향하게 옆으로 누운 자세로 위쪽 다리에 스트랩을 건다. 아래팔은 수직 바를 잡거나 머리를 괴고 놓는다.

- 스프링 : LY~LP
- 포지션 : Middle
- 바/스트랩 : 스트랩

96 다리 운동-사이드

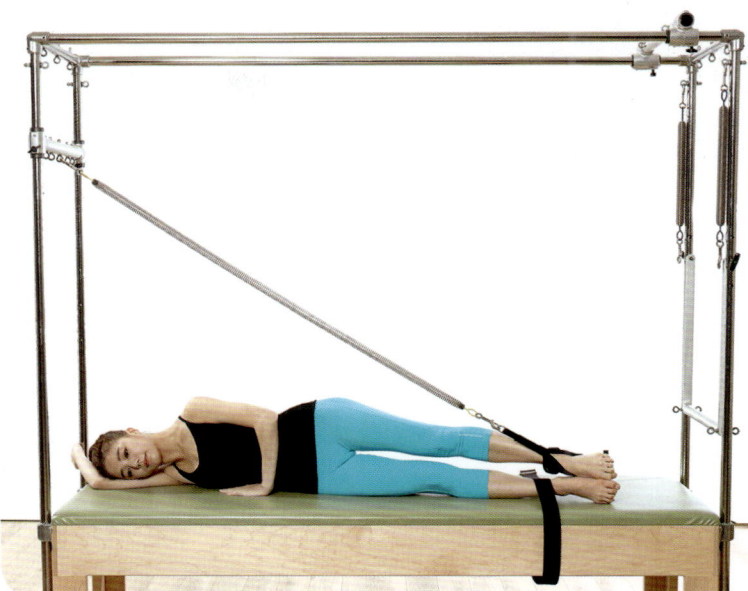

Step 01 스트랩이 걸려있는 위쪽 다리를 아래쪽 다리 위로 내린다. *내쉬고*

Step 02 시작자세로 돌아온다. *마시고*

변형 동작
- 아랫다리를 구부린 자세에서 위쪽 다리를 움직인다.
- 아래쪽 팔을 세워 머리를 받친 후 다리를 움직인다.
- 다리를 외회전하여 움직인다.

응용 동작
- 테이블 위에 옆으로 누운 자세로 위쪽 다리를 바깥쪽으로 회전하여 원을 그린다.
- 테이블 위에 옆으로 누운 자세로 위쪽 다리를 앞으로 두 번 차고 뒤로 뻗어준다.
- 테이블 위에 옆으로 누운 자세로 무릎을 구부려 자전거 페달을 밟듯 앞으로 다리를 보내면서 펴고 앞에서 뒤로 뻗어준다.

필라테스 기구 운동 ▶ 트라페즈 테이블 ▶ 다리/무릎

97 다리 운동 – 스탠딩
Leg Springs Standing - Hip Extension

| 주요 효과 | 고관절 굴근 · 고관절 신근 · 외전근 · 내전근 강화, 골반 안정성

반복횟수 6~10회

지도방법
- 다리가 움직일 때 몸통과 골반이 움직이지 않도록 한다.

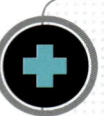
- 무릎 부상 및 무릎이 과신전되는 경우 무릎을 살짝 구부린다.
- 무릎과 골반에 통증이 있는 경우 가벼운 저항으로 스프링을 조절하거나 동작을 피한다.

- 스프링 : LY
- 포지션 : Middle
- 바/스트랩 : 스트랩

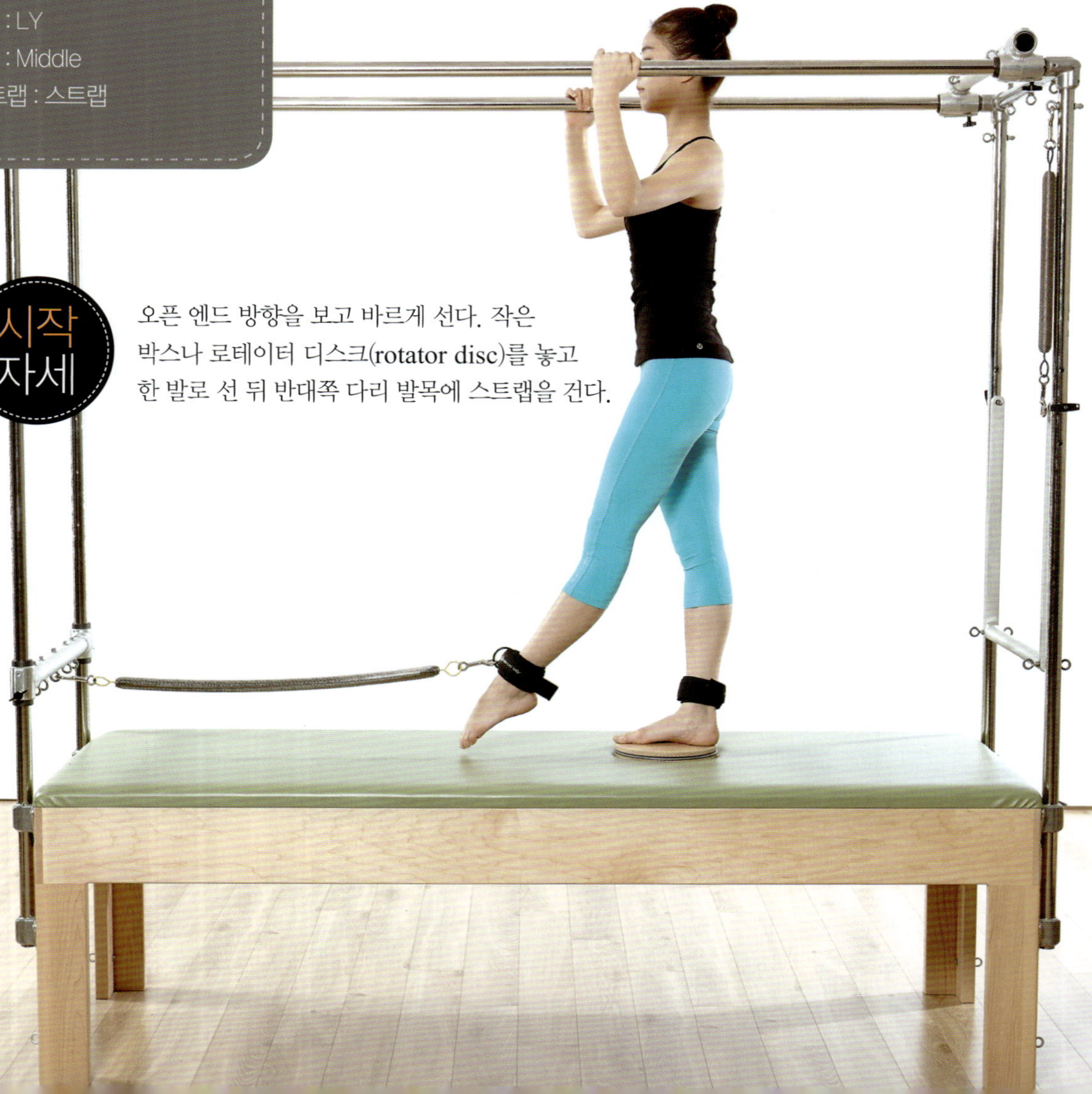

시작 자세

오픈 엔드 방향을 보고 바르게 선다. 작은 박스나 로테이터 디스크(rotator disc)를 놓고 한 발로 선 뒤 반대쪽 다리 발목에 스트랩을 건다.

97 다리 운동-스탠딩

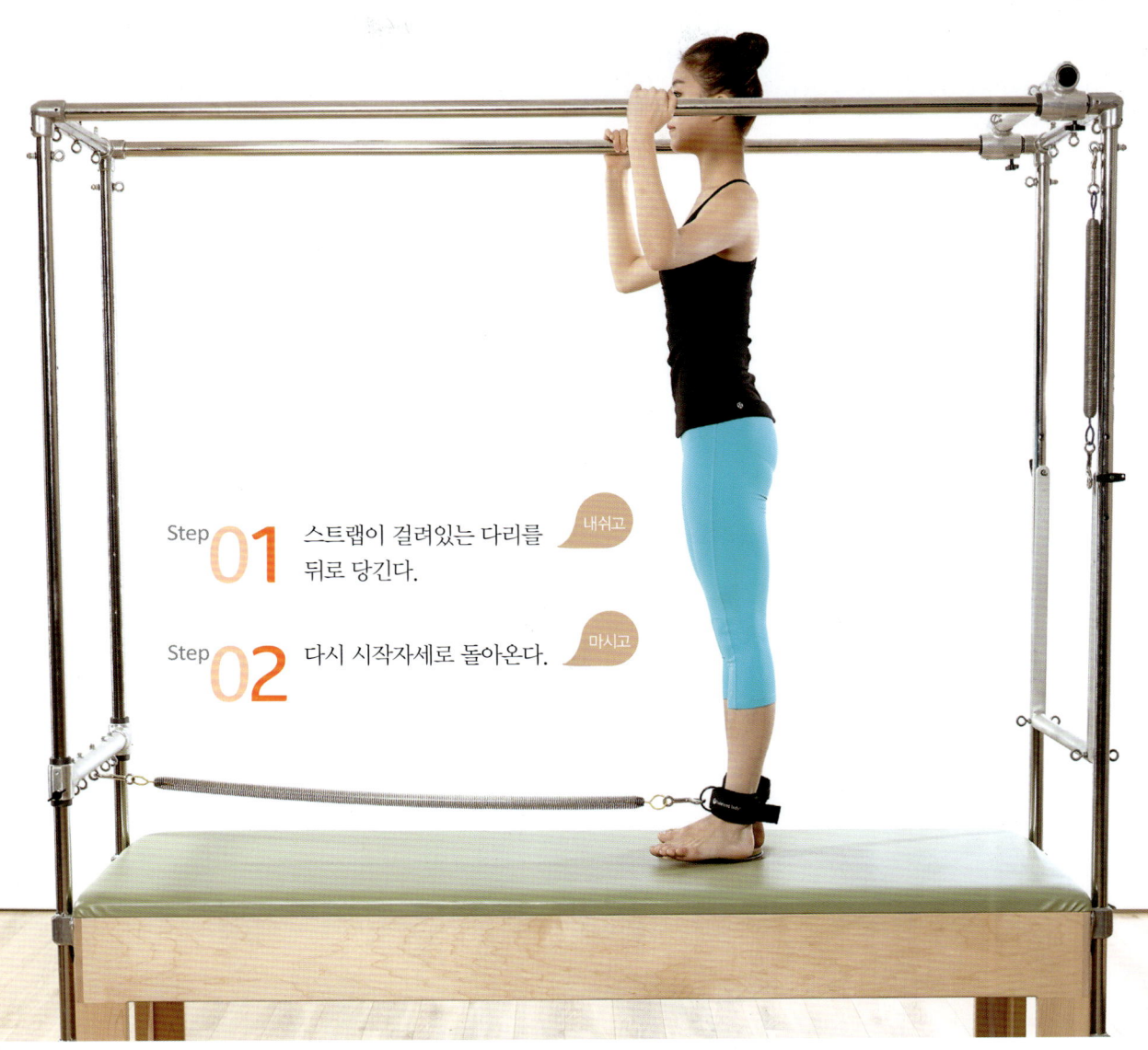

Step 01 스트랩이 걸려있는 다리를 뒤로 당긴다. *내쉬고*

Step 02 다시 시작자세로 돌아온다. *마시고*

변형 동작
- 스프링의 강도를 약하게 조절하여 테이블 위에 서서 한쪽 다리 발목에 스트랩을 끼우고 몸쪽으로 당겨준다.

응용 동작
- 타워 엔드 방향을 보고 선다. 한쪽 다리 발목에 스트랩을 걸고 앞으로 당긴다.
- **내전근:** 양손으로 수평 슬라이더를 잡고 선다. 이때 오픈 엔드 방향의 다리에 스트랩을 걸고 다리를 내전시키며 안쪽으로 당긴다.
- **외전근:** 양손으로 수평 슬라이더를 잡고 선다. 타워 엔드 방향에 있는 다리에 스트랩을 걸고 다리를 외전시키며 바깥쪽으로 당긴다.

필라테스 기구 운동 ▶ 체어 ▶ 목/어깨/팔

98 트라이셉 프레스 - 앉은 자세
Tricep Press Sit

| 주요 효과 | 삼두근 강화, 견갑골 안정화, 몸통 안정성

반복횟수 6~8회

지도방법
- 좌골의 가장 정점으로 앉는다.
- 어깨는 내리고 가슴을 열어준다.
- 머리와 몸통의 라인을 유지한다.

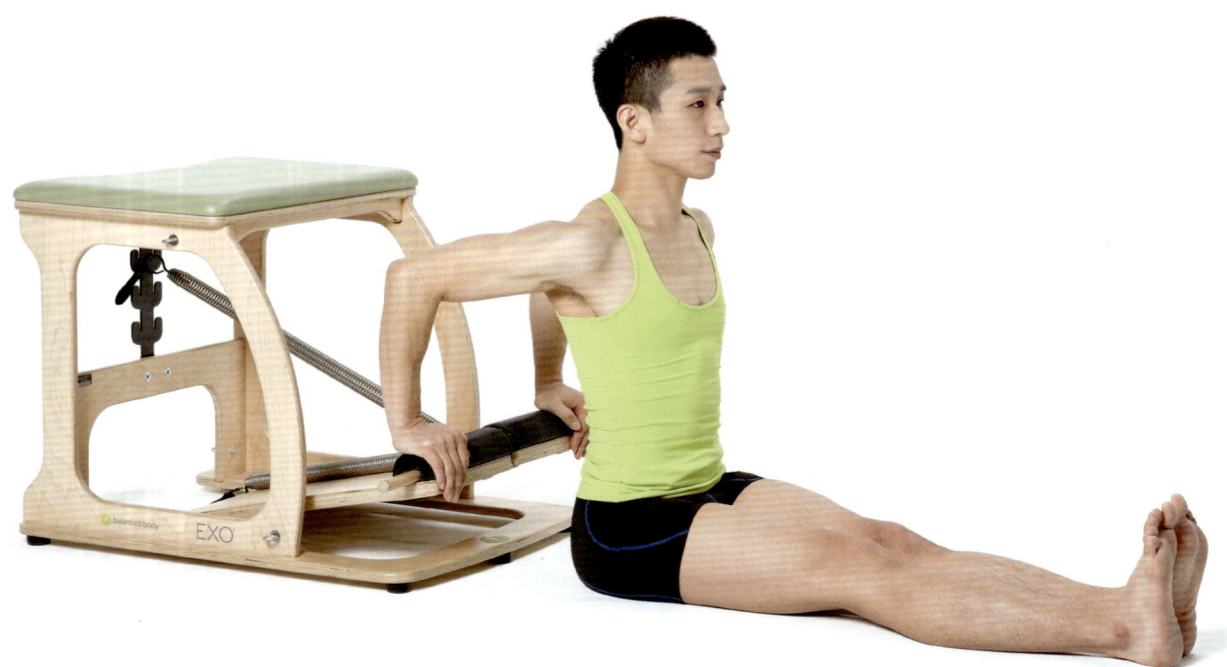

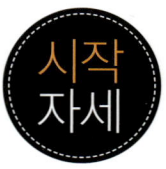

시작 자세 체어를 뒤로하고 다리 뻗어 앉는다.
팔꿈치를 구부려서 손가락이 정면을 향하도록 페달 위에 둔다.

- 스프링 : 콤보-1L1~2L3
  EXO-1H3~1H4

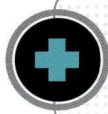
- 팔꿈치와 손목에 통증이 있는 경우 가동범위 혹은 저항을 줄인다. 통증이 지속되는 경우 동작을 피한다.

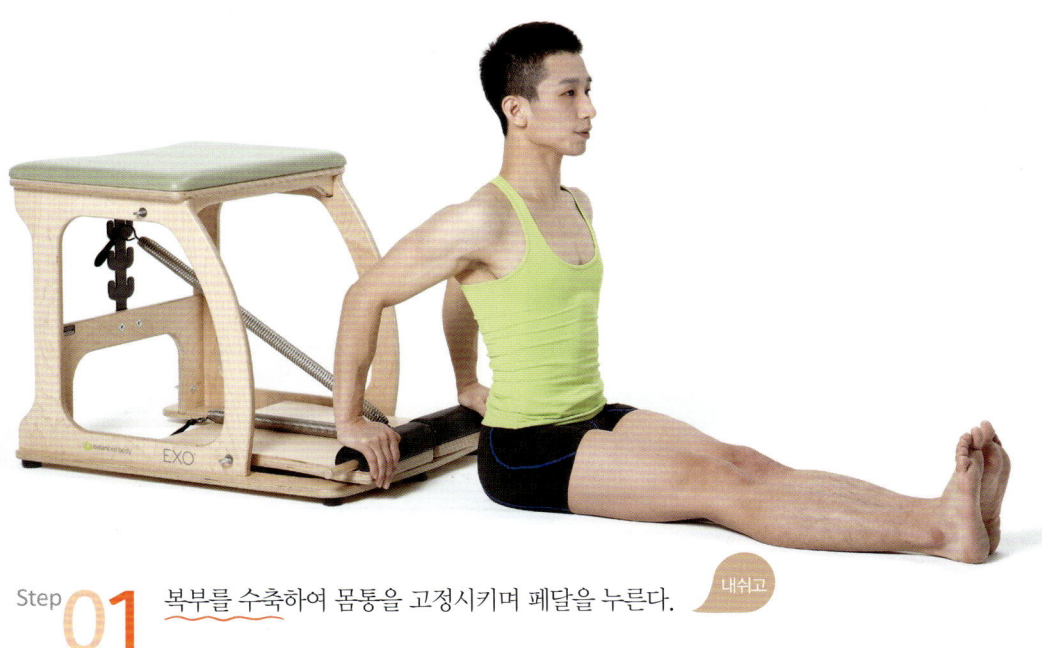

Step 01 복부를 수축하여 몸통을 고정시키며 페달을 누른다. 내쉬고

Step 02 시작자세로 돌아온다. 마시고

변형 동작
- 체어를 뒤로하고 문박스 위에 양반다리로 앉는다.

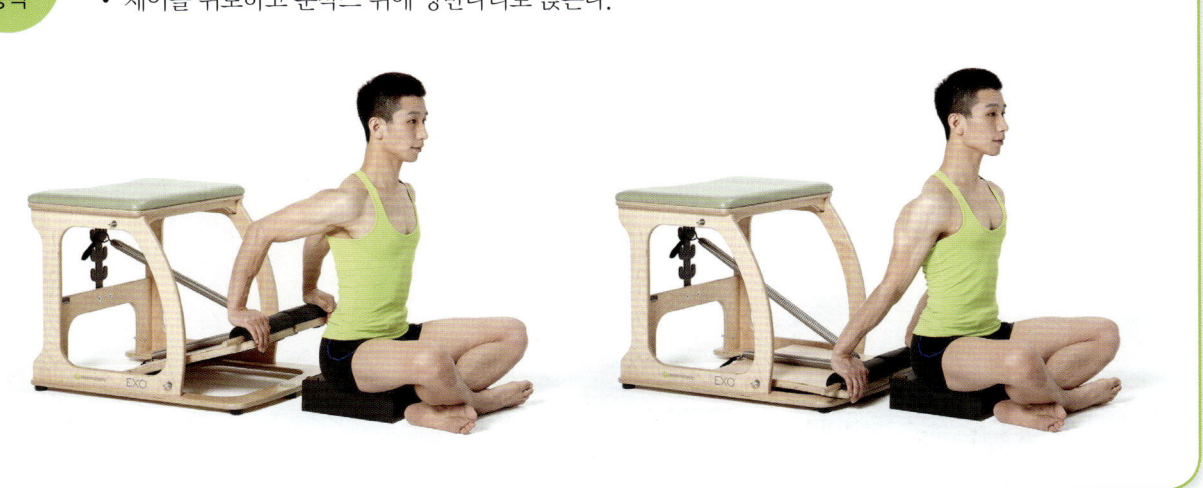

필라테스 기구 운동 ▶ 체어 ▶ 목/어깨/팔

99 체스트 프레스
Chest Press

| 주요 효과 | 삼두근 · 어깨 · 등 신전근 강화, 견갑골 안정화

반복횟수 6~8회

지도방법

- 머리에서 발끝까지 몸통을 일직선으로 유지한다.
- 어깨 아래에 손목이 오도록 한다.
- 어깨를 내리고 가슴을 열어준다.

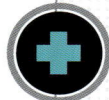
- 팔꿈치와 손목에 통증이 있는 경우 팔꿈치는 살짝 구부리고 손목은 페달의 앞쪽을 잡아 최대한 관절의 각도를 넓게 유지한다. 저항은 줄인다. 통증이 심해지는 경우 동작을 피한다.

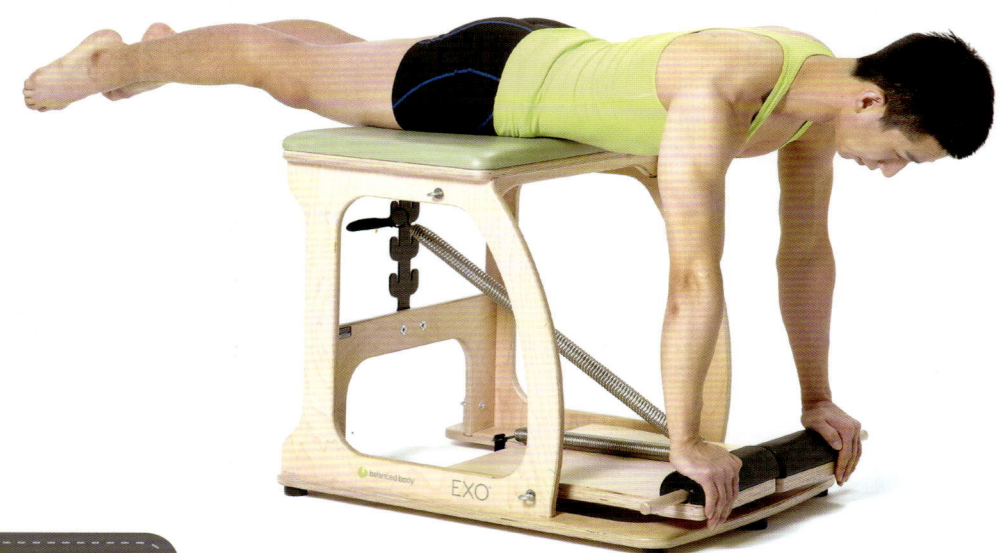

- 스프링 : 콤보-2L1~2L3
  EXO-1H3~1H4

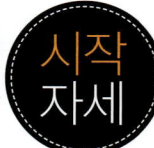

시트에 골반이 닿도록 엎드린다.
어깨 아래 손목이 올 수 있게 페달에 손을 올린다.

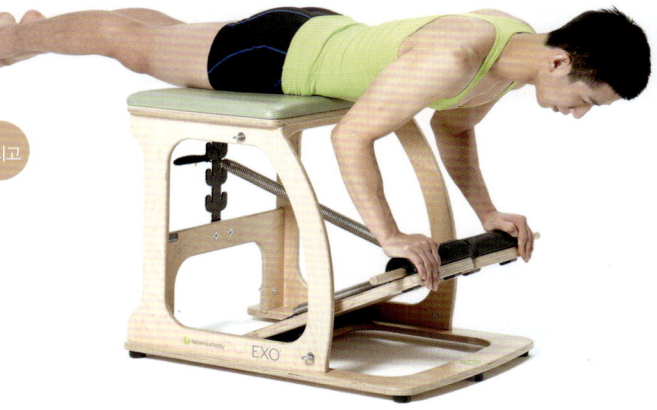

Step **01** 머리부터 발끝까지 일직선을 유지하며 팔꿈치를 구부린다. 마시고

Step **02** 팔꿈치를 편다. 이때 플랫폼까지 누르지 않는다. 내쉬고

변형 동작

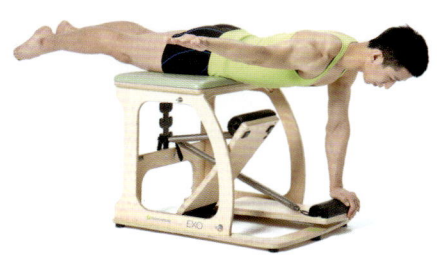 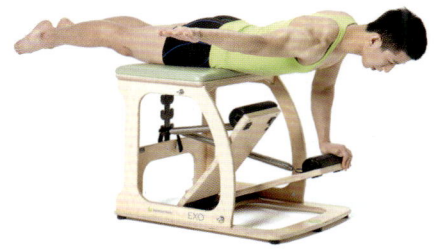

- 페달을 분리해서 한 팔로 운동을 한다. 운동하지 않는 팔은 옆으로 뻗는다.
  페달을 누를 때 몸통이 흔들리지 않도록 주의한다.

응용 동작

- **흉근 운동:** 손가락끼리 마주 볼 수 있게 해서 페달에 올린 후 팔꿈치를 구부린다.

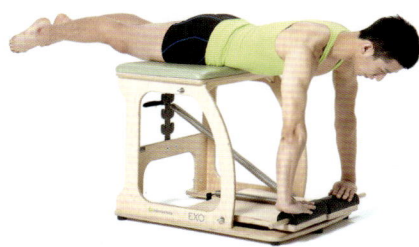 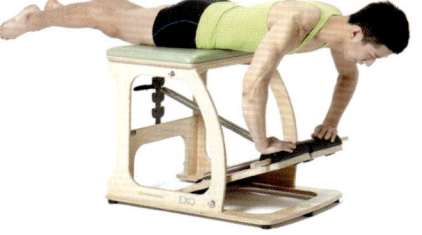

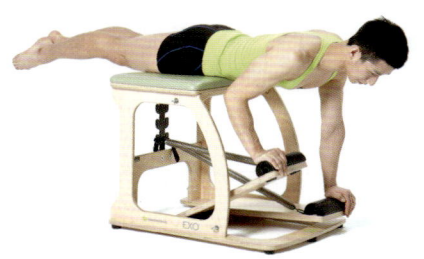

- **한 팔씩 번갈아 하기:** 페달을 분리해서 동작을 한다.
  한 팔씩 번갈아 가면서 운동을 한다.
  동작하는 동안 골반과 견갑골의 안정화를 유지한다.

필라테스 기구 운동 ▶ 체어 ▶ 목/어깨/팔

100 견갑골 유동성 향상
Scapula Mobilization - Split Pedal

| 주요 효과 | 견갑골 유동성 향상, 어깨·등 신전근 강화

반복횟수 6~8회

지도방법
- 머리에서 발끝까지 몸통을 일직선으로 유지한다.
- 어깨 아래에 손목이 오도록 한다.
- 어깨를 내리고 가슴을 열어준다.
- 부드럽고 균등하게 척추를 회전시킨다.

- 스프링 : 콤보-2L1~2L3
  EXO-1H3~1H4

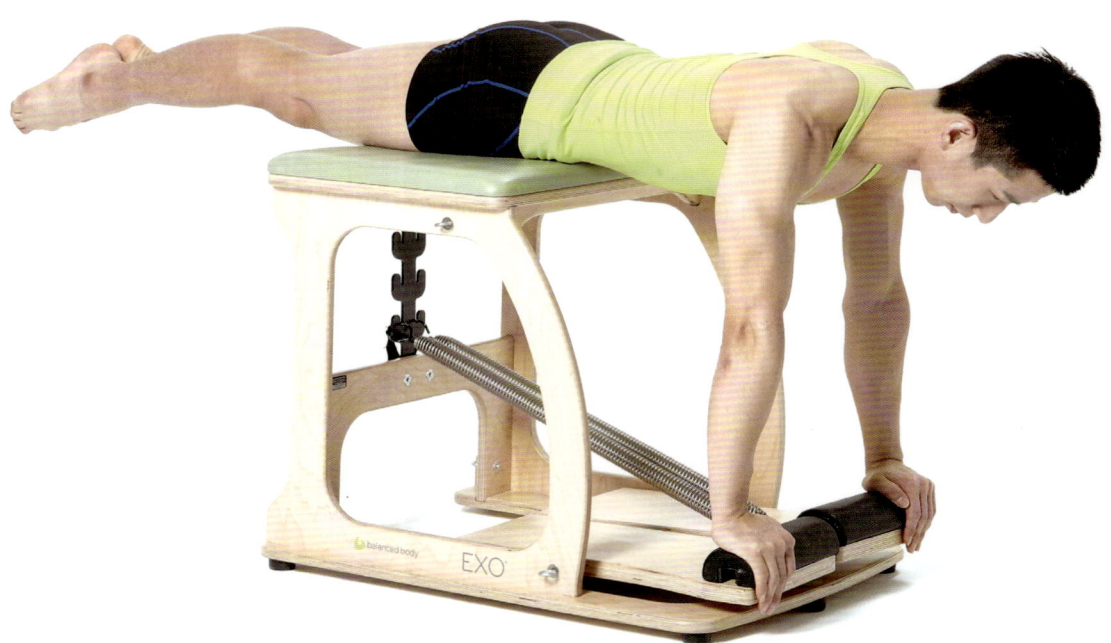

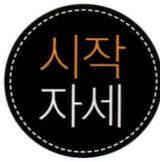

시작자세 시트에 골반이 닿도록 엎드린다. 손목 위에 어깨가 올 수 있게 페달에 손을 올린다. 플랫폼에서 페달을 뜨게 하면서 몸통을 바르게 한다. 두 다리는 모은다.

❶ 싱글 암 *single arm* 8~12회

Step 01 한쪽 페달을 들면서 척추 쪽으로 어깨뼈를 당긴다. 팔은 신전하여 유지한다. *마시고*

Step 02 동일한 페달을 누르면서 견갑골을 바닥 쪽으로 밀어준다. *내쉬고*
* 반대쪽도 반복한다.

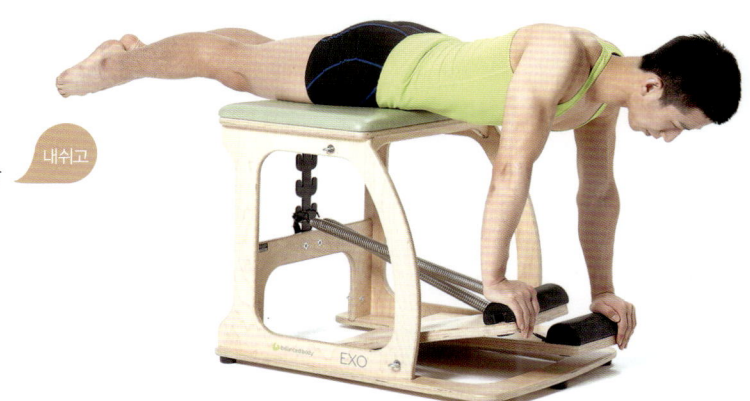

❷ 교차하기 *Alternating single arm* 8~12회

Step 01 페달을 누르면서 바닥 쪽으로 오른쪽 견갑골을 밀어준다. 왼쪽 견갑골은 천장 방향으로 끌어 올린다. *마시고*

Step 02 반대쪽도 반복한다. *내쉬고*

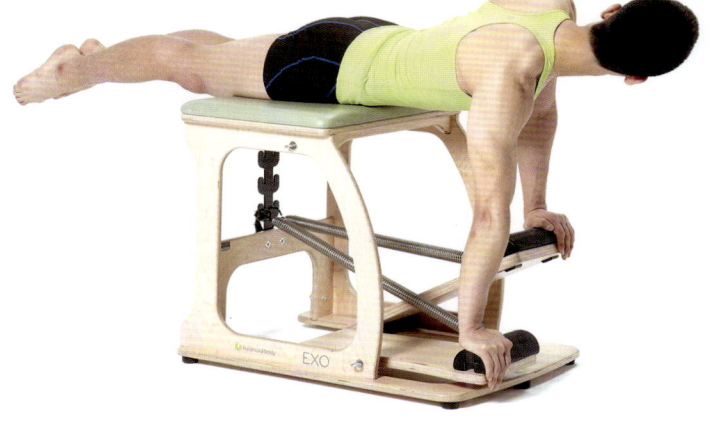

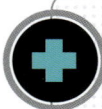
- 팔꿈치와 손목에 통증이 있는 경우 팔꿈치는 살짝 구부리고 손목은 페달의 앞쪽을 잡아 최대한 관절의 각도를 넓게 유지한다. 저항은 줄인다. 통증이 심해지면 동작을 피한다.

필라테스 기구 운동 ▶ 체어 ▶ 목/어깨/팔

❸ 교차하며 상체 비틀기 *Alternating with twist* 8~12회

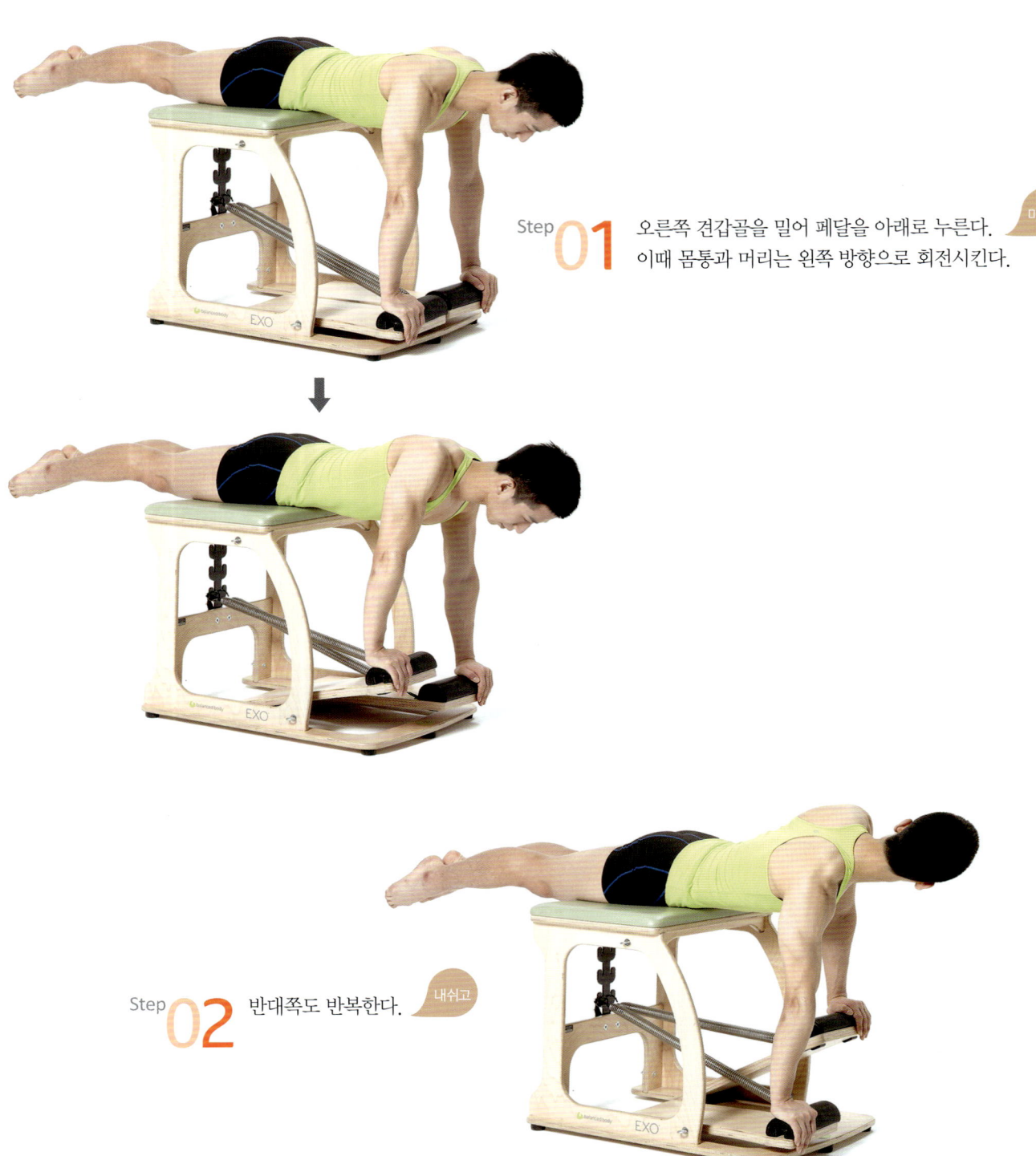

Step 01 오른쪽 견갑골을 밀어 페달을 아래로 누른다. 이때 몸통과 머리는 왼쪽 방향으로 회전시킨다. (마시고)

Step 02 반대쪽도 반복한다. (내쉬고)

❹ 어라운드 더 월드 *Around the world* 8~12회

Step 01 오른쪽 견갑골을 밀어 페달을 아래로 누른다. `마시고`
이때 몸통과 머리는 왼쪽 방향으로 회전시킨다.

Step 02 왼쪽 페달은 그대로 고정한 상태에서 오른쪽 견갑골을 천장으로 당긴다고 생각하며 `마시고`
오른쪽 페달을 들어 올린다.

Step 03 왼쪽 견갑골을 밀어 페달을 아래로 누른다. `내쉬고`
이때 몸통과 머리는 오른쪽 방향으로 회전시킨다.

Step 04 왼쪽 페달은 그대로 고정한 상태에서 오른쪽 견갑골을 바닥 쪽으로 밀어준다고 생각하며 `내쉬고`
오른쪽 페달을 눌러 양쪽 어깨의 위치를 맞춰준다.
　＊ 다른쪽으로 시작하며 반복한다.
　＊ 골반이 불편할 때 시트를 덧댄다.

필라테스 기구 운동 ▶ 체어 ▶ 목/어깨/팔

101 원 암 푸시업
One Arm Push-Ups

| 주요 효과 | 삼두근 강화, 견갑골 안정화, 복부 강화

반복횟수 **4~8회**

- 스프링 : 콤보-1H3~2L3
  EXO-1H3~1H4

지도방법

- 머리에서 발끝까지 몸통을 일직선으로 유지한다.
- 어깨를 내리고 가슴을 열어준다.

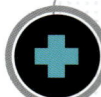

- 팔꿈치나 손목에 통증이 있는 경우 저항이나 가동범위를 줄인다. 통증이 심할 경우 동작을 피한다.
- 팔꿈치와 손목에 통증이 있는 경우 팔꿈치는 살짝 구부리고 손목은 페달의 앞쪽을 잡아 최대한 관절의 각도를 넓게 유지한다. 저항은 줄인다. 통증이 심해지면 동작을 피한다.

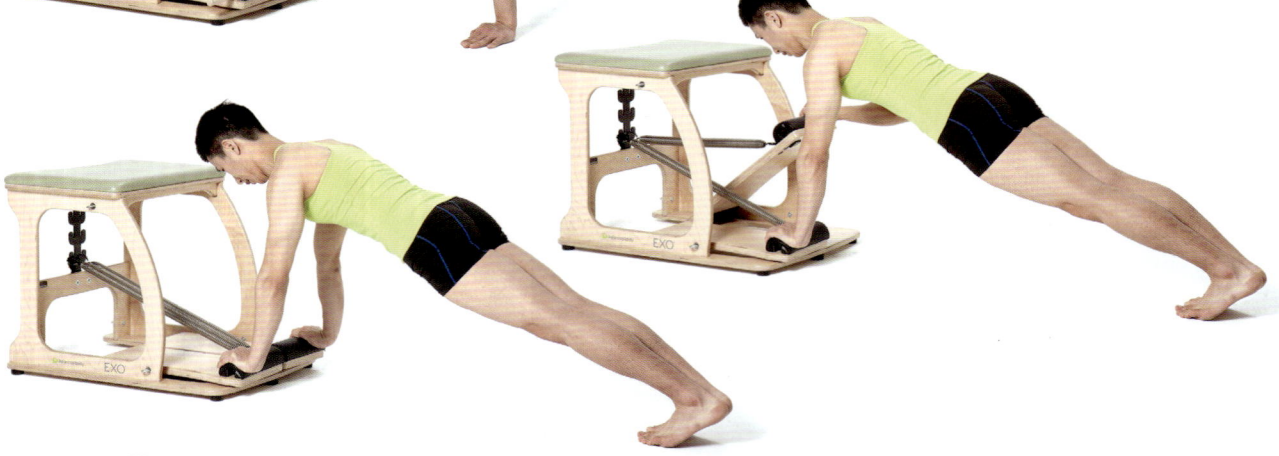

시작 자세

- **한 손은 바닥, 한 손은 페달 :** 한 손은 바닥, 다른 한 손은 페달에 둔다. 페달 위에 둔 손은 플랫폼을 누른다. 몸이 플랭크 자세가 될 때까지 발을 뒤로 뻗는다.
- **한 손은 체어, 한 손은 페달 :** 한 손은 시트 위에 팔꿈치를 구부린채 두고, 다른 한 손은 페달 위에 둔다. 몸이 플랭크 자세가 될 때까지 발을 뒤로 뻗는다.
- **체어를 보고 분리된 페달 위에 두 손 두기 :** 각 페달에 한 손씩 두고 페달을 플랫폼까지 누른다. 몸이 플랭크 자세가 될 때까지 발을 뒤로 뻗는다.

❶ 한 손은 바닥, 한 손은 페달

Step 01 몸통을 고정하고 페달을 올린다.
이때 어깨, 엉덩이의 높이를 그대로 유지한다. 〔마시고〕

Step 02 페달을 체어 플랫폼까지 누른다. 〔내쉬고〕

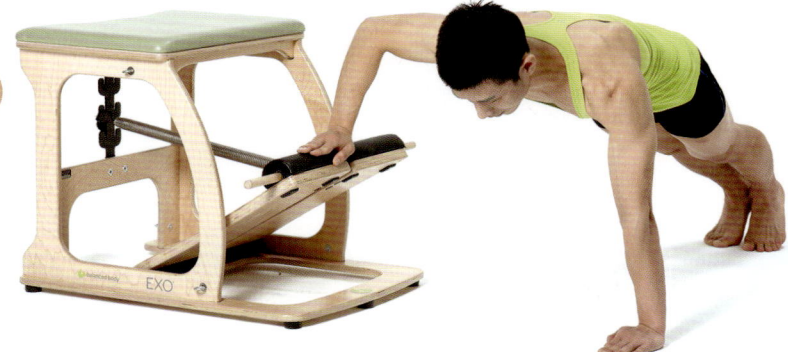

❷ 한 손은 체어, 한 손은 페달

Step 01 몸통을 고정하고 페달을 올린다. 이때 어깨, 엉덩이의 높이를 그대로 유지한다. 〔마시고〕

Step 02 페달을 플랫폼까지 누른다. 〔내쉬고〕

❸ 체어를 보고 분리된 페달 위에 두 손 두기

Step 01 몸통을 고정하고 오른쪽 팔꿈치를 구부려 페달을 올린다.
이때 어깨, 엉덩이 높이를 그대로 유지한다. 〔마시고〕

Step 02 페달을 플랫폼까지 누른다. 〔내쉬고〕

Step 03 왼쪽 팔꿈치를 구부려 페달을 들어 올린다. 〔마시고〕

Step 04 페달을 누른다. 〔내쉬고〕

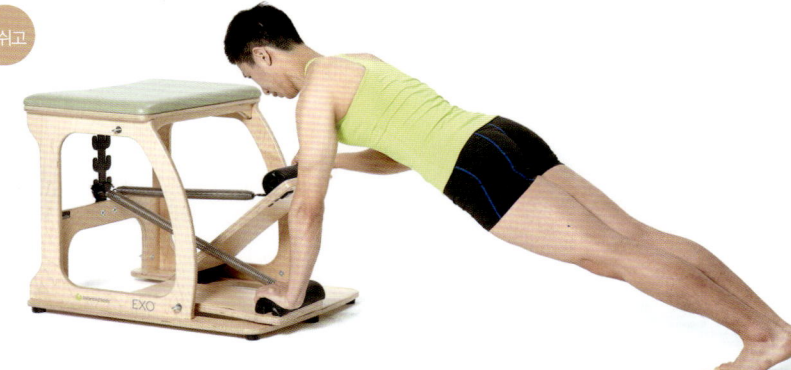

변형 동작
- 발이 아니라 무릎을 바닥에 두고 동작을 한다.
- 페달을 들어 올릴 때 반대쪽 다리를 들어 올린다.

필라테스 기구 운동 ▶ 체어 ▶ 목/어깨/팔

102 핸드 스탠드
Handstand

| 주요 효과 | 견갑골 안정화, 복부 강화

반복횟수 6~8회

지도방법
- 머리에서 발끝까지 몸통을 일직선으로 유지한다.
- 어깨를 내리고 가슴을 열어준다.

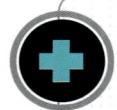
- 팔꿈치와 손목에 통증이 있는 경우 팔꿈치는 살짝 구부리고 손목은 페달의 앞쪽을 잡아 최대한 관절의 각도를 넓게 유지한다. 저항은 줄인다. 통증이 심해질 경우 동작을 피한다.

- 스프링 : 콤보-1L2~2H3
  EXO-2H2~2H3

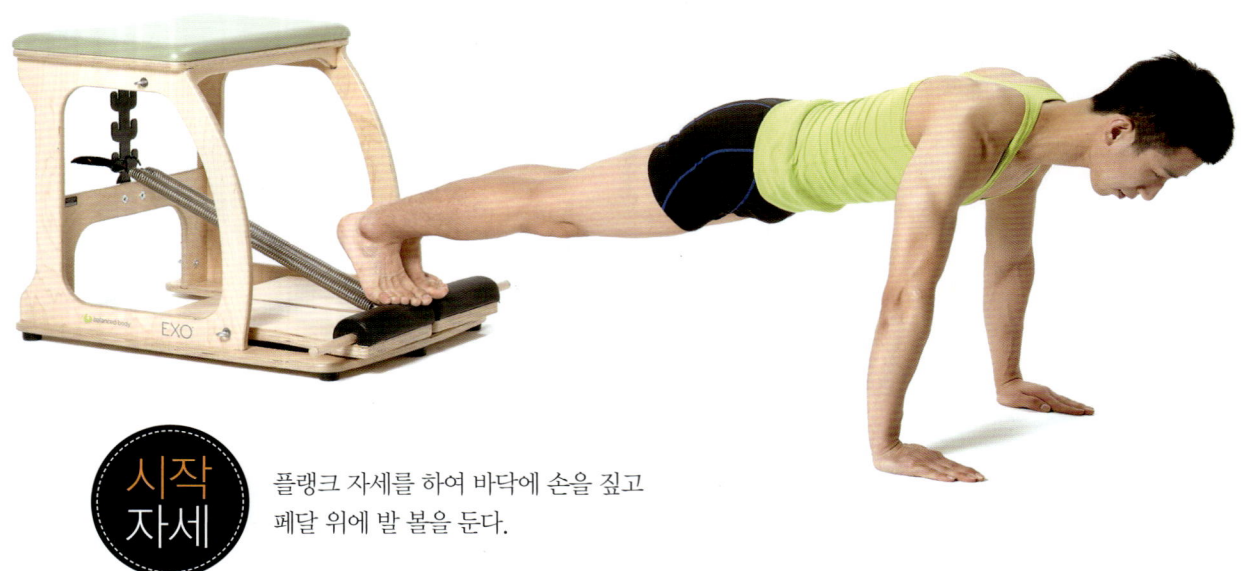

시작 자세 플랭크 자세를 하여 바닥에 손을 짚고 페달 위에 발 볼을 둔다.

Step 01 복부를 수축하여 플랫폼에서 페달을 들어 올린다. 　내쉬고

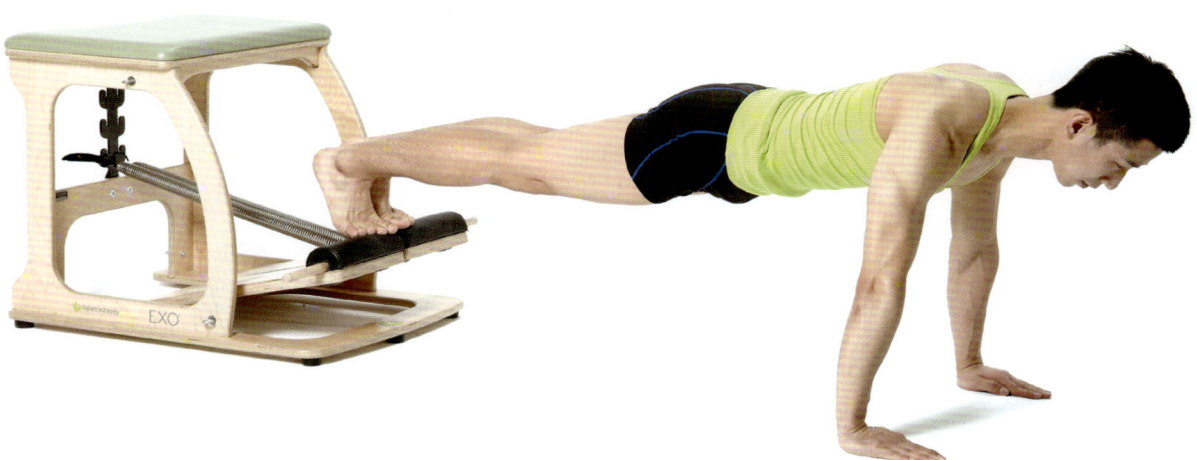

Step 02 페달을 반 정도 아래로 누른다. 　마시고

Step 03 페달을 살짝 들어 올린다. 　내쉬고

변형 동작
- 바닥에 손을 짚고 페달 위에 발 볼을 둔다. 골반을 천장 방향으로 들어 올려 몸이 역V자 모양이 되도록 한다.

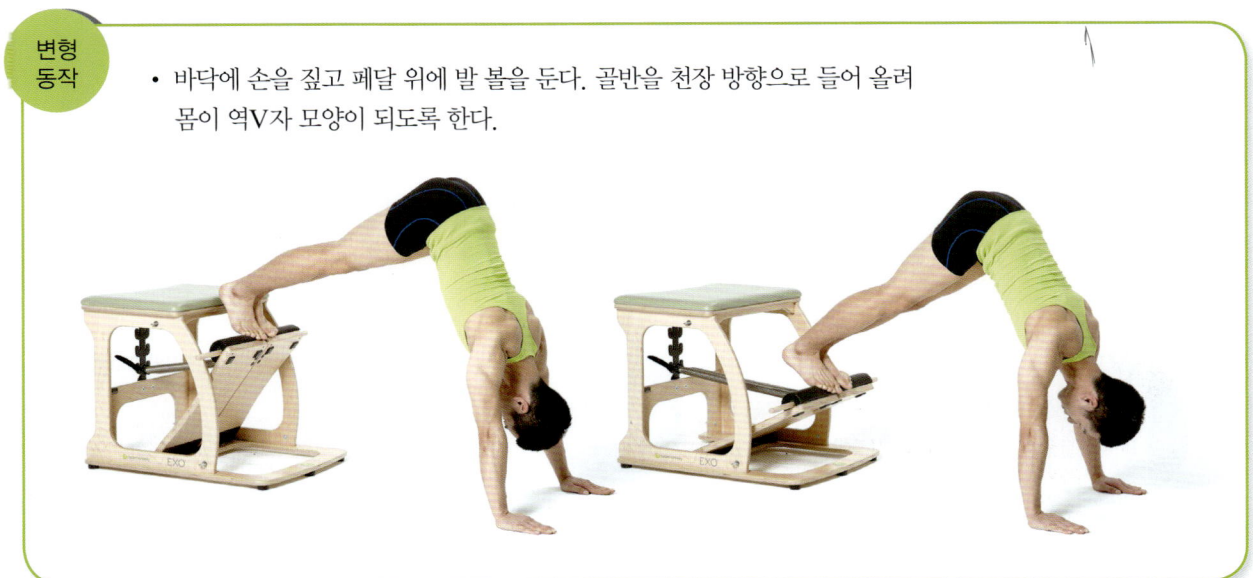

필라테스 기구 운동 ▶ 체어 ▶ 목/어깨/팔

103 머메이드
Seated Mermaid

| 주요 효과 | 측면 몸통·둔부 스트레칭, 견갑골 안정화

반복횟수 6~8회

지도방법

- 복부를 수축하여 몸을 기울여 가능한 긴 곡선을 만든다.
- 귀와 어깨가 멀어지게 한다.
- 골반과 어깨의 정렬을 유지한다.

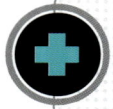

- 팔꿈치와 손목에 통증이 있는 경우 팔꿈치는 살짝 구부리고 손목은 페달의 앞쪽을 잡아 최대한 관절의 각도를 넓게 유지한다. 저항은 줄인다. 통증이 심해질 경우 동작을 피한다.
- 어깨탈구와 전방어깨에 통증이 있는 경우는 동작을 피한다.

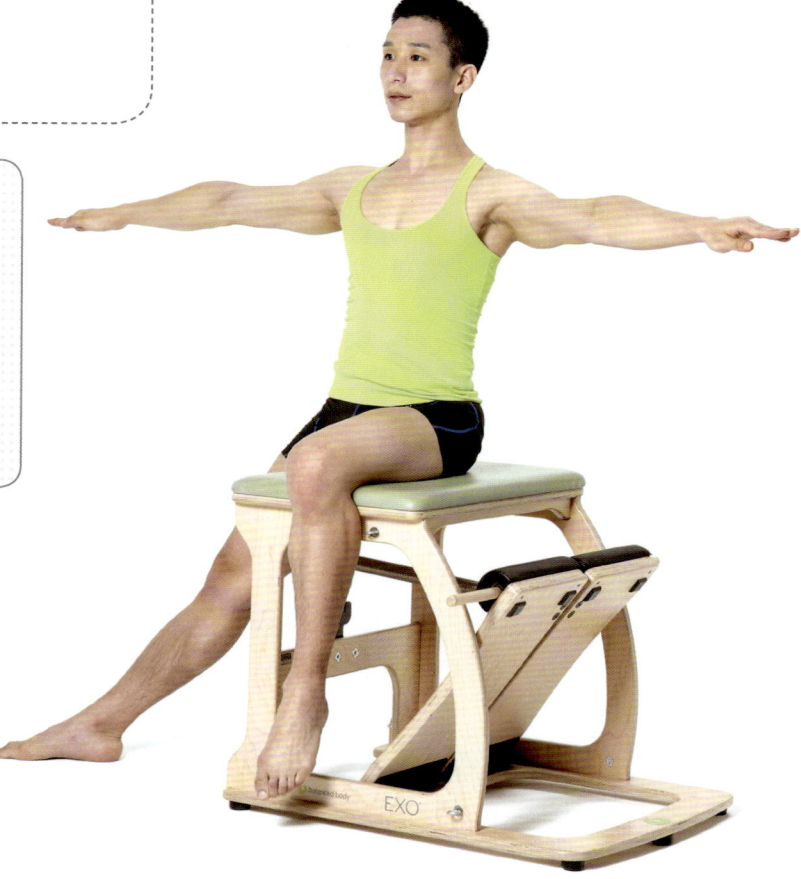

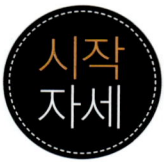

체어의 측면에 앉아서 무릎을 구부리고 바깥쪽 다리를 옆으로 뻗는다. 양팔은 옆으로 뻗는다.

- 스프링 : 콤보-1L3~1H4
  EXO-1H1~1H3

Step 01 시작자세에서 척추와 양팔을 길게 유지한다. 마시고

Step 02 몸을 페달 방향으로 측면 굴곡시키면서 아래쪽 팔로 페달을 누르고 반대쪽 팔을 머리 위로 넘긴다. 내쉬고

Step 03 복부를 수축하여 시작자세로 돌아온다. 마시고

Step 04 반대 방향으로 몸을 측면 굴곡시키며 페달 방향의 팔을 머리 위로 넘긴다. 내쉬고

Step 05 시작자세로 돌아온다. 마시고

변형 동작

- 페달 방향으로 몸을 측면 굴곡시킬 때 시선은 페달 방향으로 바라보며 몸통을 더 회전시킨다.

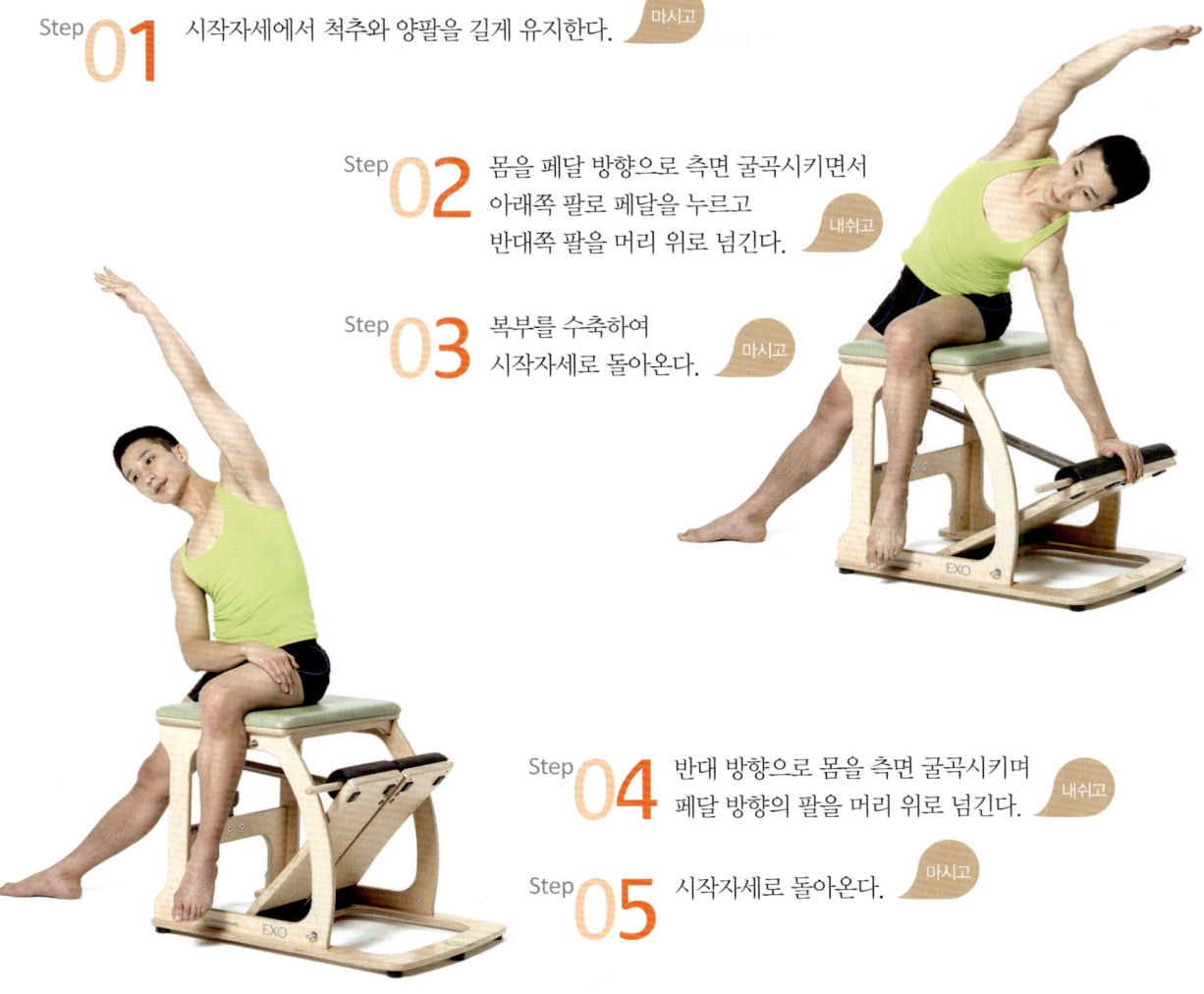

필라테스 기구 운동 ▶ 체어 ▶ 복부

104 사이드 바디 트위스트
Side Body Twist

| 주요 효과 | 몸통 측면 강화 및 스트레칭, 골반 안정성 향상

반복횟수 6~8회

지도방법

- 복부를 수축하여 골반의 안정성을 유지한다.
- 두 다리는 모은다.

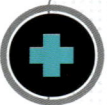

- 팔꿈치와 손목에 통증이 있는 경우 팔꿈치는 약간 느슨하게 구부리고 손목은 페달의 앞쪽을 잡아 최대한 관절의 각도를 넓게 유지한다. 저항은 줄인다. 통증이 심해질 경우 동작을 피한다.
- 허리 디스크나 천장관절에 문제가 있는 경우 동작을 피한다.

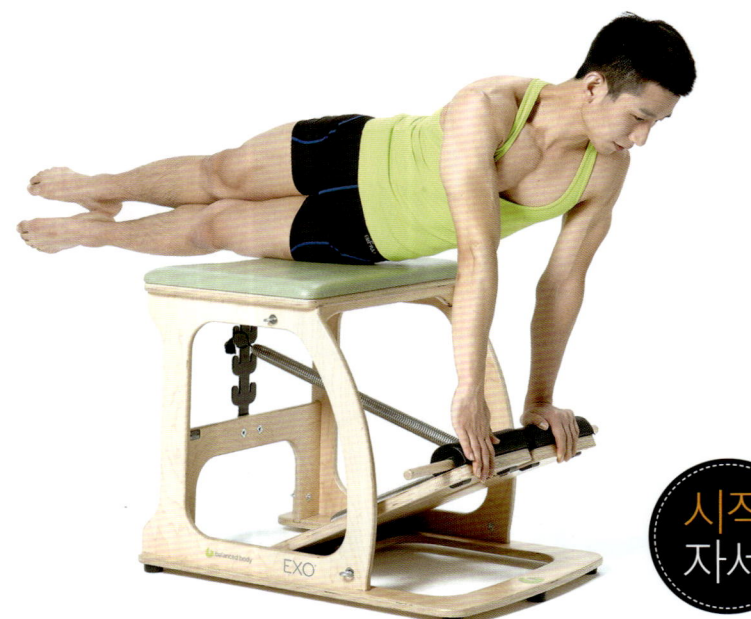

- 스프링 : 콤보-1H3~2L2
  EXO-1H3~1H4

시작 자세

체어 시트 위에 골반을 두고 옆으로 누운 자세를 한다. 이때 두 다리는 모으고, 몸통은 회전시켜 양손을 페달 위에 둔다.

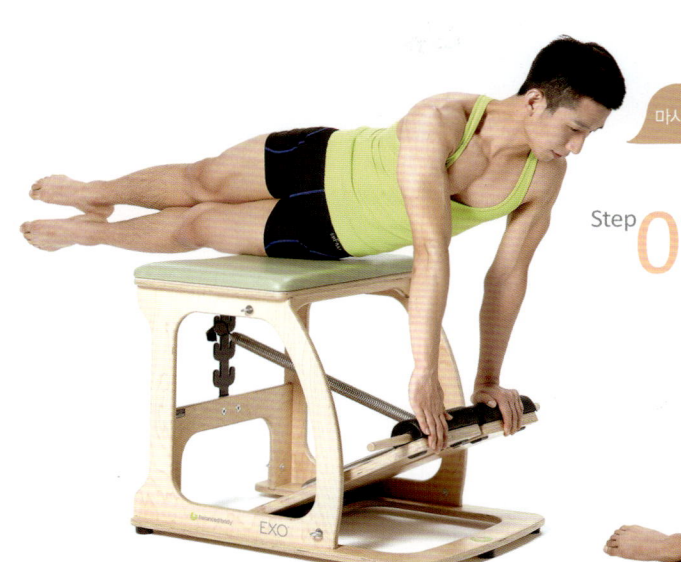

마시고

Step 01 복부를 수축하며 머리부터 발끝까지 일직선을 유지한다. 이때 몸통이 유연하지 않다면 아래쪽 팔을 구부린다.

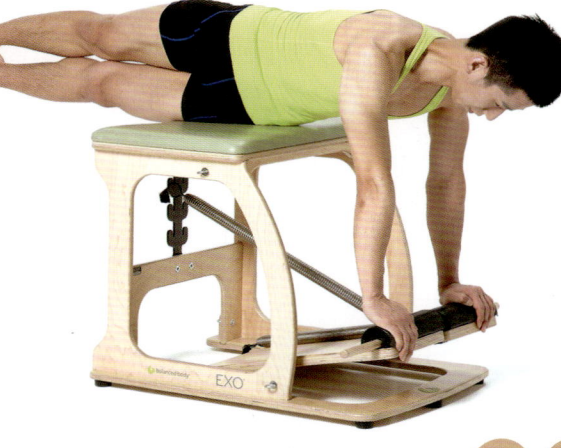

응용 동작
- 체어 시트 위에 옆으로 누워 아래쪽 손만 페달 위에 둔다.
- 복부를 수축하며 몸통의 측면을 굴곡시켜 올라왔다가 바닥과 평행하게 내려간다.

Step 02 몸통이 바닥과 평행이 될 때까지 페달을 내려갔다가 올라온다.

내쉬고 마시고

변형 동작
- 콤보 체어인 경우 캐딜락과 연결하여 다리를 캐딜락 위에 두고 한다.
- 두 다리를 앞뒤로 뻗은 상태에서 동작을 할 수 있다.

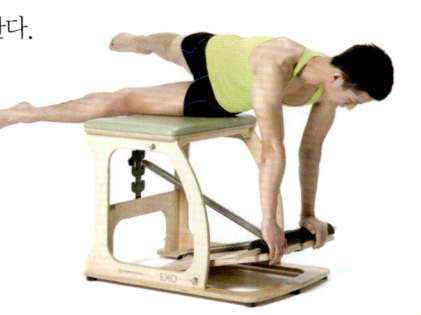

필라테스 기구 운동 ▶ 체어 ▶ 복부

105 티저 온 플로어
Teaser on Floor

| 주요 효과 | 복부 · 고관절 굴근 강화, 견갑골 안정화

반복횟수 4회

지도방법
- 최대한 다리를 높게 유지하고 등을 길게 늘어뜨리며 복부를 수축시킨다.
- 어깨를 내리고 가슴을 열어준다.
- 좌골과 꼬리뼈 사이에 균형을 유지한다.

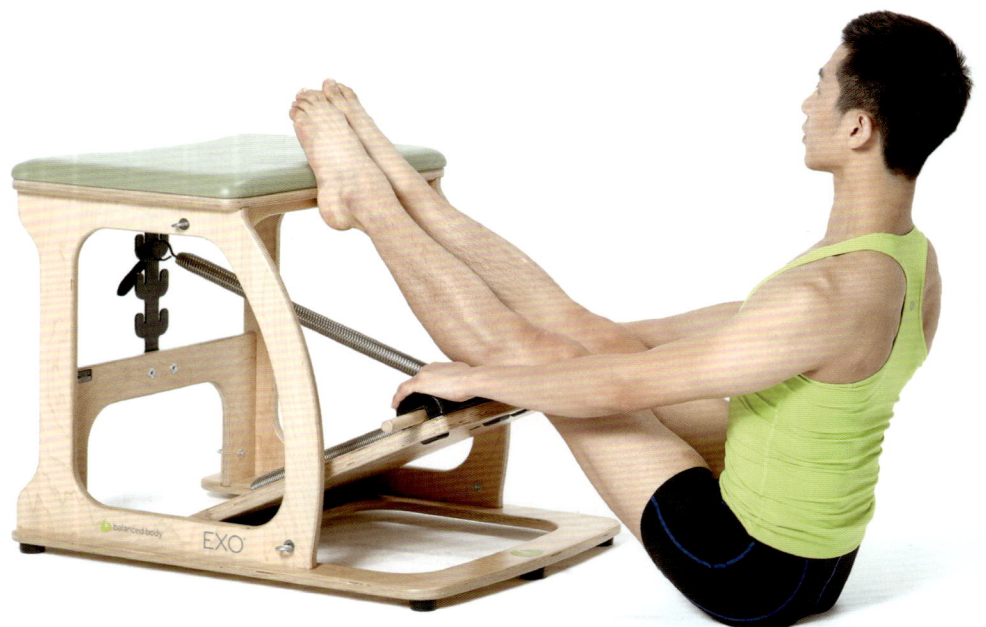

시작 자세
다리 뒤쪽에 시트나 페달이 닿지 않게 체어를 바라보고 티저 자세로 바닥에 앉는다. 손을 페달 끝이나 바에 둔다.

- 스프링 : 콤보–1H3~1H4
  EXO–1H3~1H4

Step **01** 복부를 수축하여 척추를 길게 늘린다.

Step **02** 복부를 수축하며 자세를 유지한 상태에서 페달을 누른다.

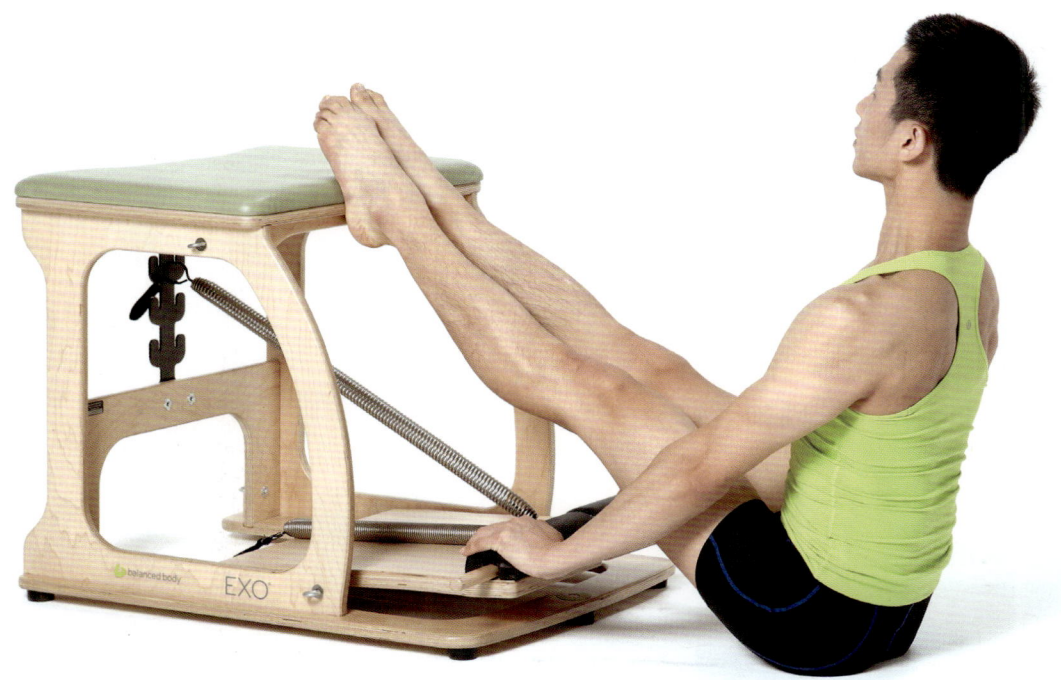

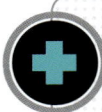 • 골다공증과 골반, 고관절 굴근에 통증이 있는 경우 동작을 피한다.

필라테스 기구 운동 ▶ 체어 ▶ 복부

106 풀 업
Pull Up

| 주요 효과 | 복부 · 어깨 · 고관절 굴근 강화, 견갑골 안정화

반복횟수 4~8회

지도방법

- 팔힘이 아니라 복부를 수축하여 움직인다.
- 귀에서 어깨가 멀어지게 한다.
- 무릎을 구부리지 않는다.

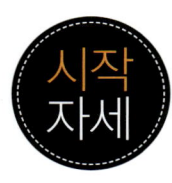

체어 앞에 서서 앞꿈치로 페달을 밟는다.
손은 체어의 양옆이나 뒤쪽 가장자리를 잡는다.

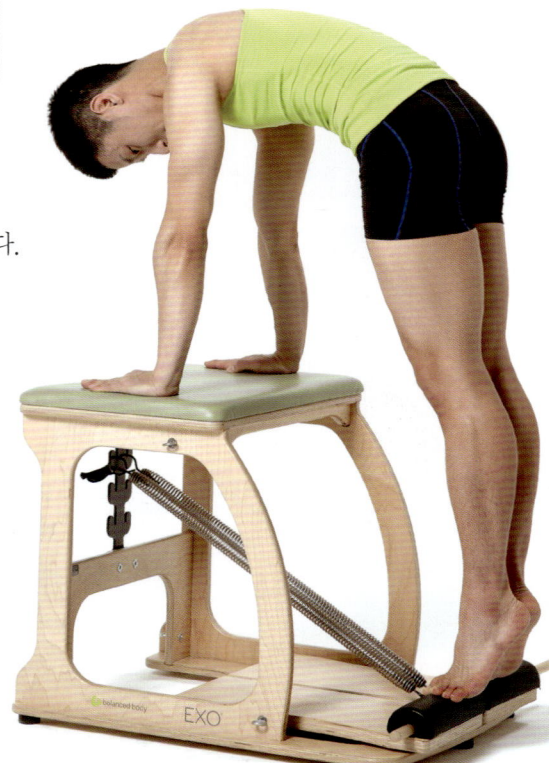

- 스프링 : 콤보-2L2~2H4
  EXO-1H3~2H4

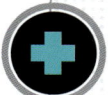

- 팔꿈치와 손목에 통증이 있는 경우 팔꿈치는 약간 느슨하게 구부리고 손목은 페달의 앞쪽을 잡아 최대한 관절의 각도를 넓게 유지한다. 저항은 줄인다.
- 통증이 심해질 경우 동작을 피한다.
- 수근관 증후군, 팔꿈치 건염, 어깨 탈구가 있는 경우 동작을 피한다.
- 요추나 힙 고관절의 문제 혹은 골다공증이 있는 경우도 동작을 피한다.

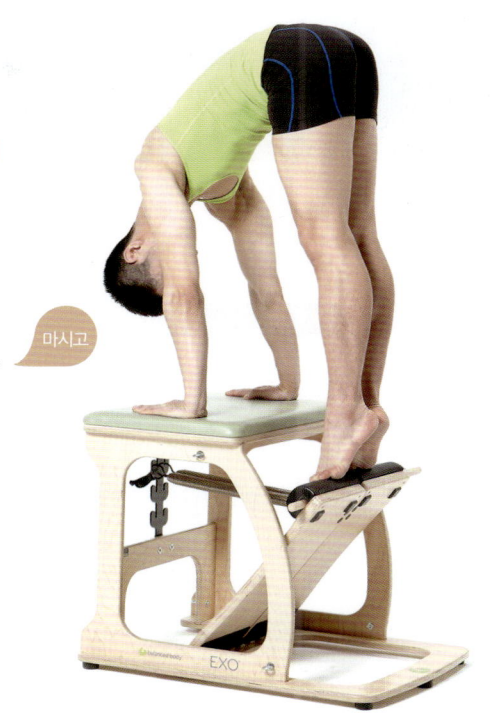

Step 01　등을 둥글게 말아 시선은 허벅지 사이를 보고 복부를 수축하여 골반을 천장으로 끌어 올린다. *내쉬고*

Step 02　페달을 내린다. 이때 페달이 플랫폼에 닿지 않도록 한다. *마시고*

변형 동작

풀업 – 복사근 *Oblique Pull up*

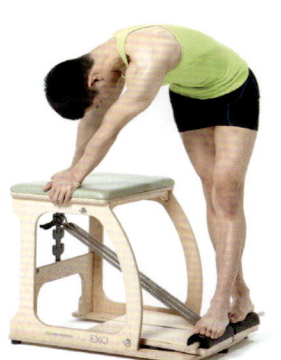

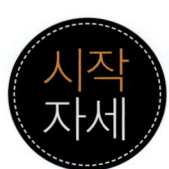 체어 옆에서 페달을 양쪽 발로 밟고 서도록 한다. 발은 체어 앞 가장자리와 평행이 되게 한다. 시트 뒤를 오른손으로 잡고 왼손은 시트 앞이나 앞쪽 가장자리를 잡는다. 몸통은 체어 옆을 본다.

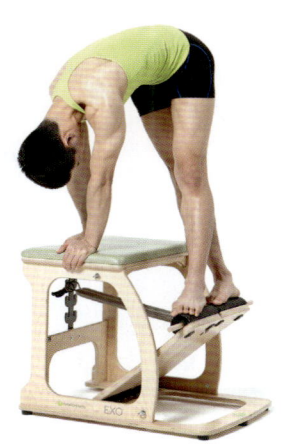

Step 01　등을 둥글게 말아 시선은 허벅지 사이를 보고 복부를 등쪽으로 끌어올리며 골반이 천장으로 올라간다. 이때 몸통과 골반의 위치를 유지하여 복사근이 강화되는 것을 느낀다. *내쉬고*

Step 02　체어 플랫폼 바로 조금 위에 멈추도록 페달을 내린다. *마시고*

필라테스 기구 운동 ▶ 체어 ▶ 등/허리

107 스완 온 플로어
Swan on Floor

| 주요 효과 | 등 신전근 강화, 견갑골 안정화

반복횟수 4~6회

지도방법

- 머리에서 발끝까지 몸통을 일직선으로 유지한다.
- 어깨는 내리고 팔꿈치는 넓게 유지한다.
- 복부를 수축하며 동작을 반복한다.
- 척추를 최대한 길게 늘인다.

- 스프링 : 콤보-1L3~1H2
  EXO-1H1~1H2

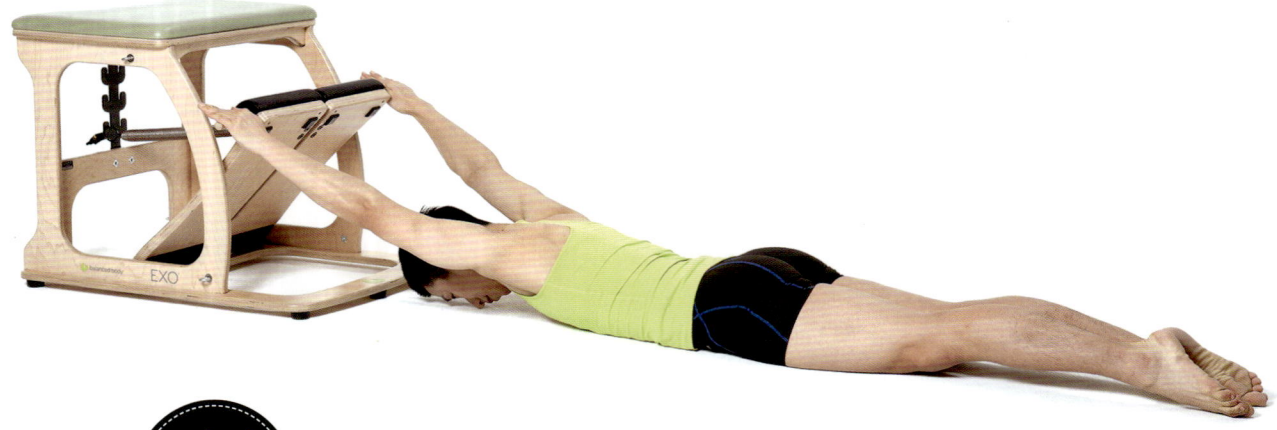

시작 자세 매트에 페달 쪽으로 머리를 두고 엎드린 후 양팔을 뻗어 두 손은 페달 혹은 바 위에 올린다.

Step **01** 견갑골을 내리며 페달을 누르고, 복부를 수축시켜 상체를 들어 올린다.

Step **02** 몸통을 최대한 신전한 상태를 유지한다.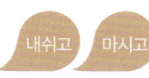

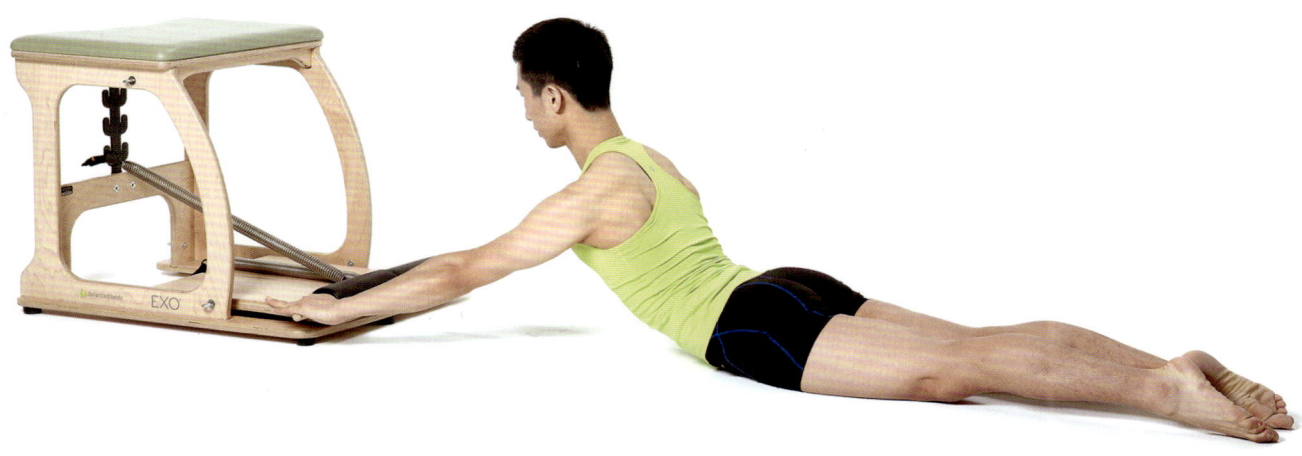

Step **03** 페달을 올리며 시작자세로 돌아온다.

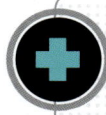
- 허리에 통증이 있는 경우 가동범위를 줄여준다.
- 어깨에 통증이 있는 경우 가동범위를 줄여준다.
- 팔꿈치에 통증이 있는 경우 반복횟수를 줄인다.
- 손목터널증후군이 있는 경우 동작을 피한다.

필라테스 기구 운동 ▶ 체어 ▶ 등/허리

108 스완 온 시트
Swan on Seat

| 주요 효과 | 등 신전근 · 어깨 · 햄스트링 강화

반복횟수 4~6회

지도방법

- 복부를 수축하여 척추를 길게 늘인다.
- 어깨 아래에 손목이 오도록 한다.
- 어깨는 내리고 가슴을 열어준다.
- 머리로 리드하지 않는다.

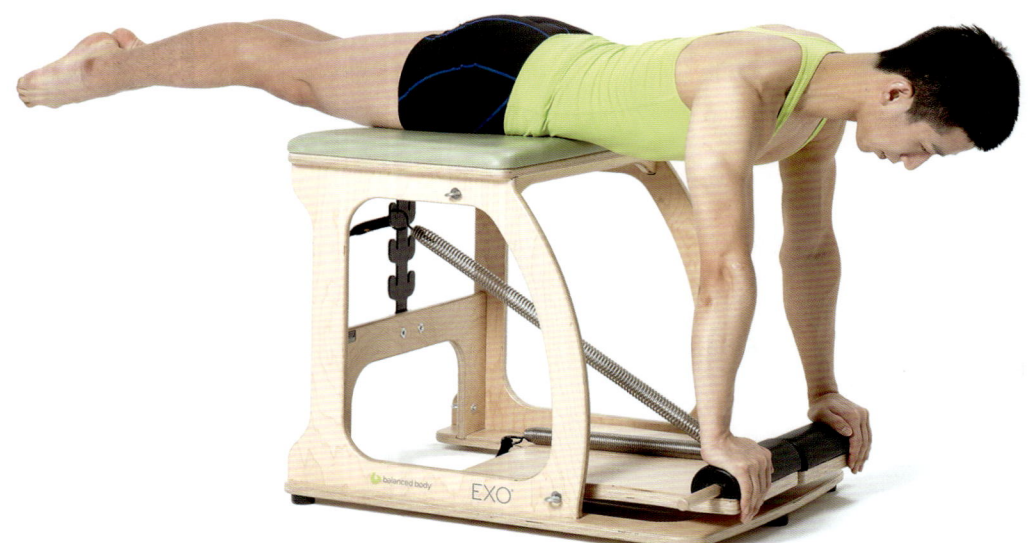

시작 자세
시트에 골반이 닿도록 엎드린다.
어깨 아래에 손목이 올 수 있게 페달에 손을 올린다.

- 스프링 : 콤보-2H1~2H2
  EXO-1H3~1H4

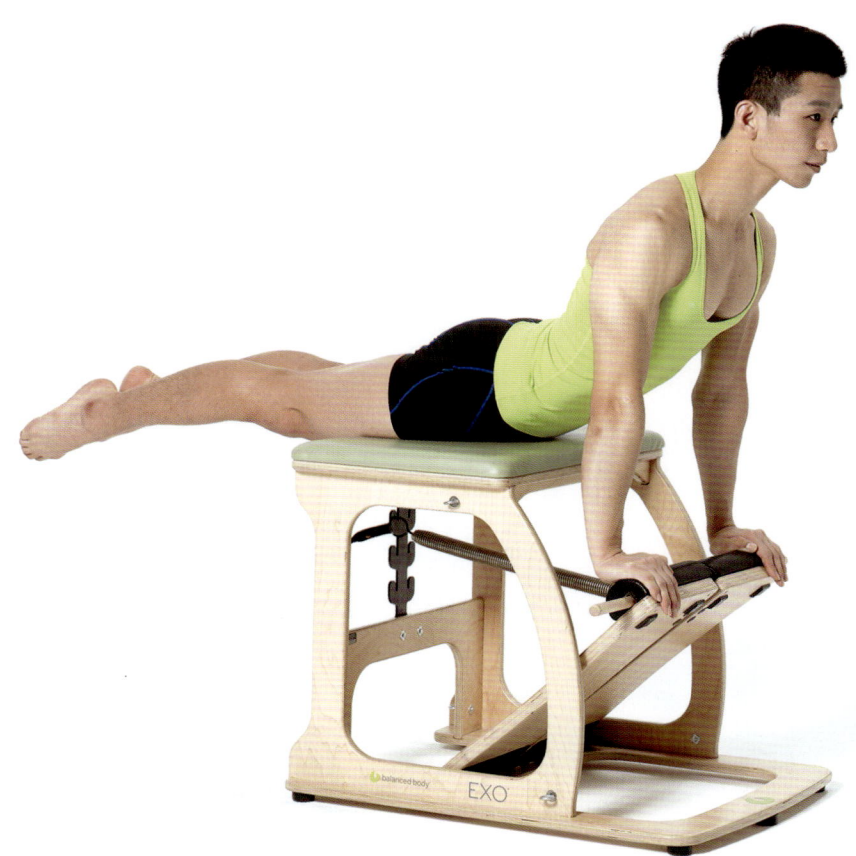

Step 01 복부를 수축시켜 척추를 길게 늘이면서 상체를 들어 올린다. 이때 어깨는 내리고 가슴은 정면을 향해 넓게 유지한다.

Step 02 시작자세로 돌아온다.

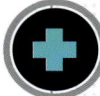
- 허리에 통증이 있는 경우 가동범위를 줄여준다.
- 팔꿈치와 손목에 통증이 있는 경우 팔꿈치는 살짝 구부리고 손목은 페달의 앞쪽을 잡아 최대한 관절의 각도를 넓게 유지한다. 저항은 줄인다. 통증이 심해질 경우 동작을 피한다.

필라테스 기구 운동 ▶ 체어 ▶ 등/허리

109 스탠딩 원 암 푸시업
One Arm Push Ups Standing

| 주요 효과 |　척추·햄스트링 스트레칭, 척추 분절

반복횟수 4회

지도방법
- 동작 시 복부를 사용하여 움직인다.
- 어깨는 내린다.

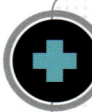
- 허리에 통증이 있는 경우 가동범위를 줄여준다.
- 어깨, 팔꿈치, 손목에 통증이 있는 경우 가동범위를 줄여준다.
- 골다공증이 있는 경우 동작을 피한다.

- 스프링·콤보-1H1~1H3
  EXO-1H1~1H3

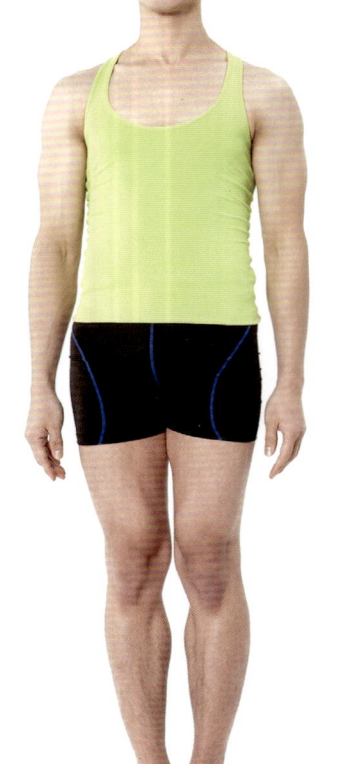

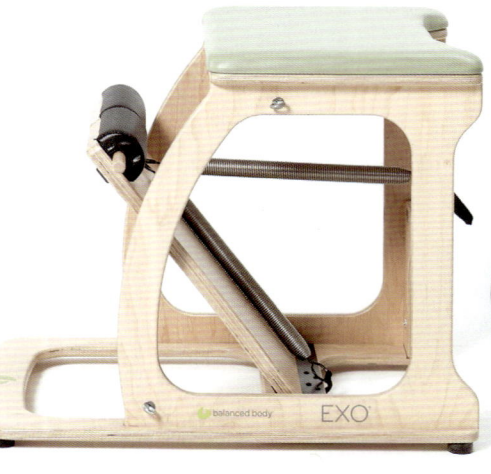

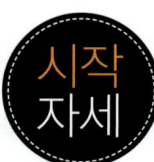 시작 자세 — 체어의 옆쪽 끝면에 선다.

109 스탠딩 원 암 푸시업

Step 01 양팔을 머리 위로 뻗는다. *마시고*

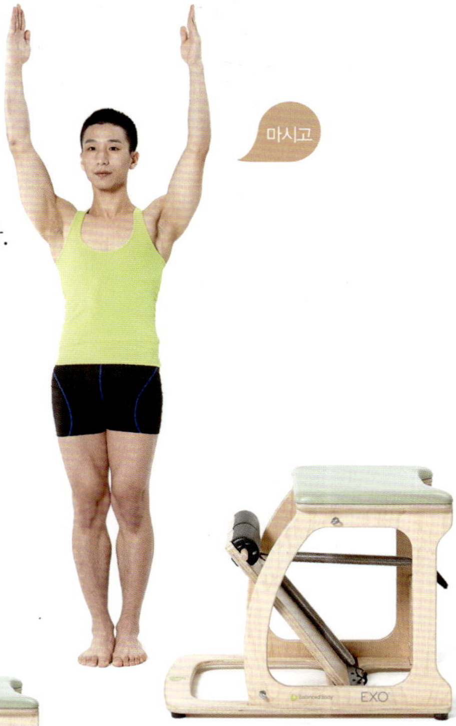

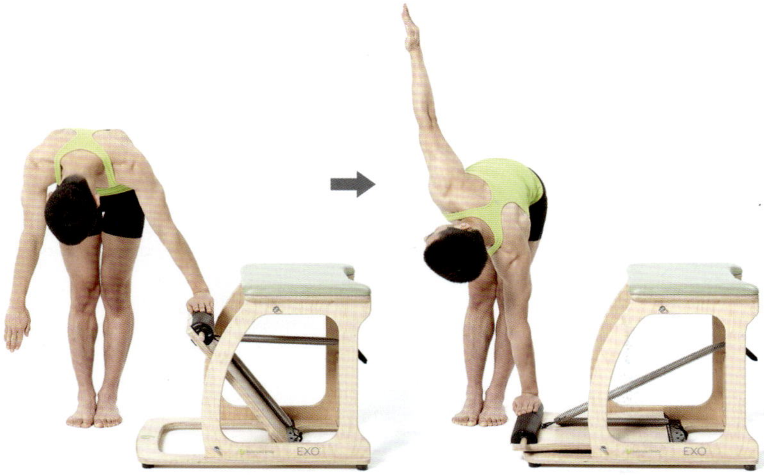

Step 02 복부를 사용하여 척추를 말아 한쪽 손이 페달에 닿을 때까지 롤다운한다.
페달을 누르며 몸통을 회전시키고, 반대쪽 팔은 천장 방향으로 뻗어준다. *내쉬고*

Step 03 페달 쪽 팔을 굽혔다 폈다를 4회 반복한다. *마시고 내쉬고*

Step 04 천장 방향으로 뻗은 팔을 내리며 시작자세로 돌아온다. *마시고 내쉬고*

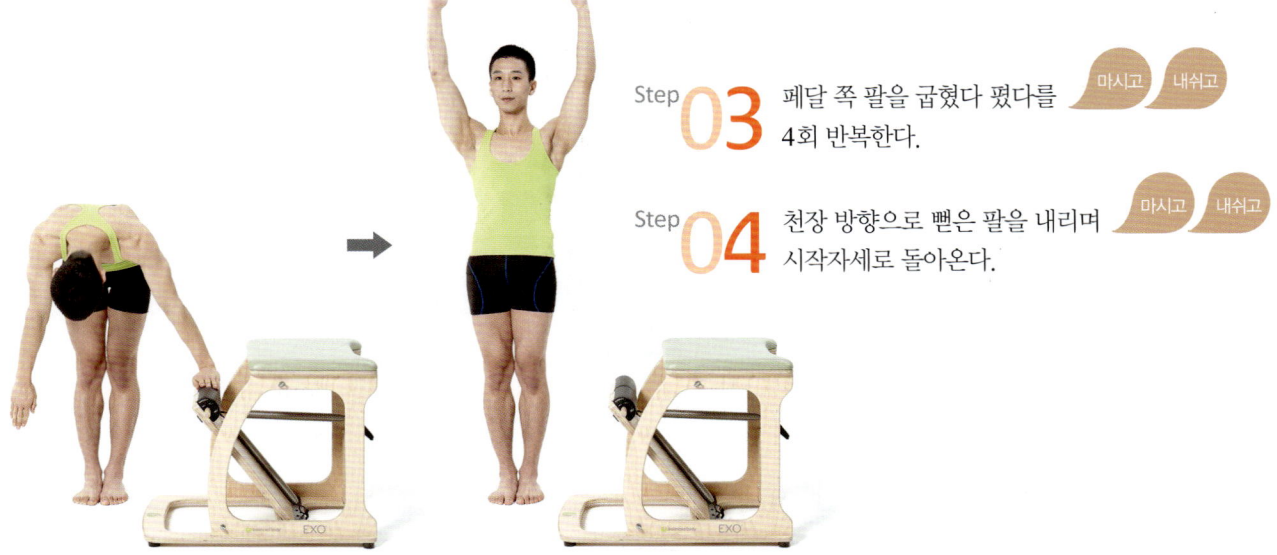

필라테스 매트 운동 ▶ 목/어깨/팔

110 스파인 스트레칭
Spine Stretch

| 주요근육 | 어깨 · 전거근 · 광배근 강화, 척추 · 햄스트링 스트레칭

반복횟수 6회

지도방법

- 복부를 수축하여 페달을 아래로 내린다.
- 귀에서 어깨가 멀어지게 한다.
- 어깨를 내리고 가슴을 열어준다.
- 척추를 사선으로 만들 때 복부를 수축하여 머리부터 골반까지 일직선이 되도록 한다.

- 스프링 : 콤보-1L2~1H2
  EXO-1H1~1H2

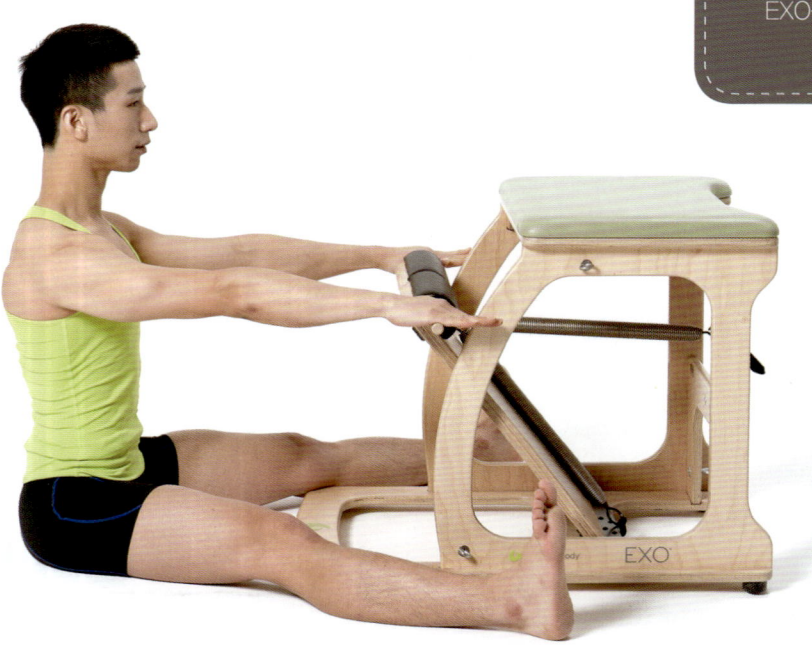

시작 자세 체어를 바라보고 앉아 페달 옆의 바를 잡는다.

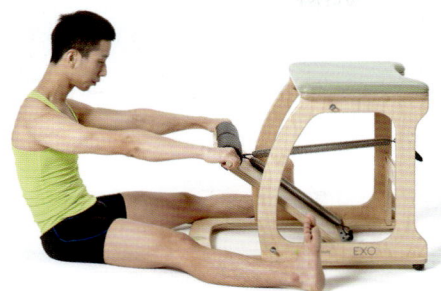

Step **01** 복부를 수축하여 척추를 길게 늘인다. 〔마시고〕

Step **02** 페달을 누르며 척추를 뒤로 말아 준다. 〔내쉬고〕

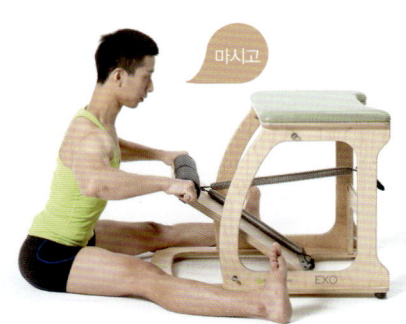

Step **03** 팔꿈치를 구부리며 척추를 사선 방향으로 기울인다.

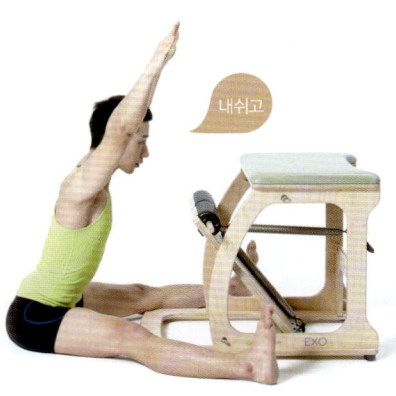

Step **04** 사선 방향에서 팔을 머리 위로 뻗는다.

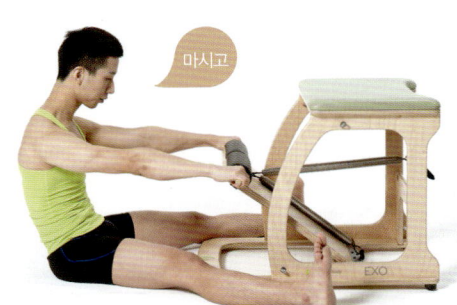

Step **05** 척추를 뒤로 말아 내리면서 손으로 바를 잡는다.

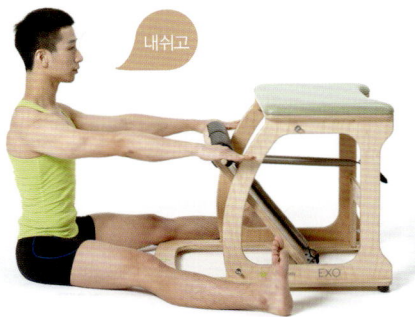

Step **06** 척추쌓기 동작을 하며 시작자세로 돌아온다.

- 허리에 통증이 있는 경우 가동범위를 줄여준다.
- 어깨, 팔꿈치, 손목에 통증이 있는 경우 팔꿈치를 펴고 가동범위를 줄여준다.
- 골다공증이 있는 경우 동작을 피한다.

필라테스 기구 운동 ▶ 체어 ▶ 등

111 잭나이프
Jackknife

| 주요 효과 | 등 신전근 · 둔근 · 복부를 포함한 몸통 강화, 척추 분절 및 스트레칭

반복횟수 4~6회

지도방법

- 복부를 수축하여 동작한다.
- 목 위로 체중이 실리지 않도록 한다.
- 동작의 정점에서 몸통을 끌어 올린다.
- 동작의 움직임을 부드럽게 한다.

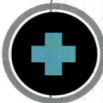

- 허리에 통증이 있는 경우 가동범위를 줄여준다.
- 목에 통증이 있는 경우 동작을 피한다.
- 골다공증이 있는 사람의 경우 동작을 피한다.

- 스프링 : 콤보-1L1~1H2
  EXO-1H1~1H2

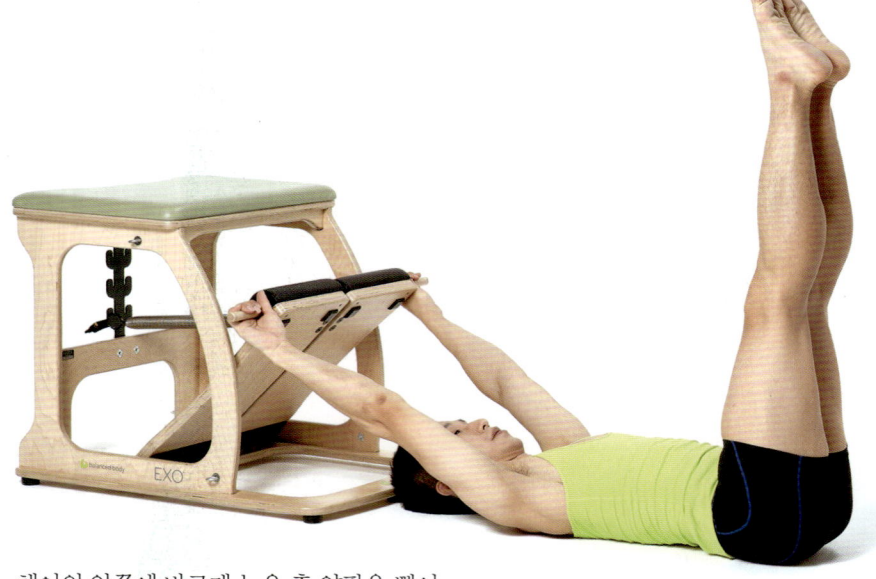

시작 자세 체어의 앞쪽에 바르게 누운 후 양팔을 뻗어
페달 옆의 바를 잡고 다리는 천장 방향으로 뻗어준다.

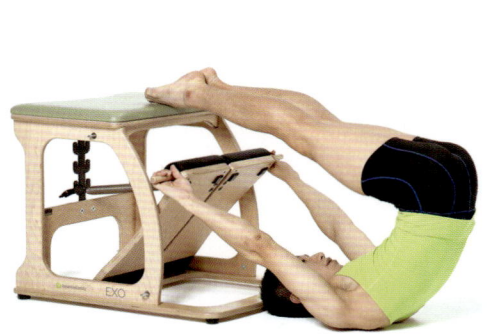
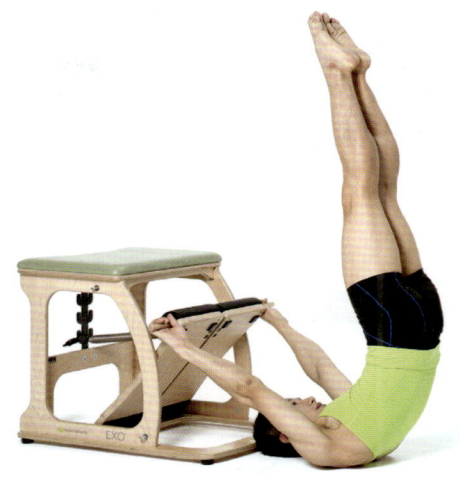

Step **01** 페달을 살짝 당긴 후 다리가 시트에 닿을 때까지 척추를 말아 올린다. 내쉬고

Step **02** 골반의 높이를 유지하면서 다리를 천장 방향으로 올린다. 마시고

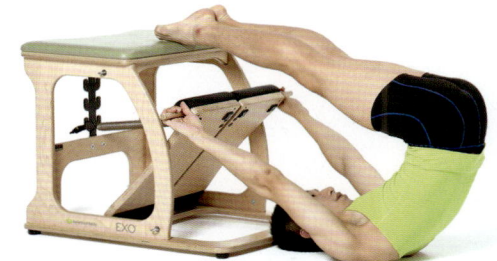

Step **03** 골반의 높이를 유지하면서 시트에 다리를 내린다. 내쉬고

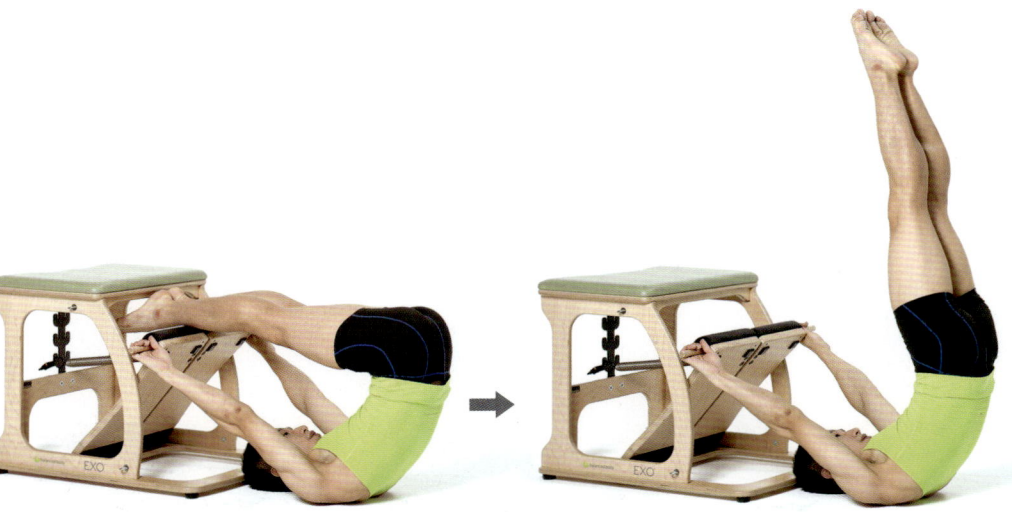

Step **04** 척추를 살짝 말아서 체어 아래로 다리를 내렸다가 다시 천장 방향으로 뻗어준다. 마시고

Step **05** 척추를 말아서 시작자세로 돌아온다. 내쉬고

필라테스 기구 운동 ▶ 체어 ▶ 등

112 콕스크루
Corkscrew

| 주요 효과 | 척추 스트레칭, 척추 회전력 증가, 복부 강화

반복횟수 4~6회

지도방법

- 어깨와 양팔은 매트에서 떨어지지 않도록 고정한다.
- 좌우 움직임의 범위가 같도록 조절한다.
- 다리의 움직임이 아닌 척추의 움직임에 집중한다.
- 동작의 움직임을 부드럽게 한다.

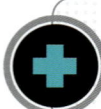

- 허리에 통증이 있는 경우 가동범위를 줄인다.
- 목에 통증이 있는 경우 동작을 피한다.
- 골다공증이 있는 경우 동작을 피한다.

- 스프링 : 콤보-1L1~1H2
  EXO-1H1~1H2

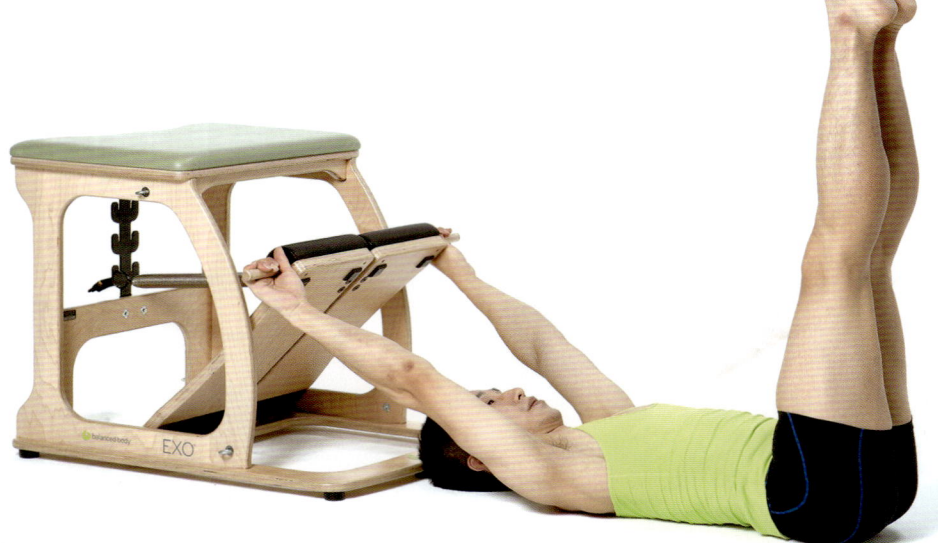

시작 자세 체어의 앞쪽에 바르게 눕는다. 양팔을 뻗어 페달 옆의 바를 잡고 다리는 천장 방향으로 뻗어준다.

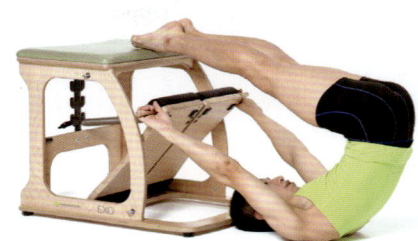

Step 01 페달을 살짝 당긴 후 다리가 시트에 닿을 때까지 척추를 말아 올린다. 내쉬고

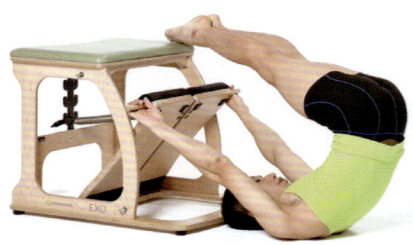

Step 02 척추의 중심에서부터 왼쪽 방향으로 다리를 보낸다. 마시고

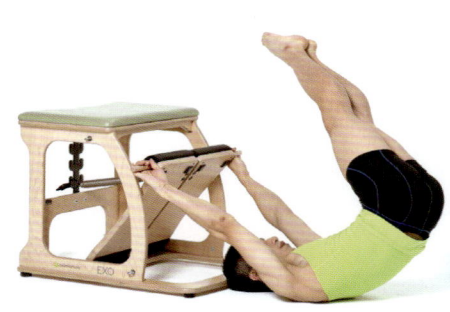 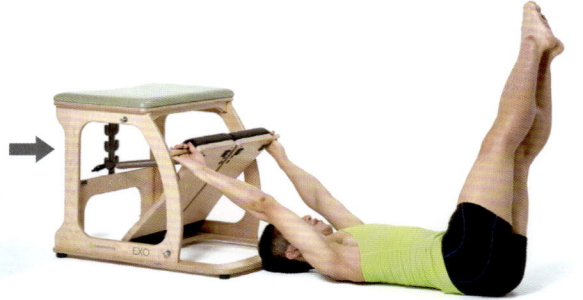

Step 03 척추를 왼쪽 방향으로 살짝 누르며 말아 내린다.  내쉬고

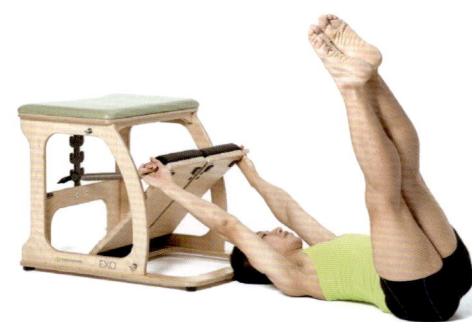

Step 04 다리를 중심 방향으로 내리면서 오른쪽 방향으로 체중을 옮긴다. 마시고

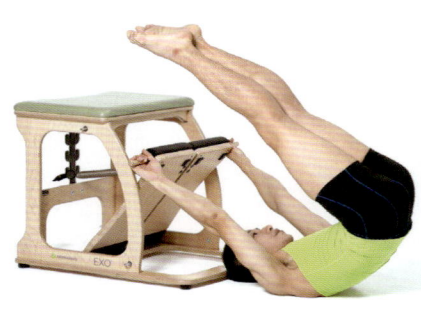

Step 05 척추를 말아서 오른쪽 방향으로 말아 올려 체어의 중심으로 돌아온다. 내쉬고

필라테스 기구 운동 ▶ 체어 ▶ 다리

113 햄스트링 스트레칭 1
Hamstring Stretch 1

| 주요 효과 | 햄스트링 · 척추 스트레칭, 척추 분절, 복부 강화

반복횟수 4회

지도방법
- 골반에서 발뒤꿈치가 일직선이 되도록 한다.
- 척추를 말아 올리고 내릴 때 엉덩이가 뒤로 밀리지 않도록 한다.
- 어깨는 내리고 가슴을 열어준다.

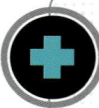
- 허리에 통증이 있는 경우 굴곡 동작을 할 때 안전한지 주의해서 본다.
- 어깨, 팔꿈치, 손목에 통증이 있는 경우 가능한 손목을 펴준다.
- 골다공증이 있는 경우 동작을 피한다.

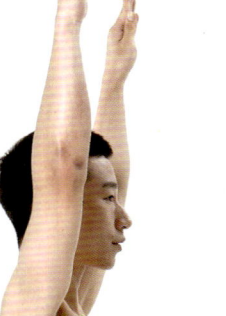

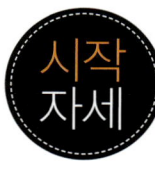 **시작 자세** 페달을 정면으로 두고 발을 평행하게 골반너비로 선다. 팔을 머리 위로 길게 뻗는다.

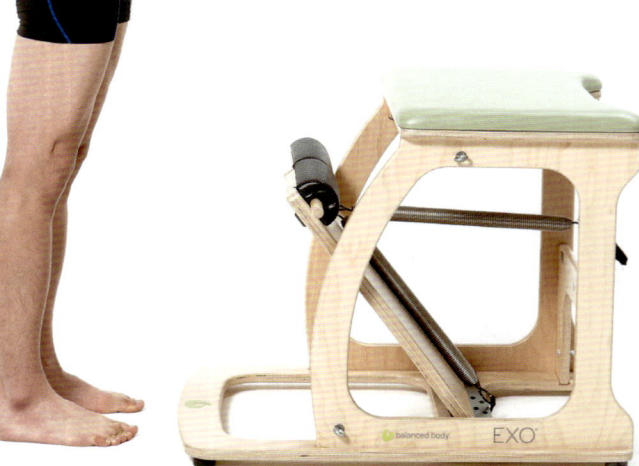

- 스프링 : 콤보-2L2~2H1
  EXO-1H3~1H4

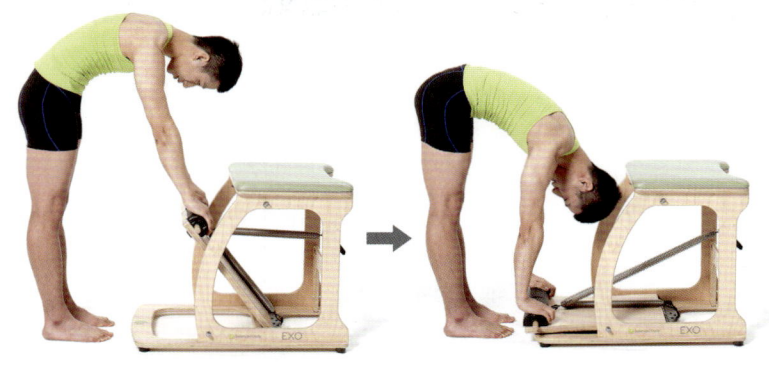

Step **01** 양손이 페달에 닿을 때까지 척추를 말아 내린다. 등과 햄스트링의 유연성이 되는한 양손으로 페달을 계속 아래로 누른다. 내쉬고

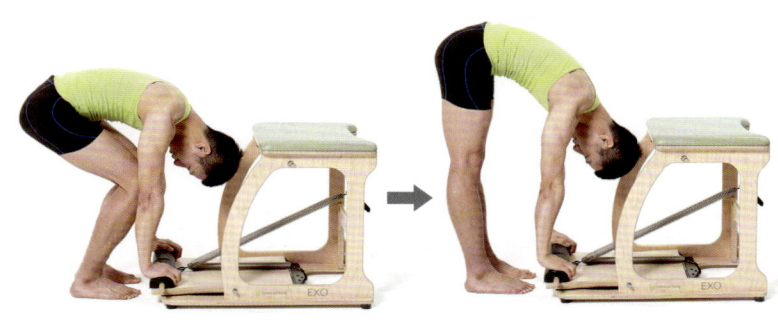

Step **02** 충분히 이완해주면서 팔꿈치를 구부렸다가 펴고, 무릎을 구부렸다가 펴준다. 마시고

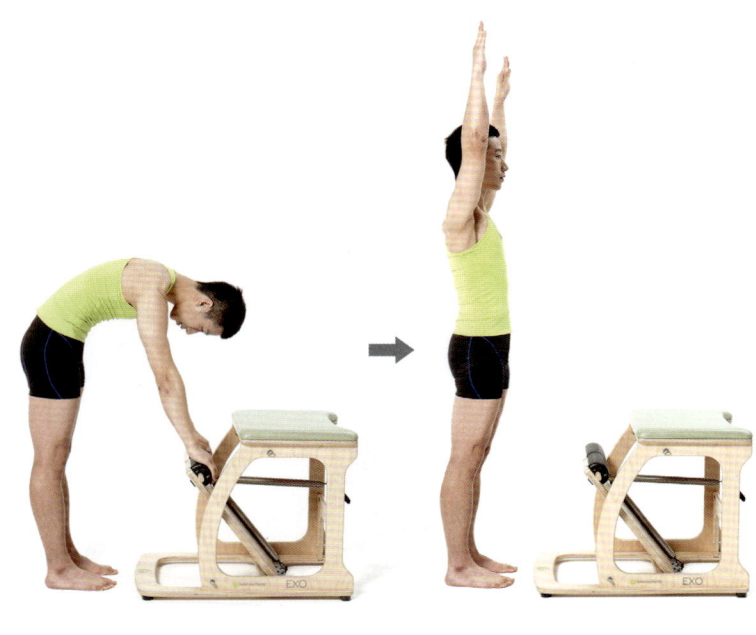

Step **03** 복부를 수축하여 척추를 말아 올리며 시작자세로 돌아온다. 내쉬고

필라테스 기구 운동 ▶ 체어 ▶ 다리

114 햄스트링 스트레칭 2
Hamstring Stretch 2

| 주요 효과 | 햄스트링 · 척추 스트레칭, 척추 분절, 복부 · 삼두근 강화

반복횟수 **4회**

지도방법

- 골반과 발뒤꿈치가 일직선이 되도록 한다.
- 복부를 수축하여 동작을 한다.
- 어깨를 내리고 가슴을 열어준다.

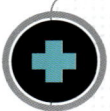

- 어깨, 팔꿈치, 손목에 통증이 있는 경우 팔꿈치를 편 상태에서 동작을 한다.
- 허리에 통증이 있는 경우 허리 굴곡의 가동범위를 줄여준다.

- 스프링 : 콤보–2L2~2H1
  EXO–1H3~2H1

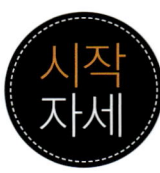

시작 자세 체어 뒤에 바른 자세로 선다.

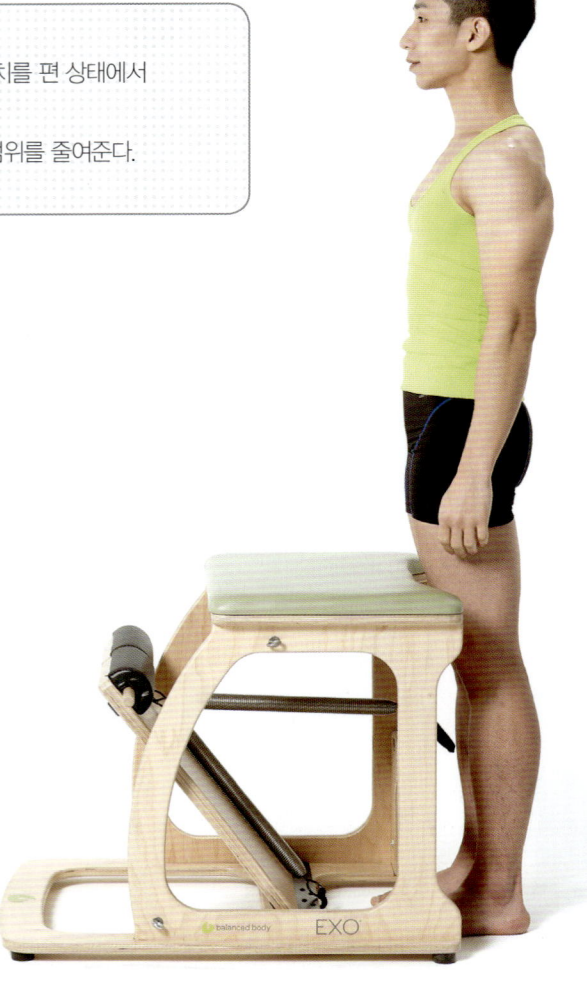

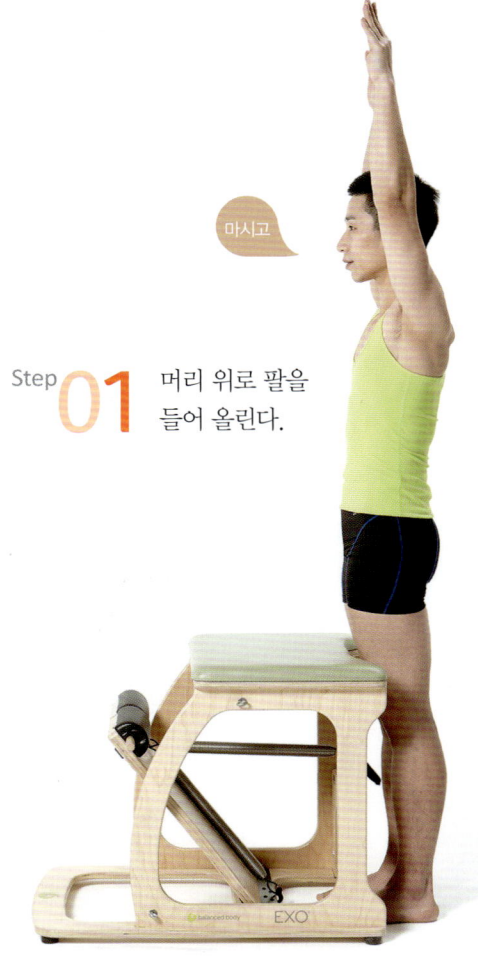

Step **01** 머리 위로 팔을 들어 올린다.

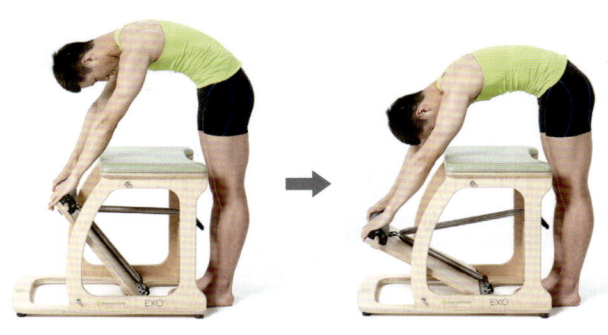

Step **02** 복부를 수축하여 양손이 페달에 닿을 때까지 척추를 말아 내린다. 등과 햄스트링의 유연성이 되는 한 양손으로 페달을 누른다.

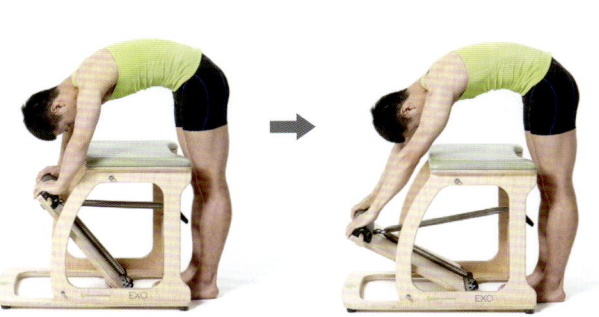

Step **03** 몸통의 모양을 그대로 유지하고 팔꿈치를 구부렸다 폈다 반복한다. 4회 반복하고 팔꿈치를 편 상태에서 동작을 멈춘다.

변형 동작
- 한 팔은 허리 뒤에 두고 나머지 한 팔로 동작을 한다.

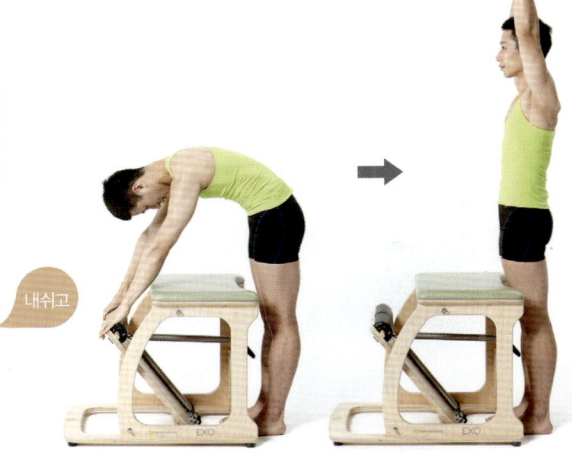

Step **04** 척추를 말아 올리며 시작자세로 돌아온다. 이때 엉덩이가 뒤로 밀리지 않게 한다.

필라테스 기구 운동 ▶ 체어 ▶ 다리

115 스탠딩 레그 펌프
Standing Leg Pumps

| 주요 효과 | 사두근 · 햄스트링 · 둔근 강화, 골반 안정화

반복횟수 6~10회

지도방법

- 운동하는 동안 골반의 위치를 유지한다.

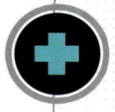

- 발목과 무릎 다리의 정렬을 유지한다. 무릎에 통증이 있는 경우 반복횟수를 제한하거나, 가동범위를 제한한다. 통증이 심할 경우 동작을 멈춘다.

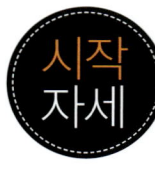 체어의 페달 부분을 정면으로 두고 선다. 두 다리의 정렬을 맞춘 상태에서 한쪽 다리는 바닥에 반대쪽 다리는 페달 위에 둔다.

- 스프링 : 콤보-1H3~2H2
  EXO-1H3~2H2

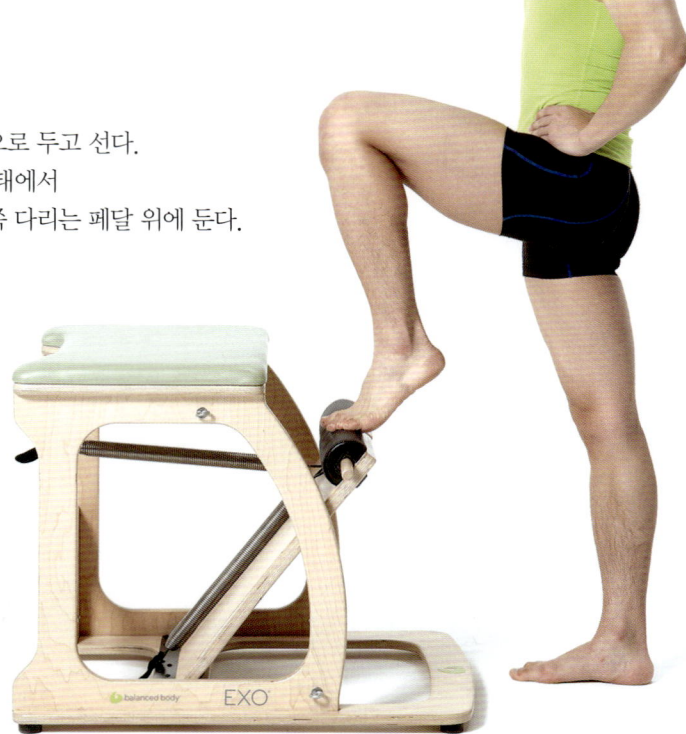

Step **01** 골반은 중립자세를 유지하고, 페달을 누른다. 내쉬고

Step **02** 시작자세로 돌아온다. 마시고

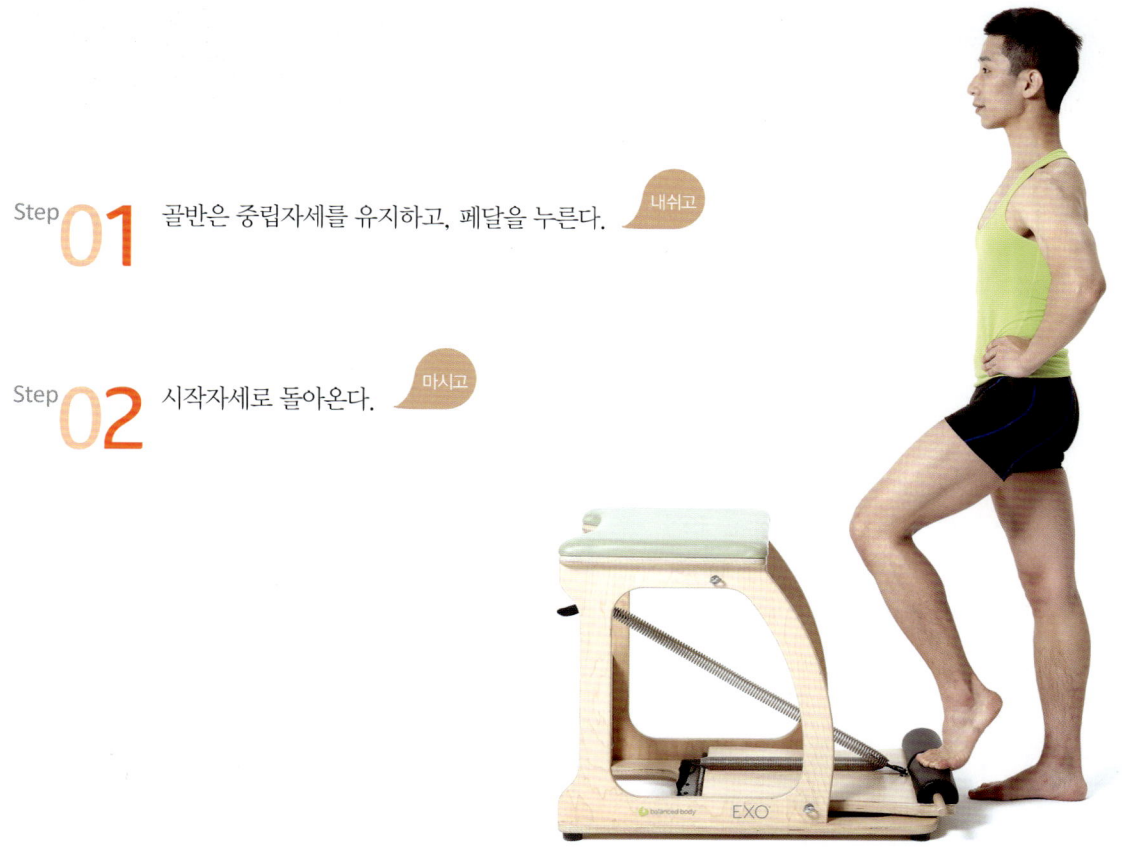

변형 동작
- 체어 옆에서 발을 V 자세로 서고 운동하는 다리를 페달 위에 올린다.

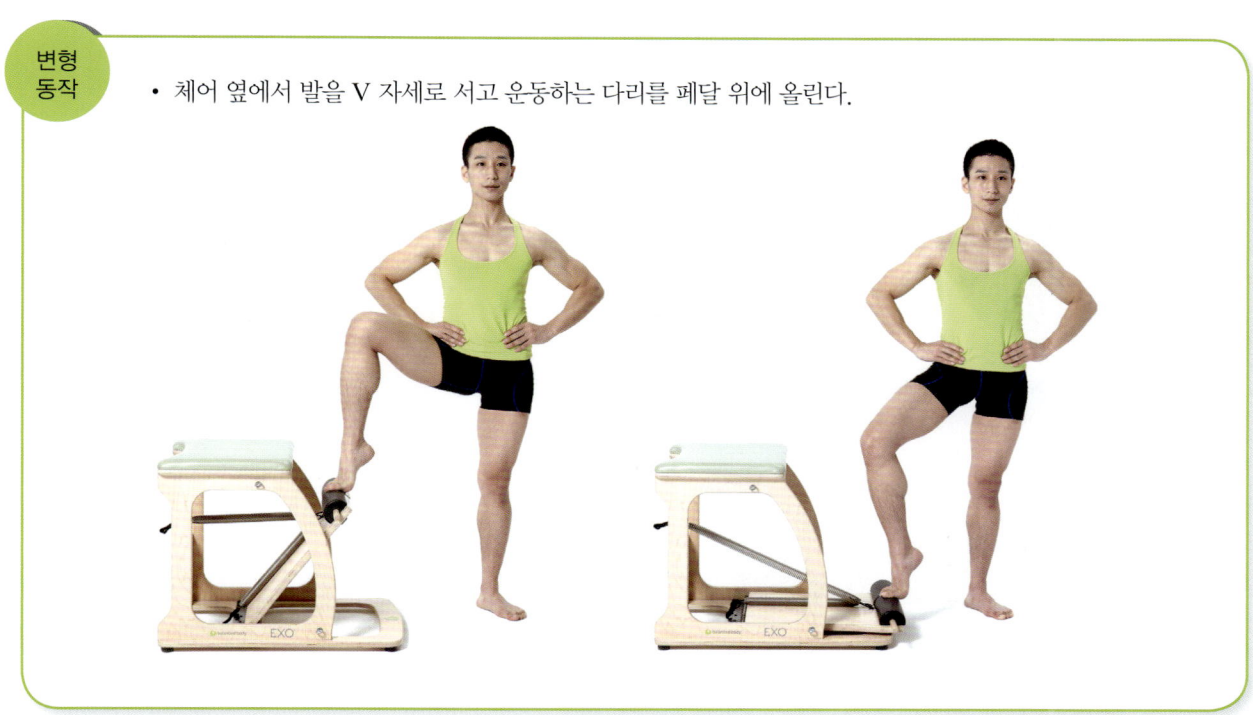

필라테스 기구 운동 ▶ 체어 ▶ 다리

116 더블 레그 펌프
Double Leg Pumps

| 주요 효과 | 사두근 · 다리 · 복부 강화, 골반 안정화

반복횟수 6~10회

지도방법

- 체중이 양쪽 엉덩이에 동일하게 실리고 무게중심이 이동하지 않도록 한다.
- 발목과 무릎 다리의 정렬을 유지한다.
- 복부를 수축하여 척추를 길게 늘인다.
- 귀에서 어깨가 멀어지게 한다.
- 어깨를 내리고 가슴을 열어준다.
- 동작 시 복부를 수축하여 골반의 안정화를 유지한다.

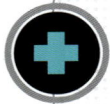

- 무릎에 통증이 있는 경우 반복횟수를 제한하거나, 가동범위를 제한한다. 통증이 심할 경우 운동을 멈춘다.
- 고관절에 통증이 있거나 키가 큰 사람의 경우 시트에 스몰박스를 놓고 그 위에 앉도록 한다.

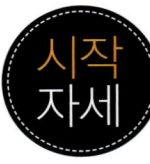
시트에 앉아 페달 위에 발뒤꿈치를 올린다.

- 스프링 : 콤보-2H2~2H4
  EXO-2H2~2H4

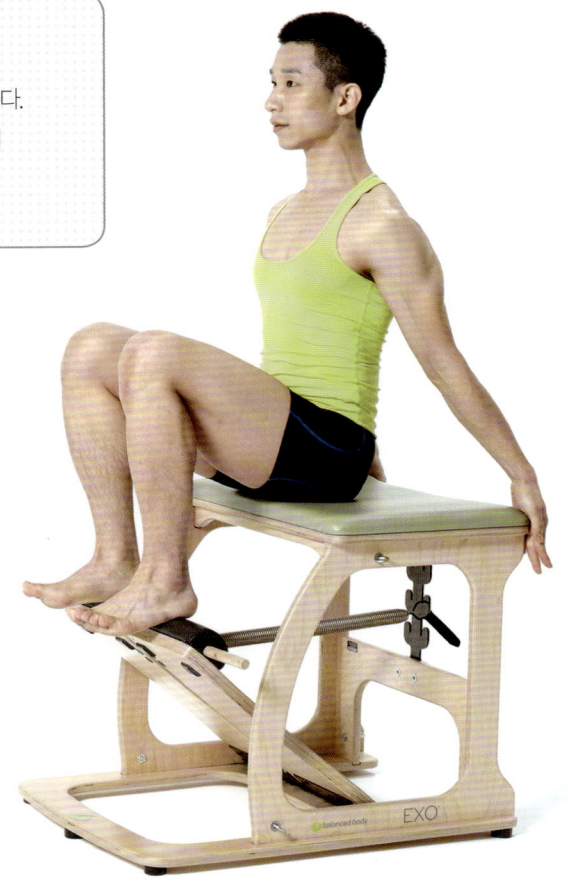

116 더블 레그 펌프

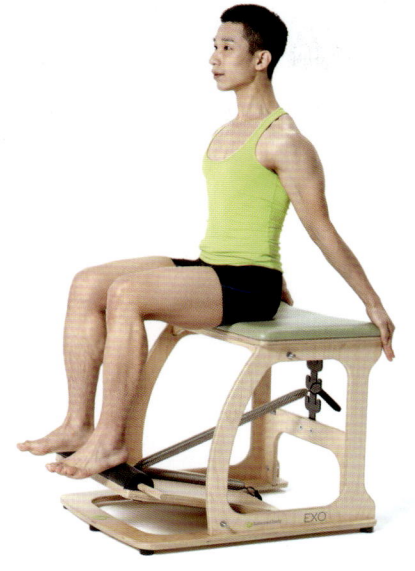

Step 01 골반은 중립자세를 유지하고 다리 정렬한 상태에서 페달을 누른다.

Step 02 시작자세로 돌아온다.

변형 동작

- 페달 위에 발가락을 두고 발뒤꿈치를 올린다 (❶ 참조).
- 다리를 외회전하여 발가락을 페달 위에 두고 발뒤꿈치는 모아서 들어준다(❷ 참조).
- 다리는 페달 위에 평행하게 두고 발가락을 올린다. 무릎의 변화 없이 발등을 밀었다 당긴다(포인트, 플렉스).
- 발을 페달 위에 평행하게 두고 발의 아치로 페달을 감싼다.
- 다리를 페달의 양 끝쪽에 두고 발뒤꿈치를 댄다 (❸ 참조).
- 체어 페달의 고정스틱을 빼고 한다.
- 페달의 고정 스틱을 빼고 발가락/ 발뒤꿈치의 위치를 바꿔가면서 걷듯이 한 발씩 페달을 누르고 반복한다(❹ 참조).

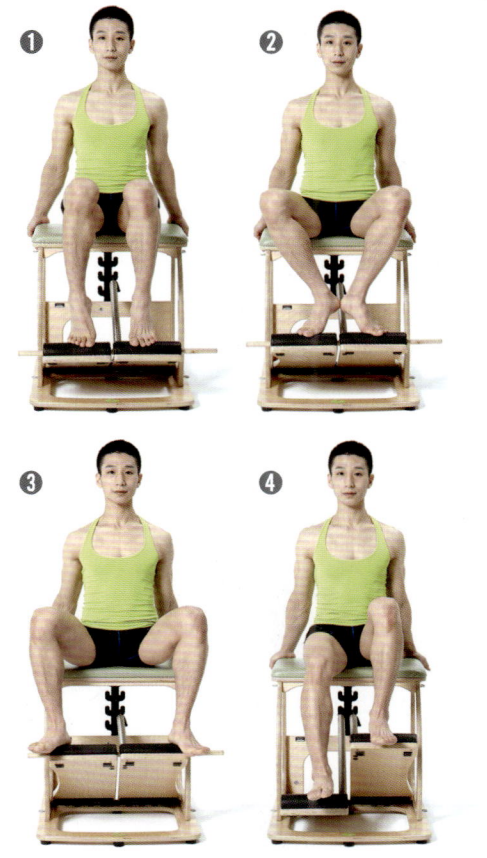

응용 동작

- 시트 앞 가장자리를 양손으로 잡고 지지한다.
- 가슴 앞에 램프의 요정 지니처럼 팔짱을 낀다.

필라테스 기구 운동 ▶ 체어 ▶ 다리

117 레그 펌프 온 플로어
Leg Pumps on Floor

| 주요 효과 | 햄스트링 · 둔근 · 척추 신전근 강화, 골반 안정화

반복횟수 6~10회

지도방법

- 몸통을 들거나 고정할 때 상완을 눌러 내린다.
- 조절하면서 페달을 부드럽게 움직인다.
- 한쪽 다리를 들고 내릴 때 골반이 움직이지 않도록 고정시킨다.

- 무릎과 허리에 통증이 있는 경우 동작을 피한다.
- 천장관절, 이상근증후근, 좌골신경통이 있는 사람의 경우 저항도를 줄이거나 통증이 심하면 피한다.

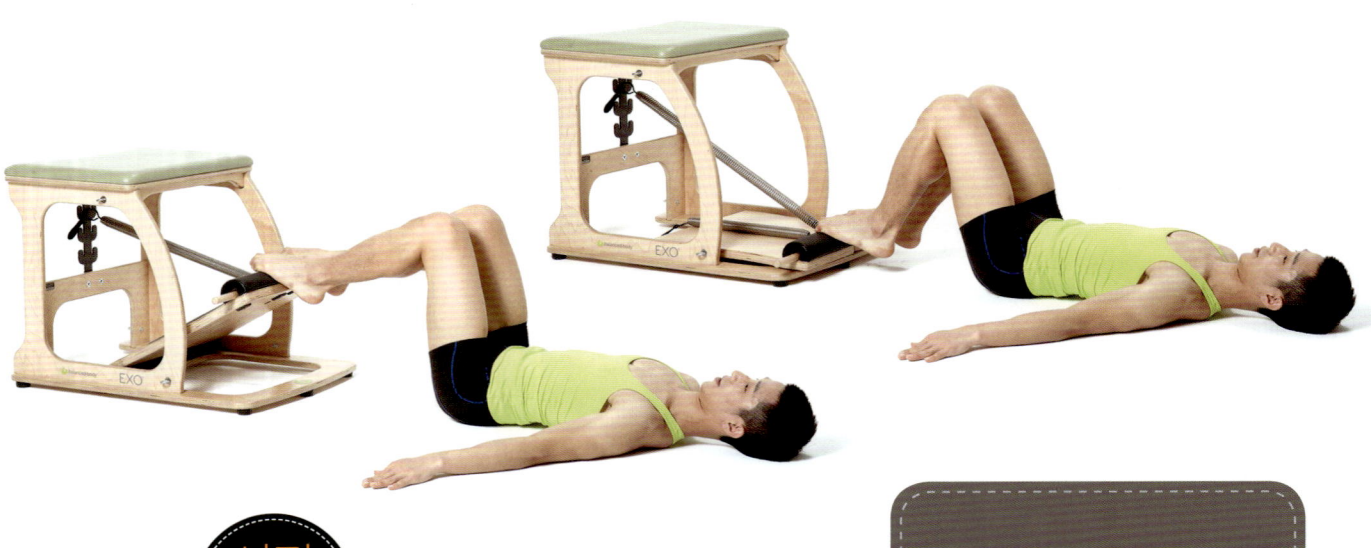

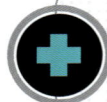 **시작 자세** 페달 위에 발을 올려놓고 바르게 눕는다.
페달을 눌러 내린다.

- 스프링 : 콤보-1H3~2L2
  EXO-1H3~1H4

Step 01   척추를 말아 올리면서 브리지 동작을 만든다.

Step 02   한쪽 다리를 체어 자세로 든다.

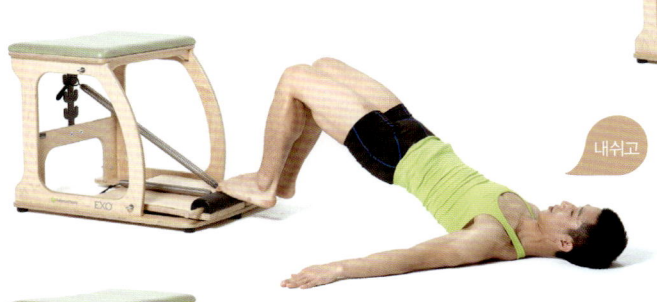

Step 03   다시 제자리로 내린다. 양다리를 반복해서 시행한다.

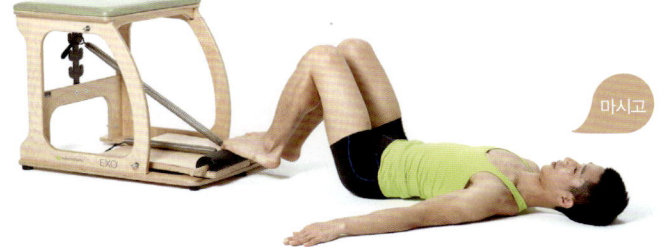

Step 04   척추를 말아 내린다.

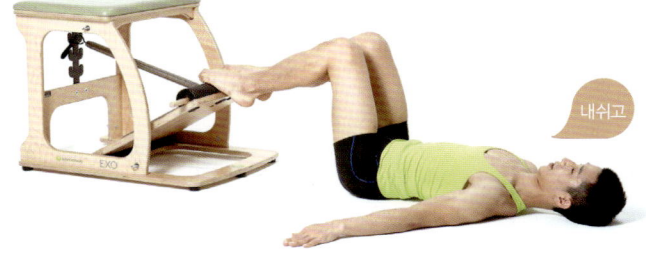

Step 05   시작자세로 돌아가거나 페달을 프레임 위에 유지하면서 자세를 반복한다.

변형 동작
- 골반을 바닥에서 떼지 않고 플랫폼 쪽으로 페달을 눌러 내린 뒤 조절하여 올라온다.
- 페달을 반 정도만 내리고 그대로 둔 채 골반을 들어 올린다.

응용 동작
- 페달을 내리면서 한쪽 다리를 들어 올려 골반을 유지한 상태로 다리를 번갈아 들어 올린다.
- 페달을 분리해서 한쪽 다리로 페달을 내리고 다른쪽을 올리면서 걷는 동작을 추가한다.

필라테스 기구 운동 ▶ 체어 ▶ 다리

118 프로그 라잉
Frog Lying

| 주요 효과 | 힙의 외회전근 · 둔근 · 햄스트링 강화, 골반 안정성

반복횟수 6~10회

지도방법

- 다리의 외회전근을 사용하여 페달을 누른다.
- 골반을 안정적으로 유지한다.

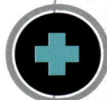
- 무릎에 통증이 있는 경우 동작을 피한다.
- 천장관절, 이상근증후근, 좌골신경통이 있는 경우 저항도를 줄이거나 통증이 심하면 피한다.

- 스프링 : 콤보–2L1~2L2
  EXO–1H1~1H2

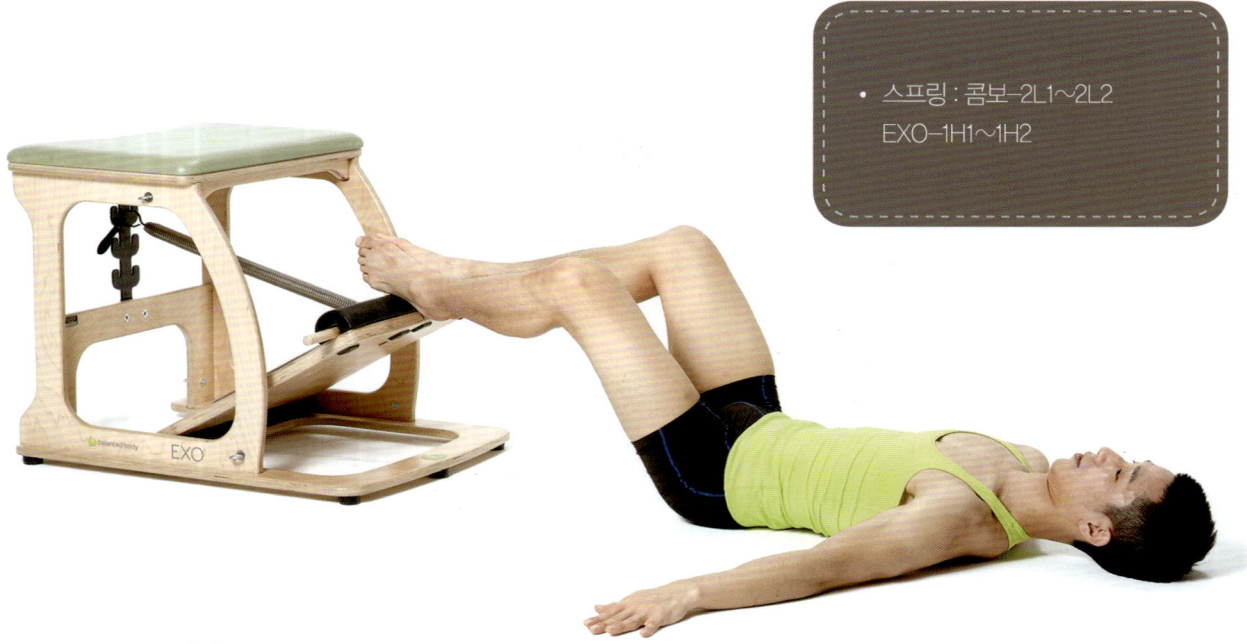

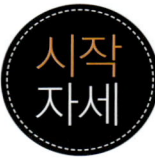
무릎을 구부려 페달 위에 발을 올리고 바르게 눕는다.
이때 양쪽 무릎을 옆으로 열어준다.

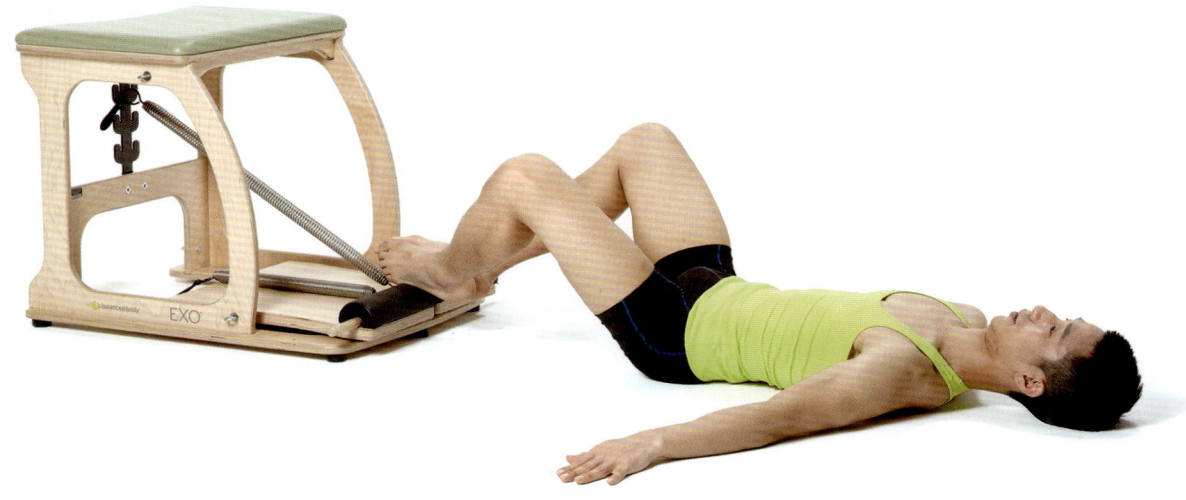

Step **01** 둔근, 햄스트링, 외회전근을 사용하여 페달을 누른다.

Step **02** 시작자세로 돌아온다.

| 변형 동작 | • **싱글 레그 워킹:** 페달을 분리하여 걷듯이 페달을 교차시켜 눌러준다.
• **싱글 레그 리프트:** 페달을 누른 후 한쪽 다리씩 다리를 천장 방향이나 사선 방향으로 뻗는다. |

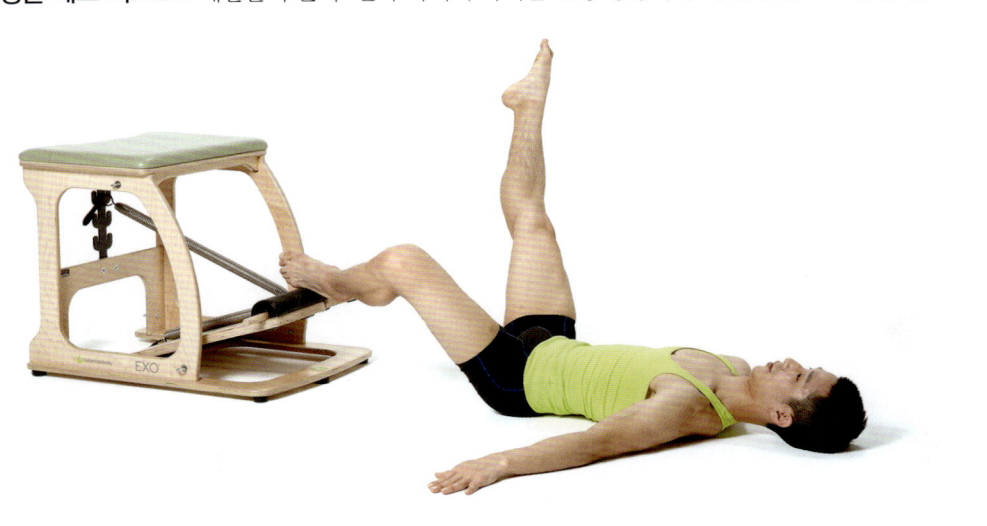

필라테스 기구 운동 ▶ 체어 ▶ 다리

119 플리에
Plie Front and Back

| 주요 효과 | 다리(대퇴사두근 · 햄스트링 · 둔근) · 복부 · 어깨 근육 강화, 골반 안정화

반복횟수 4~6회

지도방법

- 복부를 수축하여 종아리와 허벅지가 붙이 않도록 한다.
- 발과 무릎의 정렬을 유지한다.
- 어깨를 내리고 가슴을 열어준다.

- 무릎에 통증이 있는 경우 무릎을 구부릴 수 있는 정도까지 가동범위를 제한하며 통증이 심해지면 동작을 피한다.

❶ 플리에 프론트 *Plie Front*

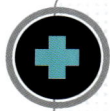
다리를 외회전하여 발을 V자로 만든다. 무릎을 깊게 구부려 바닥에서 발뒤꿈치를 들어 올리고 양손은 페달 위에 올린다.

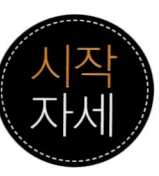
팔을 뻗어서 페달을 눌러주며 무릎에 압력이 가해지지 않도록 복부를 당겨준다.

- 스프링 : 콤보-2L2~2L4
  EXO-1H3~1H4

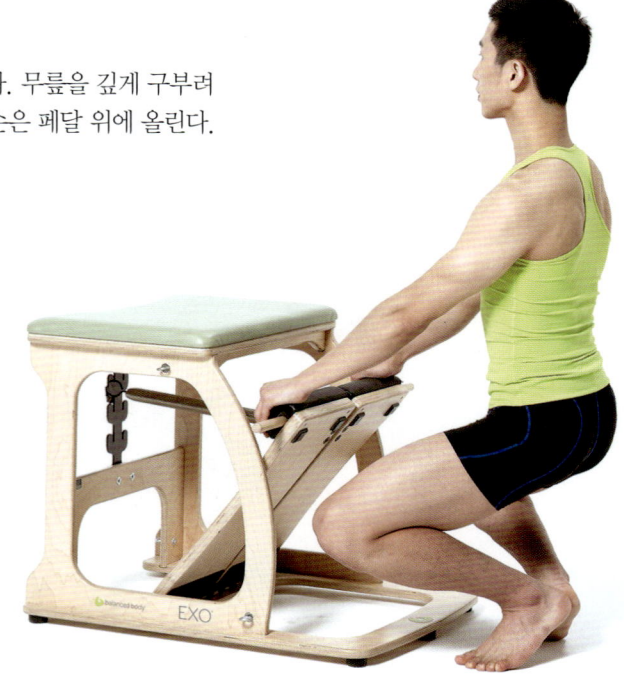

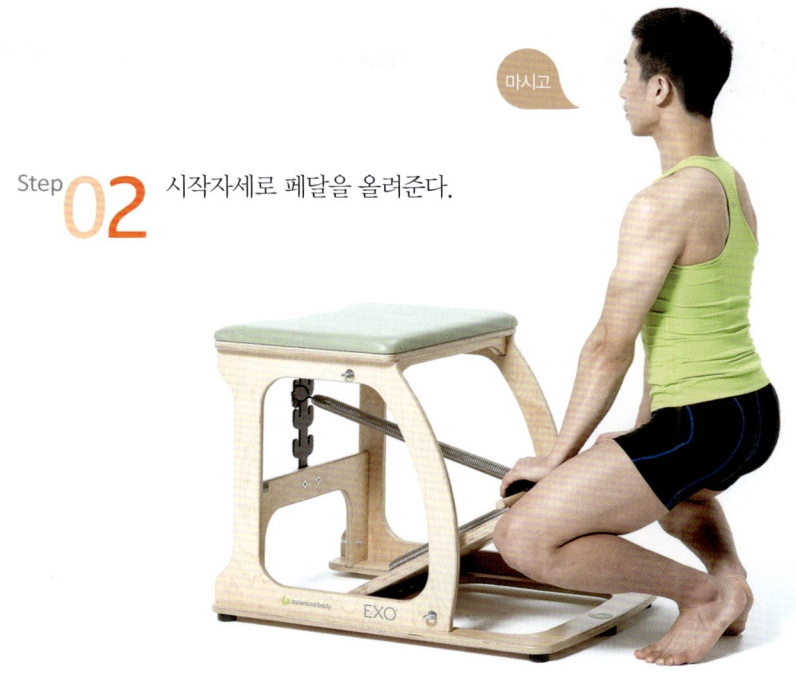

Step **02** 시작자세로 페달을 올려준다.

❷ **플리에 백** *Plie Back*

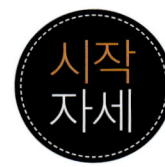
체어를 뒤에 두고 다리를 외회전하여 발을 V자로 만들고 발뒤꿈치를 붙인다.
무릎을 깊게 구부려 바닥에서 발뒤꿈치를 들어 올리고 붙이며 손을 뒤로 뻗어 페달에 올린다.

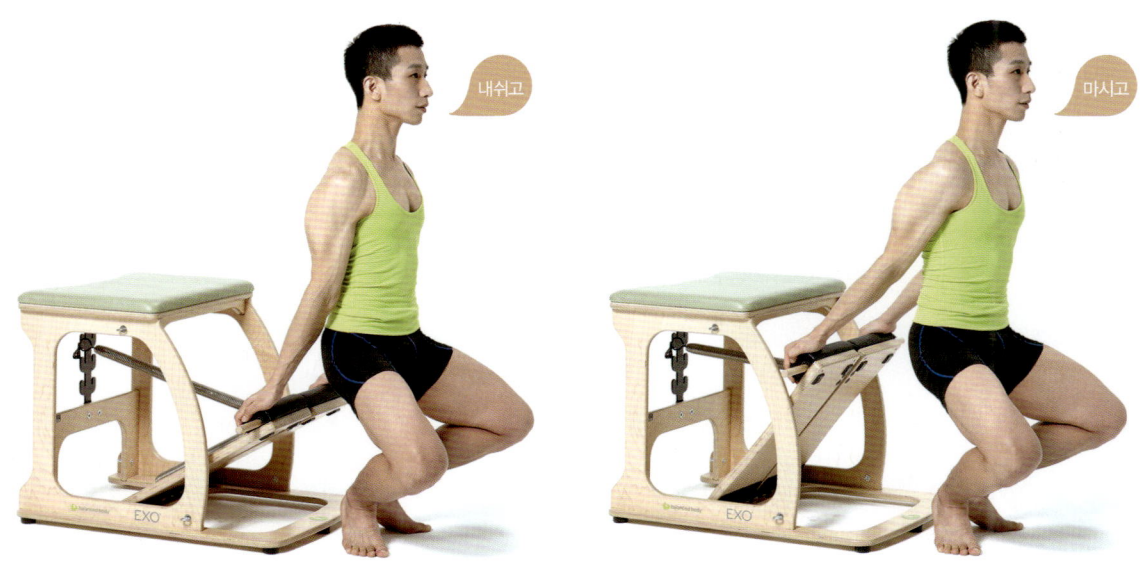

Step **01** 팔을 뻗어서 페달을 눌러주며 무릎에 압력이 가해지지 않도록 복부를 당겨준다.

Step **02** 가슴을 열어준 상태에서 시작자세로 페달을 올려준다.

필라테스 기구 운동 ▶ 체어 ▶ 다리

120 프로그 프론트
Frog Front

| 주요 효과 | 다리·어깨·팔·복부 근육 강화, 견갑골 안정화

반복횟수 6회

지도방법

- 상체의 위치는 고정시키고 다리만 움직인다.
- 복부를 수축하여 골반을 안정화시킨다.
- 어깨를 내리고 가슴을 열어준다.
- 귀에서 어깨가 멀어지게 한다.

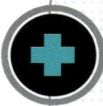

- 무릎에 통증이 있는 경우 저항을 줄이거나 반복횟수를 줄인다.
- 팔꿈치와 손목에 통증이 있는 경우 팔꿈치는 살짝 구부리고 손목은 시트를 잡아 최대한 관절의 각도를 넓게 유지한다. 저항은 줄인다.
- 통증이 심해질 경우 동작을 피한다.

- 스프링 : 콤보-2H2~2H4
  EXO-2H2~2H4

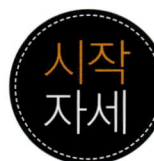 체어를 바라보고 양발을 페달에 올린다.
발뒤꿈치는 서로 붙이고 무릎은 옆으로 열어준다.
양손은 팔꿈치를 편 상태로 시트 옆을 잡는다.

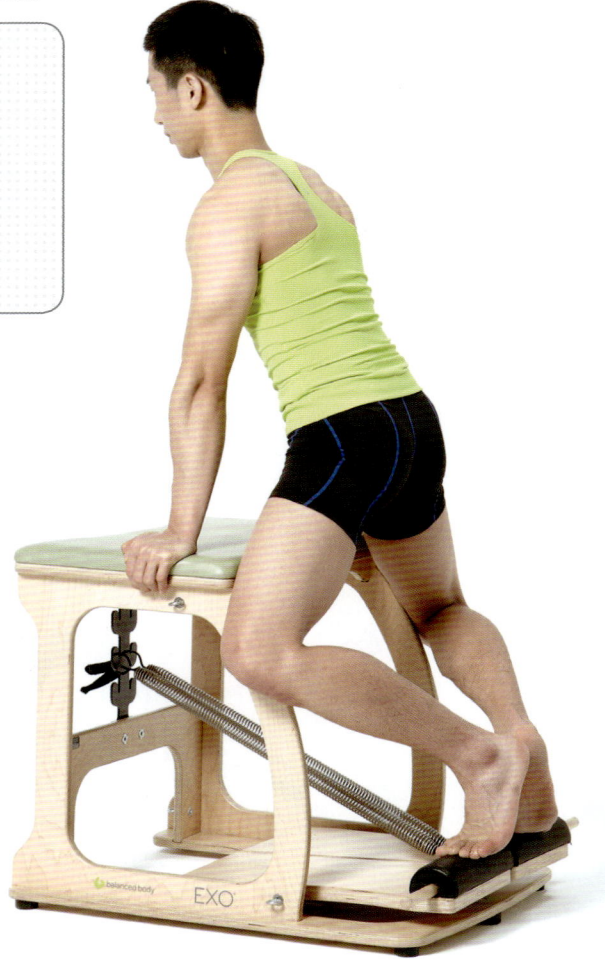

Step 01 상체의 위치는 고정시키고, 무릎을 구부려 페달을 플랫폼에서 들어 올린다.

Step 02 상체의 위치는 고정시키고 페달을 발로 누른다.

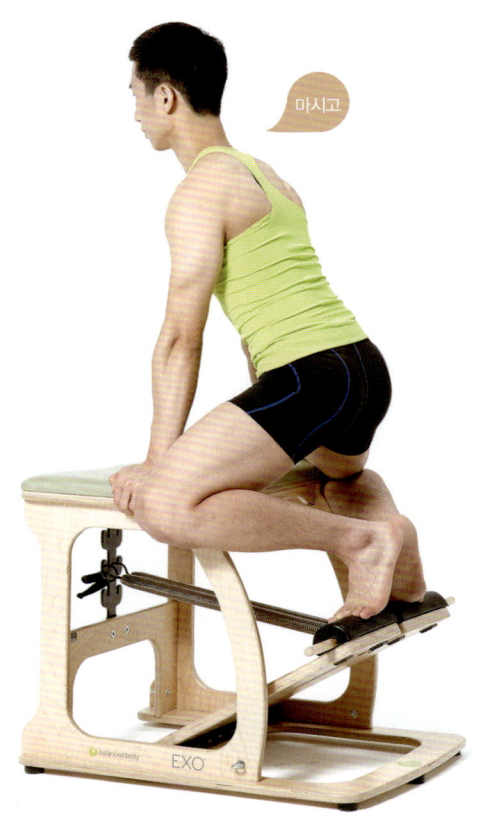

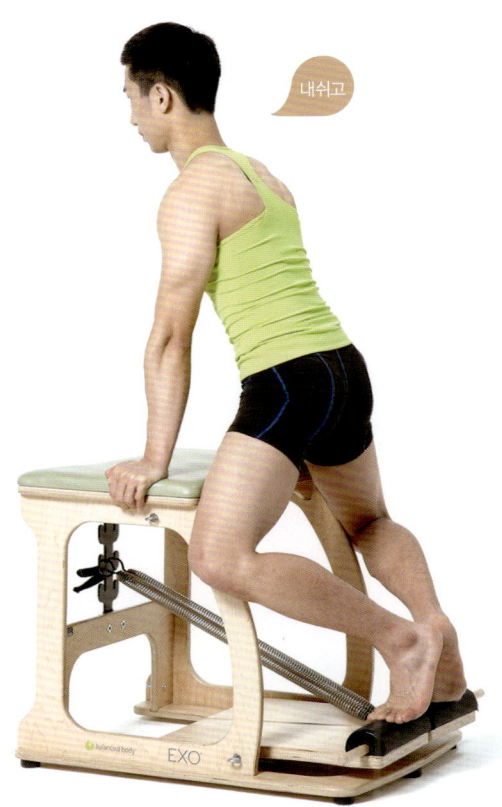

Step 03 동작이 끝났을 때 페달을 플랫폼까지 다 누르고 페달에서 조심히 내려온다.

> **변형 동작**
> - 앞으로 보는 개구리 자세에서 복부와 다리의 모양을 그대로 유지하고 오직 팔만 이용해서 팔꿈치를 굽혔다 펴며 몸통의 높낮이를 바꿔본다.

필라테스 기구 운동 ▶ 체어 ▶ 다리

121 프로그 백
Frog Back

| 주요 효과 | 다리 · 어깨 · 팔 · 복부 근육 강화, 견갑골 안정화

반복횟수 6회

지도방법

- 머리에서 골반까지 일직선을 유지한다.
- 복부를 수축하여 골반의 안정화를 유지한다.
- 어깨는 내리고 가슴을 열어준다.
- 귀에서 어깨가 멀어지게 한다.

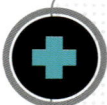

- 무릎에 통증이 있는 경우 저항을 줄이거나 반복횟수를 줄인다.
- 팔꿈치와 손목에 통증이 있는 경우 팔꿈치는 살짝 구부리고 손목은 시트를 잡아 최대한 관절의 각도를 넓게 유지한다. 저항은 줄인다.
- 통증이 심해질 경우 동작을 피한다.

시작 자세
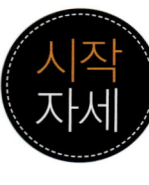
체어를 뒤로 하고 양발을 페달 위에 둔다.
발뒤꿈치는 서로 붙이며 무릎은 옆으로 열어준다.
손은 팔꿈치를 편 상태로 시트 위에 둔다.

- 스프링 : 콤보–2H2~2H4
  EXO–2H2~2H4

Step **01** 체중을 손으로 옮기고 복부에 힘을 준다.
무릎을 구부려 페달을 플랫폼에서 들어 올린다.

Step **02** 몸통과 다리의 모양을 유지하면서
팔꿈치를 구부린다.

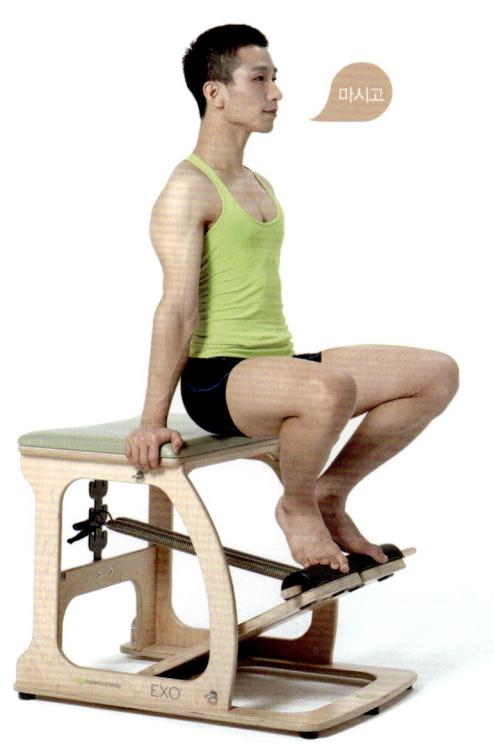
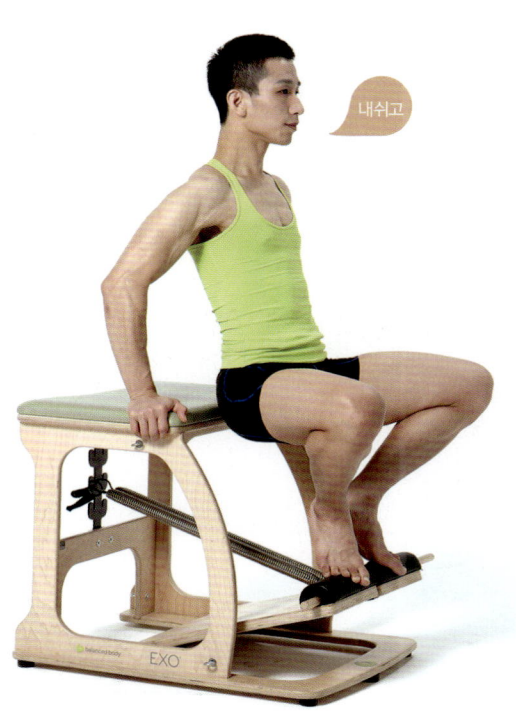

Step **03** 팔꿈치를 편다.
동작이 끝났을 때 페달을 플랫폼까지 누르고
페달에서 조심히 내려온다.

변형 동작
- 프로그 백 자세에서 몸통과 팔은 유지하고 무릎만 굽혔다 펴기를 반복한다.

122 발목 강화
Achilles Stretch

| 주요 효과 | 발목 근육 강화

반복횟수 10~20회

지도방법

- 지속적이며 부드럽게 움직인다.
- 발가락, 발목, 발뒤꿈치까지 발의 정렬을 지킨다.

- 스프링 : 콤보–1H3~2L3
  EXO–1H3~1H4

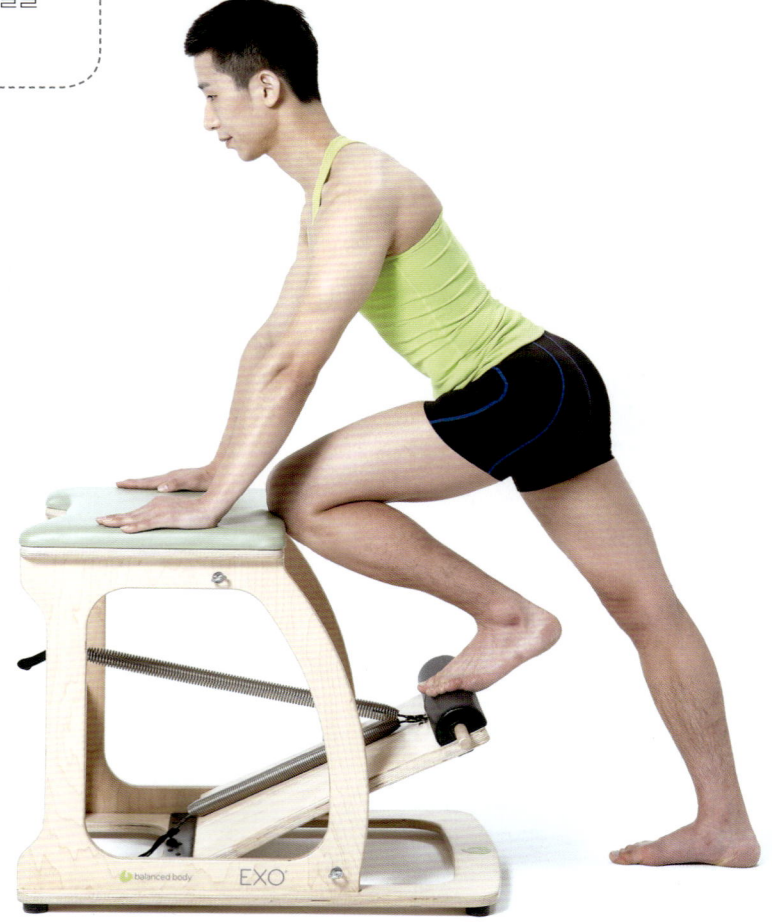

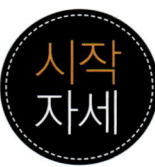

시작 자세 체어를 바라보고 바르게 선다. 양손은 체어의 옆면이나 시트 위에 올린다.
한쪽 다리의 발 볼을 페달 위에 올리고 무릎이 시트 가장자리에 닿도록 한다.

Step 01 상체와 무릎을 고정시킨 상태에서 발목을 이용해 페달을 누른다. 마시고

Step 02 시작자세로 돌아온다. 내쉬고

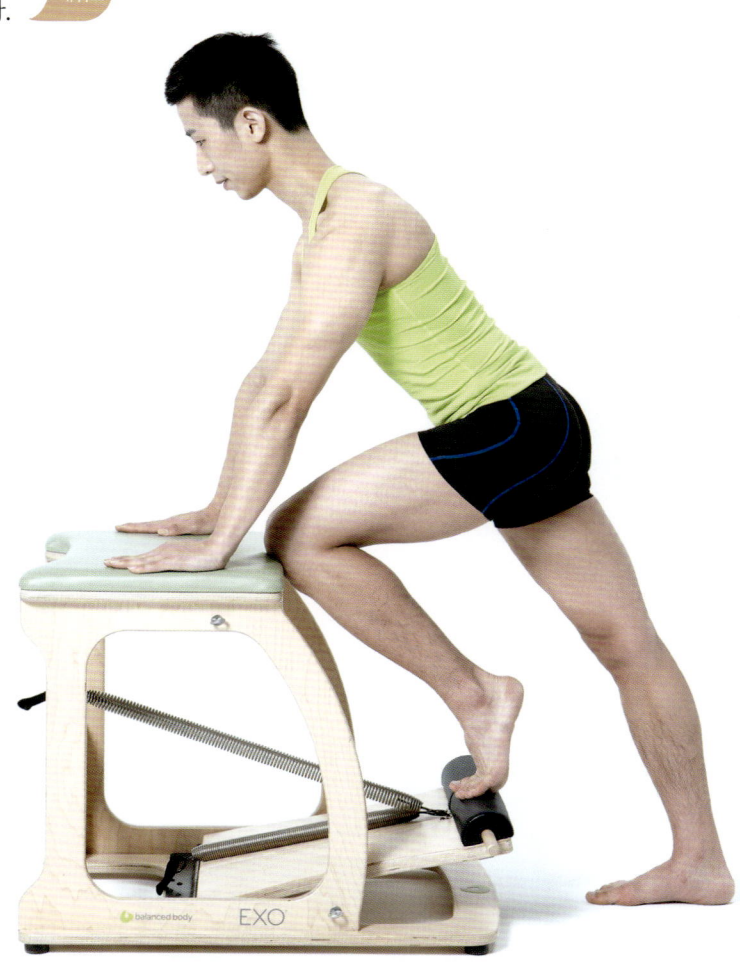

변형 동작
- 상체를 세워 중심을 잡고 해본다.
- 양손은 가슴 앞에 교차하여 지니 자세를 만든다.

응용 동작
- 발의 위치를 발 볼이 아니라 발가락을 두고 할 경우 발바닥 아치를 더 강화시킬 수 있다. 이때 발가락 다섯 개가 항상 페달에 위치하도록 한다.

필라테스 기구 운동 ▶ 체어 ▶ 다리

123 런지
Lunge

| 주요 효과 | 사두근 · 햄스트링 · 둔근 강화

반복횟수 6~10회

지도방법

- 골반은 중립자세를 유지한다.
- 무릎, 골반, 발목의 정렬을 유지한다. 무게중심이 발보다 앞으로 나가지 않도록 한다.
- 지탱하는 다리의 대퇴 사두근에 무게중심을 둔다.
- 시선은 정면을 향하고 서 있는 다리의 무게중심이 가라앉지 않도록 한다.

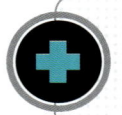

- 무릎에 통증이 있는 경우 반복횟수를 제한하거나 회원이 참을 수 있을 때까지만 무게를 유지한다. 통증이 심해지면 동작을 피한다.

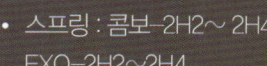

- 스프링 : 콤보-2H2~ 2H4
  EXO-2H2~2H4

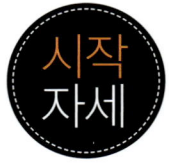

체어의 시트 위에 선다.
한쪽 발은 페달을 밟는다.
양팔은 지니 자세를 한다.

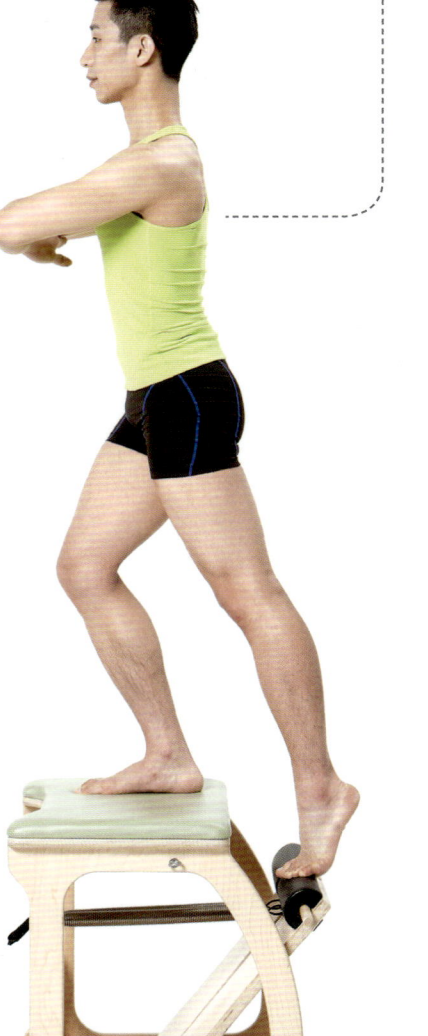

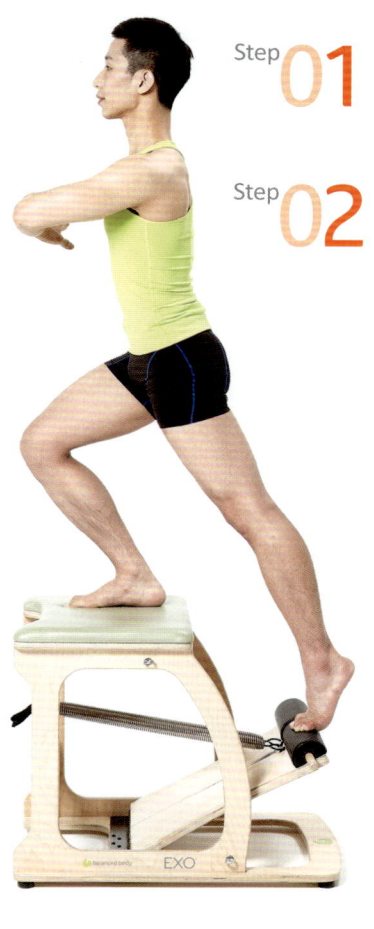

Step **01** 골반을 정렬하고 페달 쪽 다리의 발끝부터 머리 끝까지 일직선을 유지한다. 마시고

Step **02** 페달을 아래로 누른다. 내쉬고

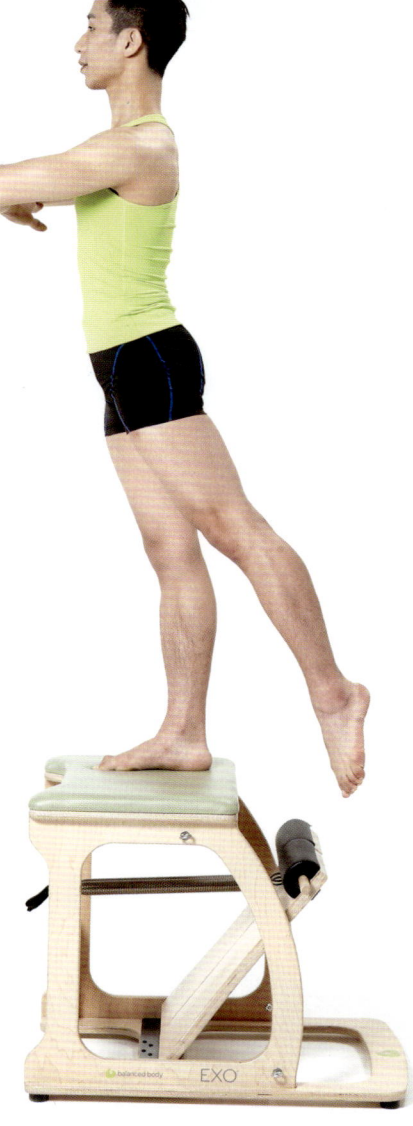

Step **03** 자세를 유지한 상태에서 상체를 끌어올려 페달을 위로 올린다. 6~10회 반복한다. 마시고 내쉬고

Step **04** 페달에서 발을 떨어뜨린다. 내쉬고

응용 동작
- 콤보 체어에서 동작을 할 경우 핸들을 잡고 해본다.

필라테스 기구 운동 ▶ 체어 ▶ 다리

124 스탭 다운
Step Downs

| 주요 효과 | 사두근 · 햄스트링 · 둔근 · 복부 · 발목 강화

반복횟수 6~10회

지도방법

- 무릎에 힘을 빼고 척추를 앞쪽으로 둥글게 하며 복부를 수축한다.
- 골반, 무릎, 발목의 정렬을 유지한다.

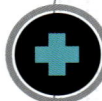
- 무릎에 통증이 있는 경우 저항도를 줄이거나 반복횟수를 줄이고 통증이 심하면 피한다.

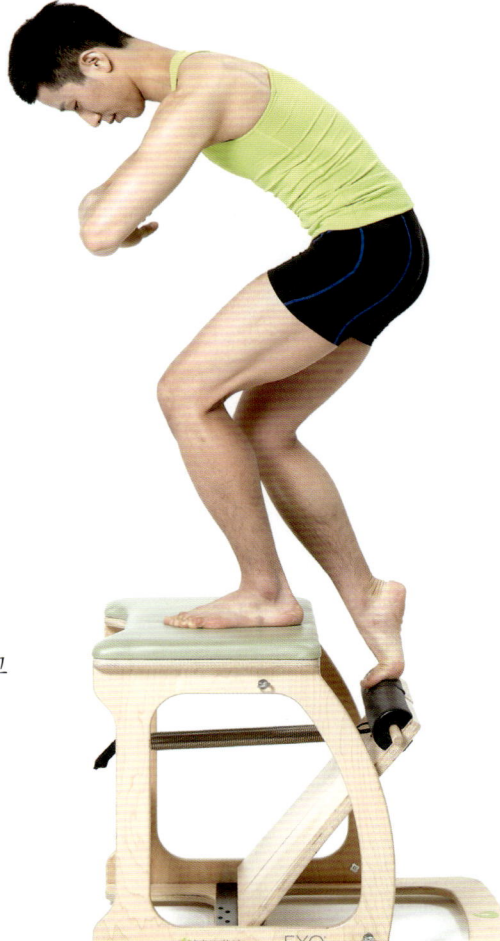

시작 자세
페달을 뒤로하고 시트에 서 있는 자세로 앞쪽 다리를 90° 구부려 척추를 둥글게 하고 뒤쪽 다리로 페달을 밟는다.
팔은 구부려 팔꿈치끼리 잡는다.

124 스탭 다운 **406/407**

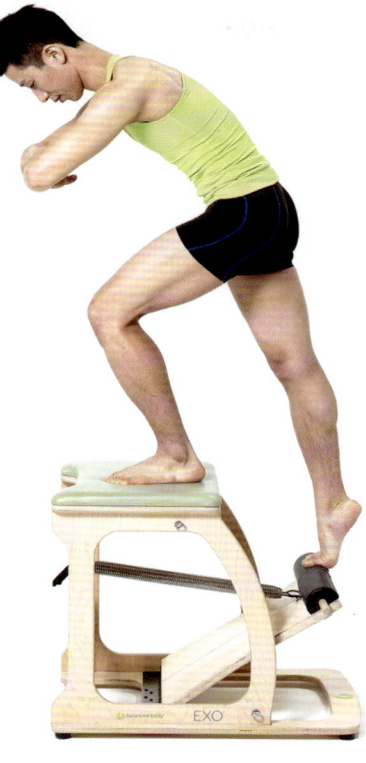

Step **01** 복근을 끌어올리며 무릎은 구부린 채 페달을 내린다. 마시고

Step **02** 시작자세로 돌아온다. 내쉬고

변형 동작
- 스프링의 저항도를 줄여 운동을 한다.
- 뒤로 돌아 페달을 보고 시트 위에 서서 바닥과 평행이 될 때까지 한쪽 다리를 구부린다.
  페달 위에 다른쪽 발 볼을 대고 상체를 둥글게 한 뒤 페달을 내린다.

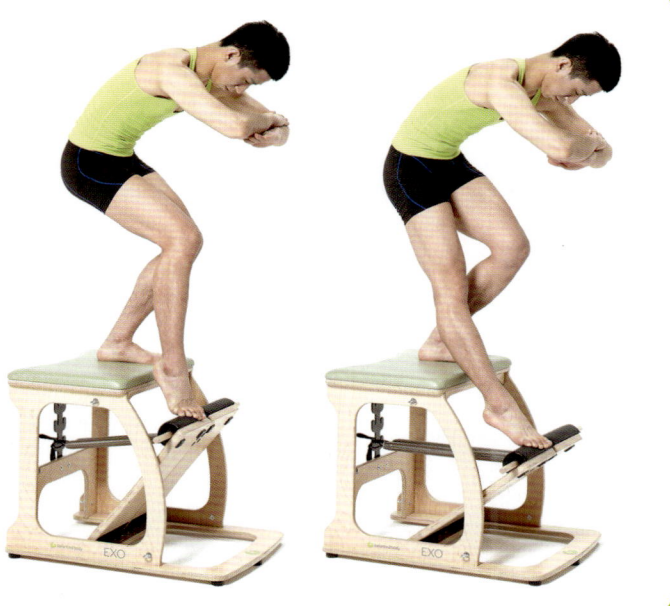

응용 동작
- 체어 옆 방향으로 시트에 서서 페달에서 먼쪽 다리를 구부리고 가까운 쪽 다리는 페달을 밟고 상체를 둥글게 한 뒤 내린다.

필라테스 기구 운동 ▶ 배럴 ▶ 복부

125 롤다운
Roll Down

| 주요 효과 | **복부 강화**

반복횟수 **4~6회**

지도방법

- 시작 전에 복부를 수축하며 척추를 길게 늘린다.
- 복부를 수축하며 둔부를 약하게 조인다.
- 척추를 말아 내리고 올릴 때 가능한 C 커브를 길게 유지한다.
- 척추의 C 커브와 허리의 안정성을 유지할 수 있는 정도만 내려간다.
- 귀와 어깨가 멀어지게 한다.
- 가슴은 열고 어깨는 내린다.

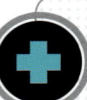
- 목과 등의 통증이 있는 경우 척추를 말아 내릴 때 가동범위를 제한한다.
- 척추를 둥글게 말아 내리기 어려운 경우 척추를 곧게 세워 동작한다.
- 골다공증이 있는 경우 동작을 피한다.

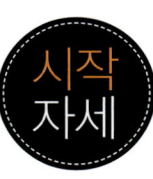
시작 자세
다리를 래더에 올린 채 배럴 꼭대기 바로 아랫부분에 앉는다. 머리에서 꼬리뼈까지 일직선이 되도록 정렬한다. 양손은 바를 잡고 가슴 앞으로 뻗어준다.

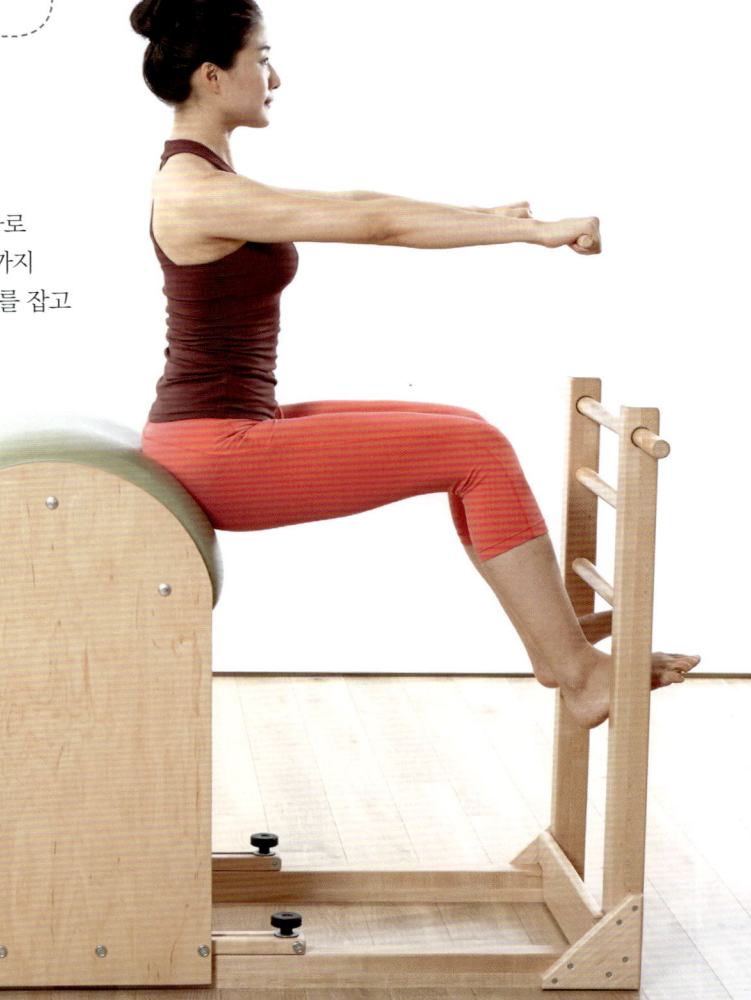

Step 01 좌골을 위로 끌어당긴다. (마시고)

Step 02 복부와 둔부를 수축시키고 척추를 하나씩 말아 내려간다. (내쉬고)

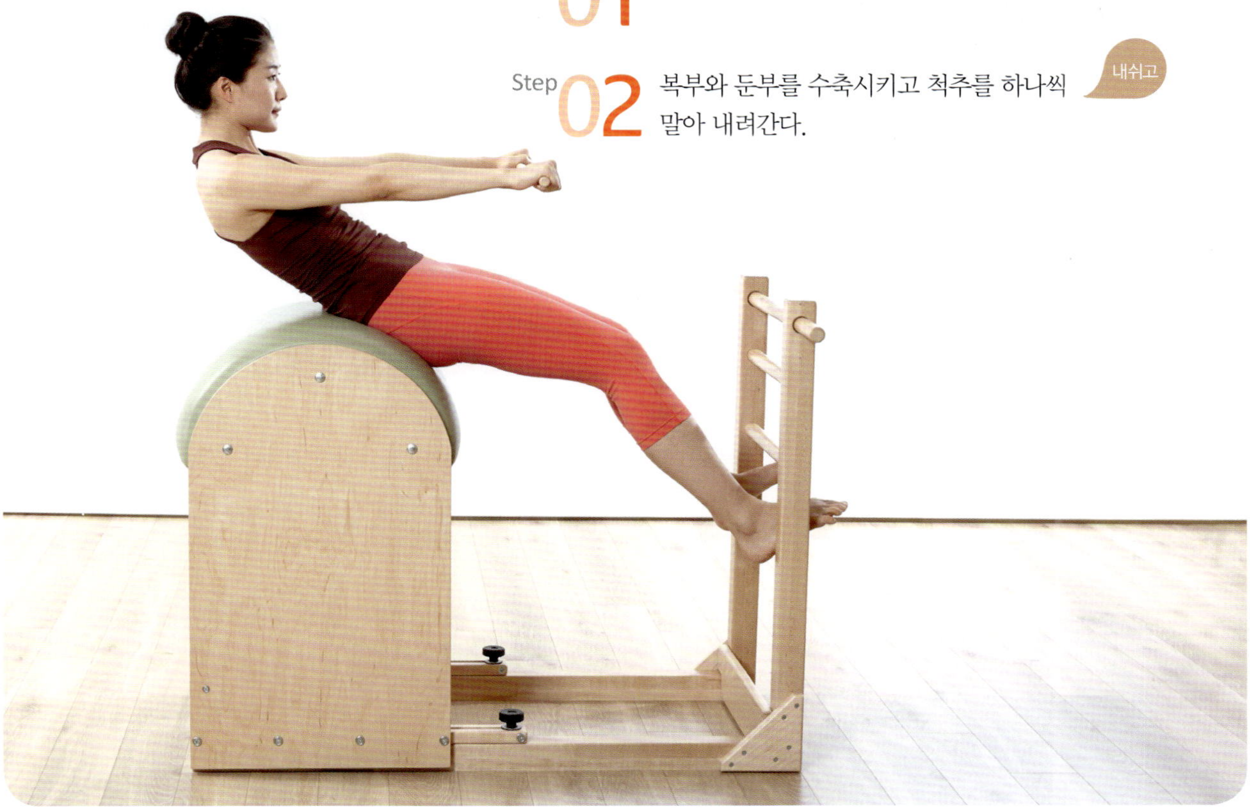

Step 03 숨을 짧게 쉬며 몸의 위치를 유지한다. (마시고)

Step 04 시작자세로 돌아온다. (내쉬고)

응용 동작
- 팔짱을 끼거나 흉골 높이로 바를 고정해서 몸 양쪽 방향으로 회전한다.
- 팔을 위로 올리거나 양손으로 머리 뒤를 받쳐 배럴 위쪽으로 등을 스트레칭한다.

아크 배럴
- 발은 다양한 포지션으로 하고 스텝에 앉아서 꼬리뼈부터 말아 내리고 팔을 돌려 스트레칭한 후 척추를 말아 올린다.
- 손을 깍지 껴서 머리 뒤에 대고 척추를 말아 내리고 올린다.
- 척추를 말아 내리고 다리와 팔을 쭉 뻗어 스트레칭을 한 후 다시 말아 올린다.

필라테스 기구 운동 ▶ 배럴 ▶ 복부

126 사이드 싯업
Side Sit Up

| 주요 효과 | 복사근 · 요방형근 강화, 골반 안정화

반복횟수 6~10회

지도방법

- 양쪽 골반의 위치를 같은 높이로 유지하고 척추를 길게 세운다.
- 복부를 수축하며 몸통을 들어 올리고, 몸통은 골반으로부터 떼어 낸다고 생각한다.
- 근육의 연결을 느끼기 위해 몸통을 바닥 쪽과 천장 쪽으로 회전한다.
- 바닥 쪽으로 회전시키면 등 근육을 인지할 수 있게 되고, 천장 쪽으로 회전시키면 복부를 인지할 수 있게 된다.

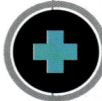

- 몸통을 측면으로 들어 올릴 때 등의 통증이 있는 경우 가동범위를 줄이고 통증이 심하면 동작을 피한다.
- 천장관절의 통증이 있는 경우 운동범위를 매우 작게하거나 운동을 피한다.
- 골다공증이 있는 경우 동작을 피한다.

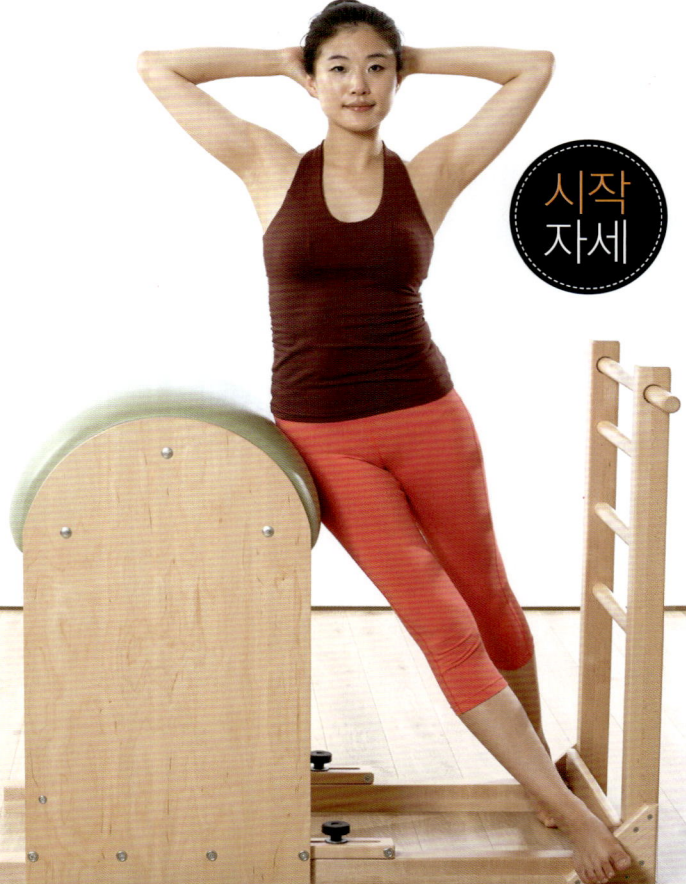

시작 자세

다리를 쭉 뻗어 위쪽 다리는 프레임의 뒤쪽에, 아래쪽 다리는 프레임의 앞쪽에 올려 발바닥 전체로 지지한다. 골반은 배럴 쪽으로 눌러 척추를 길게 세운다. 양손은 머리 뒤에 깍지를 끼고 팔꿈치를 열어준다.

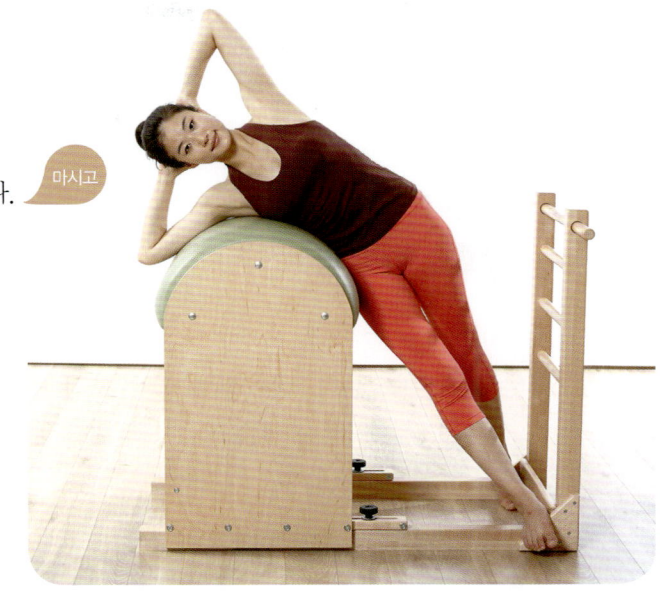

Step **01** 골반을 똑바로 정면을 보게 하고 몸을 머리부터 골반까지 연결시키며 내려간다. 마시고

Step **02** 복부를 수축시키며 몸을 세운다. 내쉬고

변형 동작

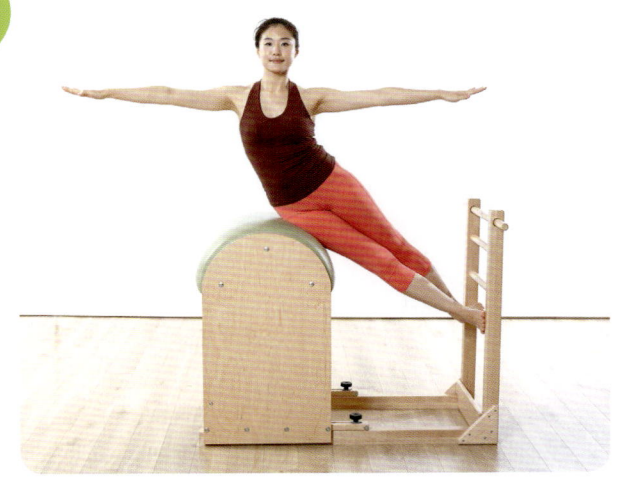

- 팔짱을 끼거나 양팔을 머리 위로 뻗거나 옆으로 편다.

- 윗발은 래더의 낮은 쪽 래더에, 아래쪽 다리는 윗발 발목 뒤로 걸어 배럴에 앉는다. 팔을 양쪽으로 뻗거나 다양한 팔 동작으로 하고 몸통을 내렸다 올렸다 한다.

응용 동작

아크 배럴
- 옆을 보고 웰 안쪽에 앉아 아래쪽 무릎은 구부리고 위쪽 다리는 뻗어 몸통과 선을 맞춘다.
- 양손은 머리 뒤에 깍지를 끼고 팔꿈치를 열어 아크의 배럴에 기대면서 몸통의 측면을 스트레칭한다.
- 복부를 수축시키며 몸통을 들어 올렸다 내리기를 반복한다.
- 근육의 연결을 느끼기 위해 몸통을 바닥 쪽과 천장 쪽으로 회전시킨다.
- 동작이 끝나면 몸통을 완전히 세워 몸통의 반대쪽 측면을 스트레칭한다.

필라테스 기구 운동 ▶ 배럴 ▶ 복부

127 사이드 싯업 - 고급
Side Sit Up - Advanced

| 주요 효과 | 복사근 · 요방형근 강화, 골반 안정화

반복횟수 6~10회

지도방법

- 양쪽 골반이 정면을 향하도록 유지한다.
- 복부를 수축하며 몸통을 들어 올리고, 몸통은 골반으로부터 떼어 낸다고 생각한다.
- 근육의 연결성을 느끼기 위하여 몸통을 앞뒤로 조금씩 회전한다.

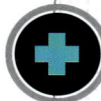

- 등이나 천장관절에 통증이 있는 경우 가동범위를 줄이거나 동작을 피한다.
- 골다공증이 있는 경우 동작을 피한다.

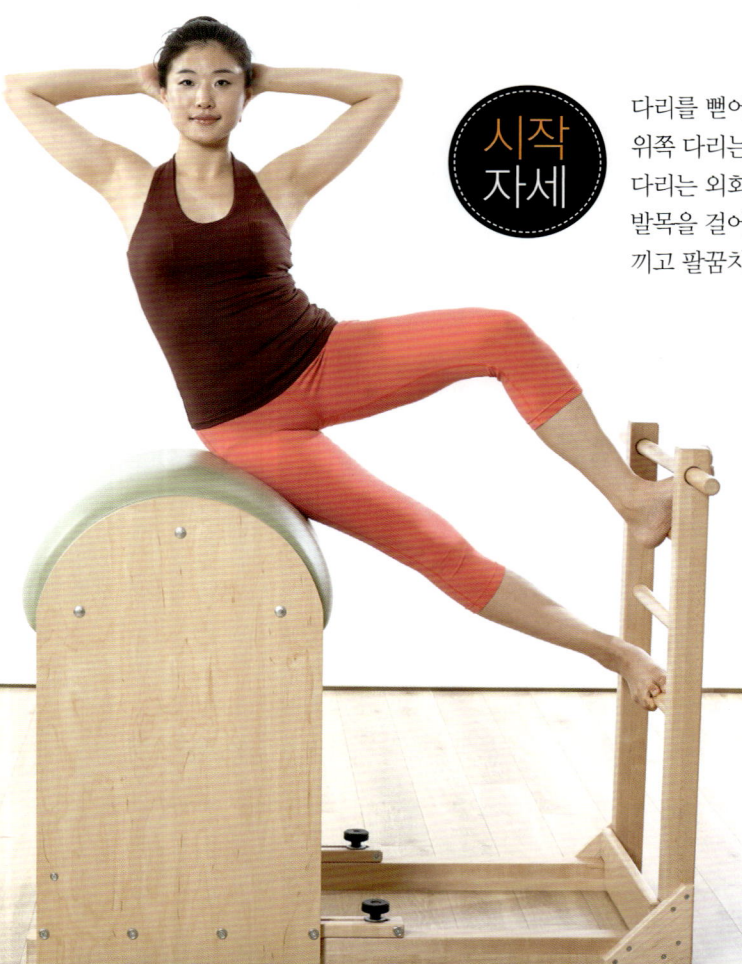

시작 자세

다리를 뻗어 아래쪽 다리는 낮은 래더에, 위쪽 다리는 높은 래더에 둔다. 이때 위쪽 다리는 외회전하여 무릎을 굽힌 상태에서 발목을 걸어준다. 양손은 머리 뒤에 깍지를 끼고 팔꿈치를 열어준다.

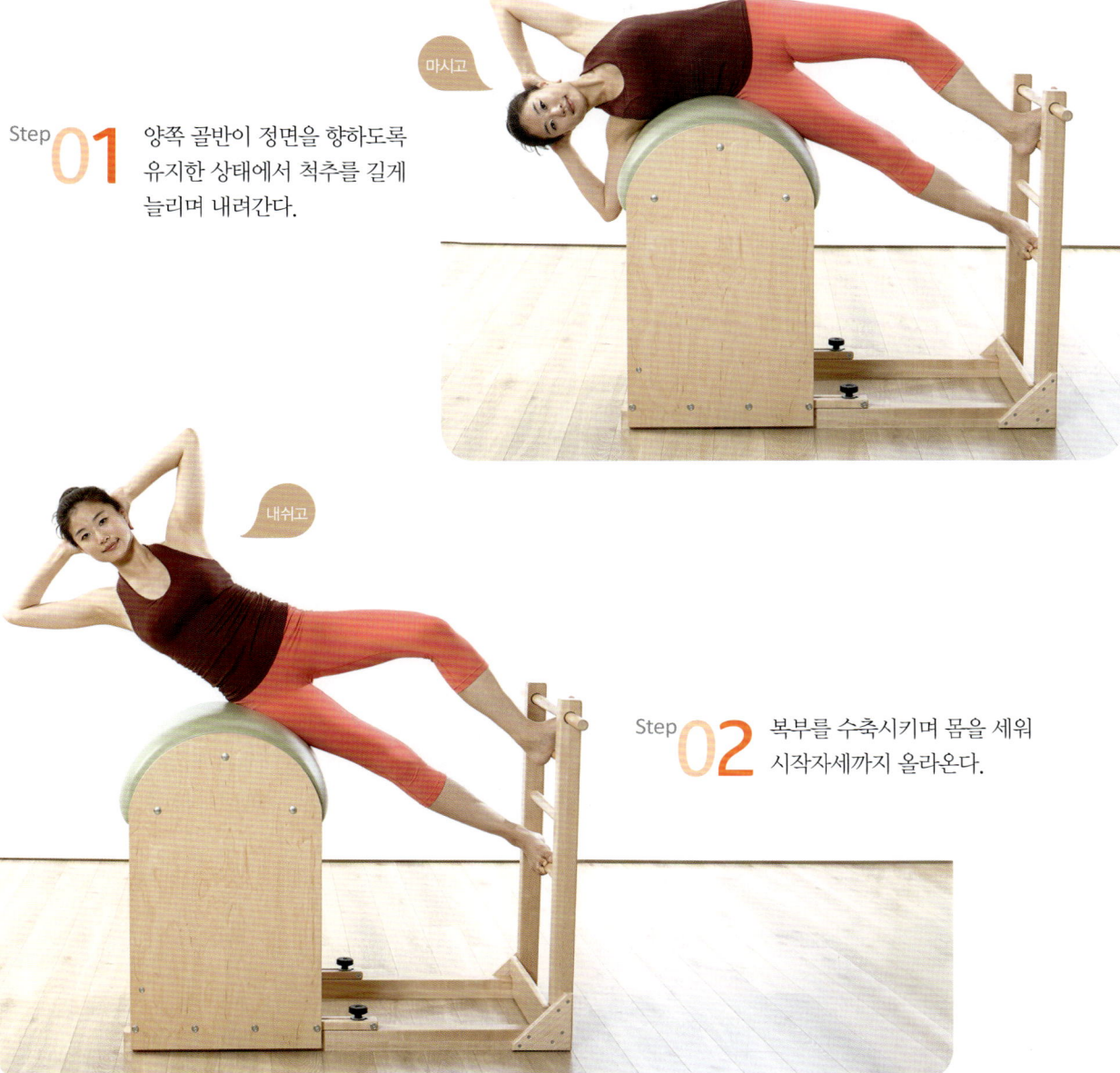

Step 01 양쪽 골반이 정면을 향하도록 유지한 상태에서 척추를 길게 늘리며 내려간다.

Step 02 복부를 수축시키며 몸을 세워 시작자세까지 올라온다.

응용 동작
- 시작자세에서 양손으로 링을 잡아 머리 위로 뻗은 후 몸통을 들어 올렸다 내리기를 반복한다.

필라테스 기구 운동 ▶ 배럴 ▶ 등

128 스완 다이브
Swan Dive

| 주요 효과 | 등 신전근 · 둔근 · 햄스트링 강화

반복횟수 4~8회

지도방법

- 동작을 하는 동안에 척추 곡선을 유지한다.
- 머리는 척추 라인에 유지한다.
- 머리를 떨어뜨리지 않도록 하며 머리가 동작을 주도하지 않는다.
- 귀와 어깨가 멀어지게 한다.
- 키가 큰 사람은 첫 번째 래더에 발을 두거나 무릎을 구부려서 시작한다.

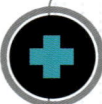
- 허리에 통증이 있는 경우 가동범위를 줄여준다.

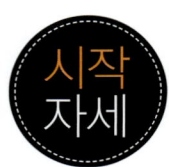 **시작 자세**
첫 번째 래더에 다리를 살짝 외회전하여 올리고 엎드린다. 허벅지의 가장 윗부분을 배럴에 두고 양팔을 머리 위로 올린다.

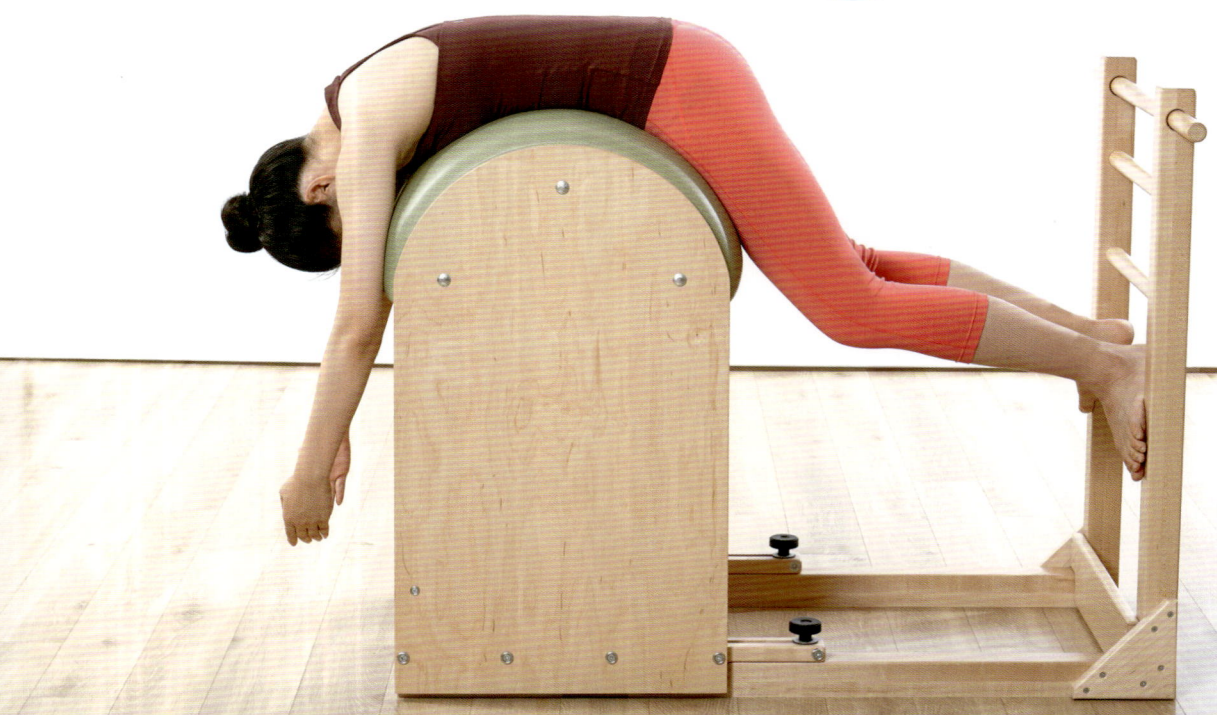

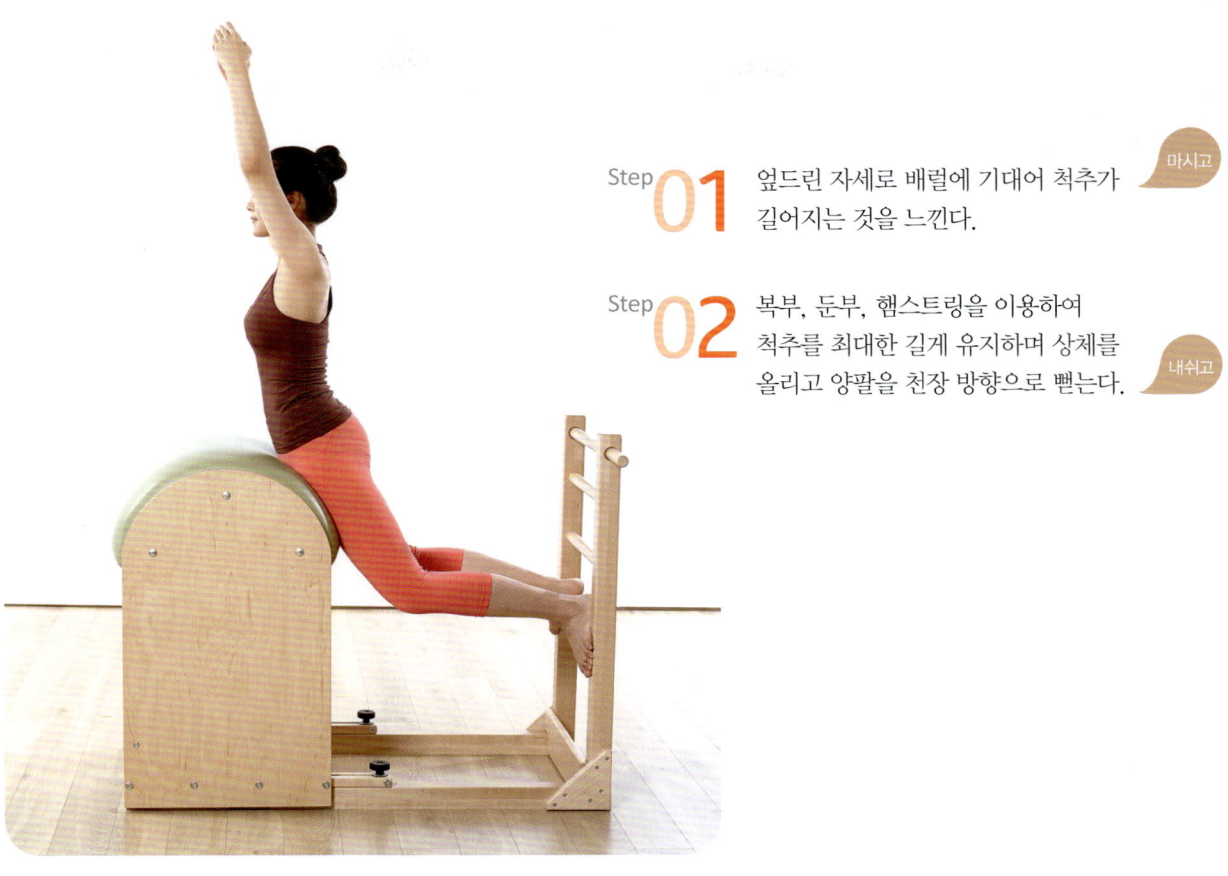

Step 01 엎드린 자세로 배럴에 기대어 척추가 길어지는 것을 느낀다. _{마시고}

Step 02 복부, 둔부, 햄스트링을 이용하여 척추를 최대한 길게 유지하며 상체를 올리고 양팔을 천장 방향으로 뻗는다. _{내쉬고}

변형 동작

- 손을 배럴에 두고 등 신전을 도와준다.
- 팔을 양옆으로 뻗어서 동작을 한다.
- 등 신전 후 몸통을 회전한다.
- 양쪽 무릎을 쭉 뻗고 동작을 한다.

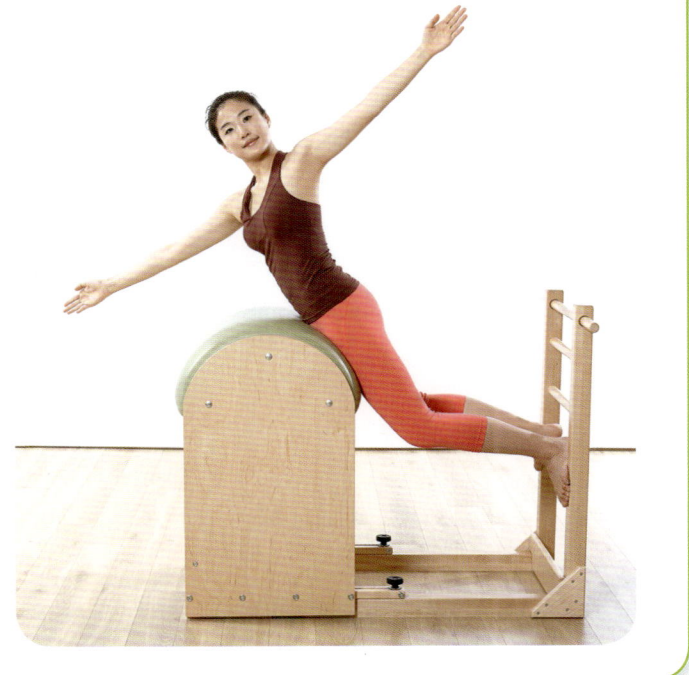

필라테스 기구 운동 ▶ 배럴 ▶ 등

129 레그 리프트
Leg Lifts

| 주요 효과 | 등 신전근 · 고관절 신근 강화

반복횟수 6~10회

지도방법

- 동작을 하는 동안 복부에 집중한다.
- 몸통을 최대한 길게 유지하기 위해 등, 둔근, 햄스트링에 차례대로 힘을 준다.
- 귀와 어깨가 멀어지게 한다.

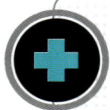

- 허리에 통증이 있는 경우 가동범위를 줄이고 통증이 심할 경우 동작을 피한다.
- 천장관절에 통증이 있는 경우 편안한 범위 내에서 동작을 하고 통증이 심할 경우 동작을 피한다.
- 팔목, 팔꿈치, 어깨에 통증이 있는 경우 횟수를 줄이거나 동작을 피한다.

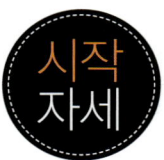

배럴의 탑에 골반을 두고 엎드려 누운 자세를 한다.
팔은 래더를 살짝 저항하는 느낌을 갖고 귀와 어깨 간격을 유지한다.

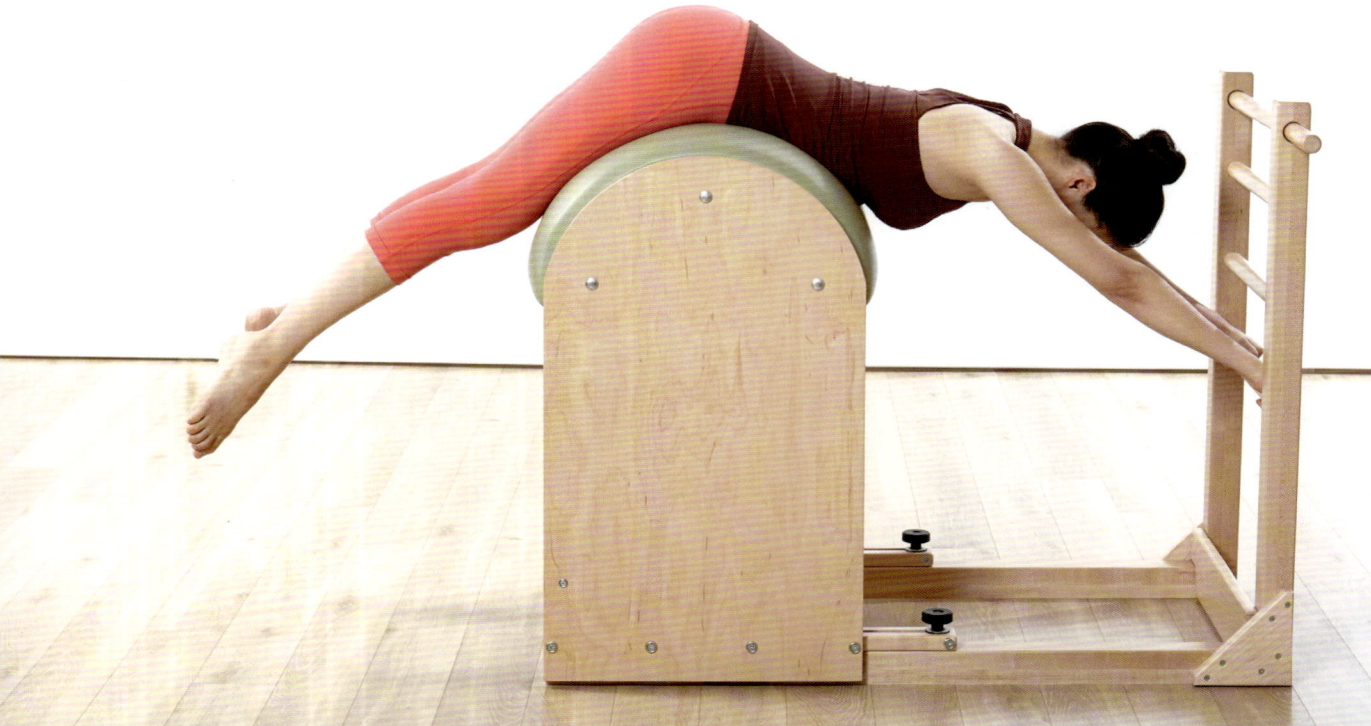

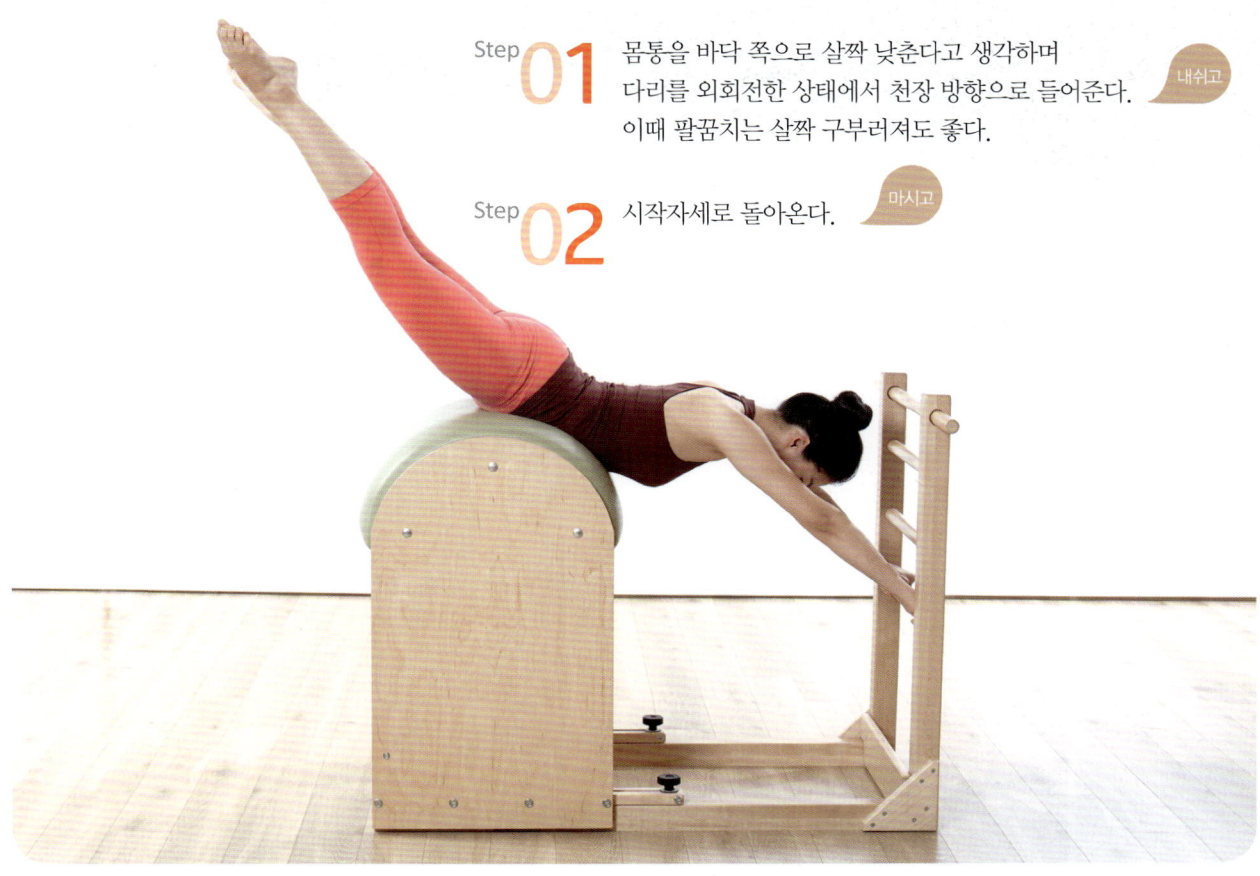

Step 01 몸통을 바닥 쪽으로 살짝 낮춘다고 생각하며 다리를 외회전한 상태에서 천장 방향으로 들어준다. 이때 팔꿈치는 살짝 구부러져도 좋다. *내쉬고*

Step 02 시작자세로 돌아온다. *마시고*

변형 동작
- 배럴 운동 시작 전에 아크에서 먼저 운동한다.
- 한쪽 다리만 들어 올리기를 먼저 연습한다.

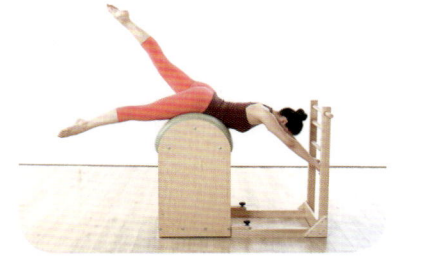

응용 동작
- 다리를 천장 방향으로 들어 올리고 골반의 안정성을 유지한 상태에서 수영하듯 다리를 교차한다.
- **그래스호퍼** : 다리를 천장 방향으로 들어 올린 상태에서 다이아몬드 모양으로 무릎을 구부리며, 발뒤꿈치를 붙인다. 내쉬는 호흡에 다시 두 다리를 뻗고 시작자세로 돌아온다.
- 무릎을 굽힌 상태에서 발뒤꿈치를 서로 교차해도 좋다.

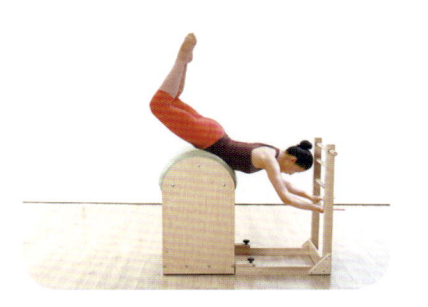

필라테스 매트 운동 ▶ 목/어깨/팔

130 클라임 어 트리
Climb a Tree

| 주요 효과 | 등 신전근 · 복부 강화, 햄스트링 스트레칭

반복횟수 4회

지도방법

- 복부를 수축하여 척추를 길게 유지한다.
- 나무를 타고 오르내리듯 부드럽게 동작을 연결한다.
- 귀와 어깨가 멀어지게 하고 목을 길게 유지한다.
- 상체가 내려갈 때는 다리를 천장으로 단단히 고정하고 상체가 올라올 때는 척추가 중립을 유지할 수 있도록 한다.

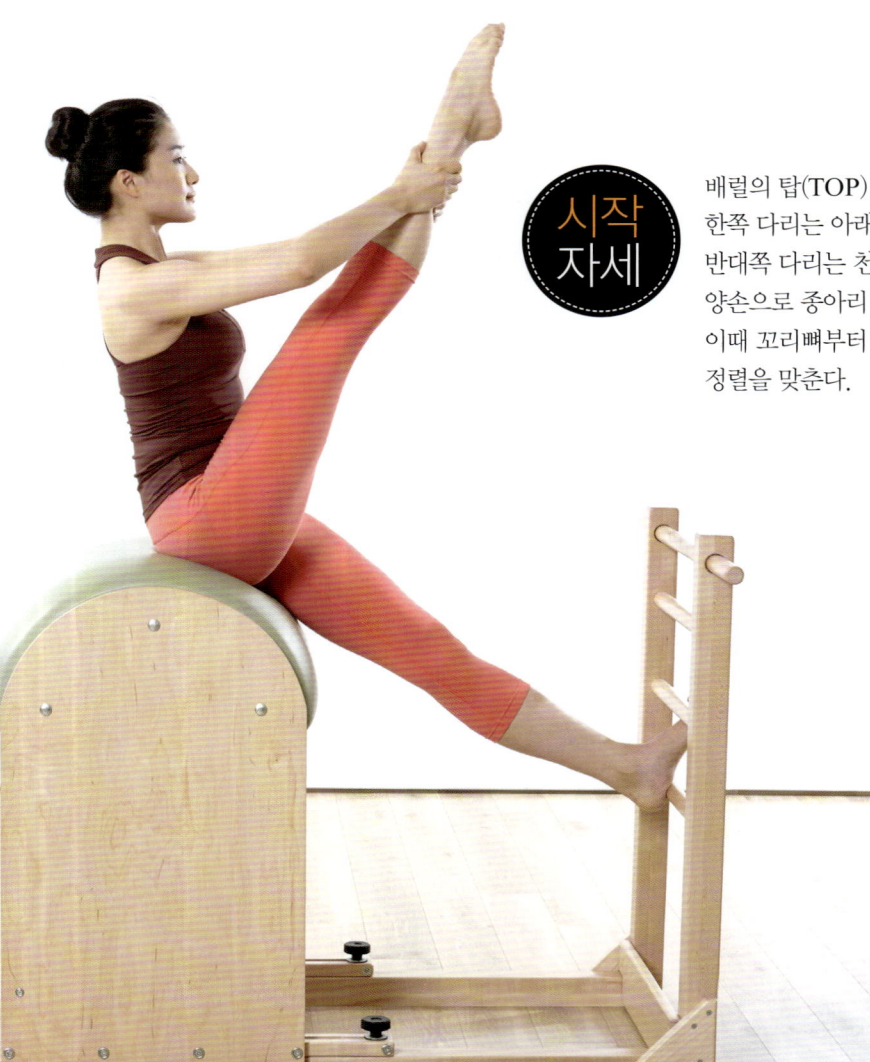

시작 자세

배럴의 탑(TOP) 조금 아래쪽에 앉는다.
한쪽 다리는 아래쪽 래더에 발목을 걸고
반대쪽 다리는 천장 방향으로 쭉 뻗어 올려
양손으로 종아리 혹은 발목을 잡는다.
이때 꼬리뼈부터 머리까지 일직선이 되도록
정렬을 맞춘다.

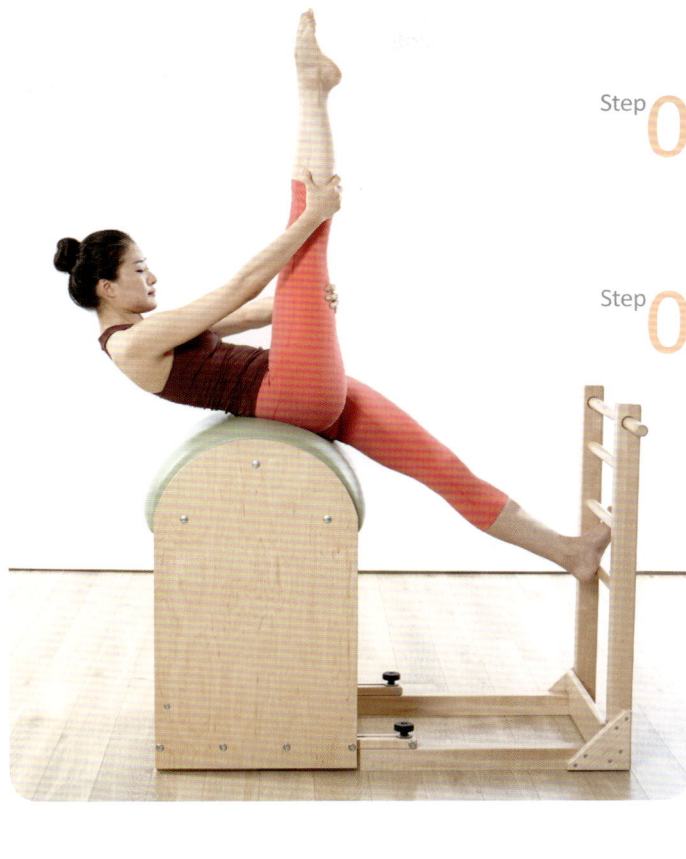

Step 01 발끝이 천장을 향해 길어진다 생각하며 다리를 단단하게 고정하고 복부를 수축하여 척추도 길게 뻗는다. 마시고

Step 02 좌골을 끌어당긴다는 느낌으로 복부를 수축시켜 롤다운하듯 내려간다. 이때 두 손은 나무를 타고 내려오듯 다리를 잡고 내려간다. 내쉬고

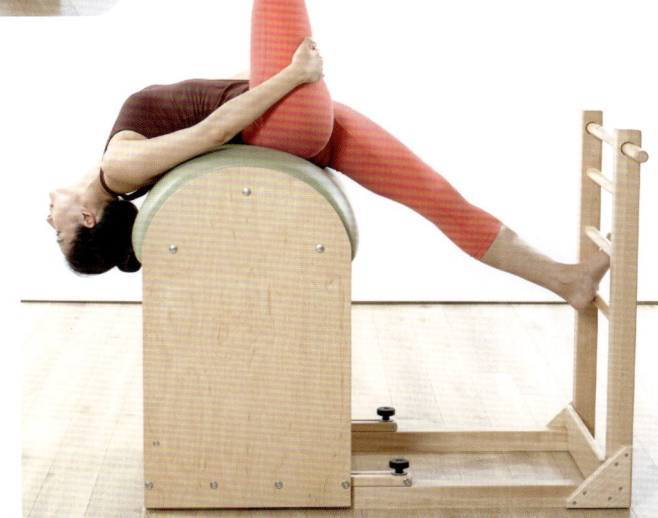

Step 03 배럴에 등이 다 닿도록 누워 척추 신전을 느낀다. 이때 힘을 풀고 있는 것이 아니라 다리와 척추가 각각 길어진다고 생각한다. 마시고

Step 04 복부를 수축시키고 척추를 말아 올려 시작자세로 올라온다. 내쉬고

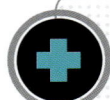
- 목, 어깨에 통증이 있는 경우 가동범위를 줄이거나 동작을 피한다.
- 햄스트링이 타이트한 경우는 동작 전 무릎을 굽혔다 펴기를 반복하며 햄스트링 스트레칭을 하거나 무릎을 살짝 굽힌 상태, 혹은 상체와 다리의 위치를 조금 멀게하여 시작한다.
- 허리에 통증이 있는 경우는 가동범위를 줄이거나 동작을 피한다.

필라테스 기구 운동 ▶ 배럴 ▶ 다리

131 래더 배럴 스트레칭
Ledder Barrel Stretches

| 주요 효과 | 햄스트링 · 내전근 · 대퇴사두근 · 측면 힙 · 뒤쪽 힙 스트레칭

반복횟수 30~40초 유지

지도방법

- 양쪽 골반의 높이를 유지하기 위해 패드나 작은 박스를 덧대고 그 위에 선다.
- 최소 45초 이상 스트레칭 자세를 유지한다.
- 충분한 호흡을 통해 긴장과 이완을 반복하며 스트레칭한다.
- 골반의 높이를 그대로 유지하며 스트레칭한다.

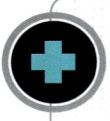

- 무릎에 통증이 있는 경우 이상근과 대퇴사두근 스트레칭을 주의하며, 천장관절 문제가 있을 경우 측면 스트레칭에 주의를 기울이거나 동작을 피한다.
- 골다공증이 있는 경우 동작을 피한다.

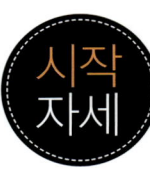
시작 자세

배럴을 바라본채 래더에 기대어 선다.
양쪽 골반의 위치가 같도록 유지한 상태에서
한쪽 다리를 배럴 위에 올려놓는다.

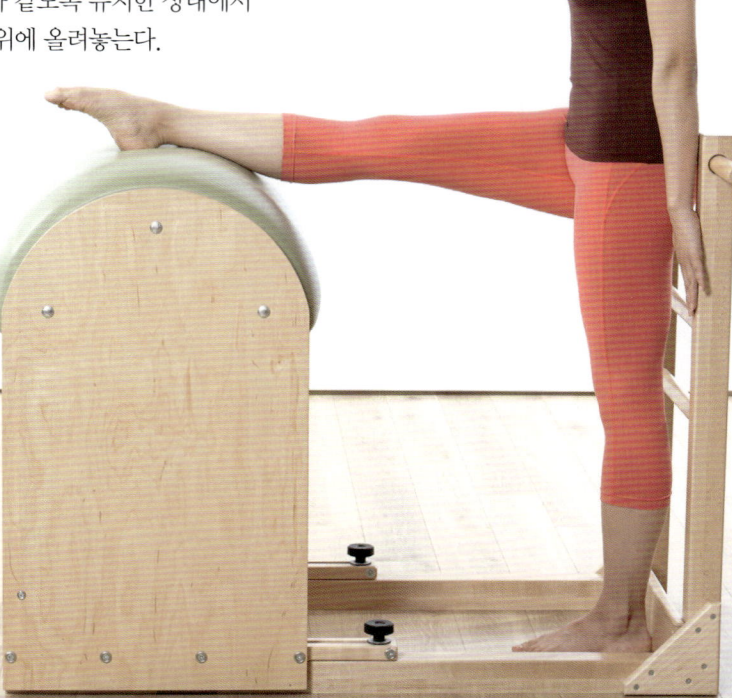

Step 01 등을 둥글게 만 채로 다리 위쪽으로 몸을 기울이고
양손을 배럴 위에 뻗어 놓는다.
물 흐르듯 자연스럽게 깊은 호흡을 한다.

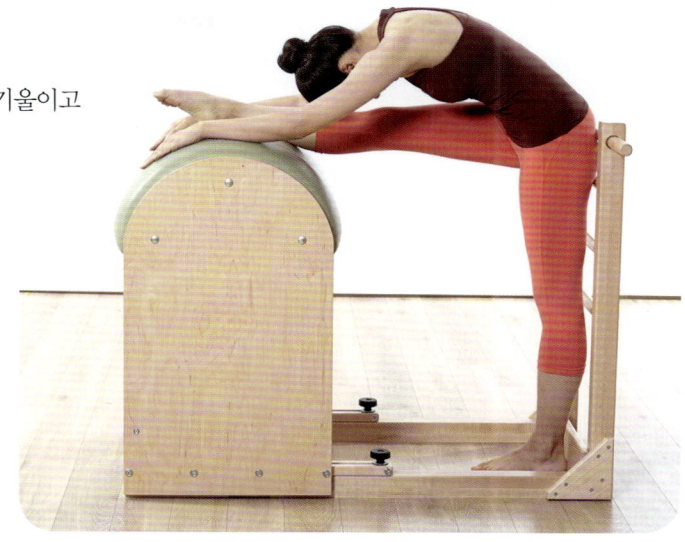

변형 동작
- **햄스트링 스트레칭** : 배럴 위에 한쪽 다리를 올린 상태에서 양손은 래더를 잡고 반대쪽 다리의 무릎을 구부렸다 펴면서 햄스트링 스트레칭을 한다.

응용 동작
- **이상근 스트레칭** : 배럴을 바라본 채 한쪽 다리를 배럴 위에 올린 후 외회전시킨 상태에서 무릎을 구부린다. 양손은 래더를 잡고 몸을 앞으로 기울여 이상근을 스트레칭한다.

- **대퇴사두근 스트레칭** : 래더를 바라본 채 배럴 위에 한쪽 발등을 올려놓고 양쪽 무릎의 위치를 맞춘다. 복부를 수축시켜 힙을 앞으로 살짝 밀어준다는 생각을 하며 대퇴사두근을 스트레칭한다.

- **사이드 스트레칭** : 정면을 바라본 채 한쪽 다리를 배럴 위에 올리고 같은쪽 손을 배럴 위에, 반대쪽 손은 천장을 향해 뻗어준다. 양쪽 골반의 위치를 유지하며 배럴 쪽으로 몸통을 기울인다.

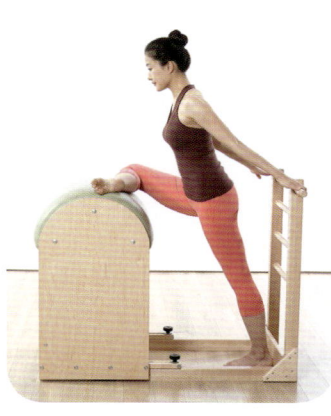 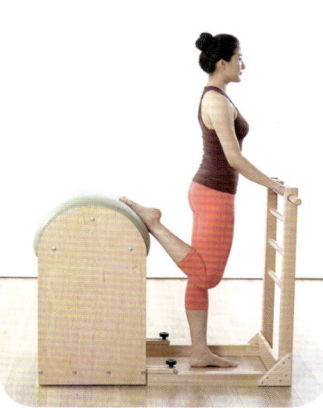 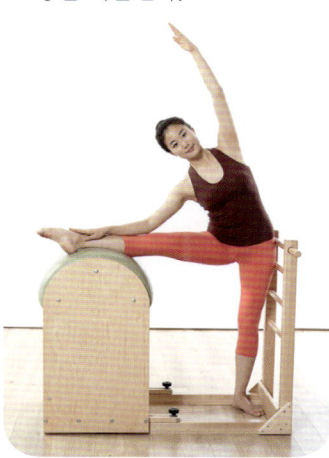

필라테스 기구 운동 ▶ 배럴 ▶ 다리

132 승마 자세
Horseback

| 주요 효과 | 내전근·둔근·햄스트링·복부 강화

반복횟수 6~10회

지도방법

- 골반을 배럴 위에서 들어 올린다.
- 자세를 고정하고 조절하며 내려온다.
- 동작을 하는 동안 복부의 힘을 유지한다.

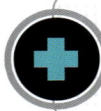
- 사타구니 염좌와 천장관절에 통증이 있는 경우 동작을 피한다.

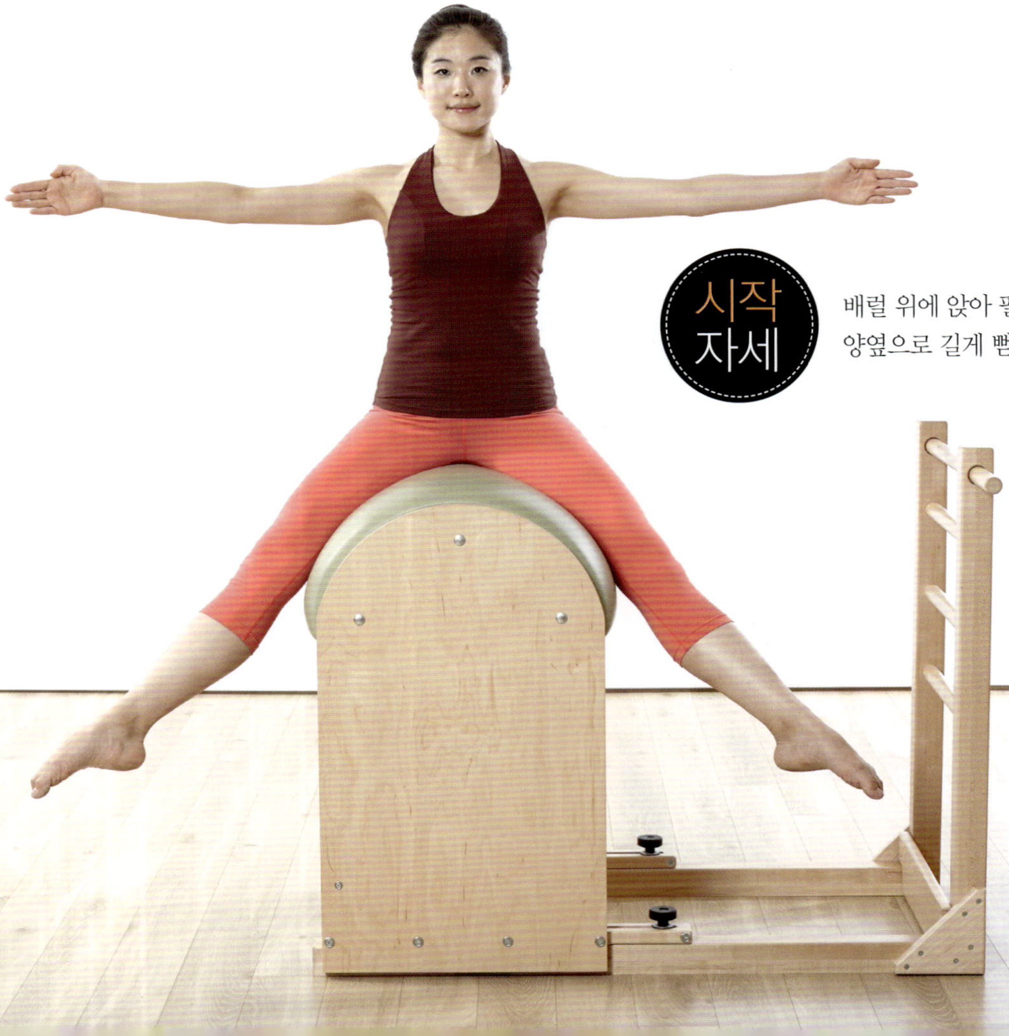

시작자세 배럴 위에 앉아 팔과 다리는 양옆으로 길게 뻗는다.

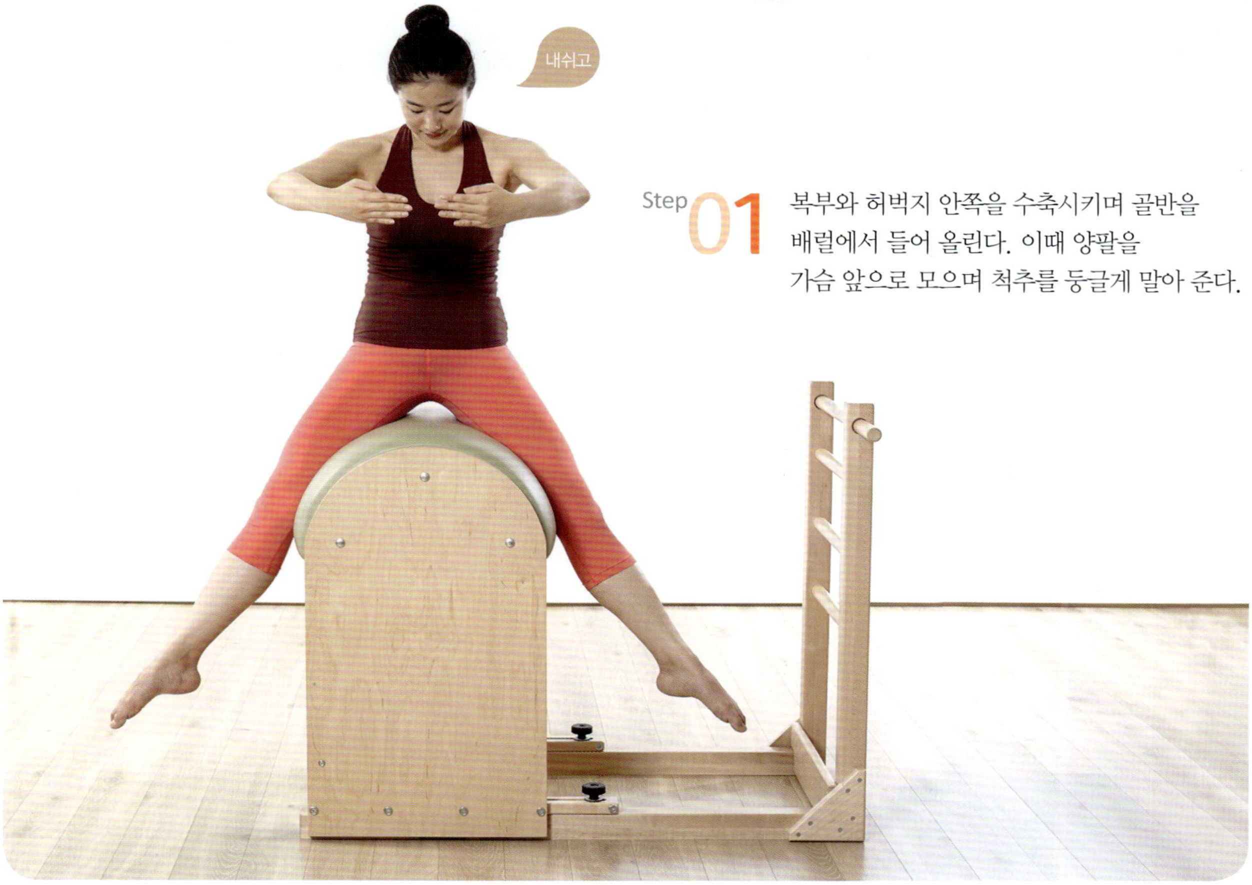

내쉬고

Step 01 복부와 허벅지 안쪽을 수축시키며 골반을 배럴에서 들어 올린다. 이때 양팔을 가슴 앞으로 모으며 척추를 둥글게 말아 준다.

Step 02 근육의 힘을 한 번에 풀지 말고 조절하며 시작자세로 돌아온다.

마시고

변형 동작
- 팔은 사용하지 않고 골반만 들어 올렸다 내리기를 반복한다.
- 골반을 배럴 위에 들어 올린 상태에서 상체만 둥글게 말았다 폈다를 반복한다. 이때 팔도 함께 움직인다.

응용 동작
- 짐볼을 가슴 앞에 안고 동작한다.
- 위쪽 등에 밴드를 넓게 펼쳐 감싸고 양손으로 잡아 등을 구부릴 때 양팔을 앞으로 뻗어 등을 확장시키며 늘린다.

필라테스 기구 운동 ▶ 배럴 ▶ 다리

133 시저
Scissors

| 주요 효과 | 내전근 · 고관절 굴근 강화 및 스트레칭

반복횟수 6~10회

지도방법

- 키가 작은 사람은 박스를 두고 배럴에 올라가 안전하게 눕는다.
- 복부를 수축하여 몸통과 골반의 안정성을 유지한다.
- 몸통과 골반의 안정성이 유지되는 범위 내에서 다리를 최대한 멀리 뻗는다.
- 귀와 어깨가 멀어지게 한다.

➕
- 목에 통증이 있는 경우 목에 힘을 빼고 압박감을 주지 않는다.
- 허리에 통증이 있는 경우 통증을 견딜수 있는 정도의 굴곡에서만 동작을 하고 통증이 심해지면 동작을 피한다.
- 골다공증이 있는 경우 동작을 피한다.

시작 자세 배럴의 탑(Top) 부분에 허리를 대고 누워 양손은 두 번째 래더를 잡는다. 골반을 고정한 상태에서 다리는 천장 방향으로 뻗어 올린다.

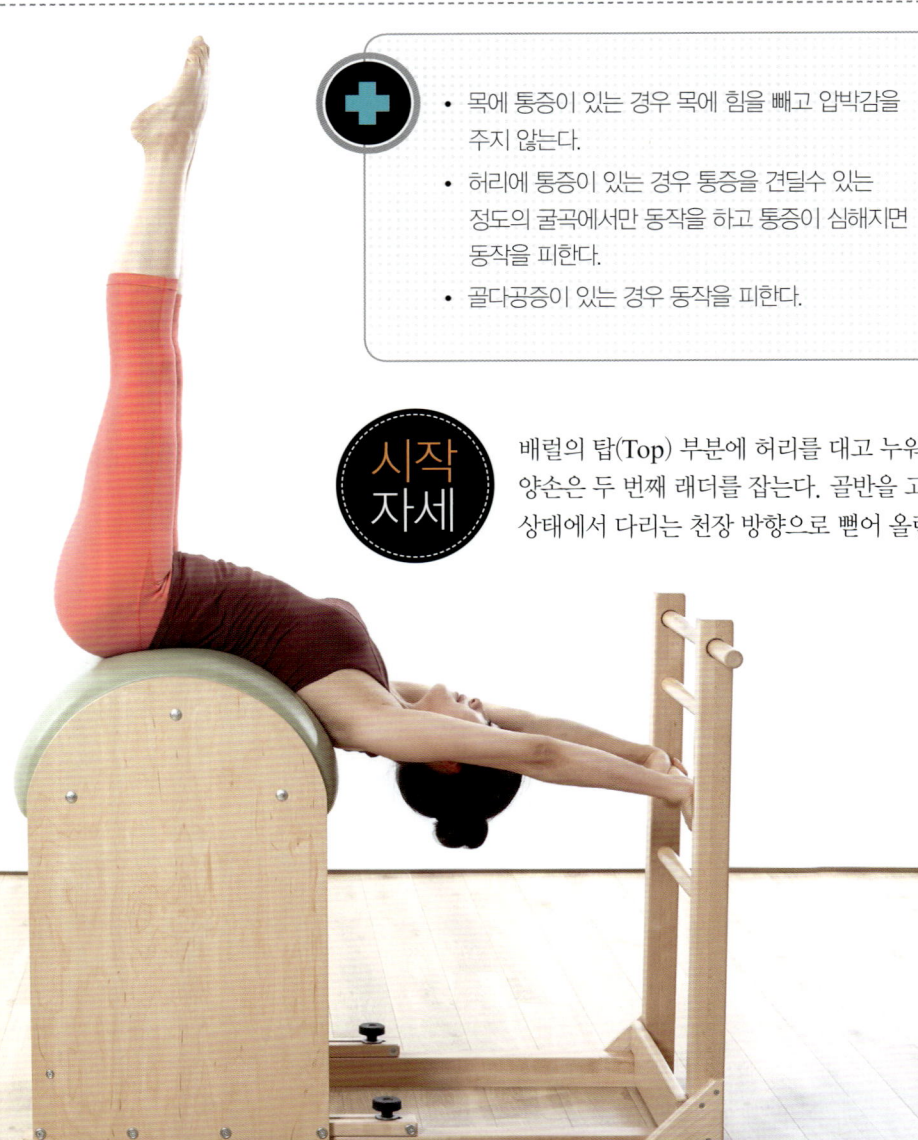

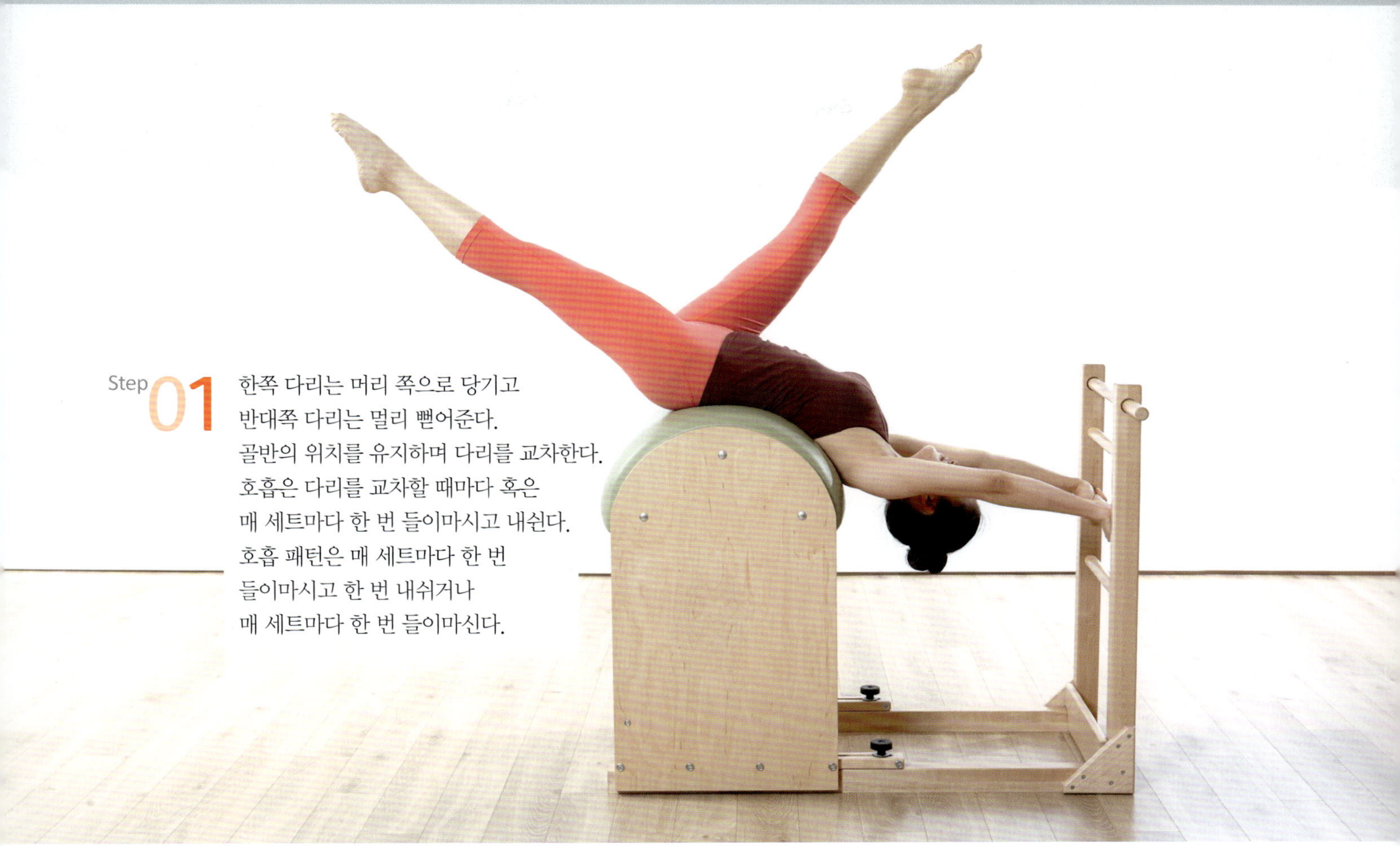

Step 01 한쪽 다리는 머리 쪽으로 당기고 반대쪽 다리는 멀리 뻗어준다. 골반의 위치를 유지하며 다리를 교차한다. 호흡은 다리를 교차할 때마다 혹은 매 세트마다 한 번 들이마시고 내쉰다. 호흡 패턴은 매 세트마다 한 번 들이마시고 한 번 내쉬거나 매 세트마다 한 번 들이마신다.

변형 동작
- 베이비 아크나 폼롤러 위에 누워 동작을 한다.
- 한쪽 다리씩 내렸다 올렸다 반복하며 동작을 한다.
- 다리의 높낮이를 낮게 하고 동작에 속도를 붙인다.

응용 동작
- 멀리 뻗은 다리의 무릎을 구부려 자전거를 타듯 동작을 한다.
- 두 다리를 양옆으로도 열었다 모아주기를 반복한다.

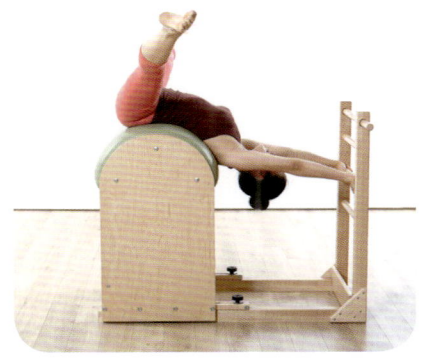

필라테스 기구 운동 ▶ 배럴 ▶ 다리

134 헬리콥터
Helicoptor

| 주요 효과 | 내전근·고관절 굴근 강화 및 스트레칭

반복횟수 6~10회

지도방법
- 동작을 하는 동안 몸통과 골반의 안정성을 유지한다.
- 귀와 어깨가 멀어지게 한다.

➕
- 목에 통증이 있는 경우 동작을 피한다.
- 허리에 통증이 있는 경우 통증을 견딜 수 있는 정도의 굴곡에서만 동작을 하고 통증이 심해지면 동작을 피한다.
- 골다공증이 있는 경우 동작을 피한다.

시작 자세
배럴의 탑 부분에 허리를 두고 바로 누운 자세에서 양손은 두 번째 래더를 잡는다. 골반을 고정한 상태에서 다리는 천장 방향으로 뻗어 올린다.

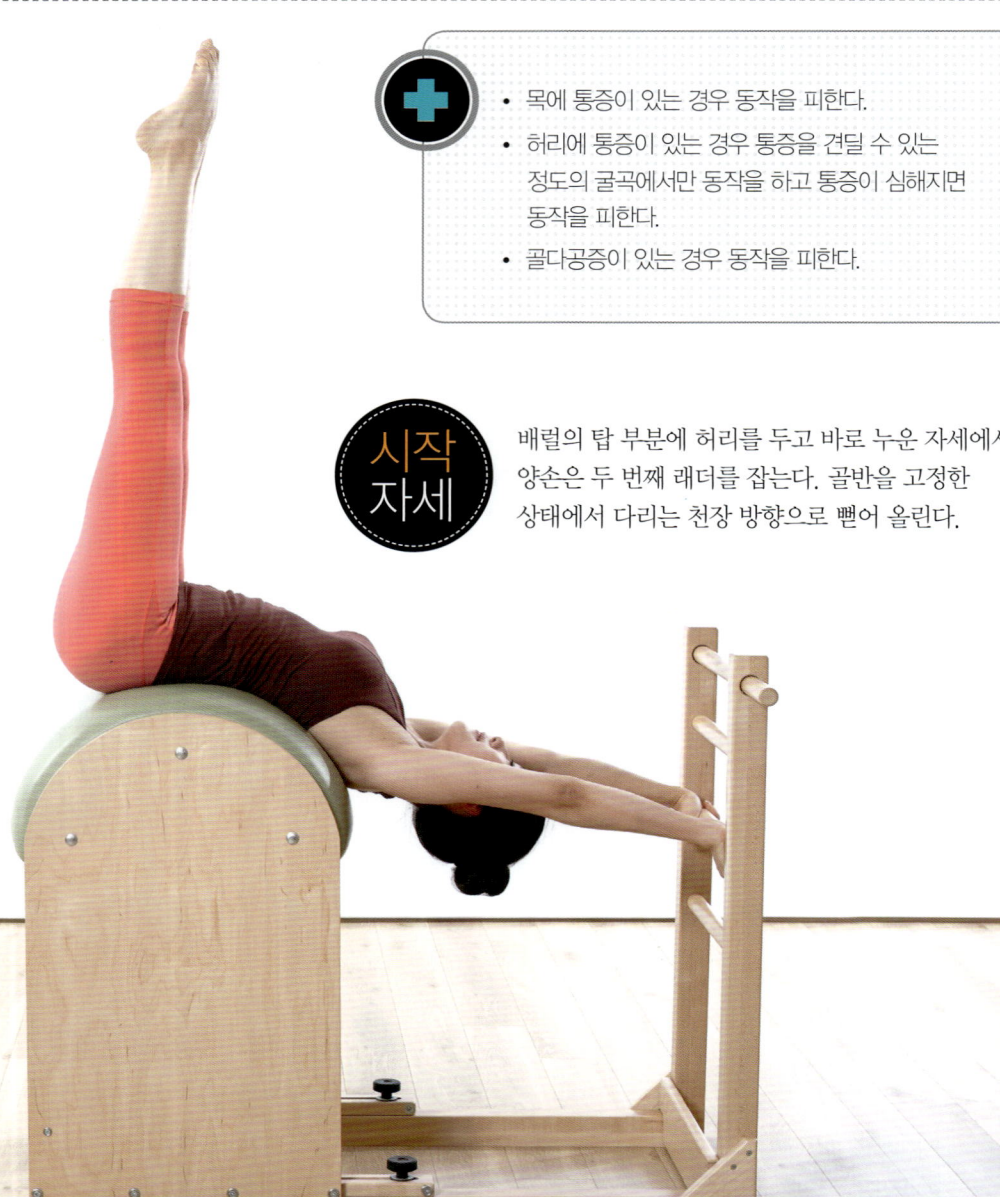

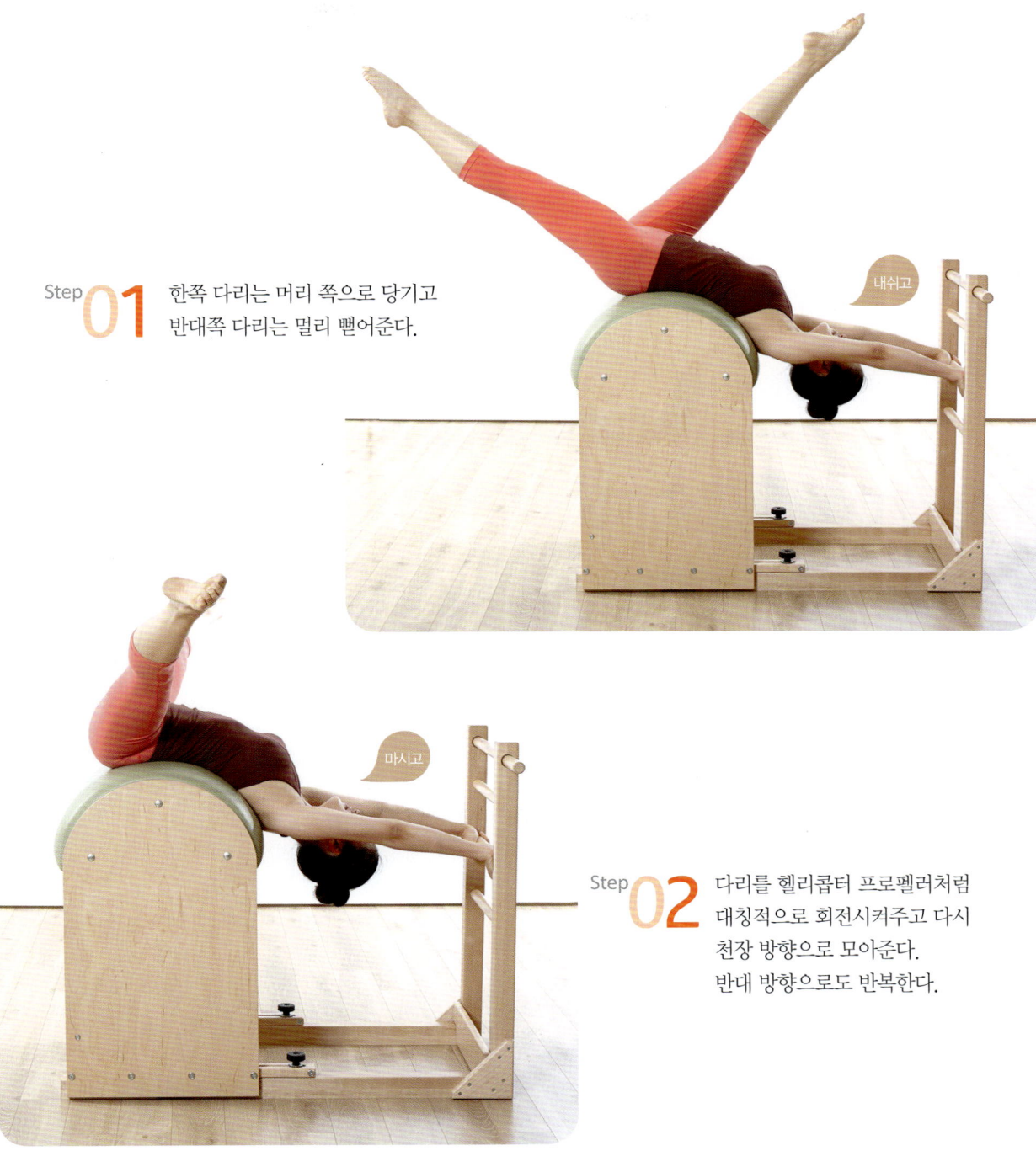

Step 01 한쪽 다리는 머리 쪽으로 당기고 반대쪽 다리는 멀리 뻗어준다.

Step 02 다리를 헬리콥터 프로펠러처럼 대칭적으로 회전시켜주고 다시 천장 방향으로 모아준다. 반대 방향으로도 반복한다.

변형 동작
- 다리를 위아래로 함께 내렸다 올리거나 원을 그리며 운동한다.

Pilates
Bible 필라테스 바이블

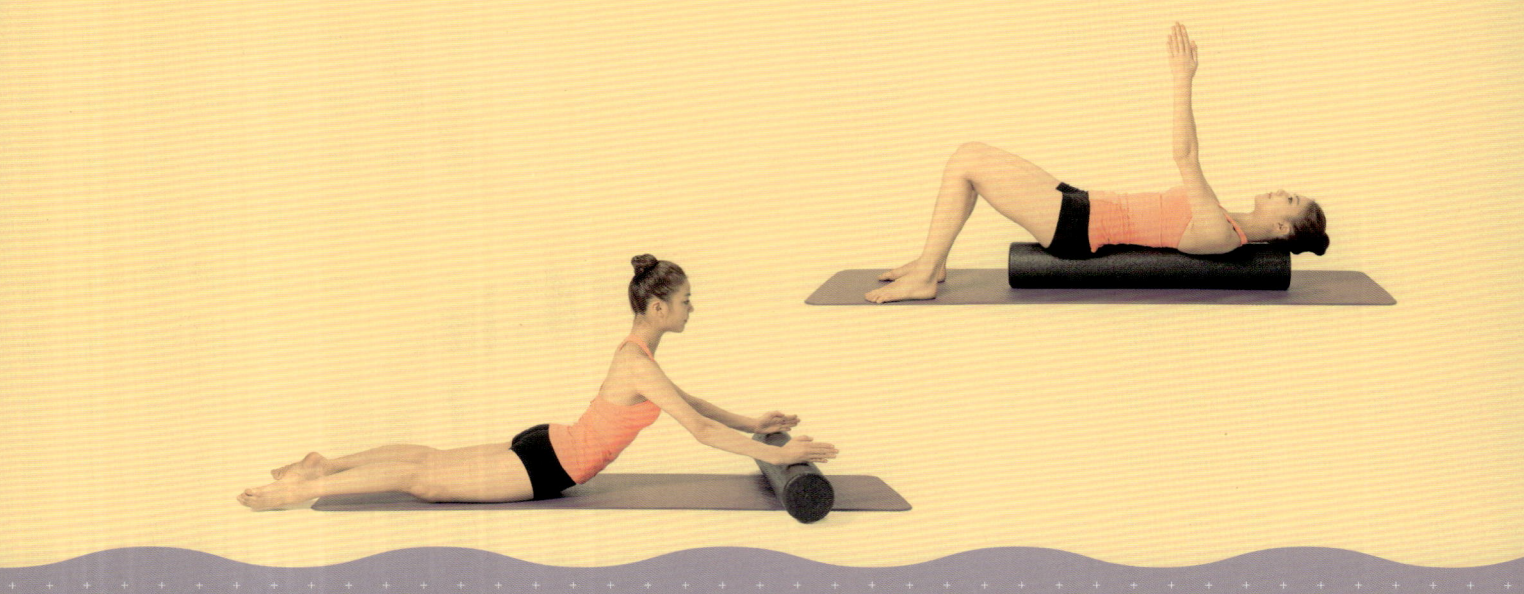
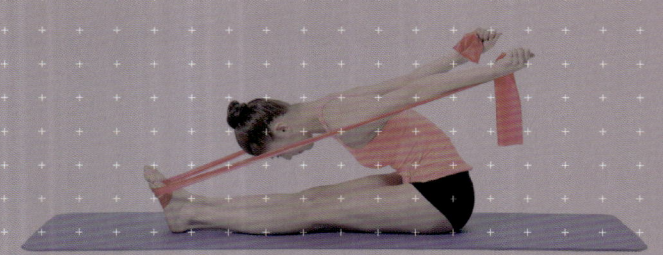
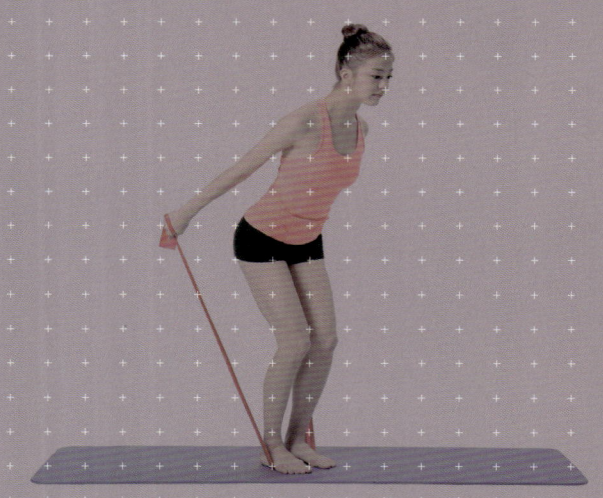
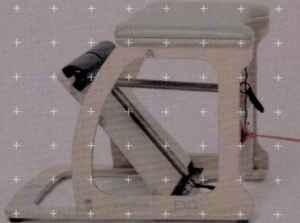

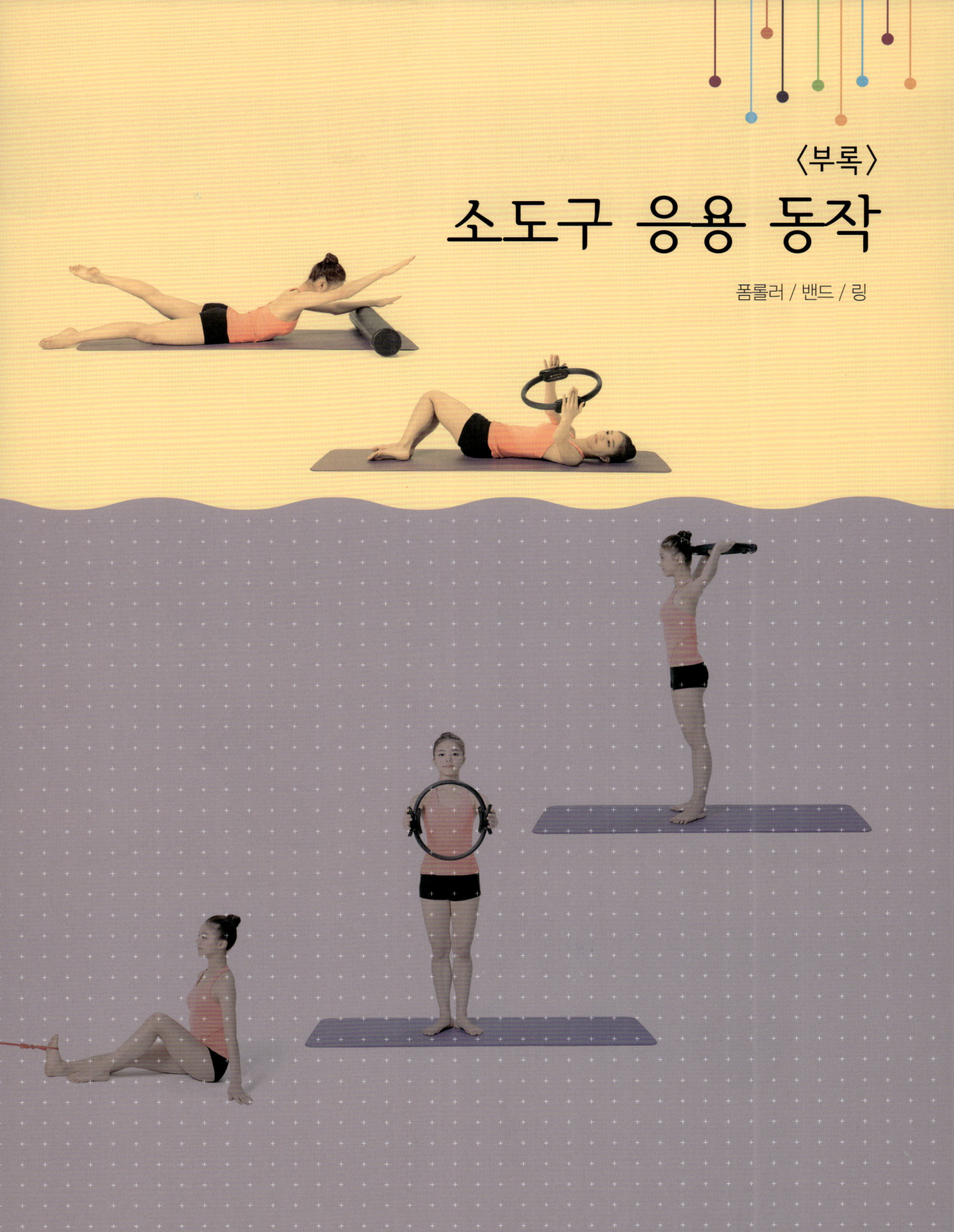

〈부록〉
소도구 응용 동작

폼롤러 / 밴드 / 링

필라테스 매트 운동 ▶ 소도구 응용동작 ▶ 폼롤러

01 목 이완
Neck Release

| 주요 효과 | 목·어깨·등 상부의 이완과 기능 개선

반복횟수 6~10회

지도방법
- 부드럽게 지속적으로 깊은 호흡을 통해서 움직인다.
- 목뒤 근육이 이완되는 것을 느끼면서 마사지한다.

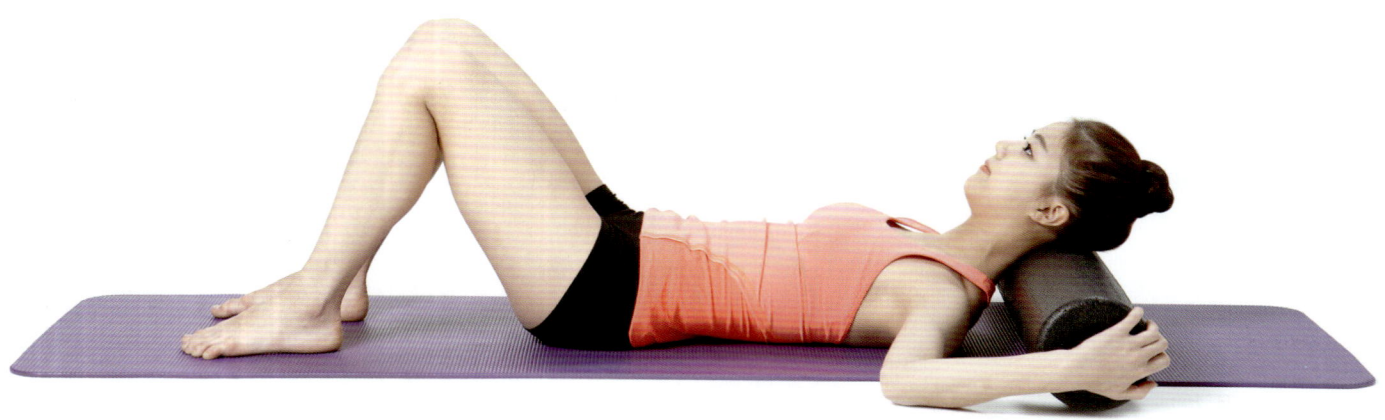

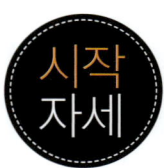

무릎을 구부리고 바르게 누운 자세에서 목 뒤에 폼롤러를 둔다.
양손으로 폼롤러 양쪽 끝을 가볍게 잡고 고정한다.

Step 01 들숨과 날숨의 호흡을 연결하여 머리를 좌우로 부드럽게 움직이며 마사지한다.

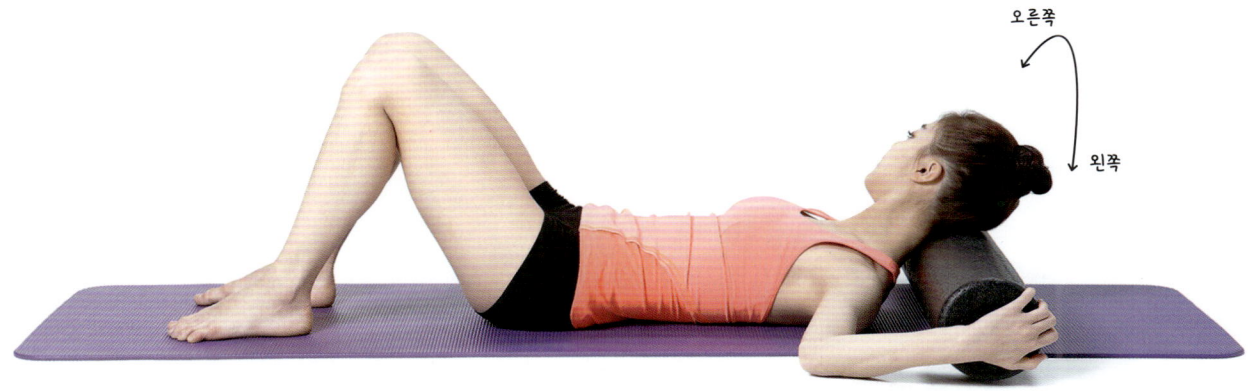

Step 02 위 아래 또는 원을 그리며 부드럽게 마사지한다.

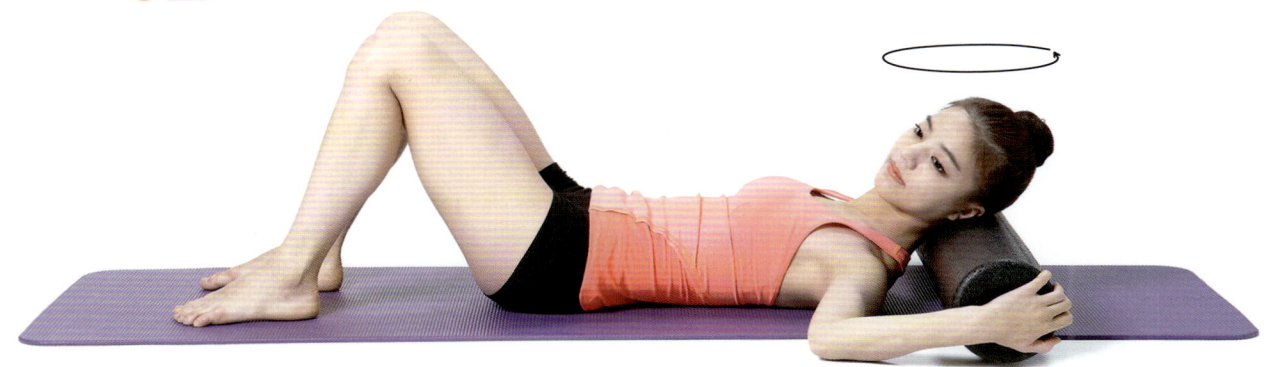

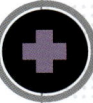
- 폼롤러가 굴러가지 않게 주의한다.
- 목이나 어깨, 등 상부, 손목에 통증이 있는 경우 증상이 심해지면 동작을 피한다.

필라테스 매트 운동 ▶ 소도구 응용동작 ▶ 폼롤러

02 어깨 유동성 향상 - 누운 자세
Scapula Mobility Exercises

| 주요 효과 | 어깨 가동성 및 안정화

반복횟수 6~10회

지도방법
- 스트레칭을 시작할 때 깊게 호흡한다.
- 어깨가 과하게 스트레칭되지 않도록 주의한다.
- 폼롤러가 중앙에 오도록 유지한다.

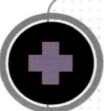 어깨에 통증이 있는 경우 가동범위를 줄이거나 통증이 심해지면 동작을 피한다.

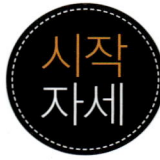 발바닥을 바닥에 대고 무릎을 세워준다.

❶ **가슴 스트레칭** Chest Stretch

양팔을 옆으로 벌려 손등을 바닥에 두고 숨을 쉬며 가슴을 이완한다.
어깨 유연성이 부족한 사람은 양팔을 엉덩이 옆에 두어 가동범위를 줄이거나,
폼롤러 대신 배개나 패드를 등에 대고 스트레칭한다.

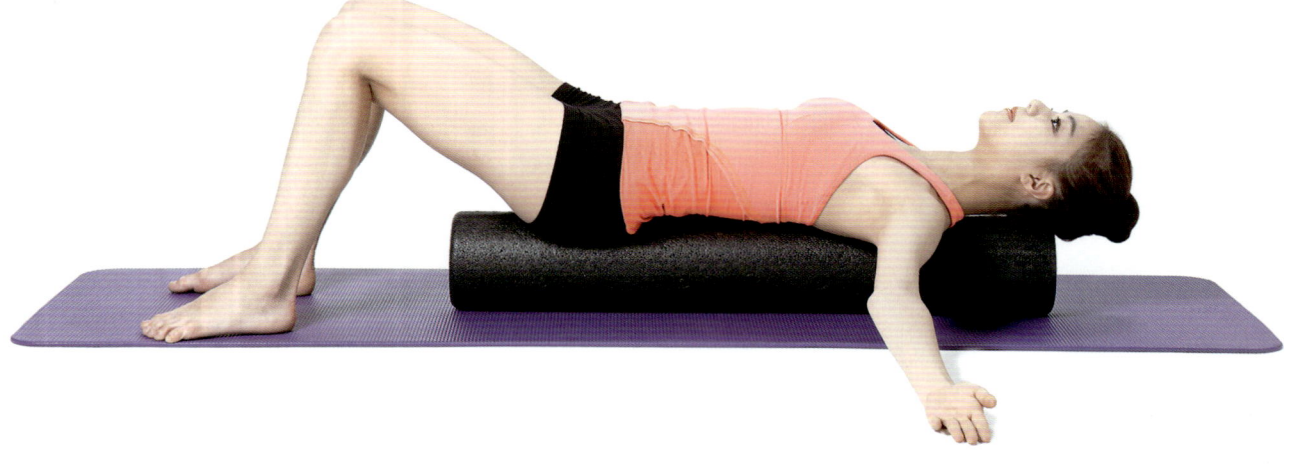

❷ 항아리 감싸기 *Hug the Air*

가슴 앞에 항아리가 있다고 생각하며 두 팔을 양옆으로 열었다 모아주기를 반복한다.

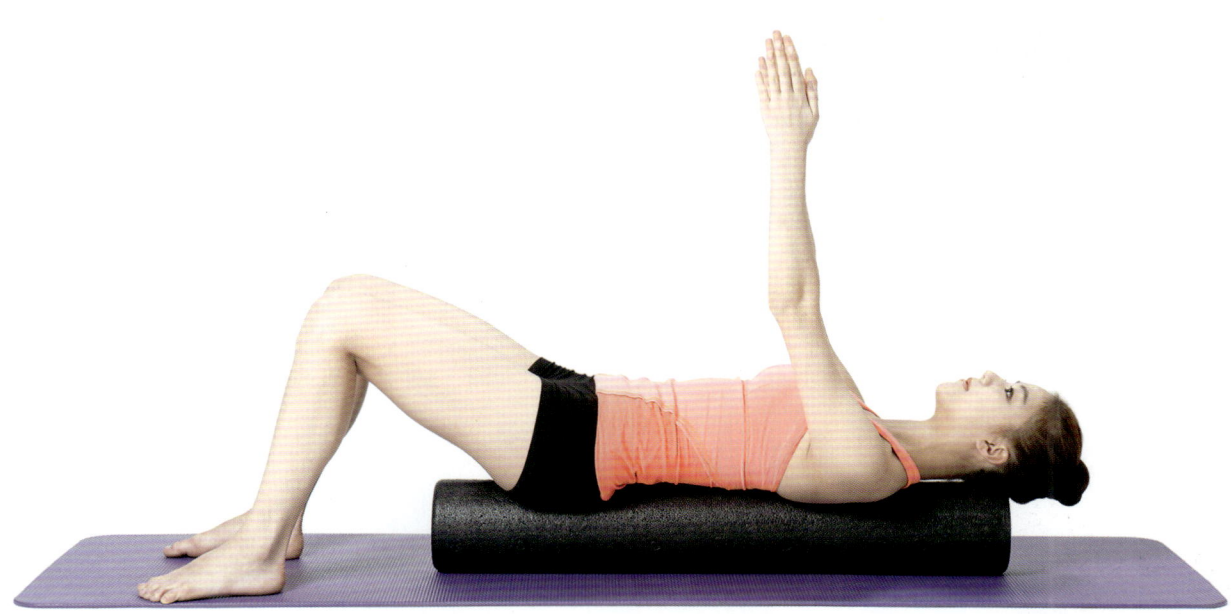

> **변형 동작**
> - **책 펼치기:** 팔꿈치를 구부려 팔을 양옆으로 열어주며 가슴 유연성을 키워준다.

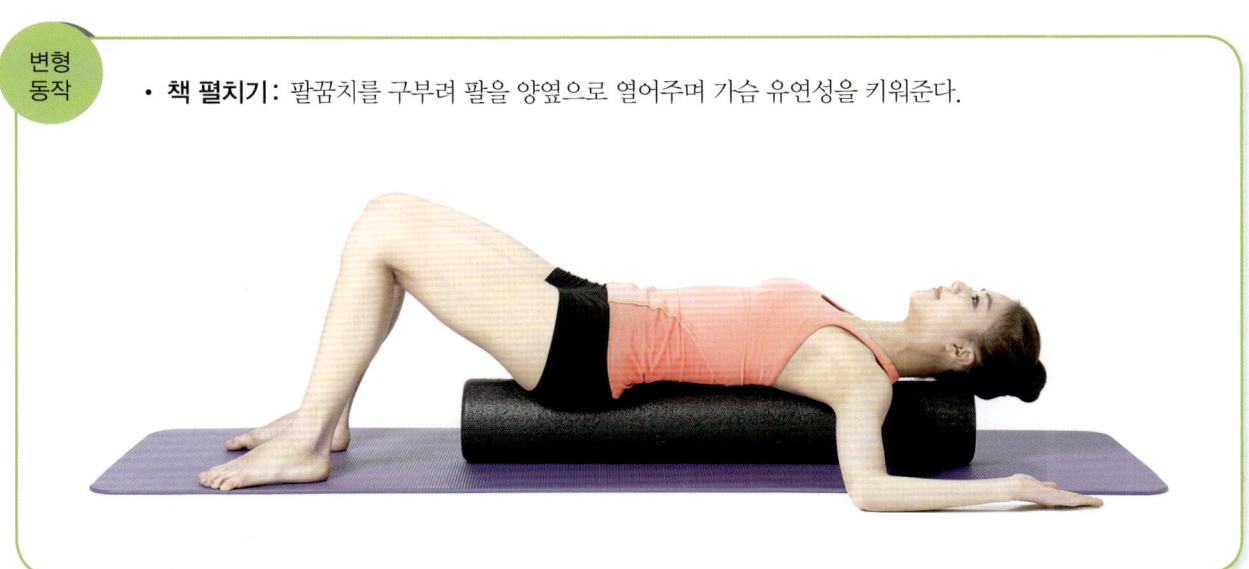

필라테스 매트 운동 ▶ 소도구 응용동작 ▶ 폼롤러

❸ 날갯짓하기 | Angels in the snow

양팔을 양옆으로 넓혀 바닥에 두고

마시고

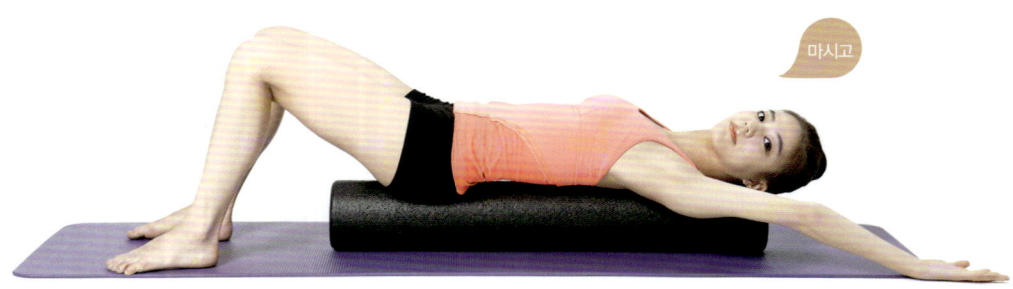

오른팔을 위로 들고 왼팔은 내려주면서 고개는 오른쪽으로 돌린다. 반대로도 해본다.

내쉬고

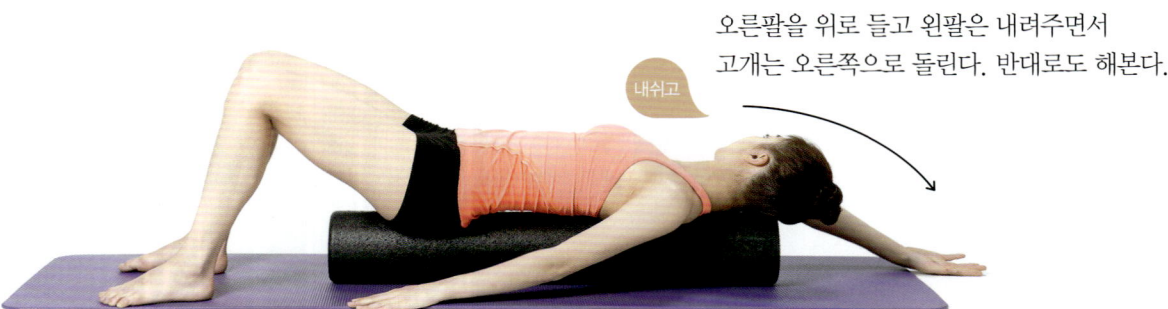

변형 동작
- **팔 동작만 하기** : 머리와 골반은 중립을 유지하고 팔만 아래 위로 움직여준다.

❹ 번갈아 손 올리기 | Rock and Roll

변형 동작
- **한쪽 다리 들고 하기** : 한쪽 다리를 들어 올리고 반대쪽 팔을 위로 뻗는다. 양쪽을 반복하며 롤러가 흔들리지 않도록 주의한다.

❺ 팔 구부려 돌리기 *Flip Flops*

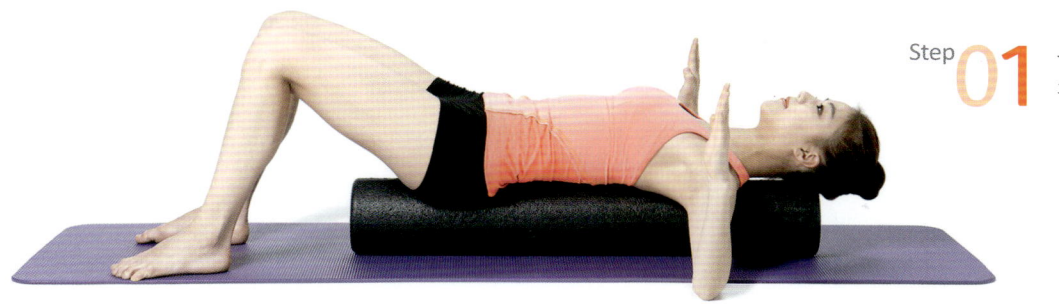

Step 01 두 팔을 양옆으로 가져가 팔꿈치를 구부린다.

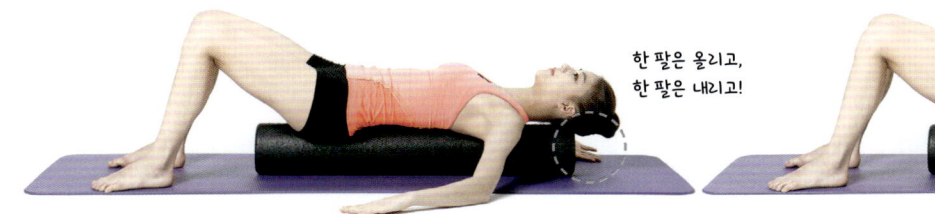

한 팔은 올리고, 한 팔은 내리고!

Step 02 한 팔은 손바닥이 바닥을 바라보도록 아래쪽으로 내려주고 반대쪽은 손등이 바닥에 닿게 위로 올린다.

Step 03 반대로 동작한다.

---

❻ 위로 팔 뻗기 *Climb a Rope*

로프를 잡고 있다고 상상하면서 양손을 천장으로 뻗는다.
한팔은 천장으로 뻗고 반대쪽 팔은 아래로 당긴다.

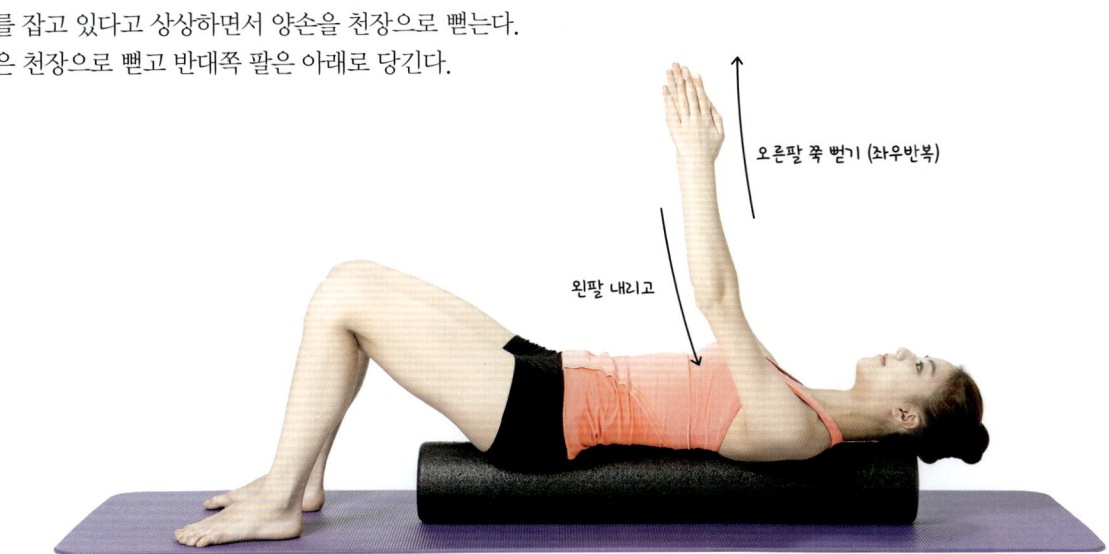

오른팔 쭉 뻗기 (좌우반복)

왼팔 내리고

필라테스 매트 운동 ▶ 소도구 응용동작 ▶ 폼롤러

03 어깨 유동성 향상 – 엎드린 자세
Scapula Mobility Exercises

| 주요 효과 | 어깨 가동성 및 안정화, 척추기립근 · 대둔근 강화

반복횟수 6~10회

지도방법

- 팔에 너무 힘이 들어가지 않게 지도한다.

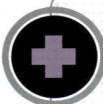
- 어깨에 통증이 있는 경우 가동범위를 줄이거나 통증이 심해지면 동작을 피한다.

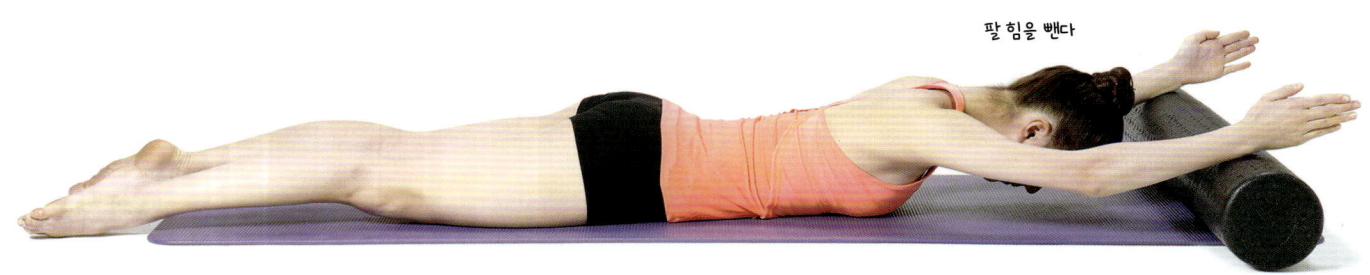

팔 힘을 뺀다

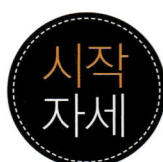

시작자세 엎드린 자세에서 폼롤러 위에 손목을 올린다.
이때 손바닥은 서로 마주본다.

❶ 어깨뼈 밀기 *Scapula glides*

Step 01 롤러를 밀면서 어깨를 올린다.

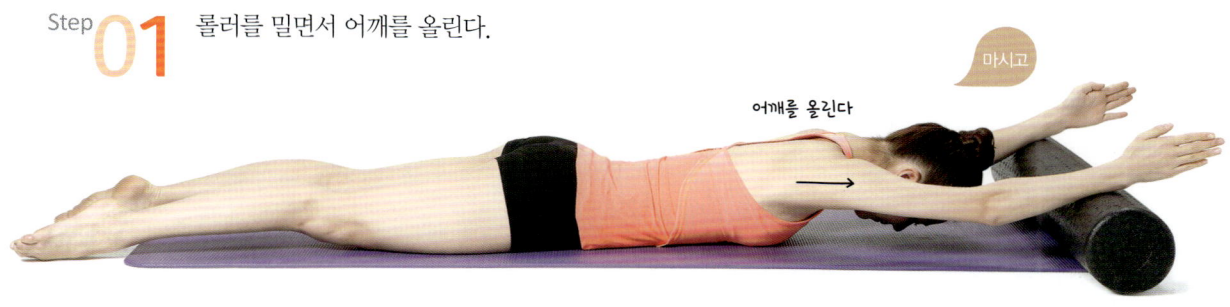

Step 02 롤러를 당기면서 어깨를 내린다.

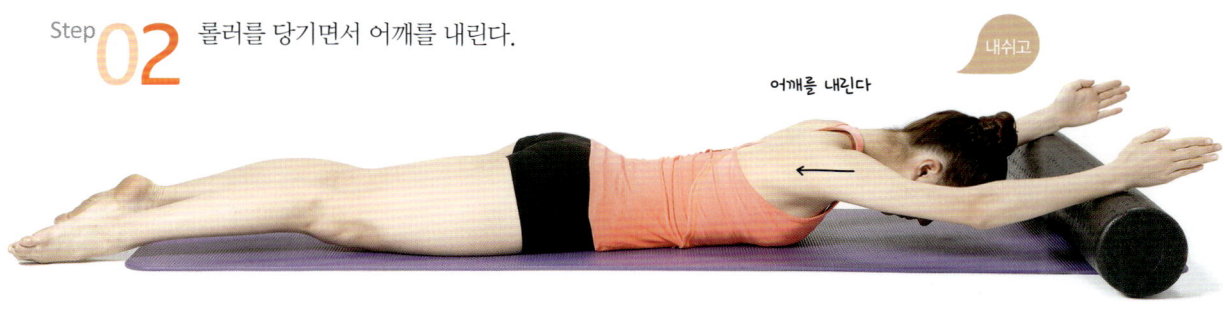

> **변형 동작**
> - **한 팔로 하기:** 한 팔만 올려 놓고 동작을 한다.

필라테스 매트 운동 ▶ 소도구 응용동작 ▶ 폼롤러

❷ 스완 Swan

내쉬고 복부에 힘을 주며 어깨를 아래로 내린다.

롤러를 당기며 상체를 들어 올린다. **마시고**

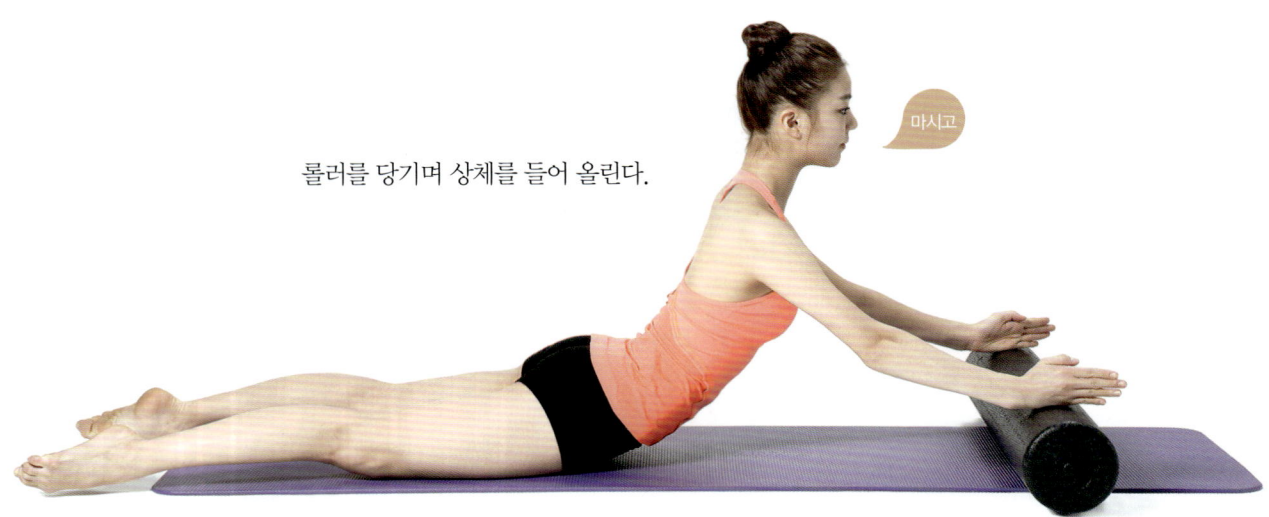

내쉬고 시작자세로 돌아온다.

변형동작
- **스위밍** : 스완 자세에서 스위밍 발차기를 한다.
- **엇갈리기** : 스완 자세에서 양다리를 들고 서로 교차하며 발 동작을 한다.

❸ 반대쪽 팔과 다리 들기 *Opposite arm and leg lift*

 복부에 힘을 주며 어깨를 아래로 내린다.

 롤러를 당기며 상체를 들어 올린다.

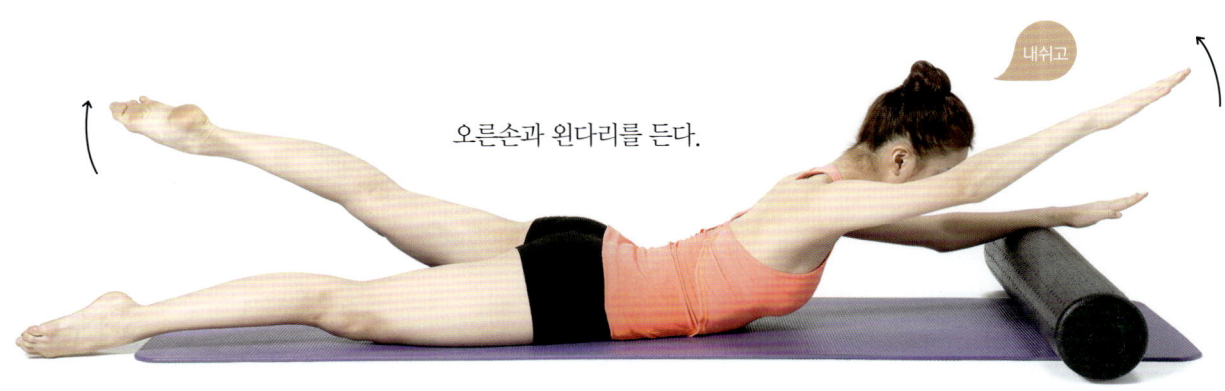

오른손과 왼다리를 든다.

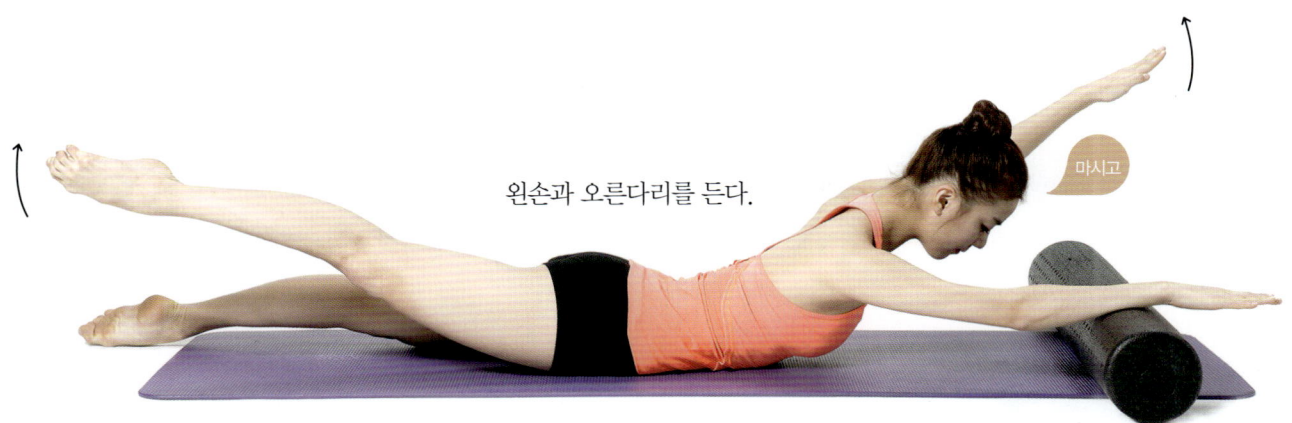

왼손과 오른다리를 든다.

필라테스 매트 운동 ▶ 소도구 응용동작 ▶ 폼롤러

04 장경인대 이완
IT Band Release

| 주요 효과 | **장경인대 이완**

반복횟수 30초

> **지도방법**
> - 아래쪽 다리를 곧게 뻗어 힘이 들어가지 않도록 한다.

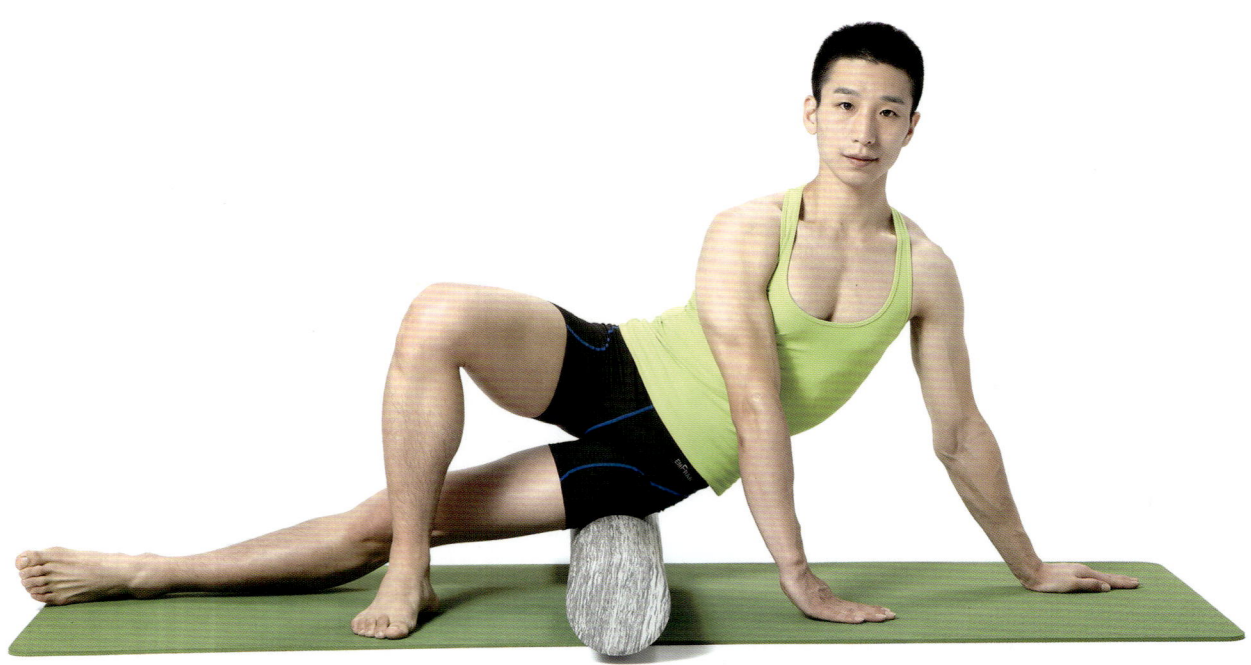

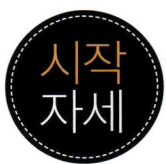

시작자세 폼롤러의 중간에 엉덩이 측면으로 앉아 아래쪽 다리는 곧게 펴고 발의 측면을 매트에 닿도록 한다. 반대쪽 다리는 무릎을 세워서 앞에 둔다.

04 장경인대 이완 **440/441**

Step 01 앞쪽 다리로 지지하면서 아래쪽 다리의 측면을 위아래로 굴린다.

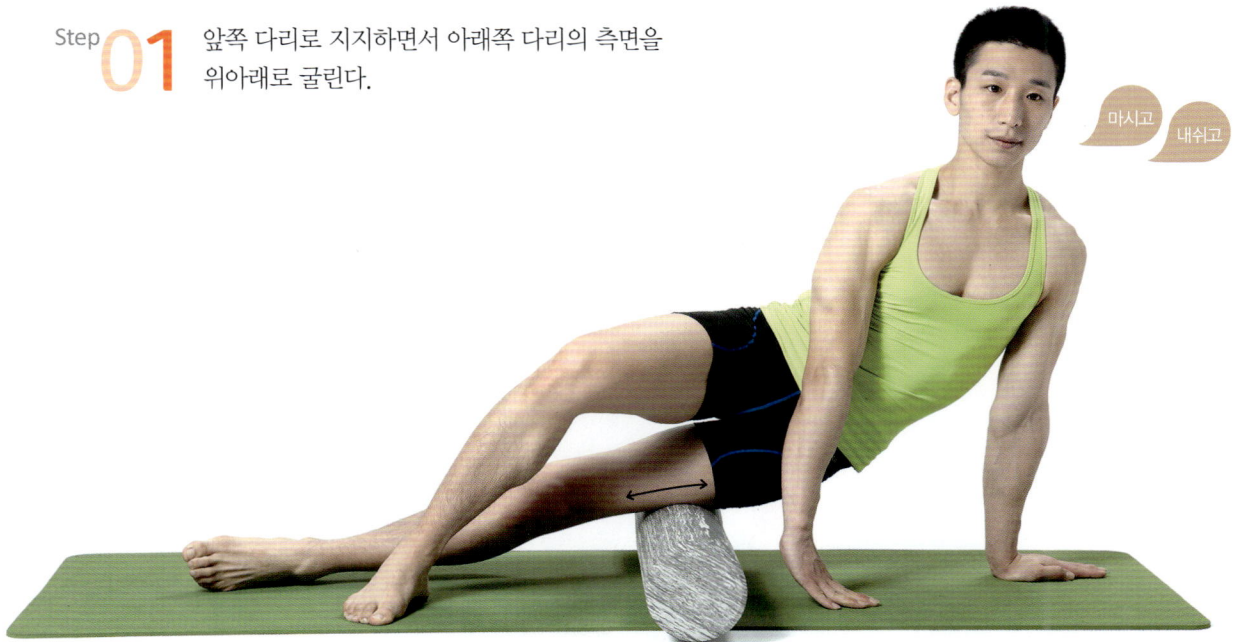

마시고 내쉬고

변형 동작
- 본동작으로 자극이 없을 때에는 두 다리를 포개서 동작을 한다.

필라테스 매트 운동 ▶ 소도구 응용동작 ▶ 밴드

05 스탠딩 암 워크 - 사이드
Standing Arm Work - Side Lateral Raise

| 주요 효과 | 어깨 가동성 및 안정화, 삼각근 강화

반복횟수 6~10회

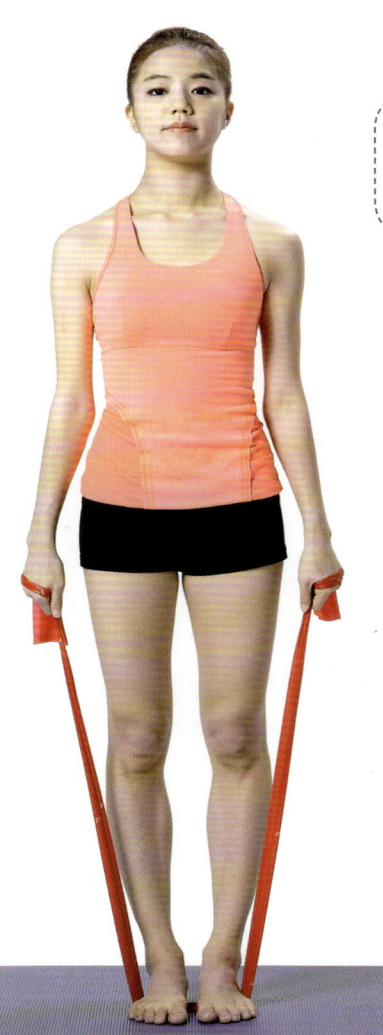

지도방법
- 어깨의 안정성을 유지하며 팔을 올린다.

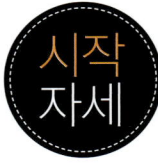

시작자세 선 자세에서 밴드 끝을 양손으로 잡은 후 정중앙을 발로 고정한다.

Step 01 손등이 위를 향하도록 양팔을 옆으로 올려 바닥과 평행이 되도록 한다.

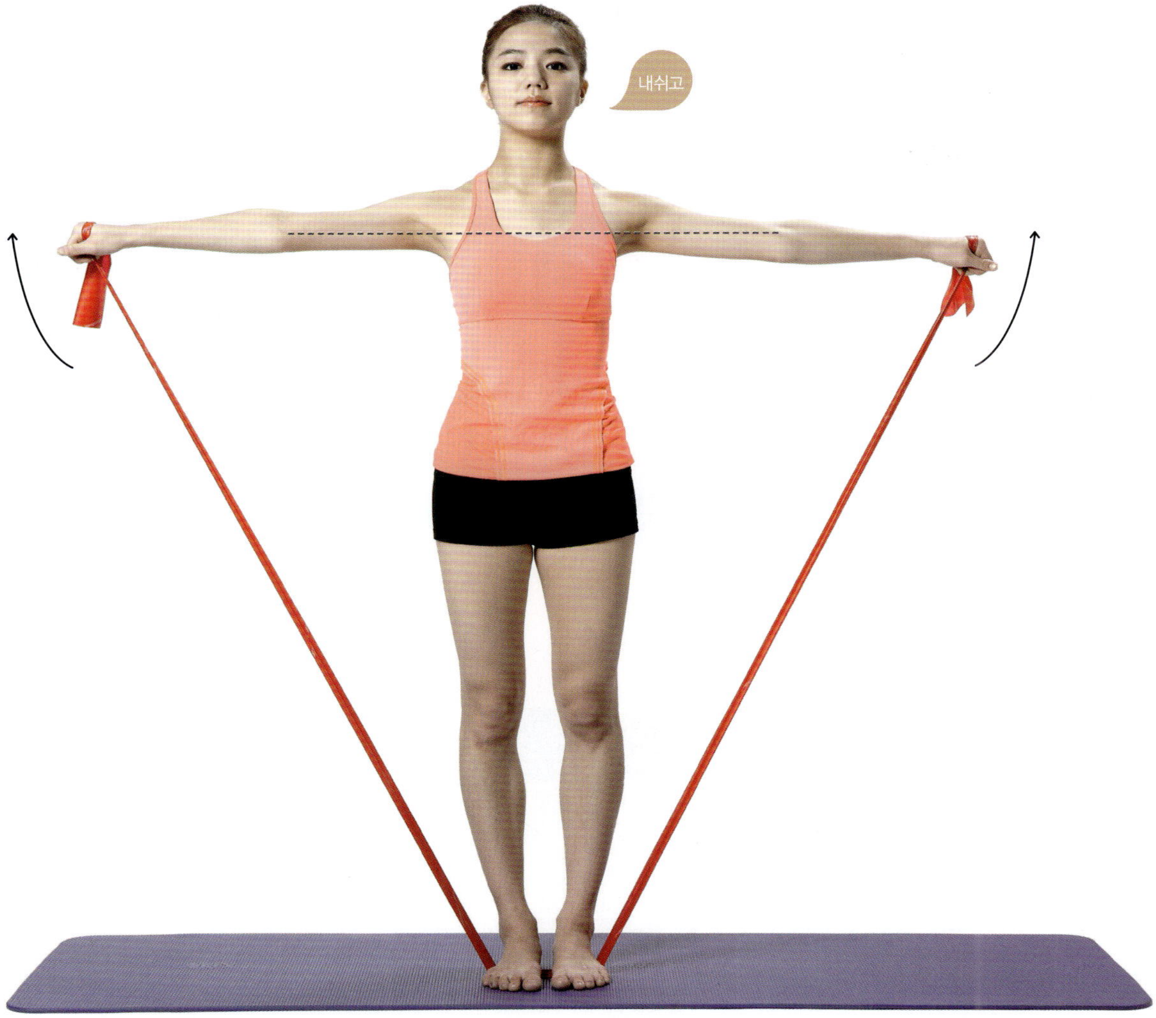

Step 02 어깨의 안정성을 유지하며 시작자세로 돌아온다. 마시고

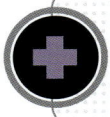

- 팔꿈치나 어깨에 통증이 있는 경우 팔꿈치를 조금 구부리거나 통증이 심해지면 동작을 피한다.

필라테스 매트 운동 ▶ 소도구 응용동작 ▶ 밴드

06 스탠딩 암 워크 – 프론트
Standing Arm Work - Front Raise

| 주요 효과 | 어깨 가동성 및 안정화, 삼각근 강화

반복횟수 4~6회

지도방법
- 어깨의 안정성을 유지하며 팔을 올린다.

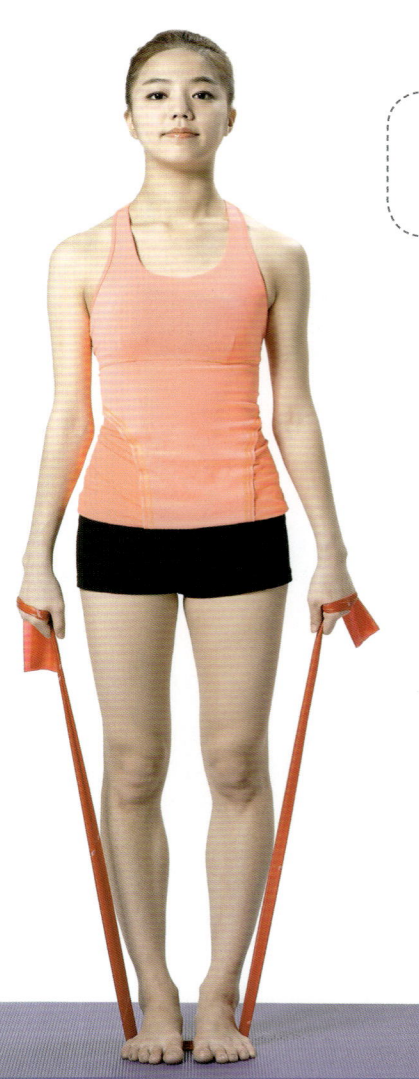

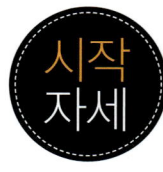

시작 자세 — 서있는 자세에서 밴드를 양쪽 손으로 잡은 후 정중앙을 발로 고정한다.

Step 01 손등이 천장 방향을 향하도록하여 양팔을 앞으로 올려 바닥과 평행이 되도록 한다.

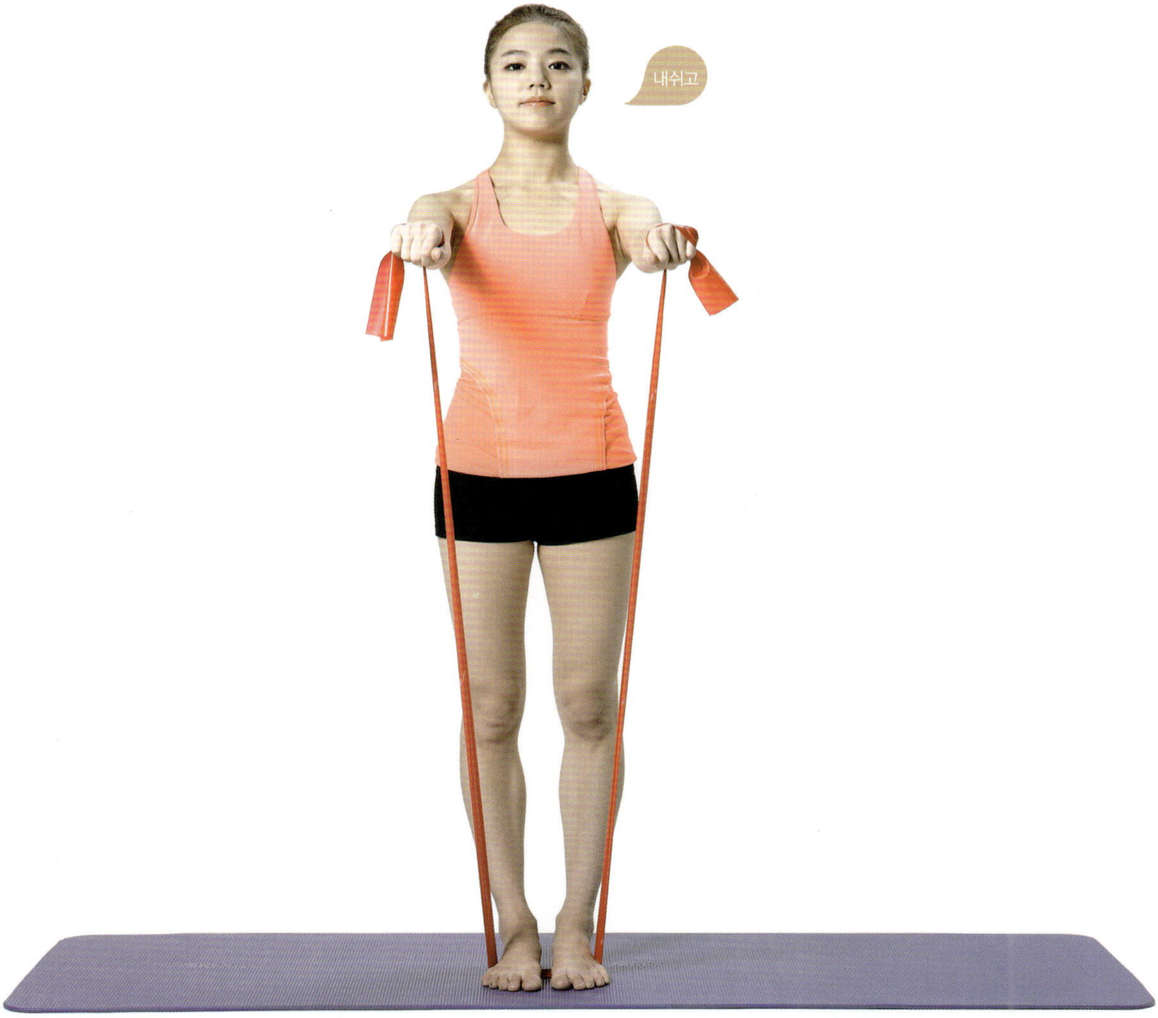

Step 02 어깨의 안정성을 유지하며 시작자세로 돌아온다.

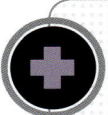

- 팔꿈치나 어깨에 통증이 있는 경우 팔꿈치를 조금 구부리거나 통증이 심해지면 동작을 피한다.

필라테스 매트 운동 ▶ 소도구 응용동작 ▶ 밴드

07 스탠딩 암 워크 – 백
Standing Arm Work - Bent Over Raise

| 주요 효과 | 어깨 가동성 및 안정화, 삼각근 강화

반복횟수 4~6회

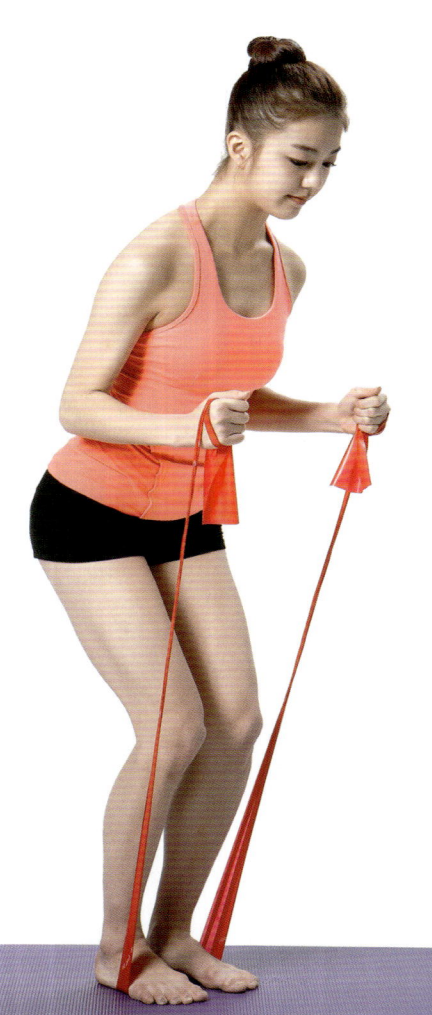

지도방법

- 어깨와 상완을 최대한 고정하여 동작을 한다.

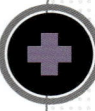

- 팔꿈치나 어깨에 통증이 있는 경우 팔꿈치를 조금 구부리거나 통증이 심해지면 동작을 피한다.

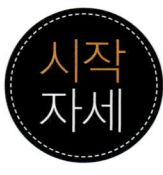

시작 자세

손등이 옆을 향하게 밴드를 잡은 후 발로 밴드의 중앙을 밟아 고정한다.
서 있는 자세에서 무릎을 살짝 구부리고 상체를 45° 정도 구부려 중립자세를 만든다.

Step 01 복부에 힘을 주며 상체를 유지하고 팔을 최대한 뒤로 뻗는다.

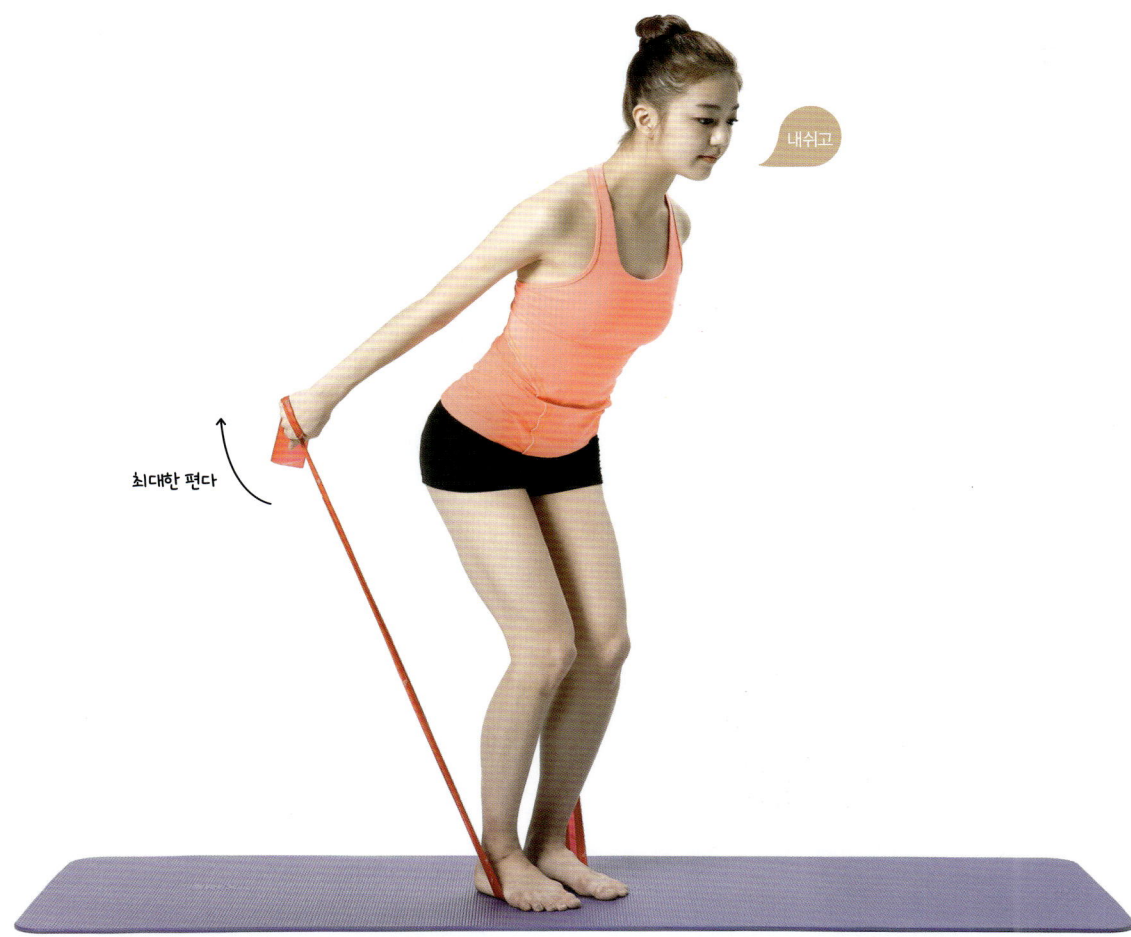

최대한 편다

내쉬고

Step 02 어깨의 안정성을 유지하며 시작자세로 돌아간다.

마시고

변형 동작
- 시작자세에서 양팔을 몸 앞으로 뻗고 동작을 한다.

필라테스 매트 운동 ▶ 소도구 응용동작 ▶ 밴드

08 회전근개 운동
Rotator Cuff Work External Rotation

| 주요 효과 | 어깨 가동성 및 안정화, 삼각근 · 회전근개 강화

반복횟수 4~6회

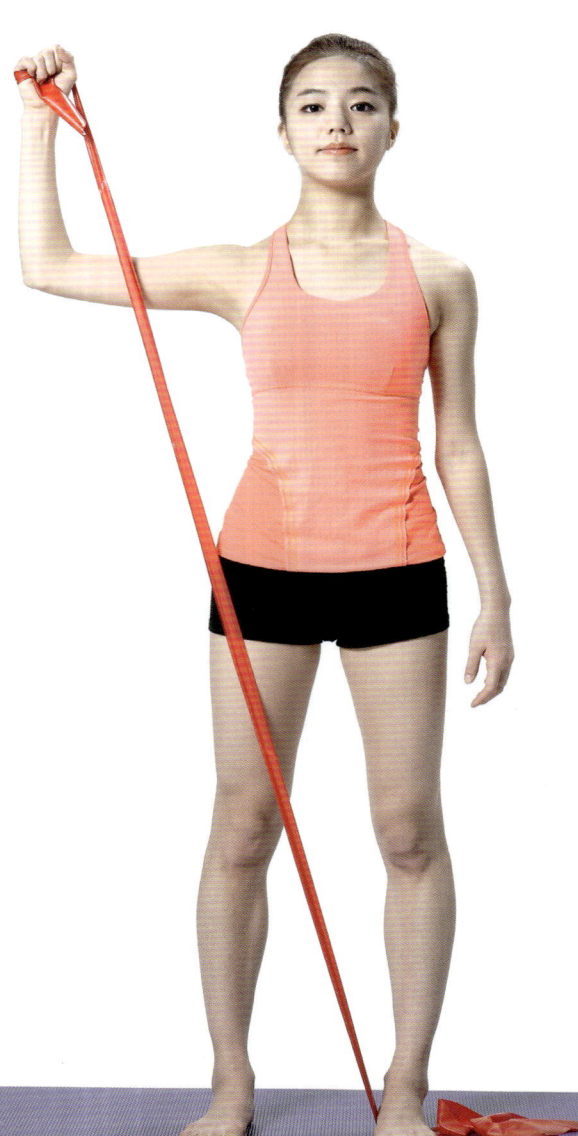

지도방법

- 어깨의 안정성을 유지하며 팔을 올린다.

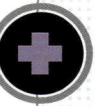
- 팔꿈치나 어깨에 통증이 있는 경우 가동범위를 줄이거나 동작을 피한다.

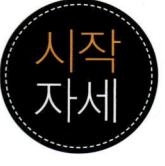
시작 자세
서있는 자세에서 한 손에 밴드를 잡고 반대쪽 다리에 밴드를 고정시켜 준다. 밴드를 잡은 팔의 상완을 어깨 옆 같은 선상에 위치시킨 후 팔꿈치를 90°로 굽혀 전완이 바닥과 수직이 되도록 위치시킨다.

Step **01** 밴드를 잡은 팔의 상완을 축으로 전완을 바닥과 평행이 되게 회전시킨다.

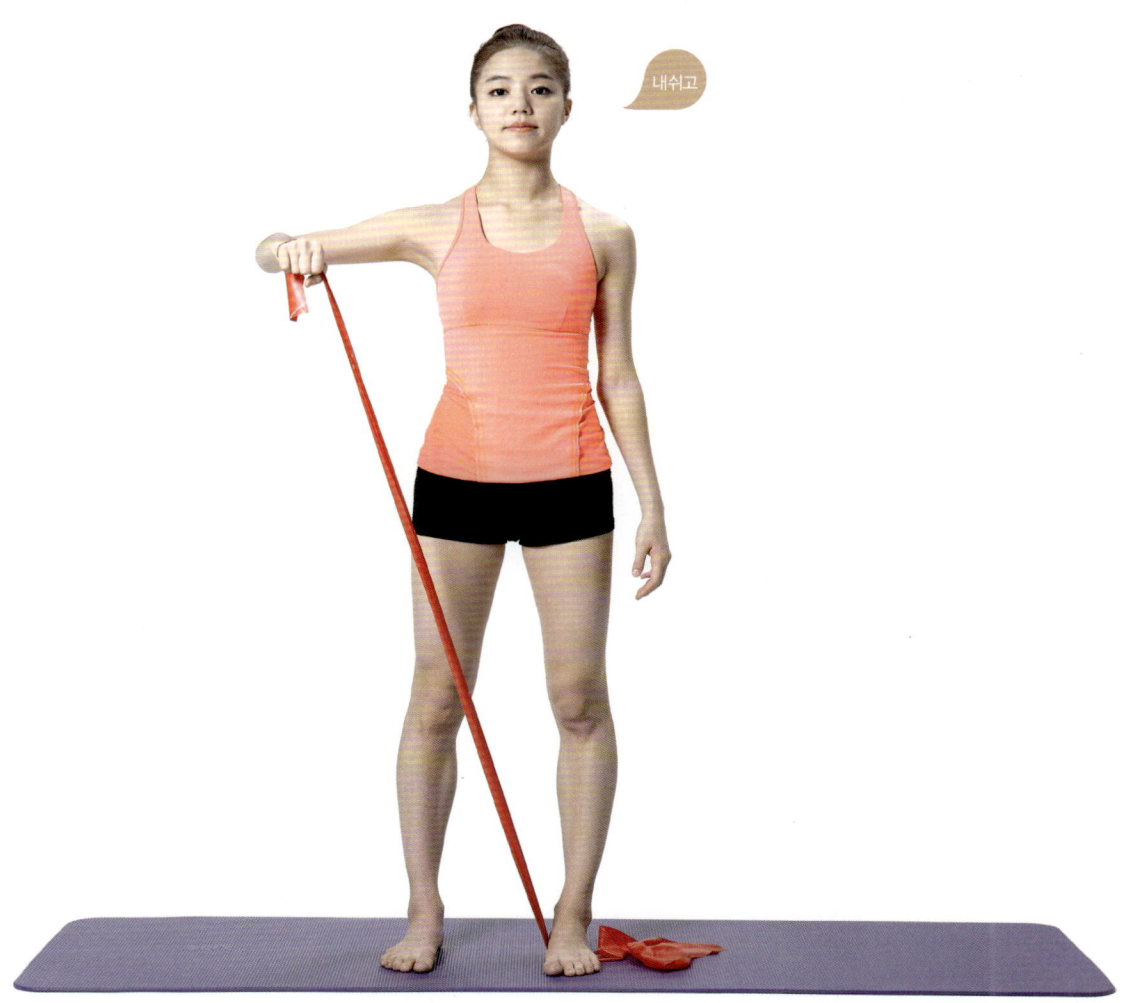

내쉬고

Step **02** 어깨의 안정성을 유지하며 시작자세로 돌아간다. 마시고

변형 동작
- **내회전**: 밴드를 가까운 기둥에 고정시키고 선다. 밴드를 등지고 서서 본동작과 반대 방향으로 실시한다.

필라테스 매트 운동 ▶ 소도구 응용동작 ▶ 밴드

09 스탠딩 암 워크 - 로테이션
Standing Arm Work - External Rotation

| 주요 효과 | 어깨 가동성 및 안정화, 삼각근·회전근개 강화

반복횟수 4~6회

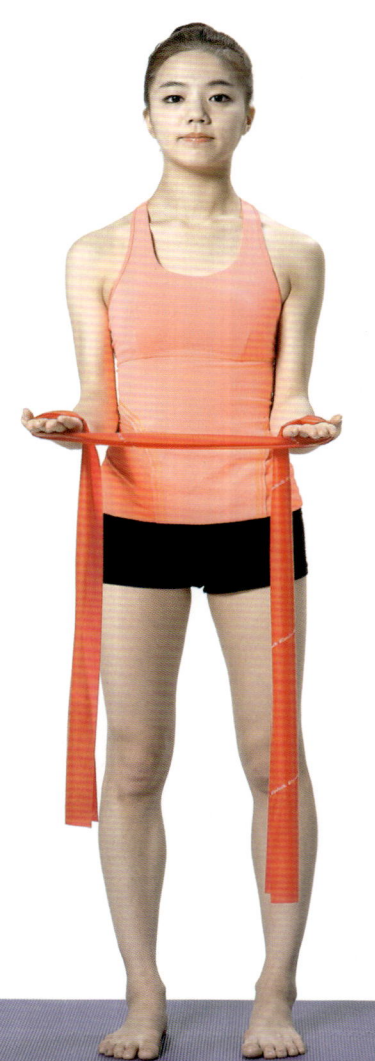

지도방법
- 상완이 몸통에서 떨어지지 않도록 고정한다.
- 손목이 꺾이지 않도록 주의한다.

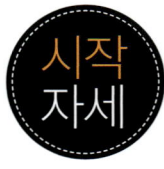

양발을 골반 넓이로 벌리고 몸의 정렬을 맞추어 선다.
밴드를 양손으로 잡은 후 손바닥이 천장을 향하게 한다.
팔꿈치를 90°로 구부려 몸통에 붙인다.

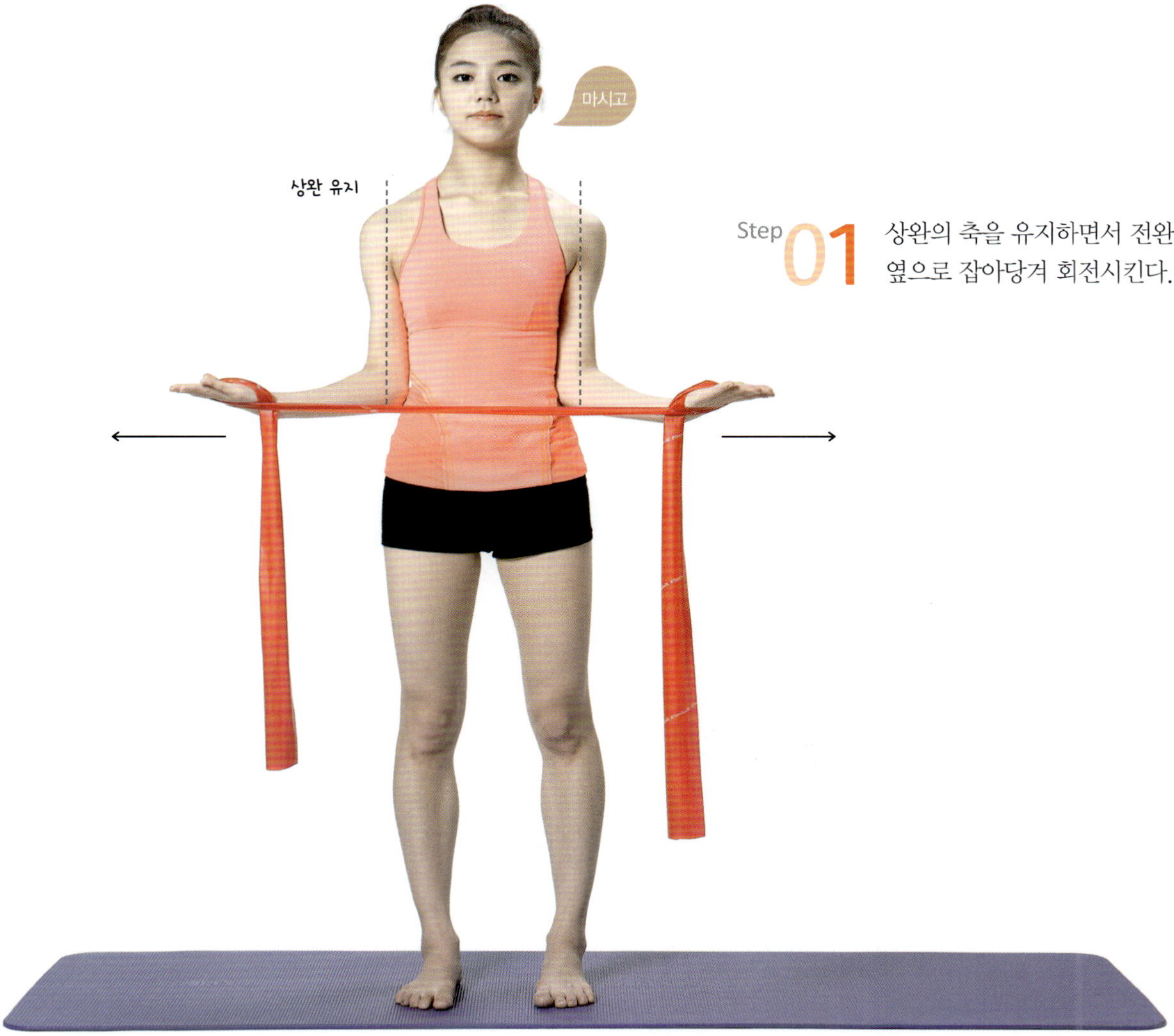

상완 유지

마시고

Step **01** 상완의 축을 유지하면서 전완을 옆으로 잡아당겨 회전시킨다.

Step **02** 상완의 축과 어깨의 안정성을 유지하면서 시작자세로 돌아온다. 내쉬고

- 팔꿈치나 어깨에 통증이 있는 경우 가동범위를 줄이거나 동작을 피한다.

필라테스 매트 운동 ▶ 소도구 응용동작 ▶ 밴드

10 스탠딩 풀링 암 워크
Standing Arm Work - Partner Arm Work

| 주요 효과 | 어깨 가동성 및 안정화, 삼각근 강화

반복횟수 4~6회

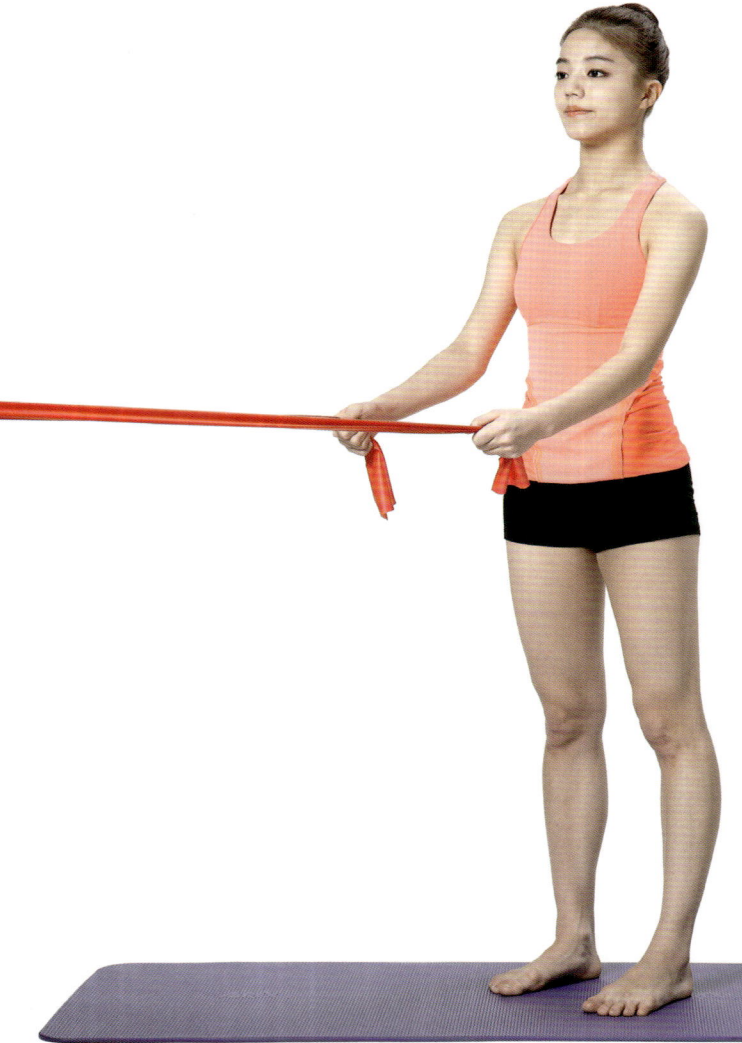

지도방법
- 어깨의 안정성을 유지하며 팔을 움직인다.

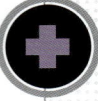
- 팔꿈치나 어깨에 통증이 있는 경우 가동범위를 줄이거나 동작을 피한다.

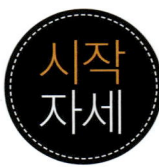
시작 자세 밴드를 기둥에 고정시킨 후 고정시킨 방향을 바라보고 선다.

Step **01** 팔을 펴서 몸통 쪽으로 잡아당긴다.

Step **02** 어깨의 안정성을 유지하면서 시작자세로 돌아간다.

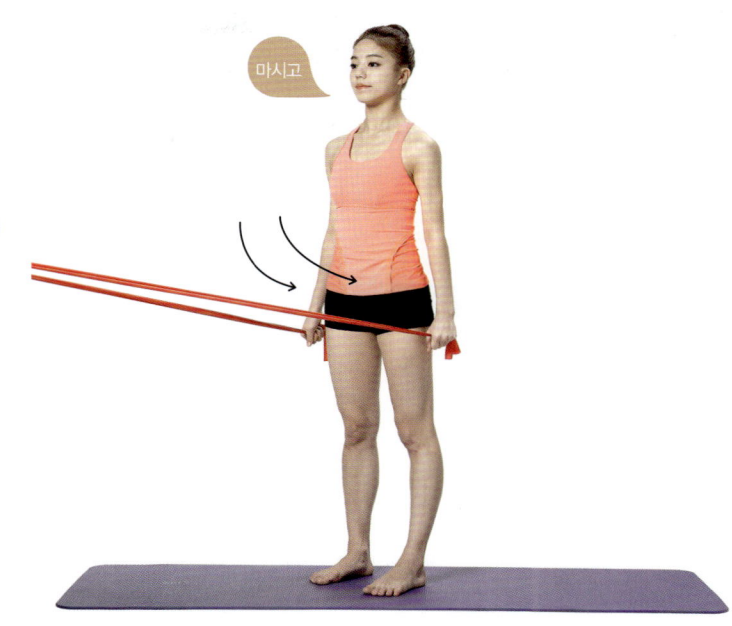

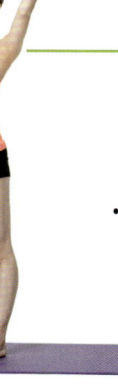

변형 동작

- **Y자 운동**: 팔꿈치를 펴고 손등이 몸의 뒤를 향하도록 하여 머리 위로 들어 올린다. 이때 몸과 팔이 Y자 모양이 되도록 한다.

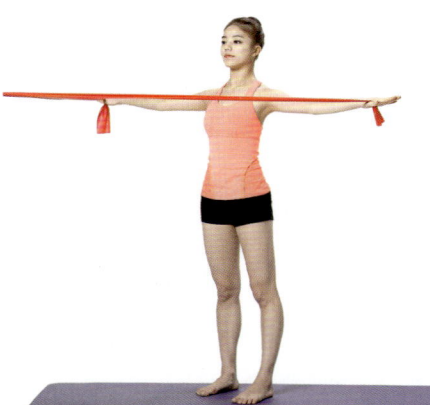

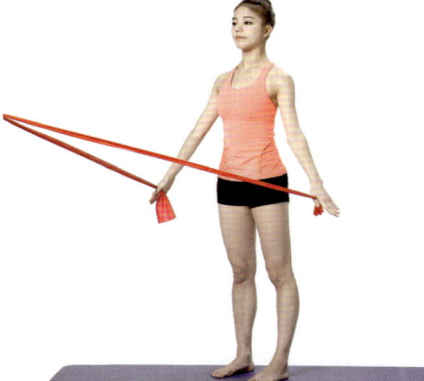

- **T자 운동**: 팔꿈치를 펴고 양팔을 몸의 옆쪽으로 잡아당긴다. 이때 몸과 팔이 T자 모양이 되도록 한다.

- **역 Y자 운동**: 팔꿈치를 펴고 손등이 뒤를 향하도록 골반 옆으로 잡아당긴다. 이때 몸과 팔이 역Y자 모양이 되도록 한다.

필라테스 매트 운동 ▶ 소도구 응용동작 ▶ 밴드

11 로잉 프론트 1
Rowing Front 1 - Sitting Tall

| 주요 효과 | 어깨 안정화, 회전근개·복부 강화, 햄스트링 스트레칭, 앉은 자세 개선

반복횟수 6~10회

지도방법

- 팔을 올릴 때 어깨가 올라가지 않도록 견갑골의 안정성을 유지한다.
- 복부를 수축하여 몸의 앞뒤 흔들림을 최소화한다.
- 팔을 회전할 때 갈비뼈를 모은 상태로 유지한다.

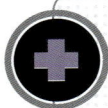

- 어깨나 목에 통증이 있는 경우 가동범위를 줄이거나 밴드의 강도를 가볍게 한다. 통증이 심하면 동작을 피한다.
- 허리에 통증이 있는 경우 변형동작으로 다리 자세를 바꾸거나 통증이 심한 경우 동작을 피한다.
- 햄스트링이 타이트한 경우 양반다리로 앉거나 패드나 수건을 엉덩이 밑에 대고 앉는다.

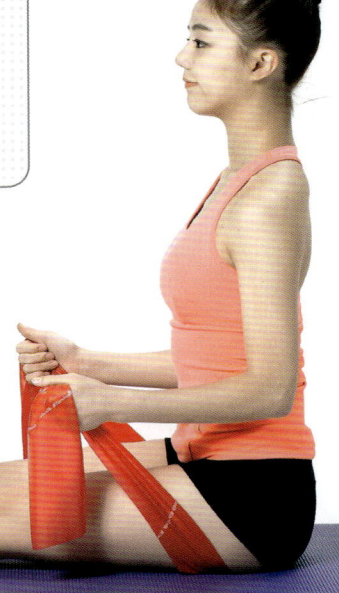

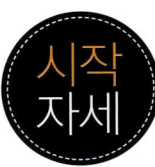 좌골 아래에 밴드를 두고 앉은 자세에서 양손으로 밴드를 잡는다.
팔꿈치를 90°로 구부려 상완을 몸통에 붙인다.

Step **01**   양팔이 눈높이를 향하도록 뻗는다.
이때 엄지손가락도 천장을 향한다.

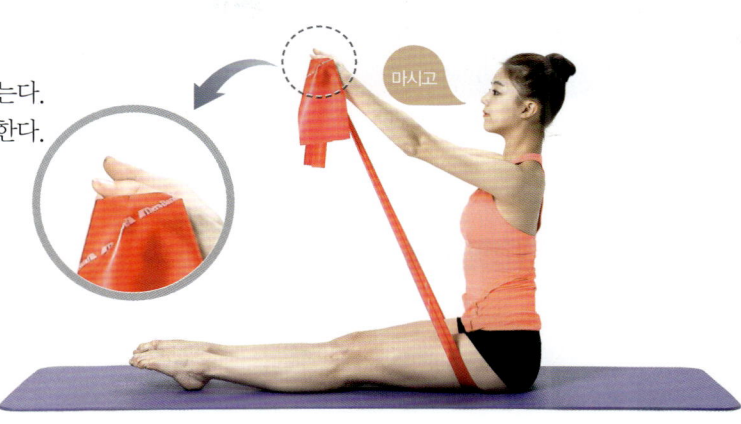

Step **02**   팔을 내렸다가 회전하며 머리 위로 뻗는다.

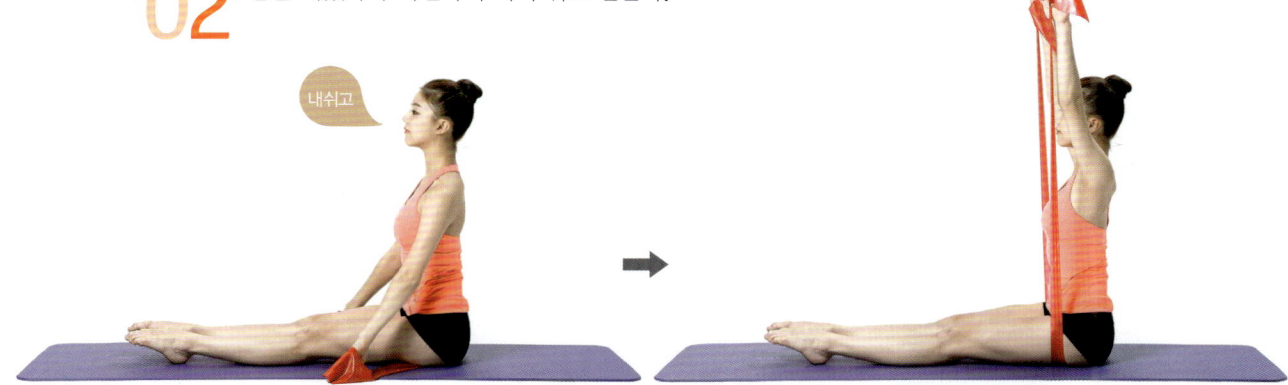

Step **03**   옆으로 원을 그리며 내린다.

Step **04**   시작자세로 돌아온다.

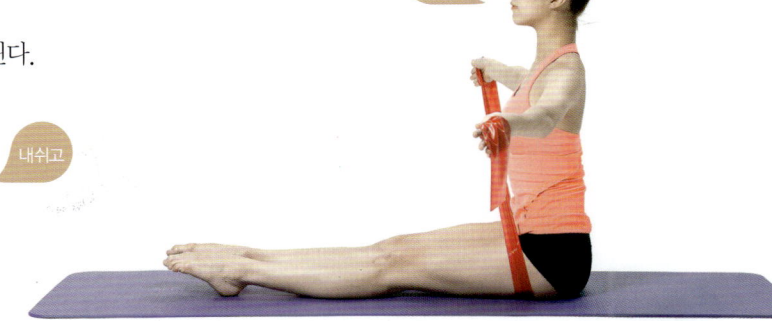

변형 동작
- **탁자 닦기(Polishing)** : 흉골의 맨 아랫부분에 스트랩을 위치시키고 손바닥은 바닥을 향한다. 양팔은 앞으로 뻗어 바깥쪽으로 회전하였다가 시작자세로 돌아온다.

필라테스 매트 운동 ▶ 소도구 응용동작 ▶ 밴드

12 로잉 프론트 2
Rowing Front 2 - Bending Down

| 주요 효과 | 전면 삼각근 · 회전근개 · 복부 강화, 햄스트링 스트레칭

반복횟수 6~10회

지도방법

- 팔을 움직이기 전에 복부를 수축한다.
- 팔을 올릴 때 어깨가 올라가지 않도록 견갑골의 안정성을 유지한다.
- 복부를 수축하여 몸의 앞뒤 흔들림을 최소화한다.
- 팔을 회전할 때 갈비뼈를 모은 상태로 유지한다.

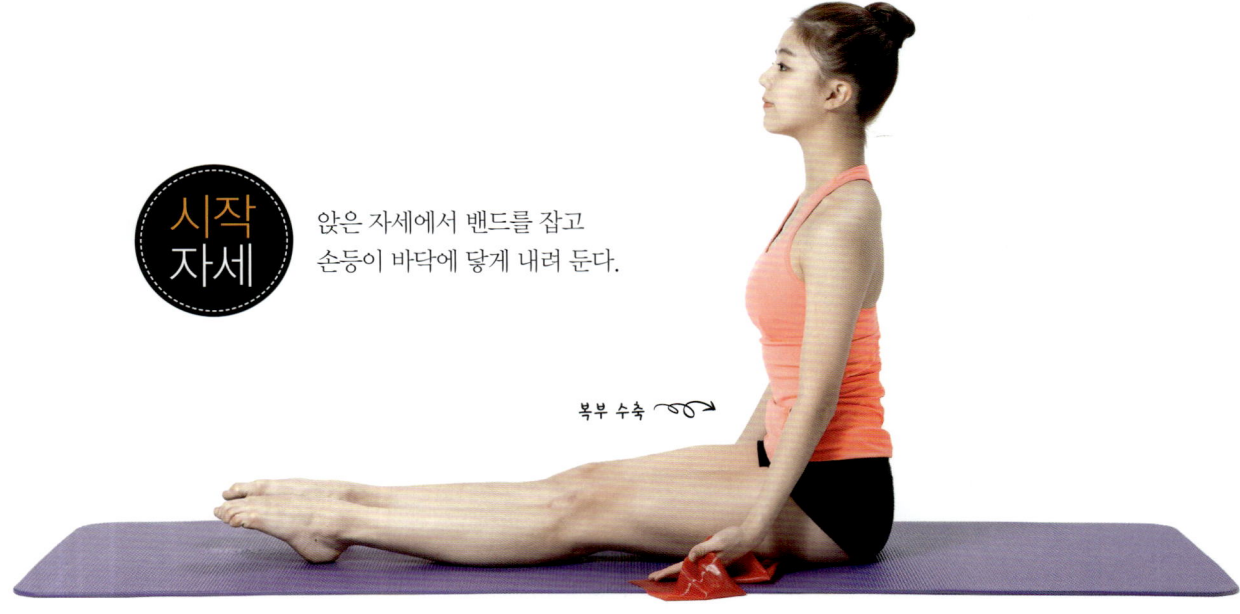

시작자세 앉은 자세에서 밴드를 잡고 손등이 바닥에 닿게 내려 둔다.

복부 수축

- 어깨나 목에 통증이 있는 경우 가동범위를 줄이거나 밴드의 강도를 가볍게 한다. 통증이 심하면 동작을 피한다.
- 허리에 통증이 있는 경우 변형동작으로 다리 자세를 바꾸거나 통증이 심한 경우 동작을 피한다.
- 햄스트링이 타이트한 경우 양반다리로 앉거나 패드나 수건을 엉덩이 밑에 대고 앉는다.

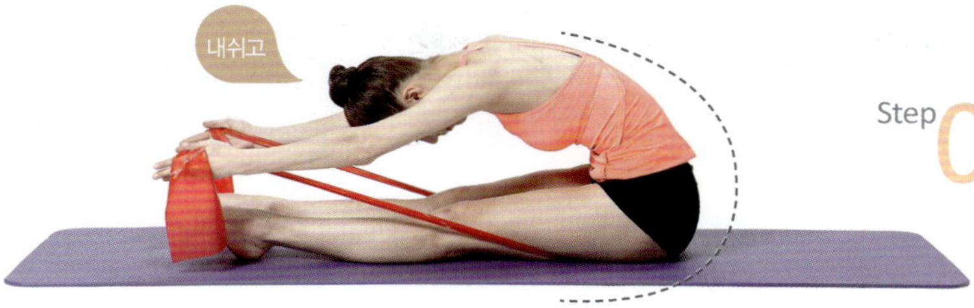

Step **01** 복부를 수축하며 팔을 앞으로 뻗어 C 커브를 만든다.

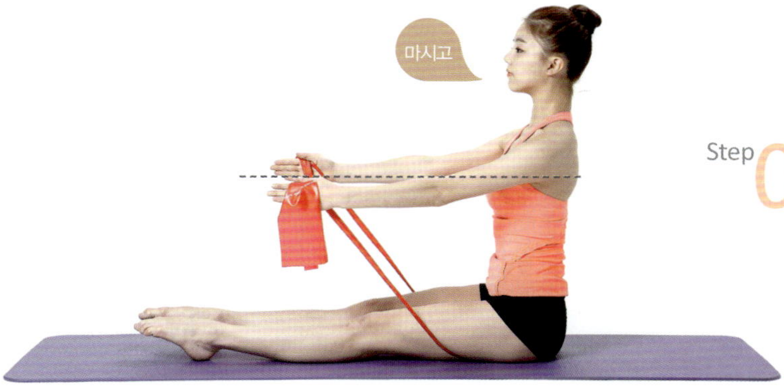

Step **02** 척추쌓기를 하며 팔을 가슴 높이로 유지한다.

Step **03** 손을 매트 쪽으로 내렸다가 머리 위로 올린다.

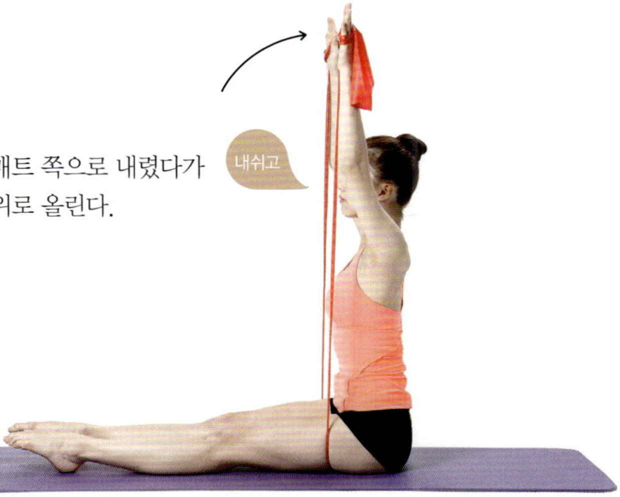

Step **04** 팔을 회전하여 시작자세로 돌아간다.

> 변형 동작
>
> - **몸통 늘리기(Torso reach)**: 햄스트링과 허리가 유연하다면 몸통 중립을 유지하면서 앞으로 밀어준다.

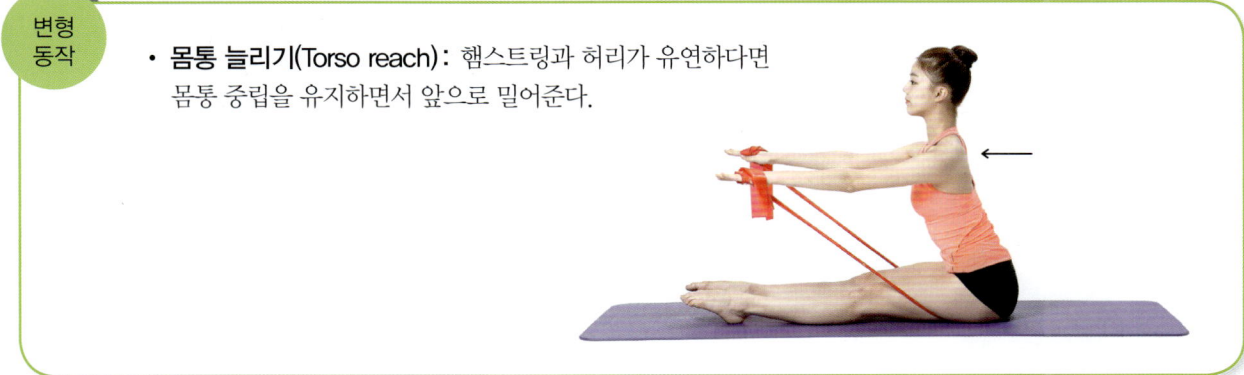

필라테스 매트 운동 ▶ 소도구 응용동작 ▶ 밴드

13 로잉 백 1
Rowing Back 1 - Round Back

| 주요 효과 | 어깨 안정화, 회전근개 · 복부 강화, 햄스트링 스트레칭, 앉은 자세 개선

반복횟수 6~10회

지도방법
- 모든 움직임이 자연스럽게 연결되도록 지도한다.

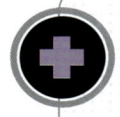
- 햄스트링과 허리에 통증이 있는 경우 무릎을 구부리거나 엉덩이 아래에 수건을 대고 동작한다.
- 어깨와 팔, 손목에 통증이 있는 경우 밴드의 저항을 가볍게 하거나 가동범위를 줄인다.

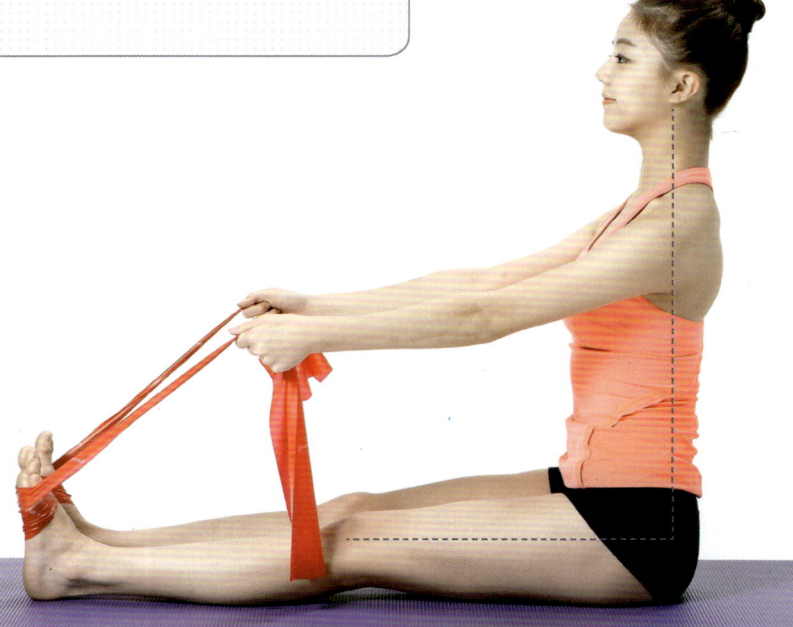

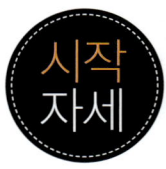
시작 자세

밴드를 발에 걸어서 양손으로 잡는다.
앉은 자세에서 발목을 플렉스하여 뻗는다.

Step 01   팔꿈치를 바깥쪽을 향하게 굽혀서 밴드를 가슴 앞으로 당긴다.

Step 02   복부 수축 상태에서 C 커브로 롤다운 한다. 이때 손은 가슴 앞에서 10㎝ 정도의 거리를 유지한다.

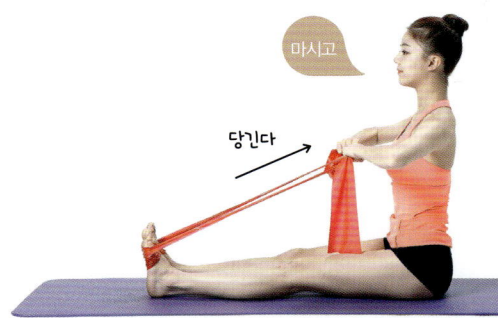
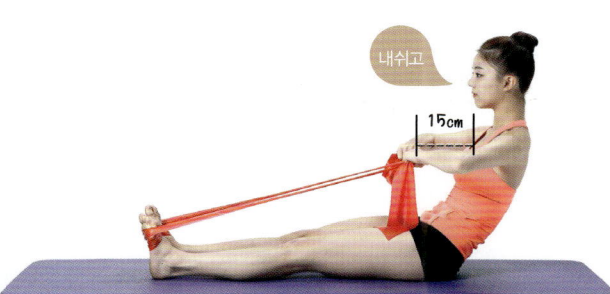

Step 03   팔을 양옆으로 뻗어준다.

Step 04   몸통을 앞으로 밀면서 팔을 계속해서 등 뒤로 뻗는다.

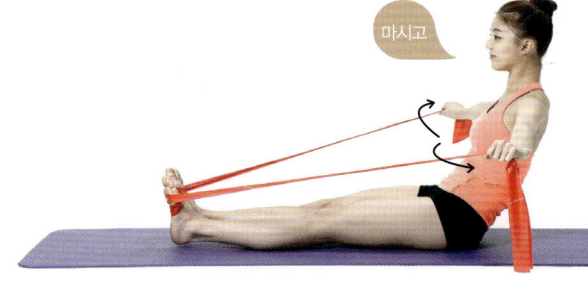
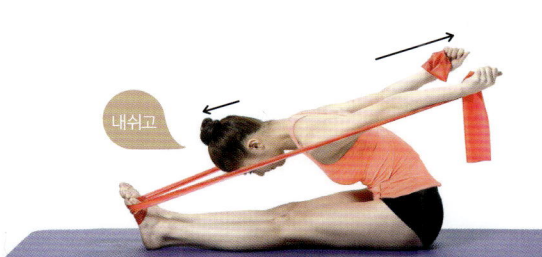

Step 05   몸통을 유지한 상태로 양팔을 등 뒤에서 앞으로 돌려준다.

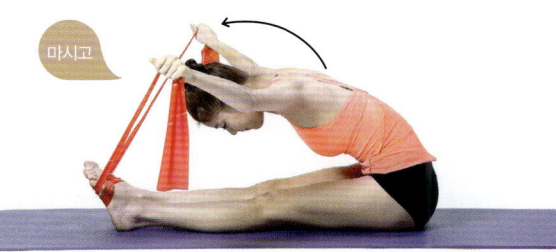

Step 06   척추쌓기를 하며 시작자세로 돌아온다.

필라테스 매트 운동 ▶ 소도구 응용동작 ▶ 밴드

14 로잉 백 2
Rowing Back 2 - Flat Back

| 주요 효과 | 어깨 안정화, 회전근개 · 복부 강화, 햄스트링 스트레칭, 앉은 자세 개선

반복횟수 6~10회

지도방법
- 모든 움직임이 자연스럽게 연결되도록 지도한다.

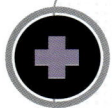
- 햄스트링과 허리에 통증이 있는 경우 무릎을 구부리거나 엉덩이 아래에 수건을 대고 동작한다.
- 어깨와 팔, 손목에 통증이 있는 경우 밴드의 저항을 가볍게 하거나 가동범위를 줄인다.

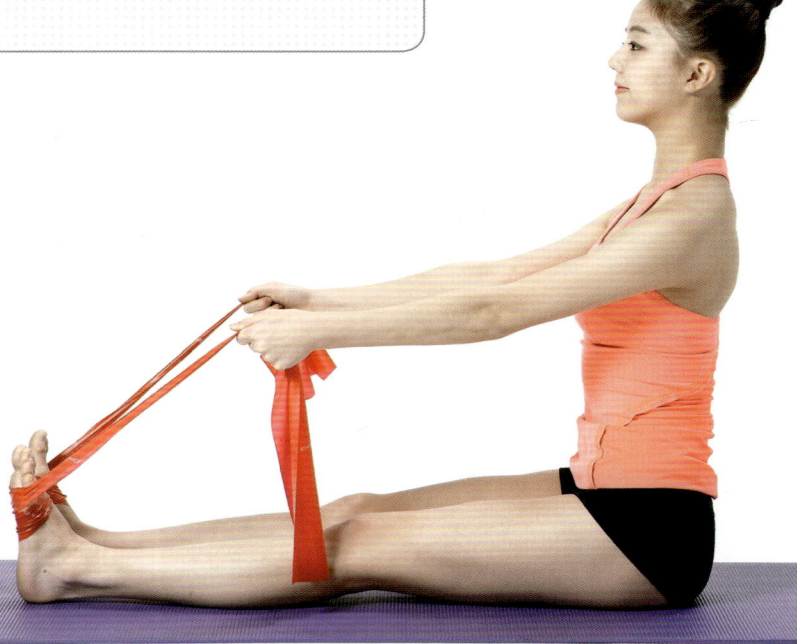

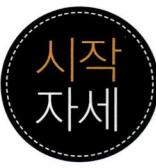
시작 자세
밴드를 발에 걸어서 양손으로 잡는다.
앉은 자세에서 발목을 플렉스하여 뻗는다.

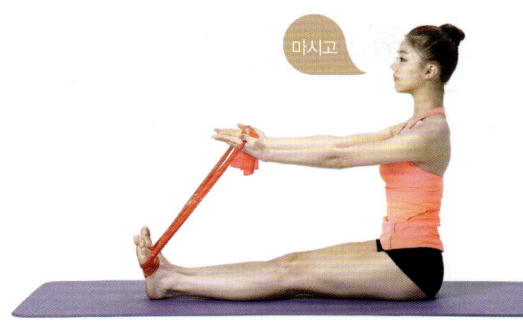

Step 01 양팔을 앞으로 나란히 하며 손바닥이 하늘을 향한다.

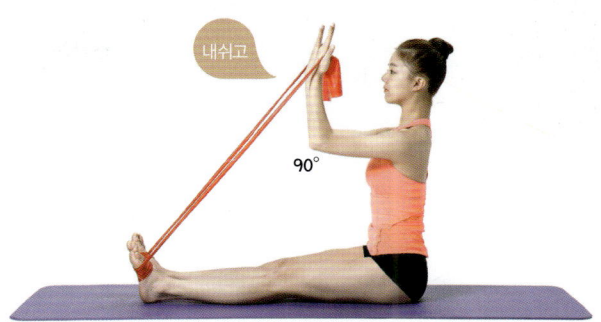

Step 02 복부를 수축하며 손끝이 천장을 향하도록 팔꿈치를 90°로 구부린다.

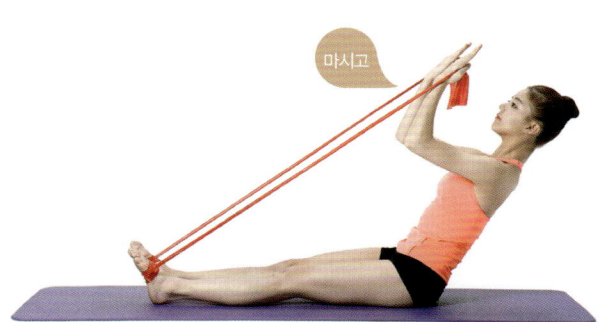

Step 03 허리를 바르게 편 상태를 유지하며 상체를 사선 뒤로 기울인다.

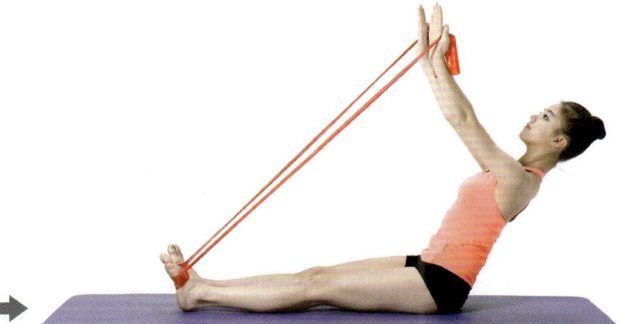

손끝이 천장을 향하도록 팔꿈치를 뻗는다.

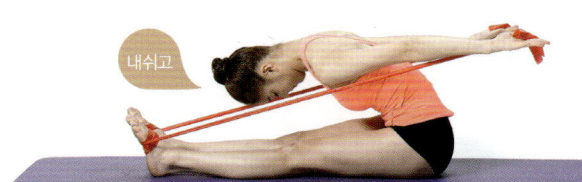

Step 04 C 커브를 그리며 앞으로 굴곡하고 등 뒤로 손을 뻗는다.

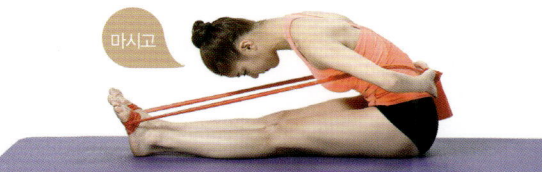

Step 05 팔꿈치를 구부려 손등을 허리에 살짝 터치한다.

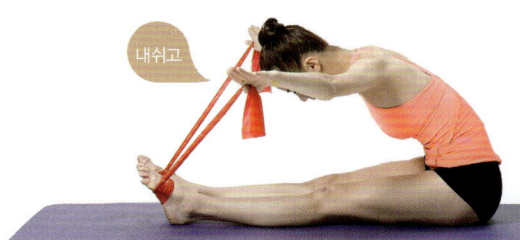

Step 06 몸통을 유지한 상태로 양팔을 등 뒤에서 앞으로 돌려준다. 척추쌓기를 하며 시작자세로 돌아온다.

필라테스 매트 운동 ▶ 소도구 응용동작 ▶ 밴드

15 밴드를 이용한 발목운동
Ankle Work with Band

| 주요 효과 | 발목 주변 근육(전경골근 · 장지신근 · 장비골근 등)

반복횟수 10~20회

지도방법
- 동작을 하는 동안 다리 전체가 아닌 발목관절만 움직인다.
- 발목, 발가락, 발뒤꿈치까지 정렬을 지킨 상태에서 동작을 한다.

➕ • 발목에 통증이 있는 경우 저항을 가볍게 하고 서서히 늘리면서 동작한다.

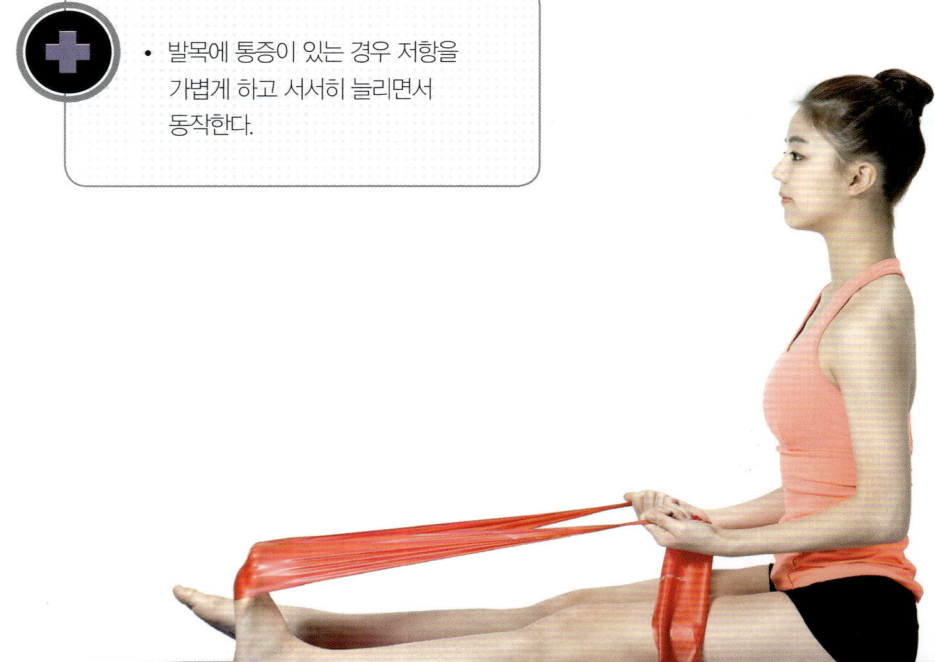

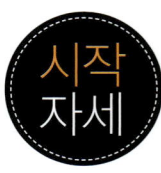

앉은 자세에서 한 발에만 밴드를 감는다.

❶ 저굴 *Plantar flexion*

Step 01 발목부터 시작해서 발가락 끝까지 밴드를 밀어 낸다. 이때 밴드가 발가락 끝까지 감겨 있다면 발가락을 더 많이 사용할 수 있게 된다.

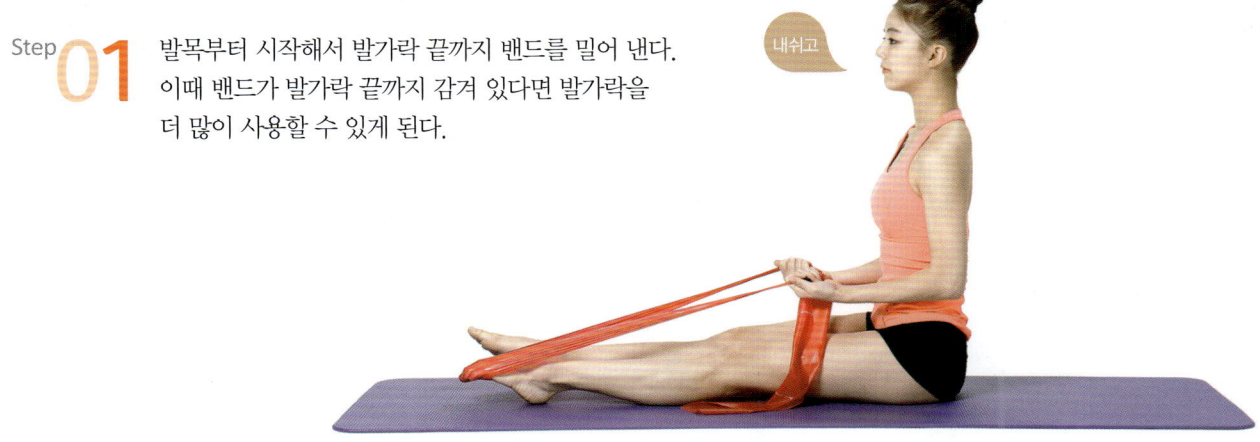

Step 02 시작자세로 돌아온다.

❷ 배굴 *Dorsi flexion*

밴드 한쪽 끝은 기둥이나 고정된 물체에 걸어 고정시킨후 밴드를 바라보고 앉는다.
다른 한쪽 끝은 고리를 만들어 발에 걸어준다.

Step 01 발가락 끝을 무릎 쪽으로 당긴다.

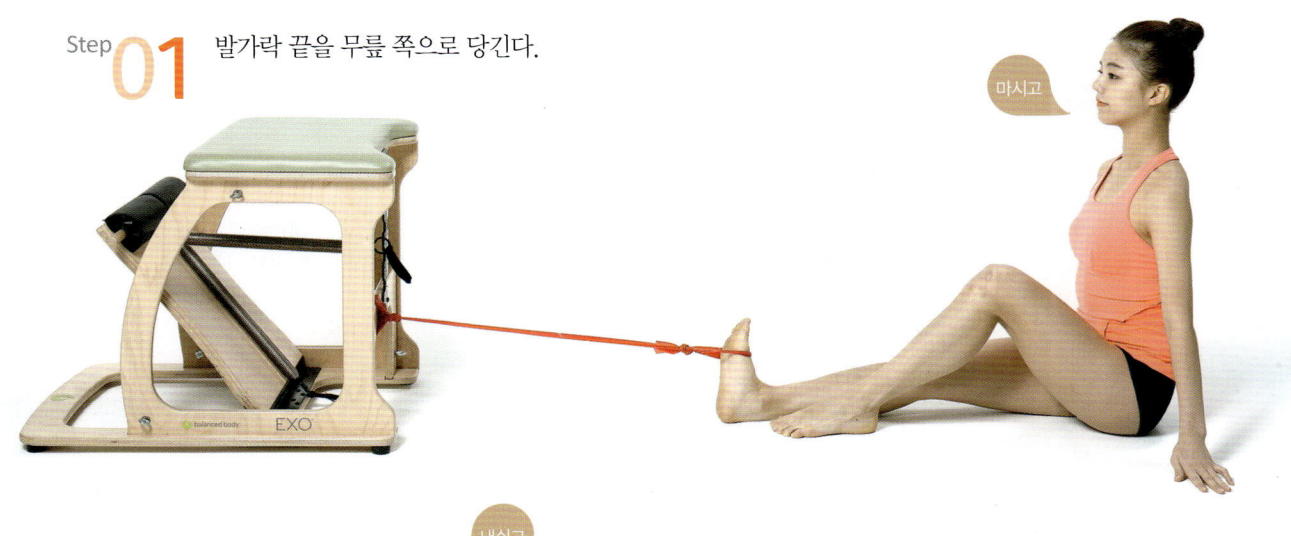

Step 02 시작자세로 돌아온다.

필라테스 매트 운동 ▶ 소도구 응용동작 ▶ 밴드

❸ 내번 *Inversion*

Step 01 밴드 한쪽 끝은 발 바깥방향에 고정시켜 두고 다른 한쪽은 고리를 만들어 안쪽 발에 끼운다.

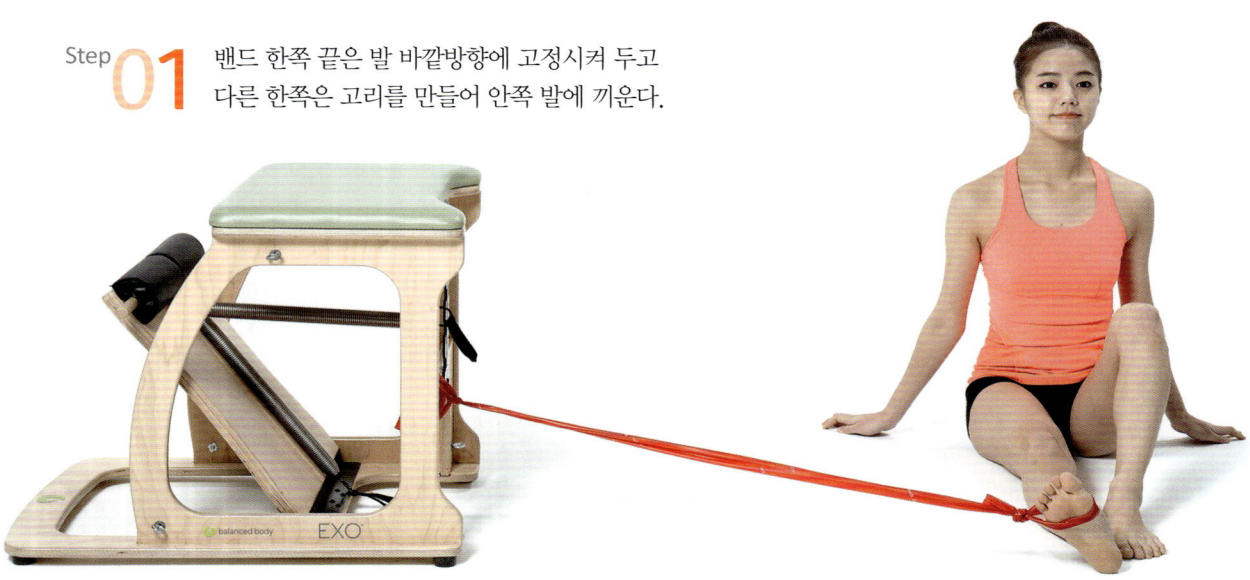

Step 02 발목을 사용해 발가락이 중앙을 향하도록 움직인다. 이때 무릎관절은 움직이지 말고 발목을 움직인다.

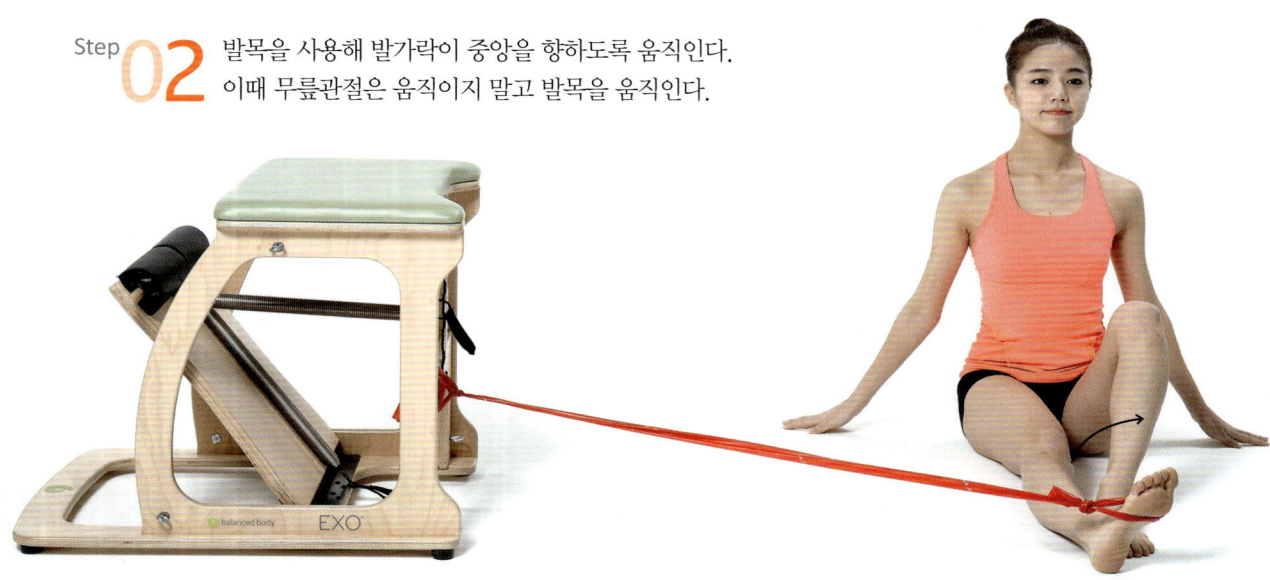

Step 03 시작자세로 돌아온다.

❹ 외번 Eversion

Step 01 밴드 한쪽 끝은 발 안쪽 방향에 고정시켜 두고 다른 한쪽은 고리를 만들어 바깥쪽 발에 끼운다.

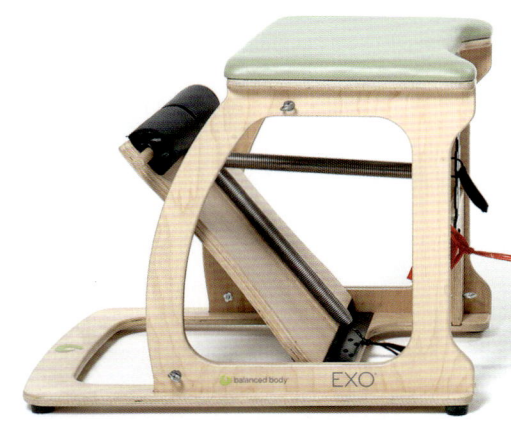
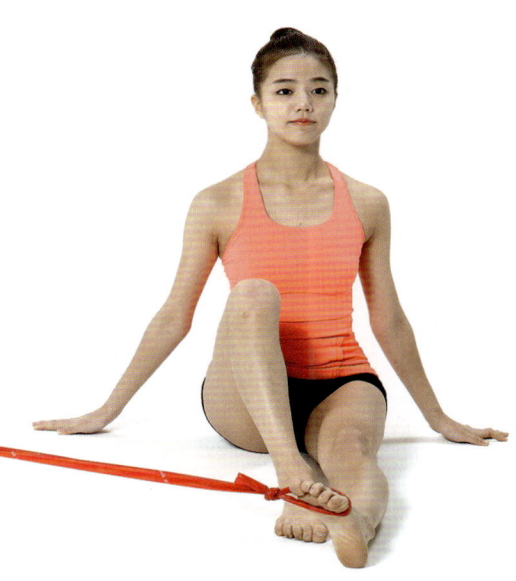

Step 02 발목을 사용해 발가락이 바깥을 향하도록 움직인다. 이때 무릎관절은 움직이지 말고 발목을 움직인다.

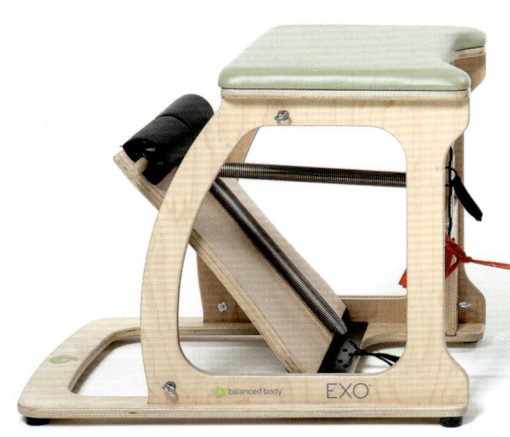
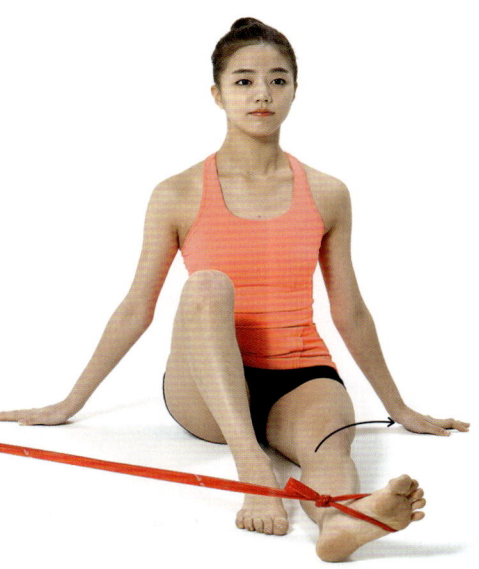

Step 03 시작자세로 돌아온다.

필라테스 매트 운동 ▶ 소도구 응용동작 ▶ 밴드

16 대퇴사두근 운동
VMO Strengthen

| 주요 효과 | 대퇴사두근 강화, 슬개골 고정

반복횟수 10회

지도방법
- 무릎을 편 상태에서 대퇴사두근을 자극한다.

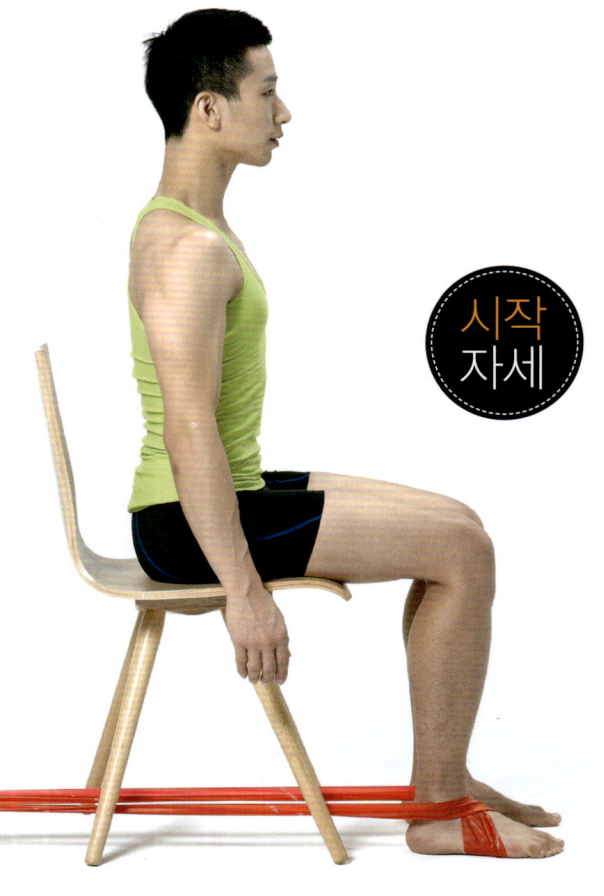

시작 자세

의자에 앉아서 한쪽 발에 밴드를 교차하여 걸고 밴드를 의자의 뒷다리나 안정적인 곳에 걸어준다.

Step 01 밴드가 팽팽해지도록 무릎을 곧게 편다.
이때 다리의 높이는 허벅지 높이를 유지한다.

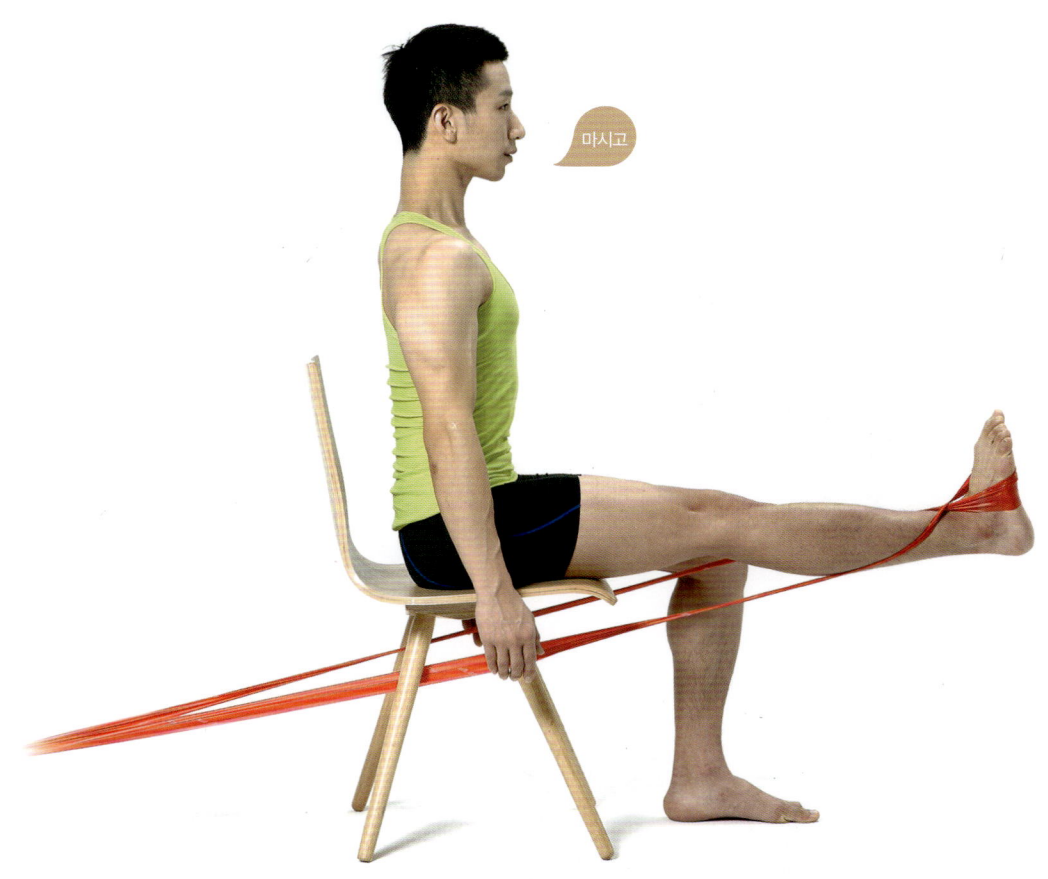

마시고

Step 02 무릎을 곧게 펴서 대퇴사두근을 자극한다.

내쉬고

변형 동작
- VMO를 자극하기위해 약간의 외회전을 하여 동작을 한다.

필라테스 매트 운동 ▶ 소도구 응용동작 ▶ 밴드

17 햄스트링 강화 운동
Hamstrings Strengthen

| 주요 효과 | 햄스트링 강화, ACL(Anterior Cruciate Ligament) 손상 회복

반복횟수 10회

> **지도방법**
> - 시작 때 약간의 저항이 있으므로 무릎 굴곡이 90°가 될 때까지 움직인다.

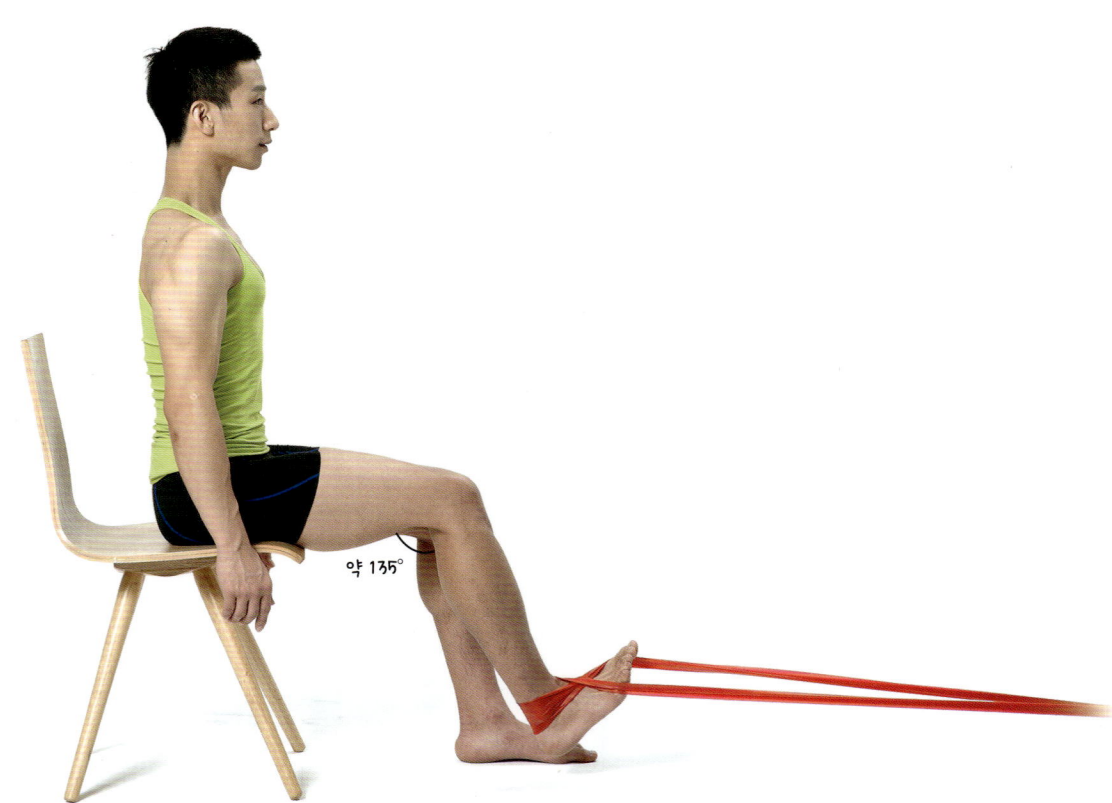

약 135°

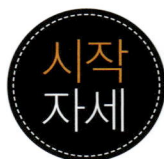

시작 자세

의자에 앉아서 한쪽 발에 밴드를 교차하여 앞으로 걸고 안정적인 곳에 고정시킨다.
밴드에 걸친 다리를 의자 방향으로 살짝 당겨 저항을 느낀다.

Step 01 발뒤꿈치를 최대한 당겨 허벅지 아래에 오도록 한다.

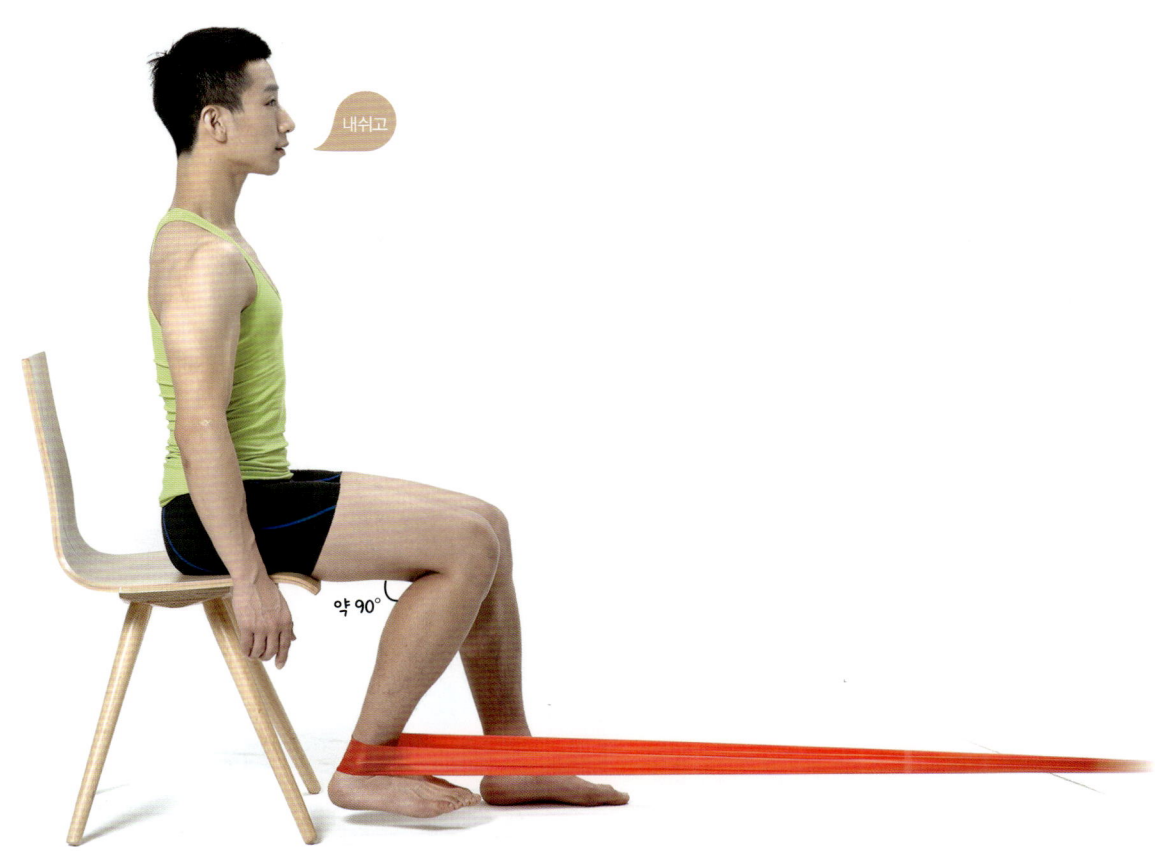

Step 02 밴드의 저항을 느끼며 시작자세로 돌아온다.

필라테스 매트 운동 ▶ 소도구 응용동작 ▶ 링

18 어깨 웜업
Shoulder Warm-Ups

| 주요 효과 | 어깨 가동성 및 안정성 증가

반복횟수 4~8회

지도방법
- 귀와 어깨가 멀어지게 한다.
- 복부를 수축하여 골반이 흔들리지 않게 고정한다.
- 팔을 신전한 모든 동작에서 등과 어깨는 바닥에 밀착한다.

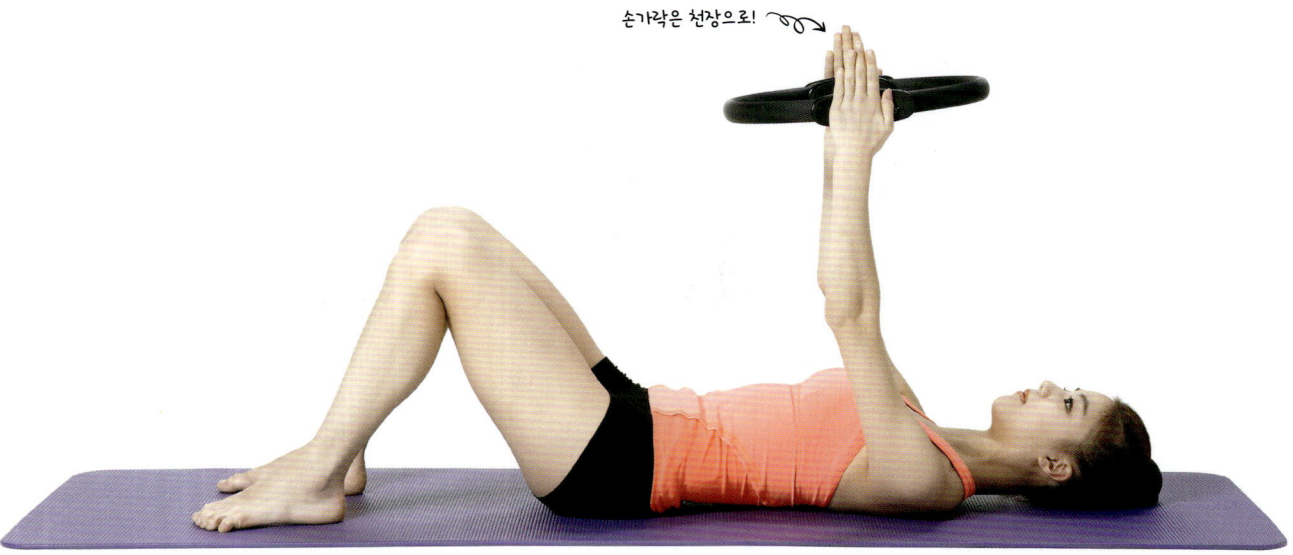

손가락은 천장으로!

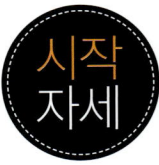

시작 자세: 바르게 누운 자세에서 발바닥을 바닥에 대고 무릎을 구부린다.
양손은 손바닥을 펴 부드럽게 링을 잡고 윈도우 프레임 자세를 취한다.

❶ 운전하기 *Steering Wheel*

Step 01 링을 잡고 운전하듯 오른쪽으로 회전한다.

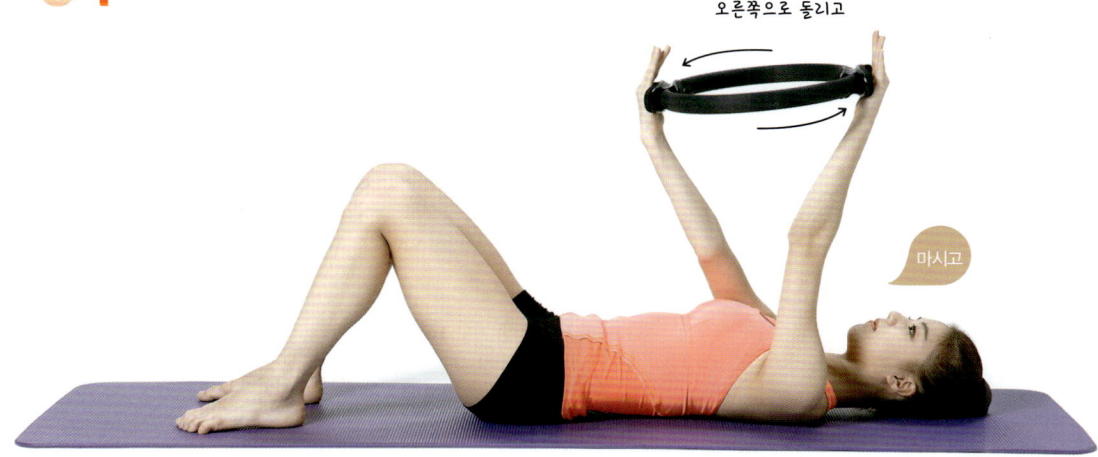

시작자세로 돌아온다.

Step 02 링을 잡고 운전하듯 왼쪽으로 회전한다.

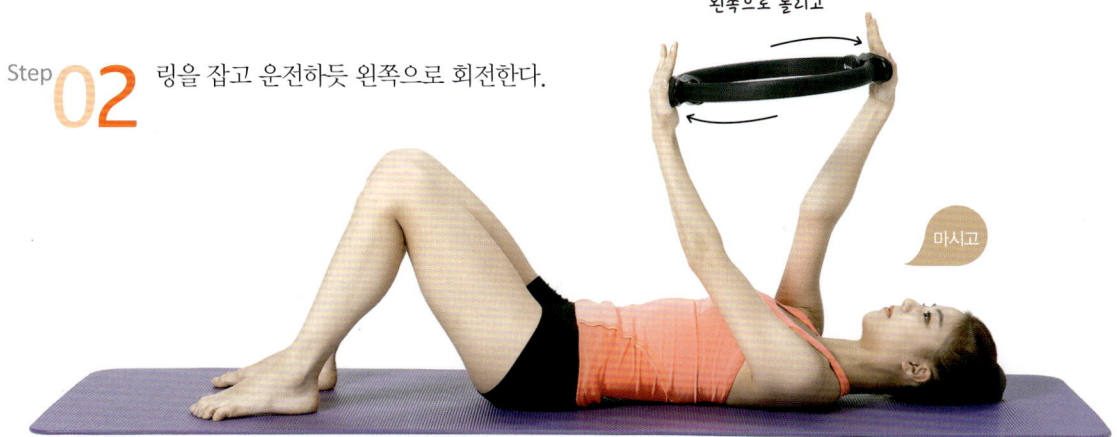

- 어깨에 통증이 있는 경우 회전의 가동범위를 줄이거나 링을 너무 세게 잡지 않도록 한다.

필라테스 매트 운동 ▶ 소도구 응용동작 ▶ 링

변형 동작

- **좌우로 보내기** Side to Side

팔을 한쪽 방향으로 보낸다.

오른쪽으로

마시고

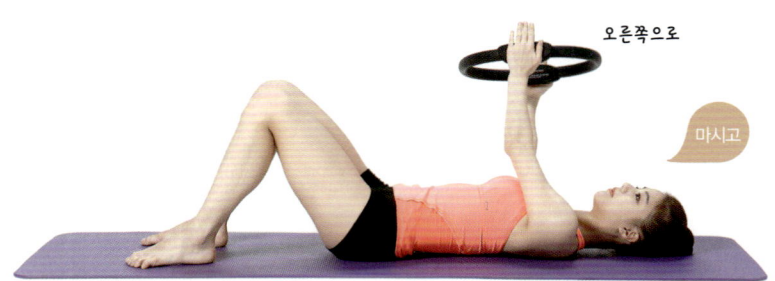

내쉬고 시작자세로 돌아온다.

왼쪽으로

마시고

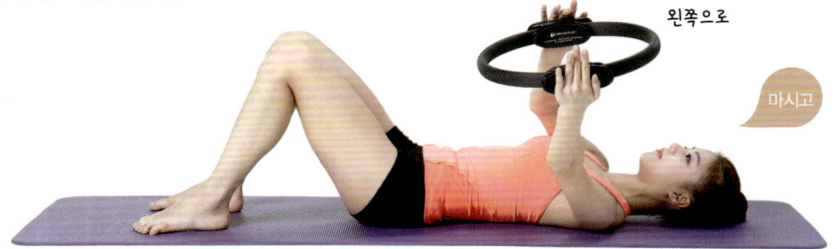

- **위 아래로 보내기** Up and Down

팔을 머리 위로 올린다.

마시고

위로

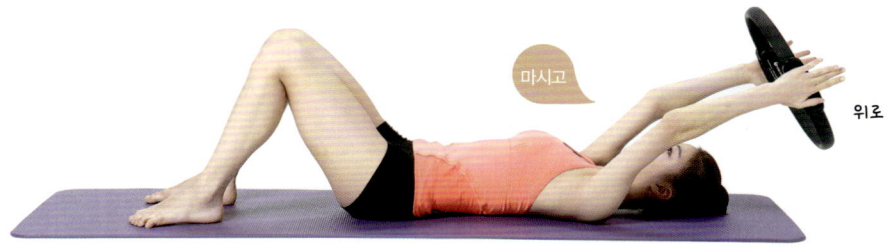

내쉬고 시작자세로 돌아온다.

팔을 아래로 보낸다.

마시고

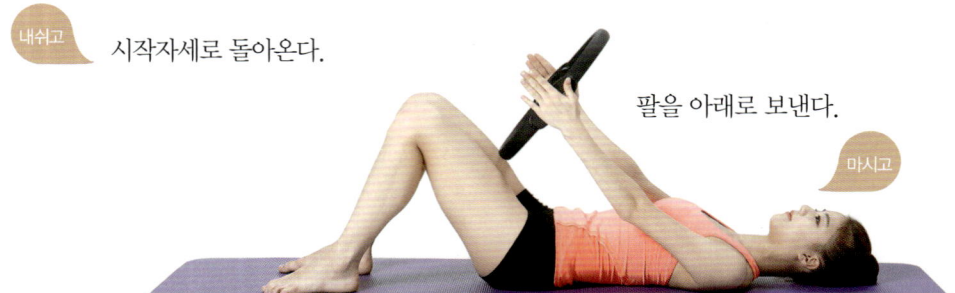

- 원 그리기 *Circles*

팔을 머리 위로 올린다.

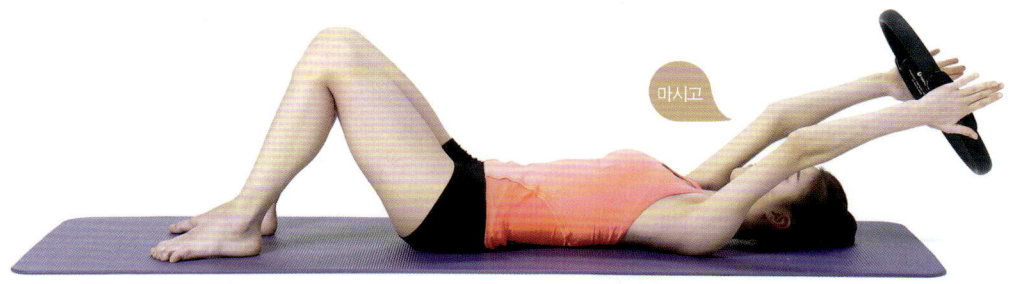

오른쪽으로 내리면서 시계 방향으로 원을 그린다.

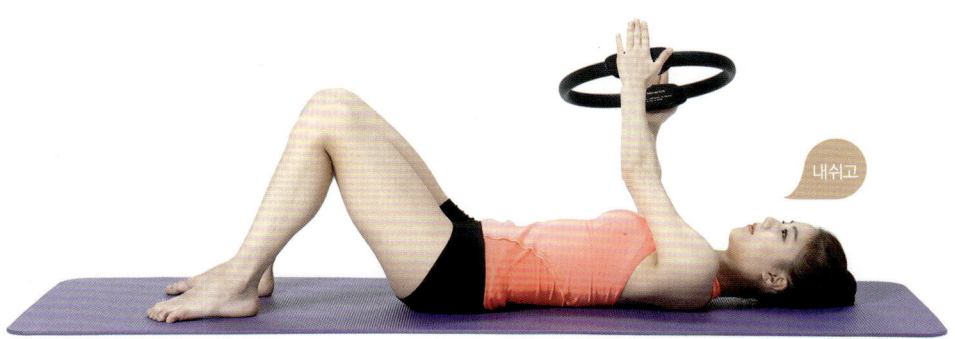

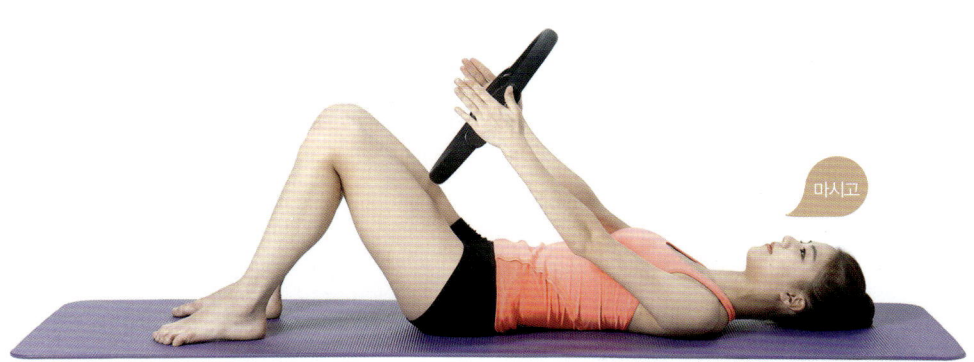

왼쪽으로 원을 그리며 시작자세로 돌아온다.
* 반원은 마시고 반원은 내쉬며 반대 방향으로도 돌린다.

필라테스 매트 운동 ▶ 소도구 응용동작 ▶ 링

❷ 팔과 무릎 엇갈리기 *Knee drops*

팔과 고개를 오른쪽으로 기울이고
두 다리는 모아서 왼쪽으로 기울인다.

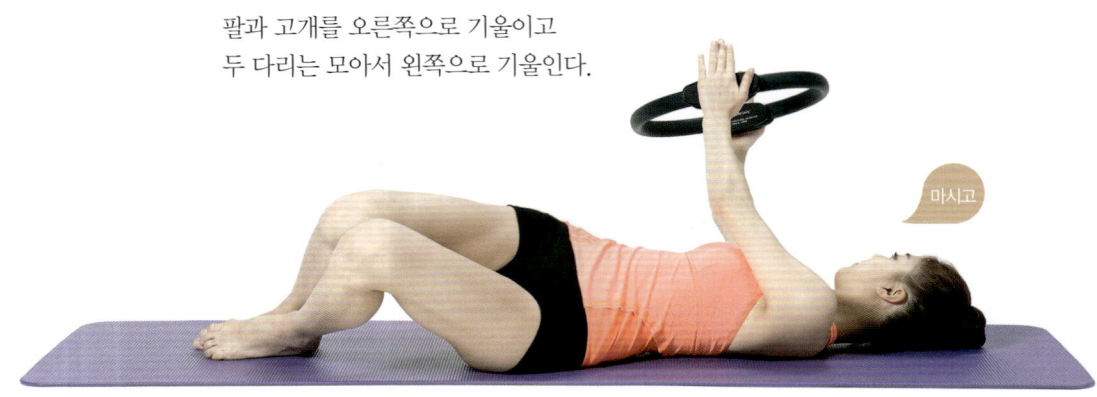

마시고

내쉬고 시작자세로 돌아온다.

↓

팔과 고개를 왼쪽으로 기울이고
두 다리는 모아서 오른쪽으로 기울인다.

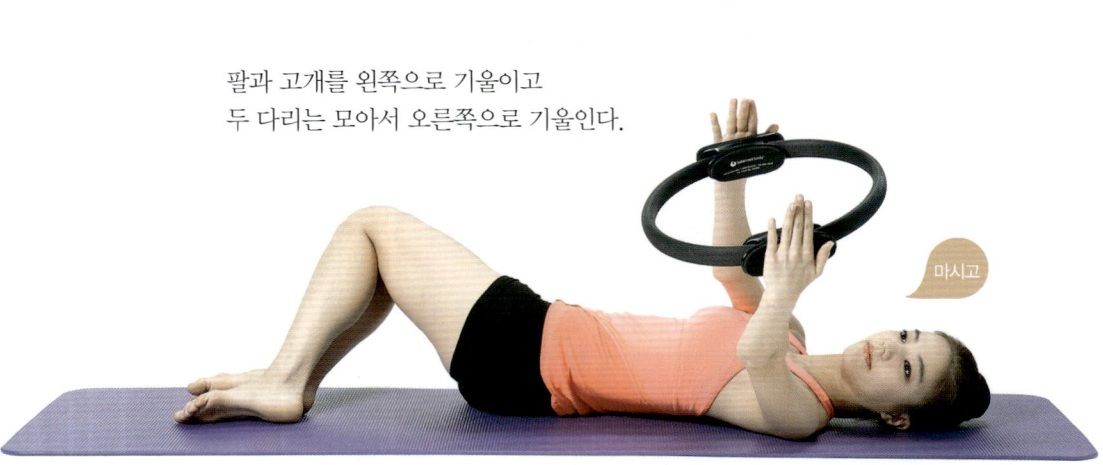

마시고

내쉬고 시작자세로 돌아온다.

변형 동작

- **다리들고 하기:** 발바닥을 들어 무릎과 힙이 직각인 상태로 엇갈리기를 실시한다.

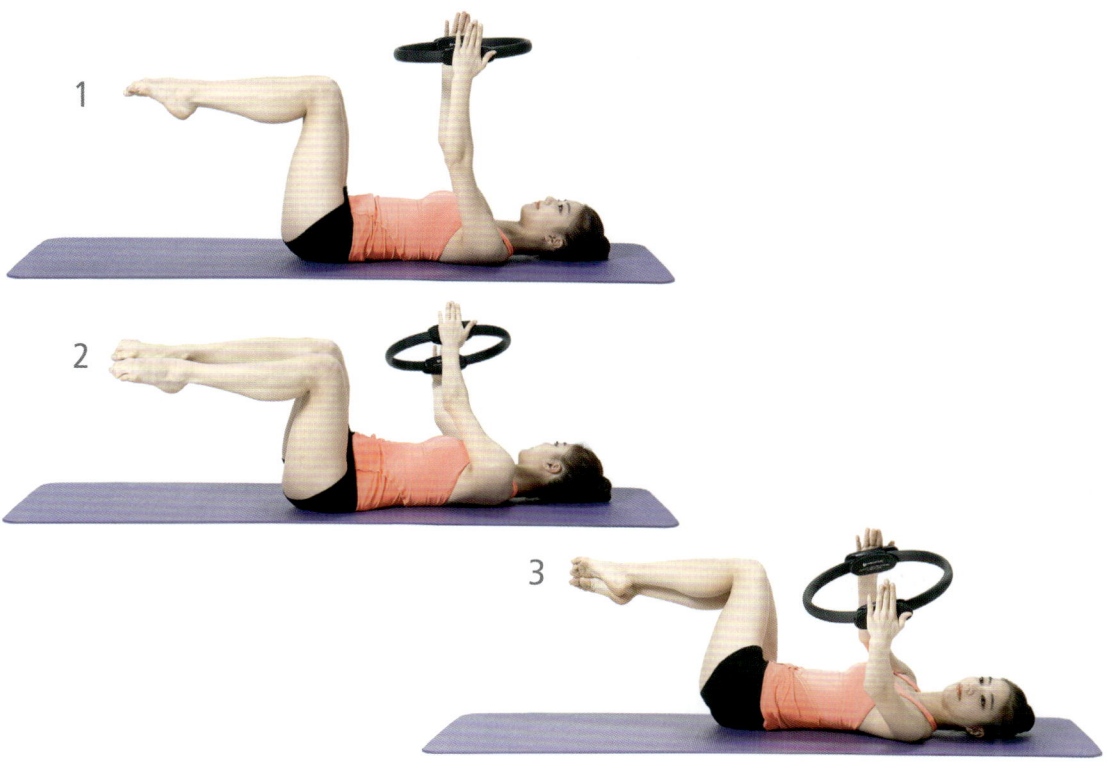

- **링의 안쪽에 손 위치:** 링의 안쪽에 손을 위치시켜 바깥쪽으로 힘을 가한 상태에서 운전하기를 실시한다.

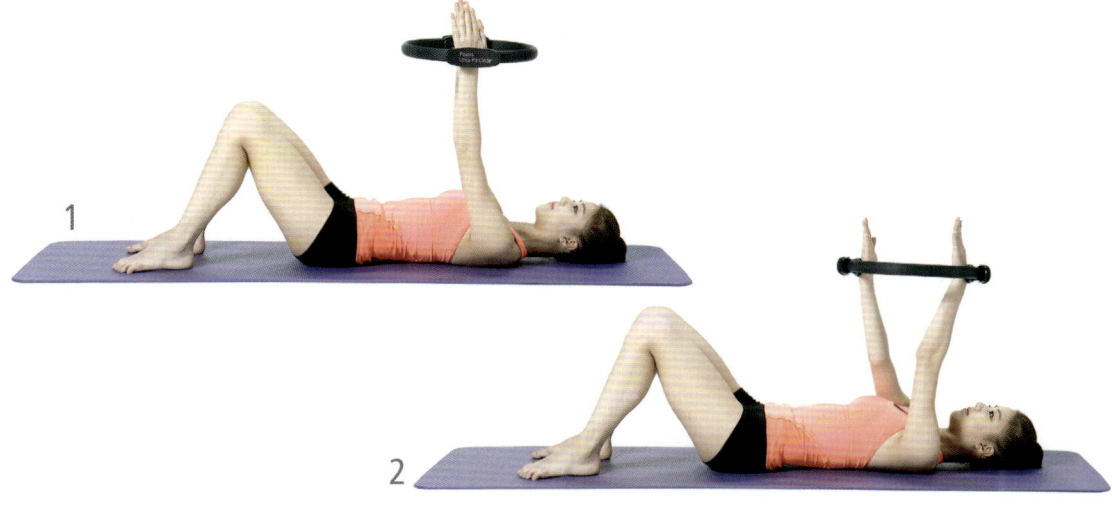

필라테스 매트 운동 ▶ 소도구 응용동작 ▶ 링

19 목 운동
Standing Head Press

| 주요 효과 | 목 스트레칭, 근력 강화

반복횟수 4~6회

지도방법

- 힘을 강하게 한 번에 주지 말고, 천천히 밀어준다.
- 몸의 정렬을 유지하면서 동작을 실시한다.

- 목에 통증이 있거나, 전문가의 소견으로 목에 문제가 있으면 동작을 피한다.

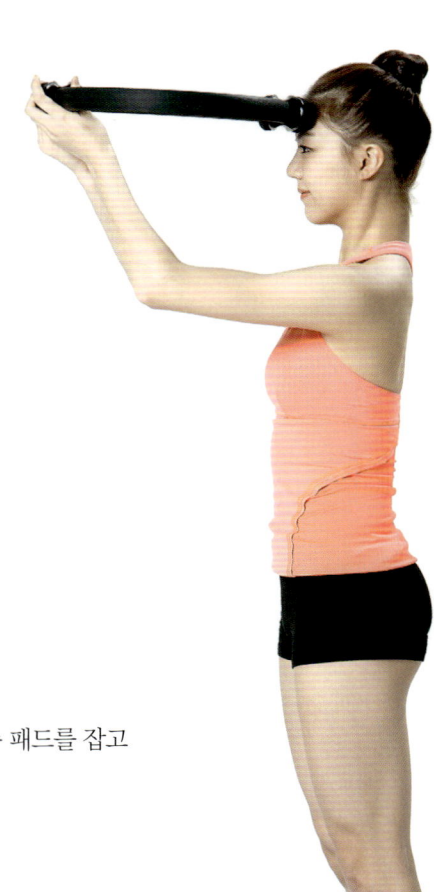

뒤로 밀리지 않게 유지

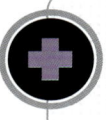 **시작자세** 선 자세에서 양손으로 링의 바깥쪽 패드를 잡고 링의 반대쪽 패드를 이마에 댄다.

Step 01 링을 이마 쪽으로 밀어준다. 이때 머리는 뒤로 밀리지 않게 유지하며 힘을 준다. 〈내쉬고〉

Step 02 힘을 빼고 휴식한다. 〈마시고〉

변형 동작

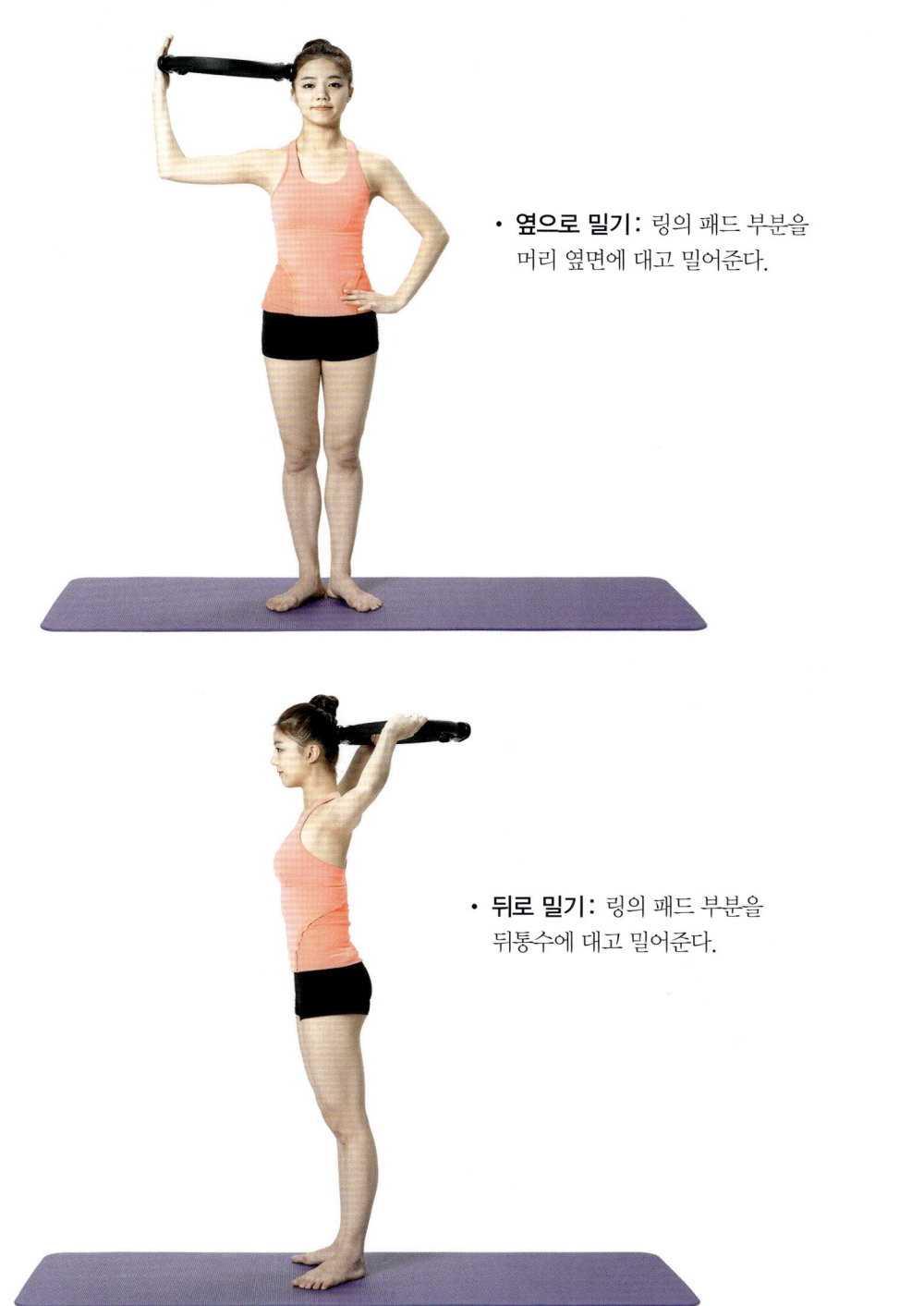

- **옆으로 밀기:** 링의 패드 부분을 머리 옆면에 대고 밀어준다.

- **뒤로 밀기:** 링의 패드 부분을 뒤통수에 대고 밀어준다.

- **턱 밑에 두고 밀기:** 링의 패드 부분을 턱 밑에 대고 밀어준다.

필라테스 매트 운동 ▶ 소도구 응용동작 ▶ 링

20 암 리치
Standing Arm Reach

| 주요 효과 | 전면 삼각근 · 대흉근 강화, 어깨 안정화

반복횟수 4~8회

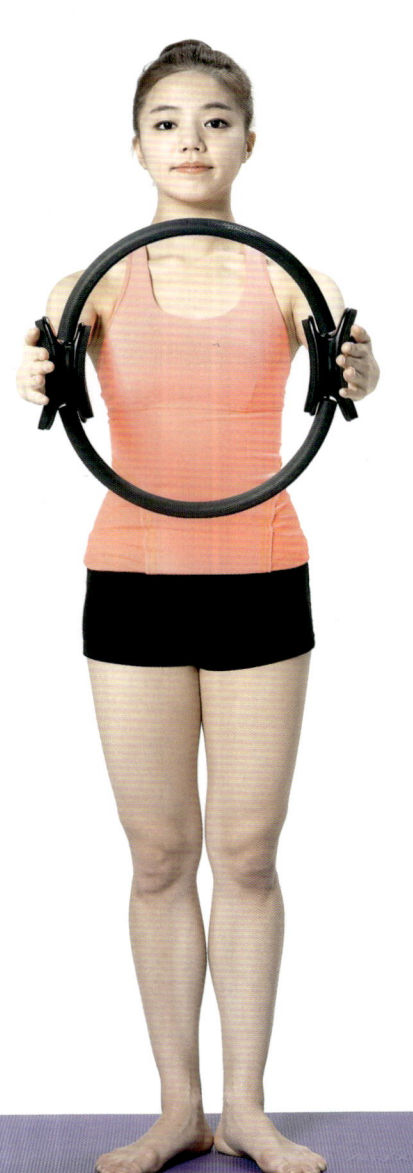

지도방법

- 어깨의 과도한 긴장으로 어깨가 올라가 목이 짧아지지 않도록 지도한다.

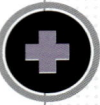
- 목, 어깨, 팔, 손목에 통증이 있는 경우 링을 가볍게 잡고 가동범위를 줄인다. 통증이 심해지면 동작을 피한다.

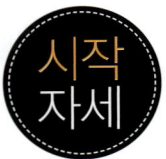
시작 자세 선 자세에서 링의 바깥쪽 패드를 잡는다.

Step **01** 어깨의 안정성을 유지하며 링을 안으로 모아 힘을 준다.

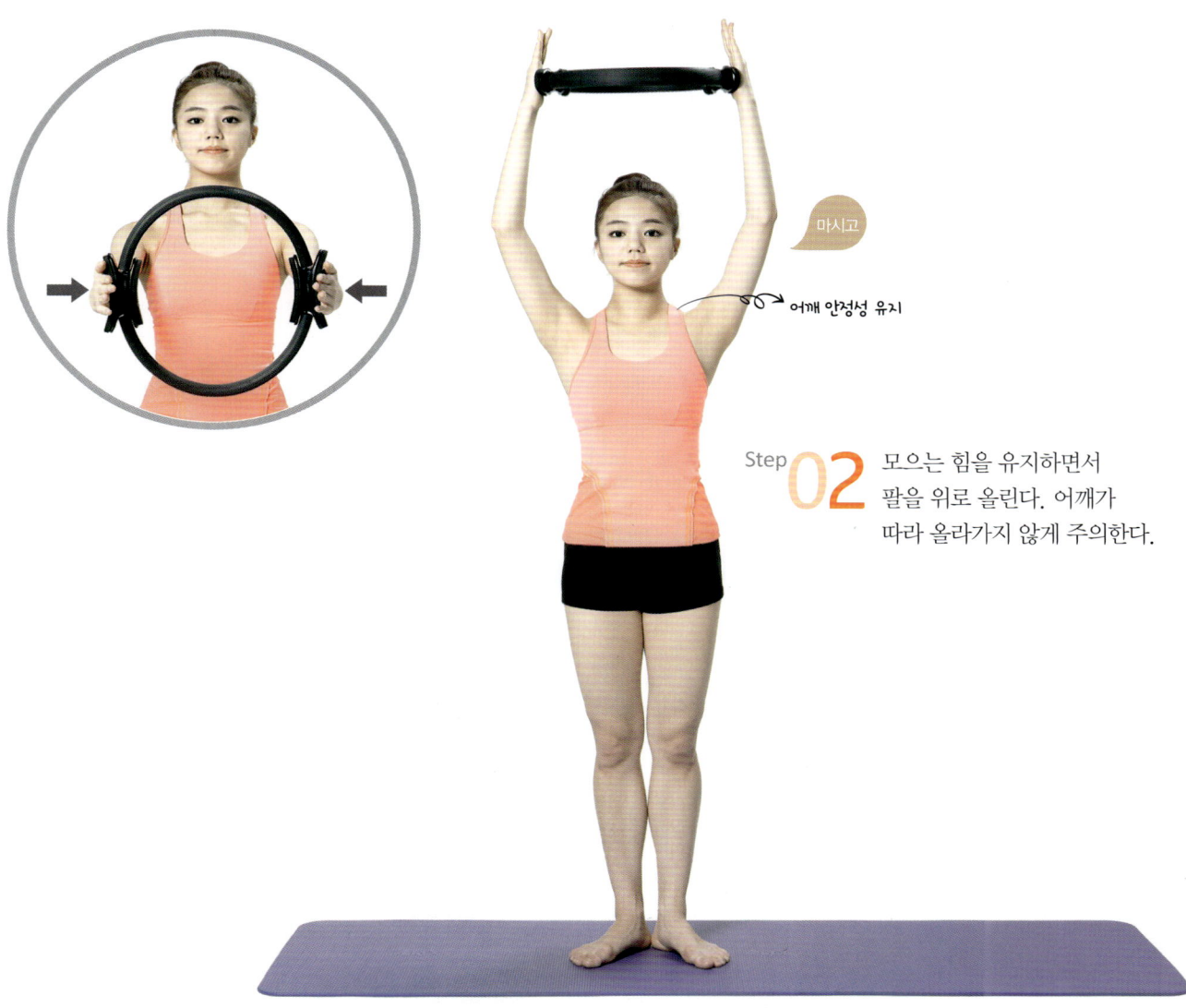

마시고

어깨 안정성 유지

Step **02** 모으는 힘을 유지하면서 팔을 위로 올린다. 어깨가 따라 올라가지 않게 주의한다.

Step **03** 모으는 힘을 유지하면서 팔을 아래로 내려 시작자세로 돌아온다.

변형 동작
- **링의 안쪽에 손 위치:** 모든 동작을 링의 안쪽에 손을 위치시켜 바깥쪽으로 힘을 가한 상태에서 들어 올리기를 실시한다.

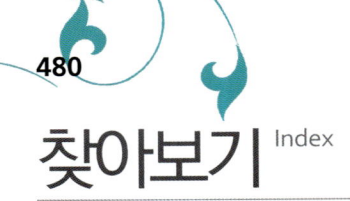

찾아보기 Index

ㄱ
가슴 펴기 162, 288
건 스트레칭 266
견갑골 유동성 향상 272, 356
골격 해부학 24
골반 중립 28
근육 해부학 25
기는 자세 52

ㄴ
닐링 사이드 킥 134
닐링 캣 320

ㄷ
다리 내리기 246
다리 운동 - 롱 스프링 342
다리 운동 - 사이드 348
다리 운동 - 스탠딩 350
다운 스트레칭 176
대퇴사두근 운동 466
더블 레그 스트레칭 66
더블 레그 킥 90, 332
더블 레그 펌프 390
더블 스트레이트 레그 스트레칭 70
두 팔 내리기 268

ㄹ
락킹 94
래더 배럴 스트레칭 420
런지 404
레그 리프트 416
레그 펌프 온 플로어 392
레그 풀 138
레그 풀 프론트 136
로리타 산 미구엘 17

로마나 크리자노브스카 16
로워 레그 리프트 130
로잉 백 156~158, 280~282, 458~460
로잉 프론트 152~154, 284~286, 454~456
론 플렛처 16
롤다운 194, 308, 408
롤 업 62
롤 오버 78
롤링 라이커 볼 104
롱 백 스트레칭 184
롱 스트레칭 178
롱 스파인 마사지 220
롱박스 시리즈 - 그래스호퍼 232
롱박스 시리즈 - 락킹 234
롱박스 시리즈 - 브래스트스트록 230
롱박스 시리즈 - 스완 228
롱박스 시리즈 - 승마 자세 260
롱박스 - 티저 210

ㅁ
매달리기 290
매리 필라테스 18
매지션 344
머메이드 226, 364
메리 보웬 17
목 운동 476
목 이완 428
몸통 조절력 운동 180~182

ㅂ
바른 정렬 26
바이시클 120, 126
발가락으로 피아노치기 110

발목 강화 402
배 마사지 200
밴드를 이용한 발목 운동 462
복부 강화 - 올포 자세 196~198
부채 펴고 접기 114
브루스 킹 17
브리지 212
비트 128

ㅅ
사이드 바디 트위스트 366
사이드 밴드 334
사이드 밴드 스트레칭 102
사이드 싯업 410
사이드 싯업 - 고급 412
사이드 암 - 닐링 자세 166
세미 서클 216
소우 100
쇼트 스파인 마사지 218
쇼트박스 시리즈 - 라운드 백 202
쇼트박스 시리즈 - 머메이드 208
쇼트박스 시리즈 - 어드밴스 206
쇼트박스 시리즈 - 트위스트 204
숄더 브리지 76
스완 84
스완 다이브 86, 414
스완 온 시트 374
스완 온 플로어 372
스완 - 오픈 엔드 330
스완 - 타워 엔드 328
스위밍 92
스타 188
스탠딩 레그 펌프 388
스탠딩 암 292~296
스탠딩 암 워크 - 로테이션 450

스탠딩 암 워크 - 백　446
스탠딩 암 워크 - 사이드　442
스탠딩 암 워크 - 프론트　444
스탠딩 원 암 푸시업　376
스탠딩 풀링 암 워크　452
스텝 다운　406
스파인 스트레칭　96, 378
스파인 트위스트　98
스플릿 - 사이드　262
스플릿 - 프론트　264
승마 자세　422
시저　118, 248, 424
시팅 머메이드　322
시팅 캣　318
실　108
싯업　304~306
싱글 레그 서클　116
싱글 레그 스트레칭　64
싱글 레그 킥　88
싱글 레그 풋워크　238
싱글 스트레이트 레그 스트레칭　68

ㅇ

아라베스크　256
앉아서 푸시스루 바 밀기　314
암 리치　478
암 서클 - 누운 자세　276
암 서클 - 닐링 자세　164
암 서클 - 엎드린 자세　278
암 워크　142~148, 160
양쪽 무릎 스트레칭　252
어깨 웜업　470
어깨 유동성 향상　44~48
어깨 유동성 향상 - 누운 자세　430
어깨 유동성 향상 - 엎드린 자세　436

어드밴스 브리지　324
어퍼 암　298
업다운 인 페럴　122
엘리펀트 라운드 백　172
엘리펀트 플랫 백　174
옆으로 구부려 비틀기　58
오픈 레그 로커　106
요추골반 안정화　52
운동 면　26
원 암 푸시업　360
원숭이 자세　338
이브 젠트리　14
일어나며 몸 비틀기　56

ㅈ

자세 분석　26
장경인대 이완　440
잭나이프　80, 222, 380

ㅊ

체스트 프레스　354

ㅋ

캐롤라 트리어　15
캐서린 그란트　15
코디네이션　192
콕스크루　82, 224, 382
크리스 크로스　72
클라임 어 트리　418

ㅌ

트라이셉 프레스 - 앉은 자세　352
트라페즈 바에서 호흡하기　302, 326
트위스트　186
티저　74, 300

티저 온 플로어　368

ㅍ

파라켓　340
펠빅 리프트　214
푸시스루 바에서 서클하기　316
푸시업　54
풀 업　370
풋워크　236, 240
풋워크 - 밴드/스트레칭　336
풋플레이트 - 발바닥 점프　242
풋플레이트 - 점프　244
프로그 라잉　394
프로그 백　400
프로그 프론트　398
플랭크 - 니 오프　254
플리에　396
필라테스 역사　12
필라테스 핵심 요소　19

ㅎ

한 팔 내리기　270
한쪽 무릎 스트레칭　250
핸드 스탠드　362
햄스트링 강화 운동　468
햄스트링 스트레칭　384~386
허벅지 스트레칭　258
헌드레드　60, 190, 312
헬리콥터　426
회전근개 운동　448
흉골 떨어뜨리기　50
흙 파는 고양이　112
힙 서클　132

저자 소개 About the Author

노 수 연

현 ㈔대한필라테스연맹 회장
현 가천대학교 운동재활복지학과 교수
현 Balanced Body Faculty and Host site Korea(발란스드바디 한국지사대표)
현 Pilates Method Alliance Registry of School(PMA 한국공인스쿨 대표)
현 ㈔대한필라테스연맹 청담본점 필라테스 더 밸런스 대표
전 Ellie Herman Studio Pilates 한국지사대표
Lolita San Miguel PMMP, Polestar Pilates Certification

김 혜 미

현 국민대학교 체육학과 강사
현 ㈔대한필라테스연맹 청담본점 필라테스 더 밸런스 원장
현 ㈔대한필라테스연맹 상임이사
Balanced Body Faculty, Passing the Torch Elizabeth Larkam
Ellie Herman Studio Pilates, Polestar Pilates, Korea Pilates Federation Certification

오 정 하

현 세종대학교 무용학과 겸임교수
현 ㈔대한필라테스연맹 청담본점 필라테스 더 밸런스 원장
현 ㈔대한필라테스연맹 상임이사
Balanced Body Faculty, Passing the Torch Elizabeth Larkam
Ellie Herman Studio Pilates, Korea Pilates Federation Certification

구 지 현

현 ㈔대한필라테스연맹 센텀점 필라테스 더 밸런스 원장, ㈔대한필라테스연맹 이사
PMA Certified Pilates Teacher
Balanced Body Pilates, Passing the Torch Elizabeth Larkam Certification

김근국

현 ㈜대한필라테스연맹 범계점 더원 운동과학센터 원장, ㈜대한필라테스연맹이사
Ph.d, KATA-ATC, KACEP, CPT, CSCS, 건강운동관리사
Balanced Body Pilates Certification

조윤주

현 ㈜대한필라테스연맹 이사
현 리움필라테스 교육부원장
Balanced Body Pilates, Ellie Herman Studio Pilates,
Korea Pilates Federation Certification

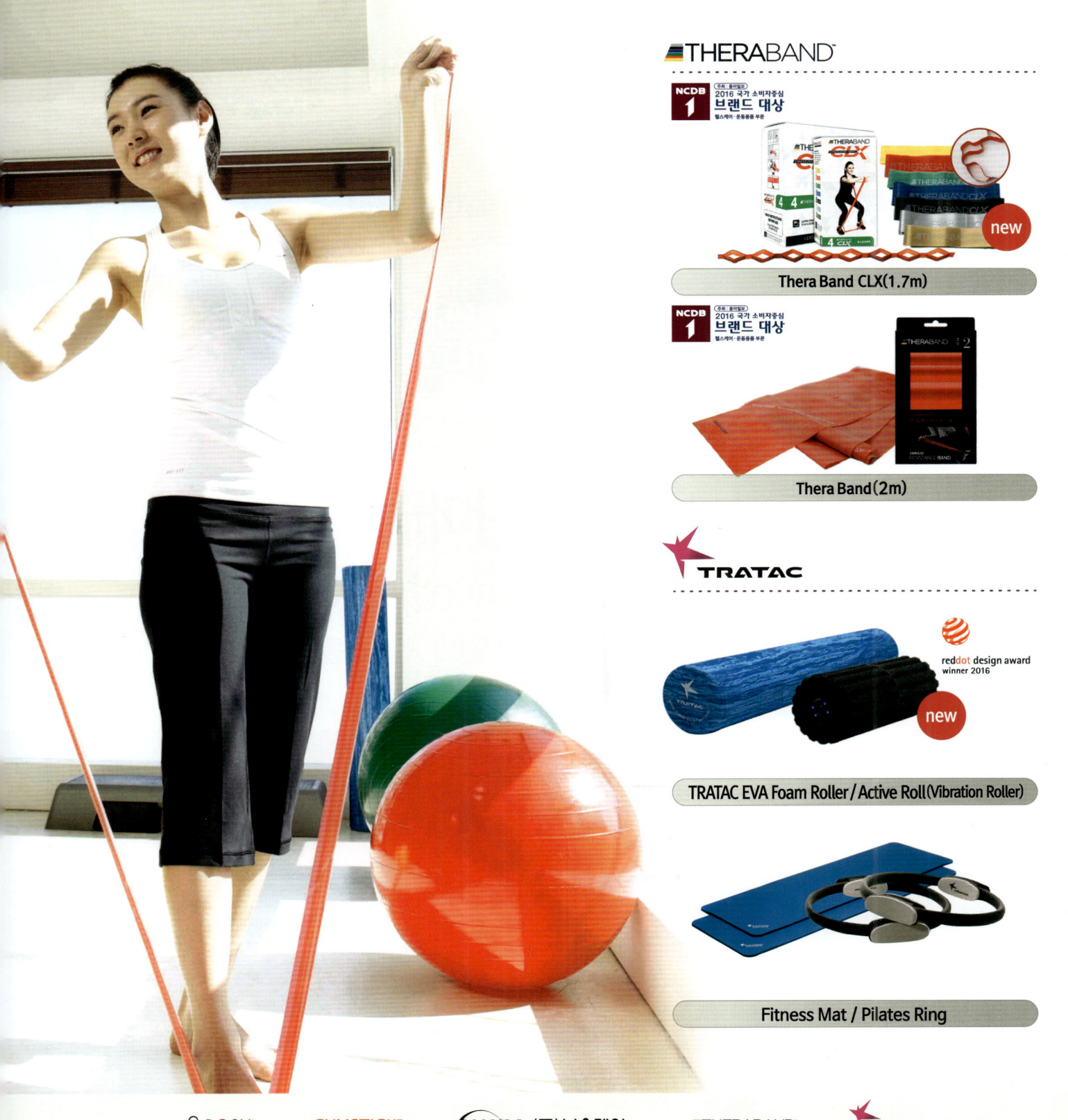

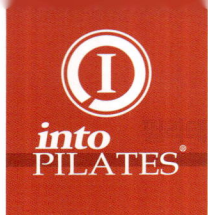

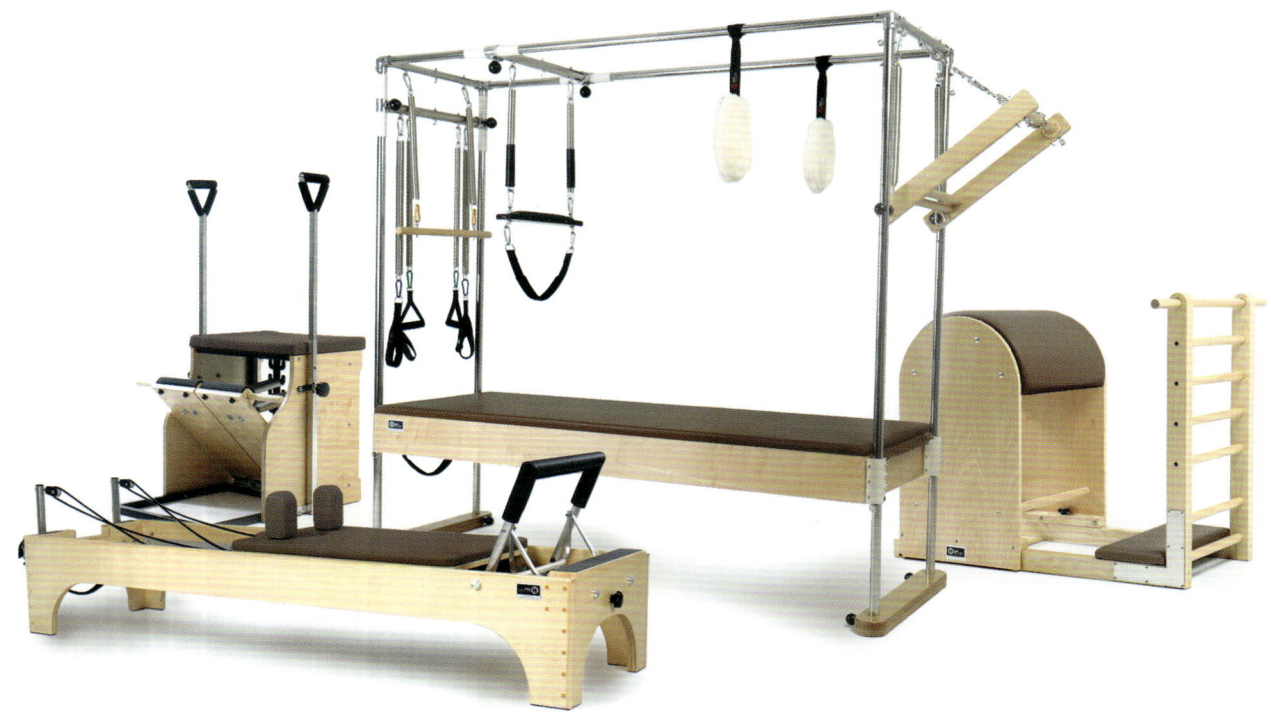

* 1세트 구성입니다.

전문가들이 선택한 판매율 1위 기업

"Korea No.1 Pilates Equipment! INTOPILATES"

(주)인투필라테스는 최고의 제품 유지/관리 서비스를 제공합니다.

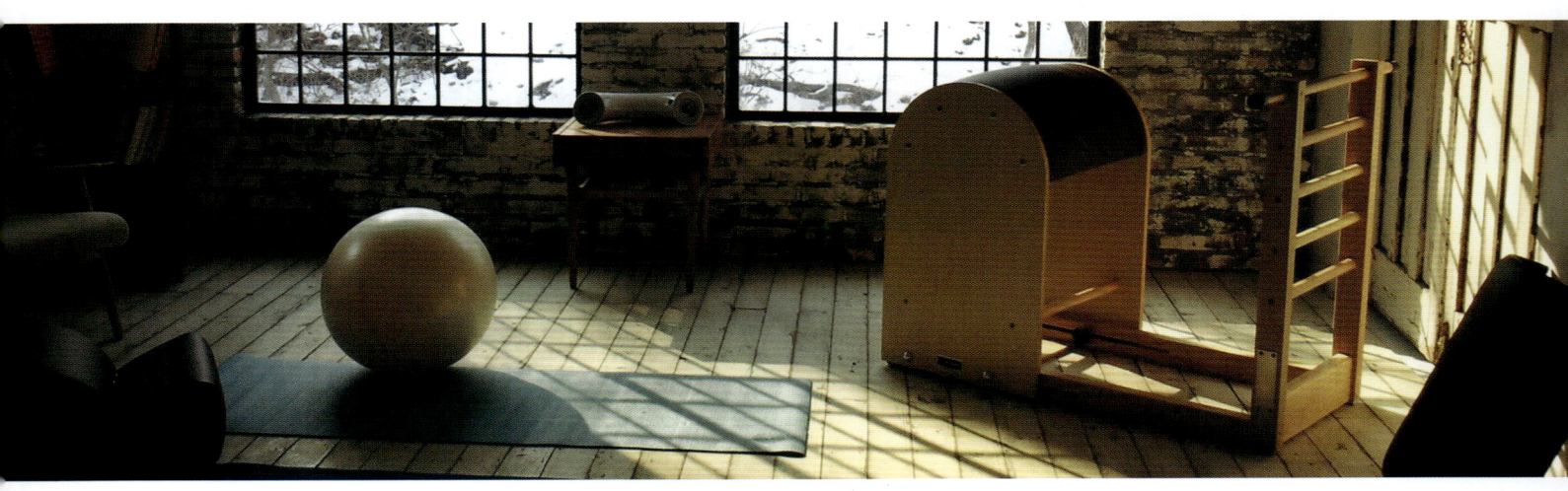

[대표전화] 02-466-9362   [홈페이지] http://www.intopilates.com